W0257572

DIE KLINISCHE RÖNTGENDIAGNOSTIK DER INNEREN ERKRANKUNGEN

VON

DR. HERBERT ASSMANN

O. PROFESSOR UND DIREKTOR DER MEDIZINISCHEN
KLINIK AN DER UNIVERSITÄT KÖNIGSBERG I. PR.

FÜNFTE AUFLAGE

MIT 1216 ABBILDUNGEN UND 10 TAFELN

ERSTER TEIL

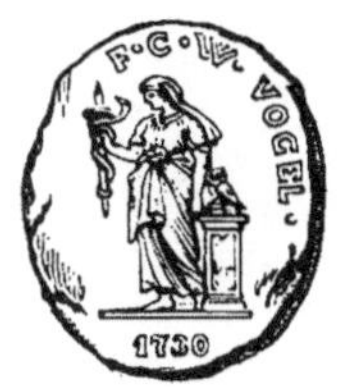

SPRINGER-VERLAG BERLIN HEIDELBERG GMBH
1934

ISBN 978-3-642-89507-4   ISBN 978-3-642-91363-1 (eBook)
DOI 10.1007/978-3-642-91363-1

MEINEN LEHRERN

LUDWIG LICHTHEIM †
ADOLF STRÜMPELL †

IN VEREHRUNG UND DANKBARKEIT
GEWIDMET

Aus dem Vorwort zur ersten Auflage.

Der Anregung meines hochverehrten Lehrers Herrn Geheimrat STRÜMPELL folgend, habe ich versucht, das große Beobachtungsmaterial der Leipziger Medizinischen Klinik zusammen mit der vorliegenden Literatur zu einer einheitlichen Darstellung der Röntgendiagnostik der inneren Erkrankungen vom Standpunkte des inneren Klinikers zu verarbeiten. An unserer Klinik ist die Röntgendiagnostik nie als ein besonderes Fach für sich, sondern als ein den übrigen Methoden gleichgeordneter, aber unter ihnen nach manchen Richtungen hin hervorragender Bestandteil der klinischen Untersuchungsmittel aufgefaßt worden, die in ihrer Gesamtheit miteinander zur Lösung der diagnostischen Aufgaben verwandt werden müssen.

So sind die hier niedergelegten eigenen Erfahrungen unter stetem Vergleich und Zusammenhalten aller klinischer Untersuchungsergebnisse und unter ständiger weiterer Beobachtung des kranken Menschen gewonnen worden. Neben der Beobachtung der normalen und krankhaften physiologischen Vorgänge, die vor allem durch sorgfältige Durchleuchtungen erkannt werden, ist von mir ein besonderer Wert auf die Kontrolle der Röntgenbefunde bei der Operation und an der Leiche gelegt worden. Die angeführten Beispiele stellen nur einen ganz geringen Teil dieser in jahrelanger Arbeit gesammelten Einzelerfahrungen dar. Hierbei handelt es sich nicht etwa nur um die Einsicht der Sektions- und Operationsprotokolle, sondern um genaue, bei den Lungen bisweilen bis zur Zerstückelung des Organs fortgesetzte anatomische Untersuchungen und um einen dauernden persönlichen Gedankenaustausch an der Leiche und am Operationstisch mit dem Obduzenten und dem Chirurgen. Herrn Geheimrat MARCHAND und Herrn Geheimrat PAYR und ihren Assistenten sage ich für ihre liebenswürdige Auskunft und Beratung in vielen Fragen meinen ergebensten Dank. Ebenso danke ich herzlich meinen Freunden Privatdozent Dr. DORNER und Dr. OPPERMANN, welche diese mühevollen Untersuchungen in meiner Abwesenheit während der ganzen Kriegszeit fortgesetzt und mir die Ergebnisse zur Verfügung gestellt haben. Es sei dabei betont, daß gewisse Unterschiede, welche zwischen den Verhältnissen am Lebenden und an der Leiche bezüglich der Lage, des Tonus, des Blut- und Luftgehaltes der Organe bestehen, nach Möglichkeit in Rechnung gestellt sind. Diese Unterschiede sind aber nicht so hoch zu bewerten, daß deshalb auf diese wichtigste und oft einzig zuverlässige Kontrolle der Röntgenbefunde verzichtet werden dürfte!

Indem ich als zuverlässigste Grundlage im Streben nach einer Sicherung und Vertiefung unserer Kenntnisse den objektiven anatomischen Befund voranstelle und darauf immer wieder auch bei der Verfolgung der physiologischen und pathologisch-physiologischen Vorgänge zurückgreife, ist es mir ein inneres Bedürfnis, neben meinem jetzigen Lehrer STRÜMPELL auch meiner früheren Lehrer LICHTHEIM, ASKANAZY-Genf und RINDFLEISCH-Dortmund zu gedenken, die stets den gleichen Grundsatz vertraten und mich teilweise auch bei dieser Arbeit mit Beiträgen und Ratschlägen unterstützt haben.

Leipzig, März 1921.　　　　　　　　　　　　　　HERBERT ASSMANN.

Vorwort zur fünften Auflage.

Die fünfte Auflage ist nach den gleichen Grundsätzen wie die früheren Auflagen verfaßt. Das deutschsprachige Schrifttum ist nahezu vollständig, das fremdsprachige zu einem erheblichen Teil durchgesehen und daraus das wesentlich Neue ausgewählt und mit den eigenen Erfahrungen im Text verarbeitet.

Die neuen Methoden der Angiographie innerer Organe und Hepatolienographie sind besprochen, um einen vollständigen Überblick zu geben; es sei aber schon im Vorwort eindringlich betont, daß mir persönlich die Anwendung dieser Methoden nur angezeigt erscheint, wenn aus dem Ergebnis ein Nutzen für den Kranken zu erwarten ist. Die Erzielung anschaulicher Röntgenbilder und auch eine Verfeinerung der Diagnostik, aus welcher keine für den Kranken wichtigen praktischen Folgerungen gezogen werden können, stellt nach meinem Dafürhalten keine Anzeige für Eingriffe dar, welche für den Kranken nicht belanglos sind.

In dieser Auflage ist eine große Anzahl neuer Abbildungen aufgenommen; einige sonst schwer erhältliche Bilder sind auch aus dem Schrifttum und aus den Sammlungen von Kollegen übernommen, denen ich an dieser Stelle für ihr freundliches Entgegenkommen meinen besten Dank ausspreche. Besonderen Dank sage ich meinem Mitarbeiter Dr. H. J. Teschendorf für seine wertvolle Unterstützung bei der Herstellung dieser Auflage.

Die Auflage erscheint gleichzeitig in spanischer Übersetzung.

Königsberg i. Pr., Juli 1934.

HERBERT ASSMANN.

Inhaltsverzeichnis.

I. KREISLAUFORGANE.

1. Herz.

Untersuchungsmethoden.

Durchleuchtung. Die Röntgenuntersuchung des Herzens beginnt man ebenso wie die Untersuchung der Lunge und des Magen-Darmkanals mit der *Durchleuchtung.* Durch diese gewinnt der erfahrene Untersucher fast mit einem Blick einen Eindruck von Größe, Form und Bewegung des Herzens, erfaßt schnell, was ihm hieran krankhaft oder verdächtig erscheint, und kann hiernach den weiteren Gang der Untersuchung, insbesondere in dieser oder jener Schrägstellung, einrichten. Gewöhnlich verbindet man mit der Untersuchung des Herzens die der großen Gefäße. Hierfür ist außer der Durchleuchtung in gerader sagittaler Richtung die Untersuchung in Schrägstellung nach einer Halblinkswendung, also in der sogenannten Fechterstellung mit vorstehender rechter Schulter, unerläßlich, die Durchleuchtung in anderen Durchmessern vielfach wünschenswert.

Orthodiagraphie. Über die *Herzgröße* gibt die im gewöhnlichen Röhrenabstand von etwa 60 cm vorgenommene Durchleuchtung zwar einen ungefähren Anhalt durch Vergleich mit bekannten Erinnerungsbildern, wenn man stets den gleichen Abstand genau innehält. Doch ist hierbei die Verzeichnung des auf den Leuchtschirm projizierten Herzschattens so bedeutend, daß von einer genauen Bestimmung der wahren Herzgröße nicht die Rede sein kann. Diese ist vielmehr nur bei parallelem Strahlengange zu ermitteln, bei welchem das auf den Schirm geworfene Schattenbild der Herzfigur gleich ist.

Fig. 1 erläutert den Unterschied des Schirmbildes bei divergenter und paralleler Strahlung. Nachdem schon verschiedene Vorgänger, insbesondere LEVY-DORN, auf die Wichtigkeit der Benutzung paralleler Strahlen hingewiesen hatten, ist die Frage der instrumentellen Anwendung dieses Prinzips durch MORITZ mit der Erfindung des Orthodiagraphen in technisch und wissenschaftlich gleich vollkommener Weise gelöst worden. Hierbei wird nur der senkrecht zur Frontalebene des Patienten hindurchgehende Zentralstrahl benutzt, während

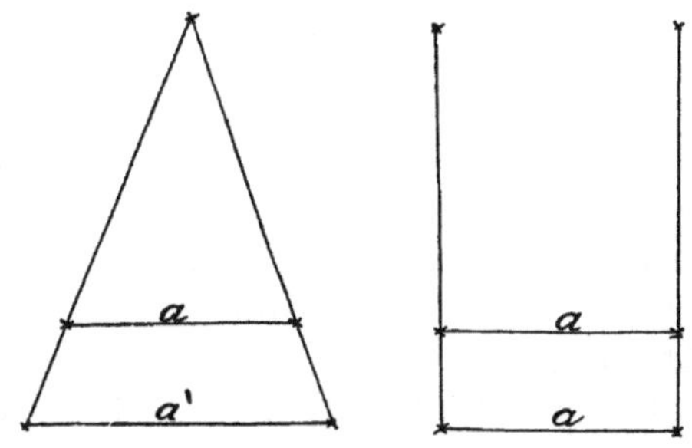

Fig. 1.

Divergente Strahlen liefern von dem Objekt *a* das vergrößerte Bild *a*', parallele Strahlen liefern das gleich große Bild *a*.

alle übrigen Strahlen durch eine enge Blende abgehalten werden. Auf den Zentralstrahl wird durch eine Zentriervorrichtung eine Marke in der Mitte des Leuchtschirmes genau eingestellt. Schirm und Röhre sind durch einen

Bügel fest miteinander verbunden und zwangsläufig gegenüber dem dazwischenbefindlichen Patienten beweglich. Durch Umfahren der Herzränder mit dem so beweglich gemachten Zentralstrahl wird die Herzfigur bestimmt und mittels einer Schreibvorrichtung entweder auf die Brustwand des Patienten oder besser auf ein vor oder hinter demselben angebrachtes Papier aufgezeichnet (vgl. Fig. 2).

Die Orthodiagraphie kann in verschiedenen Stellungen des Patienten vorgenommen werden. Der Orthodiagraph von MORITZ ist für Rückenlage konstruiert, und MORITZ und seine Schüler empfehlen nachdrücklich die Untersuchung in dieser Stellung. Von anderen sind Apparate für Orthodiagraphie im Stehen und Sitzen und auch umlegbare Apparate geschaffen worden. Wohl die größte Verbreitung hat der bequem zu handhabende und besonders auch zur Untersuchung dyspnoischer Kranker geeignete Orthodiagraph von GROEDEL für sitzende Stellung gefunden. Zu dem zwischen den verschiedenen Autoren über die zweckmäßigste Untersuchungsstellung des Patienten geführten Meinungsstreit glaube ich nur insoweit Stellung nehmen zu brauchen, als ich alle erwähnten Lagen für physiologisch und praktisch anwendbar halte. Da die mit verschiedenen Methoden erhaltenen Ergebnisse bezüglich der Herzgröße und -form etwas voneinander abweichen, sind aber nur die in der gleichen Weise gewonnenen Orthodiagramme miteinander direkt vergleichbar.

Die Orthodiagraphie hat in der Diastole bei ruhiger, möglichst nicht zu tiefer Atmung stattzufinden. Die wissenschaftliche Verwertung der Orthodiagramme setzt eine gewisse technische Übung des Untersuchers voraus. Besondere Aufmerksamkeit ist dabei auf die genaue Abgrenzung der einzelnen Bögen und die Darstellung der Herzspitze zu richten, auch wenn diese unterhalb des Zwerchfells gelegen ist. Nach Vergleichsuntersuchungen von OTTEN ist dies am stärksten und häufigsten bei der Orthodiagraphie im Stehen (in 93%), seltener im Sitzen (in 79%) und im Liegen (in 85%) der Fall. Bei einiger Übung kann die pulsierende Herzspitze aber auch innerhalb des Abdominalschattens erkannt werden. Unter besonders schwierigen Verhältnissen kann man, einem Vorschlag von ACHELIS folgend, durch Eingeben von Brausepulver eine Magengasblase erzeugen, innerhalb welcher die Herzspitze und unter Umständen auch ein Teil des unteren Herzrandes zu differenzieren ist. Einer ausgiebigen Verwendung dieser Methode steht aber der Umstand entgegen, daß gerade bei Herzkranken durch die Hochdrängung des Zwerchfelles Beschwerden und üble Zufälle bewirkt werden können, ferner die Tatsache, daß hierdurch die Herzlage und damit die Herzmaße Veränderungen erleiden.

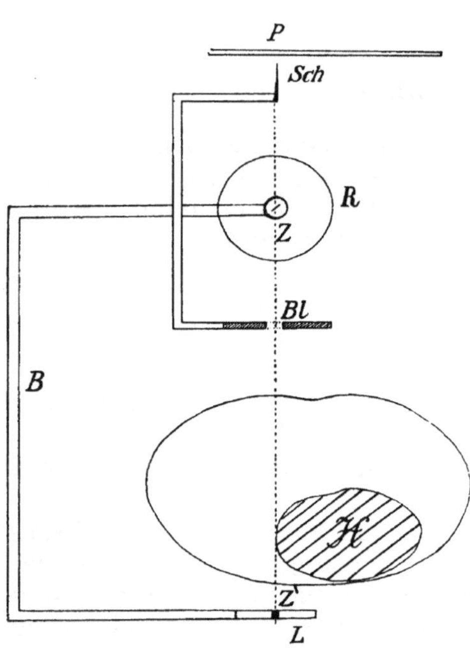

Fig. 2. Schema des GROEDELschen Orthodiagraphen.

P Papier, *Sch* Schreibstift, *R* Röhre, *Bl* Blende, *L* Leuchtschirm, *B* beweglicher Bügel, der Röhre, Schreibstift, Blende und Leuchtschirm zwangsläufig miteinander verbindet, *ZZ'* Zentralstrahl, *H* Herz des Patienten.

Fernaufnahme. Die Orthodiagraphie kann ersetzt werden durch die zuerst von KÖHLER empfohlene *Fernaufnahme*, die gewöhnlich in einem Röhren-Filmabstand von 2 m vorgenommen wird.

Bei der Fernaufnahme ist auf genaue Zentrierung und richtige Höheneinstellung der Röhre zu achten. Dies wird dadurch erleichtert, daß sowohl am Röhren- als am Aufnahmestativ eine Zentimetereinteilung angebracht oder auch der Kassettenhalter mit der Röhre zwangsläufig verbunden ist. Die Einstellung erfolgt in Höhe des 6. Brustwirbels des Patienten. Sie wird gewöhnlich in stehender, kann aber auch in sitzender Stellung, vorgenommen werden. Die Aufnahme in Horizontallage setzt ein kompliziertes, von ALBERS-SCHÖNBERG angegebenes Instrumentarium voraus, welches praktisch kaum mehr angewandt wird. Bezüglich der Atmungsphase, in welcher die Aufnahme erfolgen soll, schließe ich mich ganz den Ausführungen von DIETLEN an, der gegen die Aufnahme bei tiefer Einatmung wegen der dadurch hervorgerufenen ungewöhnlichen Längsdehnung und gleichzeitigen Verschmälerung des Herzschattens Einspruch erhebt. Die Aufnahme hat vielmehr bei Atemstillstand in mittlerer Phase einer ruhigen, möglichst wenig tiefen Atmung zu erfolgen. Die Belichtungszeit darf zur Erzielung scharfer Ränder nur Bruchteile von Sekunden betragen. Für gewöhnliche klinische Bedürfnisse genügt die Herabsetzung auf etwa $^1/_{10}$ Sekunde. Ganz kurzzeitige Aufnahmen von $^1/_{100}$ bis $^1/_{200}$ Sekunde sind bei entsprechendem Instrumentarium möglich, aber nicht unbedingt erforderlich.

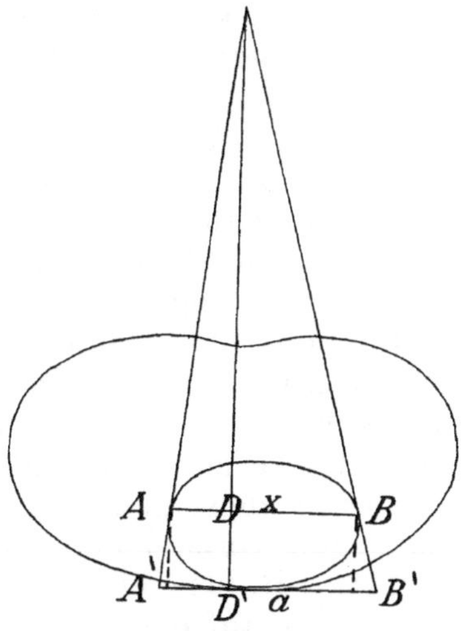

Verhältnis von Orthodiagramm und Fernaufnahme zueinander. Es ist die Frage zu erörtern, inwieweit das durch divergente Strahlen hervorgerufene Bild der Fernaufnahme von dem bei parallelem Strahlengange entstandenen Orthodiagramm abweicht. Der Unterschied beider Größen wird meist nur auf wenige Millimeter geschätzt und deshalb gewöhnlich ganz vernachlässigt. Es kommt nun gewiß bei der Herzgrößenbestimmung nicht auf den Millimeter und in den meisten Fällen selbst nicht auf einen halben oder ganzen Zentimeter an. Immerhin ist es bei einem Vergleiche mit den auf orthodiagraphischem Wege gewonnenen Werten gut, sich etwas genauere Rechenschaft über die Größe der Verzeichnung durch die Strahlendivergenz zu geben. Dabei ist außer der Entfernung zwischen Röhre und Film auch der Abstand des randbildenden Herzpunktes vom Film und die Größe des Herzdurchmessers zu berücksichtigen. Der Abstand der Punkte, welche die größte transversale Entfernung von der Mittellinie haben, also bei sagittalem Strahlengange randbildend sind, beträgt von der vorderen Brustwand nach anatomischen Feststellungen von ALBERS-SCHÖNBERG etwa $^1/_3$ des Thoraxtiefendurchmessers, bei erwachsenen Männern also etwa 7,5 cm.

Eine genaue Berechnung nach der Gleichung $\dfrac{x}{a} = \dfrac{200 - 7,5}{200}$, wobei x die gesuchte **wahre Größe** des Herzdurchmessers, a den Transversaldurchmesser des Herzschattenbildes der Fernaufnahme bei 2 m Abstand

Fig. 3.

$AB = X =$ gesuchter Transversaldurchmesser des Herzens.

$A'B' = a =$ bekannter transversaler Durchmesser des Herzschattenbildes.

$CD' =$ Focusfilmabstand $= 200$ cm.

$DD' =$ Abstand der randbildenden Herzpunkte A u. B vom Film $= 7,5$ cm.

$$\frac{x}{a} = \frac{AB}{A'B'} = \frac{CD}{CD'} = \frac{CD' - DD'}{CD'} = \frac{200 - 7,5}{200} = 0,9625.$$

$$x = a \cdot 0,9625.$$

und 7,5 die Entfernung der randbildenden Herzpunkte von der Thoraxoberfläche bzw. der Filmebene bedeuten soll, ergibt, daß die Vergrößerung bei
2 m Entfernung und einem normalen Transversaldurchmesser von 13 cm
fast 5 mm beträgt. Bei einer Fernaufnahme in 150 cm Abstand ist sie 6,5 mm.
Dabei ist noch nicht berücksichtigt, daß für divergente Strahlen nicht dieselben
Punkte randbildend sind wie bei sagittalem Strahlengange, sondern noch
weiter rückwärts, also dem Film ferner gelegene Punkte. Hierdurch wird
die Vergrößerung infolge Strahlendivergenz abermals erhöht. Auf diese Weise
läßt sich die von HAMMER empirisch auf Grund sorgfältiger Vergleichsuntersuchungen von Fernaufnahmen und Orthodiagrammen gefundene Tatsache
erklären, daß der Transversaldurchmesser der Zweimeterfernaufnahme durchschnittlich etwa 1 cm größer ist als der des Orthodiagrammes. Mit diesem
Ergebnis decken sich ungefähr meine eigenen Erfahrungen. Natürlich ist
die Vergrößerung durch Strahlendivergenz bei stark verbreitertem Herzen
beträchtlicher als bei kleinem Herzen.

Was nun die Eignung beider Methoden für die Praxis anbetrifft, so hat
die Fernaufnahme vor dem Orthodiagramm den erheblichen Vorzug, daß sie
die zur Aufnahme eines Orthodiagramms notwendige, wenigstens 2 Minuten
während und durch Schutzvorrichtungen doch nur unvollkommen abgehaltene Bestrahlung des Untersuchers erspart, was für den vielbeschäftigten
Röntgenarzt nicht hoch genug zu bewerten ist. Der größte Nachteil der
Fernaufnahme besteht in der oft vorliegenden Unmöglichkeit, die Herzspitze
darzustellen, wenn diese unterhalb des Zwerchfelles liegt und im Abdomenschatten auf dem Filmbilde nicht zu differenzieren ist, während dies im Orthodiagramm meist gelingt. Deshalb ist die Orthodiagraphie bei solchen Untersuchungen vorzuziehen, bei denen es auf genaueste Größenbestimmung ankommt, z. B. bei Vergleichsuntersuchungen über den Einfluß eines bestimmten
Umstandes auf die Herzgröße. Für die meisten klinischen Bedürfnisse spielt
nun eine peinliche Genauigkeit in der Herzgrößenbestimmung keine so große
Rolle. Hier kommt es neben dem Urteil über die annähernde Herzgröße
hauptsächlich auf die Bestimmung der Herzform und besonders der einzelnen
Randbögen an. Diese werden durch die Fernaufnahme in klarster und streng
objektiver Weise dargestellt. Im übrigen sind die Orthodiagraphie und die
Zweimeterfernaufnahme ebenbürtige Methoden; nur dürfen die auf verschiedene Weise ermittelten Werte nicht ohne weiteres gleichgesetzt werden.

Verhalten des Schattenbildes zur wahren Herzgröße. Bei den beiden
genannten Methoden, der Orthodiagraphie und der Fernaufnahme, ist zu
berücksichtigen, daß zwar das Projektionsbild gar nicht bzw. nur unerheblich
gegenüber der Herzfigur vergrößert ist, daß aber die hierdurch gewonnenen
Maße nicht direkt vergleichbar mit den anatomischen Herzmaßen sind. Bei
der Untersuchung mit parallelen, in sagittaler Richtung durch die Frontalebene des Herzens durchgehenden Röntgenstrahlen werden nämlich diejenigen
Punkte der Herzränder dargestellt, die den größten transversalen Abstand
von der Mittellinie haben, weil nur diese sich gegen das anstoßende helle Lungenfeld abheben. Diese Punkte liegen aber in verschiedenen Frontalebenen des
Körpers oder sind, anders ausgedrückt, teils weiter nach vorn, teils weiter
nach hinten gelegen, wie ja das Herz im ganzen nicht in einer Frontalebene,
sondern schräg von rechts hinten oben nach links vorn unten im Brustkorb
gelagert ist. Während der Transversaldurchmesser des Röntgenbildes annähernd mit dem anatomischen Transversaldurchmesser übereinstimmt, gibt
der Längsdurchmesser des Schirmbildes den anatomischen Längsdurchmesser
wegen der besprochenen Schräglage des Herzens in nicht unwesentlicher Ver

kürzung wieder. Deshalb stellen die anatomischen Größenverhältnisse des Herzens etwas anderes dar als die auf eine Fläche projizierten Maße des Röntgenschattenbildes. Eigentlich müßte zum Zwecke der genauen Ermittlung der körperlichen Ausdehnung des Herzens außerdem wenigstens ein Orthodiagramm oder eine Fernaufnahme bei Drehung des Patienten um 90° zur ersten Aufnahmestellung, also bei einem Strahlendurchgange in frontaler Richtung gefordert werden. Da dies aber manchmal technische Schwierigkeiten bereitet und auch die allgemeine Lage des Herzens im Brustkorb im großen und ganzen eine ziemlich übereinstimmende ist, wird hiervon meist abgesehen. Nur muß man sich besonders bei median gestellten, sogenannten kleinen Herzen, und bei verlagerten Herzen immer vor Augen halten, daß durch die gewöhnlich nur in einer Ebene vorgenommene Untersuchung ein genaues Urteil über die wirkliche körperliche Ausdehnung des Herzens nicht gewonnen wird. Eigene Untersuchungen haben mir übrigens gezeigt, daß Fernaufnahmen im frontalen Durchmesser bei 1,50 m Entfernung zwar nicht immer starke Kontraste, aber doch meist genügend klare Konturen des Herzprofilbildes erkennen lassen, um danach dessen Größe und Form zu beurteilen und auch Messungen vorzunehmen.

Andere Untersuchungsmethoden des Herzens. Diese Methoden, die Durchleuchtung, Orthodiagraphie und Fernaufnahme, stellen das gewöhnliche Rüstzeug für die Röntgenuntersuchung des Herzens dar. Alle anderen zur Größenbestimmung angegebenen Untersuchungsweisen können hier übergangen werden, da sie an Zuverlässigkeit an die eben besprochenen nicht heranreichen. Dagegen sind folgende Methoden von theoretischem Interesse und haben in der Hand einzelner Forscher auch teilweise zu praktischen Resultaten geführt.

Der Telekardiograph von HUISMANS ermöglicht die Herzgröße in einer bestimmten Phase der Herzbewegung und zwar vornehmlich in der Diastole festzustellen. Zu diesem Zwecke wird die zwischen Pulsschlag an der Radialis und der nächsten Herzdiastole vergehende Zeit genau berechnet. Der Pulsschlag löst dann automatisch nach einer dieser Zeitspanne entsprechenden Verzögerung die Einschaltung der Röhre aus. Auch hat HUISMANS Herzbilder in der Systole und Diastole auf derselben Platte aufgenommen, wobei die Einschaltung während dieser Phasen in entsprechender Weise durch ein Sphygmographenrelais bewirkt wurde.

Von großem theoretischem Interesse ist die von GÖTT angegebene, von HITZENBERGER und REICH technisch verbesserte und von ZDANSKY und ELLINGER erfolgreich fortgesetzte Kymographie. Bei dieser wird das Schattenbild der Herzränder, das in einem schmalen, auf dem betreffenden Herzrand senkrecht stehenden Spalt erscheint, auf einen vorbeiziehenden Film geworfen. Die so erhaltene Kurve gibt die Bewegungen des Herzrandes wieder.

Hiervon ausgehend hat STUMPF die *Flächenkymographie des Herzens* ausgebaut. Bei dieser ist ein Bleiraster mit parallelen, in geringer Entfernung voneinander angeordneten Schlitzen zwischen Aufnahmefilm und Patienten eingeschaltet. Bei unbewegter Apparatur entsteht ein Bild, auf welchem belichtete und unbelichtete Streifen von der Länge und Breite der Schlitze und Bleilamellen abwechseln. Wird aber der Raster um eine Strecke, welche dem Abstande zwischen den Schlitzen entspricht, nach oben bewegt oder umgekehrt der Film bei stehendem Raster um die gleiche Strecke verschoben, so werden die zunächst belichteten Stellen vor weiterer Belichtung geschützt und nunmehr die vorher unbelichteten Stellen der Bestrahlung ausgesetzt. Hierdurch werden auf dem Film zeitlich nacheinander ablaufende Bewegungen

räumlich nebeneinander abgebildet, und es ist bei bewegten Organen das Maß
der Bewegung in der Zeit zwischen den Expositionen aus den Unterschieden
zwischen den übereinanderliegenden Bildstreifen abzulesen. Am Herzen wird
dadurch Auskunft über die Pulsation der einzelnen Randabschnitte des Herzens erhalten (STUMPF, FETZER); demgegenüber ist das Bild unbewegter
Teile frei von solchen Zacken und scharf gegen die infolge der Pulsation
zackig erscheinende Herz- und Gefäßschatten abzugrenzen (WILKE).

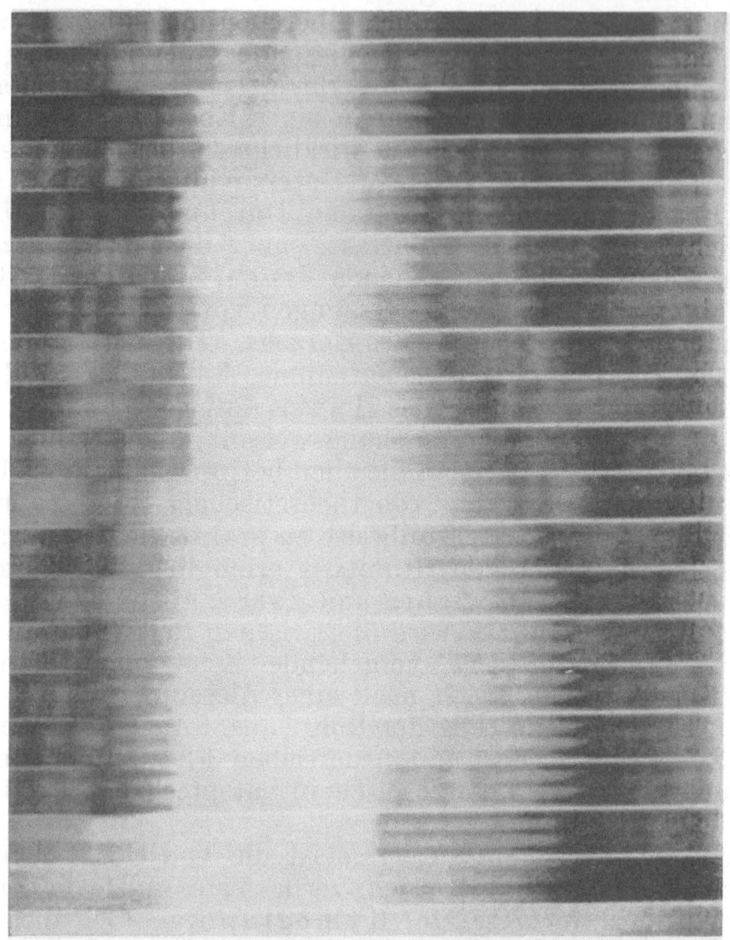

Fig. 4. Normales Kymogramm nach STUMPF. Röntgenpraxis Bd. V.

In Verbindung hiermit ist eine *Densographie* benannte Dichtigkeitsmes-
sung des Herzschattens, welche die Volumschwankungen des Herzens anzeigt, von STUMPF und GOTTHARDT vorgenommen. Diese theoretisch begründeten Versuche, dem Probleme eines Nachweises der Veränderungen der
einzelnen Herzhöhlen bei der Herzpulsation näherzukommen, verdienen Beachtung, sind aber noch eines weiteren technischen Ausbaues der Methoden
bedürftig.

Von großer Bedeutung für die Erforschung der Bewegungsvorgänge des
Herzens, die bei der Durchleuchtung wegen ihrer Kompliziertheit und schnellen Aufeinanderfolge schwer zu analysieren sind, verspricht die Röntgenkinematographie des Herzens zu werden, besonders wenn sie mit einer
exakten Bestimmung der Herzphase der einzelnen Aufnahmen durch das

Elektrokardiogramm verbunden ist. GROEDEL hat auf die technische Lösung dieses bedeutungsvollen Problems große Mühe verwandt und auch bereits praktisch verwertbare und für die Kenntnis der normalen Herzbewegung wichtige Ergebnisse veröffentlicht. Leider ist die Methode für die allgemeine klinische Verwendung vorläufig noch zu kompliziert und technisch nicht genügend vervollkommnet; doch sind hier weitere Fortschritte zu erhoffen.

Dagegen ist von der Röntgenstereoskopie des Herzens schon aus theoretischen Gründen nichts zu erwarten, da die Schattenbilder des Herzens nur wenig markante Einzelheiten erkennen lassen und deshalb nicht den Eindruck des Körperlichen zu erzeugen vermögen.

Das normale Herz.

1. Herzlage und Begrenzung.

Bei der gewöhnlichen Untersuchungsweise in sagittalem dorso-ventralem Strahlengange stellt das Herz eine zu beiden Seiten der Medianlinie gelegene Schattenfläche dar, die sich nach rechts und links scharf gegen das helle Lungenfeld abhebt. Der rechte Herzanteil beträgt etwa $^1/_3$, der linke $^2/_3$ des ganzen Herzschattens. Nach unten und oben ist eine Abgrenzung gewöhnlich nicht möglich, da der Herzschatten nach unten in den Bauchschatten, nach oben in den Schatten der großen Gefäße übergeht.

Herzbögen. Die Ränder lassen sich in verschiedene Bögen gliedern. Rechts werden zwei Bögen unterschieden. Der oberhalb des Herzens gelegene Gefäßschatten bildet am rechten Rande meist einen schwach gewölbten Bogen, der die Wirbelsäule nur wenig überragt und nach oben in derselben verschwindet. Er wird von der Aorta gebildet. Bisweilen steigt von diesem Bogen,

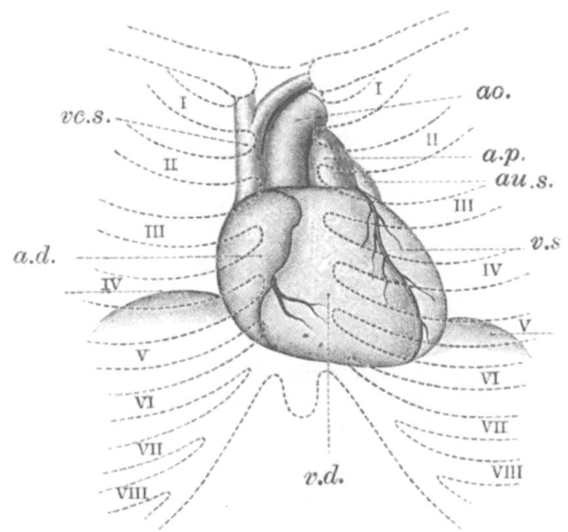

Fig. 5. **Herzsitus nach** MORITZ.

v.c.s. = Vena cava superior. *a.d.* = Atrium dextrum.
v.d. = ventriculus dexter. *ao.* = Aorta. *a.p.* = Arteria pulmonalis. *au.s.* = Auricula sinistra (li. Herzohr). *v.s.* = Ventriculus sinister.

in selteneren Fällen schon vom rechten Herzbogen an ein geradlinig parallel dem rechten Wirbelsäulenrande verlaufender Schatten aufwärts, der von der Vena cava superior herrührt. Oben, dicht unterhalb des Schlüsselbeins, zeigt dieser Schatten eine leichte Auswärtskrümmung schräg lateral aufwärts, die auf die Vena anonyma zu beziehen ist. Innerhalb des unteren Teiles des Kavaschattens kann sich der Bogen der Aorta ascendens durch größere Schattentiefe und kräftigere Pulsation abheben.

Der untere rechte Herzbogen wird in der Hauptsache vom Rande des rechten Vorhofes gebildet. Am anatomischen Situs ist in der Regel der *rechte Vorhof* allein randbildend. Hierdurch wird jedoch nicht ausgeschlossen, daß beim tieferen Zwerchfellstande am lebenden Menschen im untersten Abschnitt der *rechte Ventrikel* an der Randbildung beteiligt ist. Dies wird auf Grund der stärkeren systolischen Pulsationen des unteren Abschnittes angenommen, welche am Leuchtschirm sichtbar und ebenso auf kymographischen

Aufnahmen abgebildet sind (STUMPF, BORDET, WILKE, SCHILLING u. a.). Eine
nähere Bewertung der pulsatorischen Beobachtungen, bei welchen auch Mitteilung der Bewegungen des kräftigeren Ventrikels auf einen anliegenden
muskelschwächeren Vorhof in Betracht zu ziehen ist, ist S. 9 ausgeführt.

Der untere rechte Herzzwerchfellwinkel wird bisweilen, namentlich bei tiefem
Zwerchfellstand, auf der Höhe des Inspiriums durch einen kurzen vertikalen
Schattenstreifen ausgefüllt, der unten mit einer leichten nach außen konkaven
Krümmung allmählich lateralwärts in den Zwerchfellbogen übergeht. Oft liegt
auch nur der unterste Abschnitt frei vor, der obere, vertikal aufsteigende Teil ist
dann aber meist ein kleines Stück weit durch den Herzschatten hindurch zu verfolgen. Der vertikale Schatten ist auf die Vena cava inferior zu beziehen.

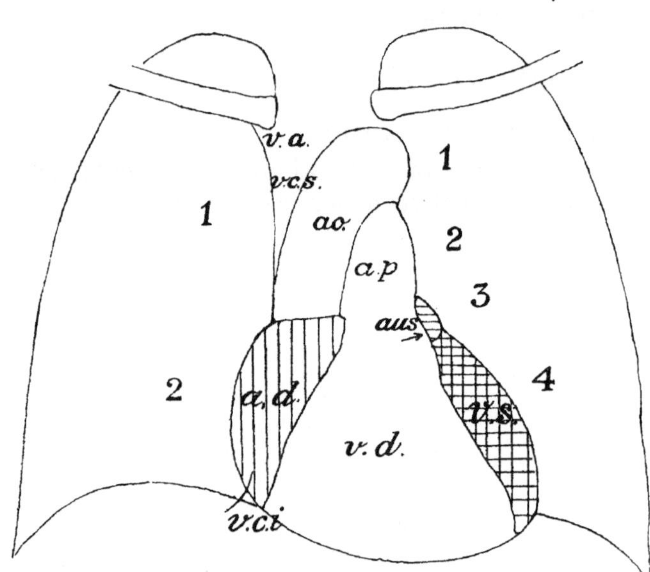

Fig. 6. Röntgenbild des Herzens mit
eingezeichneten Herzteilen.

Rechter Rand.

1. Bogen:　v.a.　= Vena anonyma dextra.
　　　　　　v.c.s. = Vena cava superior.
　　　　　　ao.　 = Aorta ascendens.
2. Bogen:　a.d.　= Atrium dextrum.
　　　　　　v.c.i. = Vena cava inferior mit Vena hepatica
　　　　　　　　　　dextra.

Linker Rand.

1. Bogen:　ao.　 = Aorta.
2. Bogen:　a.p.　= Arteria pulmonalis.
3. Bogen:　au.s. = Auricula sinistra (li. Herzohr).
4. Bogen:　v.s.　= Ventriculus sinister.

Der untere, leicht bogen-
förmig gekrümmte Abschnitt gehört, genau genommen, nicht
der Kava selbst, sondern der lateralen oberen Wand der allmählich in die Kava übergehenden
Vena hepatica dextra an,
wie aus Injektionspräparaten und
deren Röntgenaufnahmen ersehen
werden kann (vgl. Fig. 224). Der
Anatom HASSE hat bereits darauf
hingewiesen, daß der Übergang
unter dem Perikard, also supra-
diaphragmal, stattfindet entgegen
der sonst üblichen Darstellung,
nach welcher die Venae hepaticae
unterhalb des Zwerchfelles in die
Kava einmünden. Seine Angaben
sind freilich von HITZENBERGER
nicht, von ELIAS und FELLER
nur teilweise bestätigt worden.
Immerhin geht aus deren Untersuchungen hervor, daß wenigstens der obere Rand der Lebervenen in der Mehrzahl der Fälle
oberhalb des Zwerchfells gelegen ist, und dieser gelangt
eben im Röntgenbilde im Herzzwerchfellwinkel zur Darstellung.

Eine Ausfüllung des Herzzwerchfellwinkels kann aber auch auf andere Weise, nämlich
durch eine zwischen Pleura mediastinalis und Perikard gelegene Fettanhäufung zustande
kommen, wie mir die autoptische Untersuchung eines allerdings pathologischen Falles zeigte.
Die Entstehung durch die Vena cava bzw. die Vena hepatica war hier mit Sicherheit auszuschließen, da der Herzzwerchfellwinkel an dem stark nach rechts verbreiterten Herzen
mehrere Querfinger lateralwärts von der Wirbelsäule gelegen war, von welcher sich die Kava
nicht weit entfernen kann.

Der *linke* Herzgefäßrand zeigt eine kompliziertere Gliederung. Es sind
hier vier Bögen zu unterscheiden, von welchen die beiden mittleren oft als
gemeinsamer Mittelbogen zusammengefaßt werden.

Der oberste Bogen, welcher als ein Kreissegment nach links von der Wirbelsäule dicht unterhalb des linken Schlüsselbeins vorspringt, wird von dem nach
abwärts umbiegenden Aortenbogen gebildet und gewöhnlich als Aortenknopf bezeichnet. Nach unten schließt sich der flach gewölbte Pulmonal-

b o g e n und an diesen der kleine, bisweilen nur undeutlich ausgeprägte Abschnitt des l i n k e n H e r z o h r e s an. Der übrige linke Vorhof ist nicht sichtbar, da er nach hinten zu gelegen ist. Der große untere deutlich gewölbte Bogen wird vom l i n k e n V e n t r i k e l gebildet. Bisweilen ist im Winkel zwischen Herzspitze und linkem Zwerchfellbogen ein kleiner zarter, dreieckiger Schatten mit nach außen leicht konkav gekrümmtem Rand sichtbar. Er wird durch lockeres Gewebe zwischen den auseinanderweichenden Blättern des Perikards und der Pleura mediastinalis hervorgerufen und ist eine physiologische Erscheinung. Bei starker Fettanhäufung kann er besonders ausgesprochen sein (F e t t b ü r z e l SCHWARZ vgl. Fig. 113 u. 114).

Herzpulsation. Dieser Entstehung der Herzkonturen durch die verschiedenen Herzabschnitte entsprechen die an den Herzrändern sichtbaren Bewegungserscheinungen. Am meisten springen die kräftigen systolischen Zusammenziehungen des linken Ventrikelbogens in die Augen. Nach ihnen orientiert man sich am besten über die Phase der Pulsation der übrigen Bögen. An die Kontraktion des unteren linken Bogens schließt sich sofort eine ebenfalls plötzlich und kräftig erfolgende, aber nicht so ausgedehnte Pulsation des von der Arteria pulmonalis gebildeten zweiten linken Bogens an. Sie entspricht der Austreibungsperiode der Herzsystole. Da die Kammerkontraktion eine Verkleinerung, die Pulsation der Pulmonalis dagegen eine Vorwölbung des betreffenden Randbogens hervorruft, wird der Eindruck einer Schaukelbewegung erzeugt. Der ruhende Punkt zwischen den genannten pulsierenden Bögen liegt im Winkel zwischen beiden, der in einem kurzen Abschnitt vom linken Herzohr ausgefüllt wird. Bei genauer Betrachtung glaubt man bisweilen an diesem eine geringfügige Zusammenziehung zu bemerken, welche der Kontraktion des darunterliegenden Ventrikelbogens eben vorangeht, also präsystolisch erfolgt. Der plötzlichen systolischen Zusammenziehung des Ventrikels folgt in der Diastole wieder eine langsamere Vergrößerung des unteren Bogens, während der Pulmonalbogen sich abflacht. Annähernd gleichzeitig mit der Pulsation des Pulmonalbogens erfolgt eine entsprechende Pulsation des Aortenknopfes.

Am rechten oberen Herzgefäßrande zeigt der Bogen der aufsteigenden Aorta systolische Pulsationen. Der senkrecht verlaufende Kavaschatten führt normalerweise keine merklichen Eigenbewegungen aus. Am rechten unteren Herzbogen, der hauptsächlich vom rechten Vorhof gebildet wird, nimmt man gewöhnlich nur ziemlich geringfügige Zusammenziehungen wahr. Diese gehen der systolischen Zusammenziehung des linken Ventrikelbogens etwas voran. Doch kann man bisweilen am untersten Abschnitt auch eine kräftige systolische Kontraktion bemerken, die auf den dem Herzrand sehr naheliegenden rechten Ventrikel zurückzuführen ist. Bei starkem Aktionstypus und langsamer Schlagfolge kann man sogar kräftige systolische Zusammenziehungen des gesamten unteren rechten Herzbogens, nicht nur seines untersten Abschnittes beobachten. Daneben treten Vorhofsbewegungen nicht oder kaum merklich hervor; bei großem Schlagvolumen überwiegt dann die Ventrikelkontraktion die schwachen Vorhofsbewegungen derart, daß der rechte Ventrikel in der Systole den angelagerten rechten Vorhof mitzieht, so daß dieser passiv die Ventrikelbewegungen anzeigt. Die *kymographische Beobachtung* läßt in der Regel im oberen Abschnitt des rechten Herzrandes auf den *Vorhof* bzw. auf Vorhof und Ventrikel zu beziehende schwächere Doppelzacken, im unteren Abschnitt nur einfache, stärkere *ventrikuläre* Zacken erkennen. Da eine Übertragung der Ventrikelbewegungen auf einen anliegenden, wenig pulsierenden Vorhof nicht ausgeschlossen werden kann, ist die Frage der

Randbildung in dem Abschnitt, welcher ventrikuläre Bewegung zeigt, auch
hierdurch nicht klar zu entscheiden und insbesondere die Abgrenzung zwischen Vorhof und Ventrikel nicht genau zu bestimmen (ZDANSKY und EL-
LINGER). Mir scheint die Beteiligung der einzelnen Herzabschnitte an der
Randbildung sehr wesentlich von der Thoraxform und dem Zwerchfellstande,
insbesondere von der Atemphase abhängig zu sein. Eine steile Herzform in
einem langen schmalen Thorax und tiefer Zwerchfellstand, namentlich im Inspirium, in welchem das Herz eine Drehung mit der Spitze nach vorn medialwärts erfährt, begünstigen eine Randbildung des rechten Ventrikels im
unteren Abschnitt, ein kurzer Brustkorb und hoher Zwerchfellstand schränken
sie ein. Eine unzweifelhaft starke Randbildung des rechten Ventrikels tritt
bei schrägem Strahlengange mit zunehmender Rechtsdrehung im zweiten
schrägen Durchmesser sowie bei frontalem Strahlengange ein. Hier können
die Bewegungen des rechten Ventrikels gut beobachtet werden.

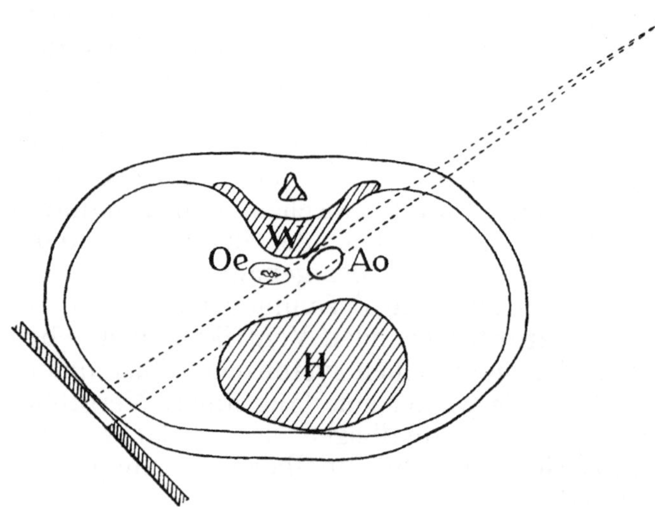

Fig. 7. **Strahlengang bei Untersuchung im 1. schrägen
Durchmesser (Fechterstellung).**
Zwischen den Schatten von Herz und Wirbelsäule wird ein
helles Mittelfeld frei, indem hier die Strahlen beide Lungenfelder durchkreuzen.

Der Herzspitzenstoß ent-
spricht nicht genau der
im Röntgenbild sichtbaren
Herzspitze, sondern liegt
meist etwas mehr einwärts
und etwa einen Interkostalraum höher.

**Untersuchung in ver-
schiedenen Richtungen:**
Durch Drehung des Patien-
ten erleidet das Schattenbild des Herzens sehr er-
hebliche Veränderungen. Die
Ränder zeigen dabei eine
andere Gestaltung und werden zum Teil auch von an-
deren Herzabschnitten ge-
bildet. Um hierbei störende
Schatten zu vermeiden, läßt
man den Patienten die Arme
hochheben und über dem
Kopf kreuzen.

Auf die Wichtigkeit der Untersuchung in den schrägen Durchmessern hat
frühzeitig HOLZKNECHT aufmerksam gemacht. Später ist ihre Bedeutung für
die Herzdiagnostik besonders von VAQUEZ und BORDET hervorgehoben worden.
Zu einer Beurteilung krankhafter Veränderungen bei der Untersuchung in den
schrägen Durchmessern ist die genaue Kenntnis der schon normalerweise sehr
verwickelten anatomischen Verhältnisse unbedingte Voraussetzung, um deren
Klarstellung sich F. A. HOFFMANN in seinem Atlas des Mediastinums bemüht
hat. Der Winkel der Schrägstellung wird an einer Gradeinteilung abgelesen,
die auf einer von F. A. HOFFMANN vorgeschlagenen Drehscheibe, auf welcher der
Patient steht, oder an einem drehbaren Untersuchungsstuhl angebracht ist.

Man unterscheidet einen ersten schrägen Durchmesser bei einem Strahlengange von links hinten nach rechts vorn oder umgekehrt und einen zweiten
schrägen Durchmesser bei einem Strahlengange von rechts hinten nach links
vorn oder umgekehrt.

Erster schräger Durchmesser. Die Untersuchung im ersten schrägen
Durchmesser (vgl. Fig. 7) mit rechts vorstehender Schulter in der so-

genannten »Fechterstellung« ist namentlich für die Beurteilung der Aorta von der größten Bedeutung. Sie wird daher fast an jede Herzdurchleuchtung, besonders bei älteren Leuten, angeschlossen. Störende Weichteil- und Knochenschatten an Brust und Schulterblättern werden dabei am besten durch den FRIKschen Handgriff ausgeschaltet. Hierbei »faßt der Untersucher den linken Unterarm des Patienten, beugt ihn bei horizontal abduziertem Oberarm rechtwinklig ab und benutzt ihn als Handhabe, um den Oberarm unter leichtem Vorwärtsziehen möglichst stark einwärts zu rotieren«. Bei

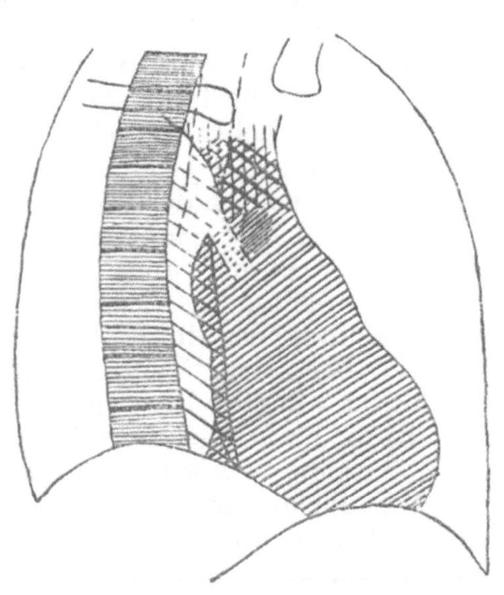

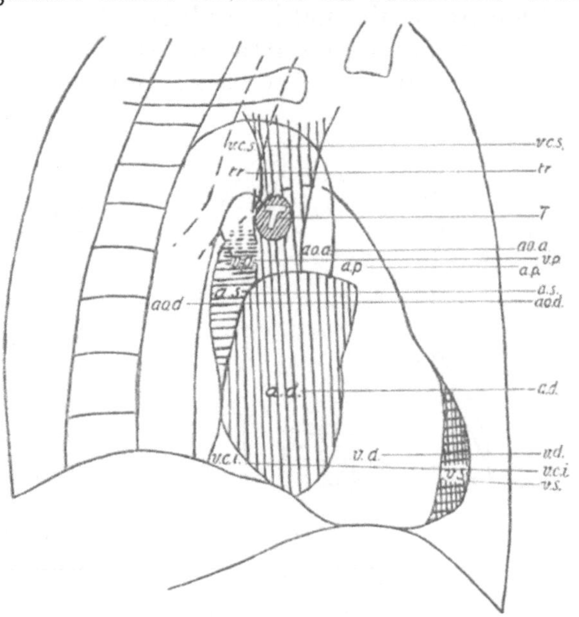

Fig. 8. Bild im ersten schrägen Durchmesser bei 45°. Übersichtsbild, welches einen ungefähren Eindruck der verschiedenen Schattentiefe der zum Teil sich deckenden Schatten (Herz, Aorta ascendens und davon abgehende Gefäße, Vena cava superior und Venae anonymae und subclaviae, Aorta descendens) und der aufhellenden Luftsäulen der Trachea und Stammbronchien geben soll.
Die zwischen Wirbelsäule und Herzschatten liegende Aorta descendens wird durch die schräg getroffenen Lungenfelder weitgehend aufgehellt.

Fig. 9. Bild im 1. schrägen Durchmesser bei etwas stärkerer Drehung um 55—60°.

Innenrand.

v.c.s. = Vena cava superior. *a.s.* = Atrium sinistrum (li. Vorhof). *a.d.* = Atrium dextrum. *v.c.i.* = Vena cava inferior.

Außenrand.

ao.a. = Aorta ascendens. *a.p.* = Arteria pulmonalis. *v.d.* = ventriculus dexter (Conus pulmonalis). *v.s.* = ventriculus sinister.

tr. = trachea. *T.* (schräg gestrichelt) = Querschnitt der Arteria pulmonalis an der Teilung. *v.p.* (quergestrichelt) = Querschnitt der oberen Vena pulmonalis.

einer Drehung des Patienten um etwa 45° wird zwischen dem nach links ausweichenden Wirbelsäulen- und dem nach rechts sich verschiebenden Herzgefäßschatten ein heller nach HOLZKNECHT benannter Raum frei, in welchem die Helligkeit der in der Strahlenrichtung liegenden Lungenfelder die nicht lufthaltigen Mediastinalorgane, insbesondere die Speiseröhre, überstrahlt. Auch die neben der Wirbelsäule herabziehende Aorta descendens wird durch den großen Querschnitt der Lungenfelder weitgehend aufgehellt. Sie kommt aber nach FRIK meist bei noch etwas stärkerer Drehung über 45° hinaus und bei tiefer Inspiration als lichtes, vor der Wirbelsäule gelegenes Schattenband dadurch besser zum Ausdruck, daß nunmehr zwischen ihr und dem Herzen ein noch hellerer schmaler Luftspalt frei wird, gegenüber dem sich der vordere Rand der Aorta descendens deutlich abhebt.

Die Begrenzung des Herzgefäßschattens wird an der inneren, dem Holzknechtschen Raume und der Wirbelsäule zugewandten Seite folgendermaßen
gebildet: oben von der Vena cava superior, welche den innersten Rand des im
übrigen hauptsächlich aus der Aorta ascendens bestehenden Gefäßbandes darstellt (näheres vgl. S. 128), darunter vom Vorhofsbogen und noch weiter unten
dicht oberhalb des Zwerchfells in einem schmalen Stück von der senkrecht
abwärts ziehenden Vena cava inferior. Im oberen Teil ist am inneren Rande
des Gefäßbandes die helle Luftsäule der Trachea sichtbar, die sich unten in die
beiden Stammbronchien gabelt. Bei dem unter dem Sammelbegriff »Vorhofsbogen« genannten mittleren Abschnitt liegen besonders verwickelte Verhältnisse vor, die ein näheres Eingehen erfordern. Bei der Eröffnung des Holz-

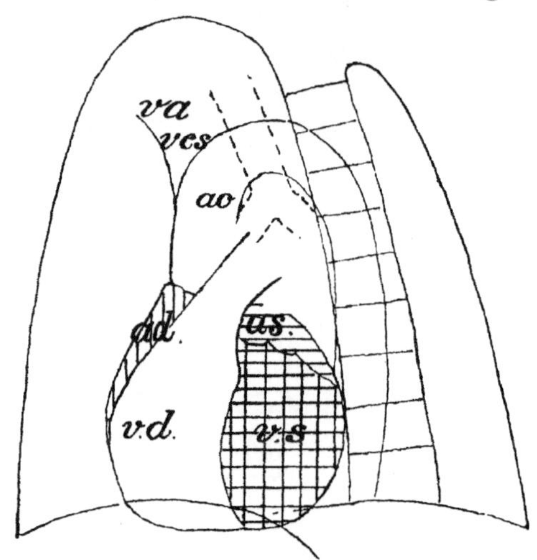

Fig. 10. Bild im 2. schrägen
Durchmesser.

Außenrand.

v.a. = Vena anonyma dextra. *v.c.s.* = Vena
cava superior. *ao.* = Aorta. *a.d.* = Atrium
dextrum. *v.d.* = Ventriculus dexter.

Innenrand.

a.s. = Atrium sinistrum (li. Vorhof).
v.s. = Ventriculus sinister.

knechtschen Raumes durch die Drehung
wird zunächst nur der rechte Vorhofsbogen
sichtbar. Bei zunehmender Drehung tritt
jedoch oberhalb des rechten der linke Vorhofsbogen hervor und löst nach unten zu
den rechten Vorhof immer mehr in der
Randbildung ab. Schon an dieser Stelle
sei auf die Darstellung des linken Vorhofs
hingewiesen, die bei seiner Vergrößerung
unter krankhaften Zuständen eine besondere Bedeutung hat. Die Verhältnisse
dieser Region werden weiterhin dadurch
kompliziert, daß die aus dem linken Vorhof entspringenden rechten Lungenvenen
und oberhalb davon die rechte Pulmonalarterie eine Schattenbildung in dieser Gegend hervorrufen.

Am äußeren Herzgefäßrand ist ein oberer,
von dem lateralen Rande der Aorta ascendens gebildeter Bogen zu unterscheiden, ferner ein mittlerer Bogen der Arteria pulmonalis, der sich nach unten hin in den Conus
pulmonalis fortsetzt, und ein unterer, von
dem linken Ventrikel gebildeter Bogen.
Von dem geschilderten dichten Gefäßbande, welches hauptsächlich von der
Aorta ascendens, besonders an der Innenseite außerdem auch von der Vena
cava superior erzeugt wird, geht aufwärts nach dem Halse zu ein etwas zarteres,
nach oben auseinanderweichendes Schattenband ab, welches sich bald ohne
scharfe Grenze in den Weichteilschatten des Halses verliert. Es wird von den
zu Hals und Schultergegend abgehenden Gefäßen (Vena anonyma und subclavia, Arteria anonyma, subclavia und carotis) gebildet und innen von der
Vena anonyma und subclavia dextra, außen von der Arteria und Vena
subclavia sinistra begrenzt.

Bei der Durchleuchtung im umgekehrten ersten schrägen Durchmesser
von rechts vorn nach links hinten liegen die entsprechenden Verhältnisse vor.
Das entstehende Schattenbild ist ein Spiegelbild des vorigen und unterscheidet
sich von ihm nur dadurch, daß das Herz hierbei weiter vom Schirm entfernt liegt und die Konturen eine entsprechende Verzeichnung durch die
Projektion erleiden.

Zweiter schräger Durchmesser. Bei einer Halbrechtswendung, also mit
links vorstehender Schulter und einer Durchleuchtungsrichtung von rechts

hinten nach links vorn zeigt der Herzgefäßschatten folgende Eigentümlichkeiten. Der Aortenbogen, welcher beim ersten schrägen Durchmesser in der größtmöglichsten Verkürzung dargestellt wird, zeigt sich in dem dazu senkrecht stehenden zweiten schrägen Durchmesser in seiner vollen Ausdehnung, da die durch ihn gelegte Ebene von den Strahlen unter einem rechten Winkel gekreuzt wird. Der aufsteigende Schenkel der Aorta erscheint als ein Aufsatz des Herzschattens, der absteigende ist teils neben, teils in dem Wirbelsäulenschatten sichtbar. Das obere Bogenstück ist meist nicht erkennbar, da die Luftsäule der dahinter liegenden Luftröhre den von ihr gekreuzten Bogenschatten im Verein mit den beiden schräg durchquerten Lungen gewöhnlich fortleuchtet. Dagegen wird der Bogen in seiner ganzen Ausdehnung dargestellt, wenn die Aortenwand stark sklerosiert ist. Auf die Wichtigkeit der Durchleuchtung im zweiten schrägen Durchmesser für eine volle Übersicht über die Gestalt des Aortenbogens haben besonders F. A. HOFFMANN und RÖSLER hingewiesen.

Der linke Rand der Herzfigur wird größtenteils vom rechten Vorhofsbogen gebildet. Nur im untersten Abschnitt kann der rechte Ventrikel auf eine kurze Strecke randbildend sein. Mit zunehmender Drehung löst er, von unten nach oben aufsteigend, immer mehr den rechten Vorhof ab, bis er diesen in der Frontalstellung vollständig ersetzt. Der rechte dem HOLZKNECHTschen Raum zugewandte Rand der Herzfigur wird oben vom linken Vorhofsbogen, unten von der hinteren Wand des linken Ventrikels gebildet. Dieser Durchmesser wird besonders von VAQUEZ und BORDET für die Beurteilung des linken Vorhofs empfohlen, der, abgesehen von einem kleinen Abschnitt seines Herzohres, bei gerader Durchleuchtung nicht sichtbar ist. Sie bevorzugen die Durchleuchtung im umgekehrten zweiten schrägen Durchmesser mit dem Schirm anliegender rechter Schulter, der die entsprechenden Verhältnisse nur in spiegelbildlicher Umdrehung aufweist.

Frontale Durchleuchtung: Bei einer seitlichen Drehung des Patienten um einen rechten Winkel, bei dem wir also sein Profil sehen, müssen die Strahlen den Körper in seiner größten Breitenausdehnung durchdringen. Deshalb erfordert diese Untersuchung eine sehr starke Lichtquelle und liefert trotzdem oft nur dunkle Bilder. Daher ist sie bisher auch nur selten angewandt worden. Man erkennt bei dieser Stellung am besten die Schräglage des Herzens, welches von hinten oben nach vorn unten in der Brust sich erstreckt. Zwischen den vorderen Herzrändern und dem Sternum erscheint der retrosternale Raum, der sich nach unten immer mehr verjüngt, bis Herz- und Sternalschatten unter einem spitzen Winkel zusammenstoßen. Der vordere Herzgefäßrand wird gebildet: oben von der Aorta, darunter von der Arteria pulmonalis und dem unten sich anschließenden Conus pulmonalis, darunter von der übrigen Vorderfläche des rechten Ventrikels. An der Bildung des hinteren Randes der Herzgefäßfigur beteiligen sich hauptsächlich der linke Vorhof und unten die in den rechten Vorhof einmündende Vena cava inferior. Der fast gerade, etwas konkav gebogene lichte Schattenstreifen der Vena cava inferior überragt nach hinten den tieferen gerundeten Schatten des linken Ventrikels, welcher vorwiegend die dem Zwerchfell anliegende untere Herzfläche bildet.

Von manchen Autoren wird angenommen, daß der linke Ventrikel einen wesentlichen Anteil an der Bildung des hinteren Herzrandes hat. Am anatomischen Präparat ist aber bei Eröffnung des Thorax von hinten her nur ein ganz geringer Teil des linken Ventrikels zwischen dem breit vorliegenden linken Vorhof und dem Zwerchfell sichtbar (STOERK, eigene Untersuchungen mit GÄBERT); auch dieser Anteil wird dorsalwärts von der Vena cava inferior über-

ragt, welche auf der rechten Seite an der Hinterwand des Herzens verläuft und
höher hinaufzieht, als dem unteren Rande des linken Vorhofs entspricht (vgl.
Fig. 223). Gewöhnlich reicht daher der linke Ventrikel nicht bis an den hinteren
Schattenrand heran und hebt sich lediglich innerhalb des Kavaschattens durch
seine größere Intensität mit gerundeter, nach vorn unten verlaufender Kontur
ab. Nur bei sehr kräftig entwickeltem linken Ventrikel und unter besonderen
Umständen, so im tiefen Inspirium und bei diastolischer Ventrikelfüllung, sowie
bei pathologischer Hypertrophie und Dilatation der Herzkammern kann der
linke Ventrikel selbst in einem kurzen Stück zwischen linkem Vorhof und Vena
cava inferior bzw. dem Zwerchfell randbildend sein. Pulsationserscheinungen

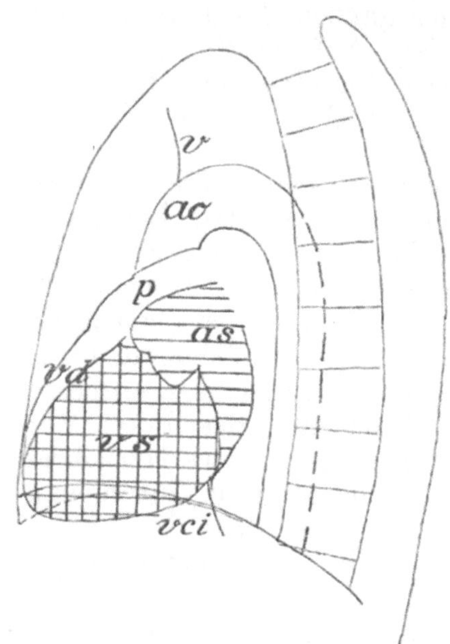

<table>
<tr><td>

Fig. 11. Bild bei frontaler
Durchleuchtung.

Außenrand.

v. = planum venosum (Vena cava su-
    perior und Venae anonymae).
ao. = Aorta
p. = Arteria und Conus pulmonalis
    (bzw. Auricula dextra).
v.d. = Ventriculus dexter.

Innenrand.

a.s. = Atrium sinistrum.
v.s. = Ventriculus sinister.
v.c.i. = Vena cava inferior.

</td><td>

Fig. 12. Sagittalschnitt durch den Körper nach
MERKEL (zum Vergleich mit dem Röntgenbilde
im frontalen Durchmesser in Fig. 11).

v.a.s. = Vena anonyma sinistra.
ao. = Aorta.
au.d. = Auricula dextra.
v.d. = Ventriculus dexter.
a.p.d. = Arteria pulmonalis dextra.
gl.br. = Glandulae bronchiales.
a.s. = Atrium sinistrum (li. Vorhof).
oe. = Ösophagus.
ao.d. = Aorta descendens.

</td></tr>
</table>

dürfen nicht allein zur Entscheidung der Frage, welche Herzteile randbildend
sind, herangezogen werden, da sie auch von benachbarten Herzteilen den
eigentlichen randbildenden Abschnitten mitgeteilt sein können. Namentlich
kann der muskelstarke Ventrikel seine Bewegungen leicht dem angelagerten
muskelschwächeren Vorhof mitteilen, wie dies bereits in entsprechender Weise
am rechten Herzrande bei sagittalem Strahlengange beschrieben wurde (vgl. S. 9).
    Die Übersicht über die Verhältnisse im oberen Abschnitte des linken Vor-
hofs und oberhalb desselben ist dadurch erschwert, daß hier zahlreiche Gefäßschatten, nämlich die beiderseitigen Pulmonalvenen und Arterien, zusammenliegen und außerdem die Lungen, die Luftsäule der Trachea und die davon abgehenden Stammbronchien einen Teil der Schatten fortleuchten. Unter den
Gefäßschatten hebt sich besonders deutlich oben der runde Querschnitt der
Pulmonalarterie dicht nach der Teilung (vgl. Fig. 12) und darunter der etwas

mehr ovaläre Querschnitt der oberen Lungenvenen an der Einmündungsstelle
in den linken Vorhof durch größere Schattenintensität ab (vgl. Fig. 15 und 16).
Bisweilen bereitet auch die Differenzierung des hinteren Herzrandes von den
herabziehenden Hilusgefäßstreifen einige Schwierigkeit; sie läßt sich aber bei
einiger Übung in der Regel bewerkstelligen, zumal wenn man leichte Drehbewegungen an dem Untersuchten um 90° herum ausführt.

Zum Vergleich mit den anatomischen Verhältnissen dient der beistehende Sagittalschnitt nach MERKEL. Das betreffende Röntgenbild, das bei
Drehung um 180° gegenüber der erstbeschriebenen Frontalstellung entsteht,
zeigt die entsprechenden spiegelbildlichen Verhältnisse. Die kleinen, durch
Divergenz der Strahlen hervorgerufenen Verschiedenheiten sind unwesentlicher Natur.

Die vorstehenden Schilderungen sind das Ergebnis eines eingehenden Studiums von Durchleuchtungen und Aufnahmen in den verschiedenen Durchmessern und eines steten Vergleichs
mit einem naturgetreuen Herzmodell und anatomischen Querschnittsbildern. Im allgemeinen
deckt sich meine Darstellung besonders mit den sorgfältigen Ausführungen von DIETLEN,
wenn auch einige Differenzpunkte von untergeordneter Bedeutung bestehen. Größere Verschiedenheiten finden sich gegenüber den Schrägbildern von ZEHBE, die meiner Ansicht nach
mehrfach von den anatomischen Verhältnissen abweichen. Ein Punkt ist mir in der übereinstimmenden Darstellung von DIETLEN, GROEDEL und ZEHBE unverständlich, nämlich, daß
die Vena cava inferior im zweiten schrägen Durchmesser an der äußeren Seite des Herzschattens
unter dem rechten Vorhof, bzw. rechten Ventrikel nicht weit von der Thoraxwand entfernt
sichtbar sein soll. Dies erscheint mir unmöglich, da sie sich in keiner Stellung von der Wirbelsäule so weit entfernen kann.

2. Herzgröße.

Sagittalbild des Herzens. Für die Beurteilung der Herzgröße sind folgende
von MORITZ vorgeschlagene Maße am *Sagittalorthodiagramm* des Herzens
von besonderer Wichtigkeit.

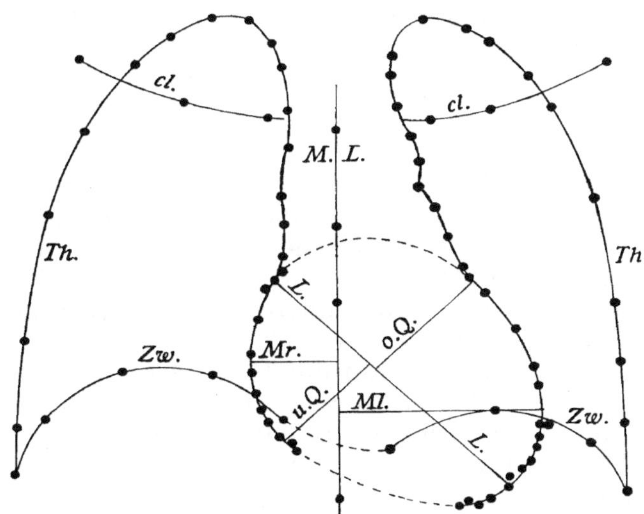

Fig. 13. Herzdurchmesser im Orthodiagramm nach MORITZ und DIETLEN.
Mr. = Medianabstand rechts }
Ml. = Medianabstand links   } *Mr.* + *Ml.* = *Tr.* = Transversaldurchmesser.
L. = Längsdurchmesser.
o.Q. = oberer Querabstand.
u.Q. = unterer Querabstand.

1. Der *transversale Durchmesser* des Herzens. Da die rechts und links
am weitesten von der Mittellinie entfernten Punkte nicht in derselben Horizontallinie, sondern verschieden hoch liegen, wird der transversale Durch-

messer dadurch ermittelt, daß von den beiden am weitesten seitlich abstehenden Punkten des rechten und linken Herzrandes Lote auf die Medianlinie gefällt werden. Der rechte Medianabstand wird als M. r., der linke als M. l. bezeichnet. Die Summe beider ist der Transversaldurchmesser Tr. Das Verhältnis von M. r. und M. l. ist recht konstant, und zwar nach DIETLEN beim Manne im Stehen wie 1 : 1,9, in liegender Stellung wie 1 : 2,1, bei Frauen im Liegen wie 1 : 2,4.

2. Der *Längsdurchmesser* ist die Verbindungslinie, die vom Scheitelpunkt des Winkels zwischen dem unteren (rechten Vorhof) und oberen (Aorta ascendens bzw. Vena cava superior) rechten Bogen zur Herzspitze gezogen wird. Der Winkel, der von diesem Längsdurchmesser mit einer Horizontallinie gebildet wird, wird als Herzneigungswinkel bezeichnet.

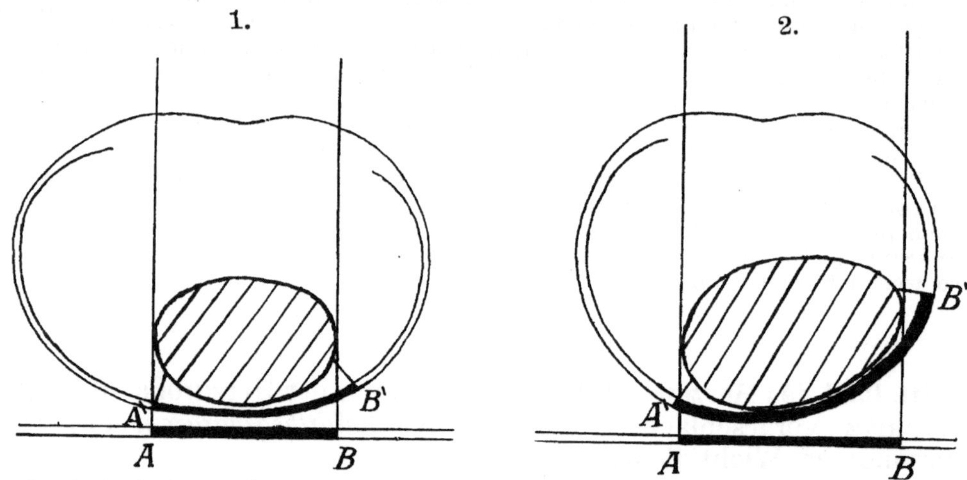

Fig. 14. Verhältnis der perkutorischen und orthodiagraphischen Herzgrenzen (schematisch nach MORITZ und GROEDEL).

1. Thorax und Herz normal. 2. Stark gewölbter Thorax und Herzvergrößerung nach links.
Die perkutorische Herzdämpfung *A'B'* übertrifft den orthodiagraphischen Transversaldurchmesser des Herzens *AB* bei 1. nur wenig, bei 2. bedeutend.

3. *Breitendurchmesser* sind die Lote, die einerseits vom linken Herzrand aus an der Stelle des Winkels zwischen linkem Herzohr und linkem Ventrikel, andererseits vom rechten Herzrand, bei dessen Übergang in den unteren Herzrand, auf den Längsdurchmesser gefällt werden. Ich mache darauf aufmerksam, daß bisweilen, und zwar insbesondere bei Hypertrophie des linken Ventrikels, nicht der Punkt zwischen linkem Herzohr und Ventrikel, sondern ein anderer, etwas weiter lateralwärts auf der Höhe des unteren Bogens gelegener Punkt des Ventrikelrandes den größten Abstand vom Längsdurchmesser zeigt und deshalb für die so wichtige Feststellung leichter Hypertrophien einen besseren Gradmesser darstellen dürfte. Von vielen Seiten wird dem Breitendurchmesser jetzt gewöhnlich keine große Beachtung mehr geschenkt. Doch macht OTTEN in einer sehr eingehenden Studie darauf aufmerksam, daß bei einem Vergleich von Orthodiagrammen, die bei derselben Person unter den gleichen Untersuchungsbedingungen zu verschiedenen Zeiten angefertigt werden, ein Unterschied der Breitendurchmesser am ehesten einen Hinweis auf eine eingetretene Herzveränderung gibt.

Außerdem hat MORITZ die Ausmessung der Fläche des Orthodiagramms zunächst empfohlen. Sie wird dadurch ermittelt, daß man das Orthodiagramm auf quadriertes Papier überträgt und die Anzahl der auf das Herz entfallenden Quadrate feststellt. Die Ausmessung des Flächeninhalts hat den Vorzug, daß hierdurch die Größenverhältnisse zahlenmäßig am klarsten ausgedrückt werden können, und ferner, daß diese Zahlen unabhängig von einer ungleichsinnigen Veränderung der einzelnen Durchmesser sind, wie sie durch Lageänderungen des Herzens z. B. durch einen verschiedenen Zwerchfellstand hervorgerufen wird. Es kann der Flächeninhalt bei einer Verschmälerung oder Verbreiterung des Herzschattenbildes, welche z. B. in verschiedenen Atemphasen auftritt, gleichbleiben, wenn die Änderung des Querdurchmessers durch eine Änderung des Höhendurchmessers im umgekehrten Sinne ausgeglichen wird. Andererseits leidet aber die Flächenberechnung an dem schwerwiegenden Nachteil, daß diese Zahlenwerte keinen Anspruch auf Genauigkeit haben; denn es ist eine exakte Abgrenzung des Herzens nach oben gegenüber dem Gefäßschatten und nach unten innerhalb des Abdominalschattens gewöhnlich unmöglich und muß durch eine ungefähre Ergänzung der Linienführung ersetzt werden. Deshalb wird diese Bestimmung des Flächeninhalts nur selten angewandt.

In einer neuen Arbeit empfiehlt Moritz die Berechnung des von ihm sogenannten *Herzrechtecks*, d. h. des Produktes aus der Herzlänge, die orthodiagraphisch zu ermitteln ist, und der Herzbreite. Dieses Flächenmaß des Herzschattenbildes soll nach Moritz zu den Körpermaßen, namentlich zur Herzlänge, in einem recht konstanten Verhältnis stehen.

Verhältnis zwischen Orthodiagraphie und Perkussion des Herzens. Die genaue Feststellung der Herzgröße durch die Orthodiagraphie und die Fernaufnahme ist um so höher zu bewerten, als die durch Perkussion ermittelten Ergebnisse an Genauigkeit und Sicherheit leider oft selbst in der Hand des Geübten viel zu wünschen übrigen lassen. Schon die teilweise erheblichen Differenzen zwischen den normalen Bildern der Herzfigur, die auf Grund des Perkussionsbefundes von verschiedenen Autoren angegeben wurden, belegen dies. Die Orthodiagraphie wird mit Recht als der einzig sichere Maßstab für die Richtigkeit der Perkussionsresultate angesehen. Hierbei ist allerdings zu berücksichtigen, daß gewisse Unterschiede zwischen der Perkussionsfigur und dem Orthodiagramm nicht ohne weiteres als Fehler einer Methode zu betrachten sind, sondern in der Natur der Sache liegen. Moritz hat bereits frühzeitig darauf hingewiesen, daß namentlich bei einer Thoraxform, die in der Gegend der Herzspitze eine starke Krümmung aufweist, die Perkussionsfigur größer sein muß als das Orthodiagramm, weil die Perkussion senkrecht zur Oberfläche des Brustkorbs, die Orthodiagraphie aber senkrecht zur Frontalebene des Körpers ausgeführt wird. Die dadurch hervorgerufenen Abweichungen in der Bestimmung der Herzgröße gehen aus beistehenden schematischen Abbildungen hervor (vgl. Fig. 14). Sie sind am erheblichsten bei stark gebogener Brustwand und vergrößertem Herzen und fallen ganz besonders bei den Verhältnissen des kindlichen Thorax ins Gewicht.

Transversalbild des Herzens: Die Ausmessung des *Transversal-Orthodiagramms*, welches im rechten Winkel zum Sagittal-Orthodiagramm aufgenommen wird und also ein Profilschattenbild des Herzens gibt, ist bisher meines Wissens außer von Rohrer kaum vorgenommen worden, da der Ausführung technische Schwierigkeiten entgegenstehen. Angesichts der Wichtigkeit, ein Urteil über die Tiefenausdehnung des Herzens zu erlangen, ist aber auch diese Untersuchung nach Möglichkeit anzustreben und nach meinen Erfahrungen, zum mindesten was transversale Fernaufnahmen des Herzens anbetrifft, in vielen Fällen möglich. Auch die seitlichen Fernaufnahmen sollen nur in mittlerer Atemphase gemacht werden. Aufnahmen bei

tiefem Inspirum geben zwar viel klarere Bilder, sind aber mit dem Fehler
erheblicher und kaum zu beurteilender Änderungen der Gestalt und Größe
behaftet, so daß sie für Messungen nicht in Frage kommen.

Am wichtigsten ist die Feststellung des *größten Tiefendurchmessers in einer
Horizontallinie* (t). Dieser schneidet die vordere Herzkontur meist nahe der
Stelle, wo sie sich vom Sternum abzulösen beginnt, während die hintere Herz-
grenze oft etwas unterhalb der größten Ausbuchtung nach hinten geschnitten
wird (ROHRER) (vgl. Fig. 15).

Außerdem kommt vielleicht noch die Bestimmung eines *Diagonaldurchmessers* (D) in Betracht, der etwa in der Achse des schräg gestellten Herz-

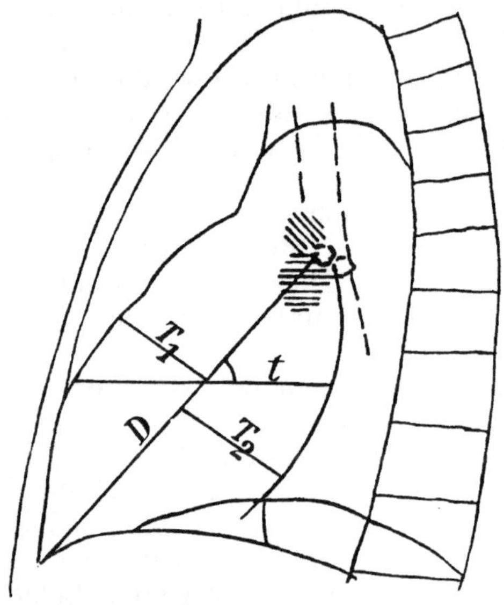

Fig. 15. Transversalbild des normalen
Herzens (Fernaufnahme in 1,50 m).

D = Diagonaldurchmesser.
$T_1 + T_2 = T$ = absoluter Tiefendurchmesser.
t = größter horizontaler Tiefendurchmesser.

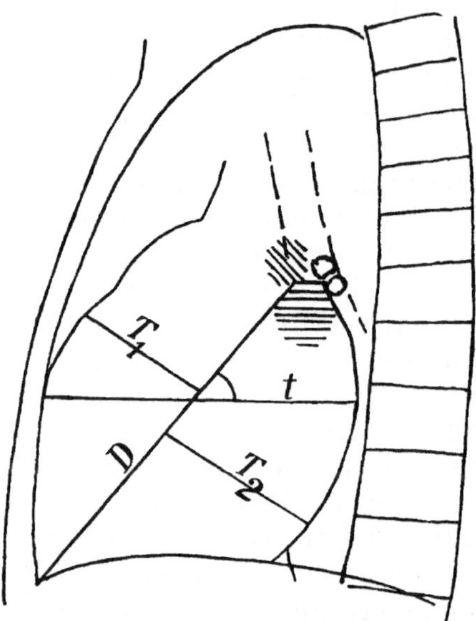

Fig. 16. Transversalbild eines Mitralfehlers
(Insuffizienz und Stenose) mit Hypertrophie
des rechten Ventrikels und Dilatation des
linken Vorhofs. (Fernaufnahme in 1,50 m).

D = Diagonaldurchmesser.
$T_1 + T_2 = T$ = absoluter Tiefendurchmesser.
t = größter horizontaler Tiefendurchmesser.

Am oberen Ausgangspunkt des Diagonaldurchmessers stoßen folgende Gebilde zusammen:
hinten: der absteigende Bronchus (parallele unterbrochene Längsstriche) und am Hilus abgehende orthoröntgenograde Bronchialäste (Kreise).
oben: Querschnitt der Arteria pulmonalis (schräg gestrichelt).
unten: Querschnitt der oberen Lungenvenen (quergestrichelt).

profilbildes verläuft und die obere hintere Begrenzung des Vorhofs unterhalb
des Querschnittes der darüberliegenden Pulmonalarterie mit dem Scheitelpunkt des Winkels zwischen Sternum und Zwerchfellbogen verbindet. Der
obere Punkt kann an guten Aufnahmen in genauerer Weise dadurch fest-
gelegt werden, daß hier drei verschiedene Gebilde zusammenstoßen, nämlich 1. oben vorn der Querschnitt der Pulmonalarterie, 2. unten der im
ganzen etwas größere Querschnitt der oberen Lungenvenen und 3. hinten
der Längsschnitt des herabziehenden Bronchus, welcher gerade an dieser
Stelle am Hilus verschiedene als Ringschatten abgebildete orthoröntgenograde Äste abgibt. Der auf diese Weise bestimmte Diagonaldurchmesser
des Herzprofils entspricht allerdings noch weniger einem anatomischen Maße
des körperlichen Herzens als der Längsdurchmesser des sagittalen Orthodiagramms, zumal da die Gegend der Herzspitze im Profilbilde gar nicht
abzugrenzen ist. Dagegen hat die Festlegung eines derartigen Durchmessers

vielleicht dadurch einen gewissen Wert, daß damit der Neigungswinkel des Profilbildes gegenüber der Horizontalen bestimmbar ist und außerdem darauf Lote (T_1 und T_2) von den am weitesten entfernten Punkten des vorderen und hinteren Herzrandes gefällt werden können, deren Summe den *absoluten Tiefendurchmesser* (T) ergibt. Der »absolute Tiefendurchmesser« T des Profilbildes gibt von der Tiefenausdehnung des Herzens eine richtigere Vorstellung als der vorhin erwähnte auf einer horizontalen Linie abgemessene »größte horizontale Tiefendurchmesser« t. Denn er ist von dem wechselnden Neigungswinkel unabhängig, während der horizontale Tiefendurchmesser hiervon erheblich beeinflußt wird. Bei der gewöhnlich vorhandenen starken Neigung des Herzens um etwa 45—50° ist der horizontale Tiefendurchmesser beträchtlich größer als der absolute Tiefendurchmesser. Bei steilstehender Herzform, welche besonders bei Mitralstenosen häufig angetroffen wird, ist der Unterschied geringer. Die Bestimmung des größten horizontalen Tiefendurchmessers (t) erhält ihre Bedeutung nicht sowohl als einzelnes Maß, sondern vielmehr als Faktor bei der Volumenbestimmung des Herzens (vgl. S. 20).

Nach den früheren Ausführungen (vgl. S. 3 und Fig. 3) ist es selbstverständlich, daß die auf Fernaufnahmen erhaltenen Maße auch beim Transversalbilde einer Korrektion bedürfen, wenn sie mit den Maßen des Orthodiagramms verglichen oder wenn absolute Werte gewonnen werden sollen. Bei Transversalaufnahmen ist die notwendige Korrektion noch wesentlich erheblicher als bei Sagittalaufnahmen, da die Entfernung der randbildenden Teile vom Film hier wesentlich größer ist als bei jenen. Sie beträgt bei Aufnahmen in der Strahlenrichtung von rechts nach links etwa die Hälfte des Transversaldurchmessers des Brustkorbes, bei umgekehrter Strahlenrichtung von links nach rechts ist sie noch größer. Deshalb ist stets die Aufnahme von rechts nach links zu wählen. Nimmt man für den halben transversalen Thoraxdurchmesser einen Durchschnittswert von 15 cm an, so ist von den gewonnenen Maßen des Transversalbildes einer bei 150 cm Entfernung hergestellten Fernaufnahme ein Abzug von etwa 10% zu machen. Außerdem ist zu berücksichtigen, daß die bei verschiedenen Personen sehr verschiedene Breite des Brustkorbes von erheblichem Einfluß auf die Größe des Abzuges ist. Für die Gewinnung absoluter Maße von Transversalbildern haben daher die Orthodiagramme entschieden den Vorzug vor Fernaufnahmen in nur 150 cm Abstand, sofern an ihnen die Abgrenzung der Herzkonturen ebenso klar möglich ist.

Die Größe der Tiefendurchmesser ist ähnlich wie die der Durchmesser des Bildes bei sagittalem Strahlengange bis zu einem gewissen Grade von der Gestalt des Brustkorbs abhängig. So findet sich durchschnittlich bei tiefem Brustkorb ein größerer Tiefendurchmesser des Herzschattens als bei flachem Thorax. Eine pathologische Vergrößerung der Tiefenausdehnung des Herzschattens wird hauptsächlich durch eine Verstärkung der rechten Kammer, in geringerem Maße auch der linken Kammer, sowie durch Erweiterung des linken Vorhofs hervorgerufen; zum Teil handelt es sich um eine Vereinigung mehrerer Umstände, und zwar namentlich um ein Zusammentreffen einer Vergrößerung der rechten Kammer und des linken Vorhofs, welches besonders bei den Mitralfehlern angetroffen wird.

Wichtiger noch als derartige Maße ist die *Form* des Profilbildes und der Verlauf seiner Konturen. Eine stärkere Rundung des vorderen Herzrandes, welcher sich höher und unter einem stumpferen Winkel vom Sternum ablöst, und eine hierdurch hervorgerufene Verkleinerung des Retrosternalraumes zeigen eine Hypertrophie des rechten Ventrikels an. Eine besondere Ausbauchung des hinteren Herzrandes nach der Wirbelsäule zu oder seitlich von dieser bis in den Wirbelsäulenschatten hinein wird durch eine Erweiterung des linken Vorhofs hervorgerufen. Sowohl hierdurch als durch eine Verstärkung besonders der rechten Kammer, welche den linken Vorhof nach hinten drängt, entsteht eine Einengung oder Aufhebung des Retrokardialraumes. Da beide Zustände, sowohl Hypertrophie des rechten Ventrikels als Dilatation des linken Vorhofs, bei den Mitralfehlern und zwar vornehmlich bei den Mitralstenosen vereinigt vorkommen, wird hierbei eine verstärkte Rundung sowohl der vorderen als der hinteren Herzkontur zusammen mit der schon beschriebenen Vergrößerung des Tiefendurchmessers angetroffen. Die Beachtung des Profilbildes des Herzens bei frontalem Strahlengange ist daher zur Erkennung der »Kugelform« des Herzens bei solchen Zuständen von hohem Wert und wird bei Schilderung der krankhaften Veränderungen näher besprochen werden (vgl. S. 58)

Volumenbestimmung des Herzens. Bei der Ermittelung der Herzgröße ist die *Volumenbestimmung des Herzens* das für den Kliniker anzustrebende Endziel. Zu diesem Zwecke ist die Bestimmung von Größen in drei Dimensionen nötig. Während die Maße von zwei Dimensionen in der Fläche des gewöhnlichen Sagittalorthodiagramms gegeben sind, kann eine Bestimmung in der dritten Dimension durch den oben genannten größten Tiefendurchmesser des Transversalorthodiagramms nach ROHRER vorgenommen werden. Ein anderes Maß für die dritte Dimension liefert die Fläche des Transversalorthodiagramms, dividiert durch seine Höhe, welche theoretisch mit der des Sagittalorthodiagramms übereinstimmt. Kombiniert man die so gewonnenen Maße zu einem Zahlenwert, der einem dreidimensionalen Körper entspricht, so muß man sich über die Fehler klar sein, die einer derartigen Berechnung anhaften. Sie liegen hauptsächlich darin, daß nicht Maße des Körpers selbst, sondern nur seines bei parallelem Strahlengange erhaltenen Schattenbildes vorliegen. Durch die schräge Lage des Herzens erfolgt eine Veränderung der körperlichen Maße in den Projektionsbildern, die in zwei aufeinander senkrechten Ebenen entworfen werden. Teils werden die körperlichen Maße im Schattenbilde verkürzt, teils umgekehrt verlängert. Im allgemeinen findet hierbei durch die Projektion auf zwei verschiedene Ebenen ein Ausgleich statt. Es ist jedoch zu berücksichtigen, daß das Herz keinen mathematisch regelmäßigen, sondern einen nach vielen Richtungen hin unregelmäßigen Körper darstellt, bei dem vielfache Abweichungen von einer rechnerisch faßbaren Grundform eine exakte Volumenberechnung aus lediglich zwei aufeinander senkrechten Projektionsbildern unmöglich machen. Immerhin bietet eine derartige Berechnung, der wir einen dem Herzen ähnlichen regelmäßigen Körper, z. B. nach ROHRER ein querliegendes Paraboloid, zugrunde legen, viel sicherere Handhaben zur Beurteilung des Herzvolumens als die übliche Schätzung der Herzgröße allein nach dem Sagittalorthodiagramm, bei welchem wir stets im Stillen die unzutreffende Voraussetzung machen, daß die Tiefenausdehnung in allen Fällen gleich ist. ROHRER berechnet den Volumenwert nach der Formel

$$V = F \cdot l\,max \cdot K_1,$$

wobei F die in Quadratzentimeter ausgedrückte Fläche des Sagittalorthodiagramms und $l\,max$ den größten horizontalen Tiefendurchmesser im Transversalorthodiagramm bedeutet. Um des leichteren Verständnisses und des Zusammenhanges mit den übrigen Benennungen willen soll im folgenden die rechnerische Bezeichnung des größten Längenmaßes $l\,max$ durch t (Tiefendurchmesser) ersetzt werden. Die Konstante K_1 hat ROHRER unter Zugrundelegung der Herzform als eines querliegenden Paraboloids und unter Anbringung einer aus anderen Gründen notwendigen Korrektion zu 0,63 bestimmt. Die Formel kann demnach auch in folgender Form wiedergegeben werden:

$$V = F \cdot t \cdot 0{,}63.$$

Die größte Fehlergrenze dieser Berechnungsart schätzt Rohrer im ungünstigsten Falle auf 10—15%.

Eine zweite Möglichkeit für die Volumenbestimmung bietet nach ihm die Berechnung aus dem Produkt der Flächen des Sagittalorthodiagramms Fs und des Transversalorthodiagramms Ft, dividiert durch die Höhe des Herzens h.

Die Formel lautet demnach:

$$V = \frac{Fs \cdot Ft}{h} \cdot K_2.$$

Die Konstante K_2 würde bei dieser Art der Berechnung für ein quer liegendes Paraboloid nach Rohrer 0,75 betragen.

Die Berechnung aus zwei Flächen bietet etwas größere Genauigkeit, hat aber den Nachteil, daß die Fläche, zumal des Transversalorthodiagramms, schwerer zu bestimmen ist als lediglich die Länge des größten horizontalen Tiefendurchmessers. Denn es ist hierbei nach oben die Abgrenzung gegenüber der oberhalb des Herzens quer hinwegziehenden Art. pulmonalis, nach unten gegenüber dem Abdominalschatten nicht mit Genauigkeit durchzuführen.

Die genannten Volumenbestimmungen sind noch nicht soweit erprobt, daß sie als sicherer Bestandteil der klinischen Untersuchungsmethoden betrachtet werden könnten, und sowohl noch durch technische Unzulänglichkeiten erschwert als auch eines genaueren Ausbaues bedürftig. Trotzdem habe ich sie ihrer grundsätzlichen Wichtigkeit wegen hervorgehoben, vor allem, um daran zu erläutern, daß die Berücksichtigung der bisher meist

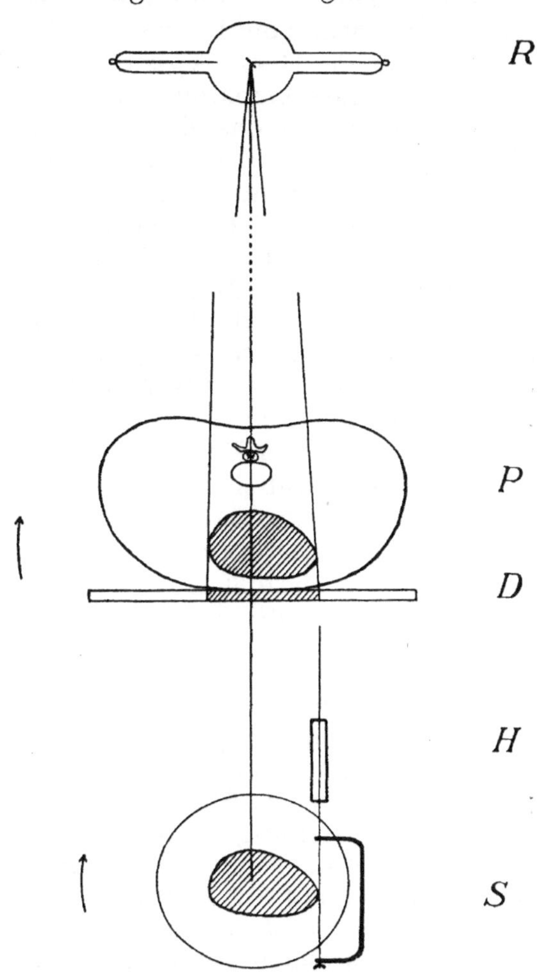

Fig. 17. Schema des Apparats von Lysholm zur körperlichen Darstellung des Herzens. R = Röhre; P = Patient; D = Durchleuchtungsschirm; H = Handgriff; S = Saite, welche am Tonklumpen bei Drehung ein dem Herzen entsprechendes Modell ausschneidet.

vernachlässigten Tiefendimension notwendig ist, wenn man eine sichere Vorstellung von den körperlichen Maßen des Herzens gewinnen will.

Aus demselben Grunde sei auch die Methode von Palmieri erwähnt, welcher nach Herzbildern, die in verschiedenen Durchmessern aufgenommen sind, an einem entsprechend gedrehten Lehmblock vielfache Querschnitte ausschneidet und so ein körperliches Herzmodell erhält. Nach einem ähnlichen Prinzip hat Lysholm einen Apparat konstruiert, bei welchem eine Klaviersaite aus einem Tonklumpen den Rändern des Herzschattens entsprechende Sektoren ausschneidet, so daß ein dem Herzen gleichgeformtes Modell

entsteht. Brennpunkt der Röhre, Mitte des Herzens und Mitte des Tonklumpens
sind in einer Richtung angeordnet. Der auf einem Drehschemel sitzende Patient
und der auf einer drehbaren Unterlage ruhende Tonklumpen sind um ihre
Achse in zwangsläufiger Verbindung miteinander drehbar. Auf dem Leuchtschirm, der dem Körper des Patienten anliegt und 2 m vom Röhrenbrennpunkt
entfernt ist, werden die Ränder des Herzschattenbildes umfahren und danach
die Klaviersaite an einem senkrecht zur Strahlenrichtung beweglichen Indikatorarm eingestellt. Auf diese Weise wird nach Ausführung einer völligen Umdrehung an dem Tonklumpen ein Modell ausgeschnitten, das den Tangentialprojektionen des Herzens gleich ist (vgl. Fig. 17). Nur müssen die im Röntgenbilde nicht abgrenzbaren oberen und unteren Herzflächen, an denen oben
die Gefäße, unten das Zwerchfell ansetzt, schätzungsweise ergänzt werden.
Ein ähnliches Verfahren ist von BERG und SCHATZKI ausgearbeitet worden
und hat zu beachtlichen Ergebnissen geführt. Bei entsprechender Vervollkommnung erscheint das Verfahren geeignet, uns einen anschaulichen körperlichen Eindruck von der Form und Größe des Herzens zu vermitteln. Ich
möchte noch auf die Möglichkeit aufmerksam machen, daß durch ein solches
Modell das Volumen des blutgefüllten Herzens durch Bestimmung der Wasserverdrängung und ebenso auch sein Gewicht unter Berücksichtigung des
durchschnittlichen spezifischen Gewichtes blutgefüllter Herzen annähernd bestimmt werden kann.

Abhängigkeit der Herzgröße von verschiedenen Einflüssen. Die Form und
Größe des bei parallelem Strahlengange durch Orthodiagraphie oder Fernaufnahme erhaltenen Schattenbildes des Herzens ist bei demselben Menschen nicht
etwas völlig Feststehendes, sondern je nach der Einwirkung verschiedener
Faktoren veränderlich. Es handelt sich dabei einmal um Veränderungen
der Blutfüllung und damit um wirkliche Änderungen der Herzgröße, teilweise aber auch nur um Lageänderungen, in welchen das gleichgroße Herz
infolge der veränderten Projektionsverhältnisse verschieden große Schattenbilder hervorruft. Die Einflüsse, welche einen solchen Wechsel der Größe des
Herzschattenbildes bei demselben Individuum bedingen, sind hauptsächlich
folgende: 1. die Bewegungsphase des Herzens selbst, 2. die Pulsfrequenz,
3. die Atmung, 4. die Blutmenge des Körpers, 5. die Blutverteilung im Körper,
6. die Körperstellung, 7. der Zwerchfellstand.

Der Einfluß der genannten Faktoren gestaltet sich im einzelnen folgendermaßen, wobei nur die Hauptpunkte berücksichtigt sind:

1. In der *Systole* erfolgt eine Verkleinerung des Herzens. Es geht dies ja
ohne weiteres aus unserer Kenntnis von den Kreislaufverhältnissen hervor,
indem während der kurzen Austreibungszeit mehr Blut die Kammern verläßt,
als aus den Venen in die sich gleichzeitig erweiternden Vorhöfe nachströmt.
Die systolische Herzverkleinerung drückt sich am deutlichsten in der ruckartigen Einwärtsbewegung des linken Ventrikelrandes aus. Allerdings darf
diese nicht ohne Einschränkung als Maßstab für den Grad der Verkleinerung
des ganzen Herzens angesehen werden; denn im Gegensatz zum linken Herzrand rückt gleichzeitig der rechte Vorhofsbogen ein wenig nach auswärts. Die
Einwärtsbewegung des linken Ventrikelbogens beträgt normalerweise 2—4,
allerhöchstens bei sehr langsamer und kräftiger Pulsation 6 mm. Die Bewegungen des rechten Herzrandes während der verschiedenen Herzphasen
sind sehr viel geringfügiger. Er rückt kurz vor der Kammersystole etwas
medianwärts und während derselben auswärts. Doch kann er bei besonders
langsamem und kräftigem Aktionstypus auch in der Systole eine Einwärtsbewegung ausführen, wobei der Vorhof passiv der Kontraktion des rechten

Ventrikels folgt, während seine eigenen Volumveränderungen zu gering sind, um bei der Durchleuchtung deutlich erkannt zu werden.

2. Die *Pulsfrequenz* hat insofern einen Einfluß auf die Herzgröße, als bei langsamer Schlagfolge die diastolische Füllung zunimmt, dagegen bei schneller Herzaktion mit unvollständigem Zustrom in der tachykardisch verkürzten Diastole eine Verringerung der Blutmenge des Herzens eintritt. Die orthodiagraphisch ermittelte Verkleinerung des Herzbildes im ersten Stadium des tachykardischen Anfalls, bevor eine sekundäre Erweiterung im Zustande der Erschöpfung entsteht, ist hierauf zurückzuführen. Ebenso stellte MORITZ nach Atropininjektionen, die den Vagustonus herabsetzen und deshalb die Pulsfrequenz erhöhen, eine Verkleinerung des Herzschattenbildes fest, welche nach leichten körperlichen Anstrengungen zunahm. Im Einklang damit ist umgekehrt nach Vagusreizung im Tierexperiment ein deutliches Anschwellen des Herzens wahrzunehmen.

In Übereinstimmung mit diesen Beobachtungen lag es nahe, die Verkleinerung des Herzens, die MORITZ und DIETLEN nach größeren Anstrengungen orthodiagraphisch feststellten, auf eine verringerte diastolische Blutfüllung infolge Steigerung der Pulsfrequenz zu beziehen. In neuen Arbeitsversuchen fand aber BRUNS, daß die dabei auch von ihm in der Mehrzahl der Fälle nachgewiesene Herzverkleinerung noch anhielt, nachdem die Pulszahl bereits zur Norm zurückgekehrt war. Hier kann also kein Zusammenhang zwischen Herzgröße und Pulsfrequenz angenommen werden: die Ursache der Herzverkleinerung blieb unbekannt. Möglicherweise handelt es sich um Änderungen der Blutverteilung im Körper.

3. Bei der *Atmung* erfährt die Herzform stark in die Augen fallende Veränderungen (vgl. Fig. 18 u. 418/19). Diese sind namentlich auf die Zwerchfellbewegungen zurückzuführen. Wenn das Zwerchfell bei der Einatmung tiefer tritt, folgt ihm das auf ihm ruhende Herz, und zwar rückt der freier bewegliche linke Herzanteil noch weiter abwärts als der rechte, da die Exkursionsbreite der linken Zwerchfellhälfte größer ist als die des rechten medialen Zwerchfellabschnittes, welcher besonders durch die feste Verbindung mit der Cava inferior am Tiefertreten behindert ist. Gleichzeitig bewegt sich die Herzspitze auch einwärts. Hierbei erfährt das Herzschattenbild eine beträchtliche Verschmälerung. Diese läßt sich auch meßbar nachweisen durch eine Verkleinerung des Transversaldurchmessers. Dagegen nimmt der Längsdurchmesser zu. Die Herzsilhouette wird also schmäler und länger. Die Frage, ob hierbei auch eine Veränderung der Herzgröße eintritt, ist in verschiedener Weise beantwortet worden. Der Angabe von HOFBAUER und HOLZKNECHT, daß sich das Herz im Inspirium merklich vergrößere, im Exspirium verkleinere, stehen die orthodiagraphischen Bestimmungen von MORITZ entgegen, der eine inspiratorische Verkleinerung des Herzschattens feststellte. Die von GROEDEL vorgenommenen Ausmessungen von kinematographischen Aufnahmen lassen eine inspiratorische Verkleinerung des Herzschattens im ganzen nicht erkennen.

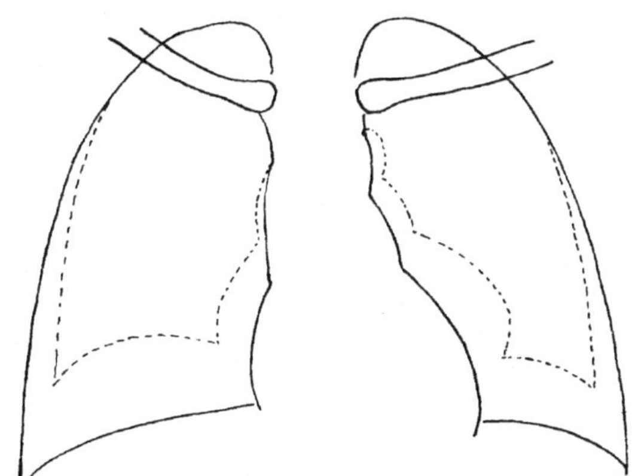

Fig. 18. **Veränderung der Herzfigur durch die Atmung.**
—————— bei tiefem Inspirium.
·············· bei tiefem Exspirium.

Eine merkliche inspiratorische Herzverkleinerung wäre selbst dann nicht erwiesen, wenn tatsächlich eine Verringerung der Fläche des inspiratorischen Herzschattenbildes festgestellt würde, da außer der Abwärtsbewegung des Herzens noch eine Drehbewegung um eine etwa vertikale Achse stattfindet, durch die das Herz mehr median gestellt wird. Diese Bewegung kann aber gleichzeitig mit einer Vergrößerung des Herzschattens im Profilbild bei seitlicher Durchleuchtungsrichtung verbunden sein.

Unter besonderen Atmungsverhältnissen, die aber nicht zum gewöhnlichen Atmungstypus zu rechnen sind, nämlich bei dem VALSALVASCHEN und MÜLLERschen Versuch, tritt dagegen sicher eine wahre Veränderung der Herzgröße ein. Maßgeblich dafür ist die Veränderung der Blutzufuhr infolge der Änderung des intrathorazischen Druckes. Durch Verringerung desselben beim MÜLLERschen Versuch (nach vorangegangener Ausatmung tiefe Inspirationsbewegung bei geschlossenen Luftwegen) findet eine verstärkte Blutzufuhr zum Herzen statt, die sich auch äußerlich sichtbar in einem Abschwellen der Venen äußert. Infolgedessen tritt eine Herzvergrößerung ein. Unter den umgekehrten Bedingungen des VALSALVASCHEN Versuches (nach tiefer Inspiration Bauchpresse bei geschlossenen Luftwegen) erfolgt dagegen eine Hemmung des venösen Blutzuflusses zum Herzen und deshalb eine Herzverkleinerung. Beides ist im Röntgenbild deutlich sichtbar.

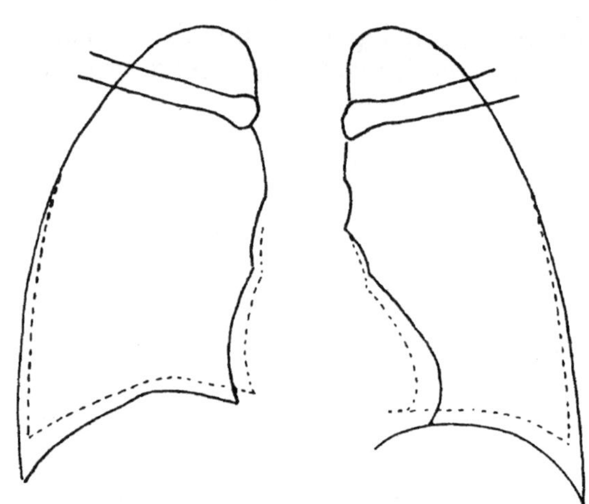

Fig. 19. Veränderung der Herzgröße durch den VALSALVASCHEN Versuch.

——————— Herzfigur bei tiefem Inspirium.

·········· nach starkem Pressen bei Glottisschluß (VALSALVAScher Versuch).

4. Die Einwirkung der *Blutmenge* des gesamten Körpers auf die Herzgröße ist vorläufig noch schwer zu bestimmen, da bisher genaue und leicht zu handhabende Meßmethoden hierfür fehlten. Außerdem ist wohl anzunehmen, daß der Körper unter normalen Umständen durch seine Regulationsmechanismen die Körperblutmenge annähernd in gleicher Höhe erhält. So ist diesem Faktor bisher kaum Beachtung geschenkt worden. Seine Bedeutung ist aber durch eine wichtige Beobachtung von ERICH MEYER erwiesen, der auffallend große Änderungen der Herzgröße zu verschiedenen Zeiten bei demselben Menschen feststellte, welcher zunächst infolge mehrfacher Magenblutungen entblutet und ausgetrocknet war und später unter entsprechender Ernährung an Gewicht und damit zugleich auch an Blut und Gewebsflüssigkeit außerordentlich stark zugenommen hatte. Eine entsprechende eigene Beobachtung an einem durch fortgesetztes Erbrechen und Durchfälle ausgetrockneten und darauf wieder mit Flüssigkeit aufgefüllten Körpers ist in Fig. 20—23 und Fig. 29 u. 30 dargestellt. Ebenso wiesen MEYER und SEYDERHELM experimentell an Kaninchen eine Herzverkleinerung nach Aderlässen und eine Rückkehr zur normalen Größe nach Ersatz der verlorenen Blutmenge durch nachströmende Gewebsflüssigkeit und durch Infusion von physiologischer Kochsalzlösung in die Blutbahn nach. Eine wesentliche Beschleunigung dieses Vorganges und sogar eine Zunahme der Herzgröße über die Norm hinaus erreichten sie durch Infusion von Flüssigkeit mit Gummi- oder Gelatinezusatz, durch welche eine

seröse Plethora erzeugt wird. Durch Infusion von Kochsalzlösung ohne Zusatz von Stoffen, welche den Kolloidgehalt des Blutes ändern, wurde dagegen keine Vergrößerung des Herzens über die Norm hervorgerufen.

5. Einen weiteren Einfluß auf die Herzgröße hat die *Blutverteilung im Körper*. Nach den Untersuchungen von HAUG und JÄNISCH führen Maßnahmen, die eine Erweiterung der peripheren Gefäße bewirken, z. B. Amylnitrit, Histamin, heiße Vollbäder und die Herbeiführung kollapsähnlicher Zu-

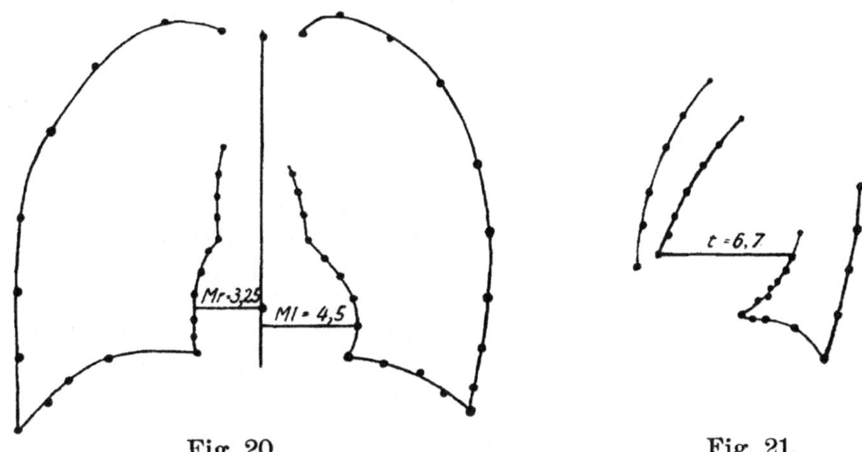

Fig. 20.   Fig. 21.

Fig. 20 und 21. Orthodiagraphisch festgestellte Herzgröße eines durch starkes Erbrechen und Durchfälle ausgetrockneten Falles im geraden und queren Durchmesser unmittelbar vor Infusion (vgl. die Fernaufnahmen Fig. 29 u. 30).

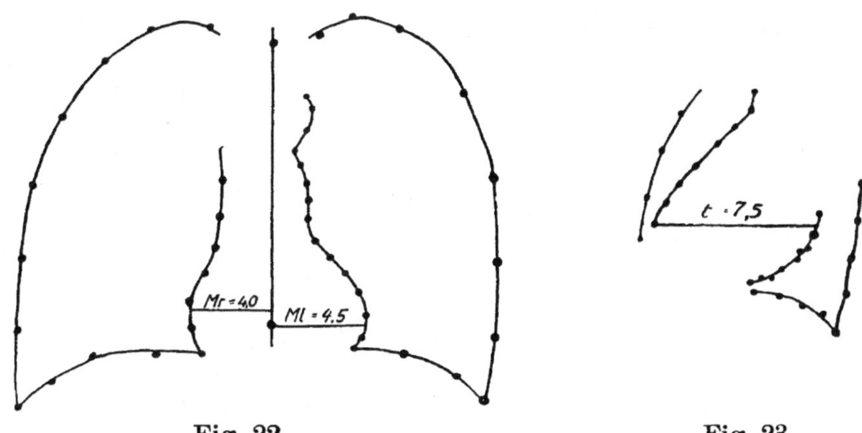

Fig. 22.   Fig. 23.

Fig. 22 und 23. Orthodiagraphisch festgestellte Herzgröße desselben Falles von Fig. 20 und 21 sofort nach Wasserauffüllung (1030 ccm NaCl-Lösung).

stände (durch Drehen auf dem Drehstuhl) zu einer Verkleinerung des Herzens, Maßnahmen dagegen, welche eine Verengerung der Blutbahn verursachen, z. B. Ephedralin oder Einatmen eines 10%igen Kohlensäureluftgemisches, zu einer Vergrößerung des Herzens.

6. Der Einfluß der *Körperstellung* auf die Herzgröße ist besonders eingehend in dem Streit um die Wahl zwischen der liegenden oder sitzenden bzw. stehenden Stellung für die Orthodiagraphie erörtert worden. Zweifellos erleidet die Herzform wesentliche Unterschiede bei veränderter Körperstellung. Sie ist mehr quer gestellt, kürzer und breiter im Liegen als im Sitzen, dagegen schmäler und länger im Stehen. Dieser Wechsel ist wohl größtenteils auf außerhalb

des Herzens liegende Faktoren, und zwar in allererster Linie auf den veränderten Zwerchfellstand zurückzuführen. Außerdem tritt aber nach der Ansicht von MORITZ und DIETLEN eine merkliche Verkleinerung des Herzens im Stehen gegenüber dem Zustand im Liegen ein. Sie ist nach ihrer Ansicht durch Änderung der Blutverteilung veranlaßt, deren Erörterung im einzelnen hier zu weit führen würde. Ferner weist DIETLEN auf den schon besprochenen Einfluß der Pulsfrequenz hin, welche bei verschiedenen Körperstellungen teils infolge Änderung des Vagustonus teils infolge Muskelanspannung oder Erschlaffung einen Wechsel erleidet.

7. Die wesentliche Bedeutung des *Zwerchfellstandes* für die Form und Größe des Herzschattenbildes wurde bereits bei der Besprechung der Atmung erläutert. Außerdem ist aber auch ein von den Atmungsphasen unabhängiger Zwerchfellstand von Einfluß auf die Herzform. Das Herz erscheint quer gestellt und verbreitert bei Zwerchfellhochstand, z. B. infolge von Meteorismus der Därme, Magenblähung, Aszites, Bauchgeschwülsten und besonders in den letzten Monaten der Schwangerschaft. Dagegen ist das Herzschattenbild lang und schmal bei tiefstehendem Zwerchfell, insbesondere bei Lungenblähung. Hierbei ist wieder auf die Medianstellung infolge Drehung um eine vertikale Achse hinzuweisen.

So ist die Herzgröße desselben Individuums einem mannigfachen Wechsel je nach Änderung vieler Umstände unterworfen. Es ist aber mit MORITZ daran festzuhalten, daß *unter gleichen Bedingungen* die Größenverhältnisse eines normalen Herzens beim Erwachsenen in vielen Jahren ganz genau gleichbleiben.

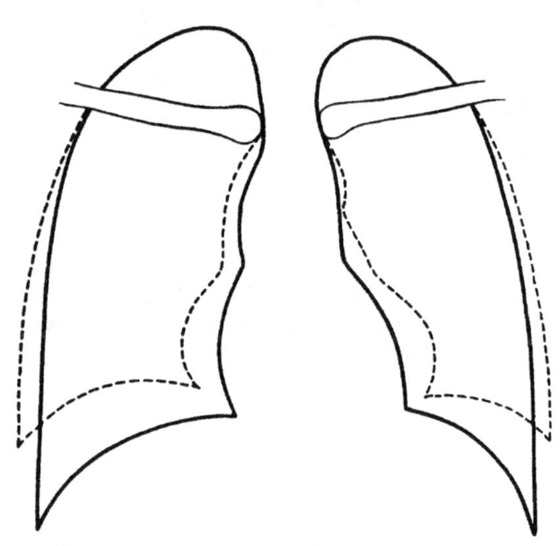

Fig. 24. Herz und Zwerchfellstand.

··········· am Ende der Schwangerschaft.

———— nach Entbindung.

Außer den genannten Einflüssen, die zunächst nur in bezug auf das gleiche Individuum betrachtet wurden, sind ganz allgemein folgende Faktoren für die Größe des Herzbildes von Bedeutung: Körperlänge und Körpergewicht, darunter namentlich Masse der Körpermuskulatur, Lebensalter, Geschlecht und Form des Brustkorbes. Auch hierbei handelt es sich teils nur um Änderungen des Schattenbildes sonst gleichgroßer Herzen durch Lageänderung, z. B. infolge verschiedenen Zwerchfellstandes, großenteils aber um Veränderungen der Herzgröße selbst: diese wieder ist sowohl von der Entwicklung der Herzmuskulatur als von der Blutfüllung des Herzens abhängig. Beim erwachsenen Manne steht nach neuen Untersuchungen von MORITZ die Herzgröße insbesondere zu der *Körperlänge* in einem überraschend konstanten Verhältnis.

Die Abhängigkeit der Herzgröße von der Entwicklung der *Körpermuskulatur* geht sowohl aus einem Vergleich der Orthodiagramme von Angehörigen verschiedener Berufsklassen hervor, als daraus, daß bei denselben Individuen eine Herzvergrößerung durch andauernde körperliche Übung im Orthodiagramm nachgewiesen werden kann. SCHIEFFER hat unter der Leitung von MORITZ größere Durchschnittswerte bei Schwerarbeitern als bei Leichtarbeitern und unter diesen beiden Klassen wiederum größere Werte bei Radfahrern als bei nicht sportlich geübten Personen ermittelt. Außerdem hat er bei Soldaten vergleichende Herzmessungen bei Beginn und im Laufe ihrer Dienstzeit vorgenommen und fast regelmäßig nicht unbeträchtliche Herzvergrößerungen festgestellt, wobei ausdrücklich hervorzuheben ist, daß die Mehrzahl dieser Leute gesund war und blieb und den Felddienst gut vertrug. In neuerer Zeit sind vielfach Untersuchungen über Änderungen der Herzgröße unter dem Einfluß bestimmter Sportarten angestellt worden (HERXHEIMER, DEUTSCH, RAUTMANN u. a.). Die stärksten Herzvergrößerungen werden durchschnittlich bei solchen Sportarten, die mit großen Daueranstrengungen verbunden sind, insbesondere beim Skilauf, Langstreckenlauf, Radfahren und Rudern beobachtet, während bei vorübergehender kurzer Beanspruchung, wie beim Fechten, Kurzstreckenlauf, Boxen, Fußball die Herzgröße keine wesentliche Veränderung zeigt. Von dieser Regel kommen freilich erhebliche individuelle Abweichungen vor.

Während durch die genannten Untersuchungen eine Herzvergrößerung als Folge von *dauernden* körperlichen Kraftleistungen festgestellt ist, hat die Orthodiagraphie für die viel verbreitete Annahme einer Dilatation nach *einmaliger* starker Anstrengung *gesunder* Herzen keine Unterlage erbracht. Im Gegenteil haben die vergleichenden orthodiagraphischen Messungen von MORITZ und DIETLEN an gesunden Radfahrern vor und nach dem Rennen eine Verkleinerung der Herzmaße sogleich nach der Anstrengung ergeben (vgl. S. 23). Von krankhaften Verhältnissen soll hier noch nicht die Rede sein. SCHIEFFER hat ferner eine beträchtliche Änderung der orthodiagraphischen Herzmaße bei schnellem Gewichtswechsel infolge Hunger oder Mast bei Tieren und auch in vereinzelten Fällen bei Menschen festgestellt. In diesem Sinne ist wohl auch eine bei allgemeiner Kachexie z. B. infolge Karzinom oder fortgeschrittener Tuberkulose beobachtete Herzverkleinerung zu verstehen.

Die Herzgröße steht ferner in einem bestimmten Verhältnis zum Lebensalter, mit welchem sie zunimmt. Im ersten Kindesalter ist das Herzschattenbild verhältnismäßig groß und zwar namentlich im Transversaldurchmesser, weil das Herz quer auf dem sehr hochstehenden Zwerchfell steht. Später rückt das Zwerchfell mit dem zunehmenden Längenwachstum der Lunge herab, damit wird auch das Herz steiler gestellt und sein Transversaldurchmesser verringert. Abgesehen von diesen besonderen Einflüssen der ersten Kindheit entspricht die Herzgröße während des Wachstums der Zunahme an Körpergröße und Gewicht. Doch kann sie in Perioden eines besonders schnellen Längenwachstums vorübergehend hinter den übrigen Maßen zurückbleiben. Nach beendeter Entwicklung pflegt die Herzgröße noch etwas zuzunehmen, auch ohne daß das Gewicht weiter ansteigt. In höherem Lebensalter kann eine Vergrößerung des Transversaldurchmessers dadurch zustande kommen, daß das Herz durch die verlängerte sklerotische Aorta heruntergedrückt und quer gestellt wird. Bei Marasmus senilis tritt andererseits eine Atrophie und Verkleinerung des Herzens ein, entsprechend dem Rückgang aller Organe.

Von den *Geschlechtern* weisen die Männer durchschnittlich etwas größere Herzen auf als die Weiber.

Die *Gestalt des Brustkorbes* ist von großem Einfluß auf die *Form*, weniger auf die *Größe* des Herzens. Untersetzte, stämmige Leute pflegen selbst bei geringer Körpergröße einen auffallend breiten Thorax und dementsprechend ein breites, liegendes Herz zu haben. Hingegen findet man bei langaufgeschossenen

Tabelle I. Durchschnittswerte des Herzorthodiagramms nach Groedel, zusammengestellt nach den Tabellen von Dietlen, Groedel, Otten, Veith.

Gruppe	Untersuchung im Liegen					Untersuchung im Sitzen			
	M. r.	M. l.	Tr.	L.		M. r.	M. l.	Tr.	L.
Kinder. I. 102—110 cm	2,4	5,45	8,2	8,85	Min.	2,0	5,0	7,4	8,0
	2,6	*6,1*	*8,7*	*9,3*	*Mittel*	*2,55*	*5,45*	*8,0*	*8,4*
	2,75	6,7	9,1	9,5	Max.	3,3	6,2	8,4	8,6
II. 111—120 cm	2,15	5,85	8,75	9,35	Min.	2,2	5,4	8,4	8,6
	2,9	*6,35*	*9,25*	*9,9*	*Mittel*	*2,85*	*5,97*	*8,82*	*9,3*
	3,4	7,0	9,8	10,55	Max.	3,7	6,8	9,8	9,9
III. 121—130 cm	2,25	6,0	9,2	9,9	Min.	2,2	5,2	8,2	9,0
	3,0	*6,9*	*9,9*	*10,6*	*Mittel*	*3,04*	*6,35*	*9,4*	*10,1*
	3,75	8,25	11,15	12,0	Max.	3,8	7,5	10,75	11,5
IV. 131—140 cm	2,45	5,8	9,05	9,8	Min.	2,1	6,1	8,7	9,3
	3,3	*6,9*	*10,2*	*10,9*	*Mittel*	*3,08*	*6,8*	*9,9*	*10,9*
	4,3	8,05	11,6	12,0	Max.	4,5	8,3	11,4	12,0
Männer 15—20 Jahre. I. 145—154 cm	3,4	7,1	10,6	11,4	Min.	3,2	7,0	10,5	11,2
	3,5	*7,5*	*11,0*	*11,8*	*Mittel*	*3,9*	*7,4*	*11,3*	*11,8*
	3,7	7,8	11,2	12,5	Max.	4,5	8,0	12,0	12,5
II. 155—164 cm	3,0	7,4	10,7	12,0	Min.	3,6	7,2	11,2	11,2
	3,8	*8,0*	*11,8*	*12,7*	*Mittel*	*4,4*	*7,9*	*12,3*	*12,4*
	4,1	9,3	13,1	14,2	Max.	5,2	8,3	13,5	13,8
III. 165—174 cm	3,4	7,0	11,0	12,5	Min.	3,9	7,0	11,6	11,3
	4,2	*8,2*	*12,4*	*13,6*	*Mittel*	*4,3*	*7,9*	*12,1*	*13,1*
	5,1	8,8	13,8	15,2	Max.	4,7	8,5	12,5	14,3
IV. 175—182 cm	3,6	6,5	10,4	12,7	Min.	4,0	8,0	12,0	13,6
	4,0	*7,9*	*11,9*	*13,7*	*Mittel*	*4,0*	*8,0*	*12,0*	*13,7*
	4,3	8,8	12,4	14,4	Max.	4,0	8,0	12,0	13,8
Männer über 20 Jahre. I. 145—154 cm	3,1	8,2	11,9	12,1	Min.	4,0	8,0	12,0	12,0
	3,7	*8,5*	*12,2*	*13,4*	*Mittel*	*4,7*	*8,4*	*13,1*	*12,9*
	4,4	8,8	12,6	14,1	Max.	5,2	9,2	14,4	14,2
II. 155—164 cm	3,3	7,4	11,0	12,3	Min.	3,5	7,4	12,1	13,0
	4,2	*8,7*	*12,9*	*14,0*	*Mittel*	*4,5*	*8,7*	*13,0*	*13,9*
	5,9	10,4	14,5	15,3	Max.	5,3	9,5	14,1	15,0
III. 165—174 cm	3,0	6,8	11,3	12,5	Min.	3,7	7,2	11,4	12,0
	4,3	*8,8*	*13,1*	*14,2*	*Mittel*	*4,5*	*8,7*	*13,2*	*14,0*
	5,7	9,7	15,3	15,9	Max.	5,6	10,2	14,6	15,3
IV. 175—185 cm	3,5	8,1	13,1	13,4	Min.	4,0	7,3	12,0	13,3
	4,5	*9,3*	*13,8*	*14,9*	*Mittel*	*4,7*	*8,5*	*13,2*	*14,2*
	5,8	11,0	15,0	16,2	Max.	5,4	9,0	13,6	14,7
Frauen 15—17 Jahre. I. 145—154 cm	3,3	6,5	10,5	11,9	Min.	2,5	6,5	9,0	10,5
	3,5	*7,5*	*11,0*	*12,4*	*Mittel*	*3,1*	*7,0*	*10,1*	*11,2*
	4,0	8,7	12,0	12,8	Max.	4,0	7,8	11,0	12,0
II. 155—164 cm	3,2	7,0	10,3	12,9	Min.	2,8	6,5	9,0	10,5
	3,5	*8,0*	*11,5*	*13,2*	*Mittel*	*3,8*	*7,6*	*11,4*	*12,3*
	4,0	8,8	12,5	14,0	Max.	5,2	8,7	12,7	14,0
III. 165—174 cm	2,8	7,0	10,9	12,3	Min.	4,0	6,6	10,6	10,6
	3,4	*7,7*	*11,1*	*12,7*	*Mittel*	*4,1*	*7,0*	*11,1*	*11,8*
	3,9	8,5	11,3	13,3	Max.	4,2	7,4	11,6	13,0
Frauen über 17 Jahre. I. 145—154 cm	2,4	7,2	10,3	12,1	Min.	3,0	6,2	10,1	11,0
	3,5	*8,3*	*11,8*	*12,8*	*Mittel*	*3,8*	*8,0*	*11,8*	*13,0*
	4,0	9,2	12,8	13,3	Max.	4,5	9,3	13,1	13,5
II. 155—164 cm	2,6	6,8	10,9	11,7	Min.	3,2	6,4	10,4	11,5
	3,5	*8,5*	*12,0*	*13,3*	*Mittel*	*3,8*	*8,0*	*11,8*	*13,0*
	5,2	10,3	13,7	15,0	Max.	5,0	9,5	14,3	14,8
III. 165—174 cm	3,2	6,8	11,3	12,8	Min.	3,2	6,5	10,8	12,0
	3,9	*8,8*	*12,7*	*13,6*	*Mittel*	*4,0*	*8,1*	*12,1*	*13,2*
	4,5	9,7	12,9	14,0	Max.	4,5	9,8	14,0	14,5

Tabelle II. Herzmaße bei gesunden Soldaten nach HAMMER, geordnet nach:

Gruppe	Orthodiagramm im Sitzen					Fernaufnahme im Stehen in 2 m Abstand		
	M. r.	M. l.	Tr.	L.		M. r.	M. l.	Tr.
1. Körpergröße.								
	3,2	6,7	10,9	11,8	Min.	2,8	7,5	11,8
I. 154—159,9 cm	4,3	8,0	12,3	13,0	Mittel	4,3	8,5	12,8
	5,1	9,2	13,6	14,7	Max.	5,2	9,5	14,2
	3,0	5,7	11,2	11,5	Min.	3,1	6,1	11,9
II. 160—164,9 cm	4,5	8,2	12,8	13,4	Mittel	4,8	8,8	13,7
	6,2	10,4	15,3	15,9	Max.	7,9	11,0	15,3
	2,8	5,6	10,8	11,1	Min.	3,6	7,2	11,8
III. 165—169,9 cm	4,5	8,3	12,8	13,7	Mittel	4,8	8,5	13,3
	6,2	11,7	15,5	15,6	Max.	6,4	11,6	15,5
	3,1	5,9	10,3	12,0	Min.	3,0	6,4	11,4
IV. 170 - 174,9 cm	4,6	8,3	12,9	14,0	Mittel	4,5	8,9	13,4
	5,9	10,1	15,3	15,6	Max.	5,9	11,3	15,2
	3,2	6,0	10,7	12,4	Min.	2,7	7,4	11,6
V. 175—179,9 cm	4,6	8,2	12,8	14,2	Mittel	5,1	8,5	13,7
	6,3	10,6	15,1	16,3	Max.	6,9	9,9	15,6
	2,5	6,3	10,8	12,9	Min.	3,9	9,2	13,4
VI. 180—185 cm	4,6	8,4	13,0	14,6	Mittel	4,4	9,6	14,0
	6,0	9,8	15,4	16,4	Max.	5,1	10,1	15,2
2. Körpergewicht.								
	3,5	6,7	11,1	12,0	Min.	3,8	7,8	11,8
I. 50—54,9 kg	4,5	7,5	12,0	13,1	Mittel	4,2	7,9	12,1
	5,6	9,2	13,3	14,5	Max.	4,5	8,0	12,3
	3,0	6,4	10,3	11,8	Min.	2,8	7,5	12,0
II. 55—59,9 kg	4,3	7,9	12,1	13,4	Mittel	4,3	8,8	13,1
	5,5	9,5	13,8	15,2	Max.	5,4	11,0	14,2
	2,8	5,6	10,8	11,1	Min.	3,3	6,1	11,9
III. 60—64,9 kg	4,5	8,2	12,7	13,6	Mittel	4,7	8,3	13,0
	6,2	10,4	15,3	15,2	Max.	6,3	10,7	15,2
	3,0	5,9	10,6	12,1	Min.	3,0	7,2	11,6
IV. 65—69,9 kg	4,6	8,3	12,9	13,9	Mittel	4,5	8,7	13,1
	6,3	11,7	14,7	16,3	Max.	6,9	11,3	15,2
	2,5	6,0	10,8	12,8	Min.	3,6	6,4	11,4
V. 70—74,9 kg	4,6	8,6	13,2	13,9	Mittel	4,9	9,0	13,9
	6,1	10,2	15,5	16,4	Max.	6,4	11,6	15,5
	3,0	6,5	12,0	13,2	Min.	2,7	7,4	12,1
VI. 75—79,9 kg	4,8	8,7	13,5	14,4	Mittel	5,4	8,7	14,1
	6,2	10,7	15,0	15,7	Max.	7,9	9,5	15,6
3. Lebensalter.								
I. 19—29 J.	4,5	8,2	12,7	13,9	Mittel	4,6	8,7	13,3
II. 30—39 J.	4,5	8,7	13,2	14,0	Mittel	4,9	9,0	14,0
III. 40—45 J.	4,4	8,8	13,2	13,8	Mittel	5,7	9,6	15,3
4. Brustumfang.								
	2,8	5,9	10,3	11,8	Min.	2,8	7,2	11,6
I. 80—84 cm	4,4	7,8	12,3	13,4	Mittel	4,6	8,3	12,8
	6,3	9,9	14,9	15,2	Max.	6,3	9,9	14,0
	3,0	6,0	10,9	11,5	Min.	3,1	6,1	11,4
II. 85—89 cm	4,5	8,2	12,8	13,9	Mittel	4,5	8,6	13,1
	6,3	11,7	15,3	16,3	Max.	5,8	11,0	15,2
	2,5	5,6	10,8	11,1	Min.	2,7	7,6	11,8
III. 90—94 cm	4,6	8,5	13,1	14,1	Mittel	4,9	9,0	13,8
	5,9	10,2	15,5	16,4	Max.	6,9	11,6	15,5
	3,0	6,9	11,5	12,8	Min.	3,5	7,4	12,7
IV. 95—100 cm	4,7	8,9	13,6	14,4	Mittel	5,1	9,0	14,1
	6,1	10,7	15,1	15,7	Max.	7,9	11,0	15,6

Personen, zumal im jugendlichen Lebensalter, vielfach eine geringe Thoraxbreite und ein schmales, langgestelltes Herz. Aus größeren Reihenuntersuchungen geht hervor, daß ein gewisses durchschnittliches Verhältnis zwischen Transversaldurchmesser des Herzens und basalem Querdurchmesser der Lungenfelder besteht (FRANKE, GROEDEL, KREUZFUCHS, HAMMER). Nach GROEDEL beträgt dieses Verhältnis 1 : 1,92 bzw. 1 : 1,95, nach neuerer Prüfung von HAMMER ebenfalls durchschnittlich 1 : 1,92; es kann zwischen 1 : 1,70 und 1 : 2,20 schwanken. Die niederen Verhältniszahlen finden sich mehr bei quer gestellten, die hohen bei steilen und die höchsten bei sogenannten Pendelherzen (DIETLEN). Als grober Durchschnitt kann gelten, daß das Herz etwa halb so breit als die basale Lungenbreite ist. Die Beachtung dieses einfachen Verhältnisses ist von praktischem Nutzen. Nur darf dieser sogenannte *Herz-Lungenquotient*, welcher allein lineare Maße berücksichtigt, nicht in einseitiger Weise und unter Vernachlässigung anderer hiervon unabhängiger Momente als alleiniger Maßstab zur Beurteilung der Frage herangezogen werden, ob die Herzgröße der Norm entspricht oder nicht.

Normale Durchschnittswerte. Es ist nun schwer möglich, wenn man Normalzahlen für die Herzgröße verschiedener Personen ermitteln will, sämtliche Faktoren, die darauf von Einfluß sind, tabellarisch festzulegen. Wohl aber sind *alle* diese Umstände im Einzelfall zu berücksichtigen, wenn man die Entscheidung zu treffen hat, ob die Größe eines Herzens als normal oder krankhaft anzusehen ist.

Um einen gewissen Anhalt in dieser Frage zu geben, sind zahlreiche Reihenuntersuchungen an Herzen gesunder Menschen vorgenommen und diese nach Alter, Gewicht, Größe in verschiedene Gruppen eingeteilt worden. Die wichtigsten Untersuchungsreihen verdanken wir DIETLEN und GROEDEL. Die Tabellen von DIETLEN beziehen sich auf Orthodiagramme, die im Liegen aufgenommen sind; die von GROEDEL wurden im Sitzen hergestellt. OTTEN hat diese Untersuchungen durch Aufstellung von Durchschnittswerten für die stehende Körperstellung vervollständigt. Ferner hat HAMMER wichtige Feststellungen über das Verhältnis der Maße gemacht, die mittels Orthodiagraphie und Fernaufnahme in verschiedenen Stellungen gewonnen wurden, und auch die bisher nicht in dieser Weise vorgenommene tabellarische Einordnung nach dem Brustumfang durchgeführt.

Auf S. 28 und 29 sind die von GROEDEL, DIETLEN, VEITH und HAMMER aufgestellten Tabellen wiedergegeben.

Nach den Angaben von DIETLEN sind erst Abweichungen von mehr als $1^{1}/_{2}$ cm von den Durchschnittswerten der betreffenden Alters-, Gewichts- und Größenklassen als krankhaft zu bezeichnen. Bei der klinischen Bewertung der Herzmaße ist eindringlich auf die kritischen Ausführungen von DIETLEN hinzuweisen, die er seinen Tabellen beigibt. Er betont dabei, daß für die Beurteilung sämtliche auf die Herzgröße wirkende Faktoren berücksichtigt werden müssen und nicht eine Überschätzung der Zahlenwerte Platz greifen darf, besonders wenn es sich um kleine Differenzen handelt, daß aber andererseits die durch das Orthodiagramm vermittelte exakte Kenntnis der Herzgröße eine außerordentlich wichtige Unterlage für die Beurteilung des Herzens liefert.

Zur einfacheren Handhabung hat DIETLEN eine reduzierte Tabelle zusammengestellt, welche besonders für die weitaus häufigsten mittleren Gewichts- und Größengruppen leicht übersichtliche Durchschnittswerte enthält und zugleich auch den Herz-Lungenquotienten berücksichtigt. Die mittleren Zahlen

Reduzierte Tabelle der Herzgröße für den praktischen Gebrauch
nach DIETLEN.

Gewichts-gruppen	Durchschn. Größe	Durchschn. Lungen-breite	Tr.			Länge			Breite			Fläche			Durchschn. Herz-Lungen-Quotient	
kg	cm	cm	cm			cm			cm			qcm				
			Männer													
40—49,9	150—16)	25	11	*12*	13	12	*13*	14	9	*10*	10	90	*100*	100	f. Steil - Herz	2,15
50—74,9	160—180	27	13	*13*	15	13	*14*	15	10	*10*	11	100	*115*	130	f. Schräg- »	2,0
															f. Quer- »	1,9
75—	180—	29	14	*14*	15	14	*15*	16	10	*11*	12	130	*130*	140	Mittel	2,0
			Frauen													
40—44,9	145—154	21	10.5	*11*	11,5	12	*12*	13	9	*10*	10	90	*90*	100	f. Steil - Herz	2,13
45—59,5	155—164	23	11,5	*12*	13,5	12	*13*	14	9	*10*	10,5	100	*100*	110	f. Schräg- »	1,96
															f. Quer- »	1,92
60—	165	25	12	*13*	14	13	*14*	15	9	*10*	11	110	*110*	120	Mittel	1,9

gelten für das Horizontal-Orthodiagramm. »Die beigefügten Grenzzahlen sollen
nur einmal die Richtung angeben, in der bei Horizontal-Orthodiagraphie die
häufigsten Werte von dem Durchschnittswert abweichen, aber nicht besagen,
daß ein im einzelnen Fall unter oder über den Grenzzahlen gefundener Wert
unbedingt pathologisch sein muß. Ferner können die Grenzzahlen auch als
Normalzahlen für Orthodiagramme des sitzenden oder stehenden Menschen
und annähernd auch für die Fernaufnahme im Stehen bei mittlerer Atem-
stellung gelten, und zwar die unteren Grenzwerte für das Vertikal-Ortho-
diagramm, die oberen für die Fernaufnahme bei 2 m. Auch geben die unteren
Grenzwerte annähernd die Werte an, die man bei Unerwachsenen (Männern
unter 20, Frauen unter 17 Jahren) als Normalwerte in der gleichen Gewichts-
gruppe ansehen kann« (DIETLEN).

Da die Übersicht durch die Beurteilung so zahlreicher Umstände erschwert
wird, hat GEIGEL, um gleich vergleichbare, einfache Zahlenwerte für die Herzgröße zu schaffen, den Begriff des *reduzierten Herzquotienten* eingeführt. Dieser
berücksichtigt nur das Verhältnis von Herzmasse zum Körpergewicht (G).
Um das dreidimensionale Maß der Herzmasse aus dem zweidimensionalen
Flächenwert des Herzschattenbildes (F) zu errechnen, ist dieser in die $3/2$fache
Potenz zu erheben.

Der reduzierte Herzquotient wird alo durch die Formel $\dfrac{F^{3/2}}{G}$ ausgedrückt.

Seine Größe schwankt bei Gesunden nach GEIGEL zwischen 14 und 22.

Einer derartigen Berechnung haften, wie GEIGEL selbst angibt, erhebliche
Fehler an. Am schwersten wiegt der Umstand, daß das Herz eine viel kompliziertere Gestalt hat als die Kugelform, welche dieser Berechnung zugrunde gelegt ist. Insbesondere können aus dem Flächenbild keine Schlüsse
auf die Tiefenausdehnung des Herzens gezogen werden, welche vielmehr nur
bei transversalem Strahlengang zu ermitteln ist. Auch kann die Herzmasse
nicht ohne weiteres zum Körpergewicht ins Verhältnis gesetzt werden; sie
ist vielmehr hauptsächlich von der Entwicklung der Körpermuskulatur abhängig; deshalb fällt der reduzierte Herzquotient bei fetten Personen verhält-

nismäßig klein aus. Es ist zwar anzuerkennen, daß hierdurch ein übersichtliches Vergleichsmaß geschaffen ist; man muß aber immer der großen und vor allem in ihrem Umfang nicht abzuschätzenden Fehlerquellen eingedenk sein, die dieser Berechnung anhaften. Der Quotient zwischen dem nach ROHRER errechneten Herzvolumen (vgl. S. 20), wobei der größte horizontale Tiefendurchmesser (t) im Profilbild berücksichtigt wird, und dem Körpergewicht (G) würde meines Erachtens schon einen besseren Vergleichswert darstellen, wenngleich das Ziel einer exakten Bestimmung der körperlichen Herzgröße im Verhältnis zum Gesamtkörper auch hierdurch nicht erreicht ist.

Aber selbst unter der Voraussetzung, daß diese Aufgabe gelöst wäre, darf der praktische Wert der Herzgrößenbestimmung nicht überschätzt werden. Denn die Herzkraft, auf welche es praktisch am meisten ankommt, kann auch bei ganz normaler Größe z. B. bei Coronarsklerose in schwerer Weise geschädigt und der Träger dieses Herzens ständiger Lebensgefahr ausgesetzt sein. Andrerseits können sowohl zu große als zu kleine Herzen zu ansehnlichen Kraftleistungen befähigt sein; doch erweisen sich die meisten auf die Dauer nicht als vollwertig. Die Grenzen, in denen von einer Normalgröße in bezug auf dauernde volle Funktionstüchtigkeit gesprochen werden kann, sind nach oben und unten hin fließend.

3. Herzform.

Neben der Herzgröße ist die *Herzform* von Wichtigkeit für die Beurteilung. Die wichtigsten Eigenschaften der Herzform werden durch das Verhältnis vom Breiten- zum Längsdurchmesser und vom rechten zum linken Medianabstand, ferner durch den Herzneigungswinkel ausgedrückt. Aber diese Werte gestatten keine ganz erschöpfende Bestimmung der Herzform. Vielmehr ist diese noch von vielen Einzelheiten der Umrandung, namentlich der Gestaltung der sogenannten Herzbögen, abhängig. Die Herzform kann auch unter ganz normalen Verhältnissen bei verschiedenen Individuen, ja selbst bei derselben Person, unter verschiedenen Bedingungen erheblich wechseln.

Nach DIETLEN werden besonders schräge, steile und quer gestellte Herzen unterschieden. Das *schräg* gestellte Herz findet sich gewöhnlich bei normalen Männern. Es ist durch einen mittleren Neigungswinkel und eine mäßig lang gestreckte Herzfigur mit ziemlich schlanker Spitze ausgezeichnet. Die Spitze liegt gewöhnlich unterhalb des Zwerchfellbogens.

Das *steil* gestellte Herz wird bei jugendlichen Personen mit schlankem Thorax beiderlei Geschlechts angetroffen. Seine ausgeprägteste Form stellt das Tropfenherz dar. Bei dieser Form ist der Neigungswinkel viel größer, die Herzform noch schlanker als bei dem vorigen Typus. Die Herzspitze steht tiefer und mehr medianwärts, sie liegt meist unter dem linken Zwerchfellbogen.

Quer gestellte Herzen findet man am häufigsten bei mittelgroßen, untersetzten Individuen mit breitem Thorax besonders in höheren Lebensaltern. Der Neigungswinkel ist hier kleiner. Die Herzspitze erscheint mehr abgerundet und liegt vielfach oberhalb der Zwerchfellgrenze.

Die Herzform ist sehr wesentlich abhängig vom Zwerchfellstand und ferner von der Körperhaltung und Atmungsphase. Bei tiefer Inspiration nähert sich die Herzform mehr dem steil gestellten, bei der Ausatmung mehr dem quer gestellten Typus. Ebenso wird nach den sorgfältigen Vergleichsuntersuchungen von OTTEN das schräg gestellte Herz prozentual am häufigsten im Sitzen, das steil gestellte im Stehen und das quer gestellte im Liegen angetroffen. Auch hierfür ist der verschiedene Zwerchfellstand in erster Linie maßgeblich.

Das kranke Herz.

1. Herzbewegungen.

Von den geschilderten Bewegungen des normalen Herzens können bei der Durchleuchtung Abweichungen verschiedener Art wahrgenommen werden. Nach v. CRIEGERN kann man einen schwachen und einen starken Aktionstypus unterscheiden. Besonders schwache und wenig ausgiebige Bewegungen des Herzens werden bei Herzschwäche namentlich infolge Myokarditis, und zwar ganz besonders bei stark dilatierten Herzen, wahrgenommen. Bei der kräftigen Aktionsform ist nach DIETLEN wieder ein Erregungstypus mit kräftigen, zuckenden, d. i. durch Raschheit der Kontraktion ausgezeichneten Pulsationen und andererseits eine ruhige und kräftige Bewegungsform zu unterscheiden. Der Erregungstyp findet sich bei Herzneurosen und ist am deutlichsten beim Morbns Basedow ausgesprochen. Eine ruhige und zugleich abnorm kräftige Pumpbewegung des Herzens wird dort angetroffen, wo es gegen einen abnorm großen Widerstand anzukämpfen hat und gleichzeitig die Kraft besitzt, ihn zu überwinden. Dies ist bei gut kompensierten Aortenfehlern und bei Blutdrucksteigerung, namentlich bei Schrumpfnierenherzen, der Fall. Äußerst charakteristisch und für den vorliegenden Fehler geradezu pathognomonisch ist die kräftige, aber äußerst langsam vor sich gehende Kontraktion des linken Ventrikels bei Aortenstenose. Die Pulsationen fallen im allgemeinen um so stärker aus, je geringer die Pulsfrequenz ist. Es ist dies ja erforderlich, wenn in der Zeiteinheit das gleiche Stromvolumen geliefert werden soll. Dementsprechend beobachtet man besonders große Verschiebungen des linken Ventrikelrandes bei den stärksten Graden von Bradykardie bei Störungen der Reizleitung. Außerdem ist als Ausdruck einer Dissoziation zwischen Vorhof und Ventrikel eine ungleichzeitige bzw. häufigere Kontraktion des rechten Vorhofrandes gegenüber dem linken Ventrikelrande oder, was dasselbe bedeutet, gegenüber dem aufsteigenden Aortenbogen von verschiedenen Autoren beschrieben worden. Zur leichteren Feststellung dieses Symptoms empfiehlt GROEDEL, bei stark abgeblendetem schmalem Längsschlitz den rechten Herzgefäßrand einzustellen und die Bewegungen des Vorhofs mit der darüber sichtbaren aufsteigenden Aorta zu vergleichen. Auch sonstige Unregelmäßigkeiten der Herzaktion, wie Extrasystolen, Arythmia perpetua (Vorhofflattern) und der Pulsus alternans des Herzens, können am Röntgenschirm beobachtet werden. Allerdings ist es schwer, bei schneller Herzfrequenz Einzelheiten zu unterscheiden und in der Erinnerung festzuhalten. Deshalb muß in allen schwierigen und wichtigen Fällen bei der Feststellung von Unregelmäßigkeiten des Herzschlages der Elektrokardiographie der Vorzug gegeben werden.

Bei Trikuspidalinsuffizienz sollte man eine starke systolische Vortreibung des rechten Herzrandes erwarten. Diese ist auch von v. CRIEGERN und GROEDEL beschrieben worden. Ich habe statt dessen, ebenso wie DIETLEN, auffallend schwache Bewegungen sowohl am rechten wie am linken Herzrande beobachtet, die wohl auf die bei Trikuspidalinsuffizienz stets vorhandene Herzmuskelschwäche zurückzuführen waren.

Abnorm starke Pulsationen des rechten Herzrandes von ventrikulärem Typus hat DENEKE in einem später autoptisch kontrollierten Fall von Kammerseptumdefekt und Transposition der großen Gefäße beschrieben. Er führt diese Pulsationsform darauf zurück, daß hier, wie die Sektion zeigte, der rechte Ventrikel hypertrophisch und rechts randbildend, dagegen der rechte Vorhof abnorm klein und hochgedrängt war. Nachdem die Beobachtung von DENEKE durch GROEDEL und A. HOFFMANN in Fällen bestätigt worden ist, bei welchen auch diese Autoren einen Kammerseptumdefekt annahmen, wird die ventrikuläre Pulsation des rechten Herzrandes als Kennzeichen dieses Fehlers beschrieben. Auch ich habe diese Erscheinung in einer Reihe von Fällen mit Ventrikelseptumdefekt gesehen, in anderen Fällen gleicher Art aber vermißt. Andererseits habe ich eine ventrikuläre Pulsation des rechten Herzrandes nicht selten in völlig normalen Fällen mit besonders langsamer und kräftiger Herzaktion gesehen, wobei der randbildende rechte Vorhof rein passiv vom Ventrikel mitgezogen wurde, so daß ich dem beschriebenen Phänomen keine unbedingt pathognostische Bedeutung zuerkennen kann (vgl. S. 9). Es kommt vorwiegend bei Hypertrophie des rechten Ventrikels ohne Erweiterung des rechten Vorhofs, insbesondere bei Ventrikelseptumdefekt, sodann aber auch bei langsamer und kräftiger Kammerkontraktion normaler Herzen vor.

Außer den Eigenbewegungen ist die *passive Beweglichkeit* des Herzens zu besprechen. Der normalen, von der Atmung und Körperhaltung abhängigen und namentlich durch den verschiedenen Zwerchfellstand hervorgerufenen Lageveränderung wurde bereits gedacht. Unter krankhaften Verhältnissen kann diese Beweglichkeit eingeschränkt oder verhindert werden, nämlich bei Pleura- und Perikardverwachsungen, insbesondere bei perikardialer Anheftung an die vordere Brustwand. Diese Erscheinungen sollen später bei den Erkrankungen des Herzbeutels genauer geschildert werden. Außerdem ist aber auch eine gesteigerte Beweglichkeit des Herzens, namentlich abnorm starke seitliche Verschiebung bei Rechts- und Linkslage, als Krankheitsbild beschrieben worden. DETERMANN hat dies Symptom bei untergewichtigen asthenischen Personen beobachtet und den Zustand, den er auf Lockerung des Aufhängeapparates an den großen Gefäßen zurückführt, als Kardioptose bezeichnet. Meines Erachtens dürfte auch hierfür ein Zwerchfelltiefstand am meisten von Bedeutung sein. Außerdem kann das Herz zusammen mit dem Mediastinum abnorme Seitwärtsbewegungen bei der Atmung zeigen. Es rückt sowohl bei Bronchusstenose als bei anderen Prozessen, welche die Ausdehnung einer Lungenhälfte bei der Atmung behindern, im Inspirium nach der kranken Seite hinüber (siehe Mediastinum).

2. Herzlage.

Für die Lage des Herzens ist der Zwerchfellstand in erster Linie maßgeblich, wie bereits bei Schilderung der normalen Verhältnisse hervorgehoben wurde. Zu gleicher Zeit wird hierdurch auch die Größe des Herzschattenbildes beeinflußt. Bei *tiefem Zwerchfellstand*, z. B. bei langem Thorax und bei Emphysem, erscheint der Schatten des um eine vertikale Achse mit der Spitze nach vorn gedrehten Herzens schmal und lang gestreckt. Auf die ungünstige Beeinflussung der Zirkulation durch die mangelnde Triebkraft eines tiefstehenden Zwerchfells hat WENCKEBACH hingewiesen, es wird darauf bei der Besprechung der Zwerchfellmechanik eingegangen werden (vgl. S. 484). Bei *Zwerchfellhochstand* infolge der verschiedensten Ursachen, z. B. infolge Bauchtumoren, Aszites usw., erscheint das Herz breit und quer gestellt. Bei verschiedener Höhe beider Zwerchfellhälften, welche die übliche Differenz überschreitet, z. B. rechts bei starker Lebervergrößerung oder links bei großer Magenblase, wird das Herz nach der tiefer stehenden Seite zu verschoben. Bei Hochdrängung des linken Zwerchfells durch abnorme Gasansammlung im Magen oder Kolon an der Flexura lienalis können durch Druck auf das Herz Herzbeschwerden leichten und auch schweren Grades hervorgerufen werden, die von JÜRGENSEN, RÖMHELD, TECKLENBURG u. a. beschrieben sind. Wie die Röntgendurchleuchtung lehrt, wird das Herz hierbei zunächst quer gestellt, bei höheren Graden aber auch erheblich nach rechts verschoben. Dies geschieht besonders bei der sogenannten Relaxatio diaphragmatica (vgl. Fig. 85). In einem von mir beobachteten Falle von Relaxatio diaphragmatica, bei welchem das Herz zum großen Teil rechtsseitig lag, trat bei bestimmten Bewegungen, z. B. Bücken und schwerer Arbeit, Herzangst und schließlich Bewußtlosigkeit ein. Ob hierfür allerdings die Verdrängung des Herzens bzw. der großen Gefäße verantwortlich zu machen war, erscheint mir zweifelhaft und eigentlich die Erklärung näherliegend, daß durch die Spannung der Magenblase eine Vagusreizung und infolgedessen Hirnanämie zustande kam. Für diese Deutung spricht auch der Umstand, daß von RÖMHELD bei Magenblähung erhebliche Pulsverlangsamung beobachtet wurde.

Eine Verdrängung des Herzens tritt ferner bei Drucksteigerung in einer Brusthälfte infolge Pneumothorax oder Pleuraexsudat ein. Andererseits

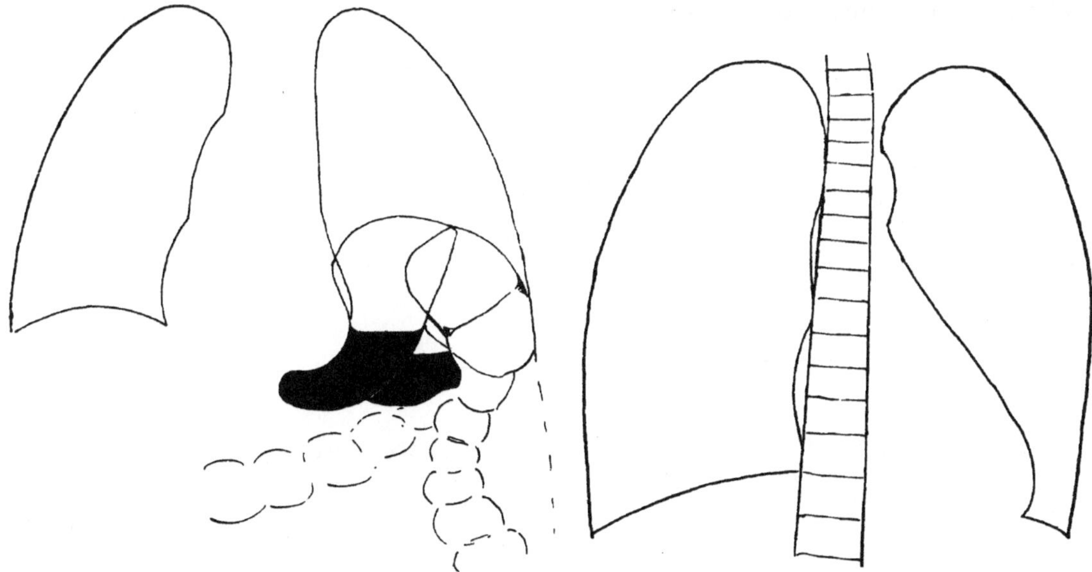

Fig. 25. Rechtsverlagerung des Herzens bei Relaxatio diaphragmatica.　　Fig. 26. Linksverlagerung des Herzens bei Trichterbrust.

wird bei einseitiger Lungenschrumpfung und mangelhafter Ausdehnungsfähigkeit einer Lunge, z. B. infolge Bronchusstenose, das Herz nach der kranken Seite zu hinübergezogen. Infolge Verwachsungen kann es dazu kommen, daß ein durch Pleuraexsudat verdrängtes Herz auch später dort fixiert bleibt, wenn das Exsudat bereits geschwunden ist.

Durch Abnormitäten der Konfiguration des Thorax kann die Herzlage die stärksten Veränderungen erleiden. So wird das Herz bei *Trichterbrust*, aber nur dann, wenn der Sagittaldurchmesser des Brustkorbes zwischen Trichterspitze und Wirbelsäule stark verengt wird, nach den Beobachtungen von GROEDEL, die ich bestätigen kann, nach der linken Thoraxhälfte hin verschoben (vgl. Fig. 26).

Bei *Skoliose* kann es die verschiedenartigsten Verlagerungen erfahren, die im einzelnen hier nicht näher ausgeführt werden können. Namentlich bei Kyphoskoliose wird außerdem das Herzbild noch dadurch verändert, daß infolge der Raumbeengung des Thorax erhöhte Widerstände im kleinen Kreislauf auftreten und zu einer Hypertrophie und unter Umständen sekundärer Dilatation der rechten Herzkammer führen.

BRUGSCH beschreibt bei Skoliose eine auffallende sogenannte mitrale Konfiguration mit Hervortreten des mittleren linken Bogens an einem zu kleinen Herzen und deutet dies als Merkmal eines aplastisch degenerativen Typs. Gegenüber dieser mir wenig einleuchtenden Auffassung möchte ich einwenden, daß eine Verkleinerung des Schattenbildes auch durch Drehung des Herzens um eine vertikale Achse zustande kommen kann, ohne daß dabei das Herz selbst verkleinert ist. Für ein Vorspringen des zweiten linken Bogens und eine Ähnlichkeit der allgemeinen Konfiguration des Herzens mit Mitralfehlern, die BRUGSCH hervorhebt, dürfte aber gerade bei der Skoliose meines Erachtens eine andere Erklärung näher liegen, nämlich die Entstehung durch Hypertrophie des rechten Ventrikels und Erweiterung des Conus und der Arteria pulmonalis infolge Erhöhung der Widerstände im kleinen Kreislauf.

Andererseits haben GROEDEL und AMELUNG gerade bei schweren Skoliosen am häufigsten eine liegende Herzform beobachtet. Diese ist wenigstens zum Teil auf eine Lageveränderung des Herzens zu beziehen, welches in dem ver-

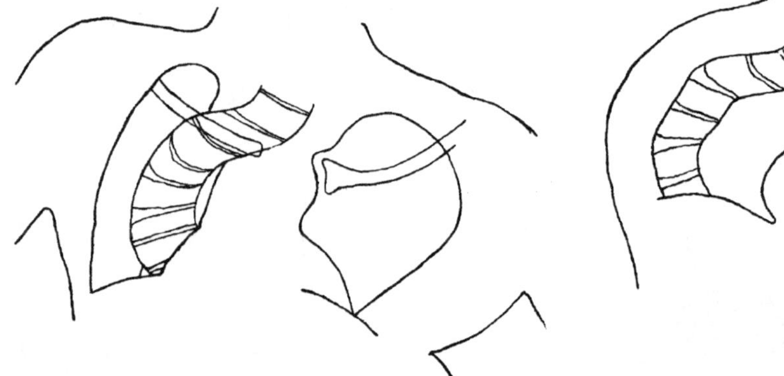

Fig. 27. Herz bei Kyphoskoliose.
Sagittalbild.
Herzschatten zum großen Teil unter dem Zwerchfell
verborgen.

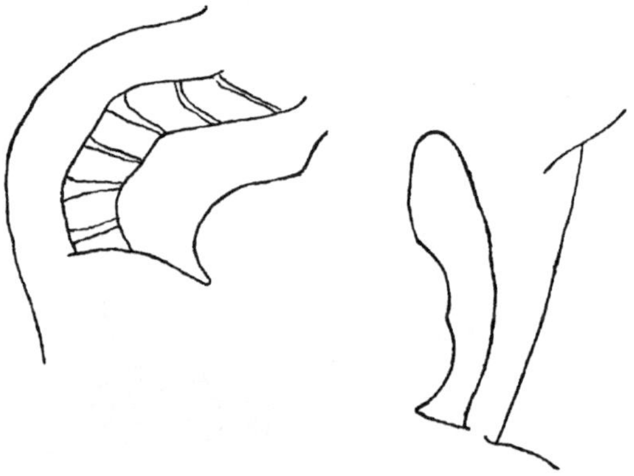

Fig. 28. Herz bei Kyphoskoliose.
Transversalbild desselben Falles.
Beträchtlich vergrößerter Tiefendurchmesser.
Stark gewölbter Bogen an der Vorderfläche des
Herzschattens.

krümmten und verkürzten Thorax aus dem ursprünglichen diagonalen mehr in einen frontalen Durchmesser rückt, wobei die Herzspitze gehoben wird. Hierdurch kann eine Verbreiterung des Herzschattenbildes zustande kommen, ohne daß dabei eine Vergrößerung des Herzens zu bestehen braucht. In vielen Fällen ist freilich auch diese vorhanden. Ferner ist oft eine abnorme Konfiguration des Aortenschattens zu beobachten, welcher in ungewöhnlichem Maße neben der seitlich abweichenden Wirbelsäule sichtbar wird und dadurch leicht eine in Wirklichkeit nicht bestehende Aortenerweiterung vortäuschen kann.

Bei schweren Kyphosen erscheint bisweilen bei sagittalem Strahlengange das Herz ganz im Abdominalschatten unter den hochstehenden Zwerchfellkuppen verborgen zu sein (vgl. Fig. 27). Alsdann hat mir mehrfach noch die Durchleuchtung im frontalen Durchmesser ein klares Profilbild des Herzens gezeigt. An diesem ist besonders auf eine verstärkte Rundung des vorderen Herzrandes zu achten, welche auf Hypertrophie des Conus pulmonalis hinweist (vgl. Fig. 28). Gerade wegen der starken Verlagerung des Herzens bei Kyphoskoliosen ist nach Möglichkeit eine Übersicht in verschiedenen, wenigstens aber in zwei zueinander senkrechten Richtungen anzustreben, wenn auch nicht immer technisch möglich. Aus Schattenbildern, die nur in einer Richtung hergestellt sind, darf man, zumal bei einem stark verkrümmten Thorax, nicht erwarten, ein klares Urteil über die Größenverhältnisse des Herzens zu gewinnen.

3. Herzgröße.

Die Grenze, bei der eine Abweichung vom normalen Durchschnittsmaß
als krankhaft zu bezeichnen ist, ist nach der übereinstimmenden Ansicht

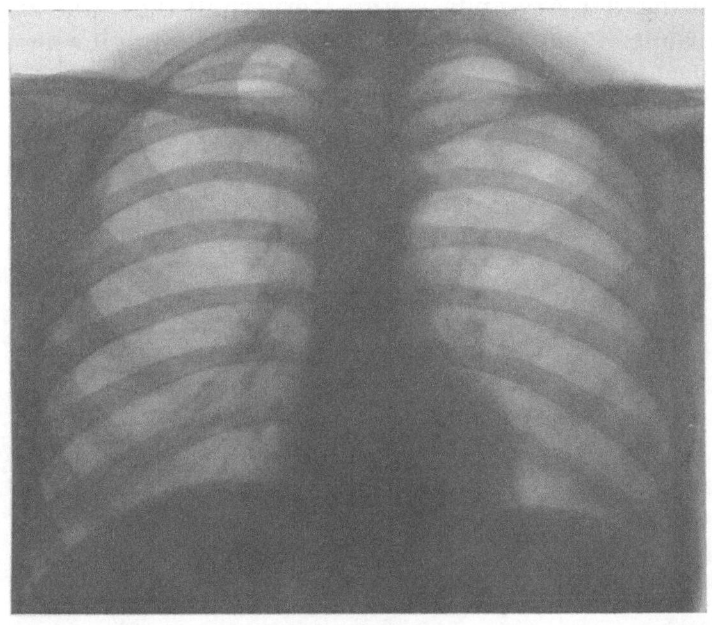

Fig. 29. Verkleinertes Herz infolge Wasserverlust (vgl. S. 24).
Fernaufnahme des gleichen Falles von Fig. 20 und 21.

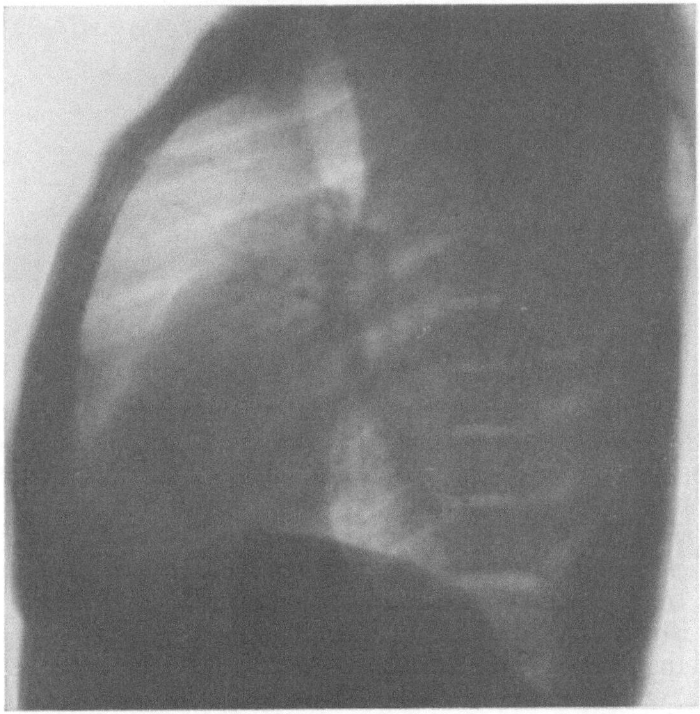

Fig. 30. Verkleinertes Herz infolge Wasserverlust (vgl. S. 24).
Fernaufnahme desselben Falles bei frontalem Strahlgange (vgl. Fig. 21).

aller Autoren, die sich mit dieser Frage eingehend beschäftigt haben (DIETLEN,
GROEDEL, OTTEN), sehr schwer zu bestimmen. Denn erstens ist die Variationsbreite zwischen den normalen maximalen und minimalen Werten sehr groß.
Sie beträgt bei derselben Körpergröße annähernd 3 cm.   Andererseits kann
durch Veränderung der Atemphase und Körperhaltung, und zwar namentlich
infolge verschieden hohen Zwerchfellstandes, eine ungleiche Herzgröße dadurch vorgetäuscht werden, daß hierbei dasselbe Herz mehr steil oder quer
gestellt wird und unter Umständen auch eine Drehung um eine vertikale

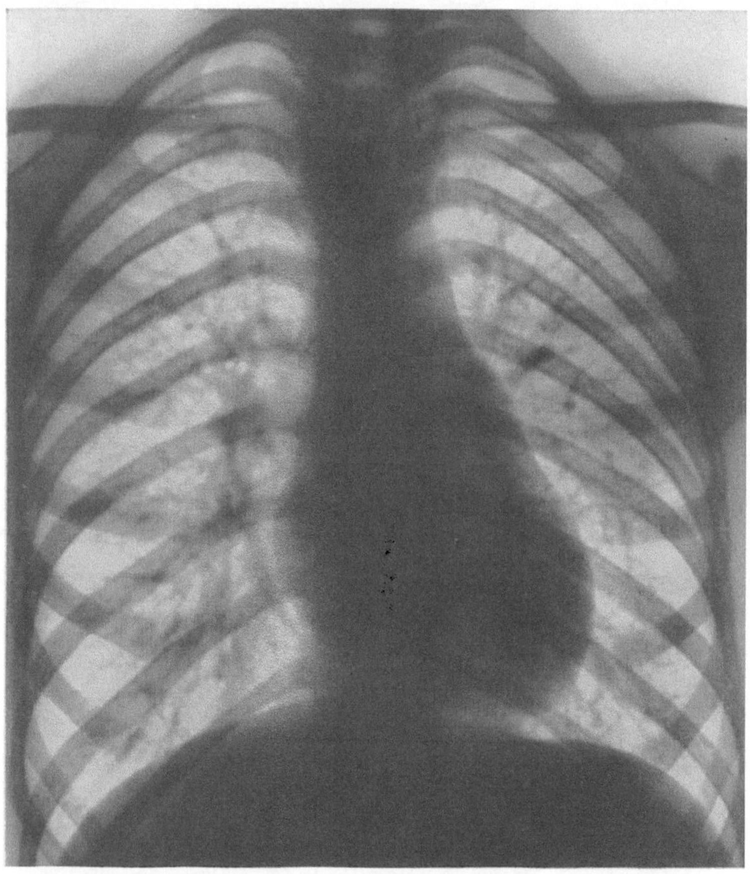

Fig. 31. Cor pendulum.

Achse erfahren kann. Überall, wo der letztere Umstand in Betracht kommt,
ist außer der Orthodiagraphie bei sagittalem Strahlengange noch mindestens
eine Messung bei frontalem Strahlengange, also an einem Profilbilde, notwendig.   Aus denjenigen Untersuchungen, welche diese Forderung nicht erfüllen,
kann ein sicheres Urteil über die wahre Herzgröße nicht abgeleitet werden.
Eine *vorübergehende tatsächliche* Änderung der Herzgröße kann durch Änderung
der Menge des Inhalts zustande kommen.   So tritt bei starker Verminderung
der gesamten Blutmenge infolge Austrocknung eine vorübergehende Herzverkleinerung ein (vgl. Fig. 29 u. 30), Flüssigkeitszufuhr stellt die ursprüngliche Herzgröße wieder her (vgl. Fig. 20 bis 23).   Im folgenden sollen nur die
dauernden Größenverhältnisse des Herzens besprochen werden; diese pflegen
unter gleichen Bedingungen Jahre hindurch äußerst konstant zu sein.

Das kleine Herz. Die Frage des kleinen Herzens, die auf alten anatomischen Beschreibungen von VIRCHOW, ROKITANSKI u. a. fußt, ist von Klinikern und Röntgenologen in zum Teil recht abweichender Weise beantwortet worden. Ein kleines Herzschattenbild, das in auffallendem Gegensatz zu einer beträchtlichen Körperlänge steht, wird oft bei lang aufgeschossenen Personen in der Wachstumsperiode angetroffen. KRAUS hat für den genannten Typus den Begriff der funktionellen Herzschwäche auf konstitutioneller Basis aufgestellt. Er beschreibt unter den röntgenologischen Zeichen einen schmalen, verhältnismäßig hohen und median gestellten Herzschatten mit »geringer Neigung zur Horizontalen«, d. h. mit einem Neigungswinkel bis zu 60°, statt normalerweise 40°. Nach seiner Angabe »scheint das Herz auch bei Durchleuchtung in frontaler Richtung senkrechter zu stehen. Das helle retrosternale Feld stellt kein rechtwinkliges Dreieck dar und entsendet einen streifenförmigen Fortsatz nach unten. An der Bildung des rechten Herzrandes ist außer dem rechten Vorhof auch der rechte Ventrikel beteiligt. Außerdem fällt eine stärkere Ausladung des mittleren linken Schattenbogens auf, die besonders nach Muskelarbeit stark zunimmt. Ferner ist das Herz durch eine außergewöhnlich große passive Beweglichkeit ausgezeichnet«. Eine gewisse funktionelle Minderwertigkeit solcher Herzen wird in Übereinstimmung mit KRAUS von den meisten Untersuchern anerkannt.

Verschiedene Autoren (u. a. GEIGEL) haben bei den Trägern kleiner Herzen auffallend häufig eine oft noch in der Entstehung begriffene Tuberkulose gefunden oder auch erst bei späteren Untersuchungen ein frisches Auftreten von Tuberkulose beobachtet (eigene Erfahrung). In diesen Fällen ist also die Tuberkulose als Begleit- oder Folgeerscheinung einer angeborenen allgemeinen oder besonderen Minderwertigkeit, sei es des Herzens, sei es des Thoraxbaues, aber nicht als ursächliches Moment des kleinen Herzens in dem Sinne aufzufassen, daß eine Herzverkleinerung als Teilerscheinung einer allgemeinen Organatrophie infolge vorgeschrittener Macies eintritt.

WENCKEBACH, der sich gleichfalls eingehend mit dem kleinen Herzen beschäftigt hat, mißt die größte Bedeutung für das Zustandekommen des kleinen Herzens dem bei langem schmalem Thorax vorhandenen tiefen Zwerchfellstand bei, dessen Existenz KRAUS für seine Fälle ausdrücklich bestreitet. Nach WENCKEBACH kann das tiefstehende Zwerchfell, dem der Angriffspunkt an der normal gewölbten Kuppel des Abdomens entzogen ist, keine wirksamen Kontraktionen ausführen; dadurch wird der wichtige Einfluß der Zwerchfellkontraktion auf die Zirkulation gehemmt, der sonst in einer inspiratorischen Ansaugung des Blutes in den Thorax hinein und einem Ausdrücken der Lebervenen besteht. WENCKEBACH führt Beispiele an, in denen infolge eines angeborenen oder sekundär bei erschlafften Bauchdecken entstandenen Zwerchfelltiefstandes eine Herzinsuffizienz eingetreten sei, und beschreibt die Besserung dieses Zustandes bei passiver Hebung des Zwerchfelles durch Druck auf das Abdomen mittels des GLÉNARDschen Handgriffes oder der GLÉNARDschen Binde. Als extremer Grad dieser Herzform wird von WENCKEBACH das Tropfenherz abgesondert, welches seinen Halt auf dem Zwerchfell ganz verloren hat und nur noch an den Gefäßen aufgehängt erscheint, so daß man bei tiefer Röhrenstellung zwischen Herz und Zwerchfell das helle Lungenfeld hindurchsehen kann (vgl. Fig. 31). Klinisch kann dieser Zustand nach WENCKEBACH zuweilen auch daran erkannt werden, daß das Herz durch Zug an seinem Aufhängeapparat ein mit dem Puls synchrones Trachealzucken verursacht. (OLIVER CARDARELLIsches Phänomen.)

Diesen wichtigsten, aber untereinander nicht ganz übereinstimmenden
Darstellungen des kleinen Herzens steht eine große Zahl von Veröffentlichungen
zur Seite, zu denen besonders auch die Kriegserfahrungen Anlaß gegeben
haben. Sie sind von DIETLEN einer sehr beherzigenswerten Kritik unter-
zogen worden, worin auf die vielfach mißbräuchliche Annahme eines kleinen Herzens, so z. B. auf Grund von Fernaufnahmen, die im tiefsten Inspirium aufgenommen sind (STAUB), hingewiesen wurde. DIETLEN konnte
dagegen in den meisten Fällen von scheinbar kleinen Herzen bei aufrechter

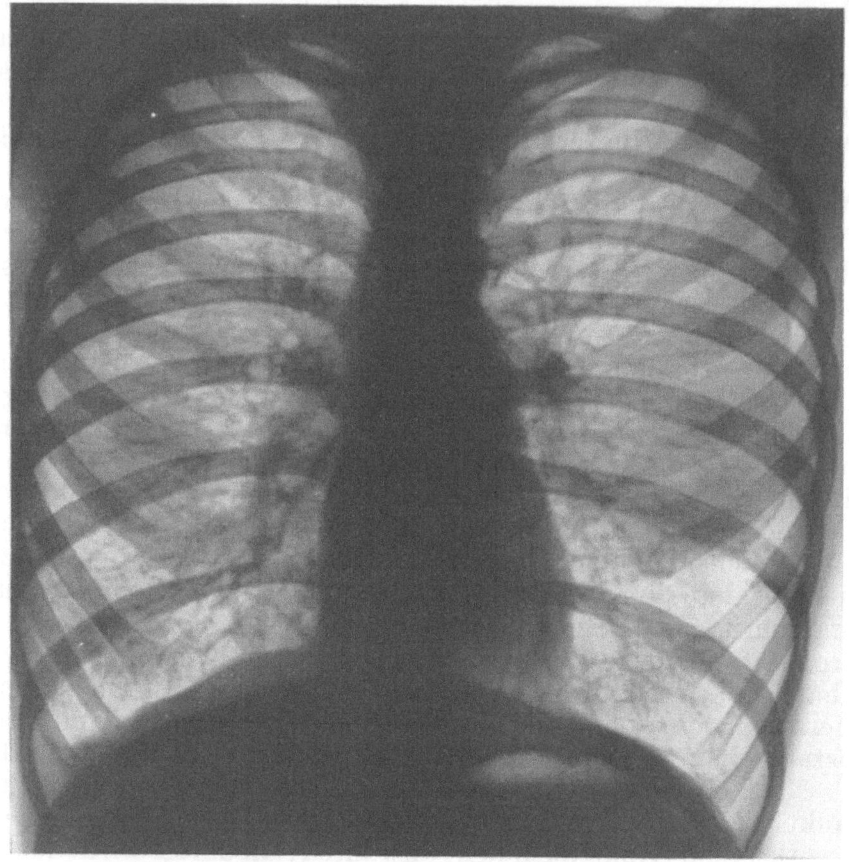

Fig. 32. Schmale langgestreckte Form des Herzschattenbildes bei Lungenerweiterung
infolge Bronchialasthma.

Stellung durch Druck aufs Abdomen oder Horizontallage den Übergang in
ein ganz normal großes Herz bewirken. Es mag dahingestellt bleiben, ob der
Wechsel, wie DIETLEN meint, zum Teil auf wirklicher Änderung der Herzgröße beruht, für welche Änderungen der Blutverteilung in Frage kommen.
Besonders betonen möchte ich die schon mehrfach erwähnte Tatsache, daß
bei Zwerchfelltiefstand das Herz gewöhnlich eine Drehung um eine etwa
vertikale Achse erfährt und sich median einstellt und daß hierdurch allein
eine Verkleinerung des Herzschattenbildes ohne wirkliche Kleinheit des Herzens hervorgerufen werden kann.
Ich erinnere hierbei an das Emphysemherz, welches infolge des bei
Emphysem sehr ausgeprägten Zwerchfelltiefstandes namentlich bei jugendlichen Individuen median gestellt ist und schmal erscheint, so daß bei alleiniger

Berücksichtigung des Schattenbildes im geraden Durchmesser leicht auf eine Herzverkleinerung geschlossen werden könnte (vgl. Fig. 32 u. 33). Die anatomische Untersuchung des Emphysemherzens lehrt aber, daß nicht eine Verkleinerung, sondern im Gegenteil ziemlich regelmäßig eine Hypertrophie des rechten Ventrikels angetroffen wird. Diese ist an einer leichten Vorwölbung des rechten unteren Herzrandes und einer Ausbuchtung des Pulmonalbogens bei sagittaler Durchleuchtung sowie besonders an einer Vergrößerung des Tiefendurchmessers und einer stärkeren Wölbung der vorderen dem Retrosternalraum zugewandten Herzkontur (Conus pulmonalis) bei frontalem Strahlengange erkennbar. Bei älteren Emphysematikern ist übrigens die Herzsilhouette nicht immer schmal und median gestellt, sondern es finden sich Übergänge zur quer liegenden Herzform. Diese ist dadurch zu erklären, daß das Herz durch die im Alter verlängerte, sklerosierte Aorta hinabgedrückt wird. — Im Asthmaanfall, bei welchem das Herzschattenbild an sich wegen des tiefen Zwerchfellstandes schmal und median gestellt ist, ist von verschiedenen Untersuchern eine Verkleinerung im Exspirium beobachtet worden. Diese ist hauptsächlich darauf zurückzuführen, daß der im Exspirium gesteigerte intraalveoläre Druck die Blutzufuhr in den rechten Vorhof und ferner auch die Durchströmung der Lungenkapillaren hemmt, während der Abfluß aus dem linken Ventrikel nicht behindert ist.

Herzvergrößerung. Auch die Feststellung einer *krankhaften Herzvergrößerung* unterliegt bei Grenzfällen oft großer Schwierigkeit. Auf die Vortäuschung einer Herzvergrößerung allein infolge Querstellung wurde bereits hingewiesen. Schwierig ist die Abgrenzung zwischen normalem und krankhaftem Verhalten bei den

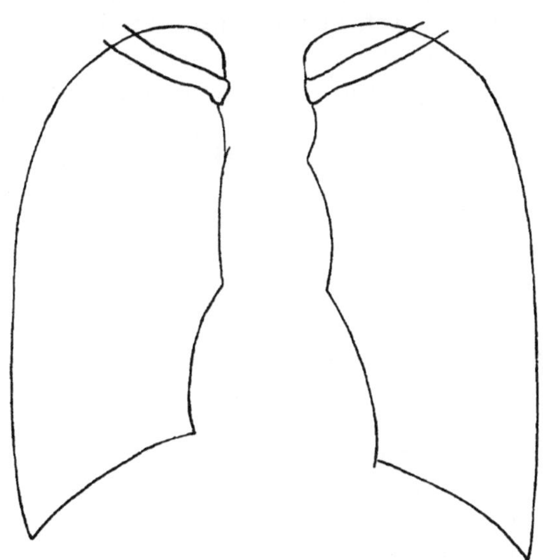

Fig. 33. Emphysemherz.

oft nicht unerheblichen Herzvergrößerungen, die nach dauernden körperlichen Anstrengungen auftreten, wie sie SCHIEFFER in sehr exakten Röntgenuntersuchungen bei Radfahrern und Soldaten festgestellt hat. Er betont selbst ausdrücklich und beruft sich hierbei auf die Ansicht von MORITZ, daß viele dieser Herzvergrößerungen nicht allein durch Hypertrophie der Herzwandung erklärt werden könnten, da diese nie zu so erheblicher Zunahme der verschiedenen Durchmesser führen können.

Bezüglich der Unterscheidung, ob eine nachgewiesene Vergrößerung des Herzens auf Hypertrophie oder Dilatation beruht, ist grundsätzlich folgendes zu betonen: Eine reine Hypertrophie ruft hauptsächlich eine Veränderung der Form, nicht eine erhebliche allgemeine Vergrößerung des Herzschattens hervor; und zwar führt die Hypertrophie des linken Ventrikels zu einer starken Rundung des linken unteren Herzbogens, eine Hypertrophie des rechten Ventrikels, welcher bei sagittalem Strahlengange nicht oder nur in geringem Maße randbildend ist, beeinflußt die Form des Herzschattens weniger; auf Einzelheiten wird später näher eingegangen werden (vgl. S. 50 u. 51). Beträchtliche allgemeine Vergrößerungen des Herzschattens sind dagegen hauptsächlich auf Dilatation der Herzhöhlen zu beziehen. Diese führt auch ihrerseits zu etwas vermehrter Rundung des linken unteren Herzbogens, aber nicht in so ausgesprochener Weise wie die Hypertrophie. In der Praxis ist allerdings eine derartig klare Unterscheidung nur selten möglich, da reine Fälle von Hypertrophie und Dilatation viel weniger häufig als Kombinationsformen sind, bei welchen der Anteil der Hypertrophie und Dilatation schwer voneinander abgegrenzt werden kann. Was nun die Beobachtungen von SCHIEFFER an Radfahrern und Soldaten anbetrifft, so beweisen die röntgenologisch festgestellten, zum Teil erheblichen Vergrößerungen des Herzschattens, daß mit der Hypertrophie infolge vermehrter Anstrengung gewöhnlich auch eine Dilatation in gewissem Umfange verbunden ist; und zwar kann die von MORITZ sogenannte *tonogene Dilatation* in diesen Fällen nicht als krankhaft bezeichnet werden, da es sich um vorher und nachher ganz gesunde Herzen handelte, die durch körperliche Übungen eine Zunahme ihrer Leistungsfähigkeit, dagegen keinerlei Krankheitszeichen erkennen ließen. Es ist sehr schwer zu beurteilen, wann hierbei die Grenze des Normalen überschritten wird. Lehrt doch die Erfahrung, daß nach exzessiven Sportleistungen, auch ohne das Hinzukommen sonstiger schädigender Momente, in der Folge nicht ganz selten Krankheits- und Schwächezustände des Herzens beobachtet werden. Andererseits ist nach einmaligen, auch langdauernden starken körperlichen Anstrengungen bei gesunden Herzen orthodiagraphisch eine akute Herzerweiterung bisher noch nicht einwandfrei festgestellt worden, wie DIETLEN mehrfach, u. a. auch auf Grund von Kriegserfahrungen, hervorhebt. Ebenso kam DE LA CAMP bei experimentellen Untersuchungen an Menschen und an Tieren, die er stärkeren körperlichen Anstrengungen aussetzte, zu ganz negativen Resultaten, sofern es sich um gesunde Herzen handelte. Dagegen beobachtete er Dilatation infolge starker Anstrengung bei vorher geschädigtem Herzmuskel (*myogene Dilatation* nach MORITZ).

Über den Einfluß der *Kriegsstrapazen* auf die Herzgröße besteht eine große Literatur, deren vielfach auseinandergehende Angaben schwer kritisch und zugleich einheitlich zusammenzufassen sind. Auf Grund der eigenen Kriegserfahrungen, bei welchen ich über eine große Zahl von genauen Herzbeobachtungen an Soldaten verfüge, kann ich nicht sagen, daß die Herzen der Frontsoldaten, die lange Zeit schweren körperlichen Anstrengungen ausgesetzt waren, sich durch besonders große orthodiagraphische Herzmaße auszeichneten. Es scheint diese Angabe zwar mit den oben angeführten Ergebnissen von SCHIEFFER und auch den Feststellungen der Armeepathologen in einem gewissen Widerspruch zu stehen, welche eine Vergrößerung des Herzgewichtes bei Frontsoldaten fanden. Es ist jedoch darauf hinzuweisen, daß eine bereits erhebliche Volum- und Gewichtszunahme nur in einer verhältnismäßig geringen Vergrößerung des auf die Fläche projizierten Schattenbildes zum Ausdruck kommt und daß bei der großen normalen Variationsbreite nur solche Abweichungen in Betracht gezogen werden konnten, welche sich um mehr als 1,5 cm von den normalen Werten der einzelnen Durchmesser entfernten. Das war aber nur in einer Minderzahl der Fall, bei denen gewöhnlich besondere Verhältnisse vorlagen, die gleich näher besprochen werden sollen. Ob und wie weit bei diesen Herzen eine Vergrößerung gegenüber dem Zustand vor dem Kriege eingetreten war, läßt sich natürlich nicht wie bei den Kontrolluntersuchungen von SCHIEFFER an Friedenssoldaten beurteilen, da beim Eintritt in den Kriegsdienst keine Orthodiagramme aufgenommen waren.

Unter denjenigen Herzfällen, welche ohne Vorhandensein eines Herzklappenfehlers eine über das normale Maß deutlich hinausgehende Herzvergrößerung zeigten, ließen sich meist andere Schädlichkeiten, am häufigsten infektiöse Momente (Diphtherie, Typhus, Ruhr) oder Berufseinflüsse als alleinige oder vorbereitende Ursache nachweisen. Unter den wenigen Fällen mit orthodiagraphisch festgestellter Herzvergrößerung, die nach Abzug dieser auf andere Weise zu erklärenden Fälle noch übrigblieben, befanden sich mindestens ebensoviel Garnison- als Frontsoldaten, die keine außergewöhnliche körperliche Anstrengung verrichtet hatten, so daß eine nennenswerte im Orthodiagramm sicher zum Ausdruck kommende Vergrößerung des Herzens allein infolge körperlicher Anstrengung im Kriege aus meinen Untersuchungen nicht hervorgeht. Von Interesse dürfte auch die klinische Feststellung sein, daß abgesehen von den erwähnten Fällen von infektiöser oder andersartiger Herzschädigung und selbstverständlich von Klappenfehlern keine wesentlichen Dekompensationen beobachtet wurden.

Die einzige, zunächst bemerkenswert erscheinende Ausnahme einer scheinbar idiopathischen starken Herzvergrößerung mit rasch zunehmender Herzinsuffizienz, die unaufhaltsam zum Tode führte, klärte sich später dadurch auf, daß der Betreffende im Frieden Rennradfahrer gewesen und außerdem dem Alkohol in ziemlichem Maße ergeben war. Andererseits war er im Kriege keinen besonderen körperlichen Anstrengungen ausgesetzt gewesen. Die anatomische Untersuchung dieses Falles ergab eine starke Hypertrophie und Dilatation sämtlicher Herzabschnitte. Die kräftige Herzmuskulatur ließ auf Querschnitten makroskopisch keine Veränderungen erkennen. Eine zur Beurteilung unbedingt erforderliche mikroskopische Untersuchung fand nicht statt. Dieser unter einer großen Reihe von Soldatenuntersuchungen alleinstehende Fall wurde deshalb ausdrücklich angeführt, um darzutun, daß die genaue Berücksichtigung aller sonst für das Herz in Betracht kommenden Einflüsse im Einzelfall notwendig ist, wenn man Schlüsse auf die Einwirkung von Kriegsstrapazen auf das Herz ziehen will.

An großen Untersuchungsreihen der Herzen von Frontsoldaten hat KAUFMANN viel öfter Herzerweiterungen gefunden. Er betont hierbei gleichfalls die auffallende Häufigkeit von vorangegangenen Infektionskrankheiten (Gelenkrheumatismus, Pneumonie, Typhus, Ruhr). In anderen Fällen bestand eine gleichzeitige Atheromatose. Außerdem sah er aber auch Herzvergrößerungen, die später vielfach unter einer Schonungsbehandlung zurückgingen, bei solchen Herzen, welche keine anatomische, sondern lediglich eine funktionelle Minderwertigkeit infolge zu großer Jugendlichkeit, ungünstiger Stellung oder mangelhafter Übung aufwiesen. Ferner hat er Herzerweiterungen bei gleichzeitiger starker körperlicher Anstrengung und schwerer psychischer Erregung (Granatschok) gesehen, bei welcher die stets auftretende Blutdrucksteigerung ursächlich bedeutungsvoll erscheint. Ohne derartige Nebenumstände, allein infolge starker Frontstrapazen, sah auch KAUFMANN unter vielen Beobachtungen, von ganz vereinzelten Ausnahmen abgesehen, keine Herzerweiterungen.

Sodann ist bei dem Zustandekommen der sogenannten *idiopathischen Herzvergrößerungen* die Wirkung einer Mehrbeanspruchung des Herzens durch vermehrte Flüssigkeitsaufnahme zu erörtern. Das Beispiel des Diabetes insipidus, bei welchem täglich das Vielfache der Norm an Flüssigkeit vom Herzen durch den Körper befördert wird, lehrt, daß hierdurch keine Hypertrophie oder Dilatation des Herzens eintritt. Ein gleichzeitiger Einfluß großer Flüssigkeitsaufnahme und starker körperlicher Anstrengung ist bei den Münchener Bierherzen (BOLLINGER) vorhanden. Die experimentellen Untersuchungen von MAXIMOWITSCH und RIEDER, welche Versuchspersonen im Ergostat starke Muskelarbeit verrichten sowie große Flüssigkeitsmengen (Wasser, Bier, Wein) trinken ließen, ergaben eine hiernach auftretende Blutdrucksteigerung, die am stärksten bei der gleichzeitigen Einwirkung beider Faktoren ausfiel, und schienen hiermit ein Verständnis für das Zustandekommen der Herzvergrößerung anzubahnen. Röntgenologische Untersuchungen liegen in dieser aus einer früheren Zeit stammenden Arbeit nicht vor. Dagegen ließen orthodiagraphische Messungen von BINGEL keine Vergrößerung vorher gesunder Herzen von Studenten erkennen, die beim Eintritt in die Korporation und nach drei Semestern untersucht wurden und innerhalb dieser Zeit sich reichlichem Biergenuß hingegeben und körperlichen Anstrengungen beim Fechten ausgesetzt hatten. Auch er beobachtete aber Vergrößerungen und Insuffizienzerscheinungen mehr oder minder leichten Grades in den Fällen, bei welchen das Herz durch Infektion oder andere Ursachen geschädigt war. Bei der mikroskopischen Untersuchung idiopathischer Herzvergrößerungen, von denen mindestens ein Teil dem Typus des Münchner Bierherzens entsprach, wies KREHL stets entzündliche Veränderungen am Herzmuskel nach und macht deshalb für diese Fälle früher durchgemachte, vielleicht nicht beachtete Infektionen für das Zustandekommen der Vergrößerung verantwortlich. Auf die große Bedeutung einer ehemals überstandenen infektiösen Myokarditis, die meiner Erfahrung nach weitaus am häufigsten nach Diphtherie beobachtet wird, und des gleichzeitigen Einflusses körperlicher Anstrengungen für das Zustandekommen einer scheinbar idiopathischen Herzvergrößerung wird noch später eingegangen werden (siehe S. 45). Für diejenige Gruppe sogenannter idiopathischer Herzhypertrophie, welche mit ausgesprochener Hypertonie einhergeht — und in diese gehören nach neuerer Auffassung gerade die Münchner Bierherzen (F. MÜLLER, zitiert nach KREHL) — wird jetzt mit großer Wahrscheinlichkeit die Entstehung auf dem Boden einer Nierensklerose bzw. durch eine allgemein verbreitete Schädigung besonders der kleinen Arterien angenommen, von denen die Veränderungen an den Nierengefäßen einen allerdings besonders stark hervortretenden Teil darstellen.

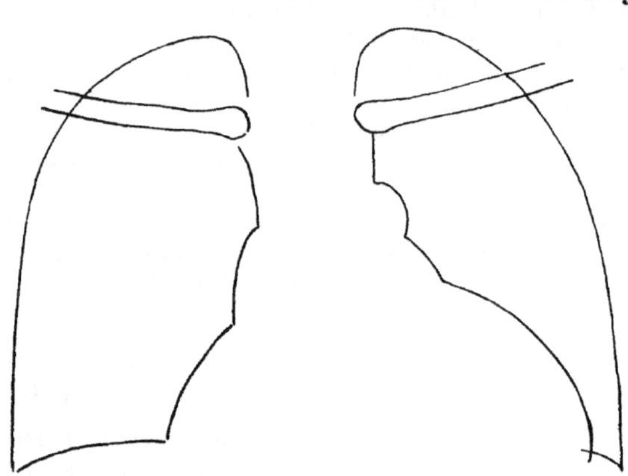

Fig. 34. Herz bei Myokarditis.

Bei *Nierenerkrankungen* werden Herzvergrößerungen verschiedener Art häufig angetroffen. Zunächst wird im akuten Stadium der Glomerulonephritis nicht selten eine Verbreiterung des Herzschattenbildes beobachtet, deren Ursache nach MOOG und ALWENS wahrscheinlich meist in einer Kombination von Hydroperikard und Herzvergrößerung zu suchen ist. Diese beiden Momente sicher auseinander zu halten, erscheint äußerst schwierig oder unmöglich. Die Vergrößerung des Herzschattenbildes im akuten Stadium pflegt völlig zur Norm zurückzugehen. Dagegen wird später eine Hypertrophie der linken Kammer, kenntlich an einer verstärkten Rundung des linken unteren Bogens, nachweisbar, ohne daß eine wesentliche Verbreiterung des Schattenbildes besteht (vgl. Fig. 39). Diese tritt dagegen im Stadium der Dekompensation des Herzens und zwar in gleicher Weise bei der primären wie bei der sekundären Schrumpfniere auf und ist durch eine Zunahme aller Maße und ein Verstreichen der Herzbucht (vgl. S. 50) gekennzeichnet (vgl. Fig. 41).

Allseitige Herzvergrößerungen finden sich ferner bei Myokarditis und Myodegeneratio auf infektiöser oder toxischer Grundlage auch ohne gleichzeitige Einwirkung körperlicher Anstrengungen, von denen vorher ausgegangen worden war. Es überwiegt hier meist die Dilatation. Die in den vorher besprochenen Formen ausgeprägte Hypertrophie der Wandungen ist meist weniger stark vorhanden oder kann auch ganz fehlen.

Als ein ziemlich regelmäßig wiederkehrender Typ fiel mir das allseitig vergrößerte Herz fettleibiger Gastwirte auf, die wohl meist dem Alkohol recht stark ergeben waren, in der Ruhe noch keine wesentlichen Herzbeschwerden hatten und sich im allgemeinen gesund fühlten, aber doch bei der Funktionsprüfung bei körperlicher Anstrengung eine verminderte Leistungsfähigkeit des Herzens deutlich erkennen ließen. Besonders zu betonen ist, daß in diesen Fällen eine Blutdrucksteigerung nicht bestand. Die orthodiagraphisch festgestellte sehr deutliche Vergrößerung, die nicht nur auf Zwerchfellhochstand durch Fettleibigkeit bezogen werden konnte, dürfte wohl durch eine Schädigung des Herzmuskels hervorgerufen sein. Allerdings berichtet MORITZ zusammenfassend über toxische und thermische Ursachen, daß es sich durch orthodiagraphische Messungen nicht bestätigt habe, daß Alkoholgenuß, heiße Bäder, narkotische und andere Medikamente (Morphium, Chloral, Chloroform, Koffein, Kola) zu Herzdilatation führen. Dieser Satz bezieht sich aber auf mehr akute Einwirkungen dieser Einflüsse; in den vorher genannten Fällen ist dagegen an eine allmähliche, vielleicht zum Teil auf dem Wege über Koronarsklerose eintretende Myokardschädigung zu denken.

Sehr klar liegen die Verhältnisse bei der akuten Dilatation bei Infektionskrankheiten. Die orthodiagraphischen Messungen von DIETLEN ergaben eine von einem Tag zum andern zu verfolgende Vergrößerung der Herzfigur bei Diphtherie, die sich später wieder rasch verminderte, meist jedoch nicht völlig zur Norm zurückkehrte,

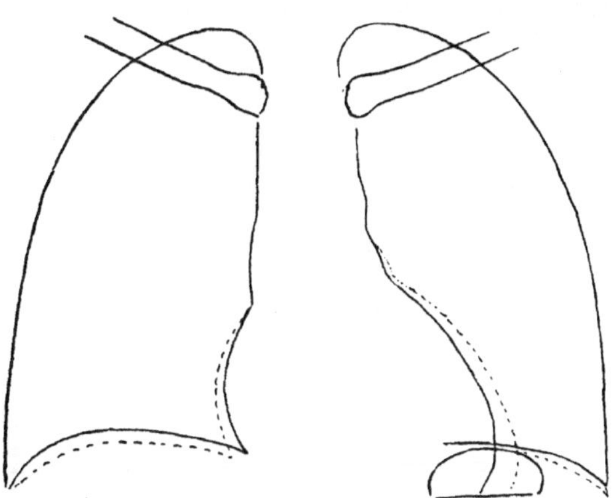

Fig. 35. Akute Myokarditis bei Diphtherie, 4jähr. Kind (nach DORNER).

——— Herzgröße am 8. Krankheitstage.
Maße: *L.* = 9,6.   *Tr.* = 2,5 + 6,2 = 8,7.
··········· Herzgröße am 12. Krankheitstage.
Maße: *L.* = 10,6.   *Tr.* = 2,4 + 7,4 = 9,8.
In der Zwischenzeit war kleiner Puls, leise Herztöne, Galopprhythmus eingetreten. Am 13. Tage Exitus. Autopsie: schwere Myokarditis, Dilatation des Herzens.

wenigstens nicht innerhalb des Krankenhausaufenthaltes. Ebenso ließen die in der großen Leipziger Diphtherieepidemie 1915 von DORNER angestellten Herzmessungen außerordentliche Schwankungen der Herzgröße erkennen. Bei den schwersten Fällen trat eine röntgenologisch nachweisbare Herzerweiterung schon am dritten Tage ein und nahm in der Folge bei letalem Verlauf um 1,5—3 cm im Längs- und Querdurchmesser zu. Auch in fast allen schweren, aber später geheilten Fällen beobachtete DORNER eine Dilatation bis 1,5 cm Längenzuwachs, die bisweilen schon am vierten bis fünften Tage, meist erst im Laufe der zweiten Woche einsetzte. Die Rückbildung der Erweiterung begann meist in der dritten Woche, wurde aber in schweren Fällen oft enorm verzögert und war dann nach 4—5 Monaten noch nicht vollendet. Besonders beachtenswert ebenso vom klinisch-therapeutischen Standpunkt wie in theoretischer Hinsicht in bezug auf die erörterte Frage des Einflusses körperlicher Anstrengung auf die Herzgröße ist die Erfahrung von DORNER, daß in der Rekonvaleszenz der schweren Fälle, selbst nach 3—4 Monaten schon geringe Anstrengungen von neuem zu ganz akuter Dilatation führen können. Er setzt diese wichtige Beobachtung in Beziehung zu den nicht selten gesehenen plötzlichen Todesfällen, die noch längere Zeit nach überstandener Diphtherie eintreten können. Ferner folgert er daraus, daß gerade die Röntgenuntersuchung des Herzens nach Aufstehen sehr wichtige Fingerzeige für die weitere Behandlung ergibt. Von sonstigen Infektionskrankheiten stellen Scharlach, Typhus und Ruhr das größte Kontingent für das Auftreten infektiöser Herzdilatationen. Unter den selbst gesehenen Fällen von scheinbar idiopathischer Herzvergrößerung bei jungen Leuten konnte ich bei Aufnahme einer genauen Anamnese in der Mehrzahl der Fälle in erster Linie Diphtherie, seltener eine der eben erwähnten anderen Krankheiten nicht nur als ehemals vorhanden, sondern auch wahrscheinlich als Ursache für das Auftreten von sonst nicht erklärlichen Herzvergrößerungen nachweisen, da sich hieran die ersten Herzbeschwerden angeschlossen hatten.

Von *äußeren toxischen* Einflüssen führt *Leuchtgasvergiftung* nach dem Bericht von ZONDEK sowie von ISRAELSKI und LUCAS bisweilen zur Herzdilatation, welche sich nach Ausschaltung dieser Schädlichkeit bald wieder zurückbildet. Besonders bei Phosphorvergiftung, die starke Verfettung des Herzmuskels hervorruft, ist ebenfalls das Entstehen einer Herzdilatation zu erwarten; röntgenologische Beobachtungen hierüber und über das Verhalten des Herzens bei anderen Vergiftungen liegen meines Wissens nicht vor.

Auf einer toxischen Einwirkung von im Körper selbst gebildeten Stoffen beruhen wohl die bei inneren Sekretionsstörungen beobachteten Herzvergrößerungen. Bei *Morbus Basedow* wird zwar gewöhnlich viel häufiger eine Herzdilatation angenommen, als sie in Wirklichkeit vorhanden ist. Der oft stark verbreiterte Spitzenstoß verleitet leicht zu dieser Annahme, ist aber oft nur Folge des erregten raschen Aktionstypus. Das Orthodiagramm ergibt im Anfangsstadium gewöhnlich normale Maße. Dagegen kommt es in schweren Fällen oft zu Erweiterungen zum Teil beträchtlichen Grades, welche nach KRAUS alle Herzabschnitte betreffen. Nicht selten werden auch akute Erweiterungen, namentlich nach den Angaben von ALBERT KOCHER, nach Anstrengungen und Aufregungen beobachtet. Nicht sehr hochgradige Veränderungen des Volumens sind sehr häufig schwankend und nach gelungener Operation vollständig rückbildungsfähig.

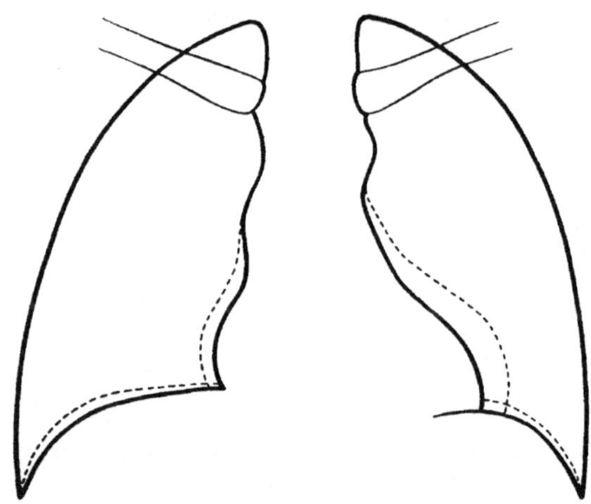

Fig. 36. Thyreotoxisches Herz.
Die Dilatation ist durch Röntgenbestrahlung der Schilddrüse zurückgebildet.

Auf den Hyperthyreoidismus sind ebenfalls manche Vergrößerungen des Herzens zu beziehen, welche in gewissen Fällen bei Kropf ohne voll ausgeprägte Basedowsymptome beobachtet wurden. Nach einer verbreiteten Anschauung stellt das hauptsächlich von MINNICH und KRAUS näher erforschte *Kropfherz* kein einheitliches Krankheitsbild dar. Bei den Versuchen, die hierbei wirksamen Faktoren zu analysieren, werden vielmehr toxische und mechanische Schädlichkeiten unterschieden, wenngleich häufig beide zusammen vorhanden sind. Die mechanischen Einflüsse machen sich besonders bei einer Struma retrosternalis geltend, welche am leichtesten zu einer Kompression der Luftröhre führt. Die inspiratorische Dyspnoe verursacht eine Mehrbelastung des rechten Herzens durch vermehrte Blutzufuhr, die infolge verstärkter Ansaugung des Venenblutes durch den gesteigerten negativen intrathorakalen Druck eintritt. Die exspiratorische Dyspnoe schafft vermehrte Widerstände für den rechten Ventrikel durch Steigerung des intraalveolären Druckes. So entsteht bei dem sogenannten pneumischen Kropfherzen (ROSER) eine Hypertrophie und in der Folge auch eine Dilatation des rechten Ventrikels. Mit diesen übrigens nur in einem Teil der Fälle von Kropf vorhandenen mechanischen Einflüssen kombinieren sich oft thyreotoxische Schädigungen. BLAUEL, MÜLLER und SCHLAYER teilten je nach dem Vorhandensein oder Vorherrschen, mechanischer oder toxischer Symptome einzelne Gruppen ab und fanden bei rein mechanischen Störungen im allgemeinen eine Vergrößerung des rechten Medianabstandes, der bei gleichzeitigem Vorhandensein von toxischen Erscheinungen besonders stark ausgeprägt war, dagegen bei *nur* toxischen Symptomen eine Zunahme des linken Medianabstandes des Herzens. STEINER beobachtete bei

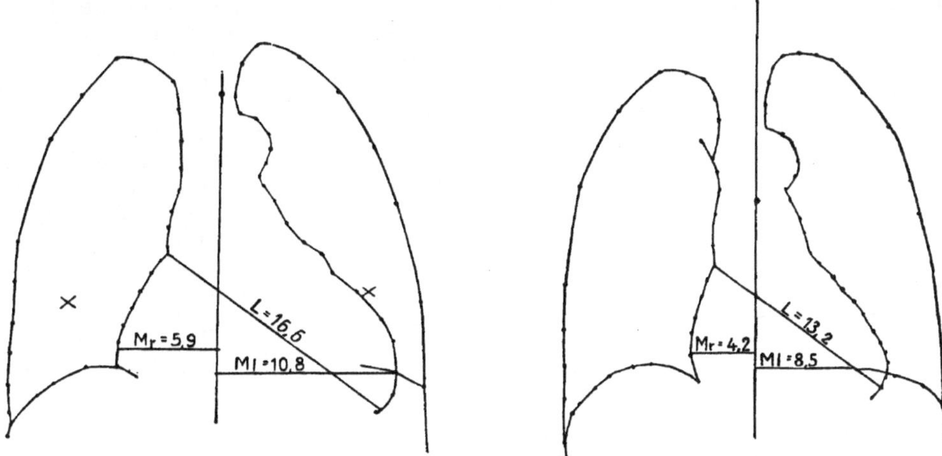

Fig. 37. Myxödemherz.
Die Dilatation ist unter einer Thyreoidinkur innerhalb 8 Wochen vollständig zurückgebildet.

Kropfherzen ohne Unterschied vorwiegend eine Vergrößerung des linken Herzabschnittes, vielfach daneben, aber kaum allein auch noch eine Verbreiterung nach rechts. STEINER und ebenso MEYER-BORSTEL lehnen einen Einfluß der Trachealstenose auf das Herz und damit das Vorkommen eines mechanischen Kropfherzens überhaupt ab und sehen die Ursache der Herzvergrößerung in Übereinstimmung mit FR. MÜLLER lediglich in einer toxischen Fernwirkung des Kropfes. Ein Jahr nach ausgiebiger Strumektomie stellte STEINER in drei Viertel der Fälle eine Verkleinerung der ursprünglichen Herzvergrößerung und meist Rückkehr zur Norm fest. Dagegen fanden MEYER und SULGER bei Nachuntersuchungen nach der Kropfoperation keinen Rückgang der meist beiderseitigen Herzvergrößerung, die auch sie in mehr als der Hälfte der Fälle und zwar namentlich bei gleichzeitiger Trachealstenose beobachteten.

Es zeigen übrigens lange nicht alle Fälle von Kropf orthodiagraphisch feststellbare Herzveränderungen. Unter sehr zahlreichen Untersuchungen von mit Kropf behafteten Soldaten, die in Baden eingestellt waren, wobei allerdings die hohen Grade und die Fälle mit ausgesprochenen Kompressionserscheinungen ausgeschlossen waren, vermißte ich fast stets eine Herzvergrößerung. Auch OTTEN gibt auf Grund seiner Tübinger Erfahrungen an, daß die orthodiagraphischen Maße oft kaum von den Normalwerten abweichen. Dafür hat er häufig eine Veränderung der Herzform gefunden, die sich der Kugelform näherte und durch Vorwölbung des linken Vorhofbogens, Rundung des linken Ventrikelbogens und stärkstes Vorspringen der Vena cava superior ausgezeichnet war. Hiermit decken sich im wesentlichen die Untersuchungen an Innsbrucker Kropfherzen von BAUER und HEIM, die aber die Erweiterung des linken mittleren Bogens auf die Pulmonalis beziehen. Diese Erklärung würde im Einklang mit den oben angegebenen physiologischen Grundlagen des pneumischen Kropfherzens stehen. Auffallend starke Herzvergrößerungen kommen nach den röntgenologischen und anatomischen Untersuchungen von FEER beim Kropf der Säuglinge vor.

Bei dem durch Hypothyreoidismus hervorgerufenen *Myxödem* wird im allgemeinen keine wesentliche Herzveränderung beschrieben. Doch kommen nach den Erfahrungen von ZONDEK, die ASSMANN und MEISSNER bestätigt haben, bei Myxödem sehr erhebliche Herzvergrößerungen vor, welche zum Teil überraschend schnell in wenigen Wochen auf Thyreoidingaben zurückgehen können.

Einen sehr eindrucksvollen Fall sah ich bei einem jungen Offizier, der auf den ersten Blick eine Mischung von Myxödem und Herzinsuffizienz bot. Neben wulstiger Schwellung der Lippen und Augenlider und trockener Beschaffenheit der Haut bestand eine starke Zyanose besonders an Ohren und Wangen und eine gelbliche Herzfehlerfarbe, dabei Erniedrigung der Körpertemperatur auf 35,2—4°, der Pulsfrequenz auf 50, des Blutdruckes auf 95—100 mm Hg und eine Verlangsamung der Sprache und geistigen Funktionen. Das Orthodiagramm zeigte eine sehr starke allgemeine Verbreiterung und starke Rundung des linken Ventrikelbogens (L. = 16,6, M. r. = 5,9, M. l. = 10,8, Tr. = 16,7). Eine zuerst wegen der Herzsymptome eingeleitete Digitalisbehandlung änderte nichts im klinischen Bild. Dagegen gingen nach einer dreiwöchigen Thyreoidinkur nicht nur die sämtlichen Erscheinungen des Hypothyreoidismus in körperlicher und geistiger Hinsicht zurück, sondern auch die Herzmaße

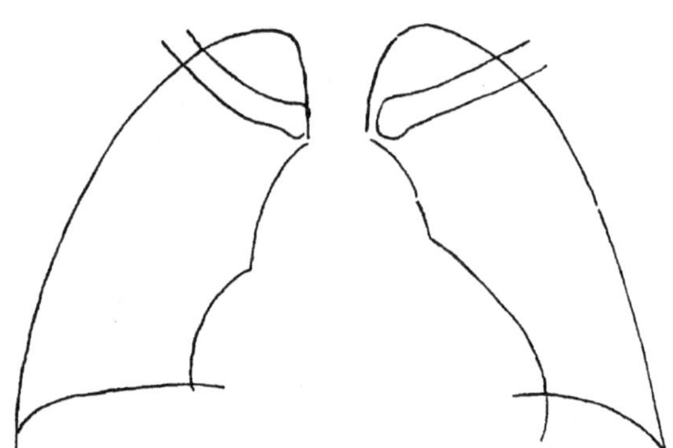

Fig. 38. Herz bei pernizöser Anämie.
Autopsie: erhebliche Dilatation des Herzens.

auf ganz normale Werte herunter (L. = 13,2, M. r. = 4,2, M. l. = 8,5, Tr. = 12,7 cm) (vgl. Fig. 37). Es war also eine Verkleinerung von L. um 3,4, von Tr. um 4,0 cm eingetreten. Ebenso war die Zyanose und die gelbliche Herzfehlerfarbe einer normalen Gesichtsfarbe gewichen und Pulsfrequenz, Temperatur und Blutdruck auf normale Werte zurückgekehrt.

Bei *Thymushyperplasie* und *Status lymphaticus* der Säuglinge fand FEER häufig, nicht immer, eine Herzvergrößerung leichten Grades; dagegen beobachtete er oft hochgradige Herzvergrößerung (Hypertrophie und Dilatation) bei gleichzeitigem Vorkommen von Kropf und großem Thymus.

Vielleicht sind auch die bei Chlorose bisweilen auftretenden Herzvergrößerungen auf innersekretorische Einflüsse zurückzuführen; es ist dies aber nicht sicher zu behaupten, da die Anämie an sich zu einer Dilatation des Herzens führen kann, wie aus den experimentellen Untersuchungen von LÜDKE und SCHÜLLER an Tieren hervorgeht. Bei zwei eigenen Beobachtungen von Herzerweiterung im Gefolge von Chlorose handelte es sich nach orthodiagraphischer Feststellung um wirkliche Dilatation, nicht nur um scheinbare Vergrößerung der absoluten Herzdämpfung infolge Retraktion der Lungenränder, welche hierbei gleichfalls beschrieben ist.

Zu sehr beträchtlichen Herzerweiterungen führt regelmäßig die perniziöse Anämie in ihren späteren Stadien. Die in der Tigerzeichnung sichtbare Verfettung des Herzmuskels zeigt die schweren Veränderungen des Myokards bei dieser Krankheit an.

Bei den an *Beri-Beri*-Kranken beobachteten akuten Herzvergrößerungen ist *Vitaminmangel* als Ursache anzusehen. Hierbei wird im Röntgenbild eine Verbreiterung des Herzschattens nach beiden Seiten, ganz besonders aber eine starke Rundung des rechten Vorhofes, und ferner ein Verstreichen der Herztaille sowohl durch Vorbuchtung des Pulmonalstammbogens als des linken Herzohres gefunden. Die Vorgänge werden von WENCKEBACH auf ein Erlahmen vorwiegend des rechten Herzens bezogen (vgl. S. 161) und das Wesen der Störung in einer Quellung der Herzmuskulatur vermutet.

Das *Fettherz*, d. h. das Herz bei fetten Leuten ohne Myokardschädigung, ist im allgemeinen nicht vergrößert. Im Gegenteil ist es im Verhältnis zum Körpergewicht eher klein, entsprechend dem Satz, daß die Entwicklung des Herzens der Ausbildung der Körpermuskulatur parallel geht. Diese nimmt aber bei fetten Leuten nur einen verhältnismäßig kleinen Teil des Körpergewichtes ein. Trotzdem macht das Herzschattenbild oft dadurch einen vergrößerten Eindruck, daß es von dem durch die Fettmassen des Bauches emporgewölbten Zwerchfell nach oben gedrängt und quer gestellt wird. Der Transversaldurchmesser, besonders sein linker Abstand, wird hierdurch vergrößert, die Herzspitze wird vom Zwerchfell abgehoben. Infolge der Verkleinerung der Thoraxhöhe durch das hoch in den Brustkorb hineinragende Zwerchfell wird der Brustraum für die Aorta zu kurz. Diese weicht daher nach der Seite aus, ihr aufsteigender Teil wird rechts randständig und bildet einen stärker als gewöhnlich gekrümmten Bogen. Dadurch, daß die in ihrer Ausdehnung beengte Aorta an ihrem Ansatze das Herz herunterdrückt, wird die Querstellung des Herzens noch mehr befördert. Als eine Besonderheit des Fettherzens hat SCHWARZ den sogenannten Fettbürzel beschrieben. Er bezieht darauf den dreieckigen Schatten, der den Winkel zwischen Herzspitze und Zwerchfellbogen ausfüllt und sich vom Herz- und Abdominalschatten durch seine geringere Intensität abhebt. Wie er durch Abbildung anatomischer Präparate belegt, handelt es sich um eine Vergrößerung extraperikardialen Fettgewebes, welches in der Gegend der Herzspitze gelegen ist. Eine wirkliche, nicht nur scheinbare Vergrößerung des Herzens findet bei Fettleibigen dann statt, wenn es den erhöhten Anforderungen bei steigendem Körpergewicht, zumal bei körperlichen Anstrengungen, nicht genügt, vor allem, wenn gleichzeitig das Myokard geschädigt ist (siehe S. 45). — Nach Entfettungskuren hat SCHARPFF eine Verkleinerung des Herzschattens bei solchen Fettleibigen beobachtet, bei denen es sich um gesunde Herzmuskulatur handelte, insbesondere wenn gleichzeitig Hypertonie bestand, nicht dagegen bei geschädigtem Myokard ohne Blutdrucksteigerung. SCHARPFF führt die Verkleinerung des Herzschattens nicht auf Rückgang des Herzfettes bzw. der Herzmuskulatur, sondern auf Verkleinerung des systolischen Rückstandes zurück. Nicht ganz geklärt scheint mir, ob hierbei der Einfluß des veränderten Zwerchfellstandes infolge Verringerung des Abdominalfettes genügend berücksichtigt ist.

Eine Herzvergrößerung kann endlich bei genügend weiter *Kommunikation zwischen Arterien und Venen* eintreten, die selten als angeborene Anomalie, häufiger infolge von Traumen beobachtet wird (Aneurysma arterio-venosum). Diesbezügliche Fälle sind von RÖSLER und RIEDER mit ausführlicher Angabe des Schrifttums beschrieben; nach operativer Beseitigung der abnormen Verbindung fand Rückbildung der Herzvergrößerung statt. Auch experimentell läßt sich nach den Untersuchungen von HOOVER und BEAMS durch Herstellung einer künstlichen arterio-venösen Verbindung eine im Röntgenbilde nachweisbare Herzvergrößerung erzeugen.

4. Herzform.

Die Veränderlichkeit und Abhängigkeit der Herzform von Körperhaltung, Atmung usw. wurde bei der Besprechung des normalen Herzens bereits beschrieben und dabei der vorherrschende Einfluß des Zwerchfellstandes hervorgehoben. Außerdem gibt es unveränderliche Abweichungen der Herzform, welche dadurch zustande kommen, daß einzelne Abschnitte des Herzens im Gegensatz zu anderen sich vergrößern, und zwar entweder durch Hypertrophie der Wandung oder Dilatation der Höhlen oder eine Vereinigung beider Zustände. Im Folgenden sollen zunächst die Veränderungen der Herzform besprochen werden, die bei Vergrößerung eines einzelnen Abschnittes entstehen, um hiermit die Grundlagen für das Verständnis der häufiger vorkommenden komplizierteren Verhältnisse zu schaffen, welche durch gleichzeitige Vergrößerung mehrerer Teile zustande kommen.

1. *Linke Herzkammer.* Eine *Wandverdickung* der linken Herzkammer zeigt sich im Röntgenbild durch ungewöhnlich starke Rundung des linken unteren Herzbogens. Der linke Medianabstand des Transversaldurchmessers ist bei alleiniger Hypertrophie nur unwesentlich vergrößert, eher der Breitendurchmesser und besonders ein Lot, welches man auf den Längsdurchmesser von dem am weitesten von ihm entfernten Punkte des linken Herzrandes fällt. Dieser Punkt liegt bei stark ausgesprochener Hypertrophie nicht immer wie gewöhnlich am unteren Ansatz der Herzbucht, also im obersten Teil des linken Ventrikels, sondern zwischen diesem und der Spitze, jedoch nahe dem oberen Ende. Wichtiger als eine Messung ist aber das leicht kenntliche Merkmal der verstärkten Krümmung des linken unteren Bogens. Die Herzspitze ist stark gerundet und hebt sich gewöhnlich deutlich vom Zwerchfell ab (vgl. Fig. 39). Bei einer *Dilatation* der linken Herzkammer ist besonders der linke Medianabstand des Transversaldurchmessers vergrößert. Das am häufigsten vorkommende Zusammentreffen von Hypertrophie und Dilatation der linken Herzkammer ist durch Vergrößerung des Herzschattens nach links und verstärkte Krümmung des linken unteren Bogens ausgezeichnet. Es entsteht hierbei eine querliegende Eiform.

Das typische Beispiel einer reinen Hypertrophie der linken Herzkammer bietet das Herz bei Schrumpfniere, bei welcher es gegen einen erhöhten Widerstand zu arbeiten hat. Hierbei kommen die stärksten Grade von konzentrischer Hypertrophie vor, die durch auffallend starke Rundung des linken Ventrikelbogens deutlich charakterisiert ist. Bei der Aortenstenose, welche gewöhnlich gleichfalls als Schulbeispiel einer reinen Hypertrophie angesehen wird, bestand in den von mir gesehenen Fällen, auch wenn keine klinisch erkennbaren Kompensationsstörungen vorhanden waren, neben der leicht vermehrten Rundung des linken Ventrikelbogens noch eine geringe Linksverbreiterung des Spitzenteils (vgl. Fig. 40).

Eine Kombination von Hypertrophie und Dilatation ist meist bei der Aorteninsuffizienz vorhanden (vgl. Fig. 42). Außerdem wird sie auch im Dekompensationsstadium von Nephritisherz und Aortenstenose angetroffen. Dann pflanzt sich die Störung aber meist durch den Lungenkreislauf auf das rechte Herz fort, und es tritt hierbei nicht die rein querliegende Form, sondern ein Übergang zur Schrägform und eine wenig charakteristische allgemeine Herzverbreiterung auf (vgl. Fig. 41).

2. *Rechte Herzkammer.* Eine Vergrößerung der rechten Herzkammer findet im Röntgenbild nicht so leicht einen Ausdruck wie die der linken, weil der rechte Ventrikel unter normalen Verhältnissen bei sagittalem Strahlengange

nicht oder nur in geringem Maße randbildend ist. Eine direkte Darstellung der rechten Herzkammer kommt bei großer Magenblase in Frage, in der der untere, dem rechten Ventrikel angehörige Herzrand sichtbar wird. Allein die hierbei gewöhnlich auftretende Überstrahlung und die Rücksicht auf Störungen, die die Aufblähung des Magens gerade bei Herzkranken hervorrufen kann, behindert die praktische Verwendbarkeit dieser Methode. So kann

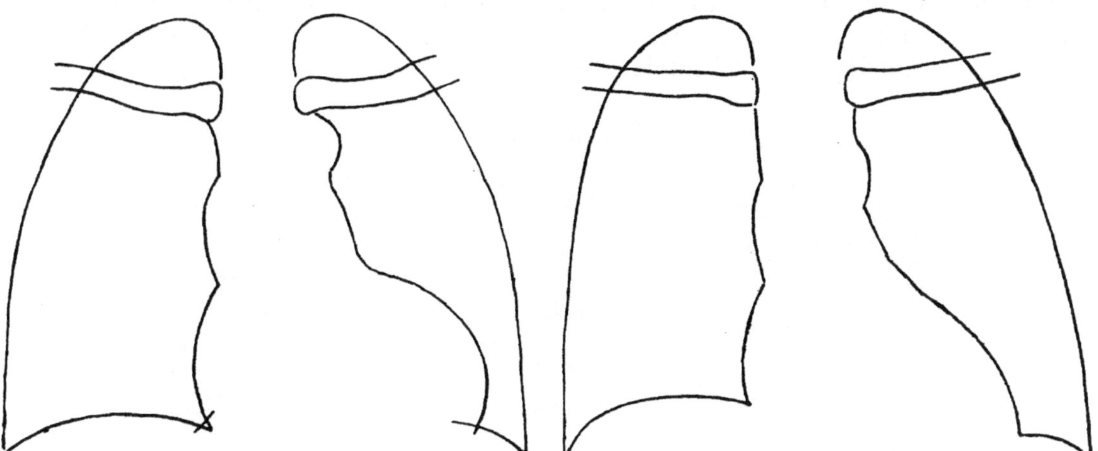

Fig. 39. Schrumpfnierenherz.
Starke konzentrische Hypertrophie des li. Ventrikels.

Fig. 40. Aortenstenose.
Mäßige Hypertrophie und geringe Dilatation des li. Ventrikels.

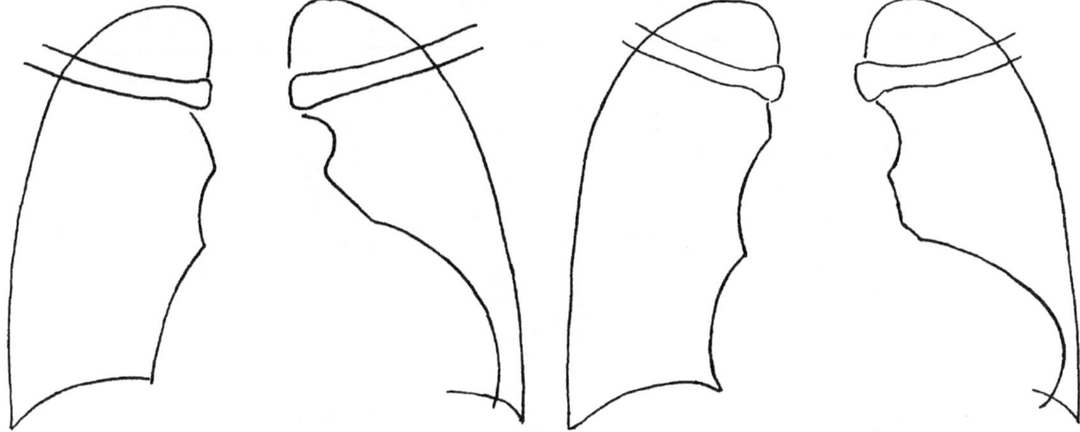

Fig. 41. Dekompensiertes Schrumpfnierenherz.
Hypertrophie und Dilatation des li. Ventrikels. Allseitige Herzvergrößerung (besonders auch des re. Ventrikels und re. Vorhofes).

Fig. 42. Aorteninsuffizienz.
Hypertrophie und Dilatation des li. Ventrikels.

eine *reine isolierte Hypertrophie* der rechten Kammer, wie sie bei der Pulmonalstenose angetroffen wird, ohne bedeutende Änderung der Herzform bei sagittalem Strahlengange einhergehen. Eine genaue Betrachtung läßt aber auch bei dieser Untersuchung meist Zeichen einer stärkeren Hypertrophie des rechten Ventrikels erkennen. So ist bisweilen eine leichte Vorwölbung an der Kontur des rechten Herzrandes dicht oberhalb des Zwerchfells vorhanden, welche auf den hier randbildenden rechten Ventrikel zu beziehen ist. Nach ZEHBE und DIETLEN kann dieser namentlich bei tiefem Inspirium mitunter durch eine feine Einkerbung von dem darüberliegenden rechten Vorhof abgegrenzt werden.

Eine *allgemeine* stärkere Wölbung des rechten Herzrandes entsteht dadurch, daß der hypertrophische rechte Ventrikel den randbildenden rechten Vorhof nach außen drängt, auch ohne daß dieser selbst vergrößert zu sein braucht (vgl. S. 55). Ferner bekommt die Herzform in den Fällen, die gewöhnlich zu einer Vergrößerung des rechten Herzens führen, nämlich bei Emphysem, Mitralfehlern usw., ganz besonders bei der Mitralstenose, dadurch ein besonderes Gepräge, daß die Arteria und der Conus pulmonalis stark erweitert werden. Dadurch wird der zwischen Aorta und linkem Ventrikelbogen einspringende Winkel, die sogenannte Herzbucht oder Taille des

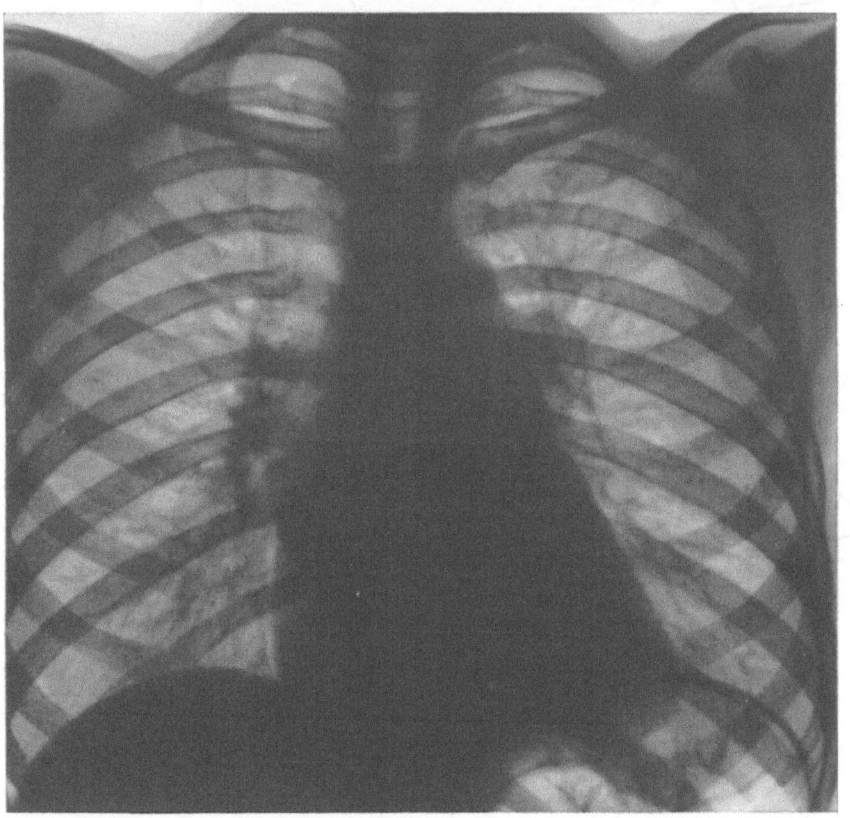

Fig. 43. Mitralstenose.
Steile Schrägform des Herzens. Der li. Herzrand bildet eine fast geradlinig steil abfallende Linie; die Herzbucht li. oben ist ausgefüllt.
Am re. Herzrande tritt oberhalb des re. Vorhofbogens der li. Vorhofbogen eben erkennbar hervor.

Herzens, ausgefüllt oder sogar vorgewölbt, und der linke Rand des Herzgefäßschattens stellt, allgemein betrachtet, eine vom Aortenknopf zur Herzspitze schräg abwärts ziehende gerade bezw. gebogene Linie dar, die zwar eine Unterteilung in einzelne Bögen, aber nicht, wie gewöhnlich, eine tiefe Einkerbung aufweist. Diese Wirkung wird in vielen Fällen von Mitralfehlern noch verstärkt durch seitliche Anlagerung des erweiterten linken Herzohrs. Doch wird dessen Anteil an der Ausfüllung der Herzbucht m. E. meist zuungunsten der hauptsächlich hierfür maßgeblichen Erweiterung der Arteria und des Conus pulmonalis überschätzt, durch welche das anliegende Herzohr vorgebuchtet wird (vgl. S. 72). In manchen Fällen von Mitralfehlern und besonders bei verschiedenen angeborenen Herzfehlern ist der hypertrophische rechte Ventrikel selbst am linken Herzrande zwischen Arteria pulmonalis bzw. linkem Herzohr und dem meist wenigstens die Spitze bildenden linken Ventrikel, sehr selten in ganzer Ausdehnung des unteren Bogens randbildend (vgl. Fig. 66b, 73, 74; 88).

Von wesentlicher Bedeutung für die Gestaltung der Herzform ist ferner eine durch die Vergrößerung der rechten Herzkammer hervorgerufene Drehung des Herzens. Da der rechte Ventrikel vorn der vorderen Brustwand, unten dem Zwerchfell anliegt, ist eine stärkere Ausdehnung nach diesen beiden Richtungen hin unmöglich; sie erfolgt dagegen in umgekehrter Richtung nach oben und hinten und gleichzeitig nach oben links, wo die anliegende Lunge dem Druck leicht nachgibt. Es entsteht eine Drehung nach hinten oben und links, die man, grob schematisch gesprochen, auch als Drehung um die Längsachse des Herzens im Sinne des Uhrzeigers bei Ansicht von der Spitze aus bezeichnen kann. Ich fand diese Drehung in den meisten Fällen des Situs von Mitralfehlern ausgesprochen. Sie ist auch von anatomischer Seite in der Beschreibung des S. 71 besprochenen und in Figur 67 dargestellten Falles und ebenso in verschiedenen Autopsieprotokollen der S. 99 geschilderten Fälle von Pulmonalstenose ausdrücklich hervorgehoben. Ich betone den letzteren Umstand besonders, da VAQUEZ und BORDET als Ursache einer ähnlich dargestellten Lageänderung des Herzens bei Mitralfehlern die Vergrößerung des linken Vorhofs bezeichnen. Bezüglich der Vorwärtsdrängung des rechten Vorhofs durch einen hochgradig erweiterten linken Vorhof bei Mitralfehlern stehe ich auf dem gleichen Standpunkt. Dagegen kommt diese Erklärung meines Erachtens für die weiteren Formveränderungen, insbesondere bei den nicht hochgradigen Fällen von Mitralstenose, kaum in Betracht und scheidet bei der Pulmonalstenose, bei der der linke Vorhof gewöhnlich auffallend klein ist, vollends aus. Infolge der Vergrößerung des rechten Ventrikels wird auch der ihm anliegende rechte Vorhof emporgehoben, dagegen wird der linke Ventrikel zurückgedrängt und dadurch die normale Rundung des linken unteren Herzbogens abgeflacht. Das Herz nimmt eine schräge Steilform an. Der Neigungswinkel, welchen der Längsdurchmesser mit der Horizontalen bildet, wird erhöht.

Weiter hat die Drehung des Herzens zur Folge: die an der Vorderfläche gelegenen Teile (der Ansatz der Aorta am Herzen und der Conus pulmonalis) werden nach der linken Seite, die an der linken Seite gelegenen Abschnitte (linkes Herzohr, linker Ventrikel) nach hinten, der hinten gelegene linke Vorhof etwas nach rechts vorn und der rechts gelegene rechte Vorhof nach vorn oben verschoben. Im einzelnen wird auf die dadurch hervorgerufenen Änderungen der Herzkontur besonders bei den Mitralfehlern eingegangen werden, bei denen sie am ausgeprägtesten in Erscheinung treten. Es sei aber betont, daß die Drehung und insbesondere auch die Hebung des rechten Vorhofs auch in manchen Fällen von Pulmonalstenose beobachtet wird (vgl. die Beschreibung des ersten Falles Fig. 92 auf S. 99).

Für den Nachweis von bestimmten Abschnitten der rechten Kammer sind auch Durchleuchtungen in den schrägen Durchmessern von einer gewissen Bedeutung.

Im zweiten schrägen Durchmesser kann der vergrößerte rechte Ventrikel namentlich bei tiefem Inspirium und tiefem Zwerchfellstand besser als bei sagittalem Strahlengange im untersten Abschnitt des äußeren Herzrandes randbildend wahrgenommen werden. Mit zunehmender Drehung bis zum frontalen Durchmesser tritt der rechte Ventrikel von unten her immer stärker randbildend hervor. Am meisten ist dies bei Pulmonalstenosen ausgeprägt, bei welchen der rechte Ventrikel stark hypertrophisch, der rechte Vorhof dagegen nicht erheblich dilatiert zu sein pflegt. Gewöhnlich ist aber bei den

Zuständen, die zu einer Erweiterung der rechten Kammer führen, namentlich bei Mitralfehlern, auch der rechte Vorhof erweitert, durch welchen eine Randbildung des rechten Ventrikels bei sagittalem Strahlengange behindert wird.

Bei einer Linksdrehung, also im *ersten schrägen Durchmesser*, ist der besonders bei Mitralstenosen und bei gewissen angeborenen Herzfehlern gewöhnlich erheblich erweiterte Conus pulmonalis zusammen mit der darüberliegenden Arteria pulmonalis als stark gewölbter Bogen am deutlichsten zu übersehen (vgl. Fig. 45 und 46).

Im *frontalen Durchmesser* ist eine Hypertrophie des rechten Ventrikels, insbesondere des Konusteils, durch eine stärkere Rundung der vorderen Herzkontur, die den Retrosternalraum hinten begrenzt, und durch eine Zunahme des Tiefendurchmessers des Herzens zu erkennen (vgl. Fig. 16 u. 54 b). Bei Mitral-

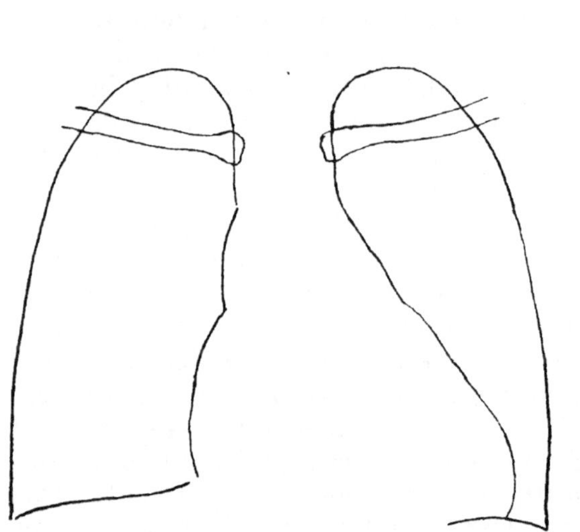

Fig. 44. Mitralfehler (Insuffizienz und Stenose).

Ziemlich geradliniger schräger Verlauf des li. Herzrandes.

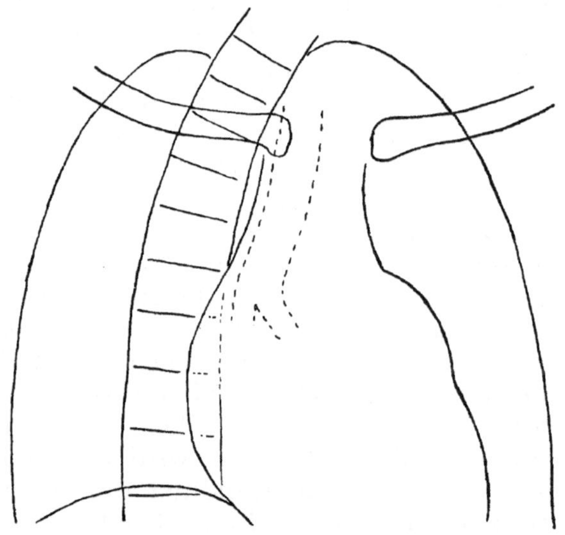

Fig. 45. Mitralfehler (Insuffizienz und Stenose).

Derselbe Fall wie in Fig. 44 bei Linksdrehung um etwa 30° (dem 1. schrägen Durchmesser genähert). Der von der Arterie und dem Konus gebildete Bogen tritt hier in starker Wölbung hervor.

fehlern ist aber nur das erste Zeichen allein auf Hypertrophie des rechten Ventrikels zu beziehen; an der Vergrößerung des Tiefendurchmessers ist außerdem auch der gewöhnlich erweiterte und bogenförmig nach hinten in den Retrokardialraum vorspringende linke Vorhof stark beteiligt.

Den reinen Typus einer isolierten Hypertrophie der rechten Kammer stellt die unkomplizierte Pulmonalstenose dar. Ferner kommt es bei Zuständen, welche die Strombahn in der Lunge beeinträchtigen (Skoliose, Lungenemphysem, Lungenschrumpfung), infolge Steigerung des intrapulmonalen Druckes im Exspirium bei Trachealstenose, z. B. bei dem erwähnten pneumischen Kropfherzen und bei Krankheiten, die mit häufigem und anhaltendem Husten einhergehen, zu Hypertrophie und in der Folge oft auch zu Dilatation des rechten Herzens. Weitere, meist erheblichere Veränderungen, welche mit einer gleichzeitigen Erweiterung des linken Vorhofs einhergehen, finden sich bei weiter entfernt sitzendem Stromhindernis bei Mitralfehlern und auch unter anderen Verhältnissen, die zu einer Stauung im kleinen Kreislauf führen. Die hierbei zustande kommende Änderung der Herzform wird nach dem typischen Verhalten bei Mitralfehlern als

Mitralkonfiguration des Herzens bezeichnet und soll bei den Klappenfehlern besonders geschildert werden. Tritt eine Lungenstauung und infolge davon eine Hypertrophie des rechten Ventrikels zu einem Herzleiden hinzu, das an sich nur eine Vergrößerung des linken Herzens hervorruft, z. B. zu einer Aorteninsuffizienz oder einem Schrumpfnierenherzen, so ist der Einfluß dieses neuen Faktors auf die Herzform durch eine zunehmende Schrägstellung des Herzens gekennzeichnet.

Eine Verbreiterung des Herzschattens nach rechts, d. h. eine Vergrößerung des rechten Medianabstandes, wird bei den genannten Zuständen sehr häufig beobachtet und oft auf den rechten Ventrikel bezogen. Sie kommt aber als

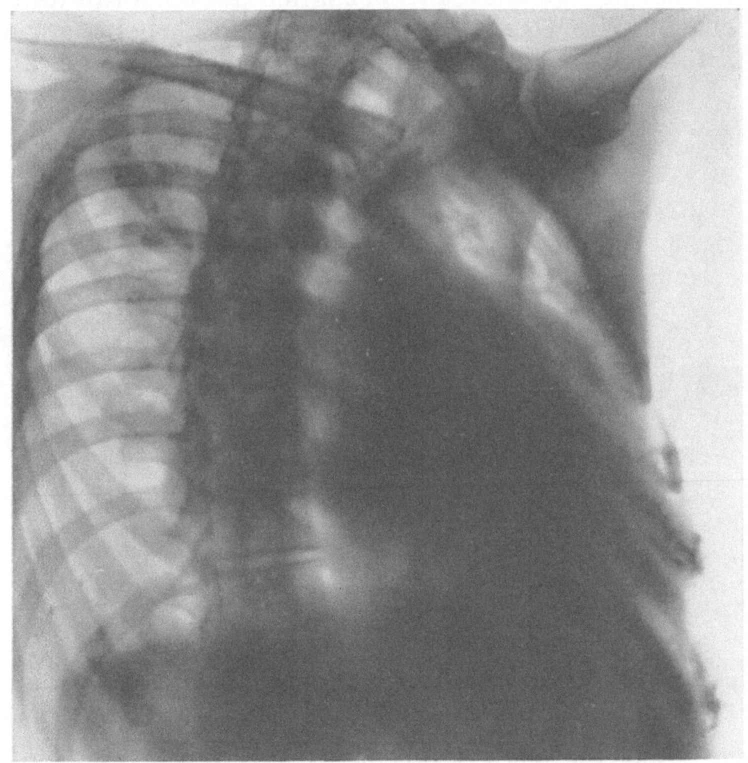

Fig. 46. Stark gewölbter Bogen der Arteria und des Conus pulmonalis bei kongenitalem Herzfehler (Pulmonalstenose?) im 1. schrägen Durchmesser.

Merkmal einer Vergrößerung der rechten Herzkammer nur in geringem Maße insofern in Betracht, als diese den rechten Vorhof etwas nach rechts verschiebt. Außerdem kann der rechte Vorhof bei Mitralfehlern auch durch eine starke Erweiterung des linken Vorhofs nach vorn und zugleich etwas seitlich verdrängt werden. Stärkere Grade einer Herzverbreiterung nach rechts und insbesondere eine stärkere Rundung des rechten Herzrandes weisen dagegen auf eine selbständige Erweiterung des rechten Vorhofs hin, auf den sich die Stauung bei nicht vollständiger Kompensation des rechten Ventrikels oft schon frühzeitig fortsetzt, und sollen später gesondert besprochen werden.

Es sei hierbei kurz auch auf die durch die anderen klinischen Methoden nachweisbaren Anzeichen einer Hypertrophie des rechten Ventrikels aufmerksam gemacht, da diese nicht immer so beachtet werden, wie es ihrer Bedeutung zukommt, und da gerade die Röntgenuntersuchung wichtige Hinweise auf ihre Entstehung gibt. Die röntgenologisch so deutlich kenntliche Ausfüllung

der Herzbucht und der fast geradlinige, steile, leicht schräg verlaufende Abfall der linken Herzgefäßgrenze läßt sich nach meinen klinischen Erfahrungen,
bei denen der zunächst erhobene Perkussionsbefund durch die spätere Röntgenuntersuchung kontrolliert wurde, auch perkutorisch sehr gut nachweisen.
Diese Vergrößerung der Herzdämpfung nach oben und links, welche bisweilen
ganz isoliert bei fehlender Verbreiterung des Transversaldurchmessers beobachtet wird, ist ein wichtiges Zeichen der Hypertrophie des rechten Ventrikels und wird insbesondere bei Mitralstenosen angetroffen.	Der linke
Vorhof, der in diesen Fällen hierfür häufig verantwortlich gemacht wird,
ist meiner Ansicht nach aus den vorher entwickelten Gründen hieran nicht
oder nur in ganz geringfügigem Maße bezüglich des eben randbildenden linken
Herzohrs beteiligt.	Wie DIETRICH GERHARDT hervorhebt, spricht für meine
Auffassung u. a. auch die Lage des klappenden hör- und oft auch fühlbaren

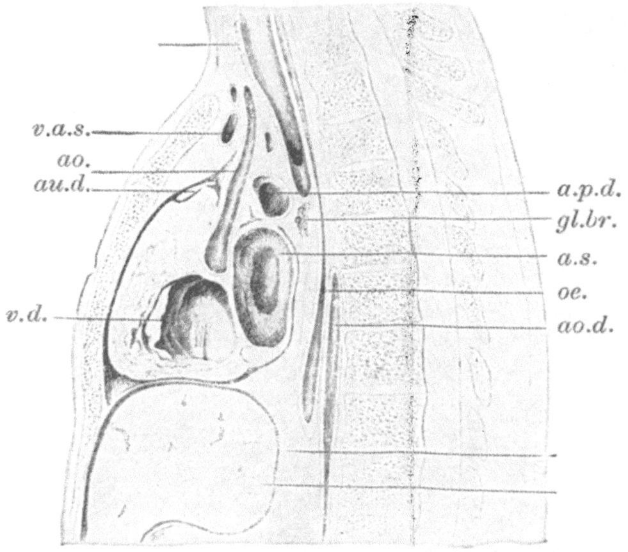

Fig. 47. Sagittalschnitt durch den Körper nach
MERKEL (normale Verhältnisse). Der li. Vorhof
liegt hinten. Bezeichnungen wie in Fig. 12.

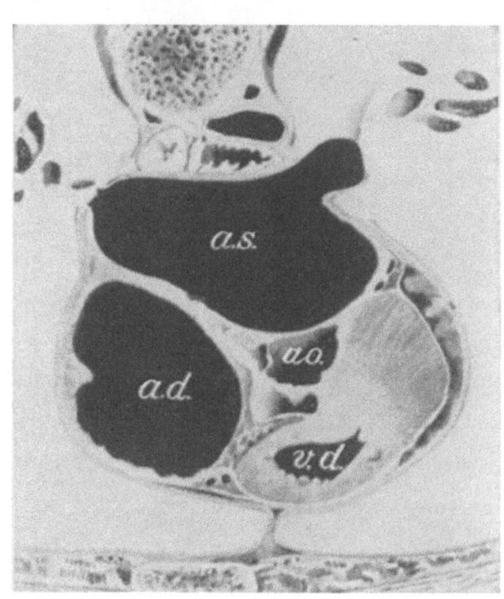

Fig. 48. Situs der Vorhöfe (a. d. und
a. s.). Horizontalschnitt durch den
Thorax aus dem Atlas von PIROGOFF.

2. Pulmonaltons, der an der Stelle der beschriebenen Dämpfung der sonst
vorhandenen »Herzbucht« um 2—4 Querfingerbreiten weiter außen und oft
auch etwas tiefer als normal im 3. Interkostalraum sich findet. Gerade in
dieser Gegend sah ich wiederholt bei frühzeitiger Entstehung eines schweren
Mitralfehlers am nachgiebigen kindlichen Thorax und ganz besonders bei
bestimmten kongenitalen Herzfehlern eine deutliche Vorwölbung der Brustwand (voussure), welche, wie die spätere anatomische Kontrolle lehrte,
auf eine besonders starke Entwicklung des Conus pulmonalis zu beziehen war.
Gewöhnlich wird dagegen nur einer Vorwölbung der Herzgegend im ganzen
oder besonders an der Spitze Beachtung geschenkt.

Außerdem ist auf die freilich röntgenologisch nicht genau kontrollierbare,
aber durch OESTREICH anatomisch nachgeprüfte Verbreiterung der *absoluten*
Herzdämpfung nach rechts über dem unteren Sternum mit bisweilen treppenförmiger Begrenzung (KRÖNIG) hinzuweisen, welche infolge Verdrängung der
rechten Lunge durch den vergrößerten (hypertrophischen und dilatierten)
rechten Ventrikel entsteht.

Ein weiteres wichtiges Zeichen der Hypertrophie des rechten Ventrikels
ist die epigastrische Pulsation. Diese ist ja gut bekannt, nicht aber

allgemein die an der Leipziger Klinik von HARZER ausgearbeitete besondere Methodik ihres Nachweises, daß sie nämlich in rechter Seitenlage und bei tiefem Inspirium unter dem oberen linken Rippenbogen am deutlichsten fühlbar ist. Zu beachten ist, daß diese Erscheinung auch ohne Hypertrophie des rechten Ventrikels bei tiefem Zwerchfellstand auftreten kann. Bei Hypertrophie des rechten Ventrikels pflegt sie aber viel stärker ausgeprägt und von deutlich hebendem Charakter zu sein.

3. *Linker Vorhof.* Von dem linken Vorhof ist bei sagittalem Strahlengange normalerweise nur das Herzohr randbildend. Der linke Vorhof selbst liegt nach hinten zu und ist auch unter pathologischen Zuständen, abgesehen von den noch zu erörternden ungewöhnlichen Ausnahmen, bei gerader Durchleuchtung nicht sichtbar. Diese schon in der ersten Arbeit über die Verhältnisse des linken mittleren Bogens von BITTORF vertretene Ansicht ist auch

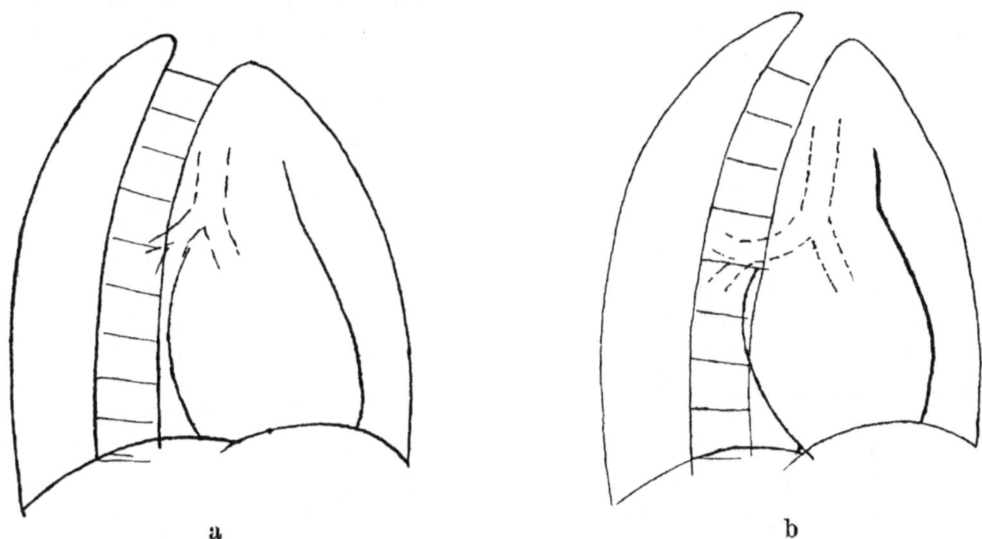

a   b

Fig. 49. Untersuchung im umgekehrten 2. schrägen Durchmesser (re. hintere Schrägstellung bei Drehung um 50° nach VAQUEZ und BORDET).

a bei normalem Fall, b bei Mitralstenose.

Bei b schneidet der Bogen des mäßig erweiterten li. Vorhofs den Wirbelsäulenschatten. Der untere Abschnitt des inneren Herzrandes wird vom li. Ventrikel gebildet.

heute noch als maßgeblich anzusehen. Eine Erweiterung des dritten linken Bogens bei Mitralfehlern wird zwar nach der bisher herrschenden Auffassung auf den linken Vorhof selbst bezogen, der bei Mitralstenose weit hinter dem Herzen hervortreten soll (GROEDEL), doch habe ich ein derartiges Verhalten bei zahlreichen autoptischen Kontrolluntersuchungen nie gesehen, so daß ich dieser Ansicht nicht beitreten kann. Allerdings habe ich mich am anatomischen Situs davon überzeugt, daß unter bestimmten Umständen der linke Vorhof selbst bei gerader Durchleuchtung sichtbar werden kann, aber nicht auf der linken, sondern auf der r e c h t e n Seite, wo er den rechten Vorhof überragt und diesen im oberen Teil des rechten Herzrandes ersetzt. Auf diese Weise bildet dann der rechte Herzrand einen geteilten Doppelbogen (vgl. Fig. 71 und 72). Dieses früher in der Röntgenliteratur nicht richtig gedeutete Verhalten wird bei Besprechung der Mitralfehler näher ausgeführt werden (vgl. S. 76). Es kommt meist nur bei höheren Graden von Vorhofserweiterung vor. Der linke Vorhof hebt sich dann auch durch eine besonders große Schattentiefe in rundlicher Form innerhalb des oberen Teiles des rechten Herzschattens ab. Dies ist in geringerem Grade zuweilen auch in normalen Fällen sichtbar; dort reicht der linke Vorhof aber nur bis an den Rand des rechten heran.

Wichtig ist die Erkennung auch einer geringen Vergrößerung des linken Vorhofs, wie sie gewöhnlich frühzeitig bei der Mitralstenose bobachtet wird. VAQUEZ und BORDET haben hierfür die Durchleuchtung im umgekehrten zweiten Durchmesser bei sogenannter rechter hinterer Schrägstellung empfohlen. Hierbei sind gerade bei den leichten Erweiterungen die Konturen des linken Vorhofs am deutlichsten zu erkennen, aber naturgemäß Abweichungen vom normalen Verhalten nicht so leicht abzugrenzen. Bei starker Erweiterung füllt der linke Vorhof den sonst hellen Mittelraum aus und reicht in den Wirbelsäulenschatten hinein, in dem er höchstens auf harten Aufnahmen bei starker Belastung der Röhre differenziert werden kann. Wenn dies nicht der Fall ist, kann bis zu einem gewissen Grade als charakteristisch für die Erweiterung des linken Vorhofs gelten, daß unterhalb einer diffusen Verschattung des Mittelfeldes oberhalb des Zwerchfells, namentlich bei tiefem Inspirium, ein helles Dreieck und ebenso darüber zwischen Aorta ascendens und Wirbelsäule ein heller Zwischenraum freibleibt. Um eine Verdunkelung durch Deckschatten nach Möglichkeit zu vermeiden, hat der Untersuchte die Arme emporzuheben und über dem Kopf zu kreuzen. Trotzdem beeinträchtigen gerade bei hochgradiger Erweiterung des linken Vorhofs die diffuse Ausdehnung der Verschattung, ferner die bei Stauung im kleinen Kreislauf erweiterten Hilusschatten und die Aufhellung durch die Bronchiallumina eine klare Übersicht über die Verhältnisse. Bei starkem Mammaschatten ist diese oft überhaupt unmöglich. Ferner muß daran gedacht werden, daß auch andere Zustände, welche das Lungenfeld verdunkeln, differentialdiagnostisch in Betracht kommen, z. B. Pleuraschwarten, Infiltrationen und Drüsentumoren der Hilusgegend, Aneurysmen der Aorta descendens usw.

Deutlicher ist nach meinen Beobachtungen der linke Vorhof im ersten schrägen Durchmesser und in dessen Umkehrung sichtbar und hier eine Erweiterung besonders klar zu erkennen. Wie bei Schilderung der normalen Verhältnisse hervorgehoben wurde, ist bei schwacher Drehung nach links zunächst der rechte Vorhof gegen den zwischen Wirbelsäule und Herzschatten liegenden hellen HOLZKNECHTschen Raum hin sichtbar, bei einer Drehung um 90° im Profilbild dagegen der linke Vorhof (vgl. Fig. 11). Bei Zwischenstellungen wird der obere Teil der Rückfläche des Herzens vom linken Vorhofsbogen, der untere vom rechten Vorhof gebildet. Hierbei kann eine Abgrenzung des linken Vorhofsbogens in dem hellen Mittelfeld noch in den Fällen möglich sein, bei denen dies im zweiten schrägen Durchmesser nicht mehr gelingt, weil der Zwischenraum zwischen Herz- und Wirbelsäulenschatten im ersten schrägen Durchmesser wesentlich breiter ist als im zweiten. Ein Nachteil des ersten schrägen Durchmessers gegenüber dem von VAQUEZ und BORDET empfohlenen zweiten besteht freilich darin, daß die Abgrenzung von rechtem und linkem Vorhofsbogen Schwierigkeiten bereiten und eine hochgradige Erweiterung des rechten Vorhofs die Darstellung des linken Vorhofsbogens beeinträchtigen kann. Bei stärkerer Linksdrehung, etwa unter einem Winkel von 70°, ist aber der linke Vorhof gewöhnlich isoliert klar zu erkennen, nach unten schließt sich daran der gerade Schattenrand der Vena cava inferior (vgl. Fig. 53 u. 60). Ich halte daher diese Stellung für besonders geeignet zur Beurteilung des linken Vorhofs.

Auch die Durchleuchtung im frontalen Durchmesser, d. h. bei einer Drehung um 90° nach rechts oder links, kann über die Verhältnisse des linken Vorhofs guten Aufschluß geben, da hierbei der linke Vorhof nach hinten zu randbildend ist und sich seine Erweiterung durch eine stärkere Vorwölbung des hinteren Herzrandes gegen den Retrokardialraum hin kundgibt (vgl. Fig. 54, 55 u. 59). STOERK schildert das anatomische Verhalten des linken Vorhofs bei Mitralfehlern folgendermaßen: »Insbesondere kommt die Bauchung (des linken Vorhofs) nach rückwärts in der Richtung gegen Aorta und Ösophagus hin zur Geltung. Diese Bauchung bewirkt gewissermaßen

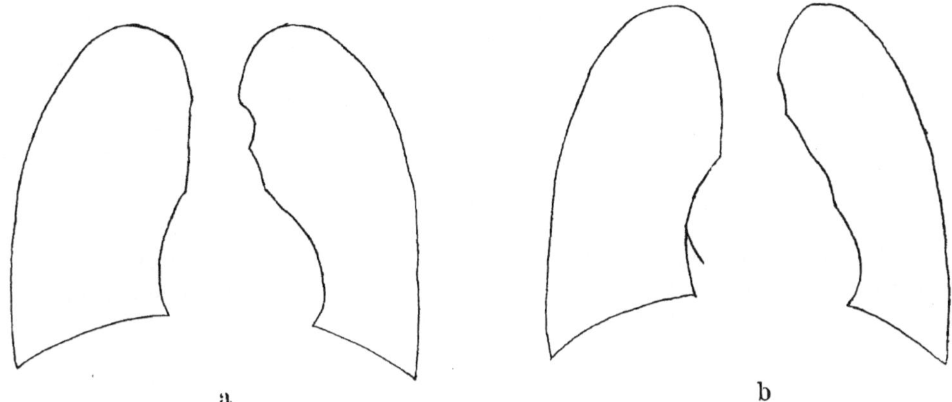

Fig. 50—55.

Herzbilder in verschiedenen Durchmessern: a) bei normalem Herzen, b) bei mittelschwerer Mitralstenose.

Fig. 50 bei sagittalem Strahlengange.

Der li. Vorhof hebt sich bei der Mitralstenose im oberen Abschnitt des re. Herzschattens durch größere Schattenintensität innerhalb des schwächeren vom re. Vorhof gebildeten Schattens ab.

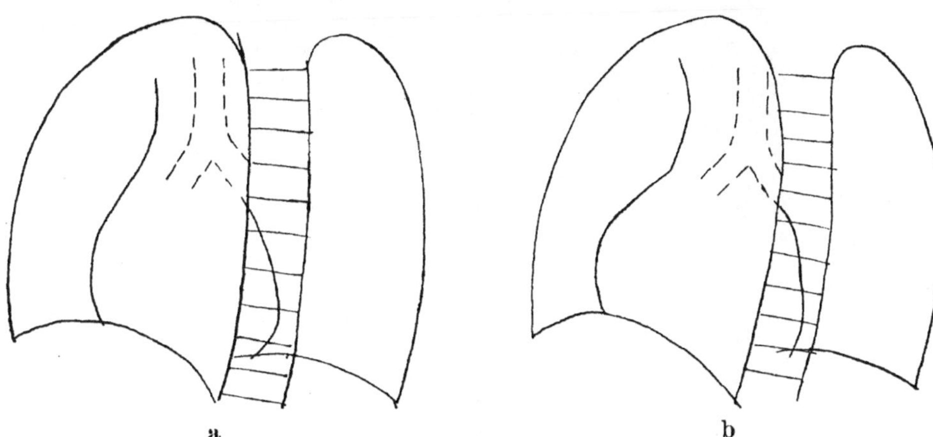

Fig. 51 im 2. schrägen Durchmesser.

Bei b springt der li. Vorhof bzw. das Herzohr an seinem Ursprung aus dem Vorhof am inneren Herzrande innerhalb des Wirbelsäulenschattens bogenförmig vor.
Die Verwölbung des äußeren Herzrandes und die in dieser Stellung hervortretende Verbreiterung des Herzschattens bei b ist hauptsächlich auf Vergrößerung (Hypertrophie und Dilatation) des rechten Ventrikels zu beziehen.

ein Überhängen der hinteren Vorhofswand, so daß nunmehr deren unterster Abschnitt mit dem Zwerchfell in Berührung tritt und die normalerweise über dem Zwerchfell sichtbare Zone des dorsalen Anteils des linken Ventrikels für die Betrachtung von rückwärts verschwindet« (vgl. Fig. 56 u. 57). Findet der erweiterte linke Vorhof in dem engen prävertebralen Raume keinen genügenden Platz zur Ausdehnung, so wölbt er sich zwischen Aorta descendens und dem nach meist rechts ausweichenden Ösophagus (vgl. Fig. 489 u. 490) rechts seitlich von der Wirbelsäule nach hinten hin vor und bildet hier

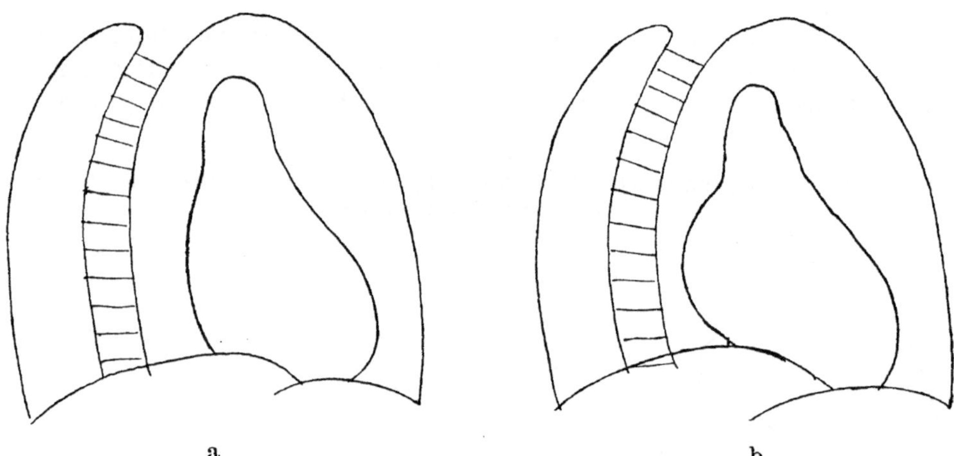

a   b

Fig. 52 im 1. schrägen Durchmesser bei Linksdrehung um 70°.

Hier sind die Vorhofsgrenzen am klarsten im breiten hellen Mittelfelde zu erkennen.
Die Wölbung des li. Vorhofs ist bei der Mitralstenose (b) viel stärker ausgeprägt als bei a.

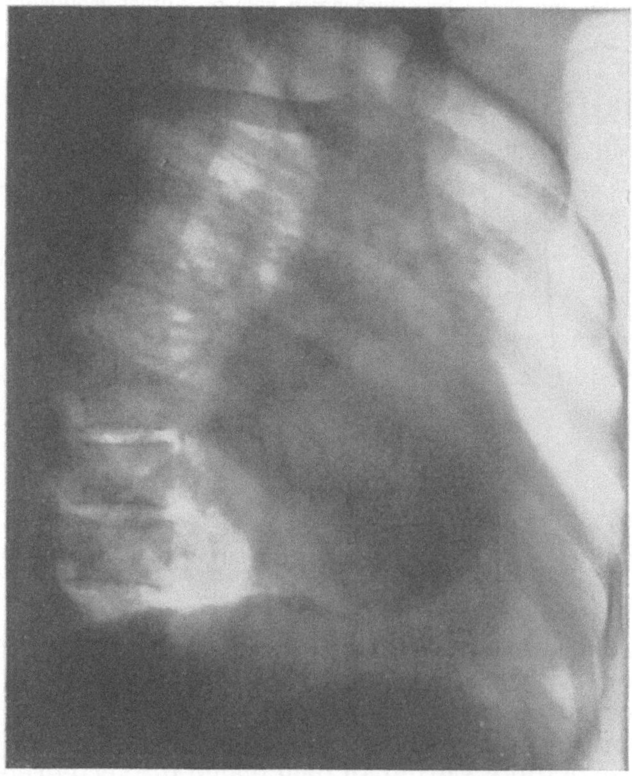

Fig. 53. Mitralstenose mittleren Grades. Aufnahme bei Linksdrehung um 70°.

Der li. Vorhofsbogen hebt sich in deutlicher Wölbung gegenüber dem hellen Mittelfeld ab.
Darunter der gerade Streifen der Vena cava inferior.

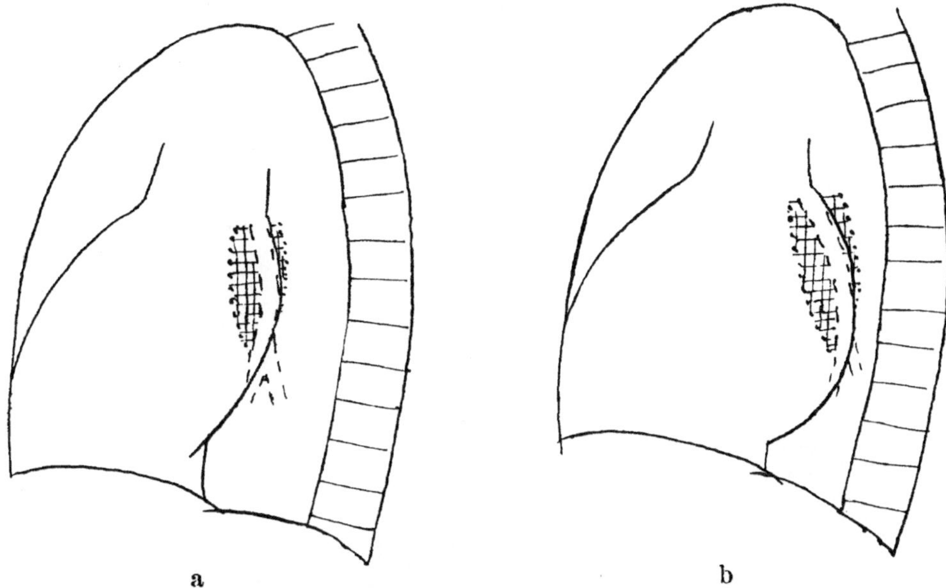

a   b

Fig. 54 bei frontalem Strahlengange.

Der Vorhofsbogen am hinteren Herzrande ist bei der Mitralstenose (b) stärker gewölbt als bei a.
Die stärkere Wölbung des vorderen Herzrandes bei b ist auf Hypertrophie des rechten Ventrikels (Conus pulmonalis), die Zunahme des Tiefendurchmessers auf Hypertrophie und Dilatation des rechten Ventrikels und Erweiterung des linken Vorhofes zusammen zu beziehen.

Die Abgrenzung der Konturen des Vorhofs wird bisweilen durch teilweise Deckung mit den beiderseitigen Hilusschatten (Lungengefäße) behindert. Bei b sind die Hilusschatten breiter und intensiver als bei a.

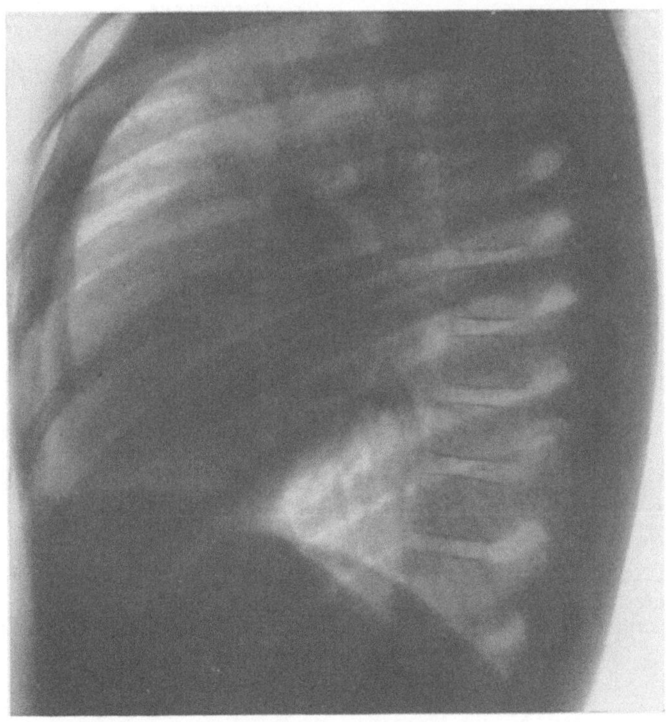

Fig. 55. Mitralstenose mittleren Grades. Aufnahme bei frontalem Strahlengange.
Der li. Vorhof grenzt sich in starker Wölbung gegenüber dem hellen Mittelfelde ab.

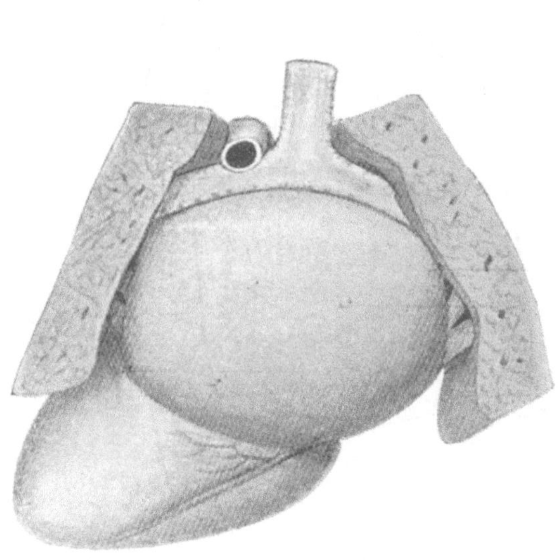

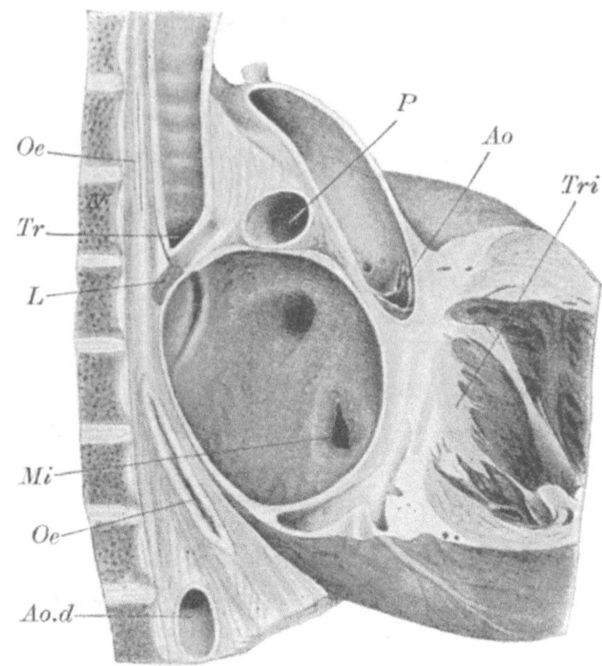

Fig. 56. Mitral- und Aortenstenose von
hinten gesehen (nach STÖRK).
Mächtige Erweiterung des hintenliegen-
den linken Vorhofs mit entsprechender
Spreizung der Trachealbifurkation.

Fig. 57. Sagittalschnitt bei Mitralstenose und
Aorteninsuffizienz (nach STÖRK).
Entspricht dem Röntgenbilde bei frontalem
Strahlengange.
Erweiterung des linken Vorhofs.

Oe = Oesophagus.
Tr = Trachea.
L = Lymphdrüse.
Mi = stenosiertes Mitral-
ostium.
Ao.d. = Aorta descendens.
P = rechter Pulmonal-
arterienast.
Ao = Aortenostium.
Tri = Tricuspidalklappe.

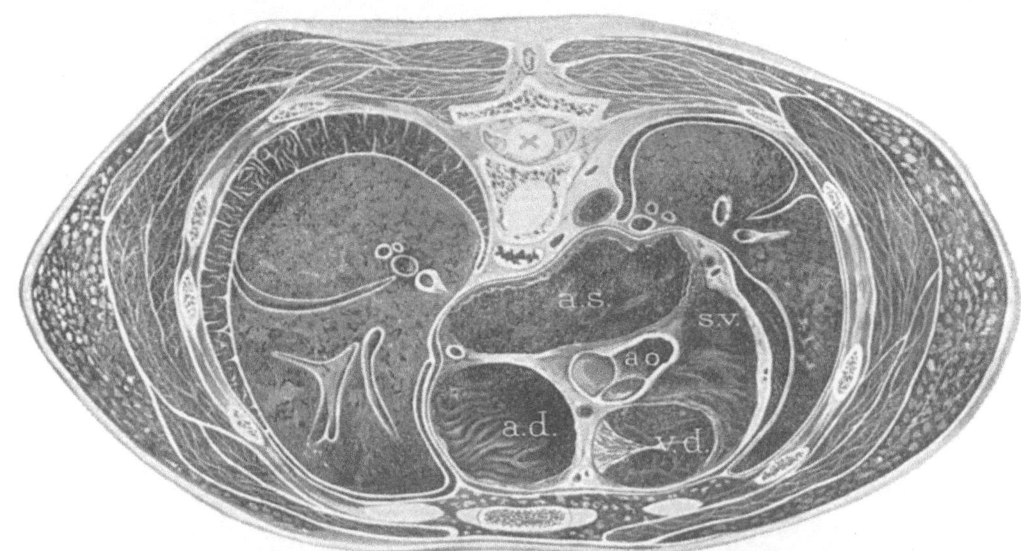

Fig. 58. Horizontalschnitt durch den Thorax bei schwerem Mitralfehler (Stenose und
Insuffizienz) aus dem Atlas von PONFICK. Der erweiterte li. Vorhof (*a.s.*) liegt hinten.

a.d. = Atrium dextrum.
v.d. = Ventriculus dexter.
s.v. = Septum ventriculorum.
ao. = Valvulae aortae.

ebenfalls den hinteren Herzrand, der im Röntgenbilde bei frontalem Strahlengange innerhalb des Wirbelsäulenschattens zu erkennen ist.

Die frontale Durchleuchtung hat den großen Vorzug, daß stets dieselbe Stellung ohne Schwierigkeit genau innegehalten werden kann und damit die sichersten Bedingungen für vergleichende Untersuchungen gegeben sind. Dem steht der Nachteil gegenüber, daß eine scharfe Abgrenzung der Konturen des Vorhofs bisweilen durch Deckung mit den Schatten der beiderseitigen Lungengefäße und den Aufhellungen der Bronchien behindert wird. Durchleuchtungen und Aufnahmen bei tiefem Inspirium geben den klarsten Überblick, da hierbei das Retrokardialfeld am hellsten und breitesten ist.

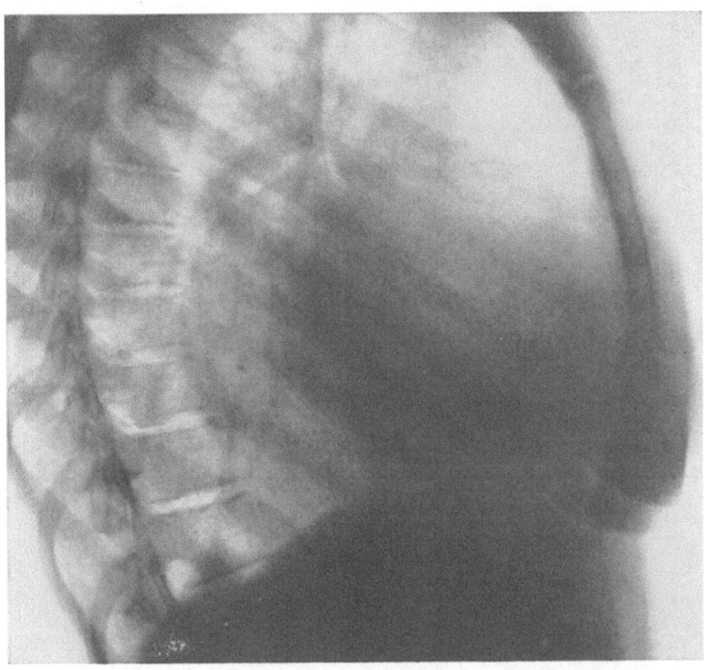

Fig. 59. Mitralstenose und -insuffizienz bei frontalem Strahlengange. Derselbe Fall von Fig. 60. Der stark erweiterte nach hinten ausgebauchte li. Vorhof überragt seitlich die Wirbelsäule nach hinten. Der hintere Herzrand ist daher in den Wirbelsäulenschatten hineinprojiziert. Starke Spreizung der Bronchien, deren helle Lumina oberhalb des linken Vorhofs deutlich sichtbar sind.

Für alle Schlußfolgerungen, welche aus Beobachtungen des Herzens in schrägen Durchmessern gezogen werden, ist die genaue Kenntnis der Schattenbilder normaler Herzen, die unter genau den gleichen Bedingungen hergestellt sind, unerläßlich. Die vorstehenden Figuren 49—60 sollen hierzu gewisse Anhaltspunkte geben. Ferner ist die Aneignung einer großen persönlichen Erfahrung für den einzelnen Untersucher notwendig. Ich empfehle, die Durchleuchtung in sämtlichen Durchmessern vorzunehmen und sich die vorliegenden topographischen Verhältnisse an der Hand eines guten Modelles klar zu machen, um in diesen schwierigen Verhältnissen möglichst viel Anhaltspunkte für eine Beurteilung zu gewinnen.

Außer der besonders wichtigen Vorbuchtung des hinteren Herzrandes und der dadurch bedingten Einengung des Retrokardialfeldes sind noch gewisse Folgeerscheinungen, welche der erweiterte linke Vorhof an den ihm anliegenden Organen hervorruft, zu seiner Beurteilung heranzuziehen. Es ist dies einmal

eine Spreizung der Bronchien mit entsprechender Abstumpfung des Bifurkations-
winkels und zweitens eine Verlagerung des Ösophagus, der aus seiner Mittellage
vor der Wirbelsäule nach rechts, seltener auch nach links verdrängt wird. Näher
wird dies Verhalten bei Besprechung der Mitralfehler und andererseits der
Speiseröhre geschildert werden (vgl. S. 77 u. S. 559, Fig. 492 u. 493). Endlich
kann die starke Ausbuchtung eines vergrößerten und prall mit Blut gefüllten
linken Vorhofs nach hinten, wie sie z. B. in Fig. 56 anatomisch dargestellt ist,
sich auch dadurch bemerkbar machen, daß der Schatten des gesamten linken
Vorhofs durch seine größere Intensität innerhalb des übrigen Herzschattens auf
Aufnahmen in sagittalem Strahlengange hervortritt. Er zeigt eine ovaläre Ge-

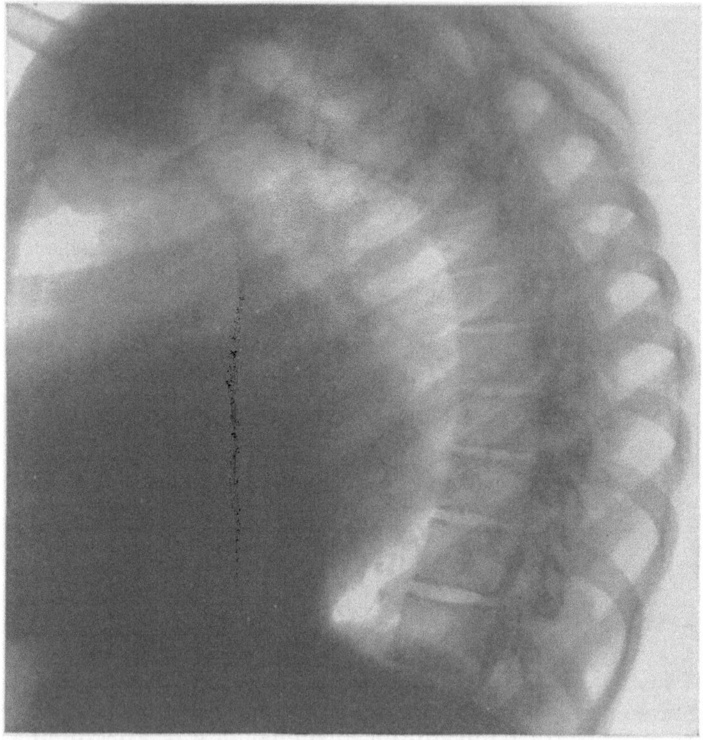

Fig. 60. Mitralstenose und -insuffizienz im umgekehrten ersten schrägen Durchmesser.
Derselbe Fall wie in Fig. 59: Der nach hinten vorgebuchtete Rand des erweiterten
linken Vorhofs hebt sich deutlich gegenüber dem hellen Retrokardialraum ab.

stalt, deren Hauptachse quer bzw. leicht schräg nach oben links gerichtet ist,
reicht nach rechts bis an den rechten Vorhofsrand heran oder überragt diesen,
wie vorher geschildert ist, in manchen Fällen namentlich im oberen Anteil nach
rechts, geht links in den linken Herzohrbogen über und bleibt vom Zwerchfell
meist durch einen schmalen helleren Zwischenraum getrennt (vgl. Fig. 64b).

Die höchsten Grade von Vergrößerung des linken Vorhofs werden bei
Mitralstenose angetroffen, auf deren Darstellung verwiesen wird.

4. *Rechter Vorhof.* Der rechte Vorhofsbogen bildet den rechten Herzrand.
Bei einer Erweiterung des rechten Vorhofs ist der rechte Medianabstand des
Herzens vergrößert und der rechte untere Herzbogen stark gerundet (vgl. Fig. 61).
Der Vorhofszwerchfellwinkel erscheint abgestumpft, wenn man nur die grobe
Linienführung der Bögen und nicht den äußersten Winkel selbst berücksichtigt.

Eine Erweiterung des rechten Vorhofs findet sich rein bei der seltenen
Trikuspidalstenose. Eine autoptisch kontrollierte *isolierte* Dilatation des

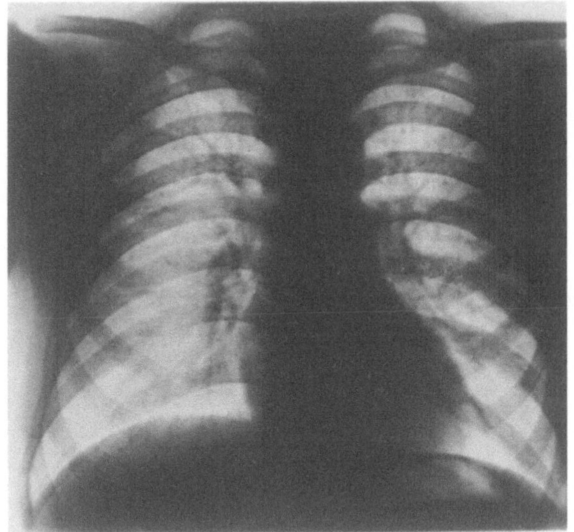

1. Normales Herz.

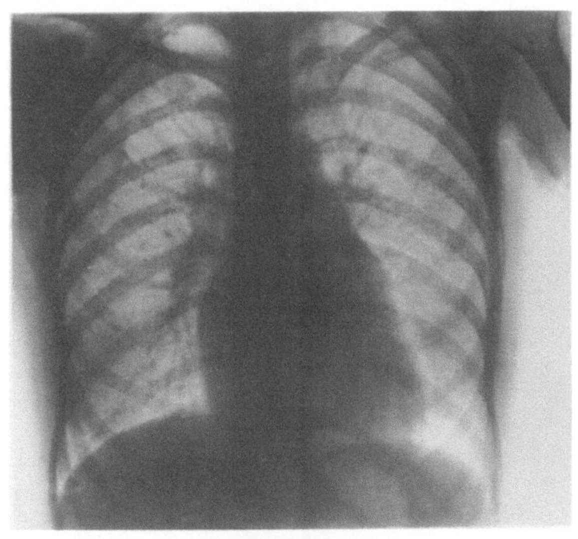

2. Mitralstenose.

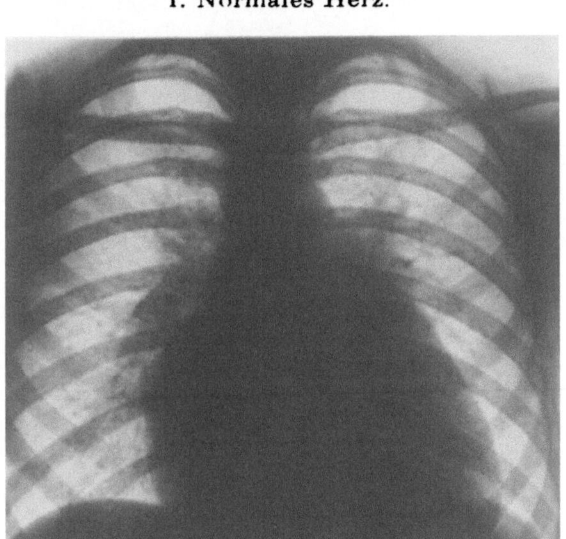

3. Mitralinsuffizienz.

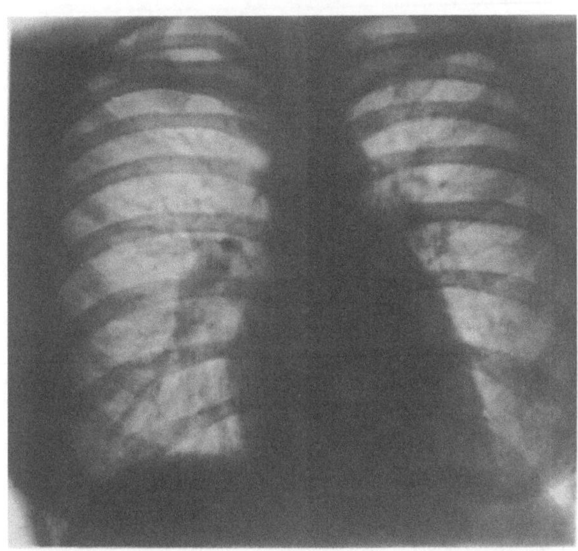

4. Mitralstenose und Insuffizienz (Sektion).

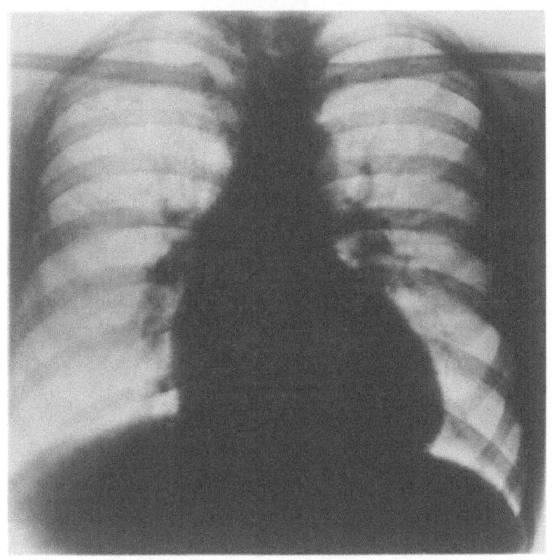

5. Aortenstenose.

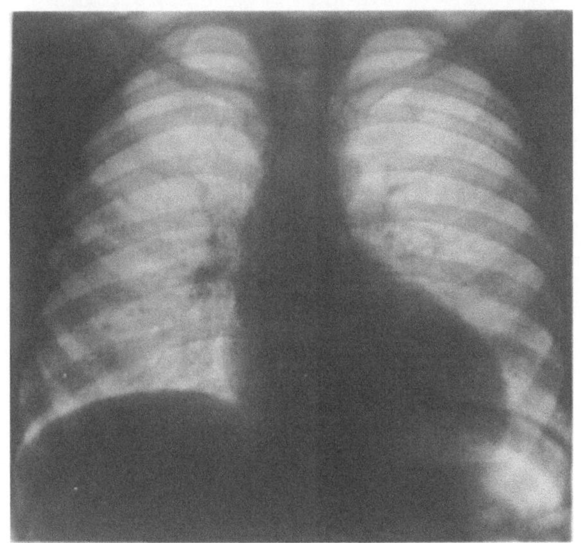

6. Aorteninsuffizienz.

rechten Vorhofs ohne Klappenfehler, bei welcher myokarditische Veränderungen und pleurokardiale Verwachsungen im Bereiche des rechten Vorhofs eine Rolle gespielt haben, ist von KRONENBERGER und LEESER beschrieben; das Röntgenbild zeigte einen außerordentlich stark nach rechts vorspringenden rechten Vorhofsbogen. Gewöhnlich kommt eine Erweiterung des rechten Vorhofs kombiniert mit anderen Veränderungen des Herzens vor, so bei Insuffizienz der Trikuspidalis (vgl. Fig. 61), außerdem auch im Dekompensationsstadium aller Herzleiden, welche mit einer Schwäche des rechten Ventrikels einhergehen, ferner bei Lungenleiden, welche die Strombahn des Lungenkreislaufs wesentlich einengen oder zu einer Steigerung des

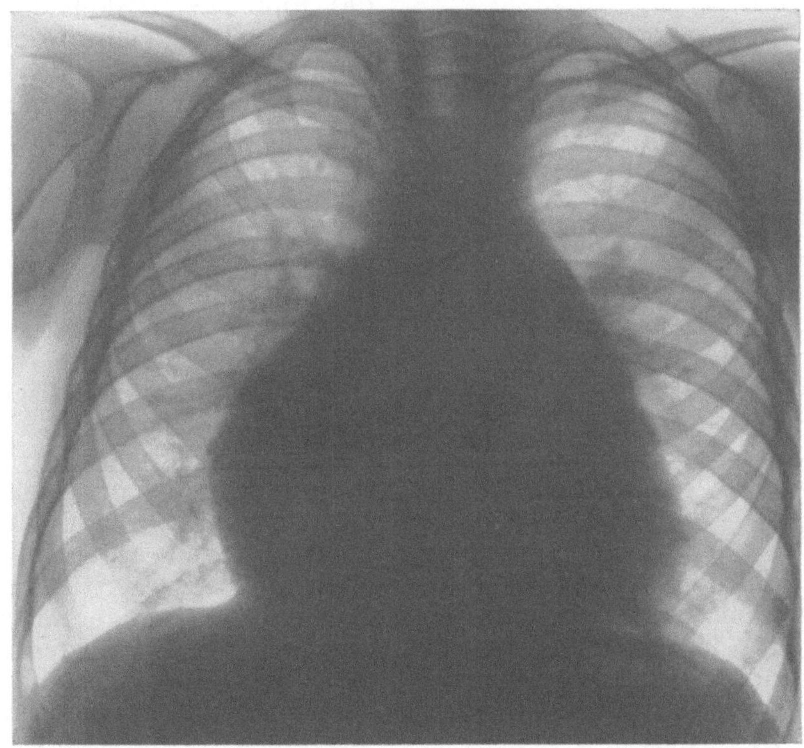

Fig. 61. Erweiterung des re. Vorhofs durch Trikuspidalinsuffizienz bei gleichzeitigem Mitralfehler.

intraalveolären Druckes bei anhaltendem Husten führen und somit dem rechten Herzen schwer überwindbare Widerstände bieten, z. B. bei schwerem Keuchhusten.

Die eben geschilderten Erweiterungen eines einzelnen Herzabschnittes kommen nur selten allein, meist miteinander kombiniert vor. Hierdurch entstehen komplizierte Bilder, welche aber auch charakteristische Formen aufweisen können. Eine regelmäßige Ausbildung solcher auf Erweiterung einzelner oder mehrerer Herzabschnitte beruhender typischer Herzformen findet sich insbesondere bei den Herzklappenfehlern, die nunmehr nach der Erörterung der vorstehenden Grundlagen beschrieben werden sollen. Dabei spielen freilich nicht nur die ungleichen Erweiterungen der verschiedenen Herzabschnitte im ganzen eine Rolle, sondern auch Formveränderungen der einzelnen Herzabschnitte an sich, die durch Änderungen der Ein- und Ausflußbahn des Blutes infolge der Klappenfehler entstehen (KIRCH).

Besondere Erkrankungen des Herzens.

Herzklappenfehler.

1. *Aortenstenose.* Die Aortenstenose führt zu einer Vergrößerung des linken Ventrikels. Nach alter klinischer Lehre liegt im Wesen des Klappenfehlers nur die reine Hypertrophie der linken Kammer. Auf Grund neuerer experimenteller Forschung (STRAUB) ist dagegen auch eine geringe primäre tonogene Dilatation als physiologische Folge des Hindernisses, nicht als Dekompensationserscheinung aufzufassen. In den von mir gesehenen Fällen von reiner Aortenstenose war auch dann, wenn klinische Zeichen von Kompensationsstörungen ganz fehlten, neben der Hypertrophie noch eine geringe Dilatation

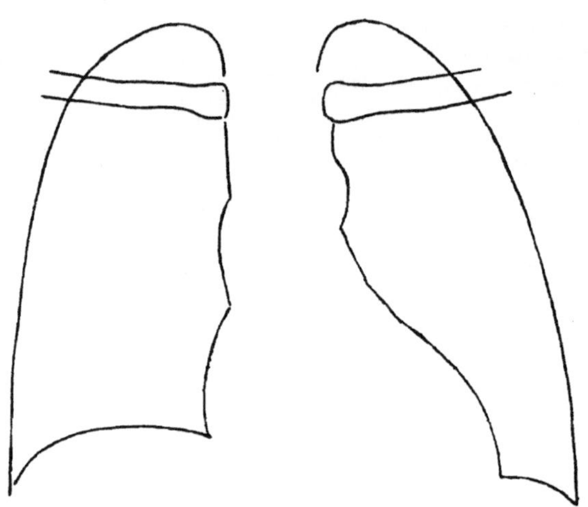

Fig. 62. Aortenstenose.
Mäßige Hypertrophie des li. Ventrikels sowie geringe Dilatation im Spitzenteil.

des linken Ventrikels im Röntgenbilde an einer leichten Linksverbreiterung und Ausziehung des Spitzenteiles erkennbar, die auch in den anatomischen Untersuchungen von KIRCH nachgewiesen ist (vgl. Fig. 62, Tafel I, Fig. 5). Wesentliche Grade einer Erweiterung nach links sind dagegen auf eine myogene Dilatation bei mangelnder Kraft des Herzmuskels und Dekompensation des Fehlers zurückzuführen.

Äußerst charakteristisch ist die bei der Durchleuchtung zu beobachtende Pulsation des linken Ventrikels, welche wenig frequent und sehr langsam zunehmend ist, dabei aber kräftige Kontraktionen erkennen läßt. Im Prinzip hat der linke Ventrikel bei der Aortenstenose gegen ähnliche Widerstände anzukämpfen wie bei der Hypertonie, z. B. infolge Schrumpfniere. Doch ist dort, da das Hindernis nicht, wie bei der Aortenstenose, an den Klappen, sondern weiter peripher im arteriellen Gefäßgebiet sitzt, die Pulsation des linken Ventrikels rascher, über einen weniger langen Zeitraum ausgedehnt, nicht tardus.

Der Bogen der Aorta ascendens ist bisweilen erweitert, und zwar auch bei reinen Fällen von Aortenstenose, die klinisch keinerlei Zeichen von gleichzeitiger Insuffizienz aufweisen. Diese zunächst auffällige Erscheinung, auf die VAQUEZ und BORDET am Lebenden aufmerksam machen, kann in manchen Fällen auch anatomisch nachgewiesen werden, wie VOLHARD an Herzpräparaten gezeigt hat. Das gleiche Verhalten einer Erweiterung der Arteria pulmonalis wird auch bei der reinen Pulmonalstenose beobachtet (vgl. S. 96). Den Grund dieser Erweiterung hinter der Stenose sieht VOLHARD darin, daß der durch die Enge mit großer Kraft hindurchgetriebene Preßstrahl beim Aufprallen auf die ruhende Blutsäule in den großen Gefäßen eine hydraulische Sprengwirkung ausübt.

2. *Aorteninsuffizienz.* Bei der Aorteninsuffizienz handelt es sich meist um eine Kombination von Dilatation und Hypertrophie des linken Ventrikels. Im Klappenfehler an sich ist zwar nach den experimentellen Untersuchungen von STRAUB eine wesentliche Dilatation nicht dynamisch begründet; sie wird aber mit wenigen theoretisch und praktisch bemerkenswerten Ausnahmen nur selten vermißt. Deshalb ist der linke Herzanteil in der Regel verbreitert,

was sich in einer Zunahme des linken Medianabstandes ausdrückt. Das
Herz nimmt eine ausgesprochene Querlage ein, die Herzspitze ist stark gerundet und hebt sich gewöhnlich deutlich vom Zwerchfell ab. Infolge dieser
Querlage entsteht ein tiefer Winkel zwischen linkem Herzanteil und dem
Gefäßstamm. Das Herz zeigt eine deutliche Taille. Es entsteht so eine scharfe
Absetzung zwischen einem unteren, horizontalen, breiten und plumpen und
einem darauf aufgesetzten vertikalen Abschnitt. Diese Figur wird daher als
Enten- oder Schuhform oder auch als liegende Eiform bezeichnet. Die Pulsationen des linken Ventrikels und noch auffälliger die der Aorta sind rasch
zunehmend, in der Aorta ausgesprochen hüpfend (Pulsus celer). Die Aorta
erscheint in allen Durchmessern verbreitert, die aufsteigende Aorta wird
nach rechts über den Schatten der
Wirbelsäule bzw. der Vena cava superior hinaus randbildend. Im ersten
schrägen Durchmesser ist das Aortenband verbreitert und von besonderer
Schattentiefe. Die Verbreiterung rührt
zum großen Teil von einer vermehrten systolischen Blutfüllung her und
braucht, wenigstens solange die Arterienwand elastisch bleibt, nicht auf
einer dauernden, anatomisch meßbaren Erweiterung des Arterienrohres
zu beruhen; bei langem Bestehen des
Klappenfehlers wird freilich auch die
Arterienwand infolge der anhaltenden verstärkten Dehnung in mäßigem Grade verbreitert. Vor der naheliegenden Verwechslung mit dem sehr

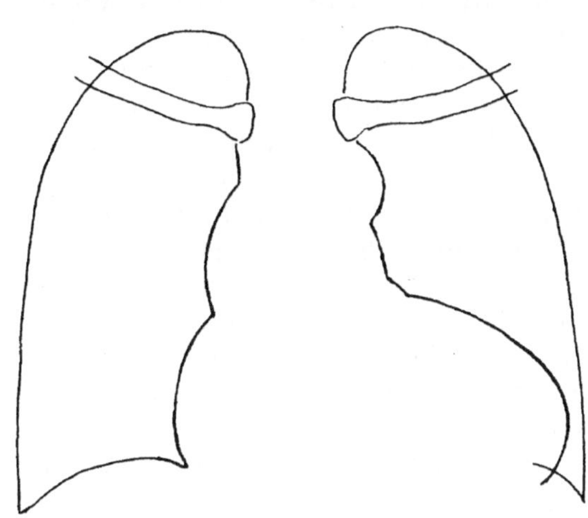

Fig. 63. Aorteninsuffizienz.
Hypertrophie und Dilatation des li. Ventrikels.

ähnlichen Bilde einer anatomischen diffusen oder gar aneurysmatischen Erweiterung der Aorta ist zu warnen.

3. *Mitralstenose.* Bei der Mitralstenose hypertrophiert zunächst der linke
Vorhof. Da er zur Überwindung des Hindernisses aber meist zu schwach ist,
wird er in der Regel bald dilatiert. Die Stauung pflanzt sich auf den kleinen
Kreislauf fort, es kommt zur Blutüberfüllung und Erweiterung erst der Lungenvenen und Kapillaren, dann der Pulmonalarterien und zu einer Hypertrophie
des rechten Ventrikels. Erst bei Erlahmung dieses Herzabschnittes wird
der rechte Ventrikel auch dilatiert, und es folgt dann später gewöhnlich eine
Erweiterung des rechten Vorhofs.

Diese übliche Darstellung der mechanischen Wirkung des Klappenfehlers
bei Mitralstenose muß ich auch angesichts der tierexperimentellen Feststellungen von STRAUB, daß nach einer Vermehrung des Widerstandes im kleinen
Kreislauf keine nennenswerte Drucksteigerung im rechten Ventrikel auftritt,
in Übereinstimmung mit der Auffassung von DIETRICH GERHARDT beibehalten.
DIETRICH GERHARDT erklärt den scheinbaren Widerspruch zwischen den
experimentellen Beobachtungen von STRAUB, die er selbst bestätigt, und den
Verhältnissen bei Mitralfehlern dadurch, daß im Experiment der rechte Ventrikel zu wenig Blut vom Vorhof her erhält. Wurde eine genügende Blutzufuhr durch besondere Maßnahmen herbeigeführt, so trat auch Blutdrucksteigerung im rechten Ventrikel ein. Eine Parallele zu diesen Feststellungen
scheint mir die eigene autoptische Beobachtung zu bieten, daß bei einer schweren Mitralstenose und gleichzeitigen erheblichen Trikuspidalstenose eine

5*

Hypertrophie des rechten Ventrikels völlig fehlte, während ich sie sonst bei Mitralstenosen kaum je vermißt habe. Ja ich muß nach meinen anatomischen Erfahrungen sogar annehmen, daß eine Rückstauung auf den rechten Ventrikel bei Mitralfehlern meist in sehr bedeutendem Maße vorhanden ist und auch frühzeitig stattfinden kann. Denn ich kenne Fälle hochgradiger Mitralstenosen, bei denen entgegen der Regel der linke Vorhof wenig oder kaum nachweisbar dilatiert, nur hypertrophisch war und gleichzeitig eine sehr starke Hypertrophie des rechten Ventrikels, insbesondere des Conus pulmonalis sowie eine Erweiterung der Lungenarterien vorhanden war. Vielleicht spielt in solchen Fällen auch eine gewisse Sklerose, namentlich der kleineren Pulmonalarterienäste, die sich zunächst sekundär als Folge der Drucksteigerung im kleinen Kreislauf entwickelt, später auch als Ursache der besonders starken Hypertrophie des rechten Ventrikels eine Rolle (vgl. S. 167). Während diese Erfahrungen gewöhnlich alte, vor vielen Jahren erworbene Vitien betrafen, handelte es sich in einem anderen Falle, in dem eine deutliche Verstärkung des Conus pulmonalis allein bestand und keine Erweiterung des linken Vorhofs nachweisbar war, um einen frisch entstandenen Mitralfehler infolge subakuter Endokarditis. Am Situs war hier links nur der vorgebuchtete Conus pulmonalis randbildend, das linke Herzohr war nach hinten verlagert. Die Regel ist andererseits eine deutliche, nicht selten ganz enorme Dilatation des linken Vorhofs; der Grad derselben ist in den einzelnen Fällen außerordentlich verschieden. Dagegen ist der linke Ventrikel bei reiner Mitralstenose infolge Verkürzung der Einflußbahn kürzer und oft in einem gewissen Grade atrophisch (KIRCH).

Die Herzform und damit das Röntgenbild der Mitralstenose wird hauptsächlich durch die Vergrößerung des rechten Herzens und des linken Vorhofs sowie durch die Erweiterung der Pulmonalarterie beeinflußt. Wie bei Besprechung der Veränderungen der einzelnen Herzabschnitte näher auseinandergesetzt wurde (vgl. S. 53), kommt infolge der Vergrößerung der rechten Kammer eine steile Schrägstellung und Drehung des Herzens um seine Achse, von der Spitze aus betrachtet, im Sinne des Uhrzeigers zustande. Der rechte Vorhofsgefäßwinkel rückt höher hinauf, der Längsdurchmesser des Herzens nimmt zu, der Neigungswinkel wird größer. Eine Verbreiterung im transversalen Durchmesser tritt dagegen im Anfang nicht ein. Doch wird die Herzform insofern verändert, als durch die Erweiterung der Arteria und des Conus pulmonalis die Herzbucht zwischen Aorta und Kammerbogen ausgefüllt und sogar oft vorgewölbt wird. Diese Gestalt reiner Mitralstenosen wird nach GROEDEL als stehende Eiform bezeichnet.

Der linke Herzrand stellt in ausgeprägten Fällen eine im ganzen fast geradlinige oder leicht gewölbte, steil nach unten schräg abfallende Kontur dar.

An ihm ist der oberste von der Aorta gebildete Bogen auffällig wenig vorgebuchtet. Der Grund liegt einerseits darin, daß mit der Drehung des Herzens der Ursprung der Aorta nach links und der Aortenbogen aus einem schrägen Durchmesser fast in die Sagittalebene rückt. Der Aortenknopf springt infolgedessen nicht so weit wie gewöhnlich vor. In Fällen eines stärkeren Stromhindernisses an der Mitralklappe kommt hierfür außerdem auch die geringere Blutfüllung der Aorta und eine in der Folge eintretende Enge des Gefäßrohrs in Betracht, welche SCHEEL durch anatomische Messungen nachgewiesen hat.

Der zweite linke Bogen setzt hoch oben am verkleinerten Aortenknopf, oder, wenn dieser ganz verdeckt ist, schon am Wirbelsäulenschatten an und ist in verstärktem Maße vorgewölbt. Er wird von der Arteria pulmonalis

gebildet, die bei Mitralfehlern und besonders bei Stenosen höheren Grades
eine auch anatomisch nachweisbare beträchtliche Erweiterung erfährt.

Der darunterliegende dritte Bogen zeigt gewöhnlich einen den übrigen
gleichmäßigen Verlauf des linken Herzgefäßrandes überragende und deshalb besonders auffällige, wenn auch meist nur flache Vorwölbung. Dies
gilt als hervorstechendes Merkmal der Mitralstenose. Die bisher herrschende
Meinung ging dahin, daß bei der Mitralstenose dieser Bogen nicht, wie gewöhnlich, vom linken Herzohr, sondern vom linken Vorhof selbst gebildet
wird, der nach GROEDEL weit hinter dem Herzen vorspringen soll. Das
Ergebnis meiner anatomischen Untersuchungen am Situs von Mitralstenosen
stimmt hiermit nicht überein. Dabei sind gewisse Änderungen der Blut-

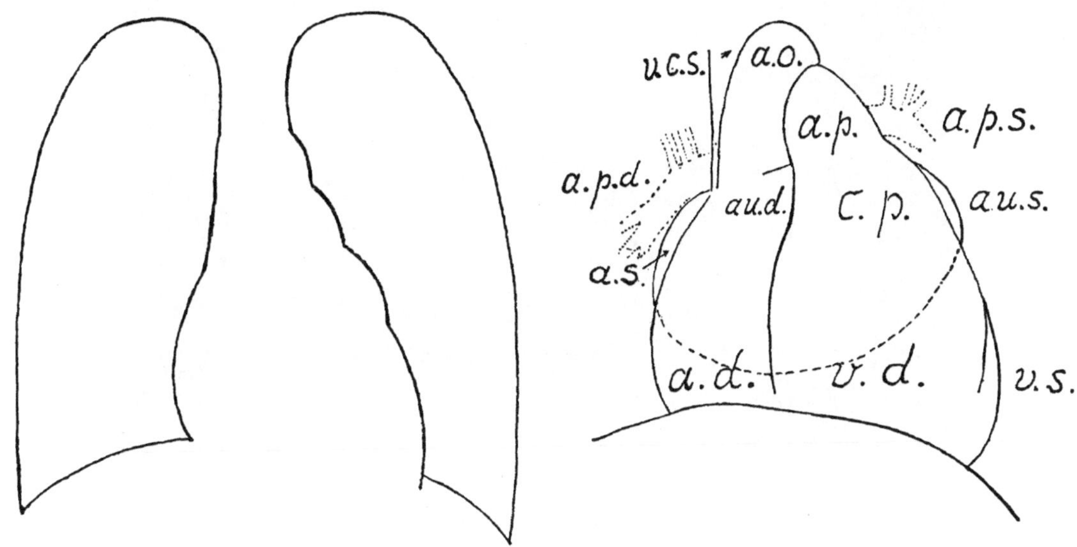

Fig. 64 a.   Fig. 64 b.

Fig. 64 a. Mitralstenose.

Fig. 64 b. Schematische Darstellung der Herzkonfiguration bei Mitralstenose,
zusammengestellt aus Röntgen- und anatomischen Situsbildern.
(ASSMANN, Innerer Kongreß 1920.)

v. d. = ventriculus dexter.	*au. d.* = auricula dextra.	*ao.* = aorta.
v. s. = ventriculus sinister.	*au. s.* = auricula sinistra.	*v. c. s.* = vena cava superior.
a. d. = atrium dextrum.	*c. p.* = conus pulmonalis.	*a. p. d.* = arteria pulmonalis dextra.
a. s. = atrium sinistrum (Gren- zen innerhalb des Herz- schattens punktiert).	*a. p.* = arteria pulmonalis.	*a. p. s.* = arteria pulmonalis sinistra.

füllung am Lebenden und an der Leiche in Rechnung gestellt; es war aber
gerade bei den Mitralstenosen der linke Vorhof stark mit Blut, manchmal
auch mit Thromben gefüllt. Ebensowenig war der linke Vorhof bei Ansicht
von vorn an Herzpräparaten sichtbar, die mit Formalin injiziert und so in
prallem Füllungszustande gehärtet waren. Vielmehr ergab sich an zahlreichen
Fällen von Mitralstenosen, die teils rein oder fast rein, teils mit einer Insuffizienz kombiniert waren, folgendes anatomisches Verhalten: meist war
auf der Höhe des Bogens das linke Herzohr randbildend; es wurde dann
von dem medialwärts davon liegenden, stark erweiterten Conus pulmonalis
vorgebuchtet, so daß dieser ursächlich einen wesentlichen Anteil an der
Vorwölbung des Bogens hatte; seltener war der stark gewölbte Conus pulmonalis
selbst randbildend und das Herzohr nach hinten verlagert (vgl. Fig. 66b).
Gerade der Fall, an dem dies letztere Verhalten am meisten ausgeprägt
war (Fig. 66b), betraf eine höchstgradige, anscheinend reine Knopfloch-

stenose des Mitralostiums ohne daneben vorhandene nennenswerte Insuffizienz. Es sei dies besonders gegenüber der Ansicht von GROEDEL hervor-

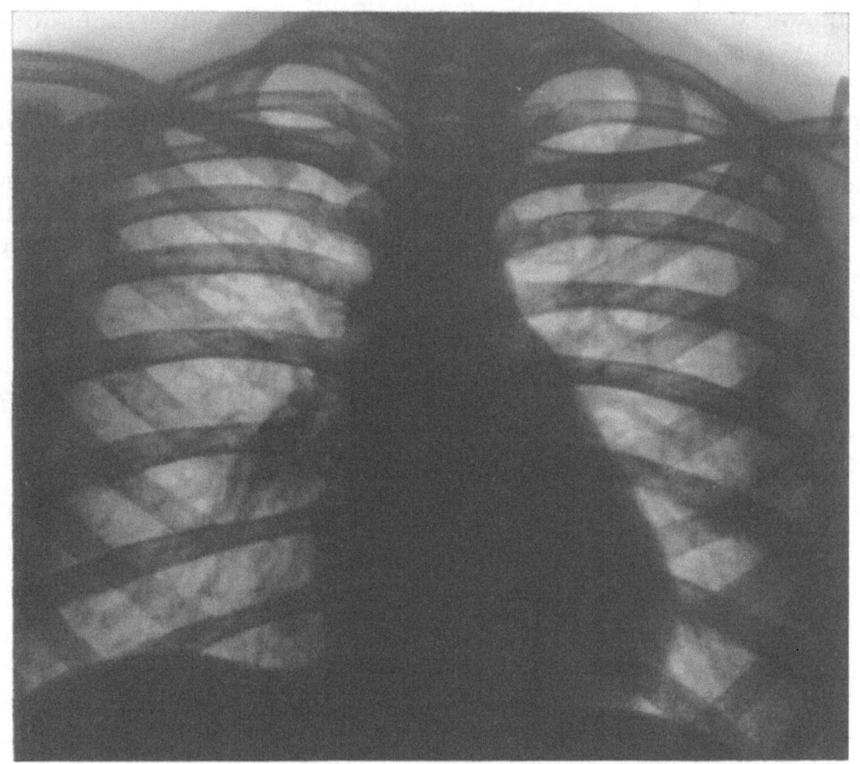

Fig. 65. Mitralstenose, mäßig schwerer Fall.

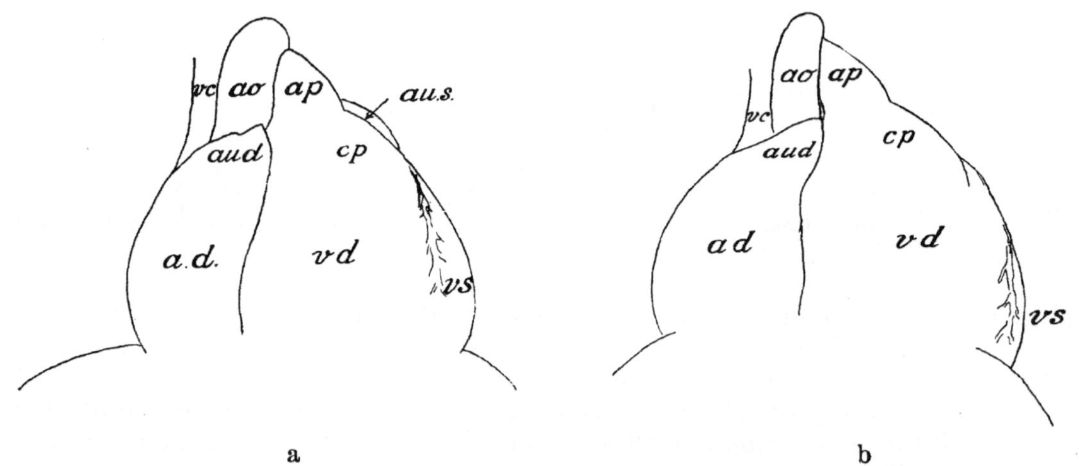

Fig. 66. Situsskizzen, bei der Autopsie aufgenommen, a) bei einer Mitralstenose und
Insuffizienz. b) bei einer schweren reinen Knopflochstenose des Mitralostiums.

v.c. = vena cava superior.	c.p. = conus pulmonalis.	v.s. = ventriculus sinister.
ao. = aorta.	au.s. = auricula sinistra.	au.d. = auricula dextra.
a.p. = arteria pulmonalis.	v.d. = ventriculus dexter.	a.d. = atrium dextrum.

gehoben, der eine Verdrängung des Herzohrs bzw. des Vorhofs nur bei der
Mitralinsuffizienz annimmt, bei welcher auch der linke Ventrikel vergrößert
ist. Hier war dagegen der linke Ventrikel größtenteils infolge der geschilderten

Drehung des Herzens nach hinten verlagert und klein. Der linke Herzrand wurde in diesem, wie auch in anderen Fällen, großenteils vom rechten Ventrikel gebildet, nur an der Spitze bildete der linke Ventrikel noch einen ganz schmalen Randsaum.

Am vierten untersten Bogen des linken Herzrandes ist eine scharfe Trennung zwischen rechtem und linkem Ventrikel kaum wahrzunehmen, da beide fast absatzlos ineinander übergehen und auch dieselbe systolische, einwärts gerichtete Kontraktion zeigen. Jedoch bietet die Gestalt des untersten linken

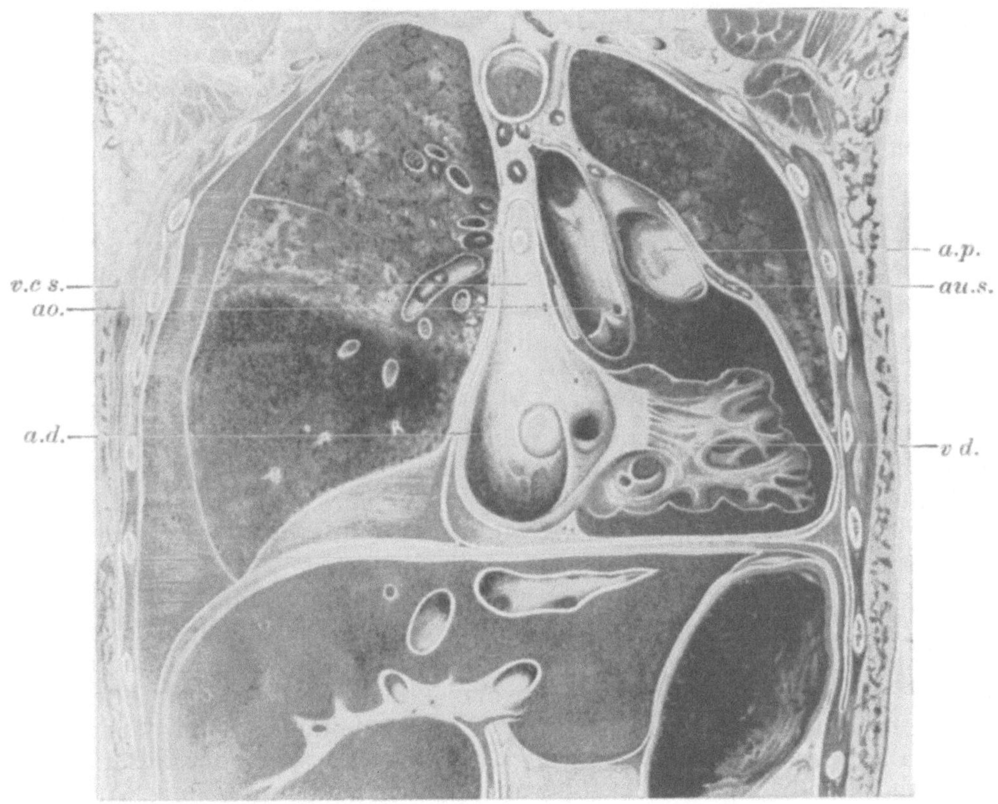

Fig. 67. Frontalschnitt durch den Thorax bei einem schweren Mitralfehler (Stenose und Insuffizienz) aus dem Atlas von PONFICK.

v.c.s. = vena cava superior.
a.d. = atrium dextrum.
ao. = aorta.
a.p. = arteria pulmonalis.
au.s. = auricula sinistra.
v.d. = ventriculus dexter.

Herzbogens an sich gewisse Hinweise darauf, wie weit der rechte oder linke Ventrikel an seiner Ausbildung beteiligt ist. Je mehr der bei reiner Mitralstenose oft etwas atrophische linke Ventrikel vom rechten zurückgedrängt wird, desto steiler ist der Abfall des linken unteren Herzrandes, desto weniger gewölbt, desto mehr einer geraden Linie genähert ist sein Verlauf, desto »spitziger« (DESTOT) erscheint die Form der Herzspitze im Schattenbilde bei sagittaler Durchleuchtung.

Am klarsten gehen die anatomischen Verhältnisse vielleicht aus der Fig. 67 hervor, die dem Atlas von PONFICK entlehnt ist. In der lehrreichen anatomischen Beschreibung dieses Falles ist besonders hervorgehoben, daß der linke Vorhof trotz starker Erweiterung infolge der Drehung des Herzens ganz nach hinten gerückt ist. Das sonst etwa in einer schrägen Ebene liegende linke

Herzohr ist nunmehr im sagittalen Durchmesser gelegen und erscheint daher bei der Ansicht von vorn in starker Verkürzung. Nach innen davon liegt der vorspringende hypertrophische Conus und die Arteria pulmonalis.

Die Schilderung dieser anatomischen Verhältnisse habe ich deshalb vorangestellt, weil sie unentbehrliche Unterlagen zur Deutung des Schattenbildes liefern. Andererseits ist zu bedenken, daß zwischen dem Befunde an der Leiche und am Lebenden manche, m. E. allerdings vielfach überschätzte Unterschiede, u. a. hinsichtlich der Blutfüllung und Lage, bestehen. Besonders ist hier der verschiedene Zwerchfellstand hervorzuheben, der namentlich bei der Einatmung eine steilere Form des Herzbildes und eine Einwärtsdrehung der Herzspitze veranlaßt. Mit Recht wird daher der Beobachtung am Lebenden eine große Bedeutung beigemessen und hier besonders auf die verschiedenen Pulsationserscheinungen der einzelnen Bögen Wert gelegt.

An dem beschriebenen, bisher auf den linken Vorhof bezogenen mittleren linken Bogen werden die Bewegungen meist als präsystolische Einziehungen geschildert. In diesem Falle kann eine Unterscheidung zwischen Vorhof und Herzohr hieraufhin nicht getroffen werden; unter Berücksichtigung der anatomischen Verhältnisse ist alsdann anzunehmen, daß der Bogen durch das linke Herzohr gebildet wird. In zahlreichen anderen Fällen habe ich aber im Gegensatz zu der üblichen Darstellung an dem betreffenden Bogen überhaupt keine deutlichen Bewegungen wahrnehmen oder diese von der auswärts gerichteten Pulsation der oberhalb liegenden Arteria pulmonalis nicht abgrenzen können. Dann ist entweder eine Randbildung des Conus pulmonalis selbst entsprechend dem in einem Teil der Fälle vorher geschilderten anatomischen Verhalten oder die seitliche Anlagerung eines nicht merklich pulsierenden Herzohrs am Rande möglich. Oft tritt bei leichter Linksdrehung eine auswärtsgerichtete zuckende systolische Bewegung an dem dann stärker sich vorwölbenden Bogen hervor, der oben von der Arterie, unten vom Conus pulmonalis gebildet wird (vgl. Fig. 69). Dagegen ist bei Rechtsdrehung bisweilen wiederum eine stärkere Vorwölbung und an ihr eine präsystolische Pulsation zu erkennen, welche auf das erweiterte, aber rückwärtsgedrängte linke Herzohr oder bei stärkerer Drehung auf den linken Vorhof zu beziehen ist (vgl. Fig. 70). Ob im Einzelfalle bei sagittalem Strahlengange das Herzohr oder der Conus pulmonalis randbildend ist, dürfte bisweilen schwer zu entscheiden sein. Ich möchte annehmen, daß in den meisten Fällen das linke Herzohr einen Randsaum bildet, indem es den seitlichen Rand des Konus an dessen Übergang in die Arteria pulmonalis von hinten her umgreift, aber hierbei größtenteils passiv durch den stark erweiterten Conus pulmonalis vorgewölbt wird. Ist der schon an sich gewölbten Unterlage des Konus noch ein halbmondförmiger Schatten des linken Herzohrs aufgesetzt, so kommt dieser Bogen ganz anders zur Geltung als unter normalen Verhältnissen, wo er am Grunde einer einspringenden Herzbucht gelegen ist. Verstärkt wird diese Wirkung noch dadurch, daß der darunterliegende linke Herzrand, welcher bei der reinen Stenose oft großenteils vom rechten Ventrikel gebildet wird, steil abfällt, da die Rundung des stark nach hinten gedrängten, bisweilen gar atrophischen linken Ventrikels fortfällt bzw. stark vermindert ist.

Für das Verhalten des *rechten Ventrikels* ist auch die Untersuchung im frontalen und in den schrägen Durchmessern beachtenswert. Im ersten schrägen Durchmesser tritt die verstärkte Wölbung des Conus pulmonalis am klarsten hervor. Im zweiten schrägen Durchmesser wird eine Verbreiterung des Herzschattens nach rechts unten infolge Zunahme des rechten Ventrikels deutlich, selbst wenn eine Verbreiterung im sagittalen Strahlengange noch nicht nachweisbar ist (vgl. Fig. 70). Bei frontalem Strahlengange ist ebenfalls eine starke Vorwölbung der vorderen Herzkontur, die oben vom Conus pulmonalis, darunter vom übrigen Ventrikel gebildet wird, sichtbar, sowie eine Zunahme des Tiefen-durchmessers, an welcher der rechte Ventrikel zusammen mit der meist gleichzeitig vorhandenen Dilatation des linken Vorhofs beteiligt ist. Gerade für die Beurteilung der Herzgröße bei Mitralstenosen gibt die alleinige Untersuchung im sagittalen Strahlengange oft nur ein wenig maßgebliches Bild. Der Eindruck der vermehrten Tiefenausdehnung des Mitralstenose-herzens kann erst durch eine Untersuchung in den schrägen und besonders im frontalen Durchmesser erhalten werden (vgl. Fig. 51—60).

Der linke Vorhof ist bei der Durchleuchtung in frontaler Richtung (vgl. Fig. 54 u. 55) und in verschiedenen schrägen Durchmessern zu beurteilen, und zwar entweder nach der Empfehlung von Vaquez und Bordet im

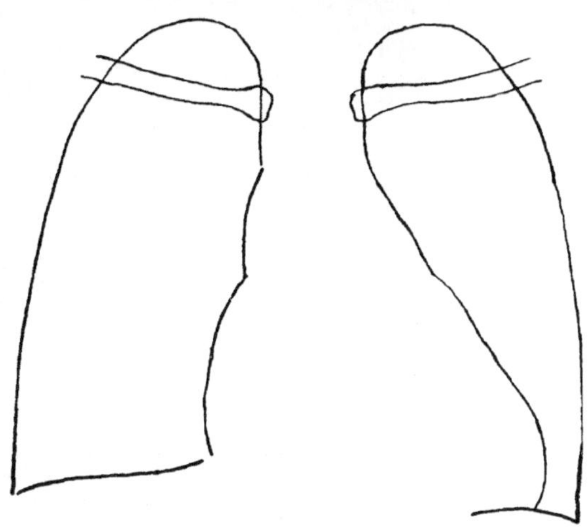

Fig. 68. Mitralfehler (Insuffizienz und Stenose).

Ziemlich geradliniger schräger Verlauf des li. Herzrandes.

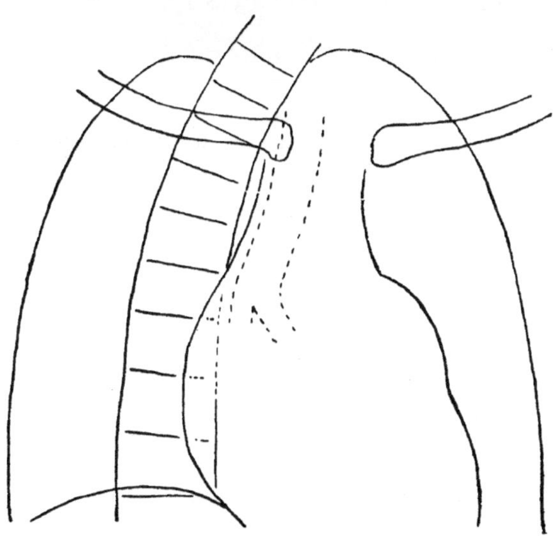

Fig. 69. Mitralfehler (Insuffizienz und Stenose).

Derselbe Fall wie in Fig. 68. Bei Linksdrehung um etwa 30° (dem 1. schrägen Durchmesser genähert). Der von der Arteria und dem Conus pulmonalis gebildete Bogen tritt hier in starker Wölbung hervor.

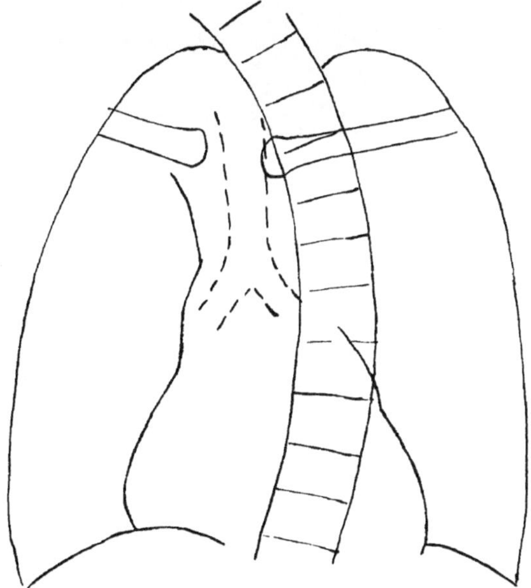

Fig. 70. Mitralfehler (Insuffizienz und Stenose).

Derselbe Fall wie in Fig. 68 und 69 bei Rechtsdrehung um etwa 30 bis 40° (dem 2. schrägen Durchmesser genähert). Der Bogen des erweiterten li. Herzohres am Ansatz des li. Vorhofs bzw. des li. Vorhofs selbst tritt am linken Herzrande hervor. Die Vorbuchtung im unteren Teil des rechten Herzrandes ist auf Hypertrophie und Dilatation des rechten Ventrikels zu beziehen.

zweiten schrägen Durchmesser (vgl. Fig. 49) oder meiner Ansicht nach noch klarer im ersten schrägen Durchmesser bei starker Drehung etwa unter einem Winkel von 70° (vgl. Fig. 52, 53 u. 60), bei welcher der rechte Vorhof im Herzschatten verschwunden und nicht mehr randbildend ist.

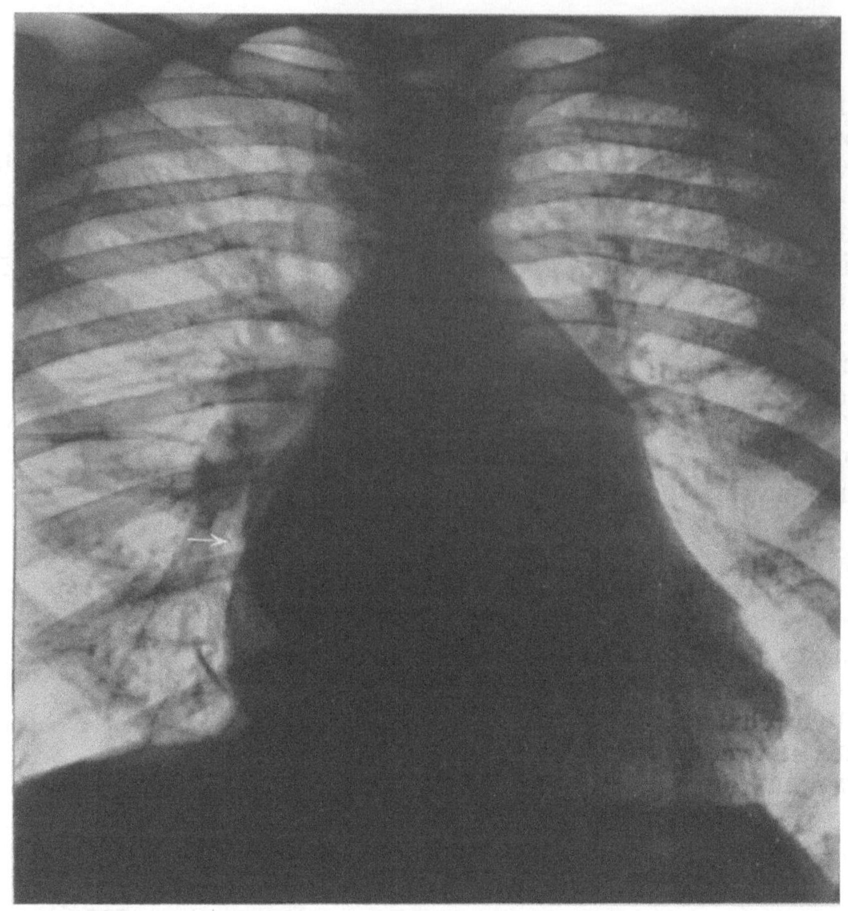

Fig. 71. Mitralfehler (Insuffizienz und Stenose).
Starke Vorbuchtung des Pulmonalisbogens. Unterteilung des rechten Herzrandes durch rechts
vorspringenden linken Vorhof (Pfeil).

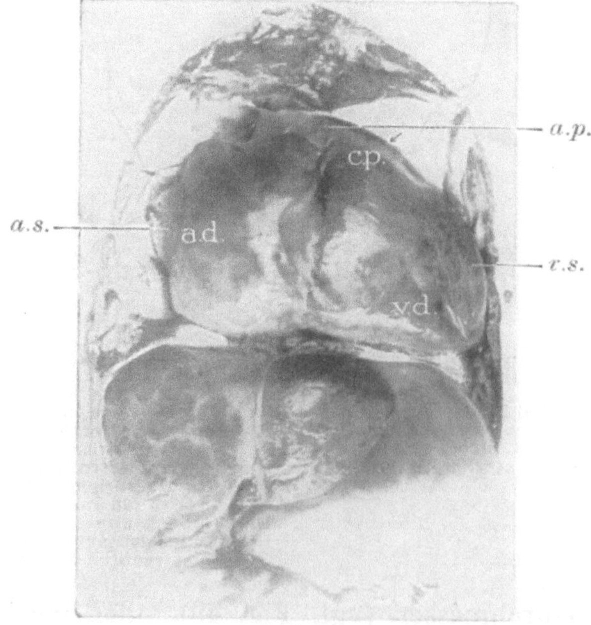

Fig. 72. Anatomischer Situs bei einem Mitralfehler (Stenose und Insuffizienz).
Der li. Vorhof (*a.s.*) springt oberhalb des re. Vorhofs (*a.d.*) rechts bogenförmig vor.
C.p. der stark gewölbte Conus pulmonalis. Ihm liegt außen das li. Herzohr (⟶) als ganz schmaler
sichelförmiger Randsaum an. Die Arteria pulmonalis (*a.p.*) ist hochgedrängt.

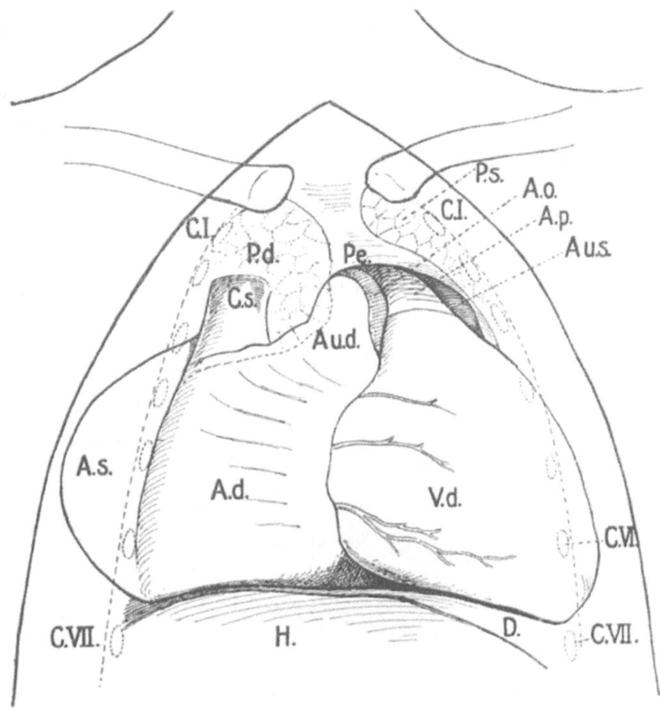

Fig. 73. Skizze des anatomischen Situs von einem schweren Mitralfehler (Stenose und Insuffizienz), gezeichnet von Herrn Geheimrat MARCHAND. Bezeichnungen wie früher.

Der li. Vorhof (*a.s.*) ist re. vollständig randbildend. Das re. Herzohr (*au.d.*) liegt vorn in der Mitte, kommt also für die Randbildung gar nicht in Betracht. Li. umgreift das li. Herzohr (*au.s.*) von hinten her die Arteria und den Conus pulmonalis und bildet einen Randsaum. Der li. Herzrand wird ganz vom re. Ventrikel (*v.d.*) gebildet.

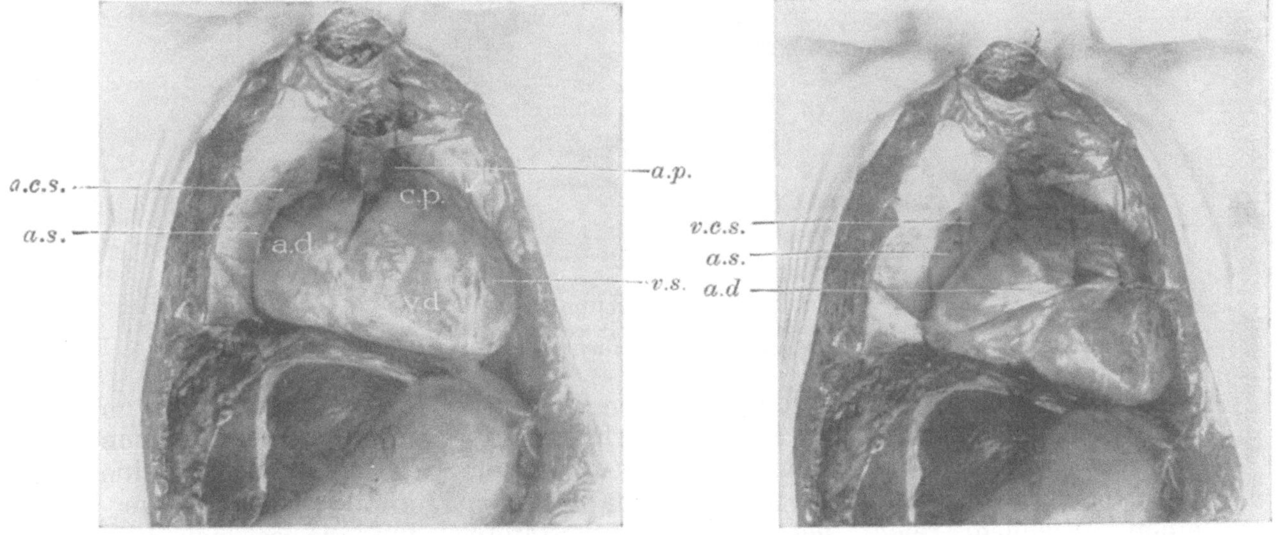

<table>
<tr><td>

Fig. 74. Anatomischer Situs bei Mitralinsuffizienz.

Re. wird der re. Vorhof durch einen schmalen Saum überragt, der vom li. Vorhof gebildet wird.

Beachte die starke Ausbildung des Conus pulmonalis (*c.p.*) und die Lage des li. Herzohrs, (→) das seitlich vom Conus pulmonalis einen ganz schmalen sichelförmigen Randsaum bildet. Bezeichnungen wie früher.

</td><td>

Fig. 75. Derselbe Fall wie in Fig. 74.

Das Herz ist nach li. hinübergezogen. Hierdurch tritt der re. Abschnitt des li. Vorhofs, welcher in Fig. 74 einen schmalen Saum am re. Rande bildete, deutlich hervor.

</td></tr>
</table>

Das nähere Verhalten ist im Abschnitt über den linken Vorhof S. 57—64 beschrieben.

Außerdem kann der linke Vorhof aber, namentlich wenn er in stärkerem Grade erweitert ist, bisweilen auch bei sagittaler Durchleuchtung sichtbar werden, aber nicht am linken, sondern am rechten Herzrande (vgl. Fig. 71—76). Dies anatomische Verhalten ist schon in frühen Auflagen des STRÜMPELL-schen Lehrbuches beschrieben, in der röntgenologischen Literatur aber nicht entsprechend beachtet worden. Wohl ist eine Unterteilung des rechten Herzrandes in zwei Bögen von GROEDEL und DIETLEN geschildert, aber ursprünglich

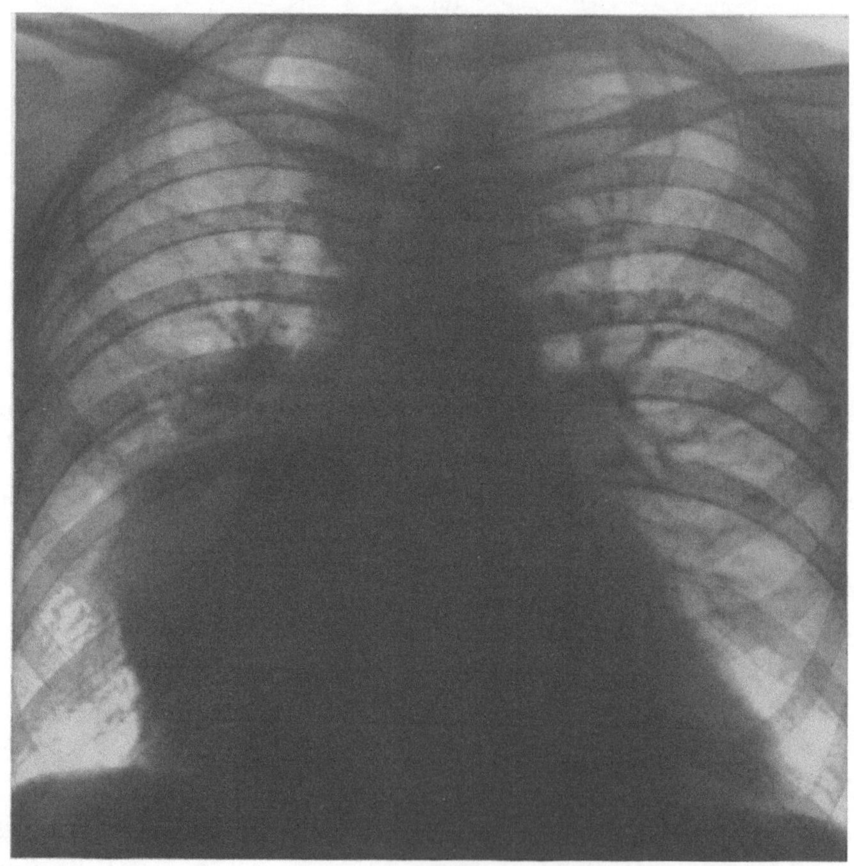

Fig. 76. Mitralstenose.
Am rechten Herzrande tritt der erweiterte linke Vorhof stark bogenförmig hervor.
Vergleiche die anatomischen Verhältnisse in Fig. 72—75.

anders gedeutet worden, indem entweder der untere Bogen für den rechten Ventrikel, der obere für den rechten Vorhof oder der untere Bogen für den rechten Vorhof, der obere für das rechte Herzrohr gehalten wurde. Beide Deutungen lassen sich aber mit den anatomischen Verhältnissen nicht vereinen. Vielmehr reicht bei hochgradiger Stauung, um die es sich hier stets handelt, der stark erweiterte rechte Vorhof bis etwa zur Mittellinie heran und sowohl der rechte Ventrikel als das rechte Herzohr sind ungefähr in der Medianlinie gelegen, also tief im Innern des Herzschattens verborgen (vgl. Fig. 73). Dagegen kann bei hochgradiger Dilatation der linke Vorhof zwischen rechtem Vorhof und rechtem Hilus sich vordrängen und so den oberen Bogen des unterteilten rechten Herzrandes bilden (vgl. Fig. 71—76). Wahrscheinlich ist hierfür außer der Erweiterung des Vorhofs auch die Drehung des Herzens von hinten herum nach rechts vorn maßgeblich. Störk schildert dies Verhalten mit folgenden Worten: »In Fällen besonders hochgradiger Vorhofsdehnung übergreift die rechts laterale Partie des linken Vorhofs, mitsamt den Venenmündungsstellen von hinten nach vorn hervorragend, seitlich den rechten Vorhof und zwängt sich zwischen rechten Vorhof und rechten Lungenhilus ein; es wird dabei der rechte Vorhof unter Anspannung beider Cavae nach vorn gedrängt.« Hiermit ist sowohl der hervorragende Bogen am oberen rechten Herzrande, als auch die nahe Beziehung zum rechten Hilusschatten (Arteria pulmonalis), von dem er oft schwer abzugrenzen ist, treffend gekennzeichnet. Der linke Vorhofsbogen hebt sich manchmal durch seine größere Schattentiefe noch innerhalb des rechten Herzschattens ab (vgl. Fig. 64b u. 71). Das entsprechende anatomische Verhalten ist in Fig. 72 dargestellt. Bei noch stärkerer Dehnung kann der linke Vorhof, von hinten her vordringend, auch bis unten hin den rechten Vorhof seitlich überragen und so den ganzen rechten Herzrand bilden, wie dies der anatomische Situs in Fig. 73 zeigt. Dietlen hat den gleichen röntgenologischen Befund schon früher erhoben und zwar zunächst anders gedeutet, sich jetzt aber der obigen Erklärung angeschlossen.

Bei so hochgradiger Erweiterung des linken Vorhofs pflegen die Stammbronchien durch den zwischen ihnen liegenden Vorhof seitlich auseinander gedrängt, gespreizt zu werden und dadurch in ihrer Verlaufsrichtung und auch in der Form gewisse typische Veränderungen zu erleiden, die gleichfalls von Störk näher beschrieben sind (vgl. Fig. 56). Diese sind auch im Röntgenbilde durch den abnormen, im oberen Teil annähernd horizontalen Verlauf der hellen Schattenaussparungen der Bronchiallumina deutlich erkennbar (vgl. Fig. 59).

Der *rechte Vorhof* wird bei der Mitralstenose zunächst durch den vergrößerten rechten Ventrikel nach rechts, bei hohen Graden von Stauung auch durch den von hinten herumgreifenden linken Vorhof nach vorn und damit auch etwas auswärts gedrängt. Eine stärkere Vorwölbung des rechten Herzrandes ist aber, sofern hier nicht ausnahmsweise der linke Vorhof in Betracht kommt, auf eine Erweiterung des rechten Vorhofs selbst zu beziehen, auf den sich die Stauung von einem nicht ganz den Ansprüchen genügenden rechten Ventrikel her fortsetzt.

4. *Mitralinsuffizienz.* Bei der Mitralinsuffizienz liegen recht komplizierte Kreislaufverhältnisse vor. Allein im Wesen dieses Stromhindernisses näher begründet, auch ohne Eintritt von Herzschwäche, ist eine Erweiterung und Hypertrophie des linken Vorhofs, eine Hypertrophie des rechten Ventrikels und eine Dilatation und Hypertrophie auch des linken Ventrikels. Es sind somit die gesamten Herzabschnitte mit Ausnahme des rechten Vorhofs vergrößert. Sobald aber eine Schwäche des rechten Ventrikels eintritt, wird auch dieser und in der Folge gewöhnlich auch der rechte Vorhof dilatiert. Dementsprechend nimmt das Herz in fast allen Durchmessern zu. Infolge der Hypertrophie des rechten Ventrikels entsteht, ebenso wie bei der Mitralstenose, eine hochstehende, schräg gestellte Herzform. Sie ist aber nicht schlank, wie bei der reinen Stenose, bei welcher der linke Ventrikel nicht vergrößert ist, eher sogar unter Umständen atrophisch wird, sondern infolge der Größenzunahme des linken Ventrikels nach links verbreitert (vgl. Fig. 77).

Eine Erweiterung der Pulmonalarterie und eine verstärkte Ausbildung des Conus pulmonalis ist auch bei der Mitralinsuffizienz vorhanden, hier aber gewöhnlich nicht in so hohem Maße ausgeprägt wie bei der Stenose. Während die Pulmonalerweiterung auf eine Ausfüllung der Herzbucht hinwirkt, welche normalerweise zwischen Aortenknopf und Ventrikelbogen nach innen einspringt, läßt die größere Wölbung des erweiterten linken Ventrikels die darüberliegende Bucht wieder etwas tiefer erscheinen (siehe das Verhalten bei der Aorteninsuffizienz). Das Ergebnis dieser verschiedenen Einflüsse auf die Gestaltung der Herzform am linken oberen Rande ist, daß hier in den leichteren Fällen noch eine etwas einspringende Herzbucht vorhanden ist, daß diese aber bei stärkerer Lungenstauung mit Rückwirkung auf das rechte Herz in zunehmendem Maße verstreicht. Bei starker Erweiterung der Arterie und des Conus pulmonalis wird diese Gegend sogar vorgewölbt, wenn auch selten in so hohem Maße wie bei der Stenose.

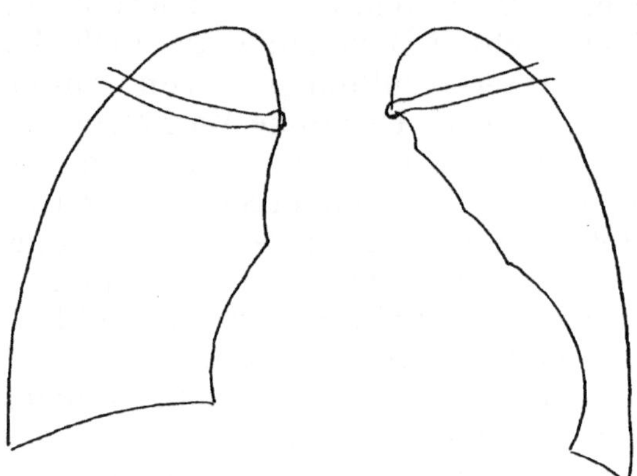

Fig. 77. Mitralinsuffizienz.

Der linke Herzrand ist bei der Mitralinsuffizienz gewöhnlich weniger deutlich gegliedert als bei der Stenose, bei welcher der mittlere Bogen in der Regel besonders vorspringt. Es liegt dies einerseits an der stärkeren Entwicklung des Conus pulmonalis bei der Stenose, welcher auch das linke Herzohr, sofern dieses randbildend ist, buckelartig vortreibt, sowie unter Umständen an einer stärkeren Erweiterung des Herzohrs selbst. Andererseits läßt der steilere Abfall des linken Herzrandes bei der Stenose, bei welcher der linke Ventrikel nicht erweitert, sondern im Gegenteil oft atrophisch ist, den darüber liegenden Vorsprung in besonders markanter Weise hervortreten. Bei der Insuffizienz ist dagegen der Bogen des erweiterten und hypertrophischen linken Ventrikels verbreitert und stärker gerundet. Hierdurch wird eine isolierte Vorwölbung des darüberliegenden mittleren Bogens abgeschwächt oder verhindert.

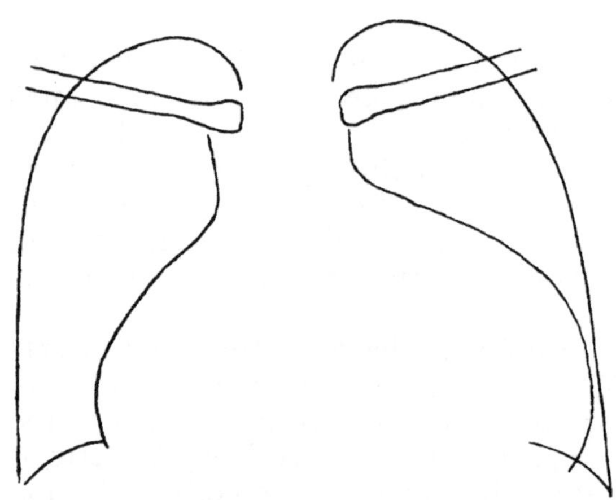

Fig. 78. Kugelherz bei schwerem kombiniertem Mitralfehler und Trikuspidalinsuffizienz. Autoptische Kontrolle.

Die Anordnung der einzelnen flachen Bögen, welche bei der Mitralinsuffizienz vielfach fast zu einer kaum unterbrochenen Linie zusammenfließen, ist folgende: Oben der verschmälerte Aortenknopf, darunter die erweiterte Arteria pulmonalis, darunter das linke Herzohr, darunter der verbreiterte linke Ventrikel. Bei hochgradiger Vergrößerung der rechten Kammer, wie sie namentlich bei Kombination mit Stenose vorkommt, kann auch der rechte Ventrikel im Konusabschnitt sich an der Randbildung beteiligen und eine flache Vorwölbung oberhalb des linken Ventrikelbogens bilden.

Dieses Verhalten beschreibt auch GROEDEL bei der Insuffizienz, während er die viel bedeutendere Einwirkung des Conus pulmonalis auf die Herzform bei der Mitralstenose nicht erwähnt. Der Gegensatz meiner Darstellung zu der von GROEDEL liegt hauptsächlich darin, daß dieser die markante Vorwölbung des mittleren Bogens bei der Stenose auf den linken Vorhof

bezieht, während meiner Ansicht nach der linke Vorhof selbst bei sagittalem Strahlengange
hinter dem Herzen verborgen ist und nur das Herzohr neben dem Conus pulmonalis
ür die Randbildung des mittleren Bogens in Betracht kommt. DIETLEN, der früher die
Verhältnisse ähnlich wie GROEDEL schilderte, vertritt jetzt auch einen im wesentlichen
mit mir übereinstimmenden Standpunkt.

Gewöhnlich ist auch der rechte Medianabstand etwas vergrößert, da sich
die rechte Herzkammer auch nach rechts ausdehnt und dabei den rechten
Vorhof vor sich herschiebt. Noch stärkere Verbreiterung nach rechts weist
auf Dilatation des rechten Vorhofes hin, die durch Rückwirkung der Stauung
vom rechten Ventrikel bei schwachem Zustand desselben zustande kommt.

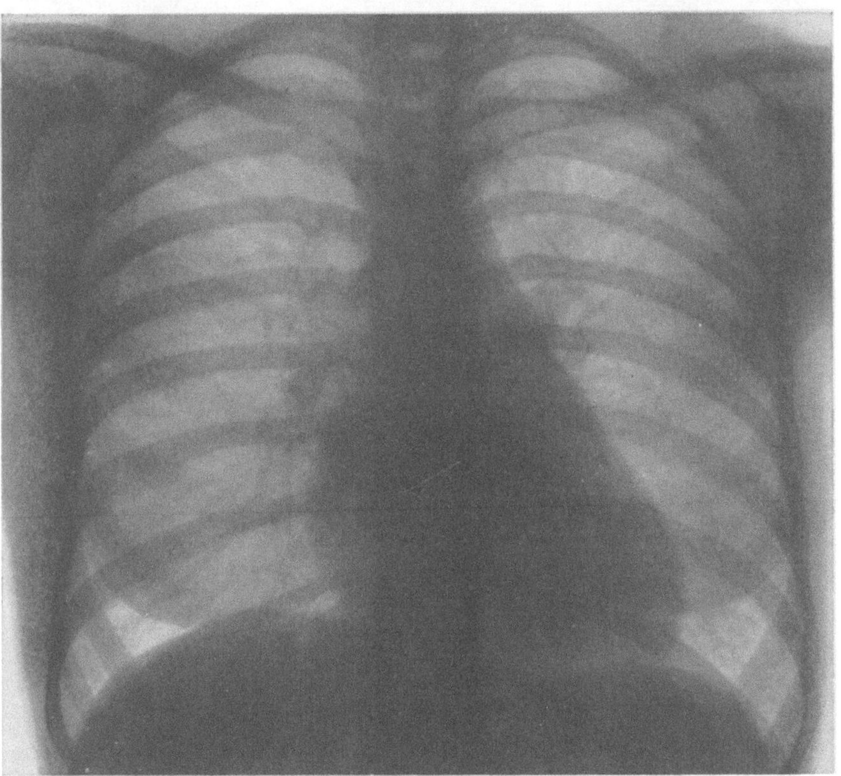

Fig. 79. Kombinierter Mitralfehler (Insuffizienz und Stenose) mittleren Grades.
Auch hier prägt sich der li. Vorhof durch größere Schattenintensität innerhalb des re. Herzschattens aus.

Durch die Ausdehnung des Herzens nach beiden Seiten entsteht so eine plumpe
Herzform, die mit einem an den Spitzen abgestumpften Dreieck verglichen
werden kann (vgl. Fig. 78). Bei stärkerer Rundung wird sie auch als Kugelform
bezeichnet. Diese kann freilich allein aus dem Flächenbild nicht erschlossen
werden; tatsächlich ist die Benennung aber zutreffend, da das dekompensierte
Mitralfehlerherz auch in der Tiefendimension nach vorn und hinten infolge der
Hypertrophie und Dilatation des rechten Ventrikels und der meist starken Erweiterung des linken Vorhofs beträchtlich und annähernd gleichmäßig verbreitert ist. Dies kann auch röntgenologisch in der vorher beschriebenen
Weise bei frontalem und schrägem Strahlengange nachgewiesen werden.

Auch bei geringerer Erweiterung im Stadium der Kompensation springt
der linke Vorhofsbogen in den schrägen Durchmessern und bei frontaler Durchleuchtung meist deutlicher als gewöhnlich vor und ist stärker gerundet. Bei
erheblicher Dilatation kann er auch bei sagittalem Strahlengange im oberen

Abschnitt des **rechten** Herzrandes randbildend sein, wie dies vorher bei der Mitralstenose geschildert wurde.

Kombinierte Mitralfehler. Sehr häufig ist eine Kombination von Mitralstenose und Insuffizienz. Auch in den Fällen, bei welchen klinisch ein einziger Klappenfehler angenommen wird, weist das Röntgenbild oft in Übereinstimmung mit dem anatomischen Verhalten darauf hin, daß tatsächlich eine Kombinationsform vorliegt, und zwar wird die Insuffizienz durch die der reinen Stenose nicht zukommende Verbreiterung nach links erwiesen. Nicht

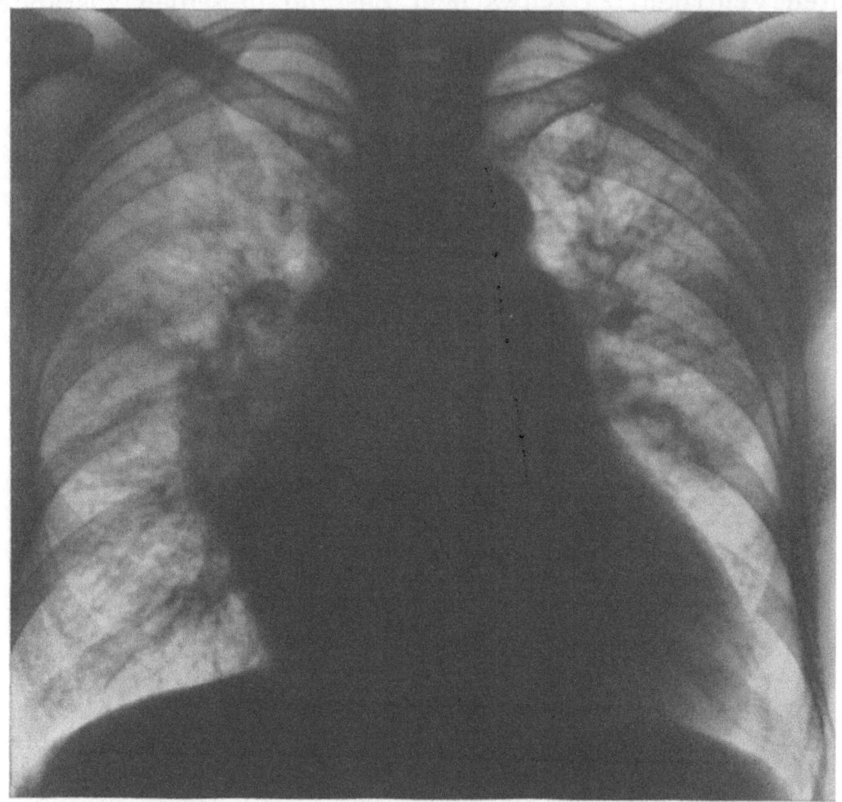

Fig. 80. Kombinierter Mitral- und Aortenfehler (Mitralinsuffizienz und -stenose, Aortenstenose).
Deutliche Stufe am linken Herzrand zwischen dem vorspringenden Pulmonalbogen (Mitralfehler) und dem vergrößerten linken Ventrikel, der in eine verbreiterte Spitze ausläuft (Aortenfehler). Mittelform zwischen Schräg- und Querstellung des Herzens.
Stark erweiterte Hilusgefäßzeichnung infolge Lungenstauung.

so klar kann eine gleichzeitig vorhandene Stenose bei einer Insuffizienz erkannt werden. Für Stenose spricht eine besonders starke Erweiterung des linken Vorhofs, nachweisbar im schrägen und queren Durchmesser, und eine sehr erhebliche Vorbuchtung des mittleren linken Herzbogens, dessen Entstehung vorher besprochen wurde.

Beiden Fehlern gemeinsam ist die hohe, schräg gestellte Form ohne Taille. Diese charakteristische Form wird schlechthin als Mitralkonfiguration bezeichnet. Ein gemeinsames Kriterium der Mitralfehler wie allerdings aller anderen Zustände, die mit einer Blutüberfüllung im kleinen Kreislauf einhergehen, ist ferner eine Pulmonalarterienerweiterung, welche nicht nur den Stamm, sondern auch alle ihre Äste betrifft. Es ergibt sich daraus eine Verbreiterung der Hilusschatten bei Mitralfehlern, welcher ich in fraglichen Fällen eine gewisse differentialdiagnostische Bedeutung beimesse. Diese Verhältnisse werden bei Schilderung der Arteria pulmonalis näher erörtert werden.

Kombinierte Mitral- und Aortenfehler. Zwischen Mitral- und Aortenfehlern kommen nicht selten Kombinationen vor. Je nach dem Vorherrschen des einen oder des anderen Klappenfehlers entstehen verschiedene Herzformen, unter denen schwer besondere Typen abgegrenzt werden können. Allgemein ist zu sagen, daß Mitralfehler durch die taillenlose, steile Schrägform gekennzeichnet sind und ein dabei bestehender Aortenfehler eine besondere Vorbuchtung und Verbreiterung des linken Herzanteiles hervorruft. Bei der häufigsten

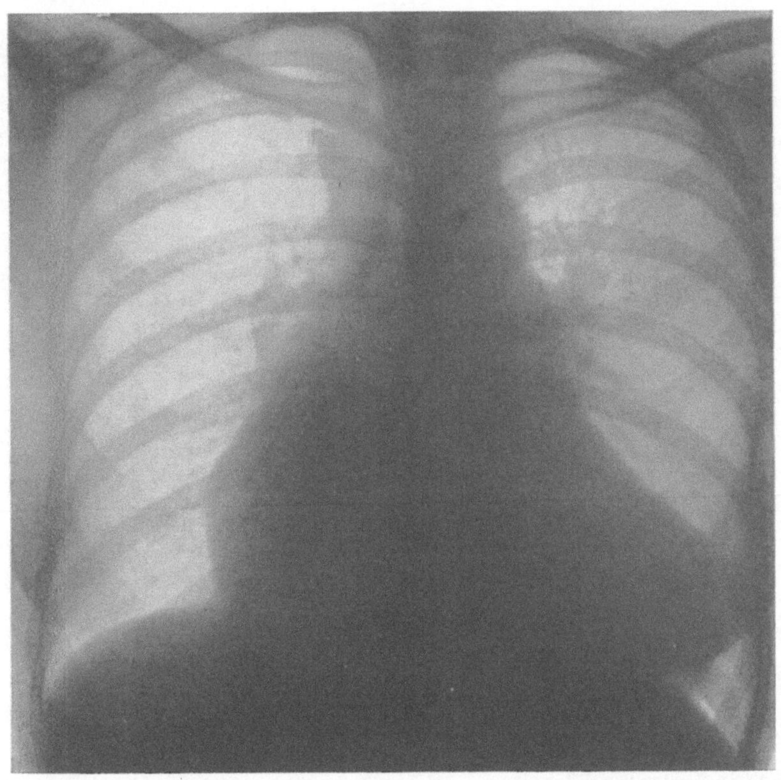

Fig. 81. Relative Trikuspidalinsuffizienz bei kombiniertem Herzklappenfehler
(Aorteninsuffizienz und Mitralinsuffizienz).

Starke Verbreiterung des Herzschattens nach beiden Seiten. Rechts springt der re. Vorhofbogen und darüber das verbreiterte Band der gestauten Vena cava sup. stark vor (relative Trikuspidalinsuffizienz). Links ist der li. Ventrikelbogen verbreitert und zeigt vermehrte Rundung (Hypertrophie und Dilatation des li. Ventrikels). Herzbucht erhalten, aber darüber Pulmonalisbogen erweitert.

Kombination von Mitralfehlern und Aorteninsuffizienz entsteht so eine Mittelform, die teils durch eine allgemeine Schrägstellung infolge Vergrößerung des rechten Ventrikels (Mitralfehler), teils durch eine besondere Vorbuchtung des linken Kammeranteils (Aortenfehler) gekennzeichnet ist und hierdurch eine treppenförmige Abstufung am linken Herzrand (GROEDEL) erhalten kann. Eine zu einem Mitralfehler hinzukommende Aortenstenose wird nicht so sehr an der auch bei der Mitralinsuffizienz vorkommenden Verbreiterung nach links als an der typischen, langsam zunehmenden Kontraktion des linken Ventrikelrandes bei der Durchleuchtung erkannt.

5. *Trikuspidalinsuffizienz.* Die Trikuspidalinsuffizienz tritt fast nie selbständig, sondern meist als Folge einer Erlahmung des rechten Ventrikels,

namentlich bei Mitralfehlern, aber auch bei Myokarditis auf. Sie prägt sich
im Röntgenbilde durch eine Erweiterung des Herzens nach rechts und einen
schräg hinabziehenden Verlauf des erweiterten rechten Vorhofrandes aus,
welcher mit dem Zwerchfell einen stumpfen Winkel bildet. Außerdem ist das
rechts von der Wirbelsäule senkrecht hinaufziehende Band der gestauten
Vena cava sup. verbreitert (vgl. Fig. 78 und 81).

Obwohl eine systolische Pulsation des rechten Vorhofsrandes von vornherein
erwartet werden könnte und auch von GROEDEL beschrieben worden ist, habe ich
diese, ebenso wie DIETLEN, bisher nicht beobachtet. Besser ist nach DIETLEN eine
systolische Anschwellung am Schattenrande der Vena cava superior zu sehen.

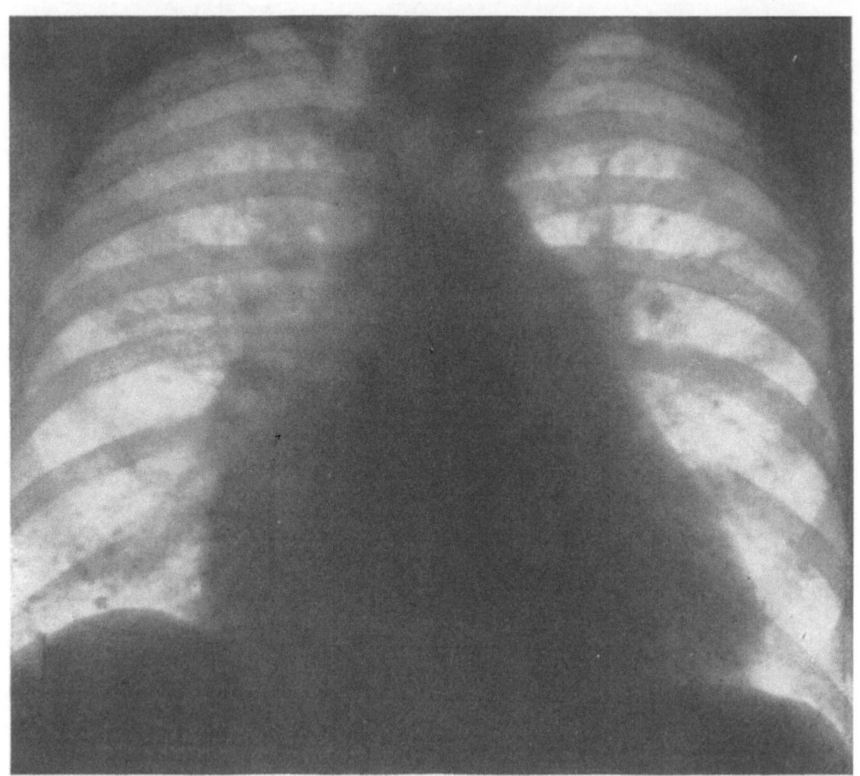

Fig. 82. Trikuspidalstenose (+ Mitralstenose und Insuffizienz). Starke Ausdehnung des
re. Vorhofs. Mitralform des Herzens. Autoptische Kontrolle.

6. *Trikuspidalstenose.* Die Trikuspidalstenose ist ein sehr seltener, sowohl
erworben als angeboren vorkommender Herzfehler. Das röntgenologische
Zeichen der hierdurch hervorgerufenen Erweiterung des rechten Vorhofs ist
eine starke Ausbuchtung des rechten unteren Herzbogens, eine Zunahme des
rechten Medianabstandes, eine Abstumpfung des Vorhofszwerchfellwinkels und
eine Erweiterung des Schattens der Vena cava superior.

7. *Pulmonalstenose.* Die Pulmonalstenose wird in der Regel nur als angeborener Herzfehler beobachtet und in diesem Kapitel besprochen werden (vgl. S. 95).

8. *Pulmonalinsuffizienz.* Eine Pulmonalinsuffizienz wird als erworbener
Fehler äußerst selten auf endokarditischer Basis, etwas häufiger, aber nicht
oft als relative Insuffizienz infolge übermäßiger Erweiterung der Arteria
pulmonalis ähnlich wie eine relative Mitralinsuffizienz bei Überdehnung des
linken Ventrikels beobachtet. Die Ursache solch starker Erweiterung der Arteria

pulmonalis und einer gleichzeitigen Hypertrophie und Dilatation des rechten
Ventrikels bildet nach ORTNER entweder eine Kyphoskoliose, eine supraval-
vuläre Stenose der Arteria pulmonalis, eine primäre Sklerose der Pulmonalarterien
oder meiner Ansicht nach verhältnismäßig am häufigsten ein Mitralfehler,
insbesondere eine Mitralstenose (PAWINSKI, VOLHARD, eigene Beobachtungen).

Klinisch ist in diesen Fällen ein der Aorteninsuffizienz ähnliches diastolisches Dekreszendogeräusch im 2. und besonders 3. Interkostalraum links
neben dem linken Sternalrand hörbar. Es ist von dem Geräusch der Aorteninsuffizienz durch seine Lokalisation, von einem diastolischen Mitralstenosen-
geräusch hierdurch und durch seinen Charakter zu unterscheiden. Bisweilen

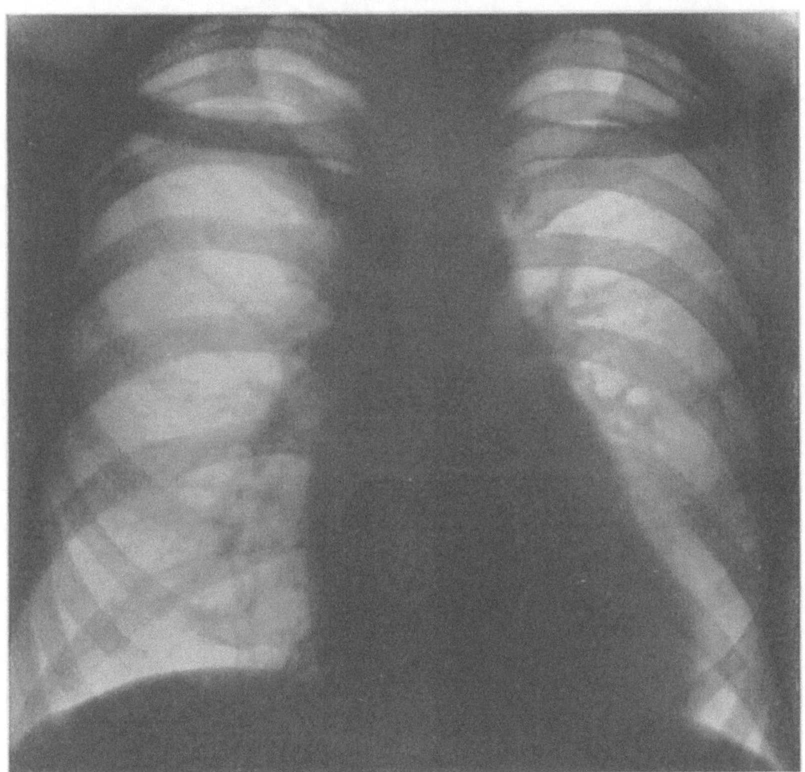

Fig. 83. Relative Pulmonalinsuffizienz bei schwerem Mitralfehler
(hauptsächlich Stenose).
Stark erweiterter und verlängerter Pulmonalbogen. Dichter rechter Hilusschatten. Der linke ist größtenteils durch den Bogen des Pulmonalstammes verdeckt.
Am rechten Herzrande ist, wie häufig bei Mitralfehlern, der linke Vorhof oberhalb des rechten randbildend.

ist auch ein systolisches Geräusch im 2. linken Interkostalraum vorhanden,
dessen Entstehung dem häufigen systolischen Aorteninsuffizienzgeräusch (ohne
Stenose!) entspricht. Außerdem hat CARL GERHARDT ein mit dem Puls synchrones sakkadiertes Atemgeräusch und einen noch fern vom Herzen hör-
baren Doppelton, welcher dem TRAUBEschen Doppelton über der Cruralis bei
der Aorteninsuffizienz entspricht, als Zeichen eines Pulsus celer der Pulmonalarterie beschrieben. In den selbst beobachteten Fällen einer wahrscheinlich nur leichten relativen Pulmonalinsuffizienz waren diese Erscheinungen
nicht nachweisbar.

Das wichtigste röntgenologische Zeichen der Pulmonalinsuffizienz ist
eine Verbreiterung des Pulmonalstammbogens. In einem von ZADEK mit-

geteilten Falle einer schweren Pulmonalinsuffizienz und gleichzeitigen Stenose, die auf dem Boden einer alten Endokarditis entstanden war, und ebenso in einem Falle von WEINBERGER war der Bogen des Pulmonalarterienstammes so stark vorgebuchtet wie auf den Bildern, die gewöhnlich als charakteristisch für einen offenen Ductus Botalli bezeichnet werden. In einigen selbst beobachteten Fällen von relativer Pulmonalinsuffizienz bei Mitralstenosen war die Erweiterung des Pulmonalstammbogens und der Pulmonalarterienäste (Hilusschatten) wohl deutlich, aber nicht wesentlich mehr ausgesprochen als sonst bei schweren Mitralfehlern. Auch habe ich eine besonders starke Pulsation

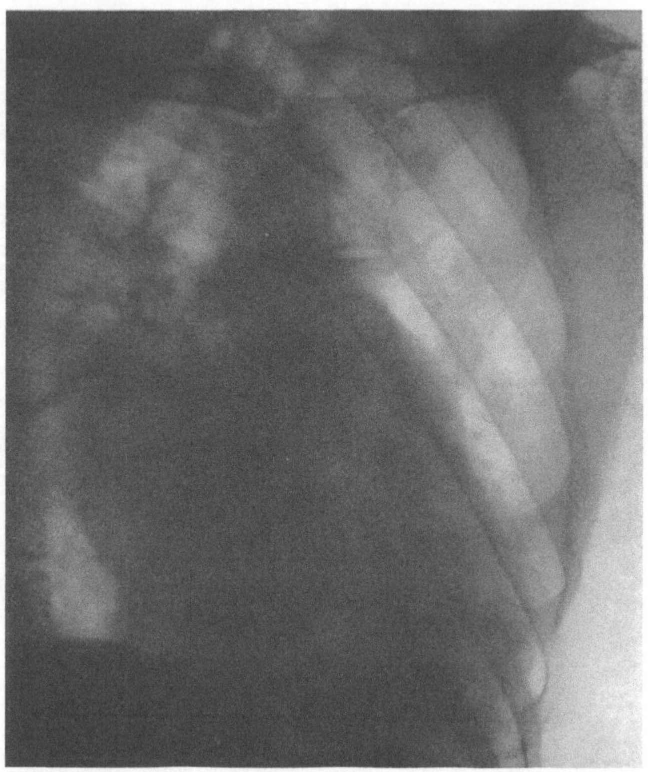

Fig. 84. Relative Pulmonalinsuffizenz bei schwerem Mitralfehler (hauptsächlich Stenose). Derselbe Fall wie in Fig. 83 im ersten schrägen Durchmesser. Am äußeren Herzrand springt der erweiterte und verlängerte Pulmonalbogen vor. Am inneren Herzrand wölbt sich der erweiterte linke Vorhof vor und engt den HOLZKNECHTschen Raum ein.

des Pulmonalstammbogens und der Hilusschatten, die man als Ausdruck eines Pulsus celer der Pulmonalarterie ähnlich wie die schnellende Pulsation der Aorta bei Aorteninsuffizienz erwarten könnte, nicht angetroffen. Vermutlich handelte es sich in meinen Fällen auch nur um leichte relative Insuffizienzen infolge Überdehnung des Klappenringes der gestauten Pulmonalarterie, die wohl ein deutliches diastolisches Geräusch, aber keinen erheblichen Rückstrom und keinen ausgesprochenen Pulsus celer der Pulmonalarterie hervorzurufen vermochten, zumal auch dessen oben erwähnte auskultatorische Zeichen fehlten. In zwei Fällen, die zur Autopsie kamen, zeigte der Umfang der Pulmonalarterie eine Erweiterung um das $1^1/_2$ fache des Aortenumfanges und, wie gegenüber etwaigen Zweifeln bezüglich der Entstehung des diastolischen Geräusches betont werden soll, keine Aorteninsuffizienz.

Herzaneurysma.

Über die röntgenologische Darstellung und Diagnose von Herzaneurysmen, deren Krankheitsbild mit verschiedenen, aber nicht immer scharf ausgeprägten Phasen (1. stenokardische Anfälle, 2. Perikarditis und Myomalacia epistenocardica, 3. Latenz bzw. scheinbare Genesung, 4. schwere Herzschwäche) von STERNBERG eingehend geschildert ist, liegen erst wenige Mitteilungen vor.

Die Befunde sind kürzlich von BOLLEN und PAPE zusammenfassend dargestellt worden. Meist werden bogenförmige Vorwölbungen an umschriebenen Stellen der Herzkonturen beschrieben, die sich hierdurch und zum Teil auch durch Abweichungen der Pulsation von den anliegenden Herzteilen abheben.

In einem Falle von KRAUS handelte es sich um ein hühnereigroßes Aneurysma der Herzspitze, das auf dem Boden einer anämischen Nekrose des Myokards nach Koronararterienverschluß entstanden war und im Röntgenbild einen entsprechenden Schatten ergeben hatte. JAKSCH V. WARTENHORST sah ebenfalls in der Gegend der Herzspitze einen synchron mit dem Herzen pulsierenden, von dichten Kalkmassen durchsetzten Schatten, dem autoptisch ein walnußgroßes Aneurysma der Herzspitze mit verkalkten Thromben bei fibröser Myocarditis entsprach.

In einem weiteren als Aneurysma der Herzspitze angesprochenen Falle sah JAKSCH V. WARTENHORST einen apfelgroßen Schatten

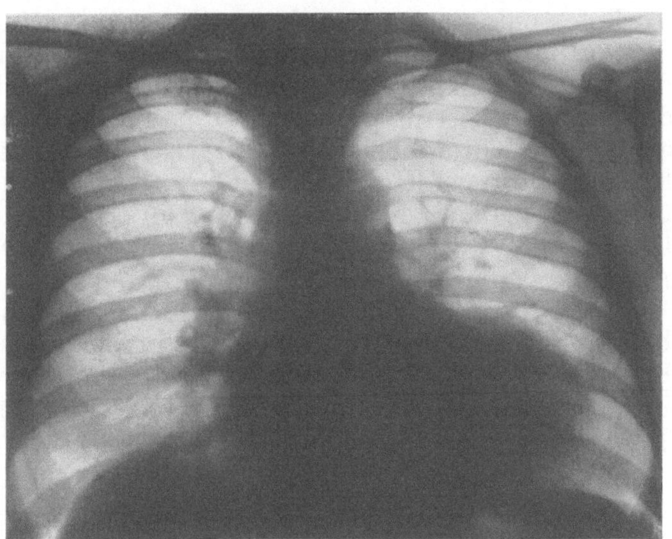

Fig. 85. Herzaneurysma an der Spitze der linken Kammer.
(Autopsie). Nach BAUKE. Röntgenpraxis Bd. V.

an der Herzspitze, der dem übrigen Ventrikel entgegengesetzte Pulsationen zeigte. Ähnliche Fälle zum Teil mit autoptischem Befund sind von MELCHART, GOLENSKO, LENK, KALISCH, WIBERG, DETERMANN, GROEDEL, QUERALTO, BAUKE u. a. beschrieben (vgl. Fig. 85).

Bei einem Luetiker, der gleichfalls schwere stenokardische Anfälle hatte, und ein lautes, blasendes systolisches Geräusch an der Spitze, aber keine Verstärkung des zweiten Pulmonaltones und im Röntgenbild durchaus keine Mitralkonfiguration des Herzens, aber auch keine Zeichen von Aortenverbreiterung zeigte, beobachtete ich bei der Durchleuchtung, daß in der Systole eine deutliche Einbuchtung am linken unteren Herzbogen entstand, oberhalb derer eine deutliche Zusammenziehung erfolgte, unterhalb derer dagegen die Herzspitze einen lokalen, kaum bewegten, allerdings wenig ausgeprägten Buckel bildete. Dieser war auch auf der Aufnahme sichtbar. Genau dieser Stelle entsprach das laute systolische Geräusch. Ich habe teils wegen der klinischen Erscheinungen, teils wegen des auffallenden Röntgenbefundes das Vorliegen eines Herzaneurysmas angenommen. Der Patient starb bald darauf; eine Autopsie fand nicht statt.

In anderen Fällen von Herzaneurysma konnten keine Konturveränderungen wahrgenommen werden. So war in einem autoptisch kontrollierten Falle von CHRISTIAN und FRIK ein nach der Vorderfläche zu gelegenes Aneurysma der Herzspitzengegend durch die Röntgenuntersuchung nicht nachgewiesen worden, weil es bei sagittalem Strahlengange nicht randbildend war. Es müssen bei Verdacht auf Herzaneurysma alle Drehungsgrade mit größter Sorgfalt durchgeprüft werden. Auch dann ist aber naturgemäß nicht immer die sichere Feststellung einer deutlichen Vorwölbung zu erwarten, wenn die Bedingungen für eine markante Randbildung wie besonders an der Vorder- und Unterfläche des Herzens ungünstig sind.

Bei einem von BOLLER und PAPE beschriebenen *Aneurysma des Septum ventriculorum*, welches vom linken Ventrikel her in die Höhle des rechten vorgebuchtet war, konnte naturgemäß keine Vorwölbung am Herzrande erwartet werden; es war aber dadurch eine starke Verdrängung des rechten Herzanteiles nach rechts hervorgerufen, die im Röntgenbilde deutlich sichtbar war und auch durch die Autopsie erwiesen wurde.

Herzthromben.

Innerhalb des Herzschattens durch Intensität und scharfe Umrandung hervortretende rundliche oder ovaläre Schatten, welche der Gegend des linken Vorhofes entsprachen, sind von SCHOLZ beschrieben und in zwei Fällen bei der Autopsie harte, in einem Fall geschichtete Kugelthromben gefunden worden, welche den linken Vorhof ganz erfüllten. Hierzu ist freilich zu bemerken, daß der erweiterte, prall mit Blut gefüllte linke Vorhof bei Mitralstenosen auch ohne Thrombosierung sich als intensivere ovaläre Verschattung innerhalb des übrigen Herzschattens abheben kann. Durch besondere Schattenintensität zeichnete sich in einem von JAKSCH beschriebenen, autoptisch kontrollierten Falle das Bild eines verkalkten Herzthrombus ab, der in einem Aneurysma der Herzspitze lag (vgl. S. 85).

In zwei von BESSER und SCHILLING beschriebenen Fällen hoben sich Thromben im rechten Vorhof und linken Ventrikel als rundliche Schatten im Röntgenbild ab, die besonders deutlich im schrägen Durchmesser sichtbar waren; eine intensive Schattenzeichnung wurde in dem einen Falle auf Verkalkung des Thrombus bezogen.

Herztumoren.

Von den sehr seltenen Herztumoren kommen hauptsächlich Sarkome in Betracht, die meist von den Vorhöfen ausgehen und häufiger rechts als links beobachtet werden. In zwei von KRAUSE und EHRENBERG beschriebenen, autoptisch kontrollierten Fällen fiel eine starke Vorwölbung und abnorm starke Pulsation des betreffenden Herzbogens auf. Das von KRAUSE beobachtete Angiosarkom des linken Herzohrs erzeugte im Röntgenbild einen halbkreisförmigen, weit ins Lungenfeld vorspringenden Schatten, welcher synchron mit der Aorta pulsierte. KRAUSE macht auf die Möglichkeit einer Verwechslung mit einem Aneurysma der Aorta descendens aufmerksam. Im Falle von EHRENBERG hatte ein im rechten Vorhof lokalisiertes Sarkom zu einer Behinderung des Bluteinflusses von der Vena cava superior her geführt, die deshalb angestaut und als breiter neben der Wirbelsäule aufsteigender Schatten sichtbar war. In einem von FETZER beschriebenen Falle, gleichfalls mit autoptischem Befund, waren nur geringfügige, am Hauptsitz des Tumors am rechten Vorhofsrande überhaupt keine Veränderungen der Konturen des Herzschattens nachzuweisen, in einem weiteren von POPP beobachtetem Falle von Sarkom des rechten Vorhofs war eine starke, fast pulsationslose Vorwölbung am rechten Herzrande vorhanden.

Die angeborenen Herzfehler.

Die angeborenen Herzfehler zeigen so mannigfache Variationen und Kombinationen, daß ihre Besprechung einen über ihre praktische Wichtigkeit hinausgehenden Raum erfordert. Es sollen hier nur die wesentlichsten Typen geschildert werden. Bei diesen ist aber ein näheres Eingehen ins einzelne notwendig, weil unsere bisherigen Kenntnisse über die angeborenen Herzfehler außer in anatomischer Hinsicht noch sehr mangelhaft sind und die vorhandenen Angaben im röntgenologischen Schrifttum vielfach einer kritischen Sichtung bedürfen. Insbesondere sollen auch die klinischen Symptome kurz besprochen werden, da ihre Kenntnis nicht wie bei den übrigen Abschnitten als allgemein bekannt vorausgesetzt werden kann, ihre Mitverwertung für die Diagnose aber hier wie überall unbedingt erforderlich ist.

Die Einteilung der angeborenen Herzfehler wird gewöhnlich nach entwicklungsgeschichtlichen Grundsätzen geordnet. Bei einer Besprechung der Röntgendiagnostik, welche den praktischen Bedürfnissen gerecht werden soll, erscheint es mir aber zweckmäßiger, von den am Lebenden nachweisbaren röntgenologischen und allgemeinen klinischen Symptomen auszugehen.

Erweiterung der Pulmonalarterie. Als wichtigstes und häufigstes röntgenologisches Merkmal bei angeborenen Herzfehlern gilt mit Recht die Vorbuchtung des zweiten linken Bogens. Diese ist zuerst in dem von Zinn veröffentlichten Falle durch Grunmach festgestellt worden. Dieses wohl charakterisierte Zeichen wird gewöhnlich als Merkmal eines Ductus Botalli apertus angesehen. Es liegen bereits viele Publikationen vor, in denen ganz besonders auf diesen Befund hin, allerdings zum Teil im Verein mit anderen Symptomen, die Diagnose auf Ductus Botalli apertus gestellt wurde (Zinn, Burckhardt, de la Camp, Groedel, Bittorf, Grossmann, Hondo, Forschbach und Kaloczek, Stepp und Weber, Zack, Schittenhelm, Gassul). Autoptische Bestätigungen sind meines Wissens nur in den Fällen von Weinberger und Hochhaus erbracht, von denen der letztere überdies mit verschiedenen anderen Anomalien kombiniert war[1]). Dagegen lehrten mehrfache Beobachtungen an später zur Sektion gelangten Fällen, daß diese Annahme irrig war, aber wohl eine Erweiterung der Arteria pulmonalis und daneben andere kongenitale Anomalien vorlagen. So fand sich in den Fällen von Dressler und Arnheim eine Pulmonalstenose vor der Erweiterung (vgl. S. 95), im Falle von Müller neben der Erweiterung der Arteria pulmonalis ein Ventrikelseptumdefekt (vgl. S. 101), in zwei Fällen von Hotz eine Tricuspidalinsuffizienz. Dagegen war in diesen Fällen der Ductus Botalli obliteriert. Lehrreich ist auch ein Hinblick auf drei nicht geröntgente Fälle von Burke, in denen ähnliche klinische Symptome und insbesondere auch eine Verstärkung des zweiten Pulmonaltones bestanden und daraufhin die Diagnose auf Ductus Botalli apertus gestellt wurde. Die Autopsie bestätigte aber durchweg diese Annahme nicht, sondern ergab einen geschlossenen Ductus und eine Pulmonalstenose und in einem Falle eine Erweiterung der Pulmonalarterie hinter der Stenose.

Aus diesen Sektionskontrollen, die häufiger eine Fehldiagnose aufdeckten als eine Bestätigung der Annahme eines Ductus Botalli apertus erbrachten, ergibt sich, daß die alleinige Feststellung einer Erweiterung des zweiten linken Gefäßbogens im Röntgenbild entgegen der üblichen Annahme nicht zur sicheren Diagnose eines Ductus Botalli apertus berechtigt. Es wäre auch sehr unwahrscheinlich, wenn ein Ductus Botalli apertus als alleinige Anomalie auf einmal so häufig aufträte, während nach anatomischen Statistiken eine isolierte Persistenz des Ductus Botalli ein ziemlich seltenes Vorkommnis darstellt. Nach Abbot fand sich unter 400 Fällen kongenitaler Herzfehler nur 19 mal ein isolierter Ductus Botalli apertus und 106 mal eine Kombination

---

[1]) Gleichfalls autoptisch bestätigt ist ein nur klinisch untersuchter Fall von Bäumler (Zbl. Herzkrkh. 1919, Nr. 10).

von Ductus Botalli apertus mit anderen Anomalien. In einer neueren Statistik hat MOTZFELD 40 Sektionsfälle von isoliertem Ductus Botalli apertus aufgefunden; das ist bei der großen anatomischen Kasuistik der angeborenen Herzfehler nicht viel. Die Erweiterung des zweiten Bogens hat ja auch unmittelbar mit dem Ductus Botalli gar nichts zu tun. Dieser hat nach anatomischen Untersuchungen nur eine maximale Weite von 6,5 mm und eine maximale Länge von 20 mm; gewöhnlich ist er kürzer als das Ligamentum arteriosum des Erwachsenen, welches durchschnittlich 12 mm lang ist (HOCHSINGER). Außerdem kann er wegen seiner Lage zwischen Aorta und Pulmonalis nicht randbildend gegen das Lungenfeld sich abheben. Höchstens wäre dieser Fall bei ganz ungewöhnlich großer aneurysmatischer Erweiterung desselben vielleicht denkbar, die anatomisch zuweilen beobachtet ist. Dies trifft aber nicht für die üblichen Formen des Ductus Botalli apertus zu. Die Vorbuchtung des zweiten Bogens im Röntgenbild rührt vielmehr von einer Erweiterung des Stammes der Lungenarterie her. Diese kann aber aus sehr verschiedenen Ursachen auftreten, von denen der Ductus Botalli apertus nur *eine* Möglichkeit darstellt.

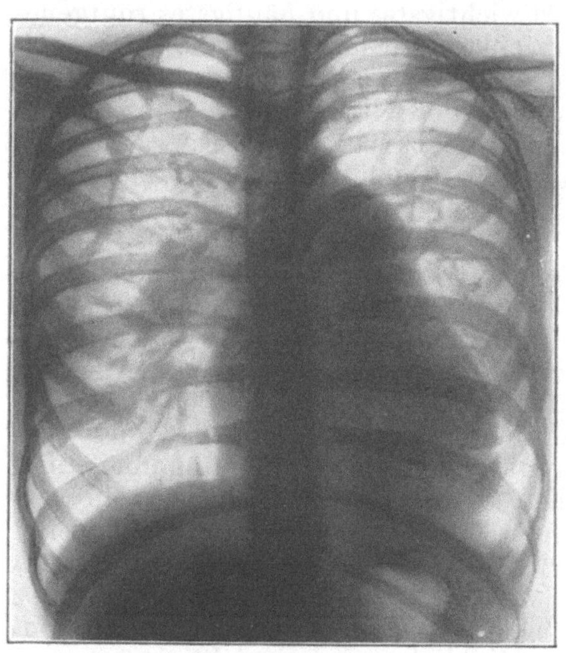

Fig. 86. Erweiterung der Arteria pulmonalis (Stammbogen und Äste = Hilusschatten) bei kongenitalem Herzfehler.

Eine Erweiterung der Pulmonalarterie mit entsprechender Vorbuchtung des zweiten linken Bogens im Röntgenbild kommt bei folgenden Zuständen vor:

A. Erworben:

1. Bei Aneurysma der Pulmonalarterie (siehe Fall ROKITANSKI, Beobachtung 12, vgl. S. 160 Fig. 162).

2. Bei Perforation eines Aneurysma aortae in die Pulmonalis (WEINBERGER).

3. Bei Pulmonalinsuffizienz auf endokarditischer Basis (Fälle von ZADEK und WEINBERGER).

4. Infolge Narbenzug durch Zirrhose der benachbarten Lungenteile (WEINBERGER, eigene Beobachtungen, vgl. Fig. 163).

5. Bei Stauung im kleinen Kreislauf aus verschiedenen schon früher S. 69 und 83 genannten Ursachen, am häufigsten infolge hochgradiger Mitralklappenfehler, insbesondere bei Mitralstenose. Hierbei erreicht die Vorbuchtung aber nur selten solche Grade, daß sie differentialdiagnostisch gegenüber kongenitalen Herzvitien in Betracht kommt. Immerhin sei ausdrücklich auf die Erweiterung der Pulmonalis bei Mitralfehlern hingewiesen, da DIETLEN betont, daß die röntgenologische Untersuchung bei scheinbar klarem Befund von Mitralstenose manchmal Verhältnisse aufdeckt, die kongenitale Störungen wie Ductus Botalli apertus neben der Mitralstenose annehmen ließen. Es soll doch wohl damit die Erweiterung des zweiten linken Bogens gemeint sein, die bisher im Schrifttum als röntgenologisches Zeichen des Ductus Botalli apertus galt. Ich halte die Annahme einer so außerordentlich selten, wenn überhaupt

vorkommenden Kombination von Mitralfehlern mit Ductus Botalli apertus allein auf Grund dieses Röntgenbefundes nicht für gerechtfertigt, da ich eine Erweiterung der Pulmonalarterie und ihrer Äste bei Stauung im kleinen Kreislauf insbesondere bei der Mitralstenose ziemlich regelmäßig und zum Teil in recht beträchtlichem Grade im Röntgenbilde nachgewiesen und autoptisch bestätigt gefunden habe. Zum Beweise diene der Vergleich der zum Verwechseln ähnlichen Bilder mit starker Pulmonalarterienerweiterung in Fig. 166 und 167, von denen das eine von einem angeborenen Vitium, das andere von einem Mitralfehler (mit autoptischer Kontrolle) stammt.

B. Angeboren:

1. Als alleinige Anomalie (ungleiche Teilung des Truncus arteriosus communis).

2. Bei offenem Ductus Botalli apertus (autoptisch kontrollierte Röntgenuntersuchungen von WEINBERGER und HOCHHAUS. Bezüglich der anatomischen Verhältnisse siehe die Abbildungen der Fälle von ROKITANSKI, Beobachtung 13—18).

3. Bei Pulmonalstenose (autoptisch kontrollierte Fälle von DRESSLER, BURKE, ARNHEIM).

4. Bei Ventrikelseptumdefekt (Sektionsfälle von HERMANN MÜLLER sen. und jun.).

5. Bei Defekt des Vorhofseptums (4 Fälle des Pathologischen Institutes Leipzig, davon einer mit eigener röntgenologischer Beobachtung).

6. Bei Transposition der Gefäße und Ventrikelseptumdefekt (HOCHSINGER).

7. Bei Tricuspidalinsuffizienz (2 Sektionsfälle von HOTZ).

8. Bei Sklerose der Pulmonalarterienäste (ROMBERG, LJUNGDAHL, ZUR LINDEN).

Ursächlich ist die Erweiterung der Pulmonalarterie bei der alleinigen Anomalie einer ungleichen Teilung des Gefäßtrunkus als von vornherein bestehende Mißbildung, in den übrigen Fällen aber wohl stets oder wenigstens großenteils als funktionelle Folge einer Drucksteigerung in der Arteria pulmonalis aufzufassen, die durch Kommunikation zwischen Pulmonalis und Aorta oder zwischen rechtem und linkem Ventrikel oder durch Stauung im Lungenkreislauf aus anderen Gründen aufgetreten ist.

Wahrscheinlich ist mit den angeführten Zuständen die Zahl der möglichen Kombinationen nicht erschöpft. Aus der großen Zahl dieser verschiedenen Möglichkeiten, welche alle auf autoptische Befunde von Fällen gegründet sind, die vorher geröntgent waren oder bei denen nach den anatomischen Präparaten ein entsprechendes Röntgenbild mit Sicherheit zu erwarten gewesen wäre, geht hervor, daß die Vorbuchtung des zweiten Bogens bei sehr verschiedenen Zuständen angetroffen wird. Eine Entscheidung über die nähere Art des vorliegenden Falles kann hier, wenn überhaupt, nur durch eingehende Berücksichtigung des klinischen Befundes getroffen werden. Im folgenden sollen daher die wichtigsten übrigen Merkmale der Zustände geschildert werden, bei denen eine Erweiterung der Lungenarterie vorkommt, wobei auf die erworbenen Leiden nur in aller Kürze aus differentialdiagnostischen Rücksichten eingegangen werden wird:

Bei allen diesen Zuständen ist der gemeinsame physikalische Ausdruck der Pulmonalerweiterung bei der Perkussion eine bandförmige, gewöhnlich nach GERHARDT benannte, parasternale Dämpfung im zweiten und dritten linken Interkostalraum. Auskultatorisch findet sich häufig, aber nicht immer ein systolisches oder systolisch-diastolisches Geräusch im zweiten und dritten Interkostalraum links. Oft ist damit ein palpables Schwirren verbunden, bisweilen auch eine Vorbuchtung der Brustwand in diesem Bereich.

Im besonderen ist bei den einzelnen Zuständen folgendes zu bemerken:

Zu A.: Bei erworbenen Leiden,

zu 1.: Bei Aneurysma der Pulmonalarterie, deren Symptome, entsprechend den vorgenannten allgemeinen Zeichen, bereits von BAMBERGER besprochen sind,

und bei 2.: Durchbruch eines Aneurysma aortae in die Pulmonalarterie, ist auf die WASSERMANNsche Reaktion und andere Zeichen von Lues zu achten.

Zu 3.: Die Symptome der Pulmonalinsuffizienz sind S. 83 beschrieben.

Zu 4. und 5.: Bei Pulmonalarterienerweiterung infolge Narbenzug zirrhotischer Lungen und infolge Stauung im kleinen Kreislauf, z. B. bei Mitralfehlern, ergeben sich die physikalischen Symptome aus den angeführten Zuständen.

Zu B.: Unter den hier hauptsächlich zur Besprechung stehenden *angeborenen* Anomalien, die mit Erweiterung der Pulmonalarterien einhergehen, sind folgende Umstände besonders hervorzuheben:

1. Die Erweiterung der Arteria pulmonalis infolge ungleicher Teilung des Truncus arteriosus communis allein ohne weitere Anomalien ist durch kein hierfür allein besonders charakteristisches Merkmal ausgezeichnet. Gegenüber der Vereinigung mit Ductus Botalli apertus hebt HOCHSINGER hervor, daß die Fortleitung des Geräusches in die Halsadern und die Vorwölbung sowie fühlbares Schwirren des Aortenbogens fehlen.

2. *Ductus Botalli apertus.* Die physikalischen Merkmale des Ductus Botalli apertus außer der röntgenologischen Vorbuchtung des zweiten Bogens und der entsprechenden bandförmigen parasternalen Dämpfung sind:

a) Ein systolisches oder auch kontinuierliches, in die Diastole hinüberreichendes, meist lautes, sausendes Geräusch im zweiten oder auch im dritten Interkostalraum links, sowie über dem Manubrium sterni. Das Geräusch wird in die Halsgefäße und nach dem Rücken hin fortgeleitet.

b) Häufig ist mit dem Geräusch ein fühlbares Schwirren an der gleichen Stelle verbunden.

c) Ein Schwirren des Aortenbogens im Jugulum.

d) Eine Hypertrophie und gewöhnlich auch Dilatation insbesondere des rechten, vielfach aber außerdem auch des linken Ventrikels.

e) Eine erhebliche Verstärkung des zweiten Pulmonaltones; oft ist dieser auch fühlbar.

Auf weitere bei Ductus Botalli apertus beschriebene Besonderheiten des Pulses, wie Verlangsamung, Pulsus paradoxus, ungleichen Puls auf beiden Seiten von Hals- und Armarterien, soll hier nicht eingegangen werden, da sie weder beim Ductus Botalli apertus besonders häufig noch hierbei allein beobachtet werden. Auch der bisweilen bei Ductus Botalli apertus erhobene Befund einer linksseitigen Rekurrenslähmung kommt zwar auch bei anderen Zuständen vor, z. B. bei Mitralstenose infolge starker Dehnung des linken Vorhofs (ORTNER, KRAUS) oder wahrscheinlich richtiger infolge Erweiterung der Pulmonalarterie (HOFBAUER und SCHWARZ), verdient aber doch beim Ductus Botalli apertus besonders hervorgehoben zu werden, weil eine Erweiterung des Ductus in erster Linie geeignet erscheint, den Rekurrens an seiner Umschlagstelle unter dem Aortenbogen durch Druck zu schädigen.

In differentialdiagnostischer Hinsicht ist hier noch einmal auf die bereits erwähnten Beobachtungen hinzuweisen, in welchen auf die deutliche Verbreiterung des zweiten linken Bogens hin die Diagnose auf Ductus Botalli apertus gestellt wurde, die Autopsie aber später eine Obliteration des Ductus, dagegen andere Anomalien, am häufigsten Pulmonalstenose, und distal davon eine Erweiterung der Pulmonalarterie ergab. In einem dieser Fälle (ARNHEIM)

hätte die Abschwächung des zweiten Pulmonaltones vor der Fehldiagnose
eines Ductus Botalli apertus bewahren können; in anderen (BURKE, DRESS-
LER) war dieser aber entgegen dem sonst bei Pulmonalstenose üblichen Verhalten verstärkt, so daß hier große differentialdiagnostische Schwierigkeiten
bestanden. Endlich ist das ziemlich seltene gleichzeitige Vorkommen von
Ductus Botalli apertus und Pulmonalstenose zu erwähnen (z. B. Sektionsfall von ABELMANN). Für die Annahme einer Pulmonalstenose ist im allgemeinen eine erhebliche, seit frühester Jugend bestehende Zyanose zu verwerten,
welche bei alleinigem Ductus Botalli apertus gewöhnlich, aber nicht immer
fehlt. Für Ductus Botalli apertus spricht ein Schwirren über dem Aortenbogen und Fortleitung des systolischen Geräusches in die Karotiden, die bei
reiner Pulmonalstenose vermißt wird (HOCHSINGER).

3. und 4. Auf die klinische Symptomatologie der Pulmonalstenose
und des Ventrikelseptumdefekts wird später eingegangen werden (vgl.
S. 95 u. 100).

5. Anscheinend mit einer gewissen Regelmäßigkeit wird eine Erweiterung
der Pulmonalarterie bei folgender meines Wissens im röntgenologischen und
klinischen Schrifttum früher nicht erwähnten Anomalie angetroffen. Es
handelt sich um eine große Defektbildung an der Vorhofscheidewand
von bestimmtem Charakter, welche über die gewöhnliche Ausdehnung des
Foramen ovale weit hinausgeht. Gleichzeitig mit der Erweiterung der Lungenarterie ist meist Enge der Aorta, dagegen gewöhnlich kein Ventrikelseptumdefekt und kein Ductus Botalli apertus vorhanden. Nach VIERORDT scheint
diese Kombination anatomisch nicht selten beobachtet zu werden. Die Sammlung des Leipziger Pathologischen Institutes enthält nicht weniger als vier
gleichartige Fälle, von denen drei zu Lebzeiten in der Medizinischen Klinik
beobachtet wurden. Sie sind zum Teil von ZEIDLER und JAFFÉ beschrieben.
In diesen Fällen war klinisch Blässe der Haut und deutlich geringe, nicht
hochgradige Zyanose, deutliche Verstärkung des zweiten Pulmonaltones, beträchtliche Verbreiterung der Herzdämpfung nach beiden Seiten und sowohl
ein systolisches als ein diastolisches Geräusch links oben vom Sternum vorhanden. Die wichtigsten Daten zweier von mir auch röntgenologisch beobachteter Fälle sind folgende:

M., 22jähriges Mädchen, von Jugend auf leicht ermüdbar, sonst nicht krank.

Befund: Blasse Gesichtsfarbe mit leichter Zyanose der Lippen und Wangen. Nasen-
flügelatmung. Keine Trommelschlägelfinger. Herz: Stark hebender Spitzenstoß außerhalb
der Brustwarzenlinie bis fast zur vorderen Axillarlinie reichend. An der Spitze lautes systolisches Geräusch. Am linken Sternalrand im Bereich des ersten und zweiten linken Interkostalraumes ein fühlbares Schwirren und lautes systolisches Geräusch, welches rauher ist
als das an der Spitze. Außerdem daselbst ein langgezogenes diastolisches Geräusch. Zweiter
Pulmonalton stark klappend. Sehr starke epigastrische Pulsation. Im Elektrokardiogramm
negative I.p.-Zacke.

Röntgenuntersuchung (siehe Tafel II, Fig. 5 u. Figur 87): Herz nach rechts und links
stark verbreitert. Linkskonvexe Skoliose der oberen, rechtskonvexe der unteren Brustwirbelsäule. Herztaille verstrichen. Ziemlich stark vorspringender Pulmonalbogen. Ein Aortenknopf
ist links von der Wirbelsäule nicht sichtbar, dagegen rechts ein kleiner Knopfschatten innerhalb des rechten Schlüsselbeinansatzes. Die Lungenfelder sind von enormen Gefäßschatten
durchsetzt. Der rechte Hilusschatten ist weit über walnußgroß, er geht auf Aufnahme
bei sagittalem Strahlengange in den Herzschatten über. Deshalb ist seine obere Breite hierbei nicht genau zu bestimmen. Dagegen hebt er sich bei leichter Drehung nach links von
dem Herzschatten durch das dazwischen hervortretende Bronchiallumen ab und ist hier
29 mm breit. Herzmaße auf 2 m-Aufnahme: L.=17,5; M.r.=7,0; M.l.=10,3; Tr.=17,3;
Br. = 9,7 und 7,0 =16,7.

Autopsiebefund: Großer Vorhofseptumdefekt mit mächtiger Erweiterung beider Vorhöfe.
Starke Hypertrophie und Dilatation des rechten Ventrikels. Erweiterung der Pulmonalis und
ihrer Äste. Enge der Aorta, welche über den rechten Bronchus verläuft (vgl. Fig. 88).

Auch in einem zweiten Falle mit Erweiterung der Arteria pulmonalis an Stamm und Ästen (vgl. Fig. 89) ergab die Sektion einen erheblichen Vorhofseptumdefekt in Größe von etwa zwei Querfingern, sehr starke Erweiterung des rechten Vorhofs und enorme Dilatation und Hypertrophie des rechten Ventrikels, welcher den ganzen linken Herzrand bis zur Spitze hin bildete. Der linke Ventrikel und der linke Vorhof waren nicht oder kaum vergrößert und lagen bei der Ansicht von vorn einschließlich des linken Herzohrs hinter dem rechten Herzen verborgen. Die Pulmonalarterie war an Stamm und Ästen auf die doppelte Breite des Aortenumfanges erweitert. Ebenso waren sämtliche Äste der Pulmonalarterie sehr stark dilatiert (Hilusschatten). Keine vergrößerten Bronchialdrüsen!

Außerdem wurde eine leichte Mitralinsuffizienz festgestellt. Da diese wahrscheinlich nach der vor 8 Jahren hergestellten Röntgenaufnahme im Anschluß an einen erst einige Jahre später erstmalig durchgemachten Gelenkrheumatismus aufgetreten war, kommt sie für die Erklärung der Herzkonfiguration in diesem Röntgenbilde wohl nicht in Betracht. Dagegen bedeutet die Kombination von einer Mitralinsuffizienz mit einem Vorhofseptumdefekt an sich ein wesentliches Kreislaufhindernis, indem das im linken Vorhof sich an-

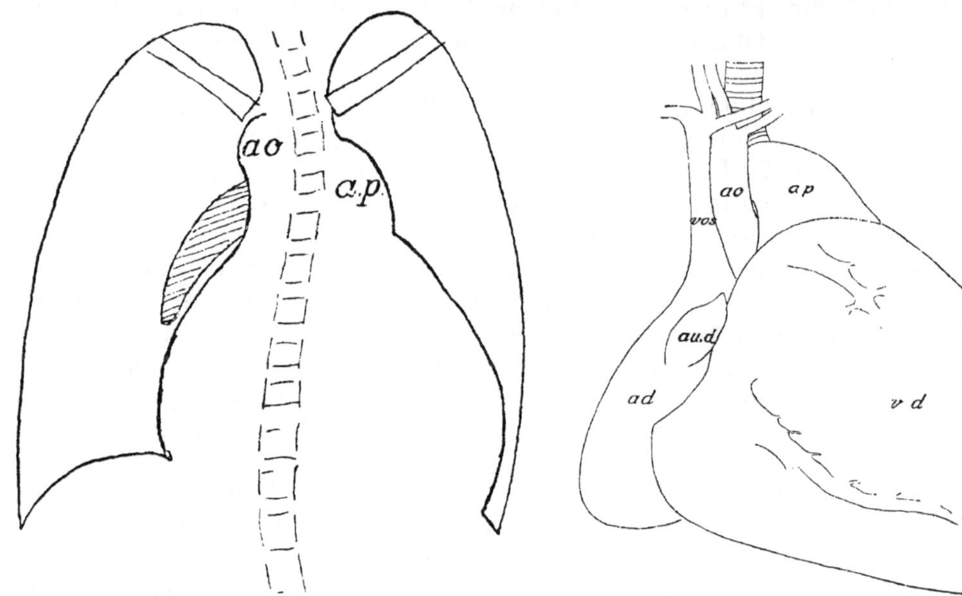

Fig. 87. Großer kongenitaler Vorhofseptumdefekt.

Sehr weite Arteria pulmonalis (*a.p.*), welche den stark gewölbten obersten li. Bogen bildet. Enorm erweiterte Hilusschatten.
Enge Aorta (*ao.*), welche über den re. Bronchus hinwegzieht.

Fig. 88. Autopsiebefund des Falles von Fig. 87. Bezeichnungen wie früher.

stauende Blut in verstärktem Maße in den rechten Vorhof hinüberfließt und zu einer Mehrbelastung des rechten Herzens führt. Dementsprechend hatten sich auch die bei der ersten Aufnahme nur geringen Herzbeschwerden nach dem Gelenkrheumatismus bedeutend verstärkt und es war eine starke Zunahme der Herzverbreiterung nach rechts und zuletzt eine auch autoptisch nachgewiesene relative Tricuspidalinsuffizienz hinzugetreten.

6. Die Transposition der großen Gefäße ist S. 105 geschildert. HOCHSINGER beschreibt einen Fall mit Septumdefekt und starker Erweiterung der Pulmonalarterie.

7. In zwei von HOTZ mitgeteilten kindlichen Fällen, welche ein ganz analoges Röntgenbild, wie es z. B. in Fig. 86 dargestellt ist, mit Schrägstellung des Herzens, einer Verbreiterung besonders nach links, weniger nach rechts, und vor allem einer mächtigen Verbreiterung des Pulmonalisbogens zeigten, ergab die Autopsie als einzigen Befund eine *Tricuspidalinsuffizienz*, und zwar mit offenbar angeborenen Bildungsanomalien der Klappen. Die klinischen Symptome bestanden in einer dem Röntgenbilde entsprechenden Verbreiterung der Herzdämpfung und insbesondere einer Verstärkung des 2. Pulmonaltones,

welche von den Autoren gegenüber der bei erworbener Tricuspidalinsuffizienz gewöhnlich vorhandenen Abschwächung besonders hervorgehoben wird. In einem Falle war ein systolisches Geräusch über der Hörstelle der Mitralis, in dem anderen kein Geräusch hörbar; in beiden bestand Zyanose, aber nur in einem ein positiver Leber- und Venenpuls. Die Autopsie ergab, abgesehen von der Tricuspidalinsuffizienz, eine mächtige Hypertrophie des rechten Ventrikels und sehr starke Erweiterung der Arteria pulmonalis, sonst keinerlei Anomalien.

8. Die Sklerose der Pulmonalarterienäste wird S. 167 näher beschrieben.

Aus der vorstehenden Übersicht über die verschiedenen Anomalien, bei denen sich eine Erweiterung der Pulmonalarterie findet, geht die große Bedeutung ihres röntgenologischen Nachweises hervor.

Unter den eigenen Beobachtungen von angeborenen Herzfehlern, welche allerdings meist Erwachsene betrafen, war dieses leicht erkennbare Zeichen etwa in der knappen Hälfte der Fälle vorhanden.

Zusammenfassend ist über die selbst beobachteten Fälle mit Pulmonalerweiterung zu berichten, daß es sich fast ausnahmslos um gut entwickelte Erwachsene handelte, von denen nur ein Teil über Herzbeschwerden klagte; eine erhebliche Zyanose und Trommelschlägelfinger fehlten mit einer Ausnahme, die später besonders besprochen werden soll (vgl. S. 94). Dagegen war meist eine leichte bläulich-rote Färbung von Lippen und Wangen deutlich zu bemerken. Die physikalischen Befunde am Herzen und an den Gefäßen waren zwar nicht in allen Fällen gleichartig und insbesondere nicht in gleicher Stärke vorhanden. Doch war allen eine bandartige GERHARDTsche parasternale Dämpfungsfigur oder ein mehr oder minder lautes systolisches, selten auch diastolisches Geräusch im zweiten, bisweilen auch im dritten Interkostalraum links, nahe dem Sternum, und eine deutliche, oft erhebliche Verstärkung des zweiten Pulmonaltones gemeinsam. In etwa einem Drittel der Fälle war an der Stelle des Geräuschmaximums im zweiten Interkostalraum links ein Schwirren fühlbar. Die Hörbarkeit des Geräusches erstreckte sich meist über die ganze Herzgegend, oft war das Geräusch auch am Rücken hörbar. Dagegen habe ich eine deutliche besondere Fortleitung in die Karotiden meist vermißt. In einem erheblichen Teil der Fälle war eine linkskonvexe Skoliose der oberen und eine entsprechende geringe rechtskonvexe Skoliose der unteren Brustwirbelsäule vorhanden, auf welche FORSCHBACH und KOLOCZEK bei Ductus Botalli apertus aufmerksam gemacht haben. Diese kommt aber nach meinen Erfahrungen auch bei anderen kongenitalen Herzfehlern anscheinend ziemlich häufig vor, z. B. weise ich auf die drei selbst beobachteten Fälle mit Rechtslage der Aorta hin (s. S. 91 und 112).

Die Röntgenuntersuchung zeigte in allen Fällen eine markante, bisweilen eine sehr erhebliche Vorbuchtung des Pulmonalbogens, die sowohl im geraden als besonders im ersten schrägen Durchmesser deutlich zum Ausdruck kam. Im Gegensatz dazu erschien der Aortenbogen fast durchweg enger als gewöhnlich und seine Schattentiefe geringer als die des Pulmonalbogens. Das Herz war in den meisten Fällen allseitig vergrößert, schräg gestellt, mit verstrichener Herztaille, wie bei einer sogenannten Mitralkonfiguration.

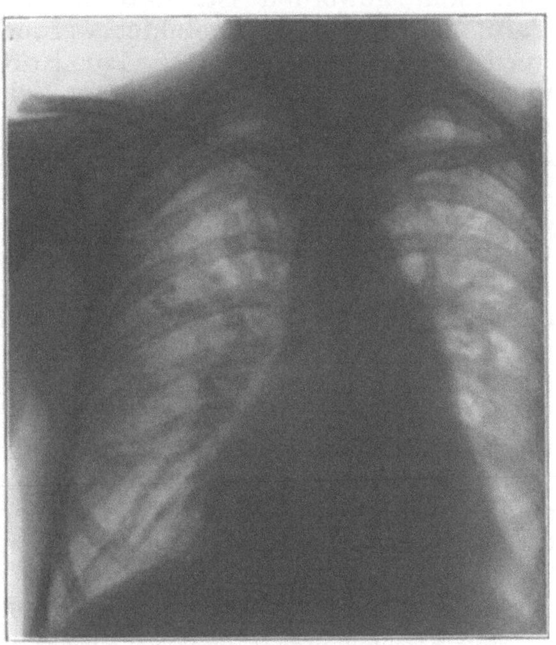

Fig. 89. Großer kongenitaler Vorhofseptumdefekt (Sektion). Erweiterung der Arteria pulmonalis (Stamm und Äste = Hilusschatten). Bei Durchleuchtung sehr deutliche Eigenpulsation der Hilusschatten.

Als weiteres markantes Kennzeichen aller dieser Fälle hebe ich die außerordentliche **Breite und Tiefe der Hilusschatten** hervor. Die Breite des rechten Hilusschattens, dicht unterhalb seiner Krümmung gemessen, betrug selten unter 20, sogar bis 32 mm gegenüber der normalen Durchschnittszahl von 13 mm. In vielen Fällen zeigten die Hilusschatten deutliche **Eigenpulsation**, welche durch die Verbreiterung nach beiden Seiten und eine systolische Vertiefung des Schattens von einer mitgeteilten Pulsation wohl unterschieden werden konnte. An sich ist die Erweiterung der Hilusschatten nicht als besonderes Symptom aufzufassen, sondern bei nachgewiesener Erweiterung der Pulmonalarterie für den eine selbstverständliche Erscheinung, der sich darüber klar geworden ist, daß die Hilusschatten im wesentlichen von den Pulmonalarterienästen gebildet werden, wie später näher auseinandergesetzt werden wird (siehe S. 231). Zur Erklärung der zahlreichen tiefen Schattenflecken und Streifen, die in diesen Fällen in den Lungenfeldern hervortreten, weise ich z. B. auf die in Fig. 89 und 239 abgebildeten, autoptisch kontrollierten Fälle hin, in welchen eine enorme Erweiterung der Lungenarterienäste bei gänzlichem Fehlen von Lymphdrüsenschwellungen festgestellt wurde. Außerdem mache ich auf den Sektionsbefund des von ZUBER mitgeteilten Falles von hochgradiger Erweiterung der Lungenarterie bei gleichzeitig vorhandenem Ductus Botalli apertus aufmerksam, in dem aneurysmatische Erweiterungen der Lungenarterienäste gefunden wurden, die geradezu an Varikositäten erinnerten. Auf Grund des genannten Befundes muß in meinen Fällen eine Erweiterung der Lungenarterie und ihrer Äste mit Sicherheit angenommen werden, und zwar handelt es sich nach der Anamnese in allen Fällen offenbar um eine kongenitale Anomalie (Tafel II, Fig. 1 und 2, und Fig. 86, 164 und 166). Welche andere Abnormitäten neben dieser Erweiterung der Lungenarterie vorlagen, wage ich nicht sicher zu entscheiden. Nach der bisherigen Gepflogenheit würde wohl von den meisten ein Ductus Botalli apertus mit Sicherheit diagnostiziert werden, doch scheinen mir die mehrfach angeführten Beispiele von autoptisch erwiesenen Fehldiagnosen zur Vorsicht zu mahnen.

Folgender Fall nimmt unter den eigenen Beobachtungen von Erweiterung der Pulmonalarterie dadurch eine Sonderstellung ein, daß er im Gegensatz zu den übrigen durch mittelstarke Zyanose, kühle Extremitäten, Trommelschlägelfinger und -zehen und Herabsetzung der allgemeinen Entwicklung, sowie von frühester Jugend an bestehende Herzbeschwerden ausgezeichnet war.

Am Herzen war im 3. Interkostalraum links ein wogendes, über die Systole und Diastole verteiltes, in seinem Charakter bei verschiedenen Untersuchungen wechselndes Geräusch hörbar. Bisweilen fehlte der diastolische Anteil. Ein Schwirren war nicht vorhanden. Zweiter Pulmonalton laut klappend. Puls klein, weich, 76 in der Minute, Blutdruck 105/50 mm Hg.

Die Röntgenuntersuchung zeigte deutliche Erweiterung mäßigen Grades des Pulmonalstammbogens sowie der Hilusschatten und ihrer Verzweigungen (vgl. Fig. 90). Der Aortenbogen erscheint im ersten schrägen Durchmesser deutlich enger als normal, dagegen der von der Arterie und dem Conus pulmonalis gebildete Bogen stark vorgewölbt (vgl. Fig. 91).

Außer dieser ungleichen Weite der großen Gefäße zugunsten der Arteria pulmonalis sind hiernach wahrscheinlich noch weitere Anomalien anzunehmen. In erster Linie ist wegen der Zyanose und Trommelschlägelfinger und allgemeinen Unterentwicklung an eine Pulmonalstenose zu denken. Hiergegen scheinen zwar zunächst die nachgewiesene Erweiterung der Pulmonalarterie und die Verstärkung des zweiten Pulmonaltones zu sprechen, welche sich gewöhnlich bei der Pulmonalstenose gerade umgekehrt verhalten. Doch liegen gleichartige Beobachtungen in der Literatur vor, in welchen autoptisch eine reine Pulmonalstenose gefunden wurde. Es wird auf die bereits genannten Fälle von BURKE, ARNHEIM, DRESSLER verwiesen. Außerdem ist auch eine Kombination von Pulmonalstenose und Ductus Botalli apertus in Betracht zu ziehen.

Im vorhergehenden wurden absichtlich zunächst die wichtigsten Anomalien erörtert, die sich mit einer Erweiterung der Pulmonalarterie erfahrungsgemäß kombinieren, um dem praktischen Werdegang der Diagnose Rechnung zu tragen,

wenn zunächst nur das markante Symptom des vorspringenden Pulmonalbogens festgestellt ist. Dagegen darf hieraus nicht gefolgert werden, daß
alle genannten Zustände immer oder auch nur gewöhnlich mit einer Erweiterung der Pulmonalarterie einhergehen. In der Regel ist das bei dem Ductus
Botalli apertus der Erwachsenen der Fall, dagegen schon nicht, wie Hochsinger ausdrücklich hervorhebt, bei dem Ductus Botalli apertus der kleinen
Kinder. Bei dem Ductus Botalli apertus bildet sich vielmehr die Erweiterung der Pulmonalarterie erst allmählich im Laufe der Jahre unter dem Einfluß des Aortendruckes heraus. Die Diagnose des Ductus Botalli apertus
ist daher bei kleinen Kindern viel schwieriger als bei Erwachsenen.

Im Gegensatz zum Ductus Botalli apertus bildet die Kombination mit
Erweiterung der Pulmonalarterie bei dem folgenden an Häufigkeit obenan
stehenden Herzfehler, der gewöhnlich mit anderen Anomalien verbundenen
Pulmonalstenose, nicht die Regel, sondern die Ausnahme.

Pulmonalstenose. Die gewöhnlichen Charakteristika der Pulmonalstenose
sind:

1. Meist erhebliche, von Geburt an bestehende Polyglobulie, Zyanose und
Trommelschlägelfinger. Nach Volhard fehlen diese Zeichen bei der reinen
Pulmonalstenose im Stadium der Kompensation.

2. Ein systolisches Geräusch im zweiten Interkostalraum links, das sich
über die ganze Lunge und auch in den Rücken, aber nicht in die Halsgefäße
fortpflanzt.

3. Eine Hypertrophie und meist auch eine Dilatation des rechten Ventrikels. Die Perkussionsfigur des Herzens braucht hierdurch nicht immer
merklich vergrößert zu sein.

4. Gewöhnlich eine Abschwächung bzw. Unhörbarkeit des zweiten Pulmonaltones. Doch kommt in Ausnahmefällen, wie bereits erwähnt, auch eine
Verstärkung des zweiten Pulmonaltones vor.

Das Röntgenbild des Herzens bei der unkomplizierten Pulmonalstenose
unterscheidet sich, wenn die Hypertrophie des rechten Ventrikels nicht sehr
stark ausgebildet und insbesondere keine wesentliche Dilatation desselben vorhanden ist, nur wenig vom normalen. Bisweilen fällt eine gewisse schräge Steilform auf, die an die bereits beschriebenen Fälle von reiner Mitralstenose erinnert, mit welchen ja auch die Kreislaufverhältnisse bezüglich der dem rechten
Herzen entgegenstehenden Widerstände eine gewisse Ähnlichkeit aufweisen.
Ein grundsätzlicher Unterschied besteht aber insofern, als die Erweiterung des
linken Vorhofs fehlt. Besonders in den reinen Fällen von Pulmonalstenose
kann die Hypertrophie des rechten Ventrikels sehr ausgesprochen sein, so daß
dieser allein die Vorderfläche und den gesamten linken Herzrand bildet. Die
Wölbung des mächtig entwickelten Conus pulmonalis erreicht hierbei die höchsten Grade. Sie tritt bei einer Halblinkswendung im ersten schrägen Durchmesser am stärksten hervor.

Bei der *reinen* Pulmonalstenose ist in mehreren Fällen ein starkes Vorspringen des zweiten linken Herzbogens beschrieben worden (siehe die anatomischen Befunde von Burke, Dressler, Arnheim, Usomoto). (Vgl. Fig. 90.)
Usomoto stellte in seinem röntgenologisch beobachteten und autoptisch kontrollierten Fall fest, daß die Vorwölbung des zweiten Bogens auf dem mächtig
verstärkten und vorspringenden *Conus* pulmonalis beruhte, welcher sowohl
bei sagittalem Strahlengange als besonders im ersten schrägen Durchmesser
stark hervortrat. Dagegen war die Arteria pulmonalis jenseits der am Klappen-

ringe befindlichen Stenose nach hinten gedrängt und deshalb nicht sichtbar.
(Vgl. die eigene Darstellung der entsprechenden Verhältnisse bei Mitralfehlern
auf S. 52 und Fig. 45 und 46.)

VAQUEZ und BORDET haben sogar eine Erweiterung des Pulmonalbogens
bei allen Fällen gefunden, in denen sie eine Pulmonalstenose annahmen, und
daraus geschlossen, daß man auf Grund dieses Röntgenbefundes unbedingt eine
Stenose der Pulmonalklappe diagnostizieren müsse. Die Unrichtigkeit dieser
Verallgemeinerung ergibt sich aus den vorher angeführten autoptischen Befunden, in denen klinisch und röntgenologisch eine Erweiterung der Pulmonalarterie, dagegen keine Pulmonalstenose gefunden wurde. Andererseits lehren

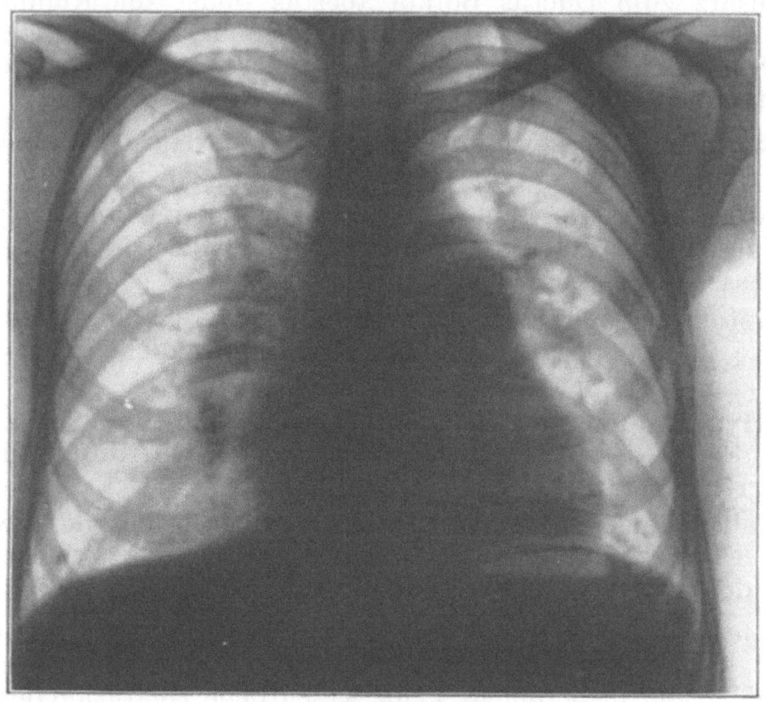

Fig. 90. Erweiterung der Arteria pulmonalis bei kongenitalem Herzfehler
(mit Zyanose und Trommelschlägelfingern).
Pulmonalstenose mit Erweiterung der Arteria distal von der Stenose?

meine folgenden 4 eigenen autoptisch kontrollierten Fälle, daß die Erweiterung
der Pulmonalarterie jedenfalls kein konstantes Merkmal der mit anderen Anomalien kombinierten Pulmonalstenose ist. Im Gegenteil waren in diesen eigenen
Beobachtungen der Pulmonalstammbogen wenig ausgeprägt und die Hilusschatten gewöhnlich schmal.

Die Analyse der im Einzelfalle vorliegenden Verhältnisse wird dadurch
erschwert, daß die Pulmonalstenose weit häufiger mit anderen Anomalien
kombiniert, als isoliert vorkommt.

Am häufigsten ist die Kombination von Pulmonalstenose mit Sep-
tumdefekten, und zwar sowohl Defekten des Vorhofseptum (Foramen ovale),
welche im klinischen Bild gewöhnlich nicht hervortreten, als auch
besonders mit der klinisch bedeutungsvolleren Kommunikation der Ventrikel (z. B. Autopsiefälle von KREHL und POSSELT). Nach POSSELT
und DE LA CAMP soll die Diagnose dieser Kombinationsform klar gestellt
werden können, wenn zwei wohl charakterisierte Geräusche von verschiedener

Lokalisation, durchaus streng zu unterscheidendem Charakter und divergenter Richtung gleichzeitig nebeneinander gehört werden. Das Pulmonalstenosengeräusch soll lang gedehnt, rieselnd, rollend, schabend, im zweiten und dritten Interkostalraum links nach aufwärts ziehend sein, das Geräusch des Ventrikelseptumdefekts dagegen viel lauter, schärfer, schwirrend, pfeifend, mit dem Maximum in der Mitte des Sternums, in der Höhe des vierten Interkostalraums und ausgesprochen quer, fast horizontal verlaufend (POSSELT).

Eine weitere, nicht seltene Kombination der Pulmonalstenose, von der PEACOCK bereits 1866 über 60 Fälle zusammengestellt hat, ist das Zusammen-

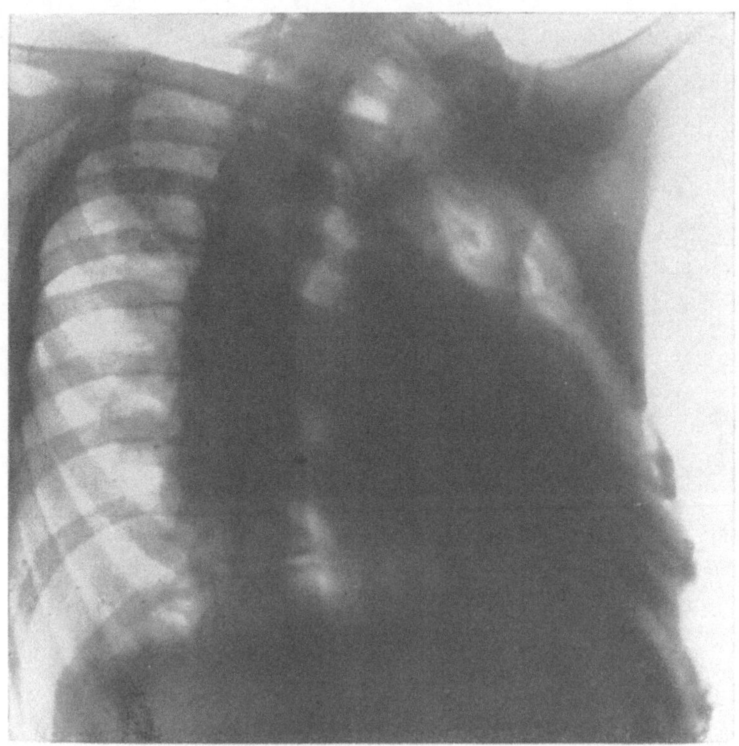

Fig. 91. Derselbe Fall wie in Fig. 90 im 1. schrägen Durchmesser.
Hierbei tritt die starke Wölbung des von der Arteria und dem Conus pulmonalis gebildeten Bogens noch deutlicher hervor.

treffen mit einer **Rechtslage der Aorta**, welche aus beiden Ventrikeln zugleich entspringt und **auf einem Kammerseptumdefekt reitet**.

Dies Verhalten zeigen auch folgende 4 klinisch, röntgenologisch und anatomisch selbst beobachtete Fälle. Davon war im ersten Falle der Kammerseptumdefekt nur klein und eine Rechtslage der Aorta nur angedeutet, in den übrigen Fällen waren beide Veränderungen sehr stark entwickelt. Das Röntgenbild zeigte im ersten Falle eine ausgesprochene schmale und schräge Steilform ohne Verbreiterung, in den übrigen Fällen einen weniger schrägen, mehr der Querlage genäherten und mäßig nach links verbreiterten Herzschatten. Autoptisch war bei allen Fällen eine starke Hypertrophie des rechten Ventrikels vorhanden. Im ersten Falle war sie am stärksten ausgesprochen, und der rechte Ventrikel bildete allein die Vorderfläche des Herzens. Bei den übrigen Fällen lag am Rande stets der linke Ventrikel vor und bildete zusammen mit dem rechten Ventrikel die mehr oder weniger plump geformte Herzspitze (vgl. Fig. 94). Es erscheint mir naheliegend, die Abweichung vom ausgesprochenen

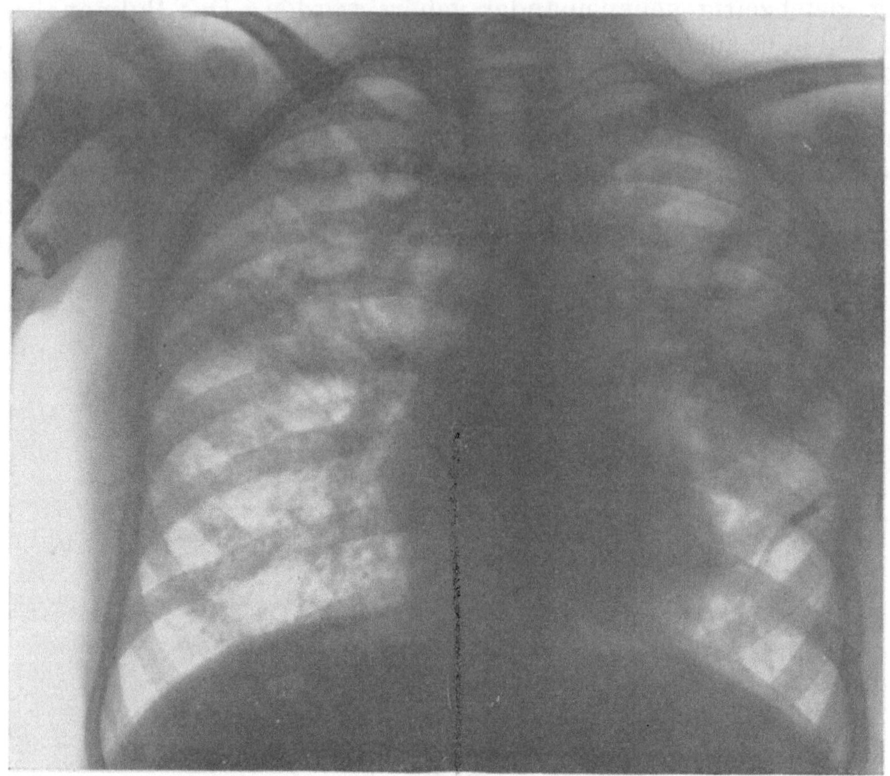

Fig. 92. **Pulmonalstenose (und kleiner Kammerscheidewanddefekt).**
Autoptische Kontrolle. Steile Schrägstellung des Herzens. Hochstehender re. Vorhof. Lungentuberkulose.

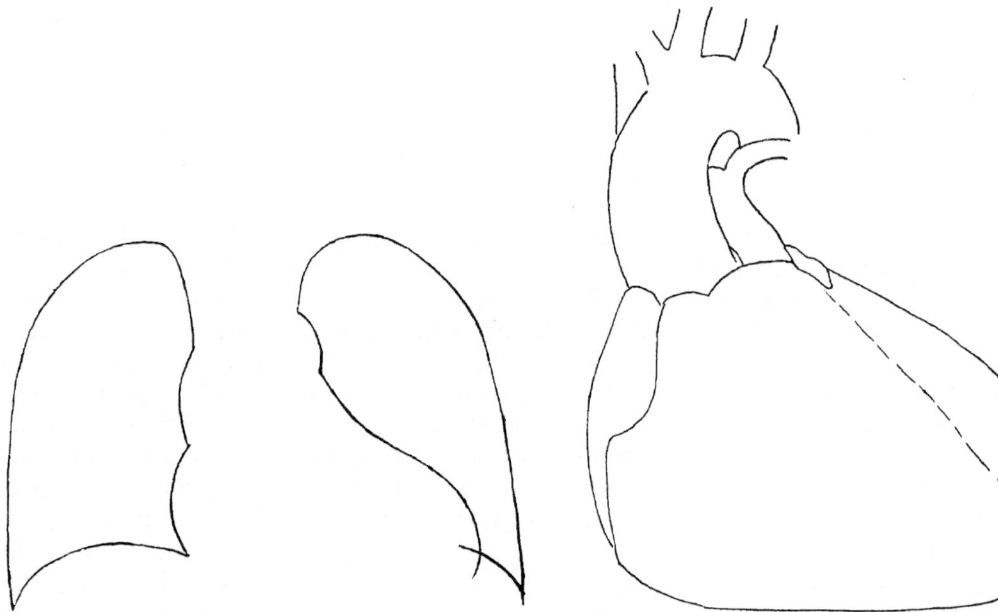

Fig. 93. **Pulmonalstenose und**
Ventrikelseptumdefekt mit reitender Aorta.

Fig. 94. **Autopsiebefund zu Fall von**
Fig. 93.

Bilde der reinen Hypertrophie des rechten Ventrikels in den letzten 3 Fällen und die ziemlich kräftige, wenn auch nicht überall deutlich verstärkte Entwicklung des linken Ventrikels auf den großen Septumdefekt mit darauf reitender Aorta zu beziehen. Sehr deutlich ist besonders auf den 3 letzten Bildern die tiefe Herzbucht ausgeprägt, die auf Verkümmerung des Conus pulmonalis und auf die Enge des Pulmonalstammbogens zu beziehen ist und die bei der Schräglage des Herzens bzw. seiner Neigung zur Querstellung mehr hervortritt als bei dem steil gestellten Herzen des ersten Falles. Es scheint demnach die steile Schrägform und die Erweiterung des Pulmonalbogens mehr für die reine oder annähernd reine Pulmonalstenose, dagegen die quere

Herzlage mit tief einspringender Herzbucht und etwas verstärktem linken Ventrikelbogen sowie plumper Herzspitze für die häufigere Kombination mit Ventrikelseptumdefekt und reitender Aorta zu sprechen. Die gleichen Merkmale für die Kombination von Pulmonalstenose und Ventrikelseptumdefekt sind von ARKUSSY beschrieben.

1. H., 21 Jahre, Zyanose. Trommelschlägelfinger und -zehen. An der Pulmonalis langgezogenes, schabendes, systolisches Geräusch. Zweiter Pulmonalton nur schwach angedeutet. Das systolische Geräusch ist auch über dem ganzen Herzen hörbar.

Röntgenbild: Schmales, steil gestelltes Herz ohne Verbreiterung. Der rechte Vorhof ist hinaufgerückt, so daß rechts darunter der gerade Schatten der Vena cava inferior sichtbar ist. L. = 13,0; M.r. = 4,5; M.l. = 7,1.

Tod infolge Lungentuberkulose.

Autopsie: Sehr schwere Stenose des Ostium pulmonale. Kleiner Kammerscheidewanddefekt. Sehr starke Hypertrophie des rechten Ventrikels, von dem die ganze Spitze gebildet wird. Conus pulmonalis verjüngt sich plötzlich, ist vor dem Ostium ganz eng. Das Herz ist herumgedreht, so daß die ganze vordere Fläche von dem rechten Ventrikel

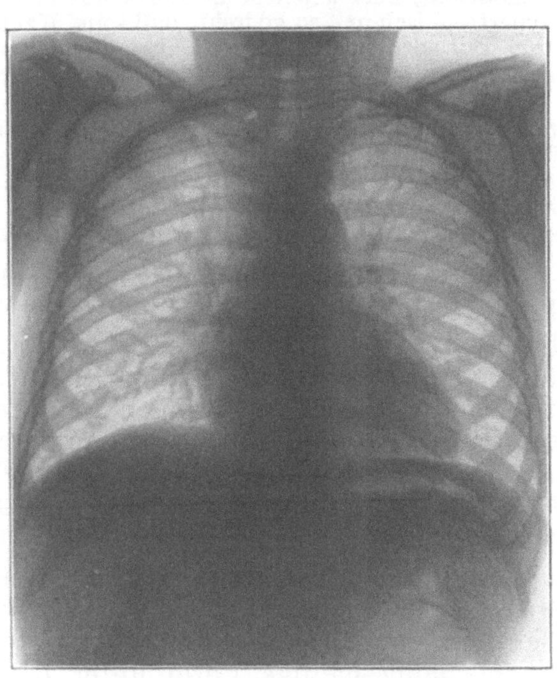

Fig. 95. Pulmonalstenose und Ventrikelseptumdefekt mit reitender Aorta. Geringe Hilusschatten (enge Arteria pulmonalis). Autoptische Kontrolle.

eingenommen wird. Rechter Vorhof etwas erweitert. Linker Vorhof sehr klein. Arteria pulmonalis sehr schmal, Aorta gleichfalls sehr schmal. Ausgedehnte Lungentuberkulose (Fig. 92).

2. L., 21 Jahre. Schwerste Zyanose. Starke Trommelschlägelfinger und -zehen. Herzdämpfung nach rechts und links verbreitert. Über dem ganzen Herzen dumpfes systolisches Geräusch. Kein lautes Geräusch über der Pulmonalis. (Befund kurz vor dem Tode des sterbend eingelieferten Mannes.)

Röntgenbild: (10 Minuten nach dem Tode. Leiche in Bauchlage. Entfernung 150 cm.) Herz schräg bis quer gestellt, linker unterer Herzbogen stark gerundet. Rechter Vorhofsbogen etwas, aber nicht sehr erheblich, gewölbt. Aorta ascendens überragt rechts oben randbildend die Wirbelsäule. Tiefe Herzbucht. Unter dem an normaler Stelle links gelegenen Aortenknopf ist kein Pulmonalbogen sichtbar. L. = 17,3; M.r. = 5,5; M.l. = 11,8 (Fig. 93).

Autopsiebefund: Kongenitale Pulmonalstenose. Conus pulmonalis eingeengt. Pulmonalklappen hymenartig miteinander verwachsen, in der Mitte ein kleines Loch. Kammerseptumdefekt, auf dem die Aorta reitet. Hypertrophie und Dilatation beider Ventrikel, hauptsächlich des rechten. Rechter Vorhof weit, linker Vorhof ganz klein, liegt völlig hinter der Herzsilhouette; nur das Herzohr ragt in Daumennagelgröße neben dem linken Ventrikel hervor. Der linke Ventrikel liegt weit vor und bildet bis zur Spitze die ganze linke Begrenzung des Herzens. Die Spitze wird von beiden Ventrikeln gebildet. Die Vena cava ist auffallend prall gefüllt. Im Herzbeutel 50 ccm Flüssigkeit (Fig. 94).

3. Sch., 15 Jahre. Zyanose. Hämoglobingehalt 138%. Erythrozyten 9 300 000. Ausgeprägte Trommelschlägelfinger. Spitzenstoß außerhalb der Brustwarzenlinie. Lautes, langgezogenes Geräusch über der Pulmonalis, das über dem übrigen Herzen viel leiser ist.

Röntgenbild (vor der später hinzutretenden Lungentuberkulose aufgenommen): Herz schräg gestellt mit Neigung zur Querlage, etwas nach links verbreitert. L. = 15,5; M.r. = .5,0; M.l. = 9,2, Br. = 6,4 + 4,2 = 10,6. Aortenknopf links von der Wirbelsäule schwach, aber deutlich vorspringend. Darunter starke Einkerbung, in welcher der linke Hilusschatten auffallend freiliegt. Pulmonalisbogen nicht deutlich sichtbar, jedenfalls nicht vorgebuchtet. Höchstens ist eine gerade Linie im Grund der starken Einkerbung zwischen Aortenknopf und linkem Ventrikelbogen darauf zu beziehen. Linker Herzohrbogen nicht sichtbar. Rechter Vorhofsbogen etwas stärker als gewöhnlich vorgewölbt (vgl. Fig. 95).

Autopsiebefund: Hochgradige Stenose des Ostium pulmonale. Großer Kammerscheidewanddefekt, über welchem die Aorta auf beiden Ventrikeln reitet. Rechter Ventrikel stark hypertrophisch und so gedreht, daß seine Kante nach vorn sieht und auch seine Unterfläche zum Teil noch sichtbar ist. Conus pulmonalis für den kleinen Finger durchgängig. Aorta etwas erweitert. Der Ductus Botalli ist durchgängig. Schwere Lungentuberkulose.

Fall 4 von Pulmonalstenose, welcher ebenso wie die vorigen mit einer über einem Ventrikelseptumdefekt reitenden Aorta kombiniert ist, und bei welchem die Aorta außerdem über den rechten Bronchus hinwegzieht, wird weiter unten bei der Schilderung dieser letzteren Anomalie beschrieben werden (Seite 112). Auch hier war der Pulmonalbogen auf dem Röntgenbild nicht ausgeprägt und eine besonders tiefe Herzbucht vorhanden. Das Herz zeigte eine schräg bis quer liegende Form. Auch hier erfolgte der Tod infolge Lungentuberkulose.

Einen ähnlichen Fall mit den gleichen Anomalien beschreibt RAAB und hebt als besondere röntgenologische Kennzeichen eine sichtbare Rechtsverlagerung und Erweiterung der Aorta, eine stumpfeckige Form der Herzspitze und eine Einkerbung am linken Herzrande hervor, welche der Abgrenzung zwischen dem oben randbildenden hypertrophischen rechten und dem darunter randbildenden linken Ventrikel entsprach. Teilweise waren diese Merkmale auch in meinen vorher geschilderten Fällen vorhanden, teilweise fehlten sie aber oder waren doch nicht ausgesprochen. Die Verhältnisse liegen eben bei diesen verwickelten Störungen von Fall zu Fall verschieden.

Ventrikelseptumdefekt. Der in Frankreich als Maladie de ROGER bekannte Ventrikelseptumdefekt stellt nach der klaren Darstellung von H. MÜLLER sen., die durch autoptische Befunde erhärtet ist (MÜLLER, ABELMANN), eine verhältnismäßig häufige Form unter den angeborenen Herzfehlern dar. Das wesentlichste, charakteristische Merkmal ist ein scharfes gleichmäßiges Geräusch, daß die ganze Systole ausfüllt und sein Maximum über oder links neben dem unteren Brustbein in Höhe des 3.—4. Interkostalraumes hat. Es ist von MÜLLER als Preßstrahlgeräusch bezeichnet. Bisweilen ist es mit einem fühlbaren Katzenschnurren verbunden. Der zweite Pulmonalton ist entweder von normaler Stärke oder verstärkt, jedenfalls nicht abgeschwächt. Eine Herzvergrößerung kann bei kleinen Defekten fehlen. Bei größeren bildet sich gewöhnlich eine Dilatation und Hypertrophie hauptsächlich des rechten Ventrikels aus; alsdann kommt es zu der erwähnten Verstärkung des zweiten Pulmonaltones. Auch die linke Kammer kann erweitert werden.

Röntgenologisch kann die Größe und Form des Herzens und der Gefäßbögen vollkommen normal sein (vgl. Fig. 96). Erreicht dagegen die Vergrößerung des rechten Ventrikels stärkere Grade und pflanzt sich die Stauung auch auf den rechten Vorhof fort, so kommt im Röntgenbild eine Verbreiterung des Herzschattens nach rechts zustande. Bei größeren Ventrikelseptumdefekten und zwar namentlich bei starker Beanspruchung des Herzens durch körperliche Anstrengungen entsteht auch eine Erweiterung und Verstärkung der linken Kammer und demgemäß im Röntgenbilde eine Verbreiterung des Herzschattens nach links und eine plumpe Gestaltung der Herzspitze, die vom hypertrophischen rechten und linken Ventrikel zusammen gebildet wird (vgl. Fig. 97).

Der Pulmonalbogen ist gewöhnlich nicht besonders stark vorgebuchtet; doch beschreibt H. MÜLLER sen. einen Sektionsfall von Ventrikelseptumdefekt mit Erweiterung der Pulmonalarterie ohne sonstige Anomalien, bei welchem er am Lebenden irrtümlich einen Ductus Botalli apertus diagnostiziert hat. Weniger hochgradige, aber doch auch ziemlich beträchtliche Erweiterungen der Arteria pulmonalis wurden nach H. MÜLLER jun. in obduzierten Fällen von Ventrikelseptumdefekten verhältnismäßig häufig angetroffen. Ich sah mehrfach eine mäßige Verbreiterung der Hilusschatten im Röntgenbilde.

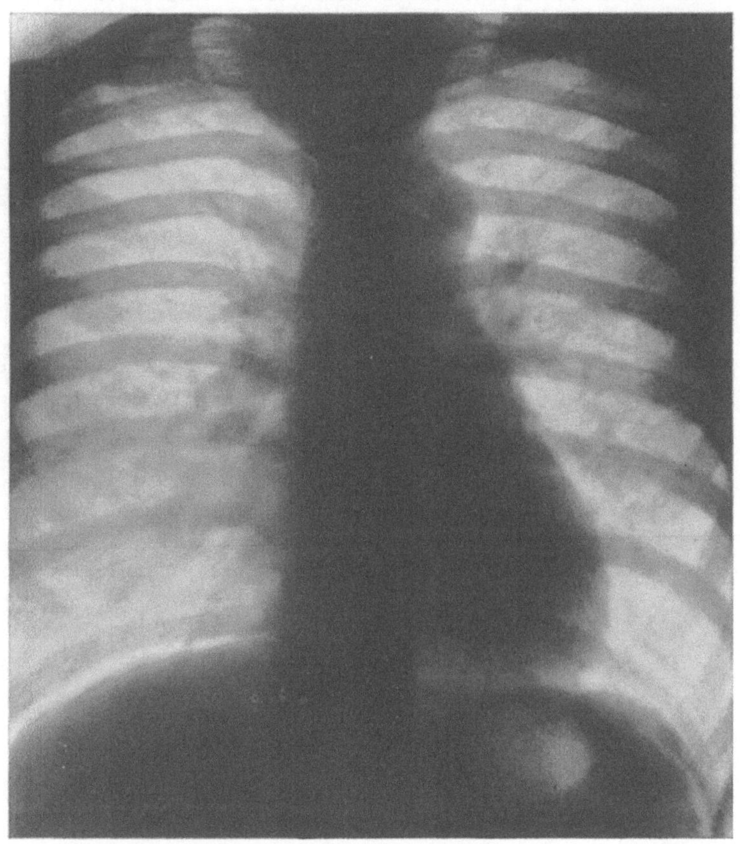

Fig. 96. Ventrikelseptumdefekt. Normales Herzschattenbild.
Klinisch: typisches Preßstrahlgeräusch in der Mitte des Sternums. Gar keine Herzbeschwerden.

In der Röntgenliteratur werden gewöhnlich als Charakteristikum des Ventrikelseptumdefekts kräftige, pumpende, mit der Systole des linken Ventrikels synchrone Bewegungen des rechten Herzrandes anstatt der mehr flatternden Bewegungen des rechten Vorhofs bezeichnet. Diese Beobachtung wurde zuerst von DENEKE an einem röntgenologisch und klinisch genau untersuchten, bereits im Leben diagnostizierten, später autoptisch bestätigten Fall von Ventrikelseptumdefekt mit Transposition der großen Gefäße gemacht. Bestätigungen von GROEDEL, »in denen nur auf den Röntgenbefund hin die Diagnose gestellt werden konnte«, und von A. HOFFMANN liegen vor. Es wurde aber schon früher bei der allgemeinen Besprechung der Pulsphänomene hervorgehoben, daß im Fall von DENEKE eigenartige Verhältnisse, nämlich eine sonst selten beobachtete Kleinheit und eine auffallend hohe Lage des rechten Vorhofs vorgelegen haben. H. MÜLLER hat bei sicherem Ventrikelseptumdefekt das DENEKESche Symptom mehrfach vermißt. Unter den von mir gesehenen Fällen war es gleichfalls nur in einem Teil von ihnen vorhanden. Es ist bemerkenswert, daß gerade in diesen Fällen, welche im Gegensatz zu den meisten übrigen Herzbeschwerden hatten, eine Erweiterung des Herzschattens nach rechts und eine Hypertrophie des rechten Ventrikels durch starke epigastrische Pulsation deutlich ausgeprägt war. Man wird demnach das DENEKESche Symptom wohl nur in solchen Fällen erwarten dürfen, bei denen der Ventrikelseptumdefekt von beträchtlicherer Größe ist und eine erheblichere Blutmenge aus dem linken in den rechten Ventrikel überströmt und hierdurch zu einer primären Dilatation und folgen-

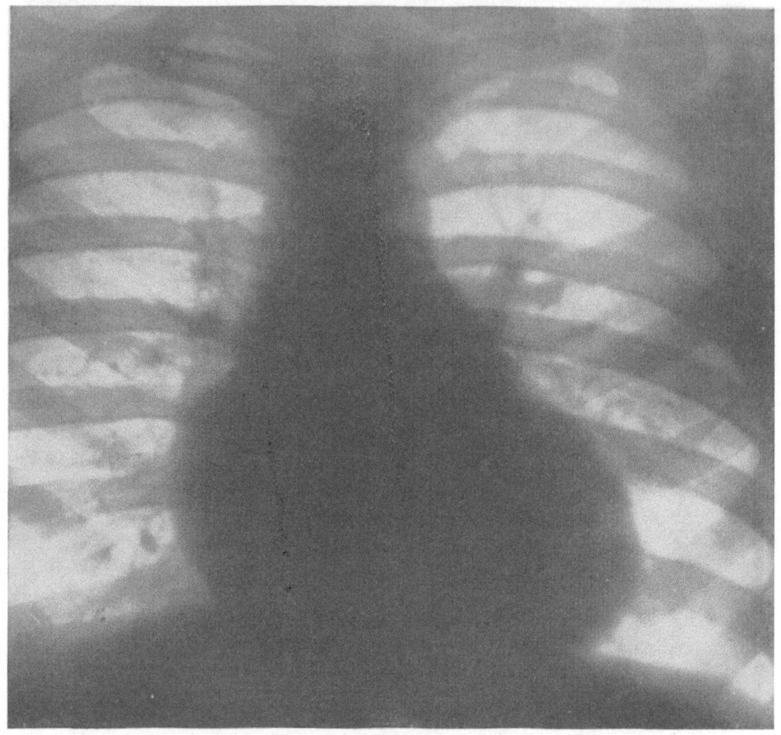

Fig. 97. Ventrikelseptumdefekt. Verbreiterung des Herzschattens nach re. und li.
Klinisch: typisches Preßstrahlgeräusch über der Mitte des Sternums. Herzbeschwerden, die erst nach schwerem Frontdienst im Kriege aufgetreten sind.

den Hypertrophie des rechten Ventrikels führt. Dies ist aber keineswegs immer in wesentlichem Grade der Fall. Andererseits findet sich der gleiche Pulsationstypus zuweilen bei ganz normalen Menschen mit kräftiger Herzaktion. Ich halte es daher nicht für angängig, eine bestimmte Diagnose allein auf die genannte Pulsationsform des rechten Herzrandes zu stellen. Wenn sie in besonders starker Weise ausgesprochen ist, kann sie im Verein mit deutlichen anderen Symptomen eine gewisse diagnostische Bedeutung haben.

Unter etwa zehn eigenen, bei der Kriegsmusterung gemachten Beobachtungen, die der Beschreibung von H. MÜLLER entsprechend ein sehr lautes systolisches Geräusch über dem unteren Sternum in Höhe des 3.—4. Interkostalraumes aufwiesen, welches nach allen Richtungen hin schwächer wurde, insbesondere deutlich von den so überaus häufigen akzidentellen Geräuschen im zweiten Interkostalraum links zu unterscheiden war, handelte es sich in der überwiegenden Mehrzahl lediglich um Nebenbefunde bei im allgemeinen gesunden

Menschen und um röntgenologisch normale Herzen. Ich möchte demnach hier mit Wahrscheinlichkeit, wenn auch nicht völliger Sicherheit, einen geringfügigen Ventrikelseptumdefekt annehmen, welcher die Zirkulation nicht wesentlich beeinflußt. Als Beispiel diene beistehende
Abbildung (vgl. Fig. 96). Das DENEKEsche Symptom war in diesen Fällen nicht vorhanden.

In einem anderen Falle, welcher auch einen kräftigen jungen Soldaten betraf, war aber
während längerem Frontdienst ein allmählich zunehmendes Beklemmungsgefühl aufgetreten.
Es bestand außer dem systolischen Geräusch und Schwirren über dem unteren bzw. mittleren
Sternum eine mäßige Herzverbreiterung besonders nach rechts und ein etwas klappender,
aber nicht wesentlich verstärkter zweiter Pulmonalton. Das Elektrokardiogramm war normal.
Im Röntgenbild erschien das Herz nach links und rechts etwas verbreitert, der linke
Ventrikelbogen und besonders der rechte Vorhofsbogen ziemlich stark gerundet. Bei langsamer und auffallend kräftiger Herzaktion war eine mit der Kontraktion des linken Ventrikels
synchrone Zusammenziehung des rechten unteren Herzbogens zu beobachten. Diese war
aber etwas weniger intensiv als die des linken Herzrandes (vgl. Fig. 97).

In einigen meiner Fälle, die leichte Herzbeschwerden hatten und daher in der Klinik
oder Poliklinik ärztlichen Rat suchten, sah ich eine mäßige Verbreiterung der Hilus-
und sonstigen (arteriellen) Gefäßschatten, und zwar fielen mir hier mehrfach gerade die
breiten fleckförmigen Schatten der orthoröntgenograden Gefäße in der Nähe des Hilus
besonders auf.

Vorhofseptumdefekte. *Unter den Vorhofseptumdefekten* wurde ein besonderer, mit Enge der Aorta und Breite der Pulmonalis einhergehender Typus
von Defektbildung am Septum bereits S. 91 beschrieben. Sein Röntgenbild
ist durch die genannten markanten Gefäßanomalien und eine allgemeine
Herzverbreiterung, an welcher der rechte Ventrikel den Hauptanteil hat,
charakterisiert.

Dagegen stellt das häufig beobachtete *Foramen ovale apertum* eine sowohl
klinisch wie röntgenologisch meist symptomlos verlaufende Anomalie dar,
die isoliert und auch mit anderen Mißbildungen vereinigt vorkommt. In
einigen Fällen wird klinisch ein präsystolisches oder systolisches oder auch
systolisch-diastolisches Geräusch am Sternalrand des 3.—4. linken Rippenknorpels angegeben. Außerdem kann sich das Foramen ovale unter besonders
seltenen Bedingungen, nämlich bei einer gleichzeitigen Mitralinsuffizienz, durch
positiven Jugularvenenpuls am Halse sowie durch sogenannte paradoxe
Embolie verraten.

Stenose am Isthmus aortae. Unter den sehr verschiedenartigen angeborenen
Anomalien der *Aorta* kommt viel weniger den seltenen im Anfangsteil in der
Klappengegend gelegenen Stenosen als vielmehr einer verhältnismäßig häufigen
und oft mit langer Lebensdauer verbundenen Enge am *Isthmus aortae* eine klinische Bedeutung zu. Außer den besonders von französischen Autoren beschriebenen anatomischen Unterscheidungen des Ortes der Stenosen oberhalb,
an oder unterhalb der Einmündungsstelle des Ductus Botalli apertus ist für den
röntgenologischen Nachweis die Frage wichtig, ob der Ductus Botalli geschlossen
oder offen ist. In letzterem Falle ist wiederum im Röntgenbild die bekannte
Erweiterung des Pulmonalbogens zu erwarten. Aber auch ohne die Kombination mit Ductus Botalli apertus ist die Stenose am Isthmus aortae
durch klinische und röntgenologische Merkmale ausgezeichnet. Diese sind:

1. Ein lang gezogenes rauhes systolisches Geräusch über der Herzbasis.
2. Hypertrophie (und geringe Dilatation?) des linken Ventrikels.

Zu 1. und 2.: Bei einer in der Folge sich entwickelnden relativen Insuffizienz der Aortenklappen, die z. B. in dem bei ROKITANSKI beschriebenen Fall
von SKODA und ebenfalls in einem selbst beobachteten Falle vorhanden war,
außerdem ein diastolisches Geräusch und Dilatation des linken Ventrikels.

3. Ein Unterschied in der Füllung der Gefäße der oberen und unteren
Körperhälfte. Diese kann sich in einer meßbaren Differenz des Blutdruckes
ausdrücken (drei eigene Beobachtungen). Der Puls an den Beinarterien kann

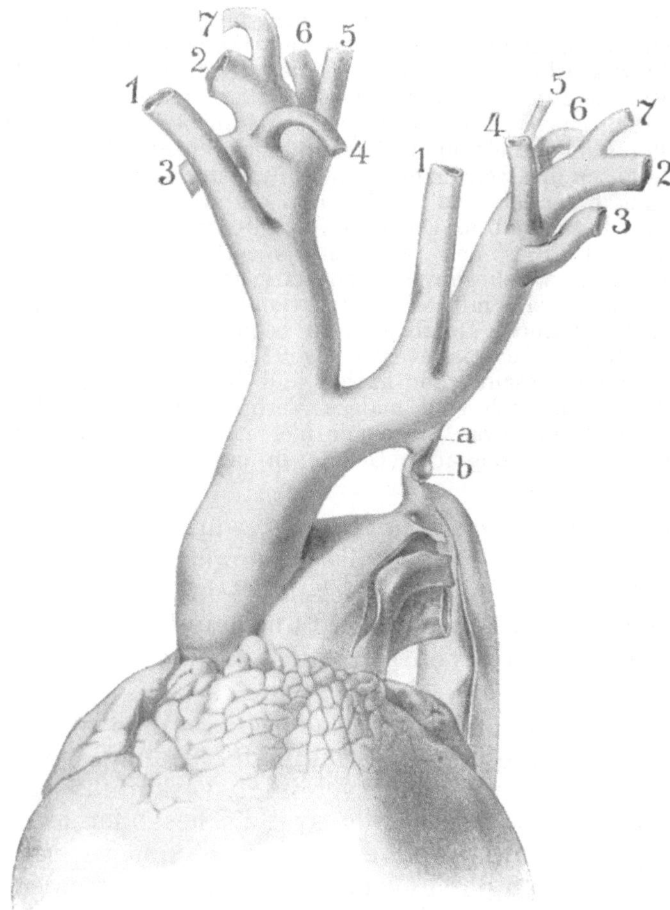

Fig. 98. Stenose am Isthmus aortae. Erweiterung der
Aorta ascendens und der oberhalb des Isthmus (*a, b*)
abgehenden Arterien.
Aus dem Atlas von Rokitanski.

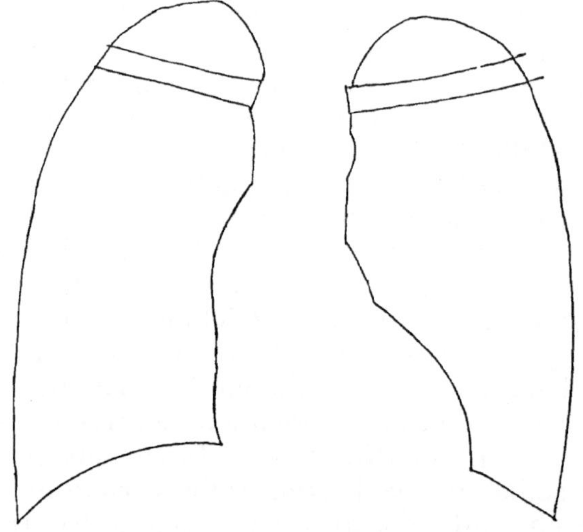

Fig. 99. Stenose am Isthmus aortae.
Erweiterung des Bogens der Aorta ascendens am re. Rande. Ganz
schmaler Aortenknopf li. von der Wirbelsäule. Kein Deszendensschatten. Bezüglich der klinischen Erscheinungen vgl. den Text.

schwach oder nicht fühl-
bar und gegenüber dem
Radialpuls verspätet sein.

4. Ausbildung eines ar-
teriellen Kollateralkreislaufes zwischen oberen und
unteren Gliedmaßen ist
nach Vierordt in etwa
$^1/_4$ der Fälle nachweisbar.
Dieser ist unter Umstän-
den auch im Röntgenbilde
durch Arrosion der Rip-
pen durch die erweiterten
Interkostalarterien fest-
zustellen (Railsback und
Dock).

5. Eine Erweiterung
des Anfangsteils der Aorta
kann perkutorisch durch
eine leichte Dämpfung
rechts vom Sternum, pal-
patorisch und auskultato-
risch durch fühlbare Pul-
sation sowie ein Schwirren
im Jugulum und ein systo-
lisches Geräusch nachweisbar sein, ist aber weitaus
am deutlichsten im Rönt-
genbild bei gerader und
schräger Durchleuchtung,
besonders im 2. schrägen
Durchmesser, erkennbar.

6. Eine Verbreiterung
der Arteria subclavia sinistra war in einem der
drei von mir gesehenen
Fälle auf der linken Seite
auch im Röntgenbilde an
dem links neben der Wir-
belsäule aufwärts und
dann bogenförmig lateral-
wärts über das Spitzenfeld
hinwegziehenden Schatten
nachweisbar (vgl. S. 239,
Fig. 229).

Auch rechts war eine
leichte Verschattung des
medialen Teiles des Spit-
zenfeldes durch die Er-
weiterung der Arteria anonyma und subclavia dextra
hervorgerufen.

7. Bei hohem Sitz der Stenose ist im Gegensatz zu der starken Vorwölbung des Aszendensbogens rechts von der Wirbelsäule der sonst links vorspringende Aortenknopf nicht erweitert, sondern im Gegenteil nur als flacher Vorsprung angedeutet oder kann sogar ganz fehlen. Das Verhalten ist durch den anatomischen Befund leicht verständlich, den vorstehende Figur aus dem Atlas von ROKITANSKI kennzeichnet.

Diese isolierte Vorbuchtung des Aszendensbogens im Röntgenbild im Verein mit einer sonst nicht erklärlichen enormen Blutdrucksteigerung von 220/100 mm Hg war es auch, welche bei der Untersuchung eines jungen Mannes, bei dem Lues und Nierenerkrankung ausgeschlossen waren, in mir den Gedanken auf eine Stenose am Isthmus aortae erweckte. Die weitere Untersuchung ergab dann das Vorhandensein folgender Zeichen: Unfühlbarkeit des Pulses in der Arteria femoralis, poplitea, dorsalis pedis und tibialis postica beiderseits. Blutdruck am Oberschenkel auskultatorisch gemessen 120/100 mm Hg, gegenüber 220/100 an der Radialis. Verbreiterter und hebender Spitzenstoß im fünften Interkostalraum etwas innerhalb der Brustwarzenlinie. Langgezogenes, rauhes systolisches Geräusch über dem Manubrium sterni mit dem Maximum im zweiten Interkostalraum rechts neben dem Sternum. Starke Akzentuation des zweiten Aortentones. Außerdem ist ein ganz lautes und rauhes Geräusch von fast sägendem Charakter am unteren Rippenbogen in der linken Parasternallinie etwa in der Höhe der siebenten Rippe hörbar, das nach oben und unten hin sehr bald an Intensität abnimmt. Es wurde auf Fortleitung durch den linken Leberlappen von der Aorta her bezogen. Hierfür spricht auch, daß es ebenfalls über dem rechten Leberlappen, wenn auch weniger laut, hörbar war. Zeichen eines Kollateralkreislaufes waren nicht vorhanden. Das Röntgenbild zeigte eine auffallende Vorbuchtung und starke Pulsation des Aszendensbogens. Dies tritt am stärksten bei Durchleuchtung im zweiten schrägen Durchmesser hervor. Im ersten schrägen Durchmesser ist das Aortenband mäßig verbreitert. Der Aortenknopf links von der Wirbelsäule ist kaum angedeutet. Der linke Ventrikelbogen ist stark gewölbt, nur der Spitzenteil leicht verbreitert. Herzmaße (Orthodiagramm): L. = 14,2; M.r. = 4,2; M.l. = 9,3 cm. Es besteht eine linkskonvexe Skoliose der Brustwirbelsäule (vgl. Tafel 11 Fig. 6 und Fig. 99).

Gleichartige röntgenologische Beobachtungen über Stenose am Isthmus aortae liegen in der Literatur von WEINBERGER, SCHWARZ, DIETLEN, VAQUEZ und BORDET vor.

Bei hohem Grade von Stenose kann es oberhalb des Isthmus aortae infolge Dehnung der Wandungen durch den aufs höchste gesteigerten Blutdruck zu Aneurysmabildung und Spontanruptur kommen, von der nicht ganz wenige Fälle im Schrifttum gesammelt sind und von der ich auch einen Fall klinisch und autoptisch gesehen habe.

Transposition der großen Gefäße. Die Fälle von *Transposition der großen Gefäße*, unter welchen entwicklungsgeschichtlich sehr viel verschiedene Unterabteilungen gemacht werden können, erreichen selten ein höheres Lebensalter, falls nicht durch das gleichzeitige Vorhandensein anderer Anomalien, z. B. von Ventrikelseptumdefekt, Ductus Botalli apertus usw. ein gewisser Ausgleich für den Blutkreislauf geschaffen ist. Nach HOCHSINGER ist ein Verdacht auf reine Transposition bei kleinen Kindern mit starker Zyanose und reinen Herztönen mit klappendem zweiten Ton an der Basis gegeben. Als röntgenologisches Merkmal erwähnt DE LA CAMP die Unsichtbarkeit des Aortenbandes.

Im folgenden Falle, der klinisch die von HOCHSINGER angegebenen Zeichen darbot, war im Röntgenbild kein Gefäßschatten neben der Wirbelsäule sichtbar. Allerdings ist darauf hinzuweisen, daß dieser schon normalerweise bei ganz kleinen Kindern sehr wenig entwickelt zu sein pflegt.

7 Wochen altes Kind mit starker Zyanose, die sich beim Schreien zur Schwarzblaufärbung steigert. Systolisches Geräusch an der Herzspitze und über der Pulmonalis, sonst reine Herztöne. Zweiter Pulmonalton leicht akzentuiert.

Röntgenbild: Rechter Herzanteil verbreitert. Rechter Vorhofsbogen stark gewölbt. Ein Gefäßschatten ist innerhalb des Wirbelsäulenschattens, welchen er nicht überragt, nicht zu differenzieren. Ein ganz schmaler Streifen, der sofort in den Wirbelsäulenschatten übergeht, ist nur dicht oberhalb des rechten Vorhofsbogens angedeutet. Herzmaße: L. = 6,0; M.r. = 2,4; M.l. = 3,3 (vgl. Fig. 100).

Autoptischer Befund: Transposition der großen Gefäße, die Aorta entspringt aus dem rechten, die Pulmonalis aus dem linken Ventrikel. Die Aorta steigt gerade aus dem rechten

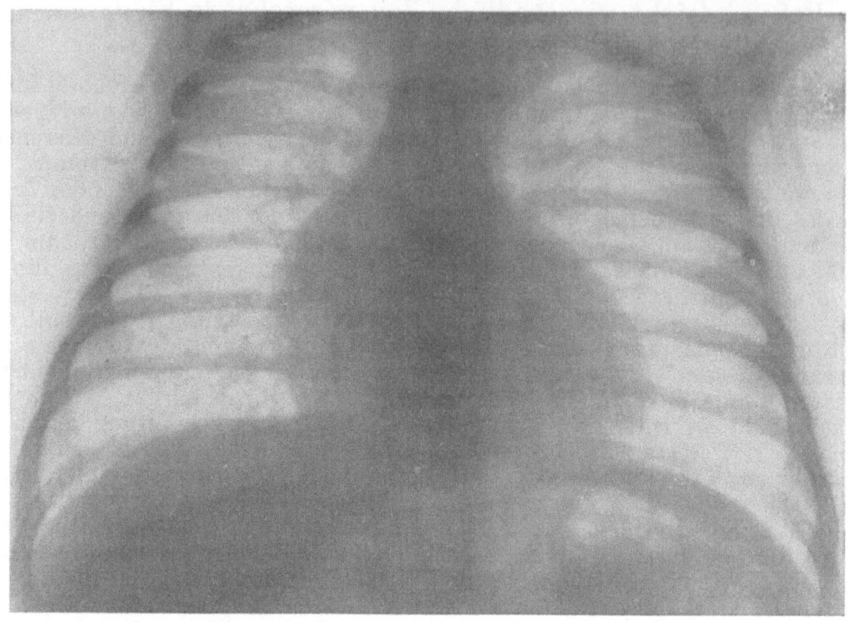

Fig. 100. Transposition der großen Gefäße.

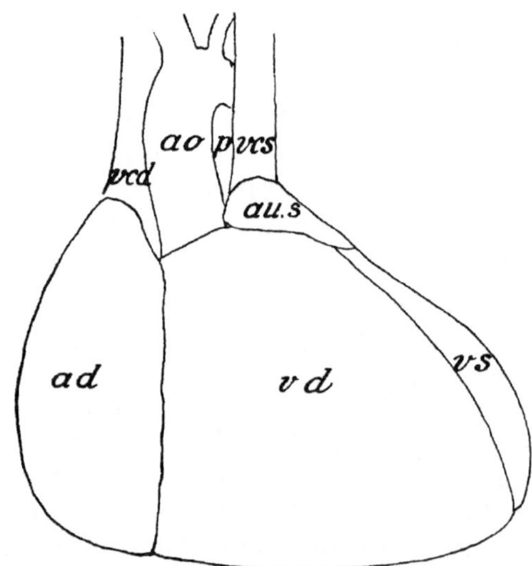

Fig. 101. Transposition der großen Gefäße. Autopsiebefund zu Fig. 100.
ao. = Aorta. Die arteria pulmonalis (*p.*) liegt hier ziemlich versteckt, da li. davon abnormerweise eine Vena cava superior sinistra (*v. c. s.*) vorhanden ist.

Ventrikel aufwärts, die Pulmonalis liegt dahinter, sie ist nicht randbildend. Doppelte Vena cava superior. Ductus Botalli apertus. Breite Arteriae bronchiales. Rechter Ventrikel stark hypertrophisch (vgl. Fig. 101).

Dextrokardie. Unter *Dextrokardie* wird in weiterem Sinne jede Rechtsverlagerung des Herzens, in engerem Sinne nach dem Vorschlage von MÖNCKEBERG, HERXHEIMER u. a. eine auf Grund einer Entwicklungsstörung entstandene spiegelbildliche Lagerung des Herzens verstanden; nur diese letztere

Anomalie soll an dieser Stelle besprochen werden. Sie kommt allein ohne
gleichzeitige entsprechende Verlagerung selten vor und ist dann fast stets
mit anderen Bildungsfehlern verbunden. Verschiedene hierbei mögliche
Varianten sind einschließlich des röntgenologischen und elektrokardio-
graphischen Verhaltens von MANDELSTAMM näher geschildert. Häufiger wird
die Dextrokardie als Teilerscheinung einer spiegelbildlichen Verlagerung sämtlicher Brust- und Bauchorgane, eines Situs viscerum inversus totalis, beobachtet. Dieser Zustand veranlaßt keinerlei Störungen und hat nur insofern
Bedeutung, als ohne Röntgenuntersuchung aus der abnormen Lage der Herzdämpfung bisweilen irrtümliche Schlüsse auf krankhafte Veränderungen, insbesondere Verziehung und Vergrößerung des Herzens nach rechts gezogen
werden. Das Röntgenbild klärt den Irrtum sofort auf.

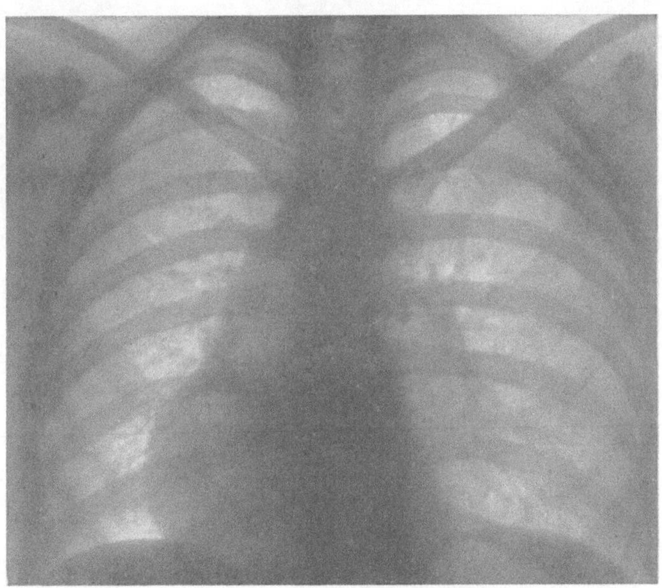

Fig. 102. Rechtslage des Herzens ohne Umkehrung.
Rechter Vorhof rechts, Herzspitze und Magenblase links.

Sehr wertvoll war diese Orientierung in einem von mir beobachteten, sonst schwer zu
deutenden Falle, in welchem ein dem umgekehrt liegenden Herzen rechts angelagertes
mediastinales Empyem bestand, wodurch eine besonders nach rechts vorspringende, zusammenhängende Dämpfung hervorgerufen war. Ganz sicher gestellt wurde die Diagnose
durch die Lage der Magenblase auf der rechten Seite (vgl. Fig. 385 und 386).

Mesokardie. *Mesokardie* wird eine Mittelstellung des Herzens im Brustkorb genannt, die von der Fötalzeit her beibehalten ist (HOCHSINGER). Perkussionsbefund und Röntgenbild zeigen gegenüber der Norm eine nach rechts
verrückte Lage des sonst nicht veränderten Herzens. Die Differentialdiagnose
hat eine erworbene Rechtsverlagerung durch Zug einer rechtsseitigen Lungenschrumpfung oder Pleuraschwarte zu berücksichtigen. Das helle Lungenfeld
und der gleichmäßige Thoraxbau mit überall gleichweiten Zwischenrippen-
räumen lassen aber bei der Mesokardie eine solche Entstehung ausschließen.
Eine sogar über die Mittelstellung hinausgehende *Rechtslage des Herzens*,
anscheinend angeborenen Ursprungs, bei welcher im Gegensatz zum spiegelbildlichen Situs der vorher geschilderten Dextrokardie der rechte Vorhofsrand
rechts, die Herzspitze links gelegen ist, zeigt Fig. 102. Irgendwelche Anzeichen
für eine erworbene Entstehung durch Zugwirkung usw. fehlten sowohl im son-

stigen röntgenologischen, als im klinischen Befunde und in der Vorgeschichte. Insbesondere wiesen die Lungen und der Bau des Brustkorbes normale Verhältnisse auf. Der Magen lag links.

Persistenz des rechten Aortenbogens. Situs inversus aortae. Hohe Rechtslage der Aorta. Indem sich die Aorta aus der persistierenden rechten anstatt der linken vierten Kiemengangsarterie entwickelt und über den rechten Bronchus hinwegzieht, entsteht eine »hohe Rechtslage« der Aorta, bei welcher der Ursprung aus dem linken Ventrikel gegenüber der Norm nicht verändert zu sein braucht. Die Anomalie kommt allein für sich oder mit anderen Mißbildungen

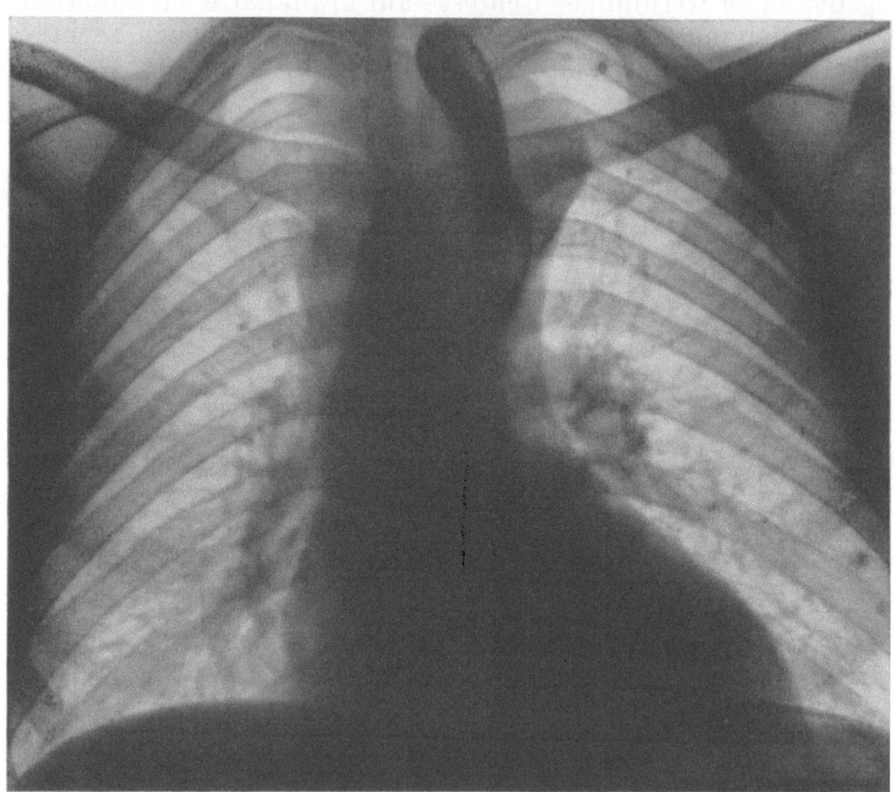

Fig. 103. Rechtslage der Aorta.
Ösophagus nach li. verlagert.

am Herzen und an den Gefäßen vereinigt vor. Röntgenologisch untersuchte Fälle von reinem rechtsseitigen Verlauf des Aortenbogens ohne sonstige Veränderungen am Herzen sind von HAMMER, ARKIN, RENANDER, HERZOG und FIRNBACHER, GROSSMANN und MELLER, BIEDERMANN beschrieben worden. Nach den Beobachtungen von BIEDERMANN ist diese Anomalie bei darauf gerichteter Aufmerksamkeit verhältnismäßig häufig durch die Röntgenuntersuchung festzustellen.

Der Röntgenbefund ist dadurch gekennzeichnet, daß bei sagittalem Strahlengange ein scharf umschriebener, pulsierender Schatten rechts statt links vom Sternum bzw. der Wirbelsäule sichtbar ist und daß das breite Aortenband im zweiten statt im ersten schrägen Durchmesser, und zwar rechts von der Trachea und oberhalb des rechten Bronchus, hervortritt. Dagegen ist im ersten schrägen Durchmesser nur ein schmaler Teil der aufsteigenden Aorta rechts von der hellen Luftsäule der Trachea sichtbar, durch welche der Aortenbogen großenteils weggeleuchtet wird. Die Aorta descendens zieht entweder zunächst auf der rechten Seite der Wirbelsäule herab und tritt erst erheblich tiefer auf die linke Seite über oder begibt sich in selteneren Fällen schon ziemlich weit oben auf die linke Seite.

Mitunter ist die Verbreiterung des Mediastinalschattens nach rechts nicht sehr ausgesprochen und andererseits auf der linken Seite ein dem gewöhnlichen Aortenknopf ähnlicher Schatten sichtbar, welcher durch eine erhalten gebliebene linke Aortenwurzel hervorgerufen wird. Alsdann kann diese Anomalie bei alleiniger Betrachtung im sagittalen Durchmesser leicht übersehen werden. Einen wesentlich klareren Einblick in die topographischen Verhält-

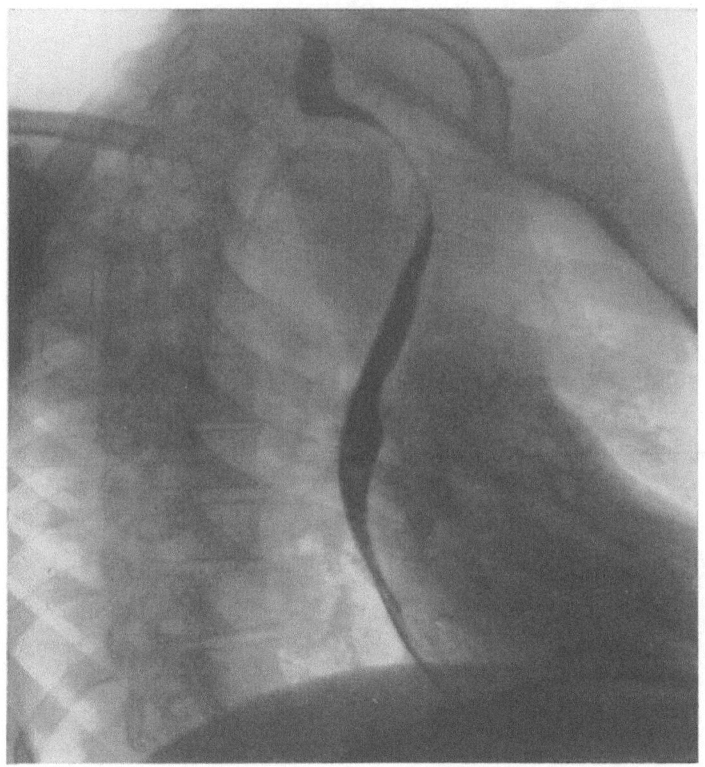

Fig. 104. Rechtslage der Aorta.
Derselbe Fall wie in Fig. 103 im 1. schrägen Durchmesser.
Bogenförmiger Verlauf des nach vorn verlagerten Ösophagus.

nisse verleihen dagegen die Bilder im schrägen Durchmesser, namentlich wenn man das Verhalten der hellen Luftsäule der Trachea und des Schattenrandes des mit Barium gefüllten Ösophagus mit berücksichtigt. Diese Gebilde werden durch die dahinter vor der Wirbelsäule gelegene Aorta nach vorn gedrängt und zeigen oft Verlagerungen und Einbuchtungen.

Insbesondere kommt häufig eine abnorme Lage des Ösophagus vor, der zunächst auf der Kuppe des Aortenbogens gelegen ist und dann an dessen vorderer linker Seite bogenförmig um diesen herumzieht. Er wird in diese Lage durch die aus der linken sechsten Segmentalarterie und einem Abschnitt der dorsalen Aortenwurzel entstehende Arteria subclavia sinistra versetzt (RENANDER), die in ihrem Anfangsteil mitunter divertikelartig erweitert ist (ARKIN). Durch diesen abnorm gewundenen Verlauf des Ösophagus vor dem Aorten-

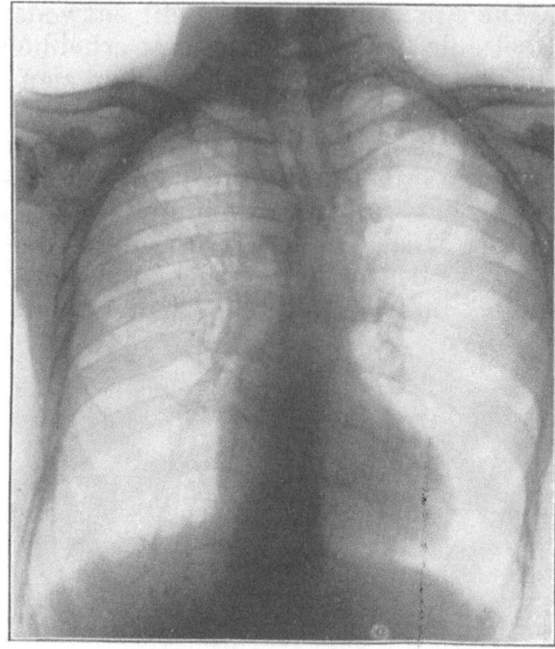

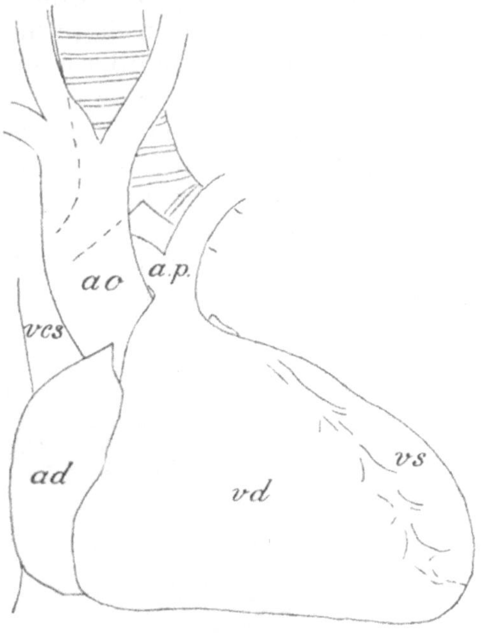

Fig. 105. Stenose des Ostium pulmonale.
Rechtslage der Aorta, die über einem Ventrikelseptumdefekt reitet und oben über den
re. Bronchus hinwegzieht.

Fig. 106. Autopsiebefund zu Fig. 105.
Bezeichnungen wie früher. Die Aorta ist breit,
die Pulmonalis eng. Die Aorta zieht über den
re. Bronchus hinweg.

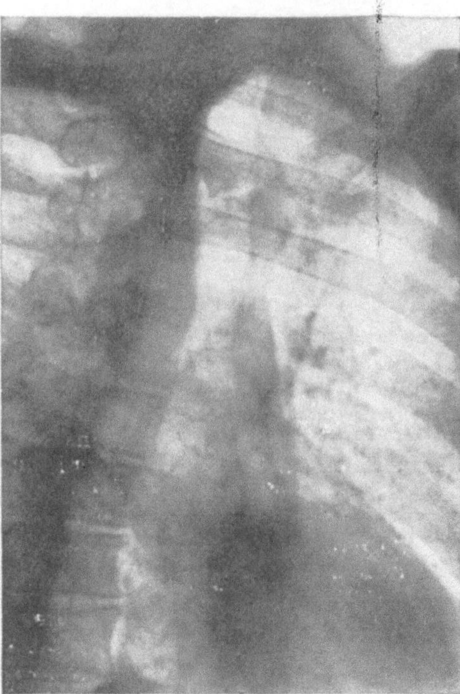

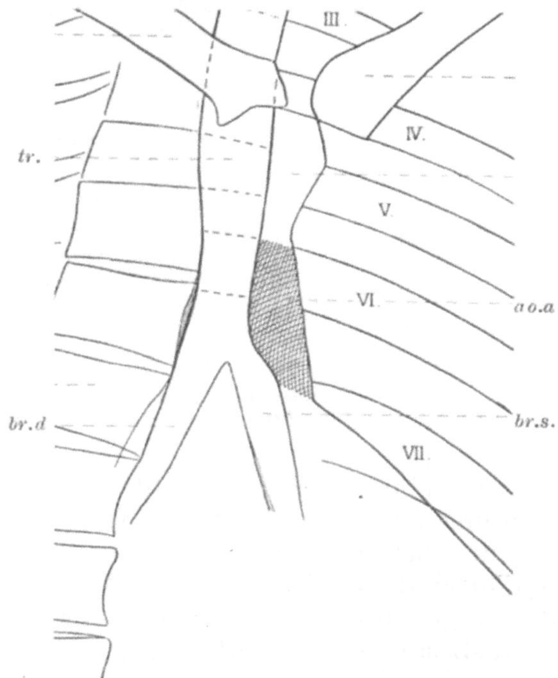

Fig.107. Hohe Rechtslage der Aorta, welche über
den re. Bronchus hinwegzieht. Derselbe Fall wie
in Fig. 105 u. 106 im 1. schrägen Durchmesser.
Statt des gewöhnlichen breiten Aortenbandes ist nur ein
schmales Stück der Aorta ascendens sichtbar. Der übrige
Teil und der Arcus aortae werden durch das helle Band
der Trachea weggeleuchtet.

Fig. 108. Erläuternde Skizze zu
Fig. 107.
ao.a. = Aorta ascendens.
tr. = trachea.
br.d. = Bronchus dexter.
br.s. = Bronchus sinister.

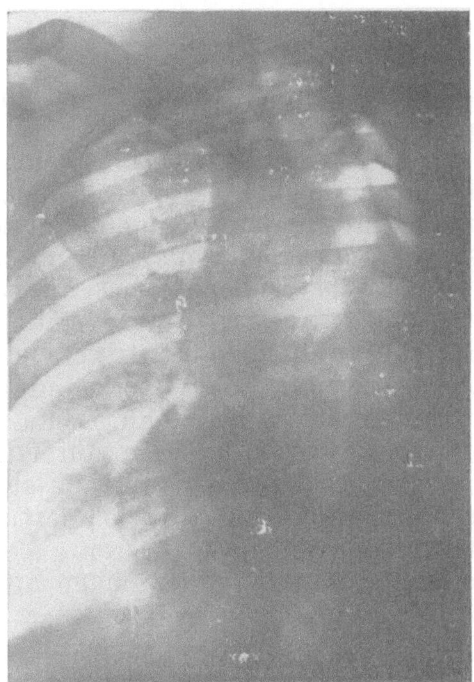

Fig. 109. Hohe Rechtslage der Aorta, die üb.
den re. Bronchus hinwegzieht. Ders. Fall
wie in Fig. 105 bis 108 im 2. schräg. Durchm.
Oberhalb des Lumens des re. Bronchus ist das
breite Aortenband sichtbar.

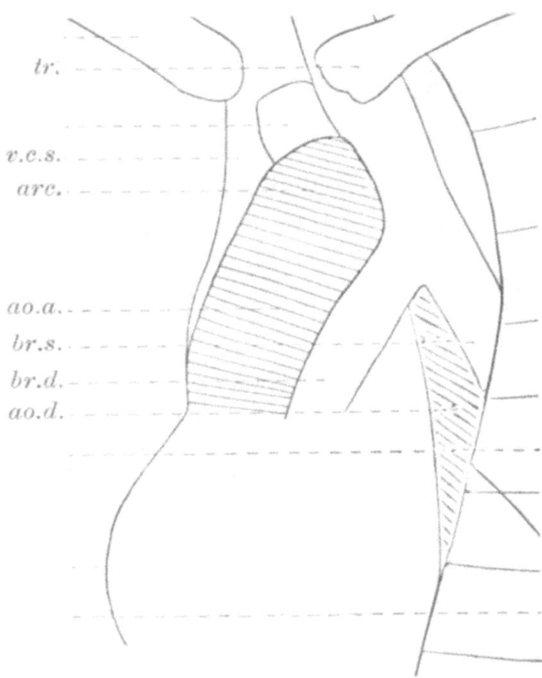

Fig. 110. Erläuternde Skizze zu Fig. 109.

ao.a. = aorta ascendens.   tr. = trachea.
ao.d. = aorta descendens.   br.d. = bronchus dexter.
v.c.s. = vena cava superior.   br.s. = bronchus sinister.
arc. = arcus aortae.

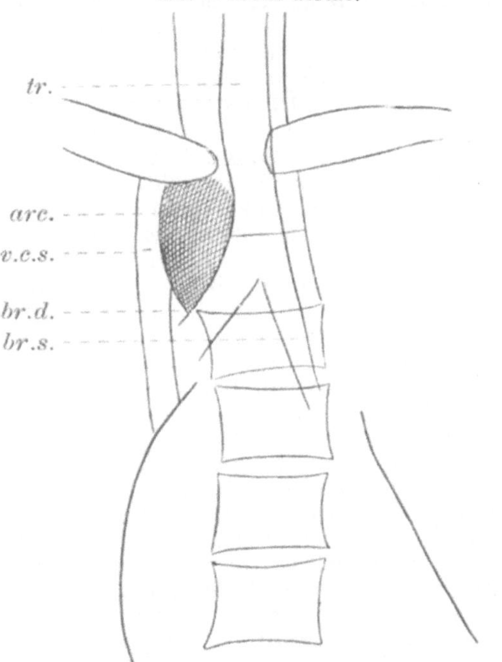

Fig. 112. Erläuternde Skizze zu Fig. 111.

arc. = arcus aortae.   tr. = trachea.
v.c.s. = vena cava   br.d. = bronchus dexter.
    superior.   br.s. = bronchus sinister.

Zu Fig. 111. Hohe Rechtslage der Aorta,
welche über einem Kammerseptumdefekt
reitet und später über den re. Bronchus
hinwegzieht (autoptische Kontrolle).

Bei → Aortenbogen, welcher über den re. Bronchus hinwegzieht.

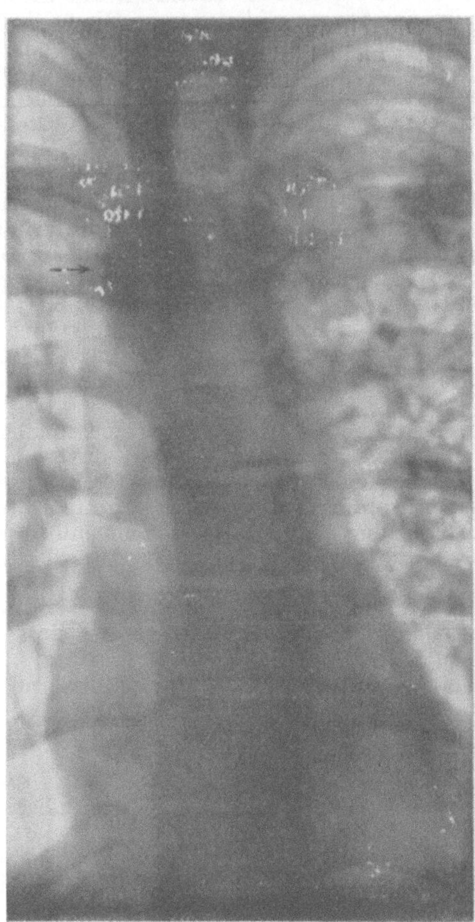

Fig. 111.

bogen werden in manchen, nicht in allen Fällen Schluckstörungen hervorgerufen, die als Dysphagia lusoria bezeichnet werden (vgl. S. 558).

Nicht selten kommt die Persistenz des rechten Aortenbogens, bei welcher wiederum verschiedene, hier nicht näher aufzuführende entwicklungsgeschichtliche Varianten unterschieden werden können, mit anderen Anomalien des Herzens vereinigt vor. In den beiden folgenden von ALBRACHT und mir an der Leipziger Medizinischen Klinik im Röntgenbilde beobachteten und von MOHR beschriebenen Fällen war gleichzeitig ein subaortaler Defekt im Ventrikelseptum vorhanden, auf welchen die aus beiden Ventrikeln entspringende Aorta reitet. Die Aorta war hierbei erweitert, die Arteria pulmonalis verengt. Gleichzeitig bestand, wie bei kongenitalen Herzfehlern häufig, eine geringe Skoliose der Brustwirbelsäule. Ebenso wurde in einem von MARDERSTEIG beschriebenen Falle eine hohe Rechtslage der Aorta und ein subaortaler Ventrikelseptumdefekt, ferner gleichzeitig ein Foramen ovale apertum autoptisch nachgewiesen. Die weiteren Merkmale werden am besten an der Hand der beiden von MOHR beschriebenen Fälle erörtert, von welchen auch der zweite später zur Autopsie gelangt ist.

1. K., 34j. Mann. Von Kindheit auf blaues Gesicht und Kurzatmigkeit, häufig Bluthusten.

Befund: Erhebliche Zyanose, die sich nach Anstrengung zur Schwarzblaufärbung steigert. Hämoglobingehalt 135—150, 9—10 Millionen Erythrozyten. Trommelschlägelfinger und -zehen. Linkskonvexe Skoliose der oberen, rechtskonvexe der unteren Brustwirbelsäule. Herz: Dämpfung rechts $1/2$ Querfinger rechts vom rechten Sternalrand, links Mammillarlinie. Spitzenstoß nicht deutlich fühlbar. Starke epigastrische Pulsation. Über dem ganzen Herzen lautes langgezogenes, blasendes systolisches Geräusch, dessen Maximum am linken Sternalrand in Höhe des dritten Interkostalraumes bzw. des Ansatzes der vierten Rippe liegt. Stärke des zweiten Pulmonaltones bei verschiedenen Beobachtungen verschieden angegeben, gewöhnlich als nicht deutlich akzentuiert, einmal sogar als nicht hörbar bezeichnet. Schwirren nirgends fühlbar. Über der linken Karotis und Subklavia, sowie über allen Lungenteilen ist gleichfalls ein systolisches Geräusch hörbar. Im Elektrokardiogramm stark negative I.p.-Zacke.

Röntgenuntersuchung: Herz bezüglich Form und Größe ohne wesentliche Abweichungen. Sehr ausgesprochene Herzbucht. Das Gefäßband zeigt folgende Eigentümlichkeiten: Links von der leicht nach links vorspringenden skoliotischen Wirbelsäule ist weder ein Pulmonalbogen, noch ein Aortenknopf erkennbar, dagegen ist rechts von der Wirbelsäule unterhalb des Ansatzes der rechten Klavikula ein bandförmiger, pulsierender Schatten sichtbar. Bei schräger Durchleuchtung in Fechterstellung (im ersten schrägen Durchmesser) ist statt des gewohnten Aortenbandes nur ein schmaler und wenig intensiver, aber deutlich pulsierender Schatten sichtbar. Dagegen tritt im zweiten schrägen Durchmesser oberhalb des rechten Bronchus ein breiter Schatten deutlich hervor, der durch seinen Ursprung aus dem Herzschatten, mit welchem er den gewöhnlichen Vorhofsgefäßwinkel bildet, und durch eine deutliche Pulsation als Aorta charakterisiert ist.

Es handelt sich demnach um ein Reiten der breiten Aorta auf dem rechten Bronchus. Die mangelhafte Sichtbarkeit der Aorta im ersten schrägen Durchmesser rührt davon her, daß sie sich bei dieser Strahlenrichtung mit der Luftsäule der Trachea deckt und hierdurch größtenteils fortgeleuchtet wird. Über die differentialdiagnostischen Erwägungen und weiteren Einzelheiten des Falles vergleiche die Abhandlung von MOHR. Während einer fortgesetzten mehrjährigen Beobachtung wurde später die Entwicklung einer Tuberkulose festgestellt, die zum Tode führte.

Autoptischer Befund: Subaortaler Defekt im Ventrikelseptum, auf welchem die erheblich erweiterte Aorta reitet. Diese zieht über den rechten Bronchus hinweg und wendet sich im absteigenden Teil in Höhe der unteren Brustwirbelsäule zu deren linker Seite, Ostium pulmonale verengert, Conus pulmonalis wenig entwickelt, Pulmonalarterie sehr dünnwandig. Hypertrophie des rechten Ventrikels. Hochgradige Lungentuberkulose.

2. 17 jähriger Jüngling, von Jugend auf kurzatmig.

Befund: Intensive Zyanose. Trommelschlägelfinger und -zehen. Herz: Rechts zwei Querfinger rechts vom rechten Sternalrand, links Mammillarlinie. Langgezogenes systolisches Geräusch mit dem Punctum maximum in der Mitte des Sternums zwischen drittem und viertem Rippenansatz. An der Herzspitze und auch an der Basis ist deutlich ein kräftiger, sich an das Geräusch anschließender zweiter Ton zu hören. Über den Karotiden ein systolisches Geräusch und ein leiser zweiter Ton.

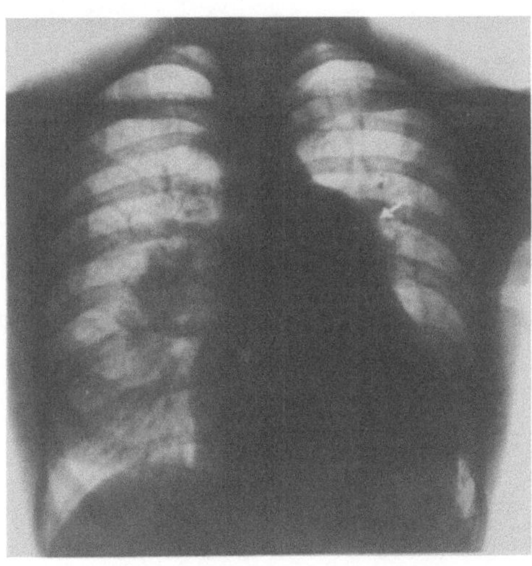

1. Angeborener Herzfehler mit Erweiterung der Arteria pulmonalis (Pfeil) und ihrer Äste.

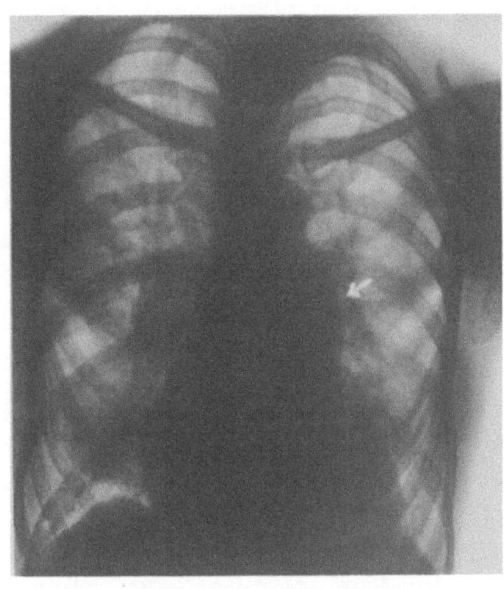

2. Angeborener Herzfehler mit Erweiterung der Arteria pulmonalis (Pfeil) und ihrer Äste.

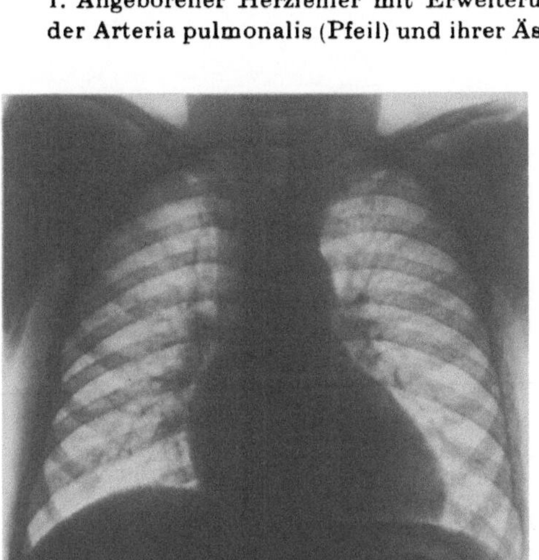

3. Pulmonalstenose und Ventrikelseptumdefekt (Sektion).

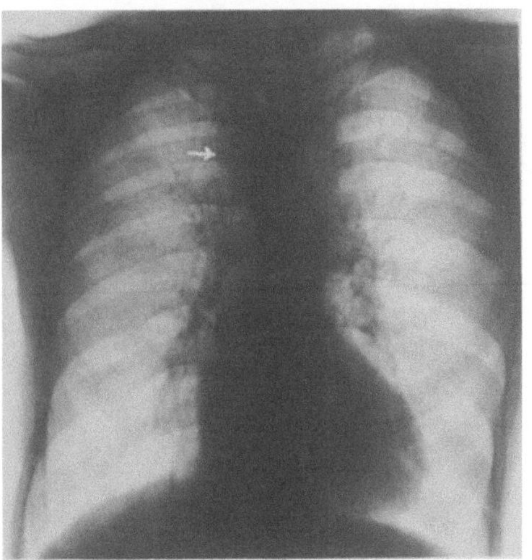

4. Pulmonalstenose u. Ventrikelseptumdefekt u. hohe Rechtslage der Aorta (Pfeil) (Sektion).

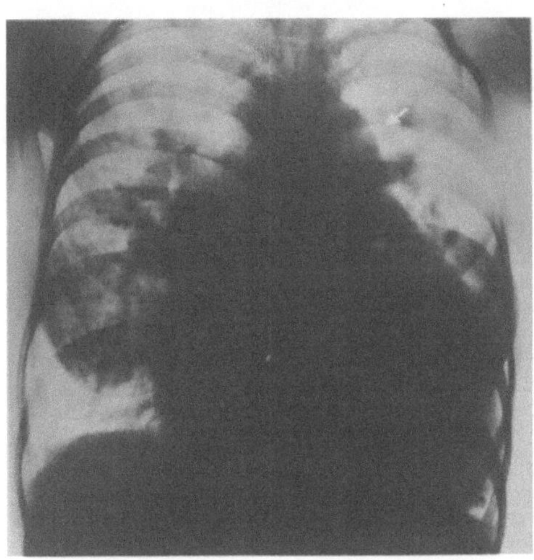

5. Vorhofseptumdefekt. Weite Arteria pulmonalis (Pfeil), hohe Rechtslage der Aorta (Sektion).

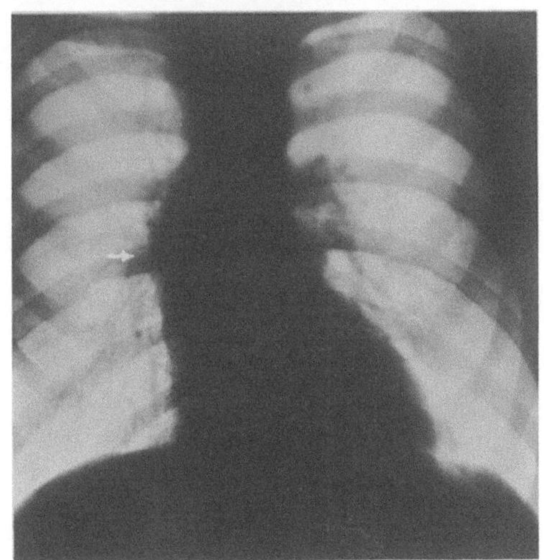

6. Stenose am Isthmus aortae. Bei Pfeil Aorta ascendens ausgebuchtet.

Röntgenuntersuchung: Leichte rechtskonvexe Skoliose der oberen Brustwirbelsäule. Herz etwas nach rechts verbreitert, sonst ohne Besonderheiten. Der Aortenknopf fehlt an normaler Stelle, ist dagegen unterhalb des Ansatzes des rechten Schlüsselbeins oberhalb des rechten Bronchus sichtbar. In der Lunge tuberkulöse Herdschatten.

Autoptischer Befund nach Rösler: Subaortaler Septumdefekt mit rechts liegender, auf dem Defekt reitender Aorta, die über den rechten Bronchus hinwegzieht.

Zur Begründung des Umstandes, daß ich in diesem praktisch nicht sehr bedeutungsvollen Abschnitt auf verhältnismäßig viele Einzelbeobachtungen eingegangen bin, führe ich an, daß es mir bei der geringen Zahl wirklich exakter und durch einen Autopsiebefund geklärter röntgenologischer Beobachtungen noch nicht angängig erscheint, bindende allgemeine Sätze für die einzelnen Anomalien aufzustellen. Ein derartiges Vorgehen würde die Erkenntnis nicht fördern, wie dies die Übersicht über die zahlreichen bereits veröffentlichten Fehldiagnosen und die geringe Anzahl autoptisch bestätigter Fälle lehrt. Die Tatsache, daß allein aus dem Röntgenbefunde einer Erweiterung des zweiten linken Bogens von fast allen deutschen Autoren, mit Ausnahme von Hochsinger, auf einen Ductus Botalli apertus, von Vaquez und Bordet dagegen auf eine Pulmonalstenose unbedingt geschlossen wurde und daß die anatomischen Untersuchungen die Unrichtigkeit beider Behauptungen bewiesen, sollte zur Warnung dienen. Es müssen noch weitere Erfahrungen gesammelt werden. Dann zweifle ich nicht, daß die Röntgenuntersuchung zusammen mit den anderen klinischen Symptomen bei der Entwirrung der meist sehr verwickelten Verhältnisse der angeborenen Herzfehler von erheblichem Nutzen sein wird. Eine Diagnose allein auf den Röntgenbefund zu stützen, halte ich hier wie auf allen übrigen Gebieten für ein unsicheres und dem wohlbegründeten klinischen Brauch widersprechendes Verfahren.

2. Herzbeutel.

Vom normalen *Herzbeutel* ist im Röntgenbild nichts zu sehen. Bisweilen erscheinen in beiden Herzzwerchfellwinkeln zarte, annähernd dreieckige, leicht konkav nach auswärts gekrümmte Schatten, welche von Römheld als Herzbeutelzipfel beschrieben sind. Sie treten im Inspirium deutlicher als im Exspirium hervor. Durch ihre geringe Schattenintensität heben sie sich gegenüber den tieferen Herzschatten oft deutlich ab. Ihre Kenntnis ist wichtig, um die Herzspitze davon klar zu trennen und nicht den Fehler einer Überschätzung des Längsdurchmessers des Herzens zu begehen. Schwarz hat auf diese Schattengebilde ausschließlich auf der linken Seite des Herzens bei Fettleibigen aufmerksam gemacht und sie auf Anhäufung extraperikardialen Fettgewebes bezogen, wofür er ana-

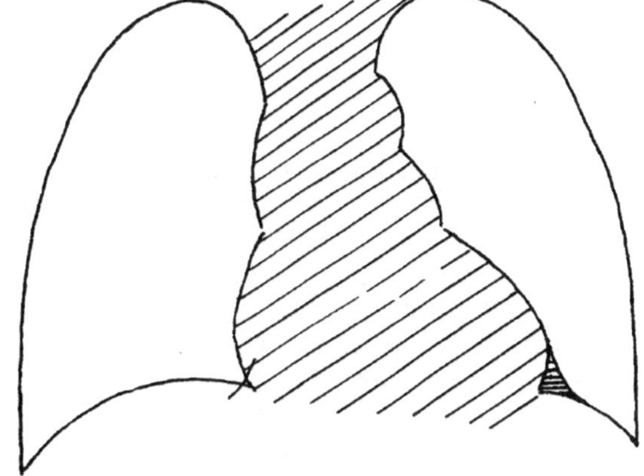

Fig.113. Ausfüllung der Herzzwerchfellwinkel re. durch Vena cava inferior und vena hepatica dextra, li. durch extraperikardiale Fettanhäufung.

tomische Unterlagen beibringt, außerdem auch betont, daß ein derartiger »Fettbürzel« anatomisch auch bei sonst nicht fetten Personen gefunden wird. Die Ansicht von Schwarz halte ich für völlig richtig. Sehr gut ist der Fettbürzel auf der von Corning entlehnten Fig. 114 dargestellt. Von einem Perikardzipfel kann man auch dort, wo sich wenig Fettgewebe findet, meiner Ansicht nach deshalb nicht sprechen, weil das parietale Perikard medialwärts parallel der Herzspitzenkontur umbiegt, während der beschriebene Schatten mit nach außen konkaver Krümmung lateralwärts zum Zwerchfell hinabzieht. Diese Begrenzung wird vielmehr durch das mediastinale Pleurablatt gebildet, das nach unten lateralwärts in die Pleura diaphragmatica übergeht. Parietales Perikard und mediastinales Pleurablatt, die weiter oberhalb miteinander verwachsen sind, treten etwa in Höhe der Herzspitze auseinander und schließen so zusammen mit dem Zwerchfell einen von lockerem Bindegewebe gefüllten Raum ein, in dem Fett in wechselnder Masse eingelagert ist.

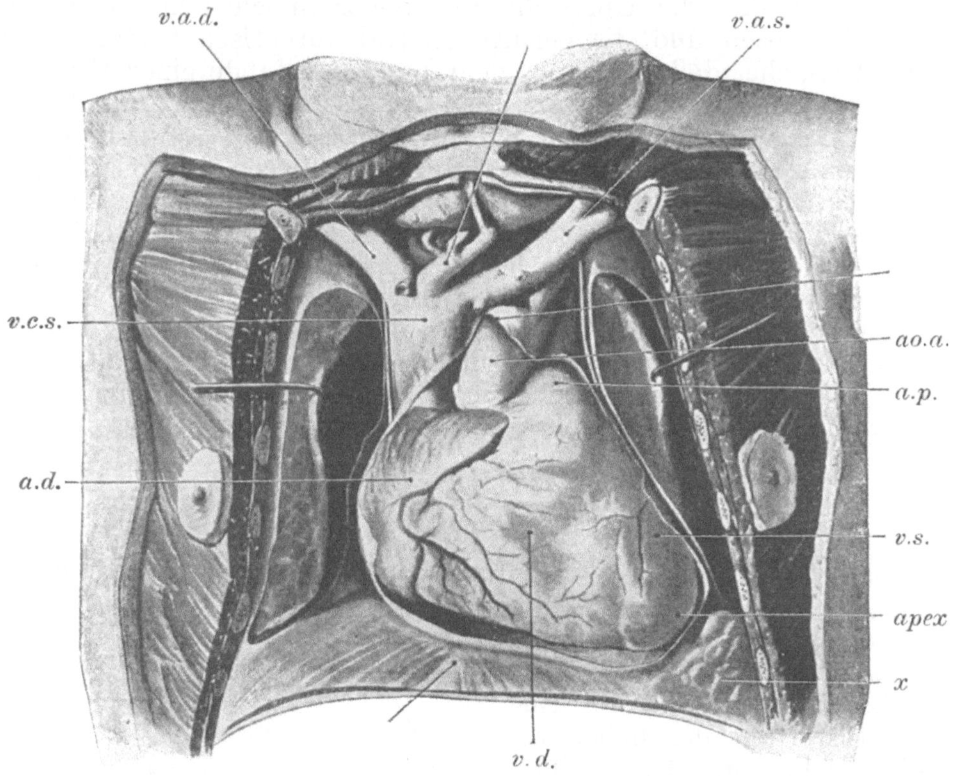

Fig. 114. Extraperikardiale Fettanhäufung zwischen äußerem Blatt des Perikards, Pleura mediastinalis und Zwerchfell bei *x*.
Sonstige Bezeichnungen wie früher. Nach Corning.

Auf der rechten Seite hat der den Herzzwerchfellwinkel ausfüllende Schatten gewöhnlich eine andere Entstehung. Wie bereits S. 8 auseinandergesetzt wurde, ist hier der zwischen rechtem Vorhof und Zwerchfell senkrecht abwärts ziehende Schatten auf die Vena cava inferior zurückzuführen und eine in sehr ähnlicher Weise wie auf der linken Seite nach außen konkave und lateralwärts in den Zwerchfellbogen übergehende Krümmung auf die laterale Wand der Vena hepatica dextra zu beziehen.

In seltenen Fällen kann freilich auch rechts der Herzzwerchfellwinkel durch eine extraperikardiale Fettanhäufung in ähnlicher Weise wie links ausgefüllt werden. Ich verfüge über eine derartige Beobachtung mit anatomisch sichergestelltem Befund. Die Entstehung durch die Vena cava bzw. hepatica konnte hier mit Sicherheit dadurch ausgeschlossen werden, daß es sich um ein weit nach rechts hinüberreichendes Herz bei einem dekompensierten Mitralfehler handelte, dessen parietalem Perikardblatt eine Fettansammlung dicht oberhalb des Zwerchfells angelagert war. Dagegen lag die Kava viel weiter medialwärts, nahe der Wirbelsäule und war durch den davor liegenden stark gedehnten rechten Vorhof ganz verdeckt.

Diese beiden Entstehungsmöglichkeiten einer normalen Ausfüllung des rechten Herzzwerchfellwinkels, nämlich einmal und zwar am häufigsten durch die hinten gelegene Vena cava inferior und zweitens durch eine weiter ventralwärts befindliche extraperikardiale Fettanhäufung, sind auch von HERRNHEISER festgestellt und durch genaue Tiefenmessung mittelst des Blendenrandverfahrens in sicherer Weise voneinander unterschieden worden.

Perikarditis.

Von krankhaften Veränderungen des Herzbeutels ist die *trockene Entzündung* im Röntgenbild nicht sichtbar, dagegen findet ein *Exsudat* darin deutlichen Ausdruck. Im Exsudatschatten ist der Herzschatten selbst gewöhnlich nicht abzugrenzen; doch liegen vereinzelte Angaben vor, daß sich das Herz durch etwas größere Schattentiefe innerhalb des Exsudatschattens abgehoben haben soll. Am ehesten möglich, aber auch nicht sicher erscheint dies in einem von F. SCHULTZE mitgeteilten Falle, bei welchem das Vorhandensein eines Perikardialexsudats selbst nach dem klinischen Befund und Verlauf außer allem Zweifel steht. Unter einer größeren Reihe eigener Beobachtungen von exsudativer Perikarditis habe ich gewöhnlich keine Differenzierung innerhalb des allgemein verbreiteten Mittelschattens wahrgenommen. Nur in einem Falle glaubte ich bei genauester Betrachtung einen tieferen Kernschatten und hellere Randsäume unterscheiden zu können. Ich neige zu der Annahme, daß diese durch die den Herzbeutel am Rande überlagernden Lungenränder hervorgerufen waren. Eine derartige Entstehung ist vielleicht auch bei den in der Literatur angeführten Fällen (F. SCHULTZE, AMELUNG Fall I) in Betracht zu ziehen, in denen eine zarte und verschwommene Aufhellung der Randpartien als Ausdruck eines Perikardialexsudats angesehen wird.

In voller Klarheit und mit ganz scharfer Grenze hebt sich dagegen ein dunkler Kernschatten innerhalb seitlich anliegender Schatten in dem von SCHWAER unter der Diagnose einer exsudativen Perikarditis veröffentlichten Falle ab, welcher deshalb besonders hervorgehoben werden muß, weil eine ausgezeichnete Wiedergabe des Röntgenbildes vorliegt. Es besteht hier ein auffallender Gegensatz zu dem üblichen vorher geschilderten Verhalten, auch zu der Beobachtung von F. SCHULTZE, bei welcher die Begrenzung des inneren Herzschattens ausdrücklich als weniger scharf und nicht überall gleichmäßig scharf begrenzt angegeben wird. Deshalb hat die Deutung des Falles von SCHWAER bei den verschiedensten Seiten (TRAUGOTT, KLOIBER und HOCHSCHILD, GROEDEL, ASSMANN) Zweifel und Widerspruch erregt. Meiner Ansicht nach spricht vor allem dagegen, daß auf dem Bilde der Rand des inneren Herzschattens in der Gegend der Herzspitze den äußeren kreuzt und etwas überragt, ferner der gleichbleibende Befund des Röntgenbildes bei längerer Beobachtung und besonders auch der klinische Verlauf, in welchem die bei exsudativer Perikarditis stets vorhandene Beeinträchtigung des Allgemeinbefindens gänzlich fehlt. Es sind daher andere Deutungen dieses Falles in Erwägung gezogen worden, namentlich eine beiderseitige Pleuritis mediastinalis, welche dem Herzen rechts und links benachbart ist und nach SAVY gleichfalls eine »Verdoppelung der Herzkontur« vortäuschen kann, oder ein paravertebraler Abszeßschatten. Die letztere Möglichkeit könnte in künftigen Fällen durch Beobachtung bei Drehung und durch Vergleich der dorsoventralen und ventrodorsalen Aufnahmen, in welchen die Größe eines paravertebralen Abszeßschattens Verschiedenheiten zeigen müßte, leicht entschieden werden. Auch ein von PAETSCH mitgeteilter Fall mit doppelten Herzkonturen bei angeblicher exsudativer Perikarditis erscheint namentlich in Rücksicht auf den klinischen Befund nicht zweifelsfrei. Das auch dort vorhandene, mit den Herzphasen synchrone Reibegeräusch ist nicht beweisend, da es auch durch eine extraperikardiale Pleuritis hervorgerufen werden kann.

In einem Falle von AMELUNG (Fall II), bei dem ein hellerer Randschatten nur auf der linken Seite dem deutlich davon sich abhebenden tieferen Herzschatten angelagert war, erweckt vor allem die annähernd geradlinig schräg lateral abwärts bis zum Zwerchfell verlaufende, nicht wie gewöhnlich bogenförmige und oberhalb des Zwerchfells etwas einwärts gerichtete Kontur der äußeren Begrenzungslinie Bedenken gegen die Annahme eines Perikardialexsudats und legt zum mindesten die Möglichkeit einer Entstehung durch eine mediastinale Pleuritis sehr nahe.

Die Größe des Mittelschattens nimmt durch das hinzukommende Exsudat nach rechts und links und frühzeitig auch nach oben hin zu. Hierdurch wird der Herzzwerchfellwinkel beiderseits verstrichen. Insbesondere ist auf die von EBSTEIN bei der Perkussion bereits betonte Abstumpfung des rechten Herzzwerchfellwinkels als wichtiges Frühsymptom eines Herzbeutelergusses hinzuweisen. Faßt man dagegen den äußersten Winkel selbst ins Auge, so erscheint er im Röntgenbilde meist nicht stumpf, sondern im Gegenteil spitz und zwar sogar spitzer als gewöhnlich, weil die Begrenzungslinie des Herzbeutelschattens kurz vor ihrem Übergang ins Zwerchfell stärker als normal gekrümmt ist. Daß derartige Feinheiten der Perkussion entgehen, erscheint selbstverständlich; denn hierdurch kann nur die grobe Verlaufsrichtung der Grenzen im allgemeinen festgestellt werden und auf diese Weise wird bei größerer Ausdehnung des Ergusses nach rechts stets ein stumpfer Winkel erhalten. Infolge der frühzeitigen erheblichen Ausdehnung nach rechts kommt bei kleineren und mittleren Herzbeutelergüssen oft eine annähernd bilateral symmetrische Figur heraus, bei größeren überwiegt der linke Anteil den rechten wieder in stärkerem Maße. Bald nach Ausfüllung der unteren Rezessus oder fast gleichzeitig sammelt sich das Exsudat in den Winkeln zwischen Herz und Gefäßstamm an, hüllt diesen wenigstens im unteren Teil beiderseits ein und führt so zu einem Verstreichen der normalen Unterteilung der Herzkontur in einzelne Bögen. Hierauf gründet sich der Vergleich der Perkussionsfigur mit einem Dreieck, der aber höchstens für kleinere Exsudate zutreffend ist. Bei größeren gehen die Begrenzungslinien des Exsudats oben vom Gefäßstamm seitwärts, besonders nach links, zunächst fast in horizontaler Richtung ab und verlaufen dann stark bogenförmig nach außen, wobei links oft die Thoraxwand erreicht wird, um endlich wieder mit medianwärts gerichteter Krümmung in den Zwerchfellschatten überzugehen. Infolge dieses stark bogenförmigen Verlaufs kommt dann eine Beutelform zustande, auf welcher der oberste Teil des Gefäßstammes als kurzer Stiel oder Schornstein aufsitzt. Die üblichen Maße sind durch das starke Überwiegen des Transversaldurchmessers über den Längsdurchmesser charakterisiert. Statt der abschnittweise differenzierten Pulsation des normalen Herzschattens tritt eine gleichmäßige systolische Erschütterung des ganzen Exsudatschattens auf.

So markant auch ein solches Bild ist, so kann doch die Abgrenzung gegenüber der sehr ähnlichen Figur bei einer allseitigen Herzverbreiterung infolge Myokarditis oder bei dekompensierten Klappenfehlern große Schwierigkeiten bereiten. Denn auch hierbei ist die Bogenabgrenzung häufig verwaschen oder aufgehoben, und auch die Kontraktionen der einzelnen Abschnitte sind nicht immer deutlich voneinander abzugrenzen, da bei schwachem, erheblich dilatiertem Herzen alle Pulsationsphänomene nur sehr schwach ausgeprägt sind. Zur Unterscheidung beider Zustände weist DIETLEN auf einen Unterschied bei Lagewechsel hin, indem infolge der Schwere des Exsudats gewisse Veränderungen der Konturen auftreten, und zwar soll bei Horizontallage der Herzzwerchfellwinkel spitzer erscheinen, als im Stehen. Am sichersten läßt sich ein Herzbeutelerguß von einer diffusen Herzdilatation bei mehrfacher Durchleuchtung an verschiedenen Tagen hintereinander unterscheiden, wenn hierbei erhebliche Differenzen festgestellt werden. Diese kommen oft bei einem Exsudat, dagegen nur selten bei einer Herzerweiterung, und zwar dabei fast nur auf akuter infektiöser oder toxischer Basis vor. Allein auf eine einmalige Röntgenuntersuchung hin scheint mir eine sichere Differentialdiagnose bisweilen unmöglich zu sein. Unter sonstigen Unterscheidungsmerkmalen sei, abgesehen

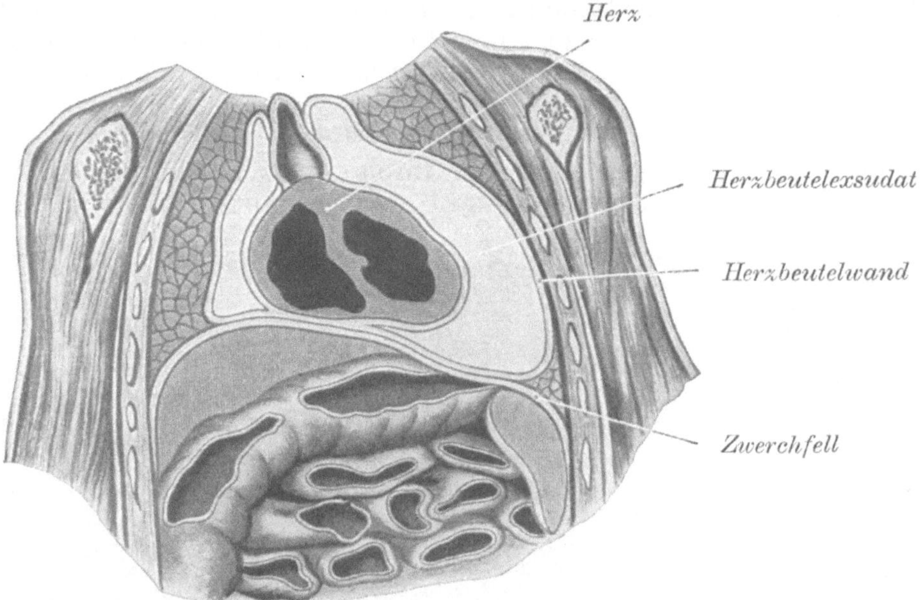

Fig. 115. Großes Perikardialexsudat. Frontalschnitt durch den Thorax nach CURSCHMANN.

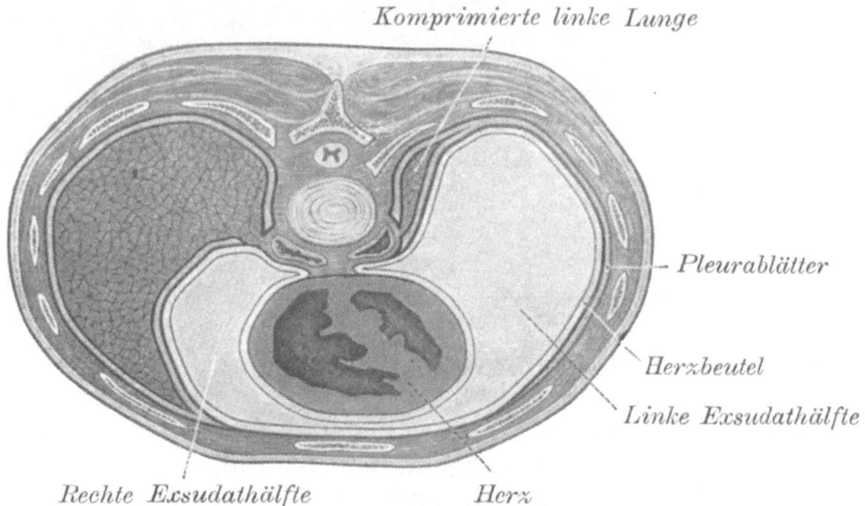

Fig. 116. Großes Perikardialexsudat. Horizontalschnitt durch den Thorax nach CURSCHMANN.
Die li. Lunge ist hochgradig komprimiert.

von allen anderen physikalischen Symptomen, nur ein nach meinen Erfahrungen beim perikarditischen Exsudat selten fehlendes, wenn auch nur leichtes Ödem der vorderen Brustwand (Delle nach Druck des Hörrohrs) und die bei einigermaßen umfangreichem Exsudat gewöhnlich sehr rasch auftretende Dämpfung links hinten unten hervorgehoben. Sie wird entweder von einem häufig gerade links vorhandenen Pleuraexsudat oder aber bei freier Pleura durch eine

Atelektase des linken Unterlappens hervorgerufen, der von dem weit nach hinten ausladenden Rezessus des Herzbeutels frühzeitig komprimiert wird. Freilich geben VAQUEZ und BORDET an, daß eine Dämpfung links hinten neben der Wirbelsäule auch durch Erweiterung des linken Vorhofs bei einer Mitralstenose zustande komme; diese ist aber nicht so ausgesprochen und so ausgedehnt wie bei einem Perikardialexsudat. Die topographischen Verhältnisse bei einem Herzbeutelerguß gehen aus den beigefügten Abbildungen (Fig. 115 und 116) hervor, die der klassischen Arbeit von CURSCHMANN entnommen sind.

Hämatoperikard.

Bei einem *Hämatoperikard*, das infolge Durchbruch eines Aneurysma dissecans der Aorta ascendens in den Herzbeutel entstanden war, beobachtete

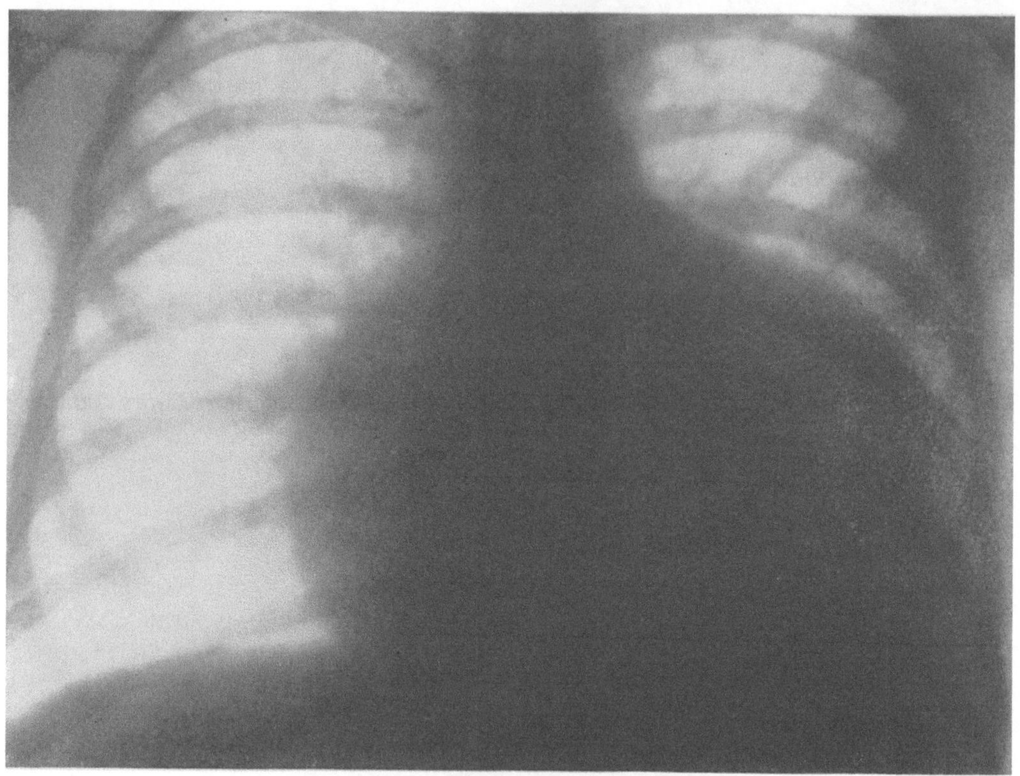

Fig. 117. Pericarditis exsudativa.

TRAUGOTT eine Verbreiterung des Herzschattens besonders nach links, ähnlich wie bei einer Vergrößerung vornehmlich des linken Herzens selbst. Dagegen fehlte die bei einem größeren perikardialen Exsudat in der Regel vorhandene Verbreiterung und Vorbuchtung des Schattenbildes nach rechts und die Ausfüllung der Herzbucht zwischen linkem Ventrikel und Aorta.

Pneumoperikard.

Eine Füllung des Herzbeutels mit Luft (*Pneumoperikardium*) ist ein seltenes Vorkommnis, das vereinzelt nach Durchbruch einer Lungenkaverne, eines Ösophagus- oder Magenkarzinoms oder -geschwürs in den Herzbeutel, ferner durch Gasbildung bei einem eitrigen perikarditischen Exsudat oder nach Punktion des Herzbeutelergusses durch Eindringen der Luft von außen beobachtet wird.

In derartigen Fällen zeigt das Röntgenbild den Herzschatten innerhalb eines hellen Luftraumes gelegen, welcher gegen das Lungenfeld durch die Randstreifen des Perikards abgesetzt ist, während unterhalb des Luftraumes seitlich vom Herzschatten ein horizontaler, bei der Bewegung des Herzens in lebhaftester Wellenbewegung befindlicher Flüssigkeitsschatten gelegen ist (vgl. Fig. 118).

Perikarddivertikel.

Perikarddivertikel sind mit Flüssigkeit gefüllte, vom übrigen Herzbeutel durch Adhäsionen abgeschlossene Aussackungen. Sie werden verhältnismäßig am häufigsten am rechten Rande des Herzbeutels beobachtet. Im Röntgen-

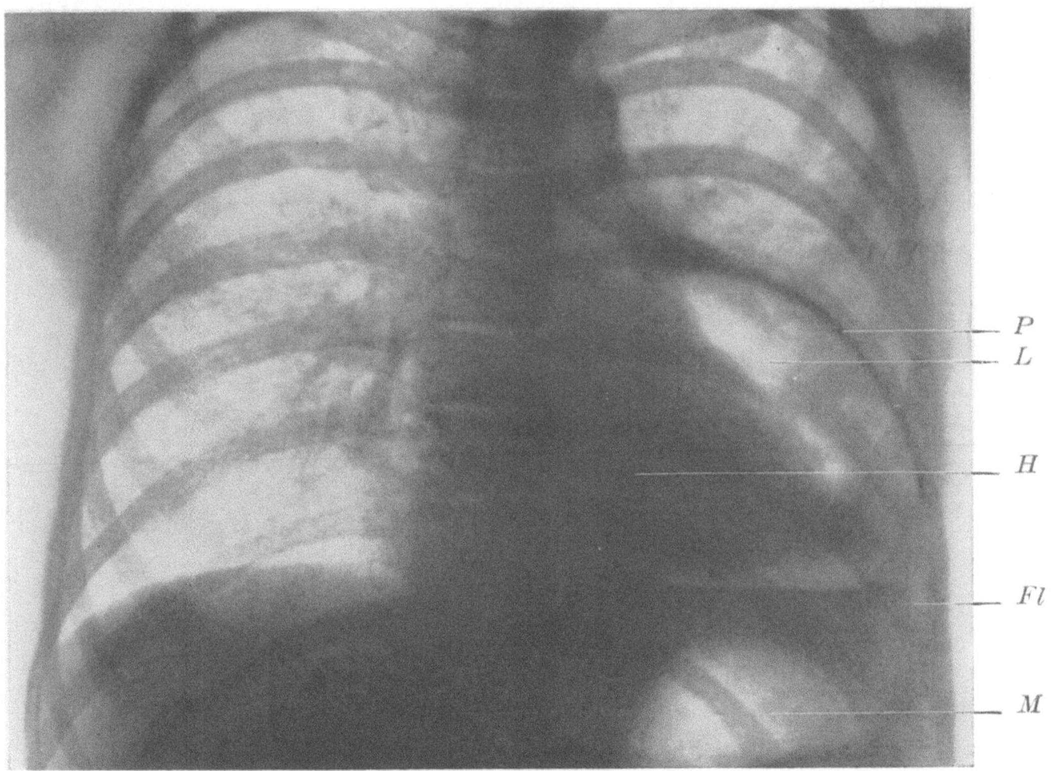

Fig. 118. Hydropneumoperikard.

Ist nach Punktion und Lufteintritt in den Herzbeutel des in Fig. 117 dargestellten Falles entstanden. (Aufnahme von Dr. KOHLMANN, Städt. Krankenhaus St. Georg, Leipzig.)

H = Herz.   P = Perikard. Äußeres Blatt.   L = Luftraum im Herzbeutel.
Fl = Flüssigkeitsspiegel im Herzbeutel.

Die links darüber befindliche Verschattung rührt von einem gleichzeitigen li. Pleuraexsudat her.
M = Magenblase.

bilde erscheinen sie als Schatten, die vom übrigen Herzschatten nicht zu trennen sind und ins Lungenfeld vorspringen, gegenüber diesem durch einen ganz scharfen, meist gebogenen, manchmal auch etwas kantigen Rand abgegrenzt sind (KIENBÖCK, LENK). JANSSON beobachtete an den Schatten eine charakteristische respiratorische Verschiebung, nämlich Verlängerung und Verschmälerung im Inspirium, Verkürzung und Verbreiterung im Exspirium. Diese Veränderlichkeit der Form weist auf einen flüssigen Inhalt hin und ermöglicht die Unterscheidung gegenüber soliden Tumoren, Dermoidzysten usw., welche an ähnlicher Stelle gelegen sind.

Concretio pericardii.

Als Folge eines abgelassenen oder resorbierten Herzbeutelergusses tritt häufig eine Verwachsung der Perikardialblätter ein. Die Adhäsionen zwischen beiden Perikardialblättern sind selbst in direkter Weise röntgenologisch nicht nachweisbar. Nur wenn Kalkablagerungen innerhalb der Verwachsungen auftreten, können diese durch die Intensität ihres Schattens vom Herzschatten sich abheben. Den ersten derartigen, von SIMMONDS an herausgenommenen Herzen von Leichen gewonnenen Bildern folgte der röntgenologische Nachweis von »Panzerherzen« an Lebenden durch RIEDER, SCHWARZ und GROEDEL. Gewöhnlich werden die Kalkplatten nur an den linksseitigen Herzabschnitten gesehen, so auch im Röntgenbilde eines von mir beobachteten Falles (vgl. Fig. 120). Nach den anatomischen Feststellungen von MÜLLER

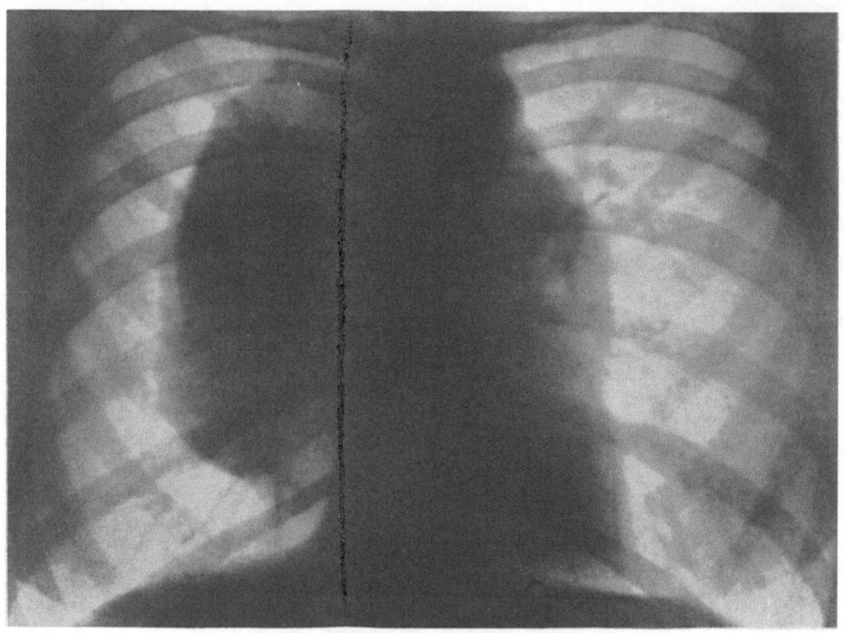

Fig. 119. Perikarddivertikel.
Nach JANSSON. Acta radiol. (Stockh.) 12 (1931).

und FRIEDLÄNDER ist allerdings die Prädilektionsstelle der Verkalkung nicht das linke, sondern das rechte Herz; die ersten Kalkablagerungen finden sich nach DIEMER und FRIEDLÄNDER in den am wenigsten bewegten Teilen, namentlich am Sinus coronarius. Nur liegen für die Darstellung hier bei sagittalem Strahlengange weniger günstige Verhältnisse vor als am Rande des linken Ventrikels, wo die Kalkplatten in tangentialer Richtung getroffen werden. Für den Nachweis der Verkalkungen an der Vorderwand sowie an der Hinterfläche des Herzens verspricht die Durchleuchtung im zweiten schrägen Durchmesser nahe dem frontalen bzw. in frontaler Richtung selbst mehr Erfolg (vgl. Fig. 121). KLASON bezeichnet auf Grund mehrerer selbst beobachteter Fälle die Unterfläche des Herzens, und zwar namentlich die Gegend längs des Sulcus coronarius, als Prädilektionsstelle der Kalkablagerungen und empfiehlt zu ihrem Nachweis besonders die Durchleuchtung in den schrägen Durchmessern mit hinreichend harten Strahlen.

Dadurch, daß an den Stellen der geringsten Bewegung, am Sinus coronarius und in den übrigen Furchen an den Grenzen der einzelnen Herzhöhlen am ehesten Kalkablagerungen stattfinden, können sich um die in diesen Furchen verlaufenden Gefäße herum röhrenförmige Verkalkungen bilden, ohne daß hierdurch die Durchblutung der Gefäße behindert zu werden braucht (HESSMANN und ISRAELSKI). Die hierdurch erzeugten, unter Umständen etwas geschlängelten Schattenstreifen dürfen trotz ihres mit den Gefäßen übereinstimmenden Verlaufs nicht auf eine Sklerose der Koronararterien selbst bezogen werden.

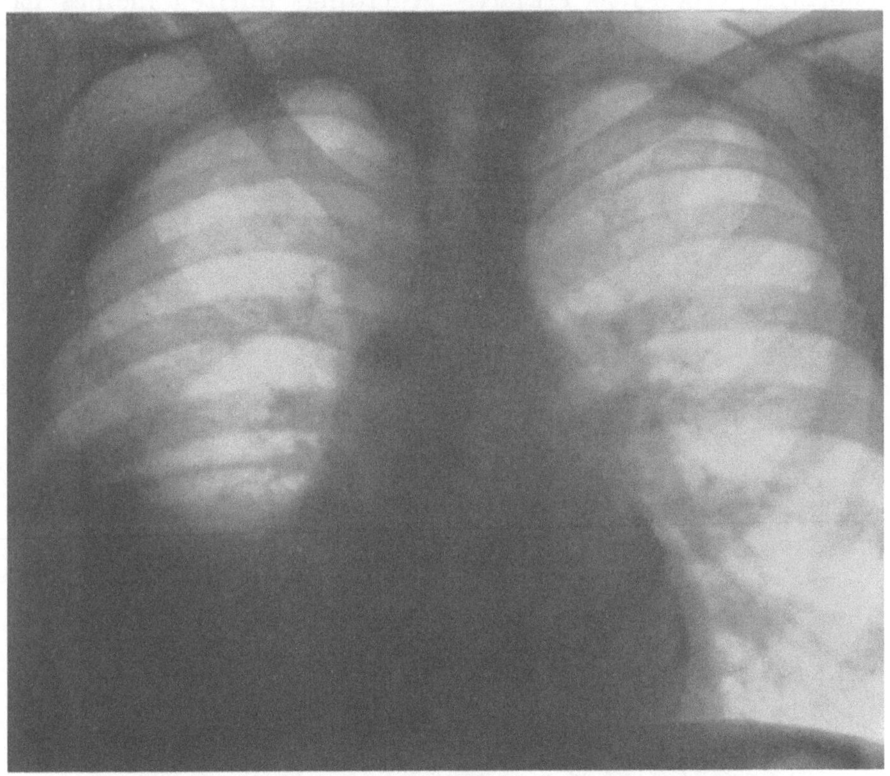

Fig. 120. Panzerherz.
Intensiver, unten sich gabelnder Schattenstreifen innerhalb des Herzschattens, parallel dem li. Herzrande.
Außerdem re. Pleuraschwarte und Interlobärschwarte zwischen Ober- und Mittellappen.

Als Folge einer *Concretio pericardii* kann sich eine Behinderung der Verschieblichkeit des Herzens einstellen, und zwar auch dann, wenn es sich nur um eine Verwachsung der Herzbeutelblätter untereinander handelt, ohne daß pleuroperikardiale Adhäsionen mit den Nachbarorganen bestehen. Nach ACHELIS ist zur Prüfung auf Verschieblichkeit am besten ein Vergleich zwischen der Herzlage bei horizontaler und vertikaler Körperhaltung geeignet. Unter normalen Verhältnissen rückt das Herz nach MORITZ im Stehen durchschnittlich um 3, zwischen 2,0 und 4,5 cm, herab. Am genauesten ist die Feststellung mittels orthodiagraphischer Aufzeichnung der Herzgrenzen und fixer Thoraxpunkte, insbesondere der sternalen Enden der Interkostalräume auf eine vom Körper unabhängige Ebene, nicht auf die Thoraxwand selbst. Fernaufnahmen können auch herangezogen werden, haben aber den Nachteil, daß dabei die Herzspitze oft unterhalb des Zwerchfellschattens nicht dargestellt wird. Bei Fällen, die sicher eine Perikarditis durchgemacht hatten,

fand ACHELIS unter den genannten Bedingungen fast regelmäßig eine starke
Behinderung der Verschieblichkeit, sowohl wenn daneben auch andere klinische Symptome auf eine Konkretion hinwiesen, als auch wenn solche
ganz fehlten und insbesondere keine Anhaltspunkte für Verwachsungen des
äußeren Perikardblattes mit der Nachbarschaft vorhanden waren. Dagegen
zeigten zahlreiche Fälle von Pleuraverwachsungen eine erhaltene oder nur wenig
herabgesetzte Verschieblichkeit des Herzens, so daß ACHELIS die Behinderung
der Verschieblichkeit desselben beim Wechsel zwischen stehender und liegender
Körperhaltung als Merkmal einer Concretio pericardii auch ohne begleitende
äußere Mediastinoperikarditis erklärt. Allerdings dürften meines Erachtens
noch Feststellungen notwendig sein, ob nicht unter Umständen auch beider-

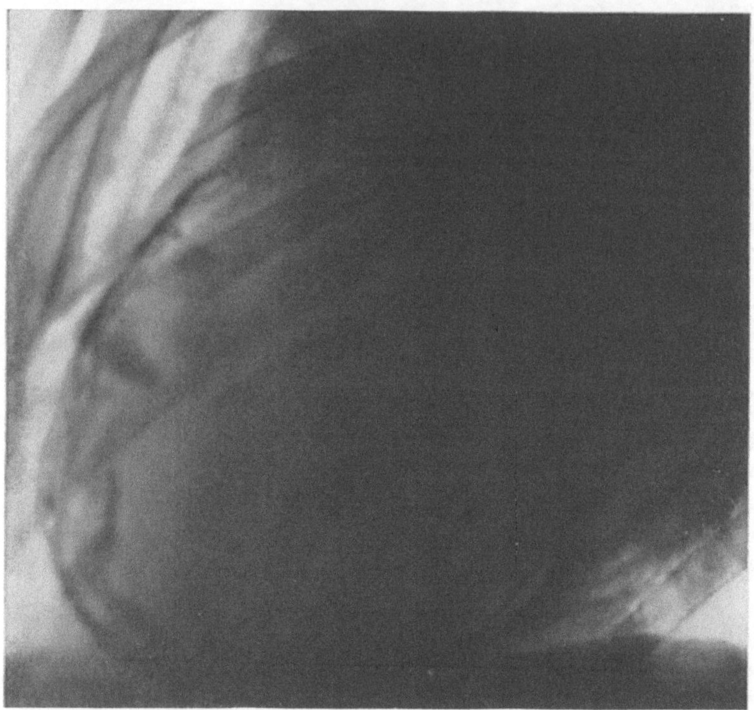

Fig. 121. Panzerherz. Aufnahme eines andern Falles bei frontalem Strahlengange.
Die Kalkplatten sind besonders an der Vorderfläche, z. T. auch an der Hinterfläche des Herzens
als intensive Schattenstreifen sichtbar.

seitige Verwachsungen der Pleuroperikardialblätter mit der Lunge und besonders der vorderen Brustwand und dem Zwerchfell auch ohne das Bestehen
einer Konkretion der Perikardblätter untereinander eine gleiche Behinderung
der Verschieblichkeit hervorrufen können.

Außerdem fand ACHELIS auch bei unkomplizierter Concretio pericardii ohne
Verwachsungen des äußeren Perikardblattes mit der Nachbarschaft einen
charakteristischen Durchleuchtungsbefund, den er folgendermaßen schildert:
»Statt des normalen gleichmäßigen inspiratorischen Tieferrückens des ganzen
Zwerchfellbogens sieht man eine ausgiebige Abwärtsbewegung nur an den
lateralen Teilen, während an den medialen Abschnitten eine deutliche Be-
wegungshemmung auffiel. Der Übergang zwischen beiden Teilen erfolgt meist
allmählich, ohne die Rundung des Zwerchfellbogens merklich zu unterbrechen;
gelegentlich hört die Bewegung aber auch mit dem Beginn des Herzschattens
plötzlich, wie abgesetzt, auf. Dabei konnte mehrfach das von DIETLEN be-

schriebene systolische Zucken des linken Zwerchfelles beobachtet werden, auch wenn keine breitere, durch bandartige Ausfüllung des linken phrenikokardialen Winkels sich dokumentierende äußere Verwachsung zwischen Herz und Diaphragma bestand (STÜRTZ).«

Eine größere klinische Bedeutung als die einfache Verwachsung der beiden Herzbeutelblätter untereinander hat die Fixierung des mit dem Herzbeutel verlöteten Herzens an den Nachbarorganen, die zu einer vollständigen Einmauerung des Herzens und dadurch zu schweren Zirkulationsstörungen führen kann. Hier kann die Röntgenuntersuchung wertvolle Dienste in zweierlei Weise leisten, indem sie durch eindeutige Merkmale selbst die Diagnose sicher stellt oder in Fällen, bei denen durch andere klinische Erscheinungen eine Herzsymphyse wahrscheinlich oder sicher ist, ein Urteil über den Sitz der Adhäsionen gestattet. Als eindeutige Röntgenzeichen sind folgende Merkmale anzusprechen.

1. Zackenbildungen, welche vom Herzrand in die Umgebung ausstrahlen, wenn sich zugleich bei der Durchleuchtung nachweisen läßt, daß das Herz gerade an dieser Stelle in seiner gewöhnlichen Beweglichkeit bei Atmung, Lagewechsel oder seitlicher Beugung behindert ist. Dieser Zusatz ist notwendig, weil ähnliche in der Umgebung des Herzens auftretende Schatten auch durch Pleuraadhäsionen zwischen Pleura mediastinalis und pulmonalis hervorgerufen werden können, ohne daß eine Herzbeutelverwachsung vorhanden ist. Nach FLEISCHNER werden sie häufig durch mediastinale interlobäre Pleuraschwarten hervorgerufen, die sich vom mediastinalen Pleuraspalt aus eine Strecke weit in einen Interlobärspalt hinein erstrecken. Möglicherweise können ganz zarte Spornbildungen hier auch normalerweise wie die Haarlinien der Interlobärspalten entstehen. Eine nicht selten vorkommende Verwechslung mit Schattensträngen des Lungengerüstes kann durch eine genaue Kenntnis des Lungenröntgenbildes und am sichersten besonders bei Durchleuchtung unter Drehung des Patienten vermieden werden, wobei sich die Lungenschatten meist anders als die Herzränder verschieben.

2. Eine Verwachsung des Herzbeutels mit dem Herzen einerseits und dem außerhalb der normalen Anheftungsfläche des Perikards gelegenen Zwerchfellabschnitt andererseits kann eine inspiratorische Anspannung des anschließenden Zwerchfellbogens und herzpulsatorische Erschütterungen desselben hervorrufen. Wie bereits erwähnt wurde, kann dies zuerst von DIETLEN beschriebene Phänomen allerdings auch bei alleiniger Verwachsung der Herzspitze mit dem am Zwerchfell normalerweise angehefteten äußeren Herzbeutelblatt zustande kommen, da ja auch hierbei die Herzspitze an dem Zwerchfell fixiert ist. Die Zerrung am Zwerchfell durch das pulsierende Herz ist aber noch viel größer, wenn beide durch extraperikardiale Verwachsungen miteinander verbunden sind. Diese können sich durch eine bandartige, den phrenikokardialen Winkel ausfüllende Verschattung im Röntgenbild abzeichnen und sind von dem früher geschilderten Bild eines »Fettbürzels« durch größere Schattentiefe und Ausdehnung und unregelmäßigere Form unterschieden. Umgekehrt vermag das mit dem Herzen verwachsene Zwerchfell bei inspiratorischer Anspannung durch Zug am Herzen eine Gestaltsveränderung des Herzens hervorzurufen, indem die normale Unterteilung in einzelne Bögen beim Inspirium in eine gerade, straffangespannte Linie übergeht.

3. Eine Verwachsung des Herzens mit der vorderen Brustwand ist röntgenologisch bei frontalem Strahlengange durch folgendes Zeichen zu erkennen: Der normalerweise helle retrosternale Raum kann von Spangen durchzogen sein, die vom Herzschatten zur Hinterfläche des Sternums ziehen. Ein sehr

typisches derartiges Bild, auf dem auch die vordere Begrenzung des Herzschattens im Retrosternalraum unregelmäßige zackige Konturen aufweist, ist von Brauer im Atlas von Groedel veröffentlicht. Bei der Durchleuchtung ist zu erkennen, daß das Herz im Inspirium nicht, wie normalerweise, abwärts steigt, sondern im Gegenteil zusammen mit dem Sternum aufwärts gehoben wird. Eine bloße diffuse Verschattung des Retrosternalraumes, welche gleichfalls durch extraperikardiale Verwachsungen an dem Sternum zustande kommen kann, ist nicht als beweisend für Herzfixation anzusehen, da sie auch durch Herzhypertrophie, insbesondere durch Vergrößerung des Conus pulmonalis und durch andere raumbeschränkende Prozesse im vorderen Mediastinum, hervorgerufen werden kann.

Auf die extraperikardialen Adhäsionen im hinteren Mediastinum soll absichtlich nicht näher eingegangen werden, da deren sichere Feststellung bei der Fülle der hier in Betracht kommenden Schatten (Hilusgefäße und Bronchien, Aorta, linker Vorhof, Drüsen, Ösophagus) sowie insbesondere die Abgrenzung von Pleuraschwarten außerordentlich schwierig bzw. oft unmöglich ist. Jedenfalls müssen hier die besonderen Umstände des einzelnen Falles genau geprüft werden.

Außer den vorher genannten wichtigsten eindeutigen röntgenologischen Zeichen können bei Kombination mit anderen Untersuchungsergebnissen die bei der Röntgendurchleuchtung gut erkennbaren Behinderungen der Bewegungen des Herzens zwecks genauerer Lokalisation von sonst vermuteten Adhäsionen mit Vorteil verwandt werden. Zu diesem Zwecke sind Durchleuchtungen in gerader, querer und schräger Richtung, in aufrechter und liegender Stellung, bei Neigung des Körpers zur Seite, in seitlicher Lage und besonders bei tiefer Atmung erforderlich. Allerdings stößt eine wirkliche exakte Ausführung dieser von Vaquez und Bordet empfohlenen Maßnahmen auf große Schwierigkeiten. Die von diesen Autoren vorgeschlagenen orthodiagraphischen Aufzeichnungen auf die Thoraxwand schließen die schwerwiegende Fehlerquelle in sich, daß sich bei diesen Bewegungen die Haut gegen die knöcherne Unterlage beträchtlich verschiebt. Immerhin berichten Vaquez und Bordet über Beobachtungen, daß einzelne Abschnitte, z. B. die Herzspitze, sich nicht oder nur wenig bewegen, während die übrigen Herzränder gute Verschieblichkeit zeigen. So wichtig derartige Befunde sind, wenn sie auf exakten Feststellungen beruhen, so darf doch hierauf allein nicht die Diagnose auf Herzsymphyse gestellt werden, da auch Pleuraschwarten ohne Herzbeutelverwachsungen die Bewegungen des Herzens behindern können. Diese müßten also ausgeschlossen werden können. Praktisch ist dies aber schwer möglich.

Auf Grund eingehender Untersuchungen über die im Röntgenbilde erkennbaren Zeichen der schwieligen Perikarditis legt Zdansky den Hauptwert auf die Unverschieblichkeit des Mittelschattens bei Respiration und Lagewechsel und weiterhin auf die Starrheit des Mittelschattens, der nicht die sonst in Seitenlagen namentlich bei gleichzeitiger tiefer Atmung auftretenden Formveränderungen erkennen läßt. Nach Zdansky spricht insbesondere fehlende respiratorische Verschieblichkeit des Herzschattens in beiden Seitenlagen bei gleichzeitiger starrer Herzform für schwielige Perikarditis erster Spielart (*Accretio*), vorhandene respiratorische Verschieblichkeit in beiden Seitenlagen bei starrer Herzform für schwielige Perikarditis zweiter Spielart (*Concretio*).

Bei der meist schwierigen, nur in einzelnen ausgeprägten Fällen sofort in die Augen fallenden Diagnose der Herzbeutelverwachsungen sei ganz besonders auf die eigentlich selbstverständliche und für alle Zweige der

Röntgenuntersuchung geltende Regel erinnert, daß eine Diagnose sich stets auf die gesamten Untersuchungsbefunde, nicht auf die Ergebnisse der Röntgenuntersuchung allein gründen soll. Es ist hierbei auf die ausgedehnten systolischen Einziehungen der Thoraxwand, wohl zu unterscheiden von der physiologischen systolischen Eindellung seitlich vom normalen Spitzenstoß, ferner auf das noch wichtigere diastolische Thoraxschleudern, das allerdings nicht ganz eindeutige BROADBENTSche Zeichen einer systolischen Einziehung an der hinteren linken Thoraxwand, eine im Verhältnis zu sonstigen Stauungserscheinungen ungewöhnlich stark entwickelte Leberschwellung sowie auf besondere Abweichungen des Pulses hinzuweisen, die im einzelnen hier nicht erörtert werden können. Es sei nur betont, daß dem vielgenannten Pulsus paradoxus nur dann eine Bedeutung für die Diagnose einer Perikarditis zukommt, wenn gleichzeitig ein inspiratorisches Anschwellen statt der normalerweise dann einsetzenden Entleerung der Venen erkennbar ist. Zuweilen, aber nicht immer und nicht ausschließlich bei der Pericarditis adhaesiva, wird ein diastolischer Venenkollaps beobachtet. Bezüglich genauer Einzelheiten sei besonders auf die Arbeiten von WENCKEBACH verwiesen. Nur ein von WENCKEBACH hervorgehobenes Symptom muß hier noch erwähnt werden, das ebensogut oder besser orthodiagraphisch als photographisch nachgewiesen werden kann. Es ist dies eine Abweichung der respiratorischen Veränderungen der Profillinie des vorderen Thorax und Bauches. Während normalerweise bei der Atmung die Brust im Profil sich inspiratorisch hebt, nach vorn erweitert, und die inspiratorische Profillinie erst in Nabelhöhe die exspiratorische schneidet, wird durch eine Verwachsung des Herzens mit der vorderen Brustwand die inspiratorische Ausdehnung behindert. Das inspiratorische Profil bleibt in Höhe der Herzfixation hinter dem exspiratorischen zurück, während es sich weiter oberhalb etwas auswärts dehnt. Es kommt also ein gekreuztes Brustprofil zustande, das WENCKEBACH als pathognomonisch für Herzsymphyse erklärt (vgl. Fig. 122).

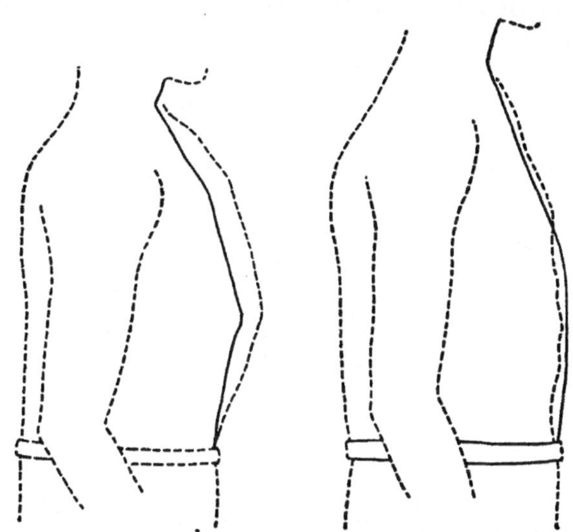

Fig. 122. Links normales Verhalten bei tiefer Atmung. Rechts gekreuztes Profil bei Concretio pericardii nach WENCKEBACH.
——— Kontur der vord. Brust- und Bauchwand im Exspirium.
·········· Kontur der vord. Brust- und Bauchwand im Inspirium.

3. Gefäße.

Für die röntgenologische Darstellung der Blutgefäße ist in erster Linie das Verhalten zu den umgebenden Medien, außerdem sowohl ihre Blutfüllung wie die Dichte und sonstige Beschaffenheit ihrer Wandungen maßgeblich. Für die beiden Hauptgefäße des Körpers (Aorta und Pulmonalis) liegen insofern besondere günstige Verhältnisse vor, als sie sich in geeigneten Stellungen gegen das helle Lungenfeld abgrenzen lassen. Für sie ist eine gesonderte Besprechung erforderlich.

Aorta.

1. Normale Aorta.

Bei gerader Durchleuchtungsrichtung ist die aufsteigende Aorta meist als flacher Bogen oberhalb des rechten Vorhofbogens dicht neben der Wirbelsäule gegen das helle Lungenfeld randständig sichtbar (vgl. Fig. 173). Bisweilen hebt sie sich weiter oben innerhalb des senkrecht parallel der Wirbelsäule aufsteigenden Schattens der Vena cava superior durch ihre größere Schattentiefe ab und verrät sich durch ihre deutlichen pulsatorischen Bewegungen. Der Umstand, daß im Leben meist die Aorta wenigstens teilweise randständig ist, an der Leiche dagegen die Vena cava superior im ganzen Verlauf die Aorta lateral gegen das Lungenfeld begrenzt, beruht nach der zutreffenden Erklärung von GROEDEL darauf, daß die Aorta im Leben infolge der Blutfüllung und des starken Innendrucks einen viel größeren Durchmesser hat als an der Leiche, bei welcher die elastischen Wandungen sich zusammenziehen und dadurch eine beträchtliche Verkleinerung des Lumens bewirken.

Die Scheitelhöhe des Aortenbogens liegt innerhalb des Wirbelsäulenschattens in der Medianlinie etwas unterhalb, nach VAQUEZ und BORDET 2—3 cm unter der Höhe der Sternoklavikulargelenke. Dicht darunter tritt die Aorta beim Übergang des Bogens zum absteigenden Schenkel randständig hervor und bildet den obersten, etwas vorspringenden Bogen des linken Herzgefäßrandes. Nach unten setzt sich an ihn der Schatten der Arteria pulmonalis an. Der absteigende Schenkel der Aorta ist mit Ausnahme des ganz kurzen obersten Stückes durch die vorgelagerte Arteria pulmonalis und darunter durch den Herzschatten verdeckt. Auf Aufnahmen mit harter Strahlung kann der laterale Rand des Deszendensschattens, der fast vertikal, unten ein wenig medianwärts abweichend, dicht neben dem linken Rand des Wirbelsäulenschattens abwärts verläuft, durch den Herzschatten hindurch erkannt und bis zum Zwerchfell verfolgt werden. Dagegen ist die Aorta abdominalis, von ganz seltenen hochgradigen Veränderungen abgesehen, innerhalb des Bauchschattens nicht erkennbar (vgl. S. 151). Während also normalerweise besonders Wirbelsäule und Herzschatten die Darstellung der Aorta bei gerader Durchleuchtung behindern, hebt sich das hauptsächlich von der Aorta ascendens gebildete Gefäßschattenband bei Durchleuchtung i m e r s t e n s c h r ä g e n D u r c h m e s s e r gegenüber dem linken Lungenfeld einerseits und dem hellen Mittelraum andererseits deutlich ab. Es ist dies die klassische, auf den grundlegenden Studien von HOLZKNECHT aufgebaute Untersuchungsstellung für die Aorta, bei welcher gröbere Verbreiterungen des Querschnitts und Verhärtungen der Wand am besten erkannt werden. Freilich stehen einer genauen Bestimmung der Aortenbreite auch hierbei mannigfache Umstände entgegen, die in sehr klarer Weise durch FRIK auseinandergesetzt sind. Hierbei ist zu unterscheiden, wie weit neben der Aorta ascendens noch andere schattengebende Einflüsse durch Gefäße, namentlich durch die Aorta descendens und Vena cava superior, und andererseits aufhellende Wirkungen durch die Luftsäule der Trachea und des linken Hauptbronchus bei der Bildung des Gefäßschattenbandes eine Rolle spielen. Diese Verhältnisse wurden bisher in den meisten Darstellungen so geschildert, daß bei einer Schrägstellung in Linksdrehung um 45°, bei welcher ein heller Zwischenraum das Gefäßband von der Wirbelsäule scheidet, auf- und absteigender Schenkel der Aorta annähernd in einer Ebene liegen und sich daher im wesentlichen decken. Eine vollständige Deckung ist aus anatomischen Gründen schon deshalb nicht möglich, weil der Verlauf der Aorta in mehrfacher Beziehung von einer einfachen Ebene abweicht. Außerdem ist aber eine solche Stellung, bei welcher man also auf den Aortenbogen in größtmöglichster Verkürzung im Profil von vorn heraufsieht, nach der zutreffenden Darstellung von FRIK nicht bei 45°, sondern unter einem weit geringeren Drehungswinkel etwa bei 30° gegeben; hierbei ist nun meist noch keine deutliche Abgrenzung des Gefäßbandes von dem Wirbelsäulenschatten möglich. Erst bei stärkerer Drehung wird der helle Zwischenraum zwischen beiden frei. Alsdann wird aber die Aorta descendens hauptsächlich außerhalb des Aszendensschattens zwischen diesen und Wirbelsäule in den hellen Zwischenraum hineinprojiziert. Die häufig unzulängliche und deshalb

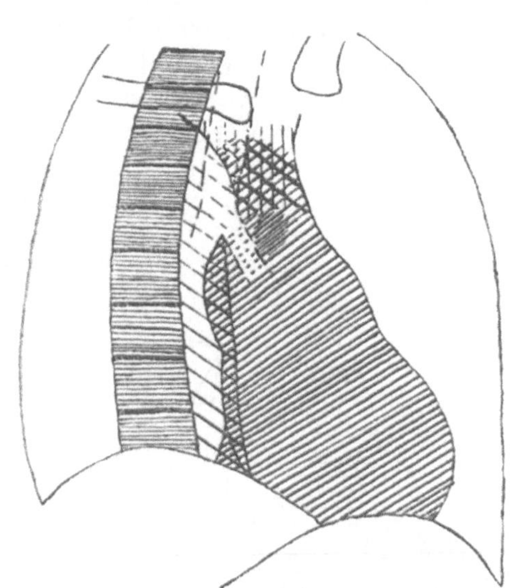

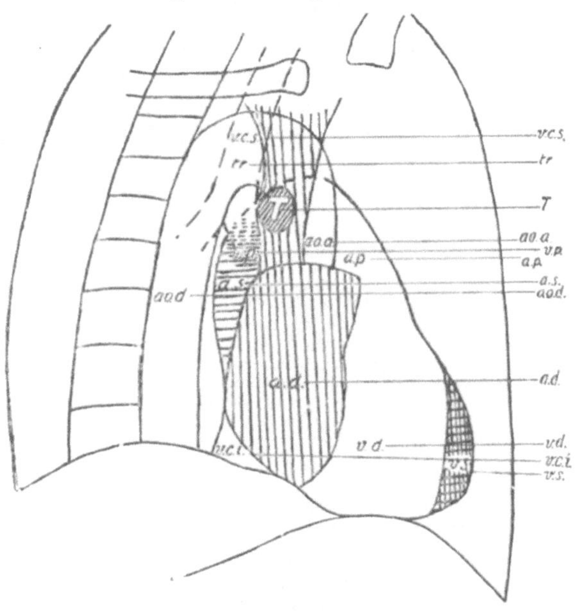

Fig. 123. Herz und Aorta im 1. schrägen Durchmesser. Übersichtsbild bei Drehung von 45°, welches einen ungefähren Eindruck der verschiedenen Schattentiefe der zum Teil sich deckenden Schatten (Herz, Aorta ascendens und davon abgehende Gefäße, Vena cava superior und Venae anonymae und subclaviae, Aorta descendens) und der aufhellenden Luftsäulen der Trachea und Stammbronchien geben soll.
Die zwischen Wirbelsäule und Herzschatten liegende Aorta descendens wird durch die schräg getroffenen Lungenfelder weitgehend aufgehellt.

Fig. 124. Bild im 1. schrägen Durchmesser bei etwas stärkerer Drehung um 55—60°.

Innenrand.

v.c.s. = Vena cava superior.   *a.s.* = Atrium sinistrum (li. Vorhof).   *a.d.* = Atrium dextrum.   *v.c.i.* = Vena cava inferior.

Außenrand.

ao.a. = Aorta ascendens.   *a.p.* = Arteria pulmonalis. *v.d.* = Ventriculus dexter (Conus pulmonalis).   *v.s.* = Ventriculus sinister.

tr. = trachea.   *T.* (schräg gestrichelt) = Querschnitt der Arteria pulmonalis an der Teilung.   *v.p.* (quergestrichelt) = Querschnitt der oberen Vena pulmonalis.

bisher zu wenig beachtete Wahrnehmung des Deszendensschattens innerhalb des hellen HOLZKNECHTschen Raumes rührt daher, daß die aufhellende Wirkung der im breitesten Durchmesser von den Strahlen durchquerten Lungenfelder die Intensität des Deszendensschattens stark vermindert, und daß andererseits der lichte Deszendensschatten sich hinten von der Wirbelsäule, vorn oben von dem Gefäßband der Aszendens und dem hellen Bande der Luftröhre, sowie darunter von den Hilus- und Herzschatten oft nicht oder nur mangelhaft abgrenzen läßt (vgl. Fig. 123). Deutlicher gelingt dies dagegen bei etwas stärkerer Drehung über 45° hinaus, etwa bei 50—60°, wobei der helle HOLZKNECHTsche Raum zwischen Wirbelsäule und Herz am breitesten eröffnet wird. Namentlich dann, wenn man durch den von FRIK angegebenen Handgriff (vgl. S. 11) die störenden Knochen- und Weichteilschatten weitgehend ausschaltet, ist das lichte, parallel der Wirbelsäule laufende Schattenband der Aorta descendens vorn gegenüber einem noch helleren Lungenspalt, der den Deszendens- vom Herzschatten scheidet, auch in normalen Fällen deutlich abzugrenzen (vgl. Fig. 124). Eine Abgrenzung des Deszendensschattens gegenüber der Wirbelsäule durch einen schmalen hellen Streifen gelingt dagegen nur selten, und zwar nur bei einem weit geringeren Drehungswinkel. Unter pathologischen Zuständen, bei Wandverhärtung der Aorta descendens, ist ihre Darstellung als intensives Schattenband in der genannten Lage viel deutlicher und bereits von früher her bekannt.

Wenn demnach bei der zunächst ins Auge gefaßten Drehung um etwa 45° der Deszendensschatten nicht oder jedenfalls nicht vollständig durch die Aszendens gedeckt, sondern teilweise danebenprojiziert wird, so wird doch andererseits eine Verbreiterung des Aszendensschattens durch die Aorta descendens außer bei einer an sich leicht kenntlichen Erweiterung und Wandverdichtung

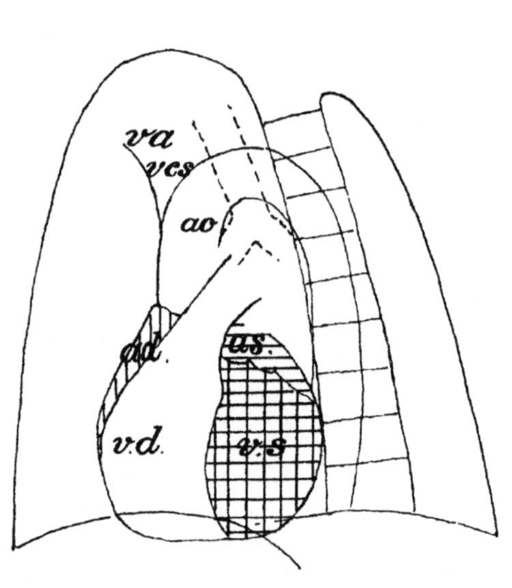

Fig. 125. Herz und Aorta im 2. schrägen
Durchmesser.

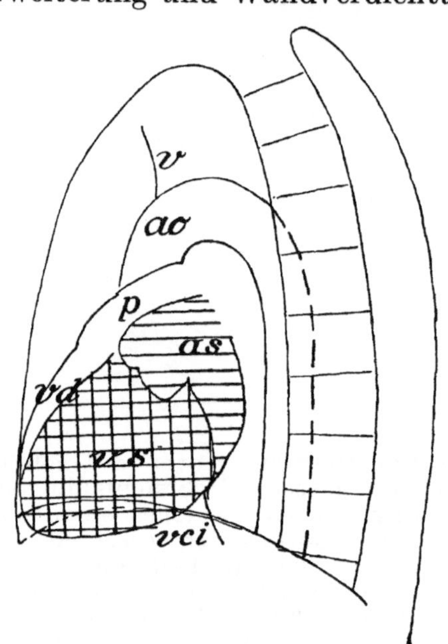

Fig. 126. Herz und Aorta im frontalen
Durchmesser.

derselben kaum hervorgerufen, da der normale Deszendensschatten durch die genannten Einflüsse der Lungenfelder und der Luftröhre weitgehend aufgehellt wird. Dagegen ist an der Entstehung des Gefäßschattenbandes außer der Aorta ascendens noch die Vena cava superior beteiligt. Diese stellt den inner- sten Rand dieses Schattenbandes dar, während der Außenrand von der Aorta ascendens gebildet wird. Einen Anhalt für die Auffindung dieses Innenrandes gibt eine ganz oben vom rechten Sternoklavikulargelenk her in leicht konkaver Krümmung abwärts ziehende Schattenlinie, welche von der Vena anonyma dextra und sodann von der Vena cava superior gebildet wird und häufig selbst noch innerhalb der hellen Luftsäule der Trachea erkennbar ist. Während hier- durch der Aszendensschatten medialwärts einen Schattenzuwachs erhält, kann andererseits ein Teil dieses von der Vena cava superior und der Aorta ascendens zusammen gebildeten Schattenbandes durch die aufhellende Wirkung der Tra- chea und des im stumpfen Winkel von der Bifurkation abwärts ziehenden linken Stammbronchus »abgeschnitten« werden, so daß die Breite des Bandes hier- durch namentlich bei geringeren Drehungsgraden verringert wird. Um nicht

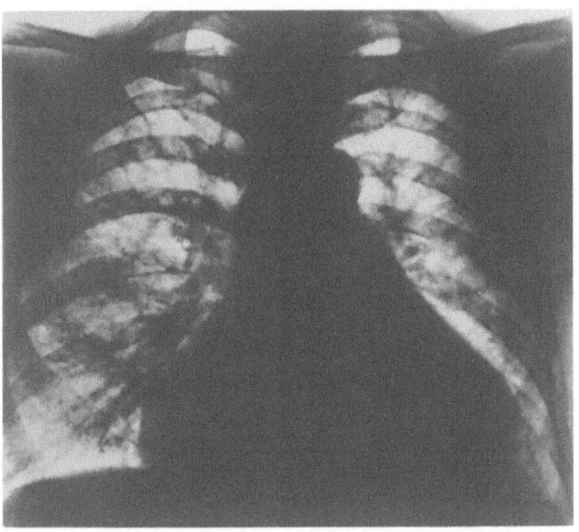

1. Allgemeine Herzerweiterung bei dekompensiertem
Schrumpfnierenherz. Bogenteilung am li. Herzrande
verringert, aber noch vorhanden.

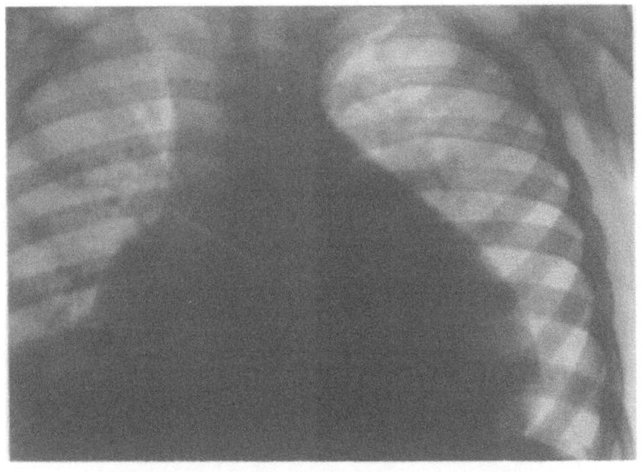

2. Pericarditis exsudativa (Sektion).
Bogenteilung am li. Herzrande aufgehoben.

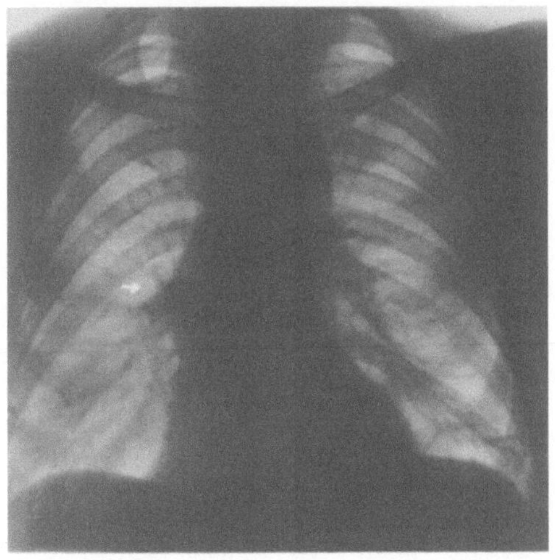

3. Aortitis luetica im Beginn.
Bei Pfeil Aorta ascendens ausgebuchtet.

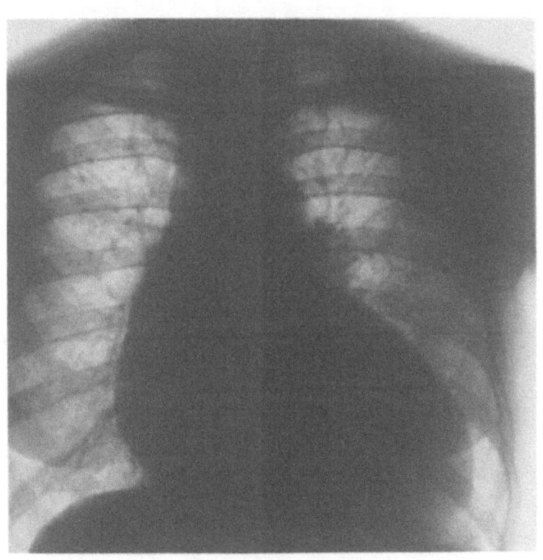

4. Aortitis luetica und Aorteninsuffizienz.

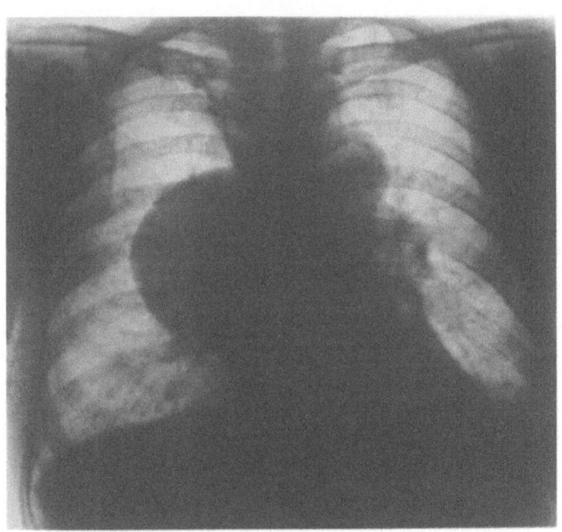

5. Aneurysma der Aorta ascendens.

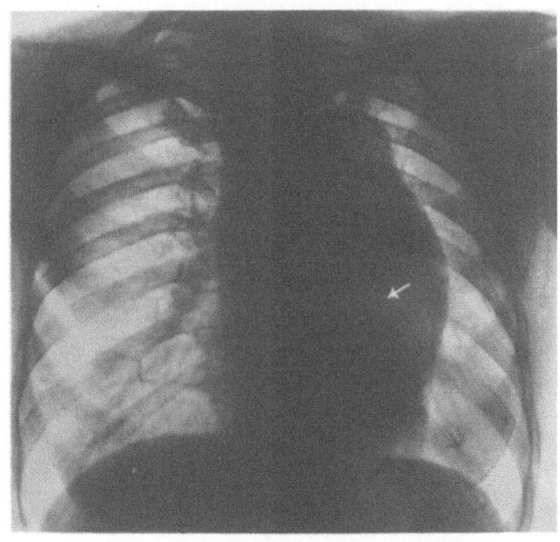

6. Aneurysma der Aorta descendens.
Bei Pfeil normal großer Herzschatten innerhalb
des Aneurysmaschattens.

Fehlschlüsse in der Beurteilung der Aszendensbreite zu begehen, müssen diese von FRIK scharf auseinandergesetzten Einflüsse klar erkannt werden. Andererseits ist aber doch als wesentlichstes Moment im Auge zu behalten, daß der hauptsächlichste Anteil an der Bildung des Gefäßschattenbandes, sowohl was Breite als Schattentiefe anbetrifft, auf Rechnung der Aorta ascendens zu setzen ist. Der am Innenrande hinzukommende Schatten der Vena cava superior und die davon abzuziehende Aufhellung durch die Luftröhre heben sich zum Teil gegenseitig auf. Im Durchschnitt dürfte namentlich bei einer etwas stärkeren Drehung um etwa 50° der innere Rand der Aorta ascendens beim Übergang in den Arcus mit dem Außenrande der Luftröhre nahezu zusammenfallen und so doch die Breite des Gefäßbandes ein annäherndes Urteil über die Aortenbreite gestatten (vgl. Fig. 128). Da ferner pathologische Verbreiterungen und Vertiefungen des Schattenbandes ganz vorwiegend und fast ausschließlich durch Veränderungen der Aortenwand hervorgerufen werden, so wird auch bei kritischer Würdigung der genannten störenden Nebenumstände der praktische Wert der Bestimmung der Aortenbreite im ersten schrägen Durchmesser namentlich auf Grund des bei der Durchleuchtung gewonnenen Allgemeindruckes kaum wesentlich verringert. Einer genauen zahlenmäßigen Messung der isolierten Aortenbreite setzen die genannten Fehlerquellen freilich erhebliche Schwierigkeiten entgegen (vgl. S. 131).

Bei einer Durchleuchtungsrichtung im rechten Winkel zur vorigen, im zweiten schrägen Durchmesser, liegt der vorher ungefähr in Profilstellung gesehene Aortenbogen nunmehr annähernd in einer Ebene parallel zum Durchleuchtungsschirm und könnte deshalb in seinem ganzen Verlauf am besten übersehen werden, wenn er sich in ebenso geeigneter Weise gegen die Umgebung abheben würde. Es ist auch der Ansatz des Aortenbogens dicht oberhalb des rechten Vorhofsbogens gegen das helle Lungenfeld gut erkennbar. Der Bogen selbst ist aber normalerweise kaum sichtbar, weil er von dem hellen Band der lufthaltigen Trachea im Verein mit den beiden schräg durchquerten Lungenfeldern fortgeleuchtet wird. Vom absteigenden Schenkel ist der vordere Rand dicht vor dem Wirbelsäulenrand sichtbar. Der größte Teil des absteigenden Schenkels fällt aber in den Wirbelsäulenschatten. Infolge dieser Verhältnisse erscheint der zweite schräge Durchmesser zum Studium der Aorta gewöhnlich wenig geeignet. Wenn aber ihre Schattentiefe durch krankhafte Verdichtungen der Wandung vergrößert ist und dadurch eine Abbildung des Bogens trotz der aufhellenden Einflüsse und eine Differenzierung des absteigenden Schenkels innerhalb des Wirbelsäulenschattens möglich wird, gewährt eine Untersuchung im zweiten schrägen Durchmesser gemäß dem Vorschlage von F. A. HOFFMANN und RÖSLER insofern erhebliche Vorteile, als die Aorta dann im ganzen Verlaufe übersichtlich dargestellt wird. Auch kann hierbei sehr gut das Verhältnis der Aorta zum linken Bronchus erkannt werden.

Von diesem gewöhnlichen Verhalten kommen unter normalen und solchen Bedingungen, die noch nicht als wesentlich krankhaft bezeichnet werden können, Abweichungen vor. Die hauptsächlichste Änderung besteht darin, daß das gekrümmte Rohr der Aorta thoracica, welche in ihrem Ursprung am Herzen und beim Austritt aus der Brusthöhle am Zwerchfell fixiert ist, durch Raumverminderung im Thorax auseinandergedrängt wird. Dies macht sich zunächst dadurch bemerkbar, daß der aufsteigende Schenkel bei gerader Durchleuchtungsrichtung weiter nach rechts die Wirbelsäule überragt und eine etwas stärkere Krümmung zeigt, ferner daß der Scheitelpunkt in die Höhe rückt und sein Abstand von den Schlüsselbeinen verkürzt wird. Auch die Aorta descendens tritt links von dem Pulmonalbogen als senkrecht parallel

zur Wirbelsäule gerade oder in leichter Krümmung abwärts verlaufender
Schatten hervor. Die Umstände, welche einen Raummangel im Brustkorb
hervorrufen, sind in erster Linie Hochstand des Zwerchfells, wie er schon bei
liegender Stellung gegenüber der stehenden, im Exspirium gegenüber dem
Inspirium eintritt, besonders aber durch Fettreichtum und Meteorismus in der
Bauchhöhle und durch Schwangerschaft in den letzten Monaten hervorgerufen
wird. Unter diesen Verhältnissen macht sich schon eine leichte Randbildung
der aufsteigenden Aorta und ein Höherrücken des Scheitelpunktes bemerkbar.
Unter krankhaften Bedingungen wird ein Raummangel infolge Druck von oben
am häufigsten durch einen Kropf hervorgerufen, welcher außerdem die Aorta
abwärts und meist auch seitwärts drängt. Eine weitere Ursache eines stärkeren
Auseinanderweichens der Schenkel des Aortenbogens kann nach MUNK auch die
Hypertonie allein ohne Erweiterung oder Verlängerung der Aorta bilden, indem

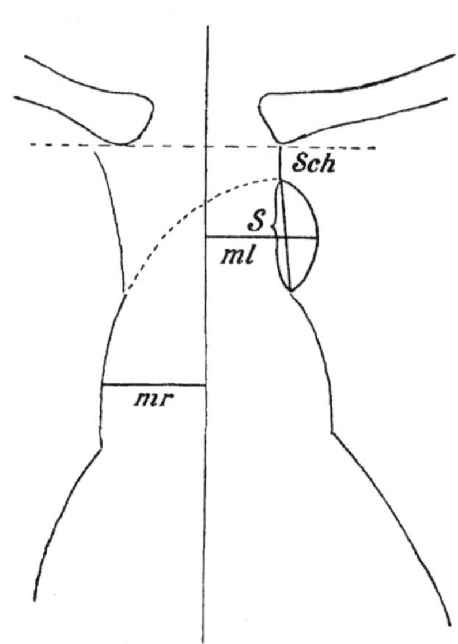

Fig. 127. Maße am Aortenschatten
nach VAQUEZ und BORDET.

Mr. = re. Medianabstand.
Ml. = li. Medianabstand.
Sch. = Scheitelhöhe.
S. = Sehne des Aortenvorsprungs.

der erhöhte Innendruck der Blutsäule das Ge-
fäßrohr ebenso wie der erhöhte Wasserdruck
einen zusammengelegten, an den Enden fixier-
ten Gartenschlauch zu einem stärker gewölbten
Bogen auseinandertreibt.

Ein weiteres Mißverhältnis zwischen Aortenbogen und dem im Thorax zur Verfügung stehenden Raume tritt dann ein, wenn die Aorta selbst
verlängert wird, was im höheren Lebensalter
regelmäßig der Fall ist. Sie zeigt alsdann einen
spiraligen Verlauf, indem ihre Krümmung nicht
nur in der Ebene des Aortenbogens, sondern auch
in einer dazu senkrechten Richtung vergrößert
wird. Unter diesen Umständen bildet die aufsteigende Aorta bei sagittalem Strahlengange
rechts von der Wirbelsäule einen vorspringenden Bogen; beim Übergang des Arkus zum
absteigenden Schenkel prägt sich ein deutlich vorspringender Aortenknopf aus; der absteigende Schenkel tritt seitlich neben dem
Pulmonalbogen hervor und weicht bei Durchleuchtung im ersten schrägen Durchmesser von
dem aufsteigenden Schenkel in stärkerem Maße
als gewöhnlich ab. Nimmt gleichzeitig die Schattenintensität durch Wandverdickung bzw. Verkalkung zu, so kann der verlängerte und stärker gekrümmte Aortenbogen nunmehr in seinem ganzen Verlauf, besonders im
zweiten schrägen Durchmesser, gut übersehen werden, und auch die Aorta descendens hebt sich als ein breites, neben der Wirbelsäule verlaufendes Schattenband im ersten schrägen sowie im queren Durchmesser und bei Anwendung
harter Strahlen auch bei sagittalem Strahlengange noch innerhalb des Herzschattens deutlich ab (vgl. Fig. 174).

In stärkerem Maße wird die Aorta naturgemäß dann auseinandergedrängt,
wenn die Wirbelsäule z. B. durch eine Karies oder Macies der Knochen erheblich verkürzt wird. Alsdann tritt die Aszendens rechts und die Deszendens
links von der Wirbelsäule in so hochgradiger und so ungewöhnlicher Weise
hervor, daß hierauf von Unkundigen, welche die Bedeutung der räumlichen
Verhältnisse nicht übersehen, leicht eine Erweiterung der Aorta bzw. ein
Aneurysma angenommen wird, ohne daß eine tatsächliche Verbreiterung der
Aorta vorliegt.

Um die im Einzelfalle vorliegenden Verhältnisse, die zwischen den geschilderten Zuständen alle möglichen Übergänge aufweisen können, zahlenmäßig festzulegen, haben VAQUEZ und BORDET vorgeschlagen, ähnlich wie beim Herzen, so auch bei der Aorta, gewisse Maße im Orthodiagramm zu bestimmen (vgl. Fig. 127). Es sind dies:

1. Lote, die bei sagittaler Durchleuchtung vom rechten und linken Aortenrande auf die Medianlinie gefällt werden (rechter und linker Medianabstand = Transversaldurchmesser).

2. Der Abstand vom Scheitelpunkt der Aorta zur Verbindungslinie der unteren Schlüsselbeinränder (Scheitelhöhe).

3. Die Verbindungslinie zwischen den beiden Punkten, an denen der Aortenknopf links oben aus dem Mittelschatten heraustritt und sich unten gegen den Pulmonalbogen absetzt (Sehne des Aortenvorsprungs). VAQUEZ und BORDET betonen aber selbst, daß dieses Maß anatomisch nicht einwandfrei ist.

4. Die Breite des Schattenbandes der aufsteigenden Aorta im ersten schrägen Durchmesser.

Es ist zuzugeben, daß durch solche Messungen die Genauigkeit und Objektivität vergleichender Untersuchungen erhöht wird. Doch darf nie vergessen werden, daß es sich eben nur um Messungen des Schattenbildes handelt, auf welches nicht allein die anatomischen Maße des Aortenrohrs, sondern noch mannigfache andere Umstände von Einfluß sind, der nur schwer und keineswegs genau abgeschätzt werden kann. Bezüglich der bei sagittaler Durchleuchtung bestimmten Medianabstände sei nur daran erinnert, daß die Ebene, in welcher der Aortenbogen verläuft, nicht stets unter demselben Winkel gegen die Frontalebene geneigt ist, und daß somit bei gleicher Aortenbreite, aber wechselndem Winkel allein durch die Projektion wesentliche Unterschiede entstehen können, ferner daß unter den vorher genannten Verhältnissen, z. B. bei kurzem gedrungenem Thorax, bei hohem Zwerchfellstande usw., sowie bei einer Verlängerung des Aortenrohrs selbst die Aortenschenkel stärker auseinanderweichen, während sie unter den entgegengesetzten Verhältnissen zusammenrücken und sich teilweise decken können. Um ein Urteil über diese Einflüsse zu gewinnen, bestimmt GROEDEL außer den Medianabständen die Länge des Aortenbandes. Er benennt so die Entfernung, welche auf der Mittellinie durch Lote abgeteilt wird, die einerseits vom Schnittpunkt des rechten Vorhofbogens und rechten Gefäßbogens und andererseits von der höchsten Erhebung des Aortenbogens auf die Medianlinie gefällt werden. Aber auch hierdurch können die genannten Fehlerquellen nicht ausgeschaltet werden.

Die größte klinische Bedeutung hat das vierte Maß, *die Breite der aufsteigenden Aorta*. Es ist jedoch dicht oberhalb des Herzens im ersten schrägen Durchmesser außer bei starker Wandverhärtung deshalb nicht zu bestimmen, weil sich der Innenrand nicht gegenüber einem helleren Nachbarteil anhebt. Vielmehr liegt der Aszendens im ersten schrägen Durchmesser innen die Vena cava superior an, und es ist kein Absatz zwischen beiden Gefäßen zu erkennen. Eine Aufhellung wird zwar in dieser Gegend durch das helle Band des schräg nach links herabziehenden linken Bronchus hervorgerufen; seine Lage ist aber ganz von dem Drehungswinkel abhängig, unter welchem die Untersuchung vorgenommen wird, und hat zum inneren Rande der Aorta ascendens keine feste Beziehung. Diese von FRIK kritisch beleuchteten Umstände sind bei den Messungen von LIPPMANN und QUIRING, sowie von VAQUEZ und BORDET nicht genügend berücksichtigt.

Dagegen liegt etwas höher der Innenrand des Aortenbogens der Luftröhre an und ist hier bei einer Durchleuchtungsrichtung, welche mit der Ebene des

Arcus aortae übereinstimmt, also im ersten schrägen Durchmesser, durch das
helle Trachealband bestimmt. Am Außenrande können hierbei freilich wiederum gewisse Fehlerquellen dadurch entstehen, daß der Aortenbogen nicht
genau in einer Ebene liegt, sondern zumal bei arteriosklerotischen Veränderungen mitunter einen etwas gewundenen Verlauf zeigt. Es braucht deshalb
der äußere Schattenrand nicht immer derjenigen Stelle zu entsprechen, welche
dem Innenrande der Trachea gerade gegenüber liegt, sondern kann auch durch
eine weiter vorn oder hinten gelegene Randpartie gebildet werden. Es ist daher
die Entfernung zwischen Außenrand des Gefäßschattenbandes und der Grenze
des hellen Trachealbandes zwar nicht stets genau dem Breitendurchmesser der
Aorta gleichzusetzen; die Abweichungen hiervon sind aber meist nur gering.

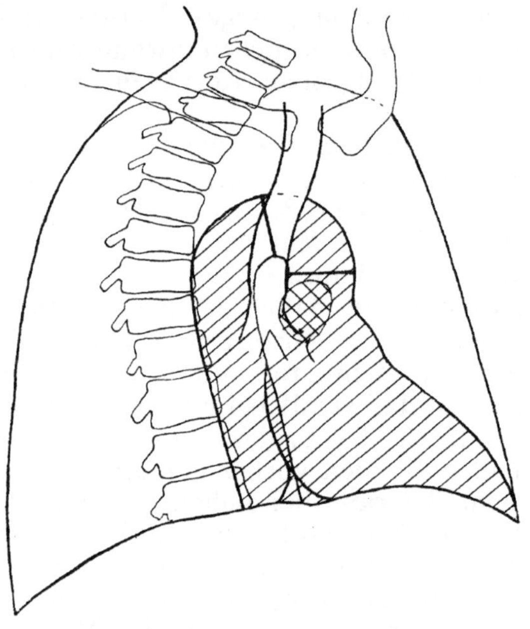

Fig. 128.   Messung   der   Aortenbreite
im ersten schrägen Durchmesser bzw.
bei etwas stärkerer Linksdrehung an
schattentiefer Aorta (vgl. Fig. 132).
1. an der Grenze von A. ascendens und Arcus,
2. auf der Höhe des Arcus.
Der durch gekreuzte Striche bezeichnete Kreis
entspricht dem besonders schattenintensiven
Querschnittsbilde der Arteria pulmonalis an der
Teilungsstelle (vgl. Fig. 124).

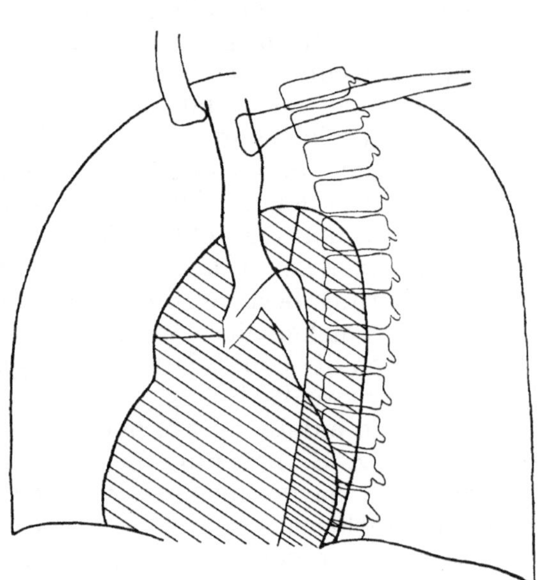

Fig. 129. Messung der Aortenbreite im
zweiten schrägen Durchmesser bei
Rechtsdrehung
1. an der Aorta ascendens, deren Innenrand
sich gegenüber dem hellen Lumen des rechten
Bronchus abhebt (nach REICH),
2. auf der Höhe des Arcus.

Zumal wenn man der Empfehlung von DE ABREU folgend, denjenigen Drehungswinkel wählt, unter dem das Gefäßband am schmalsten erscheint, so entspricht
das Maß an dieser von mir bereits in der dritten Auflage dieses Buches besonders hervorgehobenen Stelle am Außenrande der Aorta oberhalb des Pulmonalisbogens, am Innenrande an der Trachea oberhalb des linken Bronchus,
doch meist ungefähr der *Aortenbreite bei der Entstehung des Arcus aortae aus
der Aszendens* (vgl. Fig. 128).

Bei einem Tiefstand des Aortenbogens kann die Messung dadurch behindert werden, daß eine auf der Trachealwand errichtete senkrechte Linie die
laterale Kontur des Aortenbogens nicht mehr in seiner vollen Breitenausdehnung, sondern bereits in der Verjüngung nach der Kuppe zu trifft. Dies Maß
ist alsdann zu kurz und deshalb nicht zu verwerten. Andererseits trifft eine

auf dem Außenrande der Aorta in ihrer vollen Breite errichtete senkrechte Linie in diesem Falle nicht mehr die Trachea, sondern den davon nach unten abgehenden linken Bronchus, welcher für die Messung nicht in Betracht kommt. Unter diesen Umständen muß daher auf eine Messung an dieser Stelle verzichtet werden.

Die *Breite des Bogens auf der Höhe* läßt sich an einer genügend schattentiefen Aorta, deren oberer und unterer Rand sich deutlich gegenüber dem aufhellenden Einfluß der Lungenfelder und der Luftröhre abhebt und unterhalb ein helles Rundbogenfenster begrenzt, sowohl im ersten als auch im zweiten schrägen Durchmesser nicht selten einwandfrei bestimmen (vgl. Fig. 128 u. 129).

Zur Ermittelung des klinisch wichtigsten Maßes der Breite der *Aorta ascendens bei ihrem Ursprung aus dem Herzen* hat REICH empfohlen, die Entfernung zwischen dem stets deutlichen Außenrande der Aszendens und dem Innen-

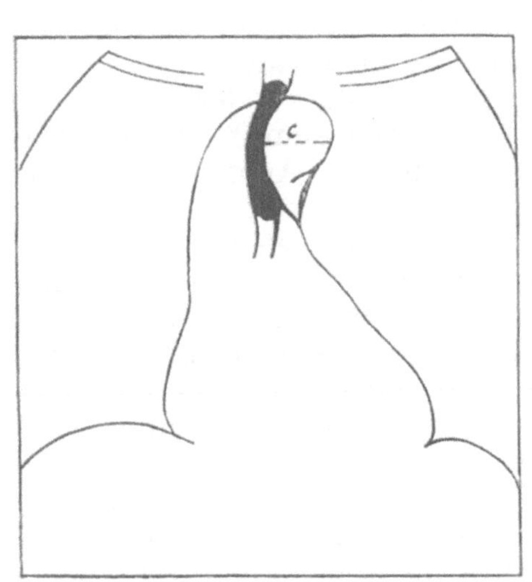

Fig. 130. Messung der Aortenbreite nach Füllung des Ösophagus mit Kontrastbrei nach KREUZFUCHS.
c = Breite des Aortenrohrs am Isthmus aortae.

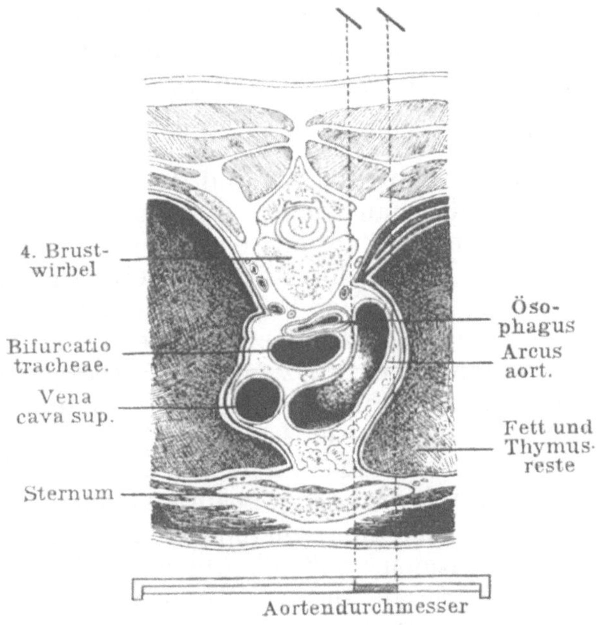

Fig. 131. Horizontalschnitt durch den Thorax nach CORNING zur Erläuterung von Fig. 130 nach KREUZFUCHS.

rande, der sich innerhalb der Aufhellung des rechten Bronchus im zweiten schrägen Durchmesser bisweilen deutlich abhebt, zu messen (vgl. Fig. 129). Dieser Vorschlag ist zweifellos richtig begründet; nur gelingt die genaue Bestimmung des Innenrandes innerhalb des hellen Bandes des rechten Bronchus leider häufig nicht in sicherer Weise, zumal auch andere Schatten, z. B. das Sternum, die Klarheit des Bildes nicht selten stören.

Immerhin habe ich in einer Reihe von Fällen Messungen der Aorta an folgenden drei Stellen: 1. an der Entstehung des Arkus aus der Aszendens, gemessen vom Außenrande des Gefäßschattenbandes bis zum hellen Trachealband im ersten schrägen Durchmesser, 2. auf der Höhe des Arkus im ersten und zweiten schrägen Durchmesser und 3. an der Aszendens im zweiten schrägen Durchmesser, auf Fernaufnahmen vornehmen können und hierbei im allgemeinen gut übereinstimmende Werte erhalten. Nur war das Maß der Aszendens häufig ein wenig größer als das des Arcus; dies entspricht den anatomischen Verhältnissen. Bei alten Leuten, an denen die Aorta wegen ihrer größeren

Schattentiefe sich am deutlichsten abhebt und deshalb Messungen am
leichtesten gestattet, fand ich in normalen Fällen bzw. bei unkomplizierter
Arteriosklerose durchschnittlich Werte von 3,3 bis 4,0 cm, seltener etwas
darüber.

Ein weiterer Ausbau dieser Meßmethoden auf Fernaufnahmen, die mit
ziemlich harten Strahlen anzufertigen sind, ist anzustreben. Wegen der mehrfachen Fehlerquellen und zum Teil unvermeidbaren Ungenauigkeiten sind am
besten mehrere Messungen an den verschiedenen angegebenen Stellen anzu-
stellen und gegenseitig zu kontrollieren.

Ein weiteres Verfahren zur Messung der Aortenbreite, welches auf die anatomischen Beziehungen von Aorta und Ösophagus Bezug nimmt, ist von
KREUZFUCHS angegeben. Die Aorta verursacht am Arkus kurz nach dem Abgang der großen Gefäße in der Gegend des Isthmus eine Eindellung in den
Ösophagus, welche KREUZFUCHS das Aortenbett nennt (vgl. Fig. 130 und 131).
Es wird nun die Entfernung zwischen der tiefsten Eindellung des Ösophagus,
der durch Einnahme von Kontrastspeise kenntlich gemacht ist, und dem
am meisten lateralwärts gelegenen Punkte am lateralen Rande des Aortenschattens bei sagittaler Durchleuchtung gemessen und damit der Querschnitt
der Aorta erhalten. Nach den genauen vergleichenden anatomischen Untersuchungen von WEISS und LAUDA gibt dies Maß den Aortendurchmesser
annähernd genau wieder, wenn die genannten beiden Punkte, die tiefste Eindellung des Aortenbettes und der am meisten auswärts gelegene Punkt am
lateralen Rande der Aorta, in einer Horizontalebene liegen. Ist dies nicht
der Fall, so entstehen Fehlerquellen, die bei starker Neigung dieser Verbindungslinie gegenüber der Horizontalen eine erhebliche Größe erreichen können.
Ein wesentlicher Vorzug dieser Meßmethode liegt darin, daß nur die Breite
des einfachen Aortenrohrs am Isthmus aortae gemessen wird und Fehler
infolge mangelhafter Isolierung des Schattens der Aorta von anderen Gefäßschatten und andererseits Fehler infolge Abschneidung des Gefäßschattenbandes durch die vorhin besprochenen aufhellenden Einflüsse hierbei vermieden
werden. Für die Beurteilung der Aortenbreite im allgemeinen ist aber zu
berücksichtigen, daß die Aorta am Isthmus stets enger ist als die Aszendens
und daß gerade das praktisch wichtigste, weil am ehesten krankhaften Veränderungen unterworfene Maß der Aszendensbreite hierdurch nicht bestimmt
wird.

Unter den Abweichungen von den Normalwerten dieser Maße ist zunächst
eine gewisse Vergrößerung im höheren Alter zu nennen. Dies entspricht den
anatomischen Verhältnissen. Nach den Messungen von BENEKE und SUTER
ist anatomisch ein erheblicher Unterschied des Aortenumfanges je nach dem
Lebensalter vorhanden; SUTER betont jedoch auf Grund experimenteller
Dehnungsversuche, daß die schmälere Aorta jüngerer Individuen sich regelmäßig unter solchen Belastungen, die dem normalen Blutdruck entsprechen,
stärker dehnt, als die weiteren Aorten älterer Personen. Die von ihm
unter Zugrundelegung des Dehnungsfaktors berechneten Umfangsmaße für
den Lebenden weisen bei weitem nicht mehr so große Unterschiede auf
wie die anatomischen Maße. Diese sehr einleuchtenden Untersuchungen
bestätigen also im wesentlichen die Durchschnittsergebnisse der freilich auf
nicht einwandfreier Unterlage erfolgten Messungen von LIPPMANN und QUI-
RING, bei welchen auch eine gewisse, aber nicht sehr erhebliche Breiten-
zunahme im höheren Lebensalter angegeben wird. Diese ist schon nach dem
bei der Durchleuchtung gewonnenen Eindruck wahrscheinlich.

2. Krankhafte Aorta.

Aortenerweiterung.

Die Feststellung einer krankhaften Erweiterung bildet die wichtigste Aufgabe für die Röntgenuntersuchung der Aorta. Vom klinischen Standpunkt aus ist ätiologisch die physiologische Alterserweiterung und die davon schwer zu trennende Erweiterung durch atheromatöse Wanderkrankung einerseits und andererseits die Erweiterung infolge Aortitis luetica sowie drittens die infolge Blutdruckerhöhung eintretende Erweiterung zu unterscheiden, die bei Nephritis, Aorteninsuffizienz, Isthmusstenose der Aorta beobachtet wird. Die Röntgenuntersuchung gestattet durchaus nicht in allen Fällen eine sichere Trennung in dieser Hinsicht, kann aber dort, wo die Veränderungen sehr ausgeprägt sind, zumal bei Fehlen von Blutdrucksteigerung und in mittlerem Lebensalter, ein Verdachtsmoment für Lues abgeben und bei Nachweis einer aneurysmatischen Erweiterung diesen Ursprung nahezu sicher stellen. Nach einer Übersicht über 160 Fälle, die positiven Wassermann und Herzbeschwerden hatten und von denen 27 später zur Sektion kamen, stellten LIPPMANN und QUIRING durch ihre mit den genannten Fehlern behafteten, zur Ermittelung von Durchschnittsergebnissen aber doch verwertbaren Messungen der Mindestbreite der Aorta ascendens fest, daß die Aorta mit nur sehr wenigen Ausnahmen eine deutliche Erweiterung gegenüber dem Normalhöchstwert über 3,5 cm aufwies. Meist betrug sie 3,5—5,5 cm. Aneurysmen wurden bei dieser Aufstellung nicht berücksichtigt. Namentlich bei stärkerer Wandverdickung ist auch der absteigende Schenkel der Aorta neben dem aufsteigenden, besonders am Arkusteil, im ersten schrägen Durchmesser deutlich sichtbar, da Luftröhre und Lungen ihn nicht so weitgehend wie normalerweise aufzuhellen vermögen.

Es ist eine diffuse und lokale Erweiterung zu unterscheiden. Bei der diffusen Erweiterung zeigt das Gefäßband bei der Durchleuchtung im ersten schrägen Durchmesser annähernd parallele Ränder. Bei gerader Durchleuchtung springt der aufsteigende Schenkel häufig, besonders wenn die sklerotische Aorta gleichzeitig verlängert ist, in mäßiger Bogenkrümmung rechts neben der Wirbelsäule vor. Die Schattentiefe ist bei der diffusen Erweiterung gegenüber der bei normaler Breite etwas erhöht. Bei gleichzeitiger Wandverhärtung, namentlich infolge Kalkablagerungen, kommt es zu intensiven Verschattungen, die auf Aufnahmen bisweilen in scharf gezeichneter Form hervortreten. Die Prädilektionsstelle solcher Kalkplatten ist der Aortenknopf, an welchem die laterale von den Strahlen tangential getroffene Wandung oft einen scharf gezeichneten, bogenförmig gekrümmten Schattenrand aufweist (vgl. Fig. 133). Die Pulsation der Aorta ist bei der diffusen Dilatation je nach der Ursache, die ihr zugrunde liegt, verschieden, oft verstärkt. Die lebhafteste Pulsation im Sinne eines Pulsus celer sieht man bei der Aorteninsuffizienz.

Die diffuse Erweiterung der Aorta auf *luetischer* Grundlage kann sich in nichts von dem geschilderten Bilde unterscheiden. Sie erreicht aber hierbei viel häufiger höhere Grade. Oft tritt auch gerade bei der Lues ein verschiedener Grad der Erweiterung in verschiedenen Abschnitten auf, auch ohne daß man dabei von einem Aneurysma sprechen könnte. Insbesondere ist häufig der Anfangsteil der Aorta dicht oberhalb der Klappe besonders erweitert. Dies gibt sich röntgenologisch in einem auffälligen, lokal beschränkten Vorspringen des meist stark pulsierenden Aszendensschattens bei gerader Durchleuchtungsrichtung und namentlich im zweiten schrägen

Durchmesser kund. Häufig ist aber auch eine deutliche spindlige oder kolbige
Auftreibung des Schattenbandes bei Durchleuchtung im ersten schrägen
Durchmesser bemerkbar. An den Randkonturen heben sich bisweilen einzelne Schattenstriche ab, die durch Kalkeinlagerungen in die Wandungen
hervorgerufen werden (vgl. Fig. 139). Ferner zeichnet sich häufig das
ganze Aortenband bei der Aortitis luetica durch besondere Schattentiefe
aus. Zum Teil beruht dies auf einfacher Zunahme des Querschnittes der
Blutsäule. LIPPMANN und QUIRING und ebenso VAQUEZ und BORDET nehmen

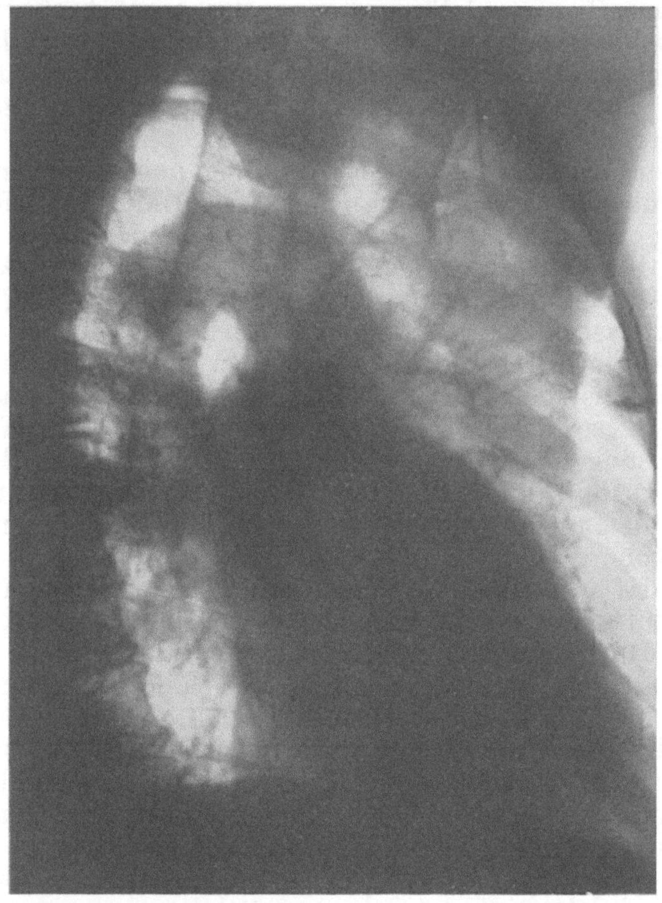

Fig. 132. Arteriosklerose der Aorta.
Der schattentiefe Aortenbogen ist deutlich sichtbar. Aufnahme im ersten schrägen nahe dem frontalen
Durchmesser.

aber auf Grund autoptischer Kontrolluntersuchungen an, daß die schwielige
Verdickung der Wand hier auch eine beträchtliche Rolle spielt. Ich bin
derselben Meinung, vor allem auch deshalb, weil bisweilen auch nur wenig
verbreiterte Aorten, bei denen nach dem klinischen Befunde eine Aortitis
luetica anzunehmen ist, eine deutliche, gegenüber der Norm gesteigerte
Schattentiefe aufweisen (vgl. Fig. 138, auf der außerdem die Aorta weiter
nach oben als gewöhnlich, bis in die Höhe der Klavikula, hinaufreicht, also
deutlich elongiert ist). Eine sichere Diagnose kann auf diese Zeichen allein
in Grenzfällen freilich nicht gestellt werden, und es ist stets hier wie überall eine Vereinigung mit den Ergebnissen der übrigen Untersuchung, im

besonderen der WASSERMANN-Reaktion, zur Diagnosestellung erforderlich. Dabei ist andererseits darauf hinzuweisen, daß in nicht ganz seltenen Fällen von Aortitis luetica, die durch andere Momente, z. B. durch Kombination mit Tabes oder auch durch die Autopsie sichergestellt sind, und auch bei Aneurysmen die WASSERMANN-Reaktion negativ ausfallen kann, selbst wenn keine spezifische Behandlung vorangegangen war. Von den beschriebenen Formen mit lokaler Verstärkung der diffusen Erweiterung finden sich alle Übergänge zur Bildung ausgesprochener Aneurysmen, die eine gesonderte Darstellung erfordern (vgl. Fig. 139).

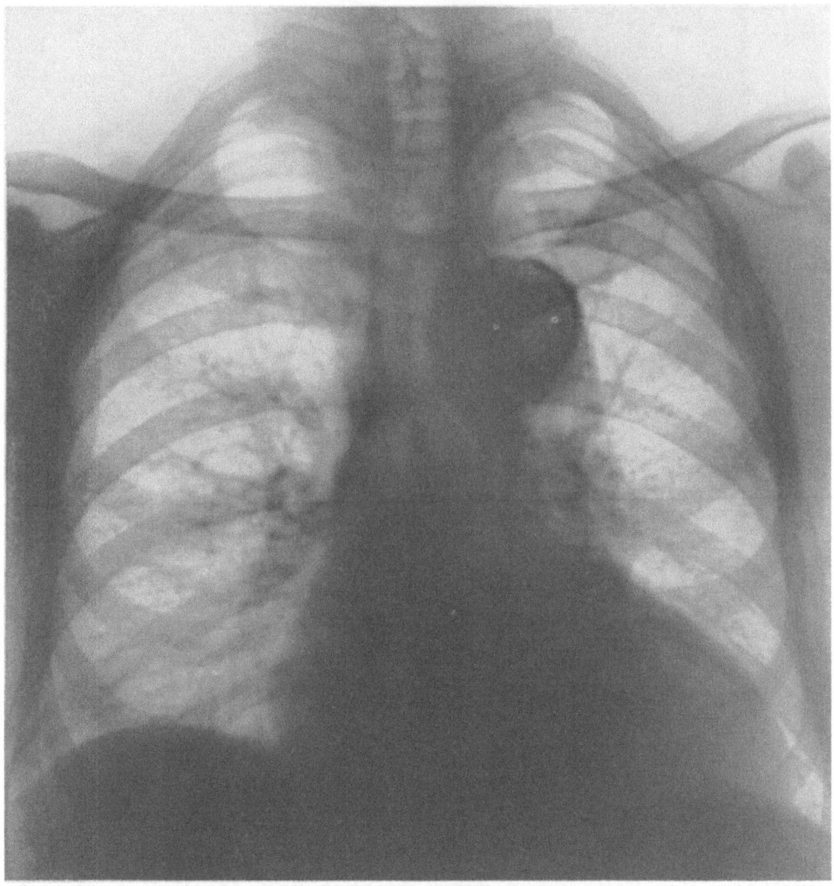

Fig. 133. Arteriosklerose der Aorta.
In der Wand des vorspringenden Aortenknopfes Kalkplatte an typischer Stelle.

Aneurysma aortae.

Die Röntgendiagnose der Aneurysmen ist deshalb von großer klinischer Bedeutung, weil sie in den meisten Fällen sicher zu stellen ist und eine genaue Anschauung über Sitz und Ausdehnung der Erkrankung vermittelt, während die übrigen Untersuchungsmethoden über die in der Tiefe des Thorax vorliegenden Verhältnisse oft kein klares Urteil gestatten. Es kommt nicht selten vor, daß bei der Röntgenuntersuchung Aneurysmen, sogar von beträchtlicher Größe, zum erstenmal erkannt werden, die gar keine klinischen Symptome gemacht oder Folgezustände an anderen Organen, insbesondere an den Lungen, hervorgerufen hatten, welche bisher als selbständige Erkrankung aufgefaßt waren.

Das Aneurysma hebt sich als eine *lokale* Ausbuchtung des Gefäßschattens meist scharfrandig von der Umgebung ab. Der Rand zeigt gewöhnlich deutliche Pulsation. Von beiden genannten Eigenschaften kommen aber Ausnahmen vor. Die Randkonturen können durch schwielige Verwachsung mit der Umgebung und Blutung in die Gefäßhüllen und die Nachbarschaft in seltenen Fällen verwaschen werden. Unter diesen Verhältnissen kann auch die Pul-

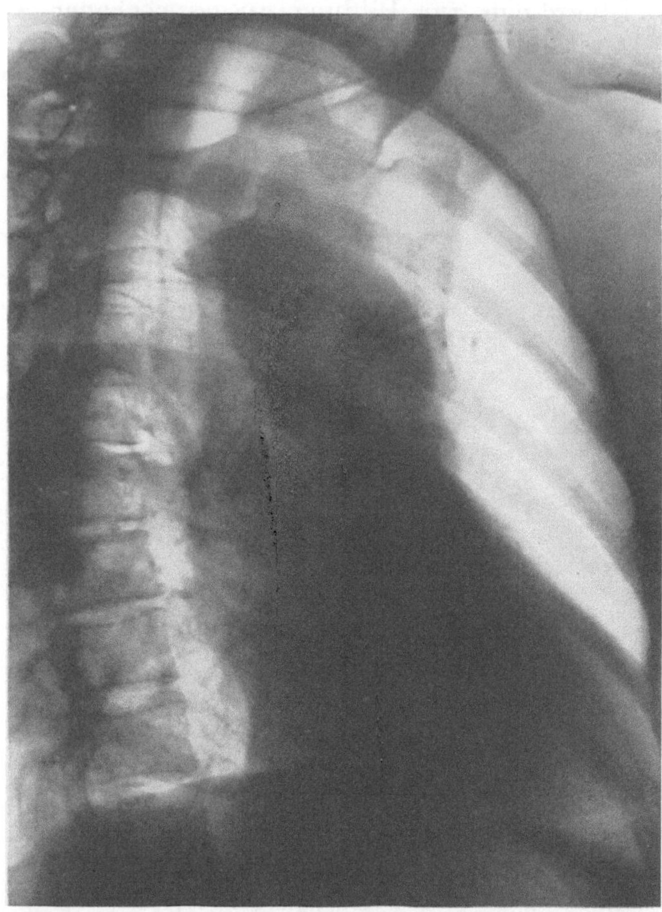

Fig. 134. Aortitis luetica. Erhebliche Verbreiterung des Gefäßbandes (Aorta + Vena cava), von welchem das helle Band der Luftröhre und des li. Bronchus sich deutlich abheben.
Der innerhalb des Tracheallumens sichtbare, gerade aufsteigende, oben etwas nach rechts abbiegende Rand des Gefäßschattens wird von der Vena cava sup. und V. anonyma dextra gebildet.

sation der Ränder vermißt werden. Häufiger fehlt dieselbe aus anderen Gründen, namentlich dann, wenn bei großen Erweiterungen mit schlaffer Wand die pulsatorische Kraft des zentralen Blutstromes nicht ausreicht, die ausgedehnten Wandungen zu erschüttern, oder wenn Gerinnungsvorgänge in dem Aneurysmasack eintreten. Das wesentlichste, naturgemäß bei Aneurysmen nie fehlende, aber diesen nicht allein zukommende Merkmal besteht darin, daß der ausgebuchtete Schatten sich in den verschiedensten Durchleuchtungsrichtungen nicht vom Gefäßschatten trennen läßt. Die Gestalt der Aneurysmen ist je nach dem Sitz und Besonderheiten des Einzelfalles sehr verschieden.

Die Aneurysmen der *Aorta ascendens* heben sich bei gerader Durchleuchtung als bogenförmige Vorsprünge des Mittelschattens dicht oberhalb des rechten Vorhofsbogens gewöhnlich sehr deutlich gegen das helle Lungenfeld ab (vgl. Tafel III Fig. 5 und Fig. 140). Bisweilen läßt sich der Schattenbogen durch seine Intensität noch innerhalb des lichteren Vorhofschattens eine Strecke weit in den Herzschatten hinein nach dem Ursprung der Aorta hin verfolgen. Da die aufsteigende Aorta ganz vorn dicht hinter der Brustwand gelegen ist, tritt der ins Lungenfeld vorspringende Bogen der Aszendensaneurysmen bei Rechtsdrehung des Patienten im zweiten schrägen Durchmesser noch markanter hervor (vgl. Fig. 137). Im ersten schrägen Durch-

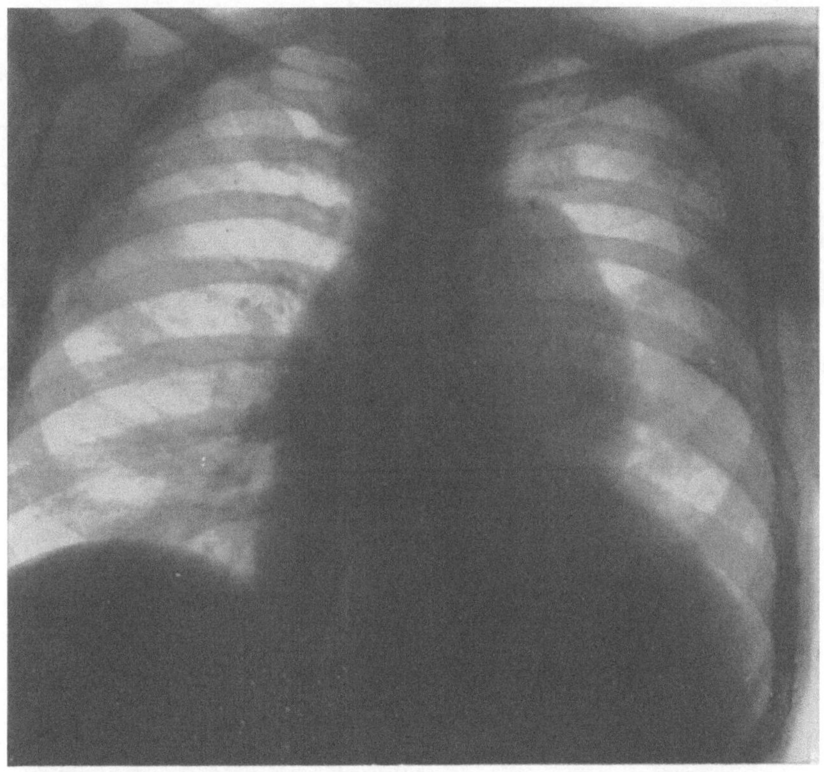

Fig. 135. **Aortitis luetica. Starke diffuse Erweiterung der gesamten Brustaorta. Aorteninsuffizienz (Verbreiterung des Herzschattens nach li.).** Autoptische Kontrolle.

messer wird eine Verbreiterung des Aortenbandes und dementsprechend eine Verengerung oder auch allgemeine Verdunkelung des zwischen Aorta und Wirbelsäule gelegenen, nach HOLZKNECHT benannten hellen Feldes erkennbar. Bei frontaler Durchleuchtung erscheint der sonst helle Retrosternalraum mehr oder weniger verschattet (vgl. Fig. 142 u. 149). Der nicht ganz seltene Durchbruch durch das Sternum ist schon klinisch genügend klar gekennzeichnet und sei nur deshalb erwähnt, weil daraus die Topographie der Aneurysmen an der Vorderwand der Aorta ascendens aufs deutlichste hervorgeht. Schwierigkeiten bereitet in weniger ausgeprägten Fällen hauptsächlich die Abgrenzung gegenüber der diffusen Dilatation der Aorta besonders bei Zwerchfellhochstand. Da hier fließende Übergänge vorhanden sind, kann im Einzelfalle eine Entscheidung nicht möglich sein.

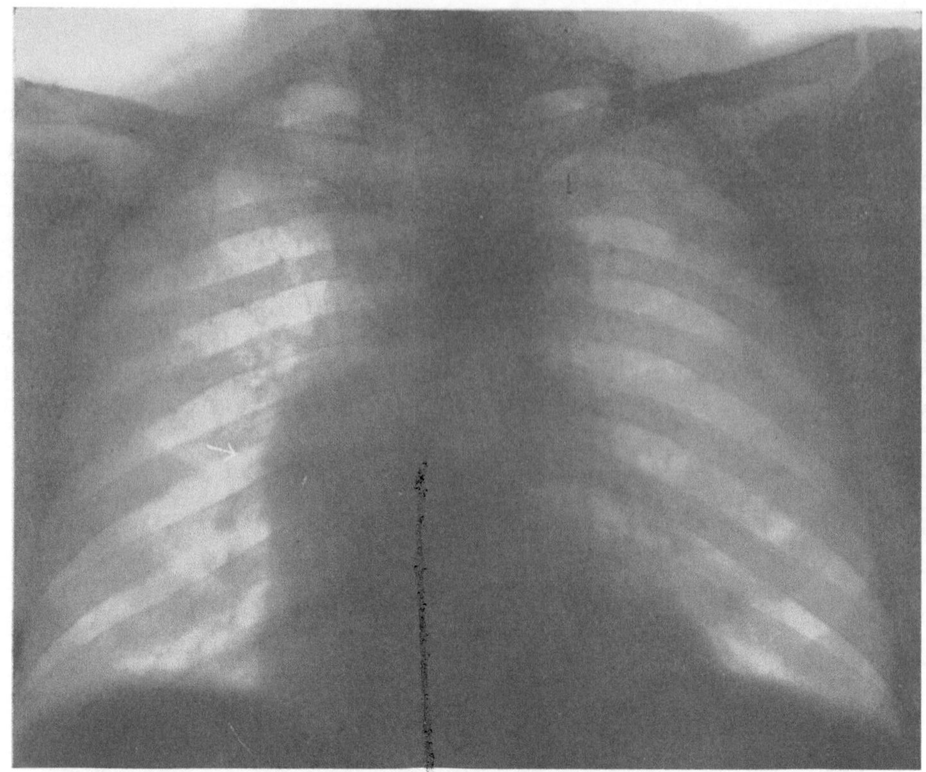

Fig. 136. Aortitis luetica.

Erweiterung der Aorta, besonders im Ascendensteil bei sagittaler Durchleuchtung.
Die Aorta ascendens springt mit verstärkter Wölbung ins re. Lungenfeld vor (→).

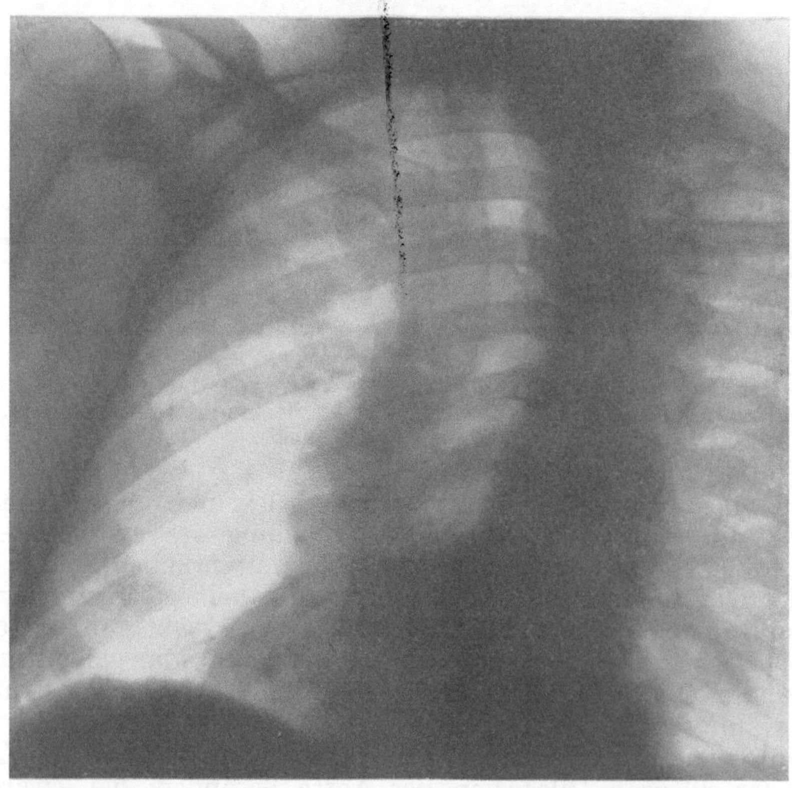

Fig. 137. Aortitis luetica. Derselbe Fall wie in Fig. 136 im 2. schrägen Durchmesser.

Die Vorwölbung der erweiterten Aorta ascendens oberhalb des rechten Vorhofsbogens tritt hier
besonders deutlich hervor.

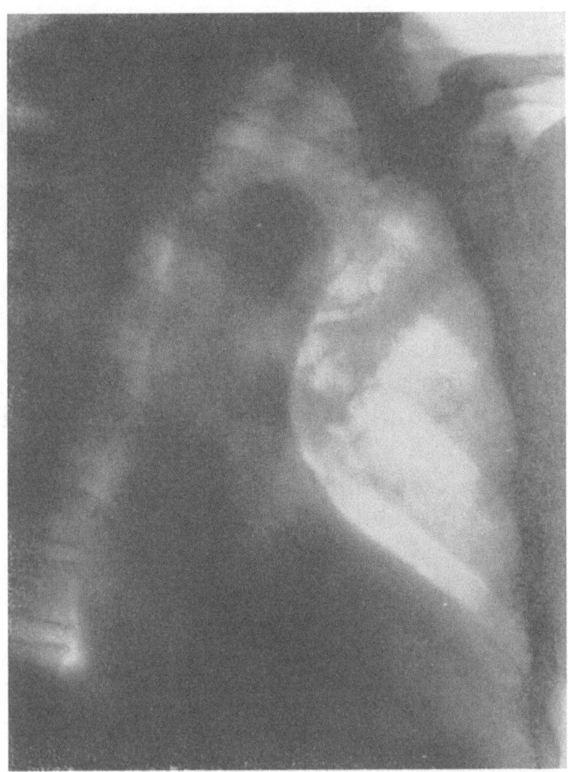

Fig. 138. Aortitis luetica. Ders. Fall wie in Fig. 136 u. 137 im 1. schrägen Durchmesser.
Diffuse Erweiterung des Aortenbandes mäßigen Grades. Gleichmäßige Einengung des HOLZKNECHTschen Raumes, der noch als schmaler heller Streifen sichtbar ist.

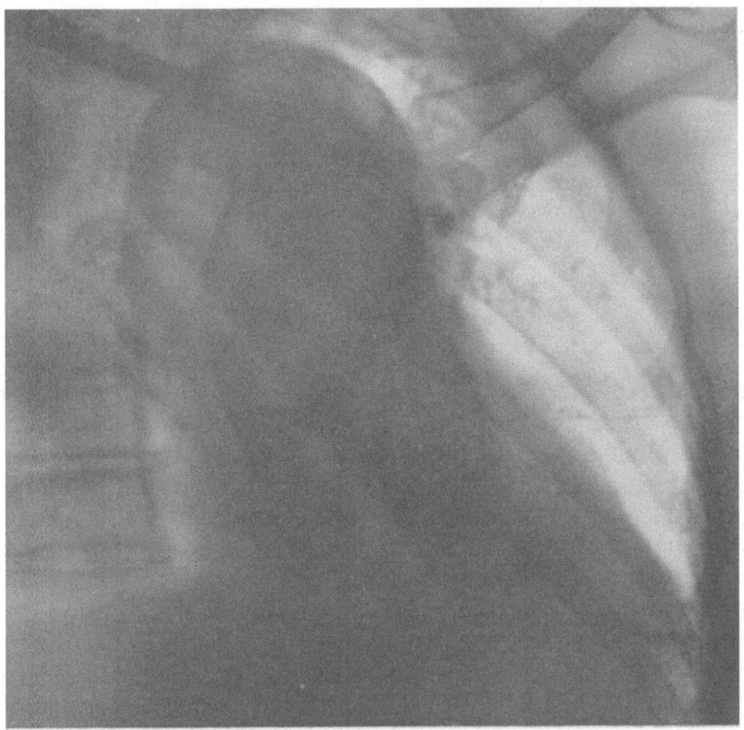

Fig. 139. Aortitis luetica mit starker diffuser Erweiterung besonders im Arkusteil und Elongation der Aorta. Aufnahme im 1. schrägen Durchmesser.
Der HOLZKNECHTsche Raum ist in den oberen zwei Dritteln ganz verstrichen.
Die dunklen Randstreifen, welche im ganzen Verlauf der oberen und seitlichen Ränder und auch noch in den in den Herzschatten hinein projizierten Teilen der Aorta sichtbar sind, rühren von Kalkeinlagerungen in den Aortenwandungen her.

Ausnahmsweise kann ein Aneurysma der Aorta ascendens nicht am rechten, sondern am *linken* Rande des Mediastinums eine Vorwölbung hervorrufen und damit ein Bild ähnlich dem einer Pulmonalarterienerweiterung oder eines Mediastinaltumors hervorrufen; im sagittalen Durchmesser ist das Bild ferner dem eines Aneurysma der Aorta descendens ähnlich; es ist von diesem aber durch Durchleuchtung in schrägen Durchmessern zu unterscheiden, indem auch die nach links entwickelten Aneurysmen der Aorta ascendens vorn nahe der Thoraxwand, dagegen die der Aorta descendens nach hinten zu gelegen sind. Zwei derartige selbstbeobachtete und autoptisch kontrollierte Fälle sind in Fig. 148 und 154 abgebildet, ein ähnlicher ist von KIENBÖCK und WEISS beschrieben.

Die Aneurysmen am *Arcus aortae* können bei gerader Durchleuchtung eine Verbreiterung des Gefäßschattens nach rechts und links und auch nach

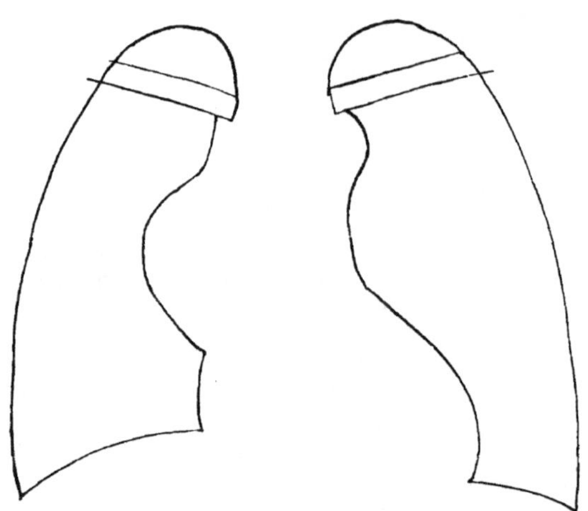

Fig. 140. **Aneurysma der Aorta ascendens.**
Perforation in die Vena cava superior. Autoptische Kontrolle.

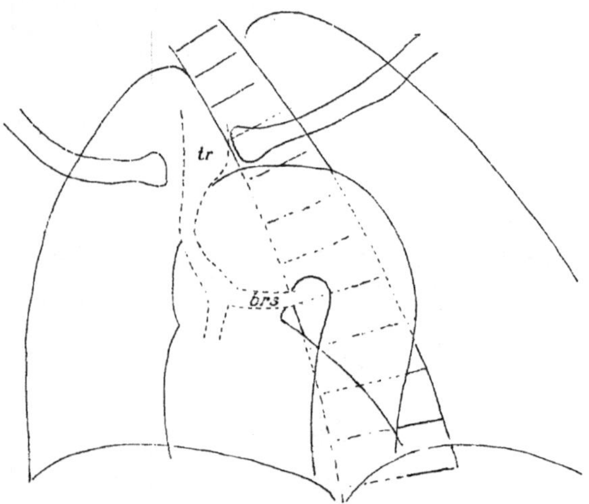

Fig. 141. **Aneurysmatische Erweiterung der Aorta besonders im Arkusteil. Aufnahme im 2. schrägen Durchmesser.**
Hierbei ist der Aortenbogen und sein Verhältnis zur Trachea und li. Bronchus deutlich zu sehen. Die Trachea (*tr*.) ist nach re. verlagert und stenosiert, die Bifurkation herabgedrückt, der li. Bronchus in die Länge gezogen.

oben ins Jugulum hervorrufen. Es ist aber hervorzuheben, daß der röntgenologische Nachweis eines Hinaufrückens des Aortenschattens über die Klavikularlinie und ebenso eine fühlbare Pulsation im Jugulum und die Empordrängung der Subklavien in die Supraklavikulargruben nicht für ein Aneurysma des Arkus pathognomonisch ist, sondern auch bei einem Mißverhältnis zwischen kurzem Thorax und Aorta und namentlich bei der bereits geschilderten Verlängerung der sklerosierten Aorta gefunden werden kann; hierauf hat STADLER besonders hingewiesen. Bei der Durchleuchtung im ersten schrägen Durchmesser, die gerade für Bogenaneurysmen besonders wichtig ist, ist eine bauchige Verbreiterung in den hellen Mittelraum hinein sichtbar. Oft wird die Trachea und auch der Ösophagus verdrängt, und da dies bei den engen Verhältnissen nur bis zu einem gewissen Grade möglich ist, auch komprimiert. Das Verhältnis zur Trachea und zum linken Bronchus ist am deutlichsten im zweiten schrägen Durchmesser zu erkennen, sofern der Aortenschatten eine genügende Tiefe besitzt, um sich im hellen Mittelfelde abzuheben (vgl. Fig. 141). Alsdann gewährt diese Untersuchung auch

den besten Überblick über den Verlauf des Aortenbogens, da er in dieser
Stellung senkrecht zum Strahlengange gelegen ist.

Die Aneurysmen im oberen Teil der *Deszendens* bilden sich bei gerader
Durchleuchtung als seitliche Ausbuchtung des Deszendensschattens ins linke
Lungenfeld hinein ab, in dem sie den Pulmonalbogen seitlich überragen (vgl.
Tafel III Fig. 6 und Fig. 146 u. 150). Bei tieferem Sitz werden die Deszendens-
Aneurysmen nur dann bei gerader Durchleuchtung gegenüber dem hellen
Lungenfeld gewöhnlich links, in seltenen Fällen aber auch rechts von der
Wirbelsäule randbildend sichtbar, wenn sie eine beträchtliche Größe erreichen.
Sonst werden sie durch den Herzschatten verdeckt. Bisweilen können sie
freilich auch bei Verwendung harter Strahlen vermöge ihrer großen Schatten-
intensität durch den Herzschatten hindurch erkannt werden. Dort, wo es

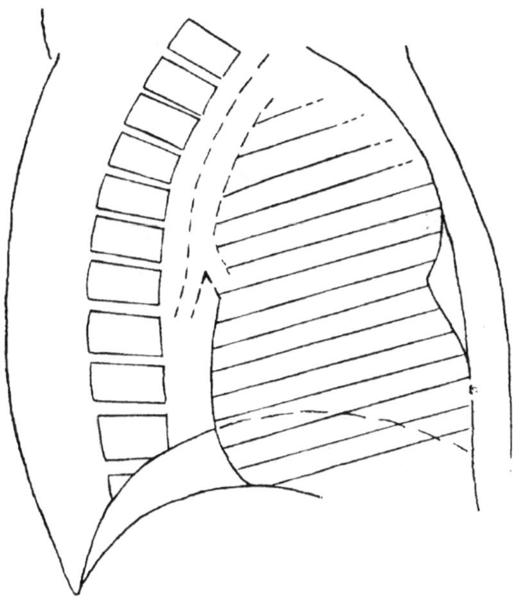

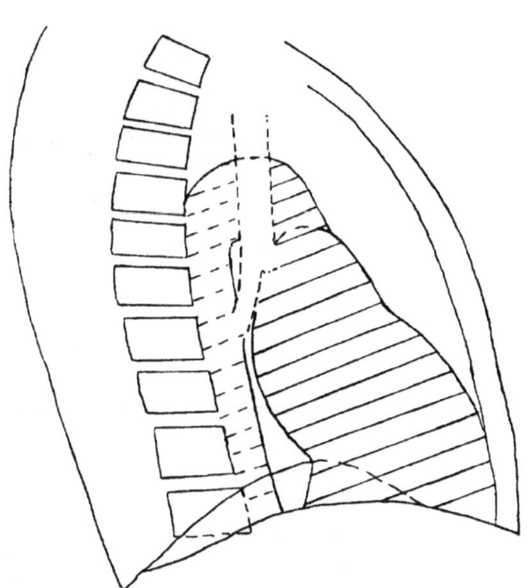

Fig. 142. Aneurysma der Aorta ascendens
und des Arcus aortae bei frontalem
Strahlengange.
Retrosternalraum verschattet. Trachea
nach hinten verdrängt u. etwas nach unten
verzogen.

Fig. 143. Normales Vergleichsbild zu Fig. 142
bei frontalem Strahlengange.
Retrosternalraum frei.

sich um die Erkennung geringer Intensitätsunterschiede innerhalb diffuser
Verschattungen handelt, ist es zweckmäßig, die Lichtquelle, bei der die
Bilder betrachtet werden, abzudämpfen und sich selbst schräg dazu zu stellen
oder das Bild schräg gegen das Licht zu halten.

Für Deszendens-Aneurysmen ist die Durchleuchtung in den schrägen Durchmessern von der größten Bedeutung. Im ersten schrägen Durchmesser können
sie eine umschriebene Verdunkelung des Mittelfeldraumes verursachen. Noch
deutlicher prägen sie sich im zweiten schrägen Durchmesser dann ab, wenn sie
über den Wirbelsäulenschatten seitlich hinausragen und sich nun scharf gegen
das helle Lungenfeld abgrenzen lassen, während das Herz infolge der Drehung
nach der anderen Seite zurückgewichen ist (vgl. Fig. 151). Bei ventrodorsalem
Strahlengange erscheinen die Schatten tiefer als bei dorsoventraler Durchleuchtung, weil die Aorta descendens dem Rücken eng benachbart ist (vgl.
Fig. 152). Aneurysmen der Aorta descendens können eine Verdrängung des

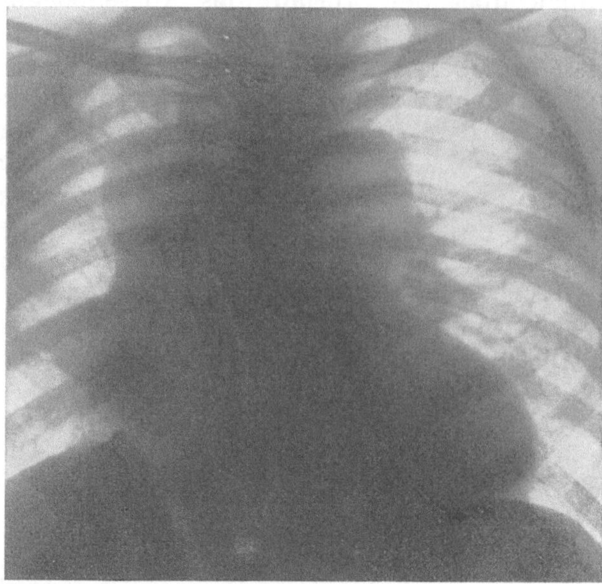

Fig. 144. Aneurysma der Aorta ascendens mit Bildung eines Tochteraneurysmas.
(Städt. Krankenhaus Dortmund, Prof. RINDFLEISCH.)

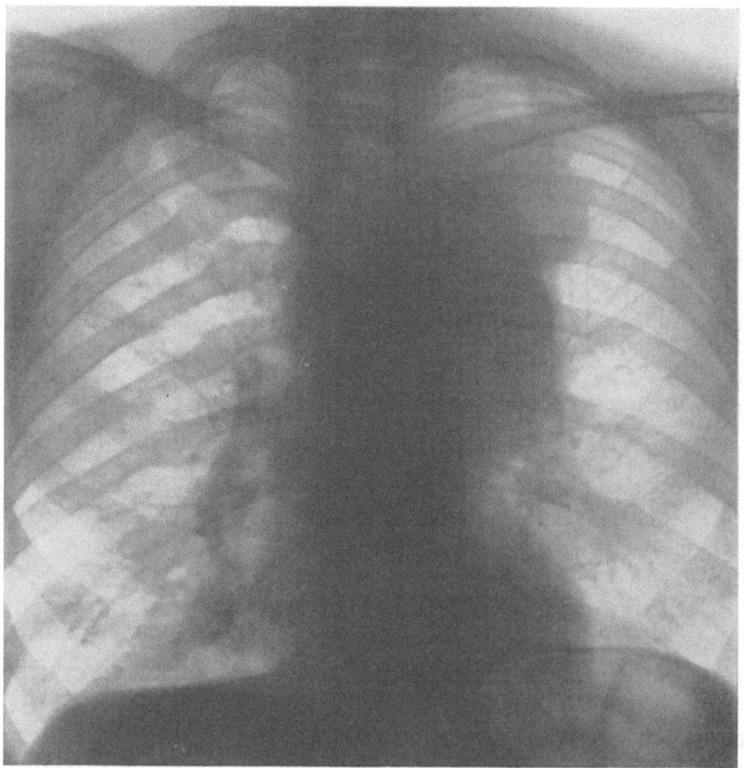

Fig. 145. Zwei nebeneinanderliegende Aneurysmen.

1. Kleinapfelgroßes Aneurysma am Arcus aortae dicht unter der 1. Rippe, hauptsächlich nach vorn und links entwickelt (schwächerer oberer Schatten). 2. Faustgroßes Aneurysma dicht unter dem vorigen am Übergang des Arkus zur Aorta descendens und am oberen Teil der Deszendens. Dies Aneurysma ist besonders nach hinten entwickelt (tiefer unterer Schatten li. neben der Wirbelsäule). Autoptische Kontrolle.

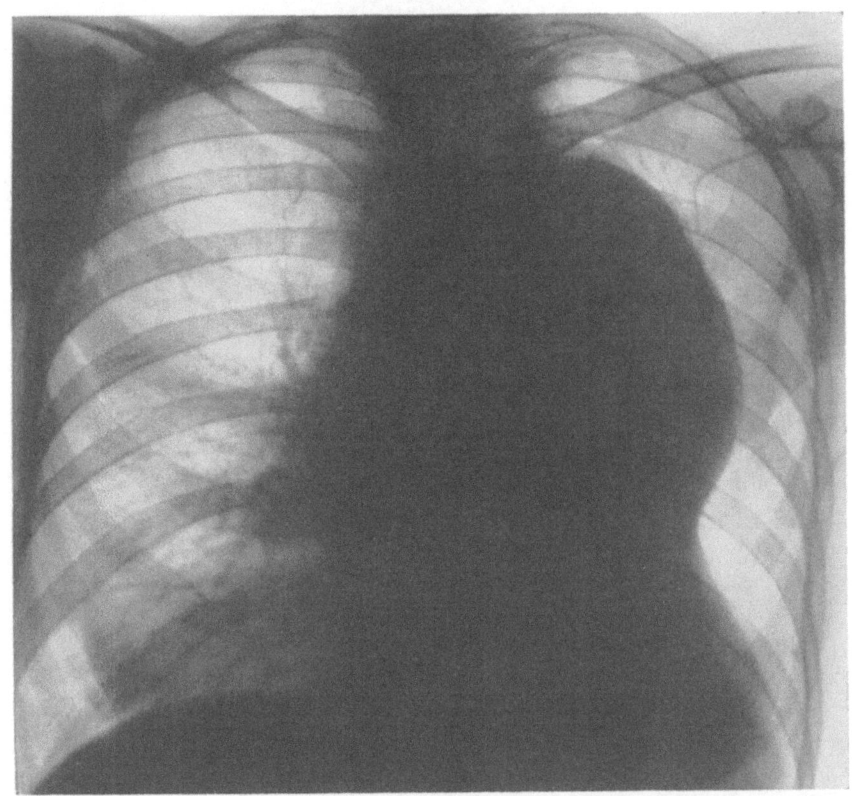

Fig. 146. Aneurysma des Arkus und der Aorta descendens in ihrem oberen Teil.

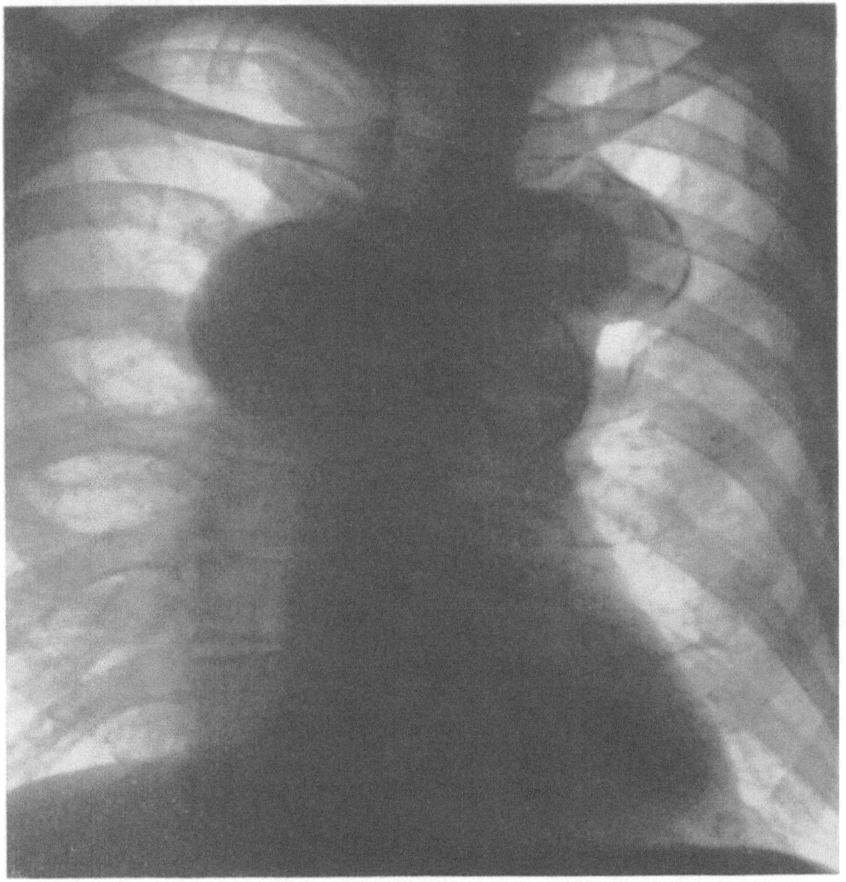

Fig. 147. Multiple Aneurysmen mit verkalkter Wandung (Ringschatten). Sektion.

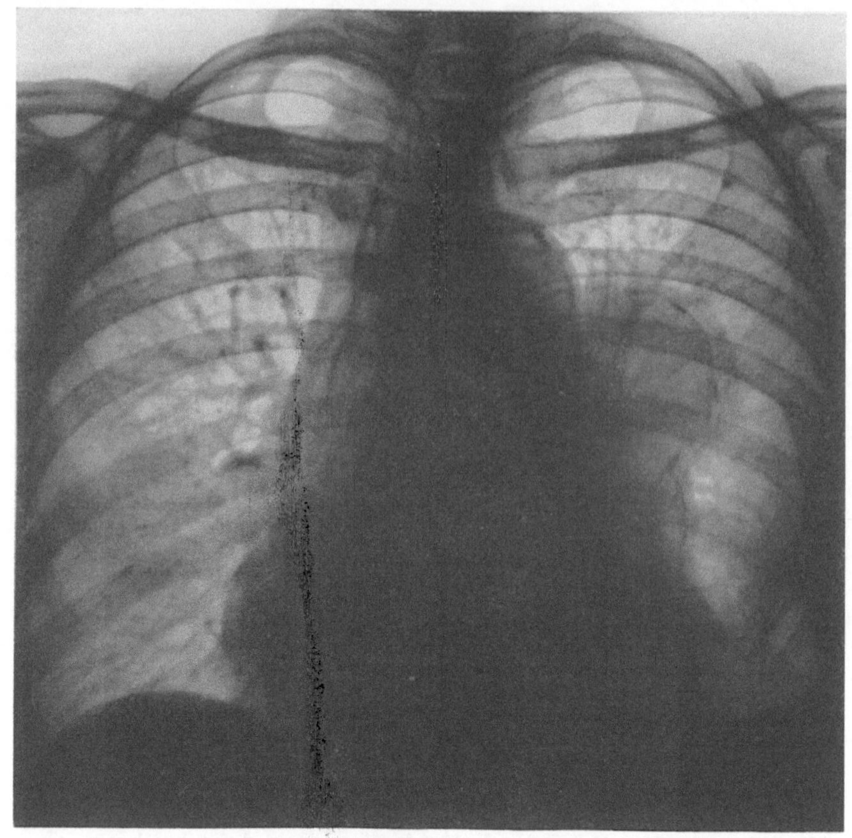

Fig. 148. Aneurysma der Aorta ascendens, welches in die *linke* Thoraxseite vorgewölbt ist. Vgl. Queraufnahme in Fig. 149.

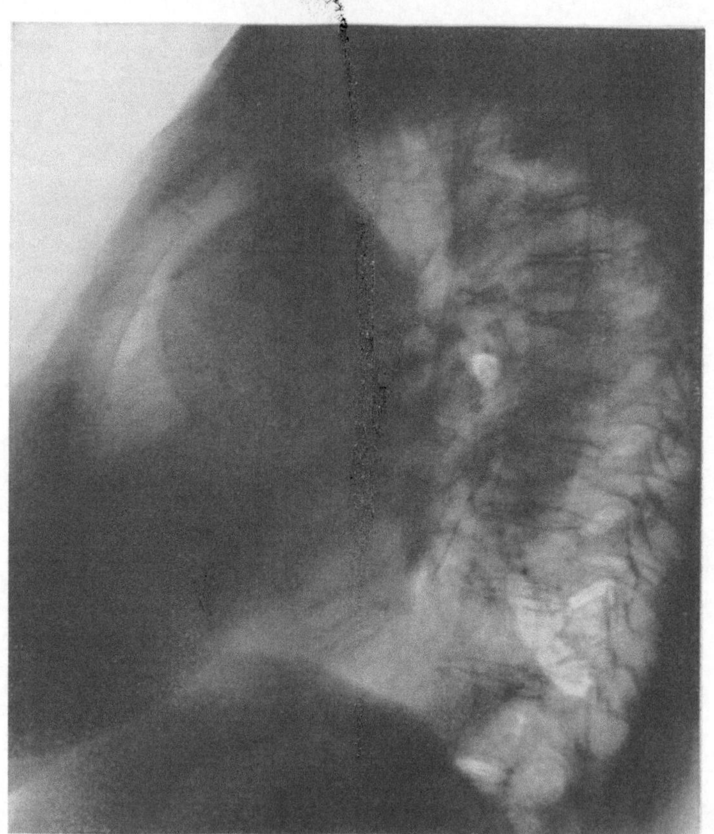

Fig. 149. Aneurysma der Aorta ascendens. Queraufnahme des Falles von Fig. 148.

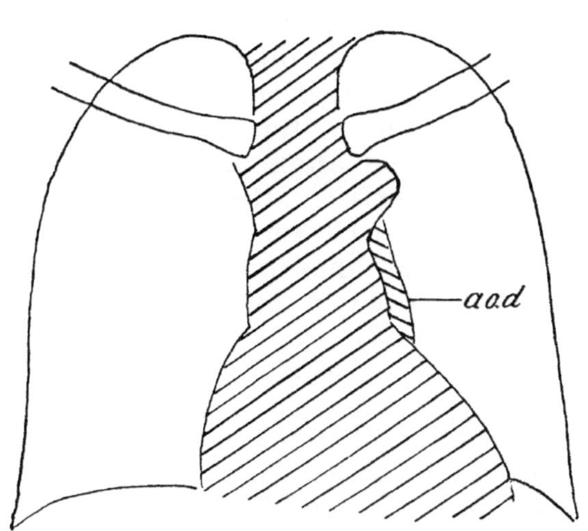

Fig. 150. Aneurysma der Aorta descendens.
Die Erweiterung der Aorta descendens (*ao.d.*) tritt bei sagittaler Durchleuchtung nur wenig hervor, da ein Teil des Aneurysmas durch den Herzschatten verdeckt ist.

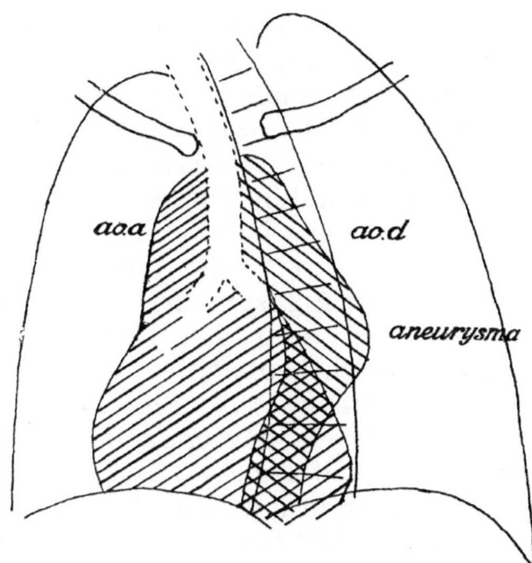

Fig. 151. Aneurysma der Aorta descendens. Derselbe Fall wie in Fig. 150 im 2. schrägen Durchmesser.
Hier überragt das Aneurysma die Wirbelsäule und ist als vorspringender gewölbter Schatten deutlich erkennbar. Noch intensiver hebt sich der Aneurysmaschatten im umgekehrten 2. schrägen Durchmesser bei *v.d.* Strahlengange ab. Vgl. Fig. 152.

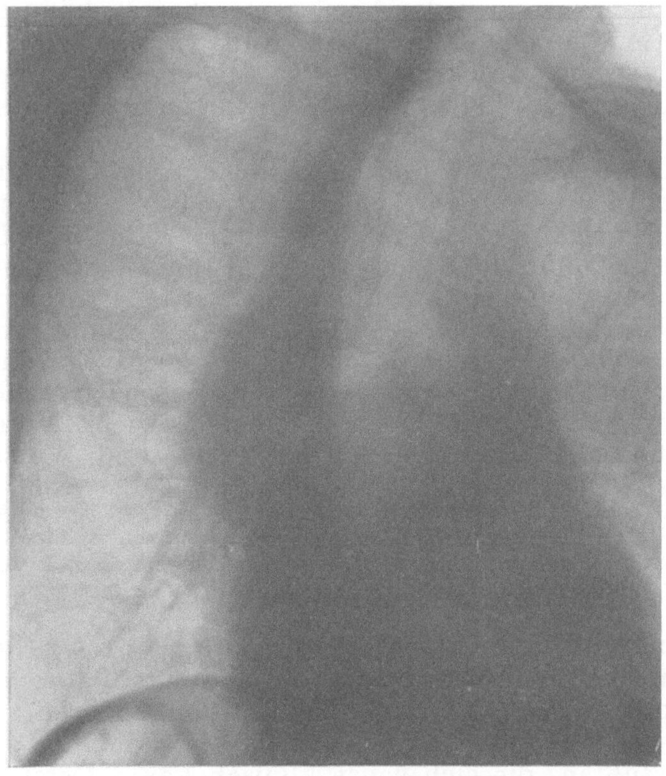

Fig. 152. Aneurysma der Aorta descendens. Derselbe Fall wie in Fig. 150 u. 151 im umgekehrten 2. schrägen Durchmesser (Spiegelbild der vorigen Figur).

Ösophagus hervorrufen, die ihrerseits Hinweise auf die komprimierende Ursache gestattet. OPPLER und SIELMANN beobachteten eine Ausbuchtung des stark flottierenden Ösophagus nach vorn rechts dicht oberhalb des Hiatus oesophagi, welche durch ein in dieser Höhe befindliches Aneurysma der Aorta descendens veranlaßt war und im überdrehten zweiten schrägen Durchmesser am klarsten dargestellt werden konnte; ein ähnlicher Fall ist von v. FALKENHAUSEN beschrieben. Eine gewisse diagnostische Bedeutung kommt auch dem Nachweis eines anderen Folgezustandes der Deszendensaneurysmen, nämlich einer Arrosion der Wirbelsäule, zu, welche anatomisch nicht selten gefunden wird und von HÄNISCH, KLOIBER, ASSMANN und anderen auch röntgenologisch beobachtet worden ist (vgl. Fig. 157).

Komplikationen der Aneurysmen. Unter den Abweichungen vom gewöhnlichen Bilde der einfachen Aneurysmen ist zunächst das Vorkommen multipler Erweiterungen zu nennen, die an entfernten Stellen oder auch dicht nebeneinander liegen können, ferner die Bildung lokaler Ausbuchtungen des Aneurysmasackes (sog. Tochteraneurysmen). Hierdurch entstehen mehrfach bogig gekrümmte Konturen, die durch Einkerbungen voneinander abgegrenzt werden (vgl. Fig. 144). Diese Bilder weisen bisweilen eine Ähnlichkeit mit den gleichfalls bogenförmigen Schatten auf, die durch multiple Knollenbildungen eines Mediastinaltumors zustande kommen; doch sind bei diesen die einzelnen Bögen meist kürzer und weniger regelmäßig gestaltet. Besondere differentialdiagnostische Schwierigkeiten gegenüber verkalkten Strumaknoten bestanden in dem in Fig. 147 dargestellten, später autoptisch kontrollierten Falle, in welchem multiple Ringschatten durch mehrfach aneurysmatische Aussackungen der Aorta mit stark verkalkten Wandungen hervorgerufen waren. Lokale Ausbuchtungen der Aneurysmaschatten können ferner durch Blutung in die Gefäßhüllen entstehen (Aneurysma spurium). Ein derartiges, einem doppelten Aneurysma sehr ähnliches Bild eines autoptisch kontrollierten Aneurysma spurium ist in früheren Auflagen dieses Buches veröffentlicht worden.

Bei einem *Aneurysma dissecans*, bei welchem Blut zwischen die Gefäßwände eindringt und die äußere Schicht entweder in lokaler sackförmiger oder in einer über lange Strecken ausgedehnten, gleichmäßig zylindrischen Gestalt nach außen vorwölbt, kann sich unter Umständen das Aneurysma durch eine geringere Schattenintensität von dem dichteren Kernschatten der Aorta selbst abheben. Besonders deutlich ist die Abgrenzung dann, wenn der Durchbruch durch eine verkalkte Media erfolgt ist und diese als trennende scharfe Schattenlinie innerhalb des Aneurysmaschattens hervortritt. Die äußere Wand kann leichte Unregelmäßigkeiten der Kante aufweisen. Vereinzelte solche Fälle sind von CANIGIANI, HOLZMANN, KIENBÖCK und WEISS beschrieben.

Ein sehr ähnliches Röntgenbild, bei welchem gleichfalls innerhalb eines erweiterten Aortenschattens ein dichterer Kernschatten hervortritt, ist in Fig. 153 dargestellt; es gehört einem selbstbeobachteten Falle an, der an einem chronischem Ödem des linken Armes litt, welches nach Anstrengungen zunahm. Wahrscheinlich handelt es sich um ein *Aneurysma dissecans* der *Aorta*, durch welches die dicht daneben liegende Vena anonyma sinistra komprimiert wurde.

Ein Aneurysma dissecans braucht nicht immer schwere Krankheitserscheinungen hervorzurufen, wie bereits aus dem älteren klinischen Schrifttum (BOSTROEM) bekannte, autoptisch kontrollierte Fälle lehren. Bei darauf gerichteter Aufmerksamkeit kann vielleicht das Röntgenbild zur Auffindung häufigerer Fälle führen, die sich sonst klinisch kaum feststellen lassen.

Von Komplikationen, welche das Bild eines Aneurysmas verdunkeln können, sind zu nennen: 1. Bronchusstenose, 2. Lungeninfiltration um ein stenosierendes oder der Perforation in einen Bronchus nahestehendes Aneurysma, 3. große Pleuraexsudate.

Bei der engen räumlichen Beziehung zwischen Aortenbogen und linkem Bronchus ist die *Stenosierung* desselben ein häufiges Ereignis und auch die Perforation in einen Bronchus oder auch die Trachea ist nicht ganz selten. Die besonderen Bewegungsphänomene des Mediastinums und Zwerchfells werden an anderer Stelle geschildert werden. Hier sei nur auf die konsekutive Verdunkelung des Lungenfeldes hingewiesen, die zunächst eher an einen Lungenprozeß denken läßt und leicht mit einem Hilustumor oder Bronchialkarzinom in Verbindung gebracht wird, aber ebensowohl durch ein Aneurysma hervorgerufen werden kann. Das gleiche gilt von Lungeninfiltrationen, die sich an eine Bronchusstenose oder eine allmählich sich vorbereitende Perforation eines Aneurysmas in einen Bronchus anschließen (vgl. Fig. 154 u. 155).

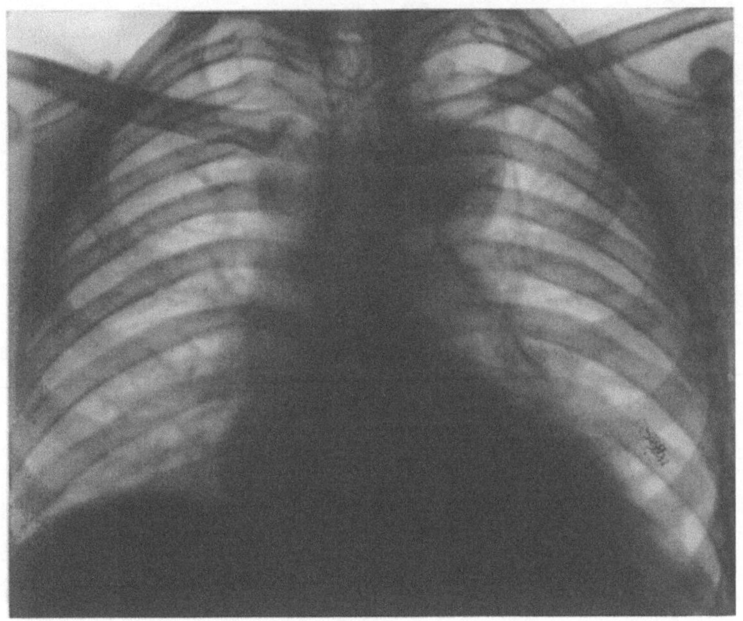

Fig. 153. Aneurysma dissecans am Arcus aortae (?).
Klinisch: Schwellung und Zyanose am linken Arm, welche nach Anstrengung zunimmt.

Große Pleuraexsudate, die sich auch nicht ganz selten bei Aneurysmen finden, können durch die Erzeugung einer allgemeinen Verdunkelung die Diagnose sehr erschweren oder unmöglich machen. Es kommt dann darauf an, ob man bei gerader oder schräger Durchleuchtung mit harten Strahlen ein Aneurysma differenzieren kann oder nicht. Andere Vorkommnisse, wie Perforation in die Vena cava oder anonyma oder auch in Herz oder Herzbeutel, rufen markante, schon im übrigen klinischen Bilde zum Ausdruck kommende Erscheinungen hervor, die hier nicht näher erörtert zu werden brauchen. Das Röntgenbild eines durch Durchbruch eines Aneurysmas der Aorta ascendens in den Herzbeutel entstandenen Hämatoperikards, welches TRAUGOTT beobachtet hat, ist S. 118 beschrieben. Bei Perforation in die Vena cava ist auch im Röntgenbild eine Erweiterung und unter Umständen Pulsation dieses Schattens zu erwarten.

Es bedarf noch das Verhalten des Herzens bei Aneurysmen einer Erwähnung. Das Herz kann durch das Aneurysma bezüglich Form und Größe

ganz unbeeinflußt bleiben und unter Umständen als kleiner Anhang an einem
großen Aneurysmasack erscheinen. Nicht selten erleidet das Herz durch das
Aneurysma eine Verschiebung, die von Sitz und Ausdehnung des Aneurysmas
abhängt. Aneurysmen der Aorta ascendens pflegen den rechten Herzanteil
herabzudrücken, dabei entsteht eine quer liegende Herzform. In anderen
Fällen wird das Herz durch Aneurysmen der Aszendens und des Arkus nach
links unten gedrängt. Aneurysmen der Deszendens können dagegen eine Verschiebung des Herzens nach rechts hervorrufen. In manchen Fällen wird das

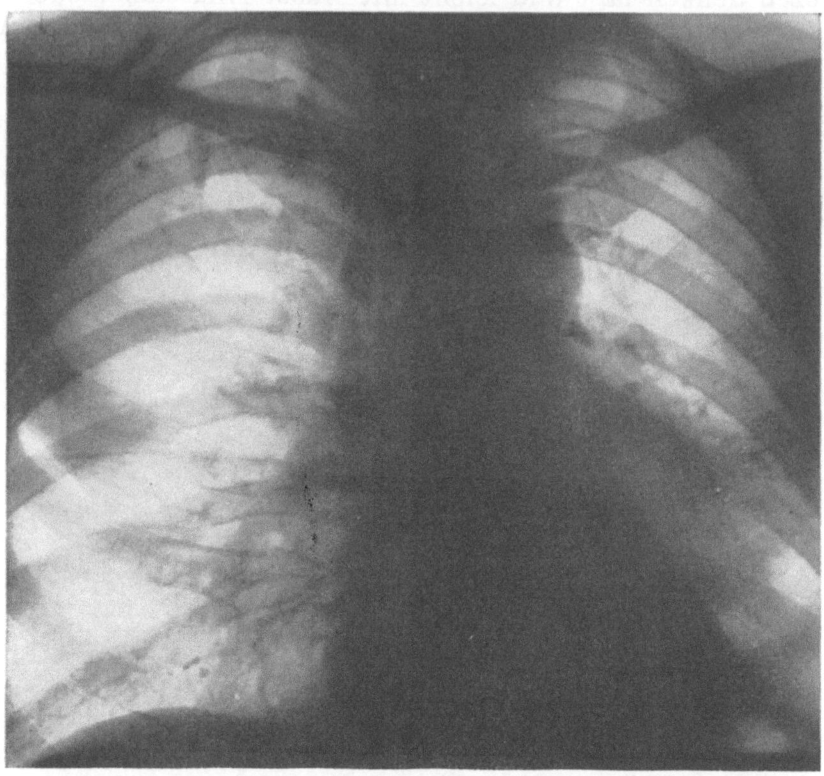

Fig. 154. Aneurysma der Aorta descendens. Vorbereiteter Durchbruch in den li. Bronchus.
Das umgebende Lungengewebe ist verdichtet (blutig durchtränkt und atelektatisch). Autoptische Kontrolle nach eingetretener Perforation des Aneurysmas in den li. Bronchus. Außerdem mehrfache Kalkherde im re. oberen Lungenfelde und am re. Rande des Mediastinums, gleichfalls autoptisch bestätigt.

Herz vergrößert gefunden, es ist das aber durchaus nicht die Regel. Gewöhnlich
nach links verbreitert und infolge Dilatation und Hypertrophie des linken Ventrikels zur typischen Schuhform verwandelt erscheint es bei einer gleichzeitigen
Aorteninsuffizienz, die durch Fortschreiten des luetischen Prozesses
auf die Aortenklappen, viel seltener als relative Insuffizienz infolge Dehnung
des Klappenringes durch die darüber befindliche Erweiterung sich einstellt.
Der Nachweis dieser charakteristischen Herzform kann seinerseits für die
luetische Entstehung einer Aortenerweiterung gegenüber der einfachen arteriosklerotischen Erweiterung verwertet werden (vgl. Fig. 135).

Aortenaneurysmen auf nicht luetischer Grundlage, die gelegentlich durch
Wandschädigungen bei septischen Prozessen oder mechanisch oberhalb einer
kongenitalen Isthmusstenose beobachtet werden, sind sehr seltene Vorkommnisse, die gegenüber der luetischen Ätiologie kaum in Betracht kommen.
Ich verfüge über eine derartige Beobachtung mit klinischem, röntgeno-

logischem und anatomischem Befund, die ein kleines Aneurysma des Aortenbogens auf Grund septischer Wandveränderungen betrifft.

Die seltenen Aneurysmen der Bauchaorta bieten innerhalb des dichten
Abdominalschattens den Röntgenstrahlen an sich ungünstige Chancen zur
Darstellung, können aber nach einer Mitteilung von Böttner durch Luftauf-
blähung des Darmes und Magens oder Lufteinblasung ins Abdomen kenntlich
gemacht werden und heben sich dann als bogenförmig pulsierende Schatten
neben der Wirbelsäule ab. Hesse gibt an, ein Aneurysma der Bauchaorta

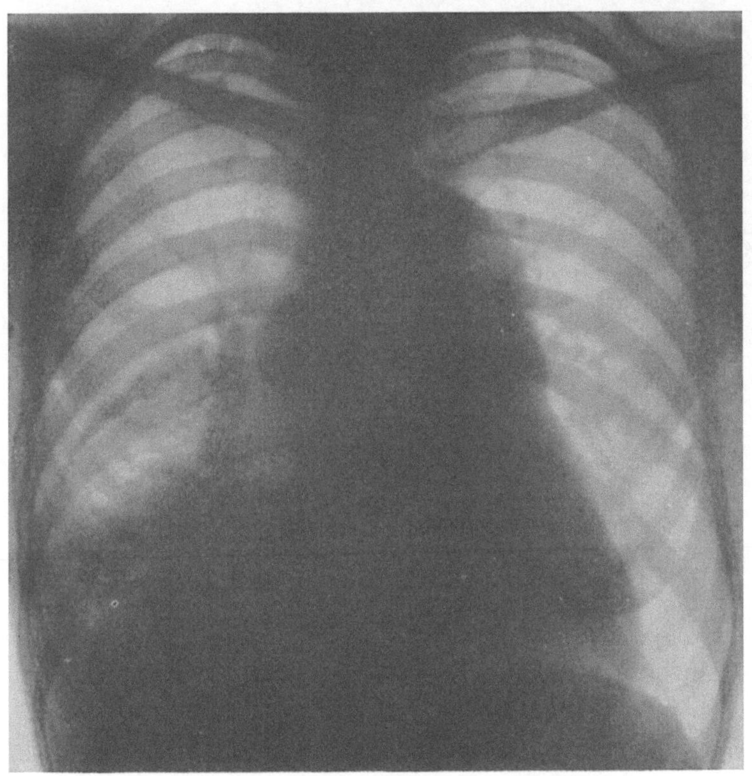

Fig. 155. Aneurysma der Aorta ascendens von atypischer Form mit Kompression
des re. Bronchus.

Das Aszendensaneurysma reicht ganz ungewöhnlich weit nach li. über die Wirbelsäule, den Arkusteil
und die A. pulmonalis hinaus, ist gegenüber dem li. Lungenfelde randbildend und sieht deshalb einem
erweiterten Pulmonalbogen ähnlich.
Außerdem eine kleine isolierte Ausbuchtung nach re. (kleiner Schattenbogen zwischen re. Wirbelsäulenrand und re. Hilus), welche den re. Bronchus komprimiert und dadurch eine Atelektase und Bronchopneumonie des re. Unterlappens (Verdunkelung des re. unteren Lungenfeldes) hervorgerufen hat.
(Der spangenförmige Schattenstreifen im re. mittleren Lungenfelde rührt von einer isolierten dichten
Pleuraschwarte her, welche mit dem Aneurysma in keinem ursächlichen Zusammenhang steht.)
Autoptische Kontrolle.

auch ohne künstliche Kontraste im Röntgenbild erkannt zu haben. Mir ist
dies in einem Fall, bei welchem von mir auf Grund klinischer Zeichen die
Diagnose auf Aneurysma der Aorta abdominalis gestellt und durch Autopsie
bestätigt wurde, nicht gelungen. Dagegen waren die Kalkplatten der Aortenwand in einem gleichfalls später autoptisch kontrollierten Falle einer starken
Arteriosklerose der Aorta abdominalis ohne wesentliche Erweiterung derselben als schmale, intensive Schattenstreifen innerhalb des Abdominalschattens bei der Durchleuchtung und auf der Aufnahme sichtbar. In mittelbarer
Weise kann der Nachweis einer durch Aneurysmen hervorgerufenen Druck-
usur an den Wirbelkörpern die Diagnose fördern. Die Usuren sind als kon-

kave Eindellungen der vorderen und linken Wirbelkörperfläche am besten bei
frontalem oder schrägem Strahlengange erkennbar (vgl. Fig. 157).

  Differentialdiagnose der Aneurysmen. So klar die eben besprochenen Verhältnisse und so eindeutig die abgebildeten Beispiele auch erscheinen, so
kann doch die Diagnose der Aneurysmen die allergrößten Schwierigkeiten
bereiten, und auch dem Erfahrensten werden Fälle vorkommen, in denen er

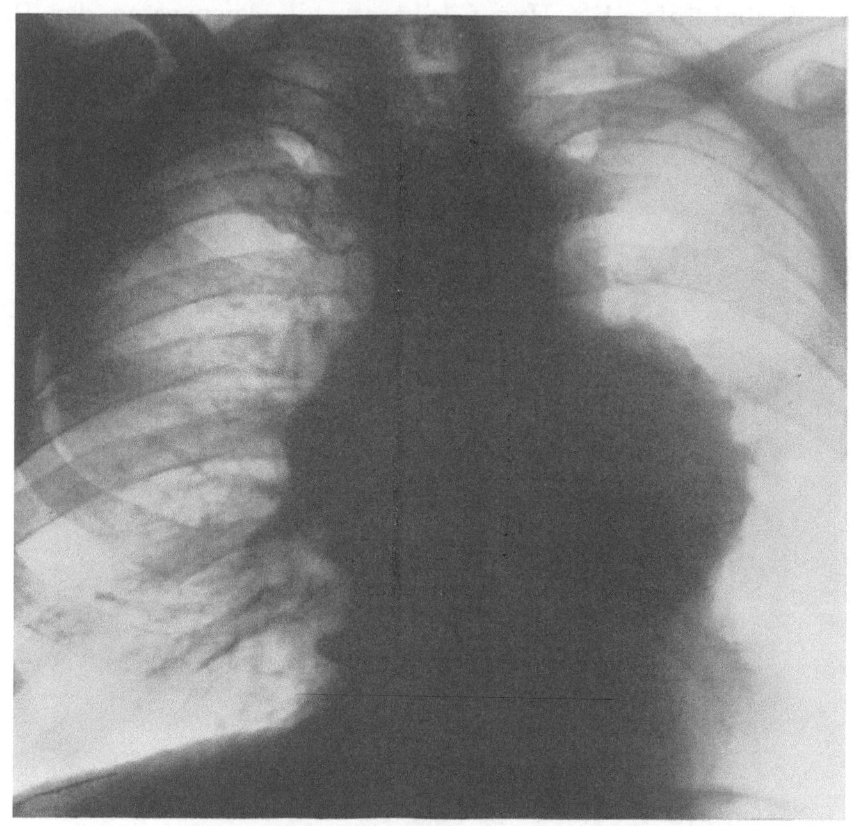

Fig. 156. Aneurysma der Aorta descendens. (Sektion.)
Derselbe Fall wie in Fig. 157, auf welcher bei Verwendung härterer Strahlen
die durch das Aneurysma hervorgerufene Wirbelarrosion zum Ausdruck kommt.

eine Fehldiagnose stellt oder, wenn er vorsichtig ist, sein Unvermögen ein-
gestehen muß, eine Entscheidung zu treffen. Die Schwierigkeiten liegen
darin, daß einerseits zahlreiche andere im Mediastinum lokalisierte Prozesse
sehr ähnliche oder gleiche Bilder liefern können, andererseits nicht selten
Komplikationen bei Aneurysmen auftreten, die die eben beschriebenen charakteristischen Merkmale verdunkeln.

  Unter den Zuständen, die einen dem Aneurysma ähnlichen Schatten geben,
sind zu nennen: Mediastinaltumoren im weitesten Sinne, insbesondere Sarkome
und Lymphosarkome, lymphogranulomatöse und leukämische Drüsentumoren, Dermoidzysten, substernale Strumen, Lungenkarzinome und -sarkome
sowie Hilusdrüsentumoren verschiedener Art, Ösophaguskarzinome, -diver-
tikel und -dilatationen, Perikarddivertikel, Senkungsabszesse und Tumoren
der Wirbelsäule. Die Charakteristika dieser einzelnen Erkrankungen sind an
entsprechender Stelle geschildert.

Als wichtigste diagnostische Regel ist zu beachten, daß durch Durchleuchtungen und Aufnahmen in verschiedensten Richtungen zu ermitteln gesucht werden muß, ob der in Frage stehende Schatten sich vom Gefäßschatten trennen läßt oder nicht. Oft erweist es sich nach den Vorschlägen von Kienböck als nützlich, den rechts von der Wirbelsäule gelegenen Anteil mit dem links vorspringenden Schatten durch eine gedachte Linie zu verbinden und sich die Frage vorzulegen, ob diese Verbindungslinie zu einem einheitlich gebogenen Gefäßrand ergänzt werden kann oder auf unregelmäßig gestaltete Körper bezogen werden muß, wobei dann in erster Linie an Tumoren bzw. Lymphdrüsenvergrößerungen zu denken ist. Ferner ist darauf zu achten, ob daneben an anderer Stelle

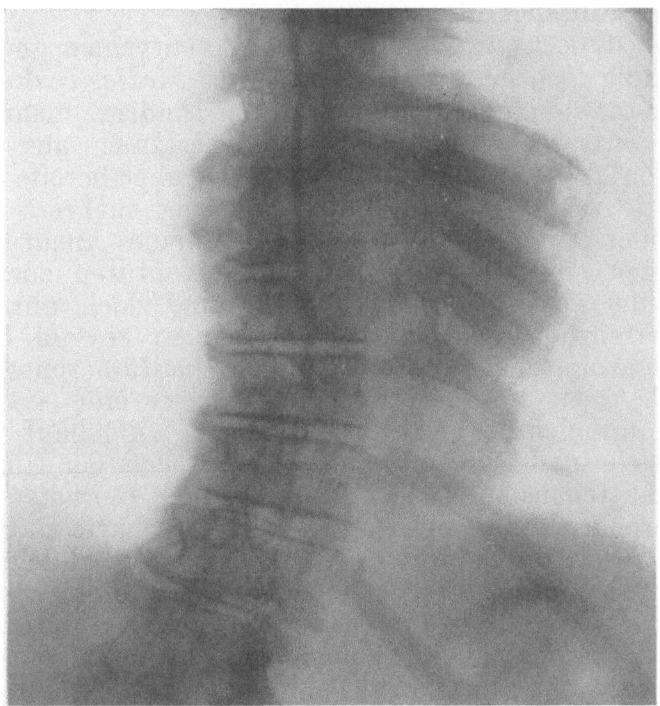

Fig. 157. Knochenarrosion der Brustwirbelsäule an der linken Seite durch ein Aneurysma der Aorta descendens. (Sektion.) Derselbe Fall wie in Fig. 156, auf welcher das Aneurysma selbst deutlicher zum Ausdruck kommt.

irgendwelche pathologische Befunde vorhanden sind, z. B. Drüsentumoren, Tumorschatten in den Lungenfeldern usw., die ihrerseits auf die gleiche Natur des zur Erörterung stehenden aneurysmaähnlichen Mediastinalschattens Rückschlüsse erlauben. Demgegenüber sind andere Merkmale, wie vorhandene oder fehlende Pulsation, von geringerer Bedeutung. Es wurde bereits oben bemerkt, daß auch bei Aneurysmen, und zwar am häufigsten gerade bei den allergrößten Erweiterungen, Randpulsationen fehlen können. Andererseits zeigen bisweilen der Aorta oder dem Herzen anliegende Tumoren ausgedehnte mitgeteilte Pulsationen. Ja sie können unter Umständen sogar sich nach zwei Seiten hin pulsatorisch erweitern, wie bei Beschreibung der Mediastinaltumoren an einem Beispiele erörtert werden wird, wenn sie nämlich die Aorta an beiden Seiten umwachsen. Die bei der Durchleuchtung oft nicht leicht zu entscheidende Frage, ob Pulsationen vorhanden bzw. welcher Art dieselben sind, kann oft besser durch die Kymographie gelöst werden;

diese ist daher in manchen Fällen mit Erfolg für die Differentialdiagnose zwischen Aortenaneurysma und Mediastinaltumor herangezogen worden (SCHILLING, WILKE u. a.). Die Prüfung, ob Hebung des Schattens beim Schluckakt stattfindet, ermöglicht nicht immer eine sichere Entscheidung. Bei Strumen ist dies gewöhnlich der Fall, bei Mediastinalsarkomen und anderen Tumoren und bei Aneurysmen nur dann, wenn sie in naher Beziehung zur Trachea oder zum linken Bronchus stehen. Wichtig ist der Umstand, daß die Trachea von Strumen und Mediastinaltumoren umwachsen zu werden pflegt, während ein Aneurysma, wenn es raumbeengend mit ihr zusammenstößt, sie gewöhnlich zur Seite drängt. Näher ist die Differentialdiagnose zwischen Aortenaneurysma und *substernaler Struma* bei deren eingehender Schilderung S. 196 durchgeführt.

Im einzelnen ist noch zu bemerken, daß Aneurysmen gewöhnlich glatte, ziemlich regelmäßig gebogene Ränder haben, *Mediastinaltumoren* dagegen in der Regel nicht so einheitlich gestaltete, sondern mehr buchtige, gekerbte Ränder entsprechend der Zusammensetzung aus mehreren zusammenhängenden Tumorknoten aufweisen. Wie aber bereits erwähnt wurde, können auch bei Aneurysmen durch Anlagerung mehrerer Erweiterungen nebeneinander oder durch lokale Ausbuchtungen eines Aneurysmasackes (sog. Tochteraneurysmen) mehrfach bogiggekerbte Konturen zustande kommen. Meist sind die Begrenzungen der Tumoren aber doch unregelmäßiger gestaltet. Die Abgrenzung gegen das Lungenfeld ist sowohl bei Aneurysmen als bei Mediastinaltumoren scharf, bei Mediastinaltumoren gewöhnlich noch schärfer als bei Aneurysmen, weil letztere meist eine stärkere Pulsation zeigen. Doch kann hierauf keine Entscheidung aufgebaut werden. *Hilustumoren* heben sich in der Regel weniger scharf von der Umgebung ab und entsenden oft Schattenausläufer in das Lungenfeld. *Dermoide* haben gewöhnlich eine ausgesprochen rundliche Gestalt und sehr scharfe glatte Ränder. Die Anführung von *Ösophaguskarzinomen* bei der Differentialdiagnose könnte befremdlich erscheinen, da sie meist auf den Ösophagus beschränkt bleiben; wie die von KUCKEIN mitgeteilten Fehldiagnosen lehren, gibt es aber auch Ösophaguskarzinome, die ausschließlich nach vorn in das Mediastinum wuchern und dort ziemlich umschriebene Tumoren bilden, ja selbst ohne Schluckstörung verlaufen können. Hierbei ist zu berücksichtigen, daß auch Aneurysmen eine Kompression des Ösophagus hervorrufen können; diese erreicht aber nur selten höhere Grade, da der Ösophagus in der Regel ausweicht (vgl. Fig. 494). Die sogenannten *idiopathischen Ösophagusdilatationen* können in seltenen Fällen derartige Ausdehnung annehmen, daß der erweiterte Ösophagus den rechten Rand der Aorta ascendens und des Herzens überragt und dadurch im Röntgenbilde eine Verbreiterung des Mittelschattens nach rechts eintritt, welche leicht irrtümlich als Ausdruck eines Mediastinaltumors oder auch eines Aortenaneurysmas bei gleichzeitiger Herzerweiterung aufgefaßt werden kann. Die Untersuchung nach Füllung der Speiseröhre mit Kontrastbrei klärt diese Verhältnisse (vgl. Fig. 508/509). *Perikarddivertikel* können der Form und Lage nach ganz ähnliche Schattenbilder wie Aneurysmen der Aorta ascendens erzeugen; meist ist der Rand der Schatten von Aneurysmen freilich mehr gleichmäßig, rundlich gebogen, bei Perikarddivertikeln mehr ein wenig eckig gestaltet; doch können auch bei Aneurysmen etwas unregelmäßige Konturen durch Verwachsungen mit der Nachbarschaft entstehen, wie z. B. in einem von PÜSCHEL beschriebenen autoptisch geklärten Falle; für Perikarddivertikel spricht eine von JANSSON beobachtete Veränderlichkeit der Form bei der Atmung. Bei *Senkungsabszessen der Wirbelsäule* endlich, welche

gegenüber einem Aneurysma der Aorta descendens in Betracht kommen
können, spricht der Mangel der Pulsation und die Gestalt des Schattens, der
sich meist beiderseits von der Wirbelsäule mit flach bogenförmigen Grenz-
konturen ausbreitet, bis zu einem gewissen Grade, nicht immer sicher gegen
Aneurysma. Großes Gewicht ist auf die Feststellung einer Wirbelkaries, die
oft besser durch seitliche als durch ventrodorsale Aufnahmen gelingt, oder
einer spitzwinkeligen Wirbelkrümmung zu legen; es ist aber zu bedenken,
daß diese mitunter bei beginnenden tuberkulösen Wirbelprozessen fehlen,
andererseits seitliche Usuren der Wirbelkörper auch durch Aneurysmen zustande kommen können. Die sicherste Unterscheidung namentlich gegenüber den zuletzt angeführten Zuständen gewährt der Nachweis des normalen
Aortenschattens innerhalb der pathologischen Verschattung; eine solche
Differenzierung gelingt am besten bei Verwendung harter Strahlen. Kurz
erwähnt sei, daß eine zunächst übersehene Skoliose der Brustwirbelsäule,
welche einen tiefen, gebogenen Schatten rechts oder links oberhalb des Herzens
hervorruft, bei oberflächlicher Betrachtung leicht für ein Aneurysma gehalten
werden kann. Eine genauere allgemeine Untersuchung und Durchleuchtung
in verschiedenen Schrägdurchmessern schützt vor diesem vermeidbaren Irrtum. Eine weitere Ausführung der Differentialdiagnose dürfte sich erübrigen,
da die Überlegungen im Einzelfalle doch stets andere sind und die sämtlichen
klinischen Verhältnisse berücksichtigen müssen.

Aortographie.

Durch die von DOS SANTOS eingeführte sogenannte *Aortographie* kann die
abdominale Aorta mit ihren Ästen und Verzweigungen im Abdomen und auch
besonders im Becken kenntlich gemacht werden, indem ein lösliches Kontrastmittel wie Jodnatrium oder Abrodil mit einer dünnen Nadel in Höhe zwischen
12. Brust- und 1. Lendenwirbel in die Aorta eingespritzt wird. Die Injektion
wird von DOS SANTOS nach Splanchnikusanästhesie und ebenso wie die
Röntgenaufnahme in Bauchlage ausgeführt. Der Autor hebt als besonders
wichtig die Darstellung der Beziehungen von Bauchorganen und namentlich
Bauchtumoren zu den arteriellen Gefäßen hervor. Wenn auch die Ungefähr-
lichkeit der Methode hervorgehoben wird, so ist doch gewissenhafteste Prüfung notwendig, ob von diesem immerhin nicht belanglosen Eingriff eine
solche Förderung der Diagnose zu erwarten ist, daß daraus ein wesentlicher
praktischer Nutzen für den Kranken erwächst. Diese Voraussetzung dürfte
wohl nicht häufig zutreffen.

Arteria pulmonalis.

1. Normale Arteria pulmonalis.

Die Arteria pulmonalis bildet im Röntgenbild den oberen Teil des mittleren linken Bogens des Herzgefäßschattens. Es ist nur ihr lateraler Rand
gegenüber dem hellen Lungenfeld sichtbar, der mediale ist dagegen der Aorta
angelagert und von ihrem kompakten Schatten weder bei gerader noch bei
schräger Durchleuchtung zu trennen. Daraus ergibt sich, daß Schlüsse auf
die Weite des Pulmonalisstammes nur bedingt möglich sind. Ebenso wie bei
der rechts randbildenden Aorta ascendens kann eine stärkere Vorbuchtung
des Gefäßbogens auch an der Pulmonalis durch eine Erweiterung des Gefäßes
selbst hervorgerufen werden, aber auch durch Raumbeengung, z. B. bei sehr
hohem Zwerchfellstand oder bei Druck von oben durch einen Kropf passiv

zustande kommen, ohne daß die Gefäßbreite selbst verändert ist. Früher ist
bei Betrachtung der Pulmonalarterie ausschließlich dem Rande des Hauptstammes Beachtung geschenkt worden. Nur wenige Bemerkungen im Schrifttum weisen auf die röntgenologische Darstellung der Äste hin. So ist im
Atlas des Mediastinums von F. A. HOFFMANN und in einer Abbildung von
DIETLEN der linke Hauptast der Pulmonalarterie bei einer Strahlenrichtung
im zweiten schrägen Durchmesser in Position von 45° nach HOFFMANN als
ein quer den Mittelraum kreuzender Schattenstreifen dargestellt worden. Bei
einem dazu senkrechten Strahlengange im ersten schrägen Durchmesser wird
dieser Ast unmittelbar am Ursprung aus dem Pulmonalisstamm zusammen
mit diesem an der Teilungsstelle gerade in der Verlaufsrichtung getroffen.
Das hierdurch erzeugte annähernd kreisförmige bzw. oväläre Querschnittsbild
fällt auf Aufnahmen im ersten schrägen Durchmesser durch seine erhebliche

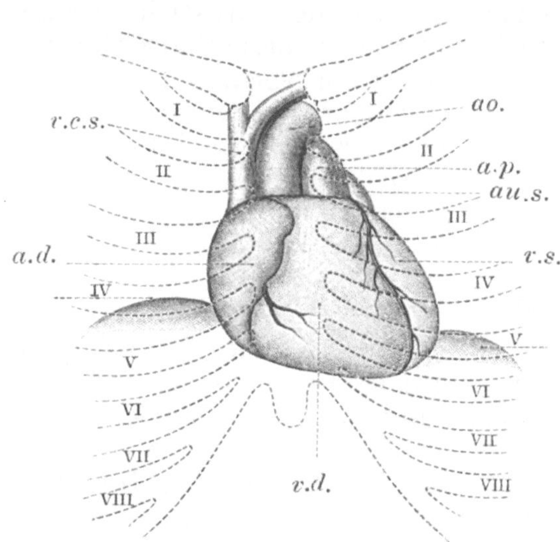

Fig. 158. Herzsitus nach MORITZ.
a.p. = Stamm der Arteria pulmonalis.

Schattenintensität auf (in Fig. 124
mit *T* bezeichnet). Es liegt am
Grunde des Gefäßbandes dicht oberhalb des hellen Streifens des linken
Hauptbronchus. Seine Beziehung zum
Pulmonalisstamm ist dadurch kenntlich, daß dessen oberer bogenförmiger
Rand, der auch innerhalb der Deckung
mit dem Schatten der Aorta ascendens oft deutlich zu differenzieren ist,
an dem oberen Rande des runden
Querschnittsbildes an der Teilungsstelle endet (vgl. Fig. 124 u. 128). Im
übrigen ist es infolge der zahlreichen
Deckungen mit anderen schattengebenden (Gefäße) und andererseits aufhellenden Gebilden (Trachea und Bronchien)
schwer möglich, einen genaueren Eindruck von dem Verlauf der Hauptäste
von ihrem Abgang aus dem Stamm bis
zu den ersten Abzweigungen der Oberlappenäste zu gewinnen. Namentlich
gilt dies von dem rechten Hauptast, der unmittelbar unterhalb des Aortenbogens zwischen diesem und dem linken, später auch dem rechten Stammbronchus dicht unter und vor der Bifurkation der Trachea ganz versteckt gelegen ist.
    Dagegen ist der zu den mittleren und unteren Lungenabschnitten herab-
ziehende Ast, nachdem er den Bronchus gekreuzt und einige Oberlappenäste
abgegeben hat, besonders auf der rechten Seite im Röntgenbild bei gerader
Durchleuchtung deutlich sichtbar. Auf der linken Seite ist er nur dann übersichtlich dargestellt, wenn er im medialen Anteil von dem Herzschatten nicht
verdeckt wird, was bei Herzvergrößerungen häufig der Fall ist. Der deshalb
vornehmlich für die Beurteilung in Betracht kommende rechte Ast bildet
einen kommaförmigen Schatten rechts neben dem unteren Herzrand. Er ist
lateralwärts gegen das helle Lungenfeld, medialwärts gegen das helle Band
des Bronchiallumens scharf abgesetzt. Aus dieser Schilderung ergibt sich,
daß ich den normalen »Hilusschatten« im wesentlichen als Ausdruck des abwärts gerichteten Hauptastes der Pulmonalarterie ansehe. Für diese von
mir entgegen anderen Darstellungen (DE LA CAMP, KÜPFERLE, GROEDEL)
stets vertretene Auffassung sprechen unter anderem auch die Bilder, welche
nach Füllung der Pulmonalarterien mit Kontrastflüssigkeit jetzt auch am

lebenden Menschen erhalten sind (MONIZ, DE CARVALHO und LIMA); auf diesen treten die Hilusschatten in verstärkter Schattentiefe deutlich hervor. Näher werden die topographischen Beziehungen der Lungenarterien zu den an-

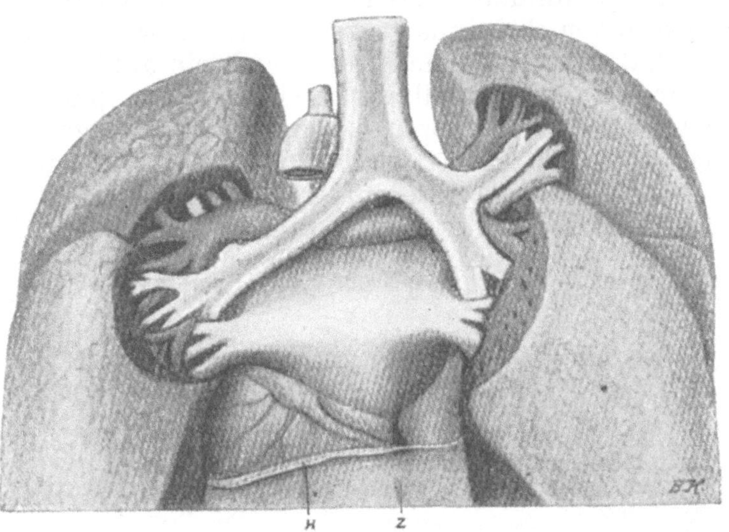

Fig. 159. Lungengefäße und Bronchien bei Ansicht von hinten nach STÖRK.
Arterie (dunkel) lateral, Bronchus in der Mitte, Venen (hell) medial. Einzelne Überkreuzungen.

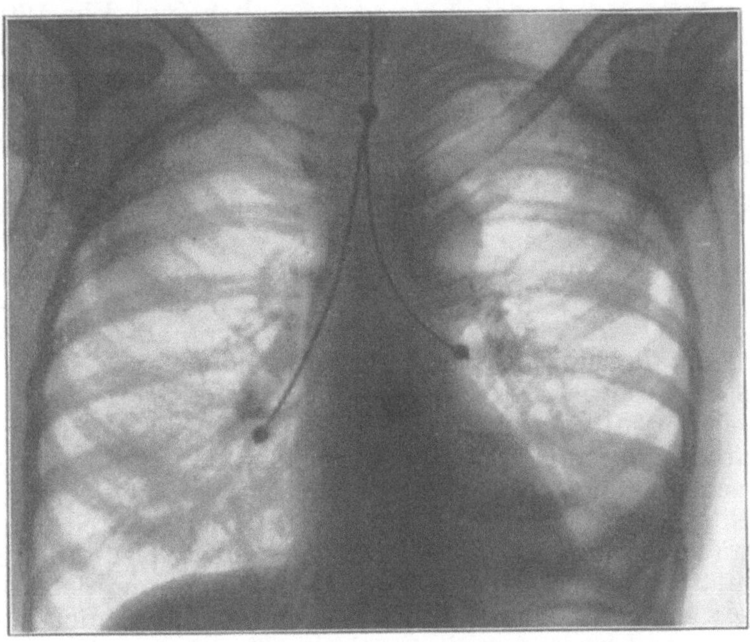

Fig. 160. Normales Thoraxbild (nach WEINGÄRTNER).
Die hellen Bronchiallumina sind durch in vivo eingeführte Metallkettchen gekennzeichnet. Lateral
daneben die Hilusschatten (Hauptäste der Arteria pulmonalis).

liegenden Bronchien sowie zu den Lungenvenen und Lymphdrüsen in dem Abschnitt über die normale Lungenzeichnung auseinandergesetzt werden (vgl. S. 231 ff.).

Dadurch, daß der arterielle Hilusschatten lateral gegen das helle Lungen-feld, medial gegen das Lumen des Bronchus abgegrenzt ist, kann seine Breite bestimmt werden. Es ist nur die Festsetzung der Höhe erforderlich, um einen bestimmten Punkt zur Vergleichsmessung festzulegen. Ich habe zu diesem Zwecke die Messung des Schattendurchmessers dicht unter der nach abwärts gerichteten Krümmung des rechten Hilusschattens vorgeschlagen, nachdem die Arterie den Bronchus gekreuzt hat. Abwärts von diesem Punkte stellt der Hilusschatten meist eine Strecke weit ein annähernd gleich breites Schattenband dar. Weiter oberhalb ist bereits der dem eparteriellen Bronchus entsprechende Ast und ein oder zwei Oberlappenäste abgegeben. Eine Strecke tiefer weist der Hilusschatten oft leichte lokale Verbreiterungen durch seitwärts und abwärts abgehende Äste auf. Nach vorn und hinten in sagittaler Richtung verlaufende sogenannte orthoröntgenograde Äste beeinträchtigen die Messung kaum. Allerdings ist zuzugeben, daß auch an der genannten

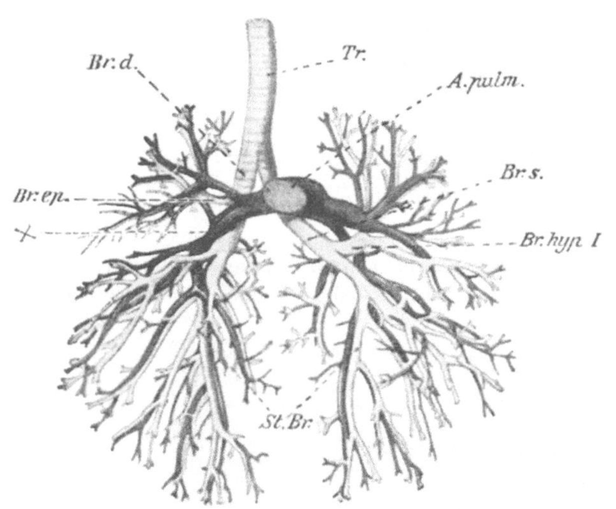

Fig. 161. Arteria pulmonalis und Bronchien
nach NARATH.
Bei ✕ Messung der Gefäßbreite.

Stelle der Verlauf der beiden Konturen des Hilusschattens nicht immer streng parallel ist und daß durch Verlaufsvarietäten gewisse Abweichungen und Unregelmäßigkeiten entstehen können. In den meisten Fällen ist hier aber eine bis auf eine geringe Fehlerbreite genaue Bestimmung des Durchmessers des arteriellen Hilusschattens möglich (vgl. Fig. 160 u. 161). Auf der linken Seite wird eine Messung der Breite des Hilusschattens oft dadurch beeinträchtigt, daß der weiter seitlich vorspringende Schatten des Pulmonalarterienstammes bzw. des Herzens ohne deutliche Trennung bis an den Hilusschatten heranreicht oder bei pathologischer Verbreiterung diesen sogar verdeckt. Deshalb erscheint der rechte Hilusschatten zur Messung im Durchschnitt geeigneter.

Auch auf der rechten Seite gelingt eine klare Abgrenzung des Arterienschattens nach der Mitte zu nicht in allen Fällen, und zwar dann nicht, wenn der Herzschatten erweitert ist, über das Bronchiallumen hinausreicht und so in den Arterienschatten übergeht. Auch unter diesen Umständen scheint allerdings der zartere Hilusschatten von dem tieferen Herzschatten durch eine schmale, dem Herzrand parallel verlaufende helle Linie abgegrenzt zu sein (diese dem Sprachgebrauch gemäß gehaltenen Bezeichnungen sind im Sinne des Positivs zu verstehen). Diese schmale Grenzlinie darf aber nicht auf das Bronchiallumen zurückgeführt werden, sondern ist nur eine optische Täuschung, die infolge Kontrastwirkung am Rande des dichten Herzschattens entsteht. Es kann dies dadurch erkannt werden, daß man den Herzschatten abdeckt; alsdann verschwindet die helle Trennungslinie vollständig und man sieht nur den einheitlichen Hilusschatten. Hierdurch ist der der Erwartung widersprechende Umstand zu erklären, daß gerade bei Zuständen, in denen eine Erweiterung der Arterie angenommen werden mußte, bisweilen eine scheinbare Verschmälerung gegenüber der Norm gefunden wird. In Wirklichkeit gehen alsdann der erweiterte Vorhof- und der Arterienschatten ohne Absatz ineinander über, so daß eine

Breitenbestimmung des Hilusschattens in diesen Fällen nicht möglich ist. Die Beachtung dieser Fehlerquelle ist erforderlich, wenn man vergleichende Messungen der Hilusschatten vornimmt.

Voraussetzung für eine Verwertung in dieser Hinsicht ist natürlich, daß solche pathologische Schatten ausgeschaltet werden können, die durch vergrößerte Lymphdrüsen, Infiltration der Lungen, pathologische Verhältnisse der Bronchien hervorgerufen werden. Auf die oft schwierige Differentialdiagnose dieser Zustände wird im Abschnitt der Lungendiagnostik näher eingegangen werden. Zur Messung der arteriellen Hilusbreite sind nur solche Aufnahmen geeignet, auf denen der Hilusschatten medial und lateral, von abgehenden Ästen abgesehen, eine ganz glatte, sanft bogenförmig gekrümmte Kontur aufweist.

Außer den geschilderten Hauptästen sind die Verästelungen der Arterien und ebenso der Venen als sich verzweigende Schattenstreifen im hellen Lungenfeld sichtbar (vgl. S. 234). Ihre Abgrenzung voneinander und den bei der Schattenbildung hinzutretenden, wenn auch nur kaum merklich in Betracht kommenden Bronchialwandungen sowie von den aufhellenden Bronchiallumina ist peripher vom Hilus weniger klar möglich, da hier häufigere Überkreuzungen stattfinden.

Pneumoradiographie.

Der von den Gefäßen, insbesondere den Arterien, hervorgerufene Anteil der Lungenzeichnung kann dadurch noch deutlicher gemacht werden, daß eine Kontrastflüssigkeit, z. B. Jod-Natrium, von einer Armvene aus durch einen Katheter in den rechten Vorhof des Herzens eingespritzt wird. Dies zuerst durch einen Selbstversuch von Forssmann eröffnete Verfahren ist von Moniz, de Carvalho und Lima, Conte und Costa und anderen Autoren als sogenannte *Pneumoradiographie* weiter ausgebaut worden. Der praktische Nutzen und die Zulässigkeit der Anwendung der Methode müssen meines Erachtens stark in Zweifel gezogen werden.

2. Krankhafte Arteria pulmonalis.

Von diesen normalen Verhältnissen kommen Abweichungen vor und können im Röntgenbild erkannt werden. Eine Erweiterung der Arterie gibt sich kund als stärkere Vorbuchtung des zweiten linken Gefäßbogens des Mittelschattens und außerdem als Verbreiterung der Hilusschatten. An erster Stelle ist die Verbreiterung auffälliger und früher ausschließlich beachtet. Die Hilusbreite, auf die ich hiermit hinweise, hat dagegen den Vorzug, daß sie nicht solchen Einflüssen unterworfen ist, die eine Vorbuchtung des Stammbogens allein durch Verdrängung hervorrufen, und daß sie eine meßbare Größe darstellt.

Eine Verbreiterung des Pulmonalarterienstammes wird in ausgesprochenster Weise bei gewissen angeborenen Herzfehlern beobachtet. Sie wird meist als Ausdruck eines offenen Ductus Botalli angesehen, kommt aber auch bei anderen angeborenen Herzleiden, sowohl infolge von vornherein bestehender Anlage (ungleiche Teilung des Truncus arteriosus communis), als infolge erworbener Blutdrucksteigerung im kleinen Kreislauf vor. Bezüglich der angeborenen Herzleiden wird auf den betreffenden Abschnitt verwiesen (vgl. S. 87 und Fig. 86, 164 und 166 sowie Tafel II, Fig. 1 und 2). Unter den Ursachen von erworbenen Pulmonalarterienerweiterungen sind zunächst die gleichfalls früher erwähnte Pulmonalinsuffizienz und die Perforation eines Aortenaneurysmas in die Pulmonalarterie zu nennen, von welcher Weinberger einen Fall beschrieben hat. Aneurysmen der Pulmonal-

arterie selbst sind seltene Vorkommnisse. ROSENFELD hat einen Fall mitgeteilt, welcher der autoptischen Kontrolle ermangelt. Fälle mit anatomischem
Befund, bei denen im Röntgenbilde eine Verbreiterung des Pulmonalbogens
und bei der Sektion ein Aneurysma der Pulmonalarterie z. T. auf luetischer Grundlage festgestellt wurde, sind von NEUBURGER, POINSO, SPITZER
und LÜDIN mitgeteilt; ein anderer mit arteriosklerotischen Wandveränderungen bei Emphysem ist von KÄPPELI beschrieben. Ich füge die Abbildung
eines der eindrucksvollen anatomischen Präparate aus dem Atlas von ROKI-
TANSKI bei, nach welchem die Vorbuchtung des Pulmonalbogens im Röntgenbild leicht verständlich ist. In dem Sektionsprotokoll dieses Falles sind
schwielige Narben der Leber erwähnt, so daß es sich wahrscheinlich um ein Aneurysma luetischen Ursprungs gehan-
delt hat. Multiple Aneurys-men auf angeborener Grundlage an einem abwärts zie-henden Pulmonalarterienaste
hat WILKENS beschrieben. Sie hatten im Leben perlband-
ähnliche Schatten im Rönt-genbilde hervorgerufen, die
zunächst für tuberkulöse Ver-änderungen angesehen worden waren. Außerdem war der zweite linke Bogen des
Mittelschattens als Ausdruck des erweiterten Pulmonalstammbogens vorgewölbt.

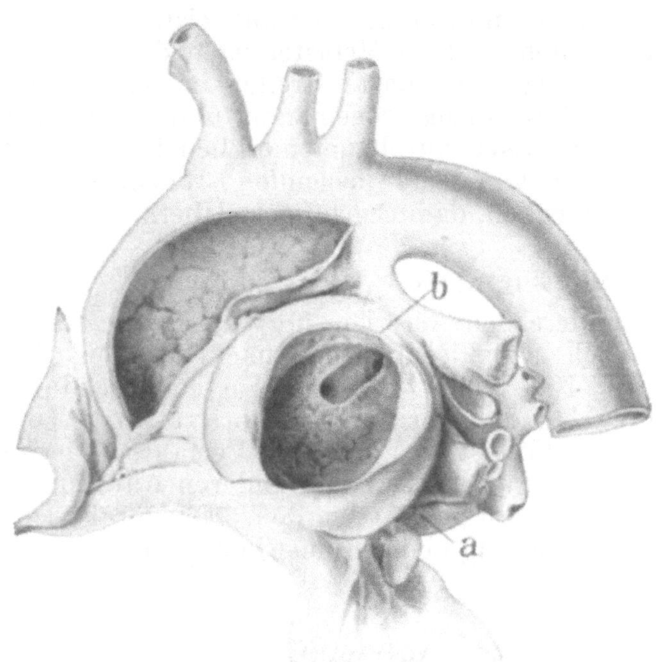

Fig. 162. Aneurysma des Stammes der Arteria
pulmonalis. Aus dem Atlas von ROKITANSKI.
Im Grunde des Aneurysmas sind die Abgangsstellen des re.
und li. Astes der Lungenarterie sichtbar, welche nicht erweitert sind.

Lokale Erweiterungen der Pulmonalarterie können auch passiv durch Narben-zug der Umgebung zustande kommen. Man beobachtet dies nicht ganz selten bei Schrumpfung großer Ober-
lappenkavernen, die mit der Pulmonalarterienwand verwachsen sind. Ein
derartiges Beispiel ist in Fig. 163 abgebildet. Differentialdiagnostisch ist
noch zu beachten, daß Vorwölbungen des Mediastinalschattens an derselben
Stelle im Röntgenbilde auch durch lokale Erweiterungen der Aorta und
durch Mediastinaltumoren hervorgerufen werden können. Die in Fig. 155
und 165 dargestellten Fälle zeigen zunächst große Ähnlichkeit mit dem Bilde,
das durch eine Erweiterung der Arteria pulmonalis z. B. beim Ductus Botalli
apertus zustande kommt (vgl. Fig. 166). Es handelte sich hierbei aber einmal
um ein Aneurysma der Aorta ascendens, welches nicht nur nach rechts, sondern ausnahmsweise besonders nach links außergewöhnlich weit hinüber
reichte (Fig. 155), im anderen Falle lag ein mediastinaler Lymphdrüsentumor
bei Lymphogranulomatose vor (Fig. 165). Hier waren es hauptsächlich andere
klinische Momente, welche die Entscheidung ermöglichten.
Lokale Erweiterungen des Pulmonalarterienstammes können von einer
diffusen Dilatation dadurch unterschieden werden, daß bei ersterer nur der
Randschatten des Stammes als zweiter linker Bogen des Mittelschattens stark

vorgebuchtet ist, dagegen die Hilusschatten nicht dementsprechend verbreitert sind, während bei einer allgemeinen Dilatation alle Veränderungen im gleichen Verhältnis zueinander entwickelt sind. Manchmal weist der Pulmonalisstamm oberhalb des Pulmonalostiums eine besonders stark hervortretende Erweiterung auf, die im Röntgenbilde in dem stark vorspringenden zweiten linken Bogen zum Ausdruck kommt, während die übrige Pulmonalarterie gleichmäßig diffus verbreitert ist.

Eine diffuse Erweiterung wird, abgesehen von den vorher genannten Ursachen, unter all den Umständen angetroffen, die mit einer Drucksteigerung im kleinen Kreislauf einhergehen, in erster Linie bei Mitralfehlern, aber auch bei Einengung der Strombahn aus anderen Ursachen, z. B. bei Lungenzirrhose,

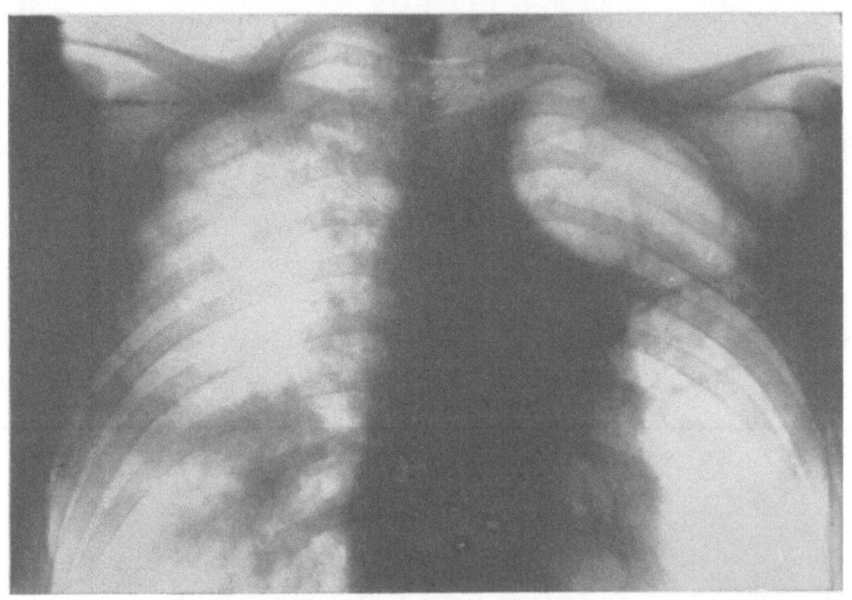

Fig. 163. Verziehung und Erweiterung des Stammes der Pulmonalarterie durch Narbenzug bei großer linksseitiger Spitzenkaverne.
Reichliche tuberkulöse Schattenherde im re. Lungenfelde.   Autoptische Kontrolle.

höheren Graden von Skoliose usw. REINHARD beschreibt eine Vorbuchtung der Arterie und des Conus pulmonalis im akuten Dekompensationsstadium bei Beriberi und ein Abschwellen des Pulmonalschattens nach wieder hergestellter Kompensation. AALSMEER und WENCKEBACH sahen dagegen eine Verbreiterung des Herzschattens nur in den schwersten Fällen und betonen den verhältnismäßig geringen Grad der Lungenstauung im Gegensatz zu der schweren Stauung im großen Kreislauf infolge Rechtsinsuffizienz des Herzens. Zur Beurteilung der Frage, welcher Herzabschnitt hauptsächlich geschädigt ist, wäre außerdem eine Untersuchung im ersten schrägen Durchmesser daraufhin von Wert, ob hierbei eine Erweiterung des linken Vorhofs nachweisbar ist oder nicht; bei Erlahmen des linken Ventrikels wäre dieses zu erwarten, bei der von WENCKEBACH behaupteten vorzugsweisen Schwächung des rechten Ventrikels dagegen nicht (vgl. S. 49).

Ebenso wie am Pulmonalstammbogen ist auch an den Hilusschatten im Stadium der Dekompensation eine starke Verbreiterung und ein auffälliger Rückgang nach Wiederherstellung des Kreislaufes sichtbar. So habe ich auf fortlaufend gemachten Fernaufnahmen von Herzen bei Diphtheriemyokarditis

eine Veränderung der Hilusschattenbreite durch Messung festgestellt, die dem
Wechsel der Herzgröße und des klinischen Befundes parallel ging. Eine besonders starke Verbreiterung der Hilusschatten bei gleichzeitiger Herzerweiterung und späterem Rückgang von Herz- und Hilusschatten zur Norm beobachtete FÖRSTER in bzw. nach einem Anfall von paroxysmaler Tachykardie.
Der gleiche Befund enorm verbreiterter Hilusschatten bei Tachykardie ist

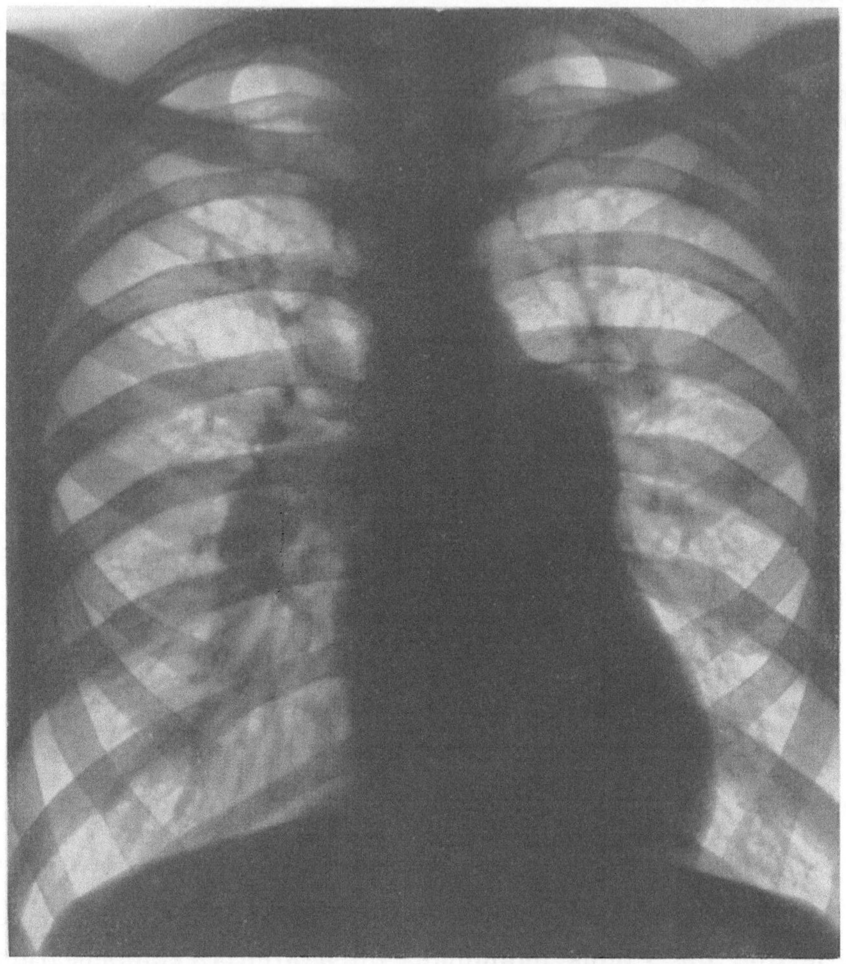

Fig. 164. Kongenitaler Herzfehler (wahrscheinlich Vorhofseptumdefekt).
Stark vorspringender Bogen des Stammes der Arteria pulmonalis und starke Verbreiterung der Hilusgefäßzeichnung.

auch von GROEDEL erhoben, freilich gemäß seiner anderen, meiner Ansicht
nach unzutreffenden Auffassung von der Natur der Hilusschatten auf Drüsentumoren bezogen worden.

Bei Messung der Hilusbreite nach den oben erörterten Grundsätzen
habe ich beträchtliche Differenzen bei verschiedenen Zuständen festgestellt. Die
normale Hilusbreite beträgt bei Fernaufnahme in 1,50 m Entfernung 11—14,
durchschnittlich etwa 13 mm. Eine gewisse normale Variabilität besteht
natürlich, bei welcher Alter, Größe, Gewicht des Körpers und auch des Herzens
auf die Hilusbreite von Einfluß sein dürften. Maße über 15 mm habe ich mit
wenig Ausnahmen nur bei krankhaften Zuständen angetroffen, und zwar einerseits in einer Breite von 15—23 mm bei Stauung im kleinen Kreislauf, welche

sich von den Lungenvenen durch die Kapillaren auf die Arterien fortpflanzte, z. B. ziemlich regelmäßig bei Mitralfehlern, ferner bei dekompensierter Myokarditis, Schrumpfnierenherzen usw., andererseits, und zwar oft in höchstem Grade, bis zur $2^{1}/_{2}$ fachen Verbreiterung von 32 mm bei kongenitaler Anlage, wenn der Druck in der Pulmonalarterie aus anderer Ursache erhöht ist, z. B. infolge direkter Verbindung der Pulmonalis und der Aorta beim Ductus Botalli apertus oder infolge Kommunikation beider Ventrikel durch einen Ventrikelseptumdefekt usw. Parallel mit der Hilusverbreiterung geht eine allgemeine Verstärkung der Gefäßzeichnung des Lungenbildes, indem die vom Hilus

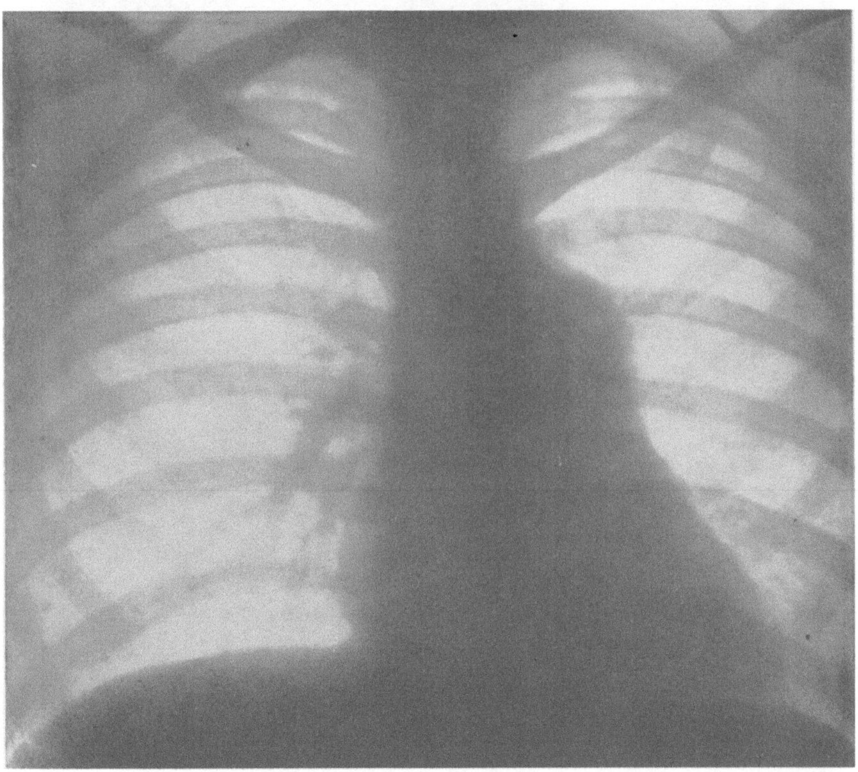

Fig. 165. **Mediastinaler Drüsentumor bei Lymphogranulomatosis** (HODGKIN).

Die durch den mediastinalen Drüsentumor verursachte bogenförmig begrenzte Verbreiterung des Mediastinalschattens nach li. sieht einer Erweiterung des Hauptstammes der Pulmonalarterie täuschend ähnlich. Re. Hilusschatten von gewöhnlicher Breite, li. verdeckt.
Nach Röntgenbestrahlung Verschwinden, später bei Rezidiv Wiederauftreten der Verbreiterung des Mediastinalschattens.

ausgehenden Streifen und ihnen angelagerten Flecken, die orthoröntgenograden Gefäßen entsprechen, viel stärker hervortreten. Hierauf wird im Abschnitt über die Röntgenuntersuchung der Lunge noch näher eingegangen werden. Die geringsten Maße, nämlich 9 bzw. 10 mm, fand ich ebenfalls bei angeborenen Herzfehlern, die von den vorher genannten wesentlich abweichende Erscheinungen boten und von mir als Pulmonalstenose nach dem klinischen Befund, auch ohne Rücksicht auf den Röntgenbefund, angesprochen wurden. In mehreren anderen klinisch diagnostizierten und autoptisch erhärteten Fällen von Stenose des Pulmonalostiums in Kombination mit einem Ventrikelseptumdefekt und darauf reitender Aorta war ebenfalls eine geringe oder eine gewöhnliche Breite derselben vorhanden.

Aus dieser Übersicht ergibt sich, daß die Hilusbreite sehr beträchtlichen Schwankungen unterworfen ist, aber unter bestimmten Bedingungen ein ziemlich regelmäßiges Verhalten zeigt. Es erscheint mir daher wohl möglich, aus deutlichen Abweichungen (Maße oberhalb 15 mm und vielleicht unter 11 mm bei Erwachsenen) Schlüsse auf vorhandene Krankheitszustände zu ziehen. Mir hat sich die Beachtung dieses Zeichens, welches ich selbstverständlich mit den Ergebnissen der übrigen klinischen Untersuchungen zusammenhielt, mehrfach wertvoll erwiesen, sowohl bei der Diagnose der angeborenen

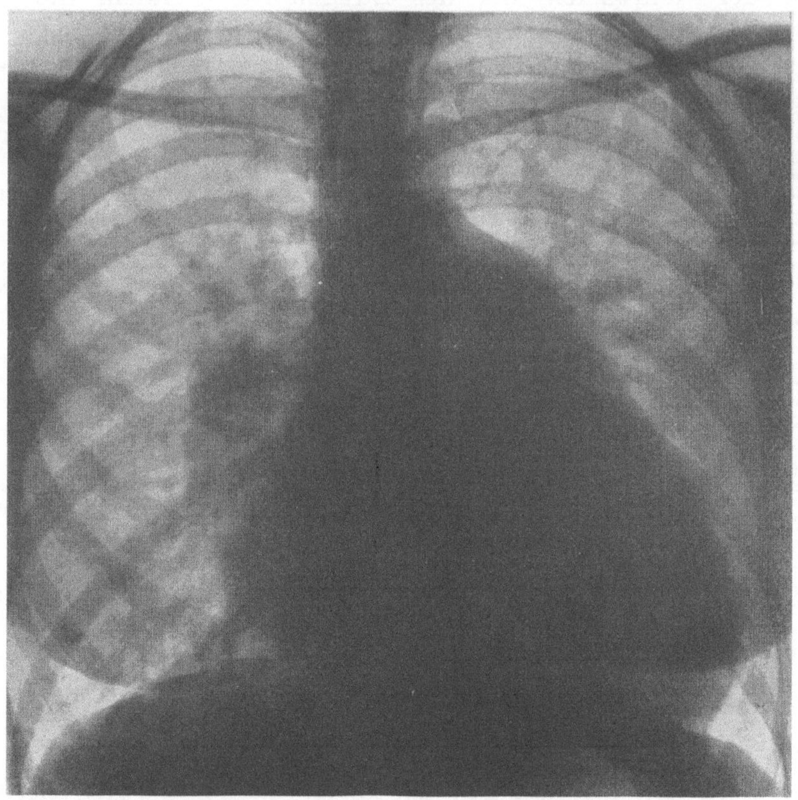

Fig. 166. Erweiterung des Stammes und der Äste (Hilusschatten) der Pulmonalarterie bei kongenitalem Herzfehler (wahrscheinlich Ductus Botalli apertus).
Klinisch: Herzbeschwerden seit der Kindheit. Lautes systolisch-diastolisches, wogendes Geräusch im 2. linken Interkostalraum. Mäßige Zyanose, keine Trommelschlägelfinger.

Herzfehler als auch der Mitralvitien. Z. B. wurde bei der Beurteilung eines sonst anscheinend gesunden Mannes mit fehlenden Herzgeräuschen, aber etwas auffallend zyanotischer Färbung der Wangen durch eine sehr ausgesprochene Hilusverbreiterung und allgemeine Verstärkung der Gefäßzeichnung im Röntgenbild der Verdacht auf ein kongenitales Vitium gelenkt, das sodann bei der genauen Nachforschung durch Auffindung eines Herzbuckels links vom Sternum, deutliche epigastrische Pulsation und andere Merkmale sicher gestellt wurde. In gleicher Weise glaube ich eine Verbreiterung der Hilusschatten und der allgemeinen Gefäßzeichnung in bedingter Weise für Mitralfehler im Rahmen der übrigen klinischen Untersuchung bei solchen Fällen mit verwerten zu können, bei denen ein systolisches Geräusch über der Pulmonalis oder auch an der Spitze vorhanden ist und es sich um die schwierige Unterscheidung zwischen akzidentellen Geräuschen und einem

Mitralfehler handelt. Hier ein objektives Symptom mehr an der Hand zu
haben, dürfte um so wertvoller sein, als die Stärke des 2. Pulmonaltones
bekanntlich nicht als ein ganz zuverlässiges Zeichen der Druckverhältnisse
im kleinen Kreislauf angesehen werden kann, weil sie außerdem von zuviel
anderen Einflüssen bezüglich des Thoraxbaues usw. abhängig ist. Im übrigen
war bei meinen darauf gerichteten Untersuchungen in der überwiegenden
Mehrzahl ein Parallelgehen von Hilusbreite und Stärke des 2. Pulmonaltones zu erkennen.

Der Verbreiterung der Hilusschatten entspricht der anatomische Befund
einer Erweiterung der Pulmonalarterie, die bei der Sektion von kongenitalen

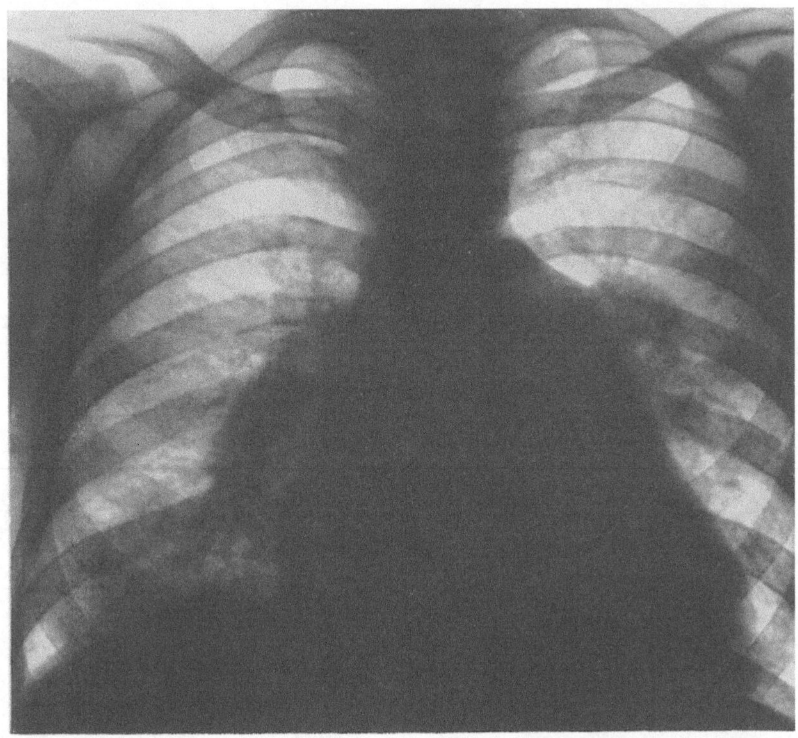

Fig. 167. Erweiterung des Stammes und der Äste (Hilusschatten) der Pulmonalarterie
bei lange bestehendem Mitralfehler (autoptische Kontrolle).

Herzfehlern, insbesondere beim Ductus Botalli apertus, ferner bei Mitralstenose und anderen Zuständen, die zu einer Drucksteigerung in der Pulmonalarterie führen, z. B. beim Emphysem, oft in sehr ausgesprochener Weise gefunden wird. Besonders eingehend ist dieses anatomische Verhalten, von
welchem ich mich selbst oft bei Sektionen überzeugt habe, in der Arbeit von
LJUNGDAHL über Arteriosklerose der Pulmonalarterie dargestellt, in welcher
LJUNGDAHL die Verdickung der Arterienwand für die Entstehung der Arteriosklerose mit verantwortlich macht. Daß die hierbei nachgewiesenen arteriosklerotischen Wandveränderungen auf die Darstellung im Röntgenbilde einen
sehr wesentlichen Einfluß haben, ist mir nicht wahrscheinlich, da es sich meist
um Bindegewebswucherungen der inneren Schichten, aber kaum je um irgendwie beträchtliche Verkalkung wie bei den Arterien des großen Kreislaufs oder
auch um so starke Verdickungen der Arterienwand wie bei der Aortitis luetica
handelt. Ganz auszuschließen ist eine Mitwirkung der verstärkten Arterien-

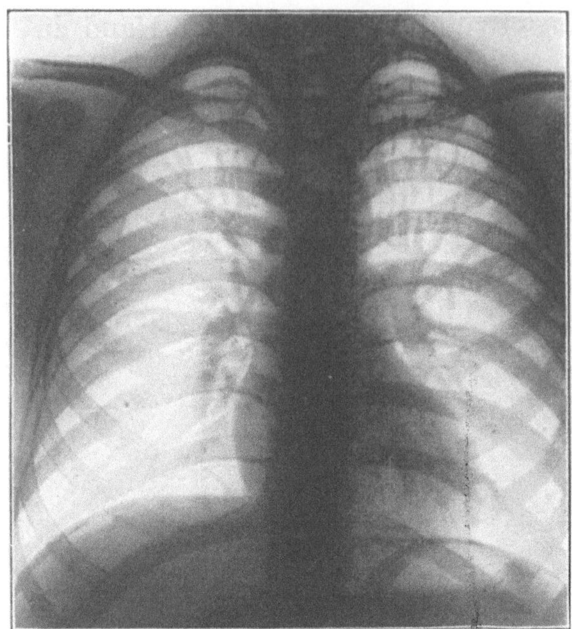

Fig. 168. Normale Breite der Hilusschatten
in einem Normalfall.
Fernaufnahme in 1,50 m Abstand.

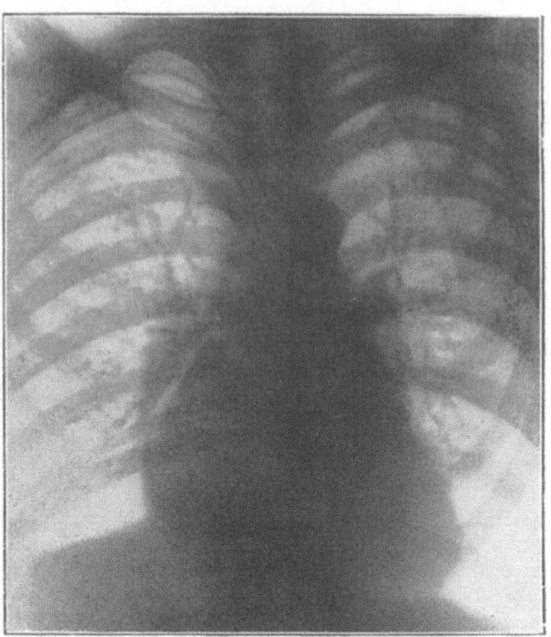

Fig. 169. Verbreiterung der Hilusschatten
(Pulmonalarterie) bei Mitralstenose.
Fernaufnahme.

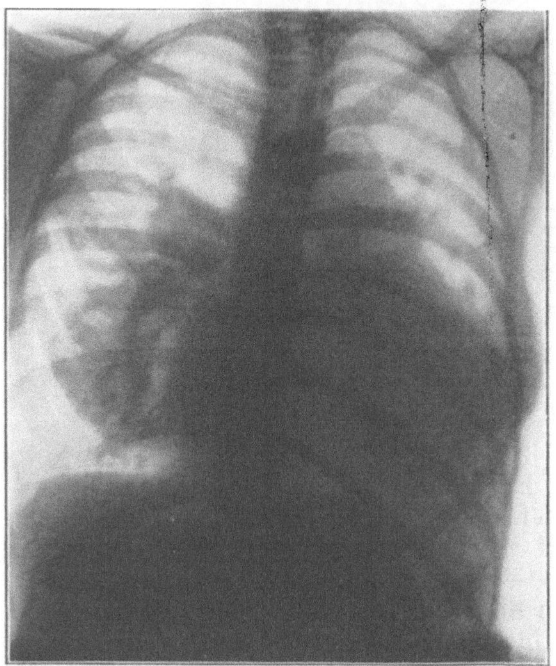

Fig. 170. Enorme Verbreiterung der
Hilusschatten bei kongenitalem
Vorhofseptumdefekt.
Fernaufnahme in leichter Linksdrehung, um das helle
Bronchiallumen hervortreten zu lassen und dadurch
eine Trennung zwischen Hilus- und Herzschatten zu
erzielen. Bei der Autopsie wurde als Substrat der
enormen Hilusschatten eine sehr starke Erweiterung
der Pulmonalarterie und sämtlicher Äste, keine Lymphdrüsenschwellungen, keine Bronchialveränderungen
oder Lungeninfiltration gefunden.

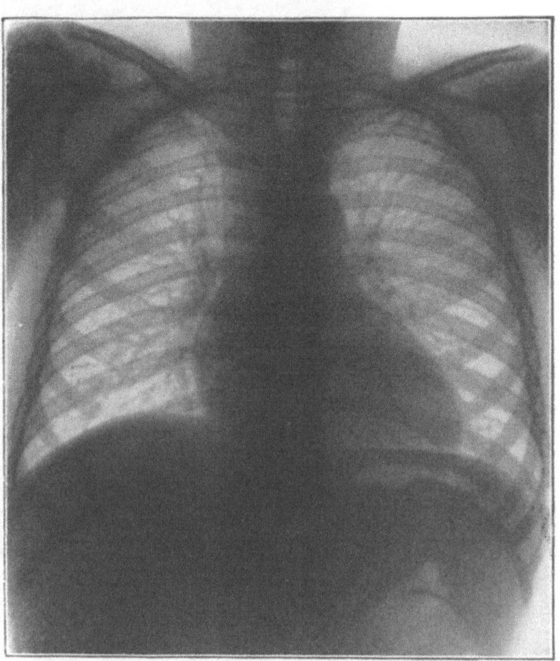

Fig. 171. Geringe Hilusschatten bei
Pulmonalstenose in Kombination mit
Ventrikelseptumdefekt und reitender
Aorta.
Fernaufnahme. Autoptische Kontrolle.

wandungen an der vermehrten Schattenbildung freilich nicht; hauptsächlich ist diese aber auf den vergrößerten Durchmesser der Blutsäule im erweiterten Arterienlumen zu beziehen. Andererseits mag die dünne venenähnliche Beschaffenheit der Arterienwandungen in manchen Fällen von Pulmonalstenose, die unter meinen Beobachtungen stets mit einem Ventrikelseptumdefekt kombiniert waren, neben einer Verminderung des Querschnitts der Blutsäule bei der dort bisweilen auffallend geringen Schattentiefe der Hilusgefäßzeichnung eine gewisse Rolle spielen.

Selten wird eine ausgesprochene Sklerose der Lungenarterien beobachtet, die über das vorher beschriebene Maß der üblichen Wandverdickung infolge Drucksteigerung im kleinen Kreislauf hinausgeht, im klinischen Bilde durch besonders hochgradige Zyanose ohne entsprechend starke sonstige Dekompensationserscheinungen, wie Dyspnoe, Oedeme usw., hervortritt (Posselt) und eine außerordentlich kräftige Hypertrophie des rechten Ventrikels zur Folge hat. Meist handelt es sich um Mitralfehler und zwar besonders um Stenosen, so auch in einem selbst beobachteten Falle einer 45jährigen Patientin, die den Herzfehler als Kind erworben hatte. Hier war mir eine schwere, an das Verhalten bei kongenitalen Herzfehlern erinnernde Blausucht aufgefallen und hatte den Gedanken an eine Pulmonalsklerose schon im Leben wachgerufen; autoptisch wurde ein Klaffen der starren, verengten kleinen Arterien bei Erweiterung der großen Arterienäste und eine ungewöhnlich starke Hypertrophie des rechten Ventrikels, dagegen nur eine mäßige Erweiterung des linken Vorhofs gefunden.

Auch andere Umstände, welche zu einer Behinderung des kleinen Kreislaufes führen, wie hochgradige Kyphoskoliose, Emphysem, Bronchialasthma, starke Pleuraverwachsungen, geben mitunter zur Entstehung einer Pulmonalarteriensklerose Anlaß.

In sehr seltenen Fällen ist auch eine anscheinend primäre Sklerose der Pulmonalarterien beschrieben (v. Romberg, Ljungdahl, zur Linden u. a.) (vgl. Fig. 172). Zur Linden macht hierfür auch eine andere Ursache, nämlich eine Verengerung der Pulmonalvenen verantwortlich, die hier und auch in anderen Fällen von sogenannter primärer Pulmonalsklerose festgestellt wurde und vielleicht als Stromhindernis gewirkt hat; von den übrigen Autoren wird dieser Umstand dagegen nicht als ursächlich bedeutungsvoll angesehen.

Eingehende Beschreibungen der klinischen Symptome der Pulmonalsklerose, unter denen die tiefe Zyanose (cardiaques noirs) besonders hervorgehoben wird, sind von Ayerza-Arrilaga geliefert, nach denen dieses Krankheitsbild besonders im lateinischen Südamerika benannt wird. Arrilaga gibt an, in den Wandungen der kleinen Äste der Pulmonalarterien Spirochäten nachgewiesen zu haben, und hält die Veränderungen daher für luetischer Natur. Escudero behauptet, daß der Arterienerkrankung eine Bronchialsyphilis vorausgeht. Für die Gesamtheit der Fälle von Pulmonalsklerose ist eine luetische Ätiologie aber wohl nicht anzunehmen.

Im Röntgenbild der Pulmonalsklerose ist eine Verbreiterung des Pulmonalbogens der Hilusschatten und eine verstärkte Gefäßzeichnung in der Peripherie sichtbar (vgl. Fig. 172).

Ganz besondere Verhältnisse lagen in einem eigenartigen von Schulze beschriebenen Falle mit einer Verkalkung ausgedehnter Arteriengebiete infolge einer Störung des Kalkstoffwechsels vor; hier waren die tangential getroffenen Wandungen der verkalkten Lungenarterien als doppelte parallele Schattenstreifen auf einer Leichenlungenaufnahme dargestellt (vgl. S. 176).

Neben der Breite der Hilusschatten ist auf etwa vorhandene Pulsation zu achten. Zuerst ist diese von SCHWARZ in vier Fällen beschrieben worden, welche Mitralfehler, Emphysem und in einem Falle eine dekompensierte Aorteninsuffizienz mit relativer Schlußunfähigkeit des Mitralostiums betrafen. SCHWARZ schildert, daß nicht nur die Hilusschatten, sondern auch von ihnen abgehende Verzweigungen deutlich pulsierten. Diese Beobachtungen stellen einen sehr wichtigen Beweis für den Ursprung der Hilusschatten aus Blutgefäßen dar. Die Pulsation wurde von SCHWARZ als positiver Venenpuls gedeutet. Ich habe bei entsprechender Abblendung häufig bei den Zuständen, welche zu einer Drucksteigerung im kleinen Kreislauf und dementsprechend zu einer Verbreiterung der Hilusschatten führen, Eigenpulsationen an ihnen

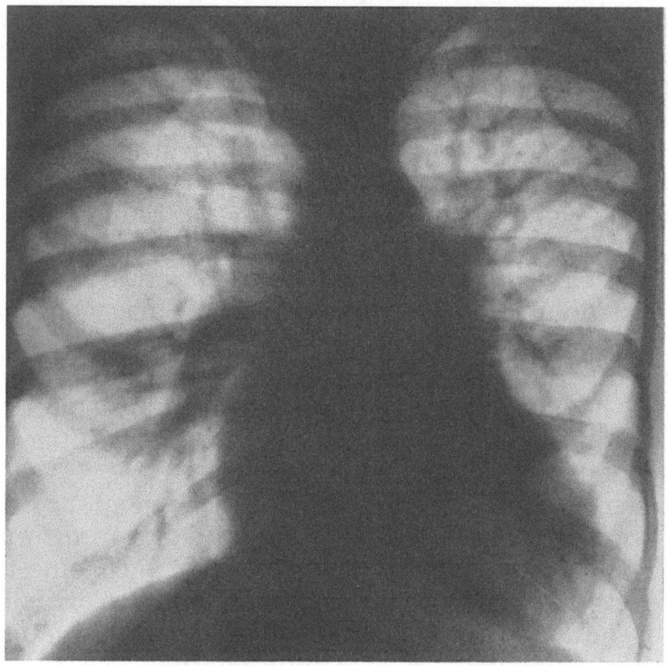

Fig. 172. Pulmonalsklerose.
Klinisch: Jahrelang bestehende Dyspnoe und Zyanose ohne Zeichen eines Herzfehlers.
Autopsie: Sklerose der Arteria pulmonalis.
(Beobachtung von Prof. RINDFLEISCH-Dortmund.)

wahrgenommen, am häufigsten bei Mitralfehlern und bei Emphysem. Dagegen sah ich sie im Gegensatz zu einer schwer verständlichen Angabe von RIEDER nicht bei kompensierter Aorteninsuffizienz, höchstens angedeutet im Dekompensationsstadium derselben. In stärkstem Maße sind Pulsationen bei angeborenen Herzfehlern ebenso wie am Stamm der Pulmonalarterie so auch an den Hilusschatten vorhanden. Aber auch unter ganz normalen Zuständen, namentlich bei Individuen mit langem, schmalem Thorax sind Eigenpulsationen bisweilen wahrzunehmen, wenn gleichzeitig eine verstärkte Herzaktion vorhanden ist. Die Pulsation der Hilusschatten ist dann einem verstärkten Spitzenstoß gleichzusetzen und auf eine besonders rasch zunehmende systolische Kontraktion der Ventrikel zurückzuführen. Die Eigenpulsation ist streng von einer mitgeteilten Pulsation zu trennen, welche in einer passiven, nur seitlichen pulsatorischen Verschiebung der Hilusschatten besteht. Die Eigenpulsation ist dagegen durch Verbreiterung nach beiden

Seiten und abwechselnde Vermehrung und Verringerung der Schattentiefe
gekennzeichnet. Aus dieser Darstellung ergibt sich, daß ich den Hiluspuls auf
die Pulmonalarterie und nicht auf die Venen beziehe. Der Beweis hierfür
liegt in den vorher geschilderten anatomischen Verhältnissen. Außer bei den
genannten Zuständen könnte eine starke Hiluspulsation vor allem bei der
Insuffizienz der Pulmonalklappen erwartet werden, entsprechend dem auch
bei der Durchleuchtung so deutlich erkennbaren Pulsus celer der Aorta bei
Insuffizienz der Aortenklappen. In einigen selbst beobachteten Fällen von
funktioneller Insuffizienz der Pulmonalklappen infolge Überdehnung des
Klappenringes der erweiterten Pulmonalis bei Mitralstenose war sie aber
nicht in auffallender Weise vorhanden.

Andere Blutgefäße.

Außer den beiden großen Arterien können sich noch einige große Venen
randbildend gegen das helle Lungenfeld abheben. Wie bereits bei Besprechung
des Herzens erörtert wurde, ist bisweilen, besonders bei Zwerchfelltiefstand,
ein kurzes Stück der Vena cava inferior zwischen rechtem Vorhofsrand
und Zwerchfellschatten sichtbar. Ein davon leicht bogenförmig nach unten lateralwärts abzweigendes
Stück ist auf die laterale Wand
der in die Cava übergehenden
Vena hepatica dextra zu
beziehen. Ebenso ist in der
Regel deutlich bei Kindern,
weniger klar oder auch gar-
nicht bei Erwachsenen, ein
vom rechten Vorhofsgefäßwinkel gerade aufsteigendes und
parallel neben der Wirbelsäule
herlaufendes Schattenband
sichtbar, innerhalb dessen sich
der Bogen der aufsteigenden
Aorta bisweilen durch größere
Schattentiefe abhebt. Dieses
gerade aufwärts ziehende
Schattenband wird von der
Vena cava superior gebil-
det. Dicht unterhalb des
Schlüsselbeines zeigt es eine
unter einer stumpfwinklig-bo-
gigen Krümmung erfolgende

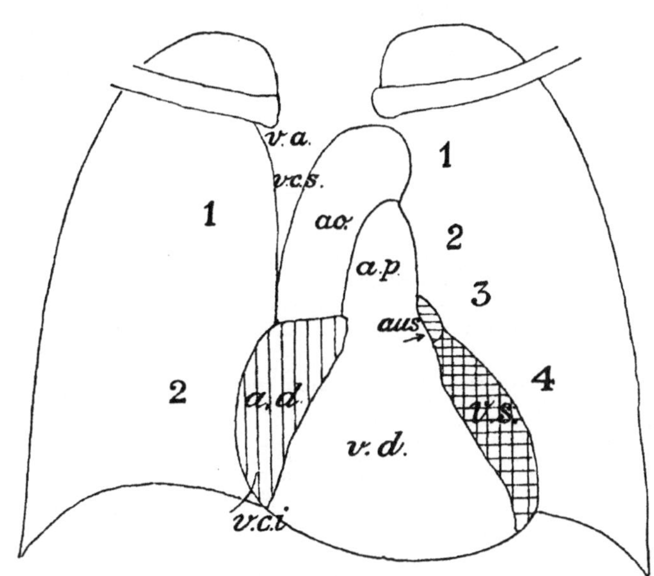

Fig. 173. Normales Herzbild.
Der re. obere Gefäßrand wird unten von der Vena cava superior,
darüber von der Vena anonyma dextra, in einem kurzen Stück
unterhalb des Schlüsselbeins bisweilen auch von der Vena subclavia dextra gebildet.

Änderung der Verlaufsrichtung nach schräg rechts oben, die in seltenen Fällen
noch den Übergang in eine weiter auswärts gerichtete, gekrümmte, bald sich ver-
lierende Linie dicht unterhalb des Schlüsselbeins andeutungsweise erkennen läßt.
Dieser schräg aufwärts strebende Teil gehört der rechten Vena anonyma an,
das letzte kurze, selten zur Darstellung gelangende Stück der rechten Vena subclavia. Bei Stauungszuständen treten diese Schatten deutlicher in Erscheinung.
Links von der Wirbelsäule ist bisweilen ein vom Aortenknopf nach oben
abzweigender und im späteren Verlauf lateralwärts gekrümmter Schatten sichtbar, der im 2. Interkostalraum bogenförmig über das Lungenspitzenfeld parallel
dem Schatten der 2. Rippe hinwegzieht. Ich habe die Entstehung dieses

Schattens durch die Arteria subclavia beschrieben (vgl. Fig. 229, S. 239) und dabei die Auffassung vertreten, daß die Sichtbarkeit dieses Bogenschattens im obersten Lungenfeld nicht allein auf die Schattenwirkung des Gefäßes zu beziehen ist, sondern hauptsächlich darauf zurückgeführt werden muß, daß die Arteria subclavia eine deutliche Furche in der Lungenspitze hervorruft. Näher wird hierauf beim Abschnitt über die Untersuchung der Lungen eingegangen werden. Der Umstand, daß der Schatten links gewöhnlich stärker ausgeprägt ist als rechts, ist dadurch erklärt, daß die linke Arteria subclavia eine etwas tiefere Furche verursacht, als die rechte.

Die Vena subclavia liegt tiefer als die Arterie und kommt, da sie nur eine ganz seichte, nicht wesentliche Eindellung der Lunge hervorruft und auch nur ein ganz kurzes Stück innerhalb des Thoraxraumes verläuft, im hellen Lungenfeld gewöhnlich nicht oder höchstens andeutungsweise zum Ausdruck.

Sehr deutlich ist dagegen eine anormal verlaufende *Vena azygos*, welche einen besonderen Lappen vom Oberlappen abtrennt, als ein vom Mittelschatten nach rechts oben abzweigender Schattenstreifen kenntlich, welcher sich nach oben hin in eine feine, dem Interlobärspalt entsprechende Haarlinie fortsetzt (vgl. S. 241/43 und Fig. 234/35).

Bei venöser Stauung kann der normalerweise nur schwach sichtbare Schatten der Vena cava superior und der davon lateralwärts abzweigenden Vena anonyma eine Verstärkung und Verbreiterung erfahren, z. B. bei Trikuspidalinsuffizienz, aber auch bei anderen Verhältnissen, unter denen der venöse Abfluß in die rechte Kammer behindert ist, z. B. beim Husten. BENJAMIN und GÖTT, denen ich in ihrer Analysierung des Mittelschattens vollkommen beistimme, haben ein Anschwellen der Venenschatten während des Hustens bei Kindern auf Aufnahmen festgehalten.

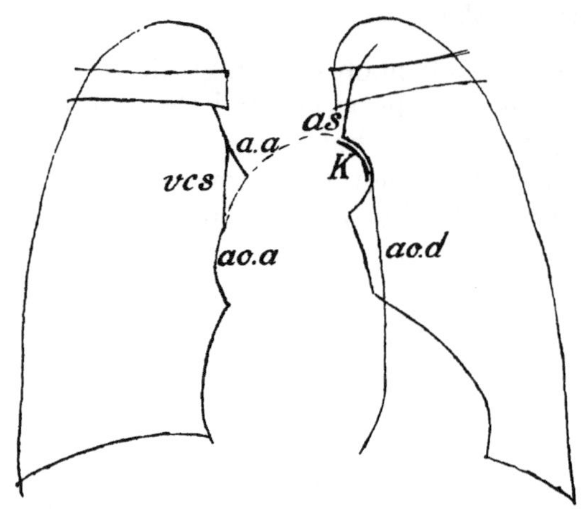

Fig. 174. **Darstellung der großen Gefäße bei Sklerose.**

Die Aorta ascendens (*ao. a*) und die Aorta descendens (*ao. d*) haben einen größeren Abstand von der Medianlinie nach re. und li. als gewöhnlich und sind stärker gewölbt. Der Deszendensschatten ist durch den Herzschatten hindurch sichtbar. Am Aortenknopf Kalkplatten (*K*) an typischer Stelle. Re. ist die Arteria anonyma (*a. a.*) innerhalb des Mittelschattens bis zum Ursprung aus der Aorta zu verfolgen. Li. ist die Arteria subclavia (*a. s.*) sichtbar. Der gerade Rand oberhalb der Aorta ascendens wird von der Vena cava superior (*v. c. s.*) gebildet.

Die Arteria anonyma ist normalerweise nicht sichtbar, weil sie innerhalb des Mittelschattens verborgen ist, dessen Rand von den großen Venen der Cava superior, Anonyma und Subclavia dextra gebildet wird. Dagegen ist dies unter pathologischen Verhältnissen möglich. Bei einer Elongation der Aorta infolge Sklerose, ferner bei einem Aneurysma des Arcus aortae und endlich bei tiefsitzenden Strumen, welche sich zwischen die Arterienstämme einschieben, werden die von der Aorta abgehenden Gefäße, rechts die Anonyma, links die Karotis und Subklavia auswärts gedrängt. Sie rufen dann am Rande des Mittelschattens kräftige Pulsationen hervor. Ob dabei der Rand selbst, wie normalerweise stets, nur von der Vene oder auch von der mit ihr zusammenliegenden Arterie gebildet wird, ist schwer zu entscheiden. Außerdem wird ihre schattengebende Wirkung bei den Zuständen, die mit einer Blutdrucksteigerung einhergehen, durch eine Erweiterung ihres Lumens und unter Umständen durch eine Sklerose ihrer Wandungen erhöht. Hierbei kann der in schräger Richtung verlaufende Schatten der Arteria anonyma durch seine größere Intensität innerhalb des Mittelschattens bis zum Ursprung aus dem Aortenbogen verfolgt werden (GROEDEL, eigene Beobachtungen). Nach außen wird er von dem senkrecht aufwärts steigenden lichteren Schatten der Vena cava begrenzt, weiter oberhalb kann er diesen kreuzen und fällt dann mit der Vena anonyma zusammen.

Bei der Darstellung dieser Gefäße gegenüber dem Lungenfeld ist nicht nur die von ihnen ausgehende Strahlenabsorption, sondern auch die Verminderung des aufhellenden Einflusses des Lungengewebes zu berücksichtigen, in welchem

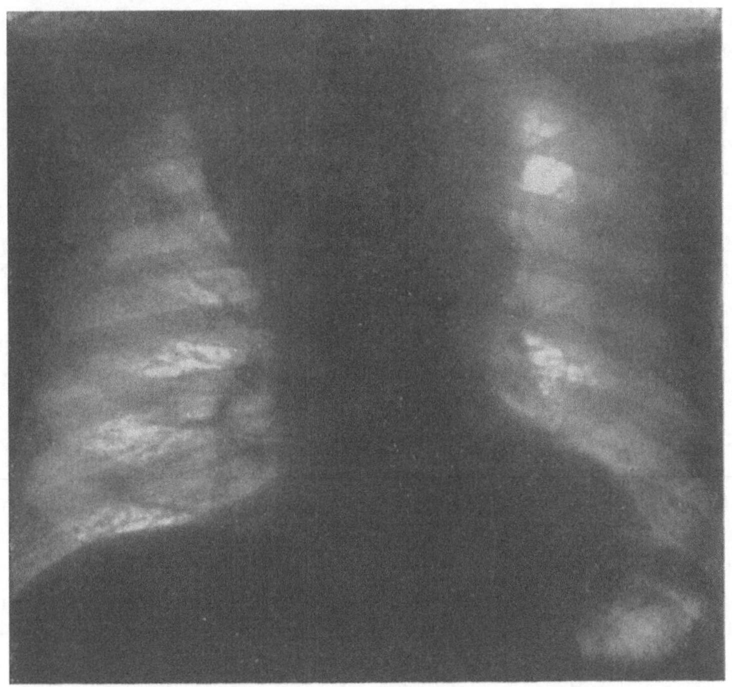

Fig. 175. Aneurysma der Arteria anonyma.
Klinisch: infolge Kompression der Vena cava superior bzw. der Venae anonymae hochgradige Schwellung und Zyanose der oberen Körperhälfte (Arme und Gesicht, Chemosis). — Die re. Carotis ist als ein fast fingerdicker pulsierender Strang fühlbar.

die Gefäße zumal unter den geschilderten besonderen Verhältnissen, aber zum Teil auch normalerweise Furchen hervorrufen. Diese sind für die Vena cava superior, die Arteria subclavia und carotis sinistra in allen anatomischen Atlanten abgebildet.

Die stärksten Verschattungen in dieser Gegend rufen die Aneurysmen der Arteria anonyma bzw. der subclavia hervor. Fig. 175 zeigt einen von der Aorta schräg aufwärts ziehenden Schatten, welcher den medialen Teil des oberen rechten Lungenfeldes ausfüllt und oberhalb des Schlüsselbeines eine charakteristische Knickung medialwärts beim Übergang in die Karotis aufweist. Dieser Schatten ist von der erweiterten Arteria anonyma gebildet. Klinisch entsprach dem Schatten eine deutliche Dämpfung. Oberhalb war eine verstärkte Pulsation der auf Kleinfingerdicke erweiterten Arteria carotis zu fühlen. Auch bestanden die Erscheinungen einer mäßigen Stauung der Vena cava superior mit Andeutung eines Kollateralkreislaufes zur inferior, ungleiche Füllung der Radialpulse, positiver Wassermann. Da die Trachea

nicht, wie gewöhnlich bei Aneurysmen der Anonyma, nach links, sondern im
Gegenteil etwas nach rechts verschoben und der Aortenknopf tief herabge-
drückt ist, ist anzunehmen, daß die Erweiterung schon am Ursprung der
Anonyma aus dem Aortenbogen beginnt, vielleicht auch den anschließenden
Teil der oberen Zirkumferenz des Aortenbogens mit betrifft.

Für andere Blutgefäße des Körpers liegen bei weitem nicht so günstige
Bedingungen für die Darstellung vor, da die benachbarten Gewebe die Strahlen
in ebenso starker Weise absorbieren und deshalb keine Kontrastwirkung zustande
kommen kann. Dort, wo die umgebenden Medien noch dichter sind als die
Blutgefäße, können diese andererseits durch größere Helligkeit sich abheben.
Diese Bedingungen sind am Schädel und auch an einigen Stellen der Extre-
mitätenknochen verwirklicht, in welchen Furchen für die Gefäße ausgespart
sind. Nur in ganz vereinzelten Fällen ist eine Schattenbildung durch normale
Gefäße im lockeren Bindegewebe beschrieben worden (ALEXANDER, REVECZ,
DIETLEN, SPILLER).

Unter *krankhaften* Verhältnissen können die Arterienwandungen auch
ohne ein derartiges Hilfsmittel deutlich sichtbar werden, nämlich wenn Kalkeinlagerungen auftreten. Die charakteristisch geschlängelten Bänder,
welche häufig kleine Unterbrechungen des Schattens, entsprechend eingesprengten kalkfreien Partien, aufweisen, bilden einen häufigen Nebenbefund
auf Extremitätenaufnahmen, die bei Leuten in höherem Alter gemacht werden.
Die klinische Bedeutung derartiger Feststellungen ist im allgemeinen nicht erheblich, da hiermit eine verhältnismäßig gute Durchblutung vereinbar ist
und andererseits klinisch wichtige Gefäßstörungen der Glieder, insbesondere
bei einer Endarteriitis obliterans und RAYNAUDscher Gangrän, vielfach ohne
eine erhebliche Wandverhärtung der Gefäße einhergehen und dementsprechend oft einen Röntgenbefund vermissen lassen. Immerhin kann der positive
Röntgenbefund einer Verkalkung von Arterien der klinischen Diagnose im
Zweifelsfalle eine gewisse Stütze verleihen.

Aus einer nachgewiesenen peripheren Arteriosklerose dürfen keine Schlüsse
auf eine gleichzeitig vorhandene zentrale Sklerose, insbesondere eine *Koronarsklerose*, gezogen werden. Entsprechende Schatten, Flecken und Bänder
bei Koronarsklerose sind an isolierten Leichenherzen von SIMMONDS, aber
noch in keinem später autoptisch kontrollierten Falle am Lebenden dargestellt
worden. LENK schildert in einem nicht zur Sektion gelangten Falle von gleichzeitigem Herzaneurysma innerhalb des Herzschattens parallel verlaufende,
wenige Millimeter voneinander getrennte kalkdichte Streifen, die nur auf Aufnahmen mit Buckyblende hervortraten, und bezieht sie auf sklerotische Wandungen der Coronararterien. Das gleiche ist von PARADE und KUHLMANN
mitgeteilt. Im allgemeinen sind die Berichte über röntgenographische Darstellung von Coronararterienverkalkungen, die innerhalb des dichten Herzschattens nur schwer zur Geltung kommen können, kritisch zu beurteilen.
Insbesondere dürfen natürlich Schattenstreifen der Lungenzeichnung, die
häufig auf Aufnahmen mit harter Strahlung durch den Herzschatten hindurch sichtbar sind, nicht auf Herzgefäße bezogen werden. Auch ist vor Verwechslung mit den etwas geschlängelten Schattenstreifen zu warnen, die denselben Verlauf wie die Coronararterien haben können, aber durch röhrenförmige
Verkalkung um die Arterien herum, nicht durch eine Verkalkung der Arterien
selbst, bei Kalkablagerungen im Perikard erzeugt werden; derartige autoptisch kontrollierte Befunde sind von HESSMANN und ISRAELSKI beschrieben.

Ferner ist die Darstellbarkeit von Verkalkungen des Klappenringes
(Anulus fibrosus) am Mitralostium und an den Aortenklappen sichergestellt,

zunächst am isolierten Leichenherzen durch SIMMONDS, dann durch autoptische Kontrolle der am Lebenden angefertigten Röntgenbilder durch KLASON sowie durch SAUL und PARADE und KUHLMANN; von diesen Autoren sind auch weitere am Lebenden erhobene Röntgenbefunde mitgeteilt. Die Verkalkung des Mitralklappenringes stellt sich auf Aufnahmen bei sagittalem Strahlengange als etwas schräg gestellter, leicht gebogener Schattenstreifen bis zu 5 cm Länge und höchstens 1 cm Dicke etwa inmitten des links von der Wirbelsäule gelegenen Abschnittes des Herzschattens dar. Schwieriger sind die Verkalkungen der Aortenklappen bei sagittalem Strahlengange zu erkennen, da sie in den Wirbelsäulenschatten hineinprojiziert werden. Dagegen

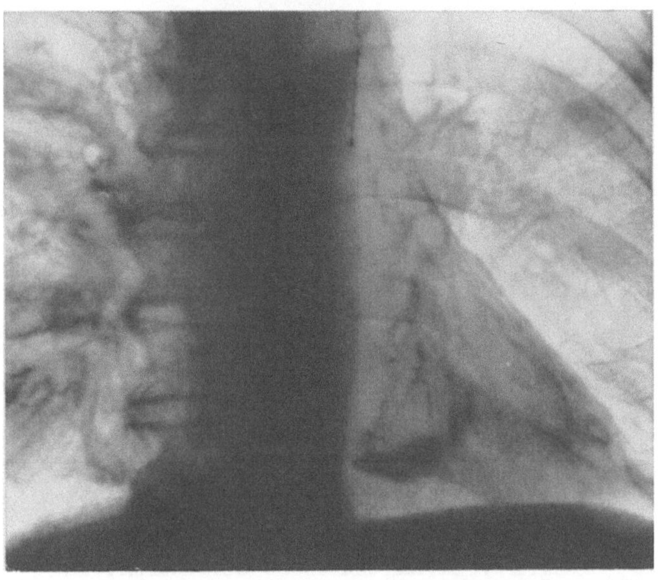

Fig. 176. Verkalkung des Mitralklappenringes (Autopsie).
Nach PARADE und KUHLMANN. Röntgenpraxis Bd. V.

sind sowohl Verkalkungen am Aorten- wie am Mitralostium bei Schrägstellungen sichtbar. Auffällig ist eine den Herzpulsationen entsprechende starke Beweglichkeit der Schatten.

Innerhalb der Aortenwand können Kalkplatten, die von Röntgenstrahlen tangential getroffen werden, sehr oft deutlich als intensive, mit der äußeren Kontur der Aorta gleichlaufende Schattenstreifen im Röntgenbilde erkannt werden. Besonders häufig findet sich ein derartiger, leicht gekrümmter strichförmiger Schatten am Übergang des Aortenbogens zum absteigenden Schenkel, als dessen Ursache sich eine entsprechend gelagerte Kalkplatte bei der Autopsie feststellen läßt. Auch innerhalb des Abdominalschattens können starke Verkalkungen der Aortenwand als parallele, längs der Wirbelsäule verlaufende Schattenstreifen sich abheben (vgl. Fig. 177). Häufiger finden sich parallele streifige Schatten zum Teil von gewundenem Verlauf und Ringschatten als Ausdruck längs und quer getroffener Gefäße mit verkalkter Wandung an den Beckenarterien (vgl. Fig. 178), seltener an anderen Abdominalarterien, so am Tripus Halleri (HÄNISCH) der Arteria lienalis (ISRAELSKI, vgl. Fig. 183) und an den Mesenterialarterien (GRASHEY). Erstmalig von KEY und AKERLUND wurde ein ringförmiger Schatten mit hellem Innern in der Gegend des Nierenbeckens beschrieben, der einem Nierenstein mit harter Schale ähnlich sah.

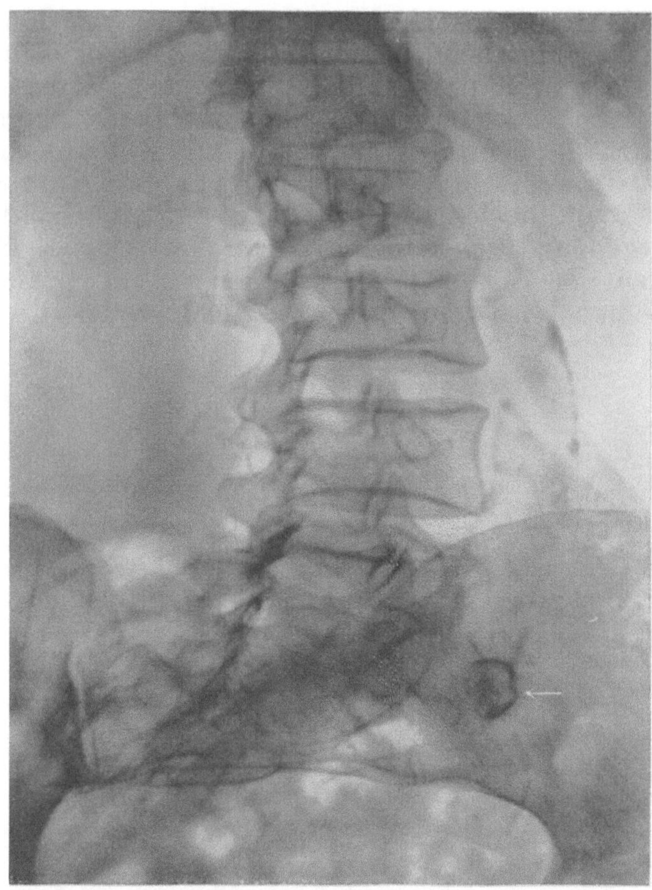

Fig. 177. Arteriosklerose der Bauchaorta
links von der seitlich gedrehten Wirbelsäule. Bei Pfeil Querschnittsbild an der Teilungsstelle.

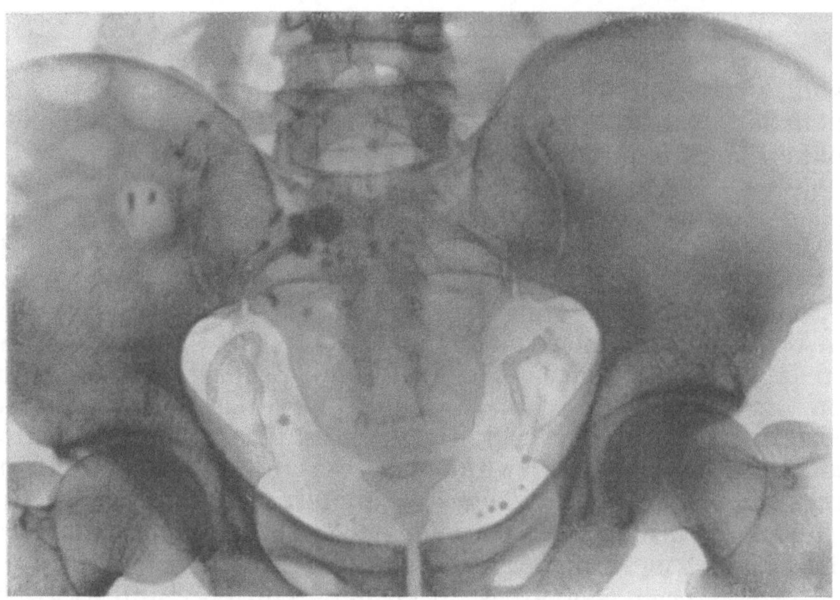

Fig. 178. Arteriosklerotische Beckengefäße.
Außerdem zahlreiche Phlebolithen, ferner einige verkalkte Drüsen vor dem Kreuzbein.

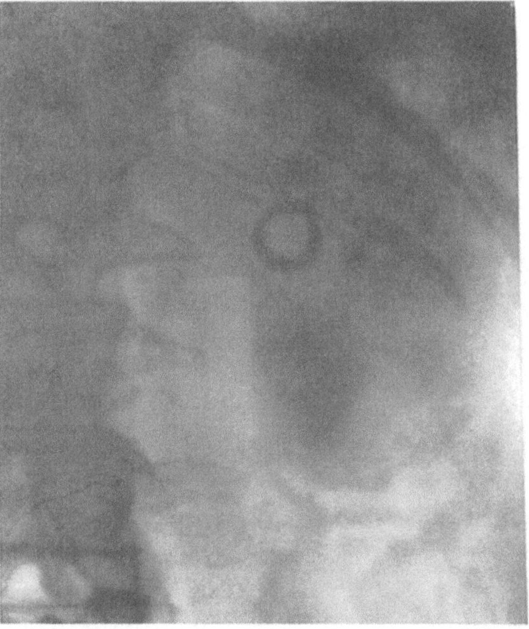

Fig. 179. Verkalktes Aneurysma der Arteria renalis
als Ringschatten am Nierenhilus sichtbar. (Aufnahme von Renck, Acta radiologica Bd. 7.)

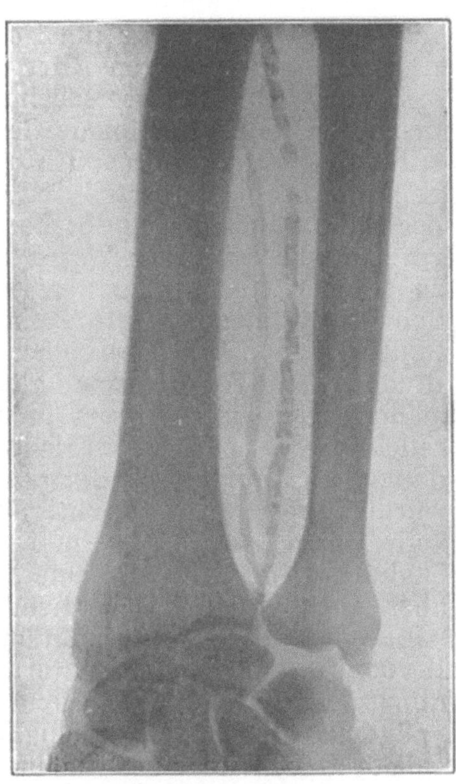

Fig. 180. Arteriosklerose der
Unterarmarterien.

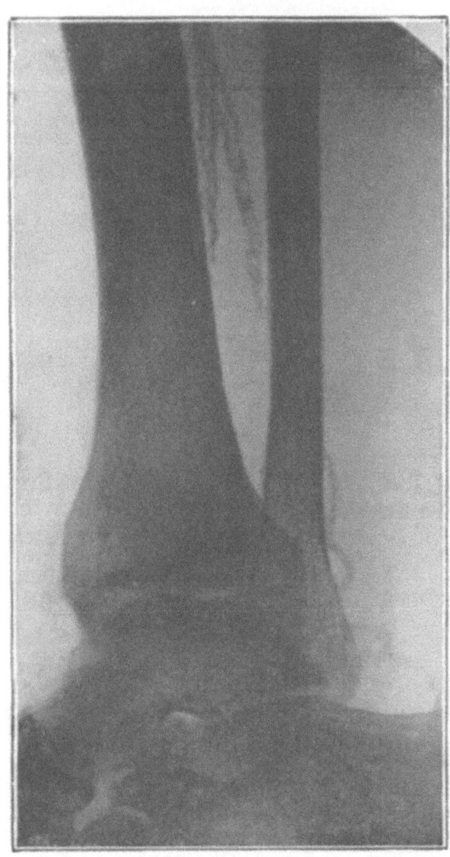

Fig. 181. Arteriosklerose der
Unterschenkelarterien.

aber durch Operation als Aneurysma der Arterie renalis erkannt wurde. Nachdem der gleiche Befund später mehrfach von RENCK und KMENT erhoben wurde, kann man hier von einem typischen Bilde sprechen; unter Umständen kann es nach RENCK noch besonders dadurch gekennzeichnet sein, daß der Ringschatten am Übergang des Aneurysmas in die Arteria renalis einen Defekt aufweist. Im Zweifelsfalle ist die Pyelographie und Cholecystographie zur Differentialdiagnose gegenüber Nieren- und Gallensteinen heranzuziehen.

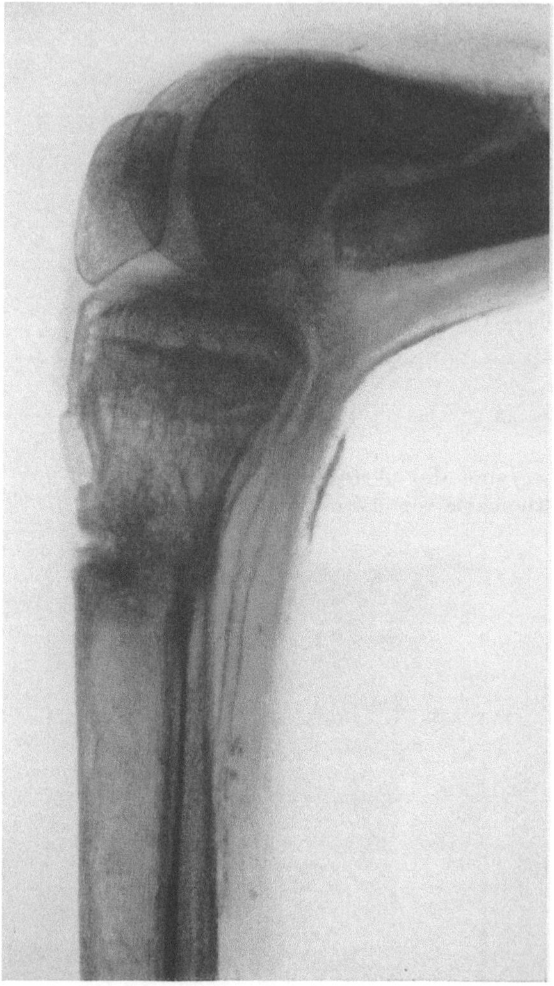

Am Schädel sind Verkalkungen der Carotis interna von SCHÜLLER und PINCHERLE beschrieben worden. SPIESS und PFEIFER beobachteten auf einer seitlichen Schädelaufnahme halbkreisförmige kalkdichte strichförmige Schatten in der mittleren Grube bei totaler Zerstörung der Sella turcica und des Keilbeinkörpers; diese rührten von Kalkplatten in der Wand eines Aneurysma der Carotis interna her, wie durch die Autopsie festgestellt wurde.

Bei den bisher erwähnten arteriosklerotischen Veränderungen handelte es sich durchweg um Folgen einer meist im höheren Alter entstehenden Abnutzungserscheinung, welche entweder auf lokale Gefäßteile beschränkt oder auch über größere Abschnitte verteilt ist, aber doch gewöhnlich einzelne Stellen bevorzugt. Hiervon dem Wesen nach zu trennen sind einige wenige im Schrifttum niedergelegte Befunde, in denen schon bei jugendlichen Individuen sehr reichliche und gleichmäßige Kalkeinlagerungen in ausgedehnten Teilen der Arterienwandungen im Röntgenbilde festgestellt wurden, während gleichzeitig Veränderungen im Kalkgehalt des Skelettsystems teils im Sinne einer

Fig. 182. Arteriosklerotische Gefäße und Kalkplatten im Unterhautzellgewebe

infolge Kalkmetastasierung bei generalisierter Knochenentkalkung infolge Epithelkörperchenhyperthrophie bei einem 16 jährigen Patienten. (Autopsiebefund.) (Osteotomie an Femur und Tibia zu orthopädischen Zwecken ausgeführt.)

Kalkverarmung (Osteopsathyrosis) teils aber auch einer Kalkvermehrung (Osteosclerosis) bestanden. Ein Fall von JOHANNSSON betraf ein 6-tägiges Kind mit Osteogenesis imperfecta, ein Fall von KÖHLER ein 9 Monate altes Kind mit »Mongolismus«, ein Fall von SCHULZE ein 16 jähriges Mädchen mit chronischer, eiternder Osteomyelitis und allgemeiner Knochenbrüchigkeit; in einem zweiten Falle desselben Autors handelte es sich um einen 11 jährigen Knaben mit verbreiteter Osteosklerose (ALBERS-SCHÖNBERGSCHEM Marmorskelett). Diese beiden letzten Fälle zeigten gleichzeitig eine Erkrankung der

Nieren. Eine besonders hochgradige Sklerose zahlreicher peripherer und abdominaler Arterien, die zu beiderseitiger Zehengangrän und Schrumpfung von Milz und Nieren geführt hatte, war in einem selbst beobachteten Falle von *Ostitis fibrosa generalisata* (RECKLINGHAUSEN) bei einem 16jährigen Jüngling vorhanden, bei welchem autoptisch eine Hypertrophie der Epithelkörperchen festgestellt wurde. Hier waren die Sklerose der Gefäße ebenso wie die

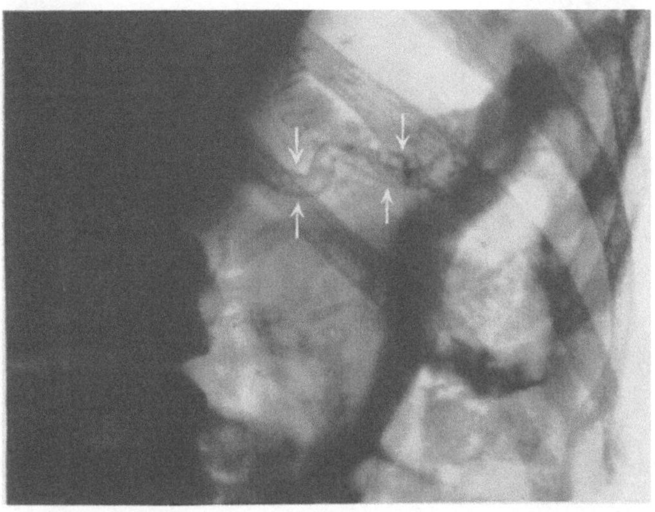

Fig. 183. Verkalkte Milzarterie (Pfeile)
bei allgemeiner Artherosklerose infolge hochgradiger Entkalkung der Knochen bei 16jährigem Jüngling.
Vergleiche die Röntgenaufnahme des anatomischen Präparats in Fig. 184.

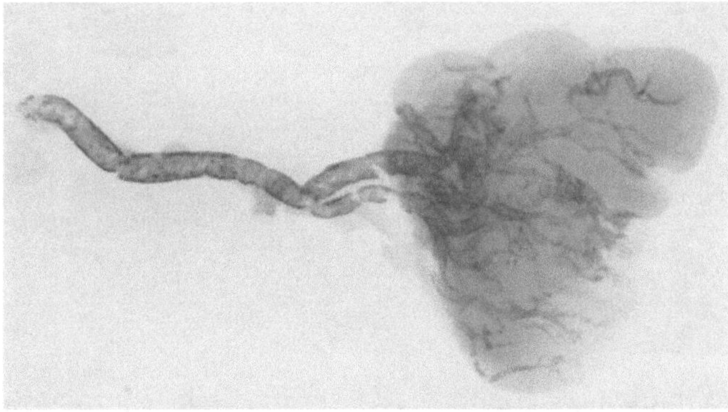

Fig. 184. Verkalkung der Milzarterie und ihrer Verzweigungen in der geschrumpften Milz.
Sektionspräparat im Falle von Fig. 183.

Kalkablagerungen im Unterhautzellgewebe (vgl. Fig. 182 und S. 1226 und in der Lunge (vgl. S. 250) als Kalkmetastasen im Sinne von VIRCHOW aufzufassen.

Eine ganz ungewöhnlich intensive Verkalkung der Arterien, die an den Ellen- und Kniebeugen fast geschwulstartig in Knochenhärte hervortraten und im Röntgenbilde intensive breite Schattenstreifen bildeten, wurde bei einer älteren Frau von COHN beobachtet und als Stoffwechselanomalie aufgefaßt.

An den Venen sind Wandveränderungen selten röntgenologisch erkennbar. Auf Aufnahmen der verkalkten Venenwandungen oberflächlicher Unterschenkelvenen sah STAHL reihenförmig angeordnete, grobe, dichte, scharf

begrenzte Schatten, die viel massiger waren als die gewöhnlich feingekörnte
Schattenstruktur der verkalkten Arterienwandungen. Viel öfter werden im
Röntgenbilde die »Venensteine«, Phlebolithen, dargestellt, die sowohl an
Krampfadern der Glieder als an Unterleibsvenen, besonders bei Frauen,
auf Beckenaufnahmen als kleine, scharf gezeichnete, punkt- oder fleckförmige

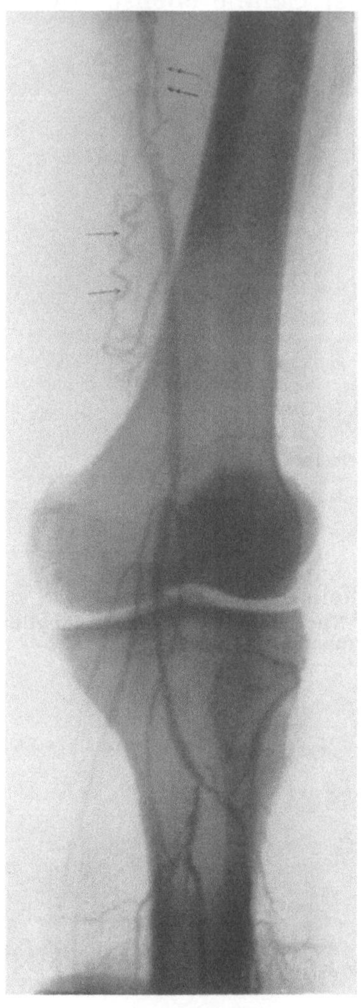

Fig. 185. Kontrastfüllung der
Oberschenkelgefäße

bei Arteriosklerose, gekennzeichnet
durch flachmuldenförmige und
spitze Defekte im Füllungsbild
der Gefäße.
Nach KOLLERT, SGALITZER und
DEMEL, Z. klin. Med. Bd. 144.

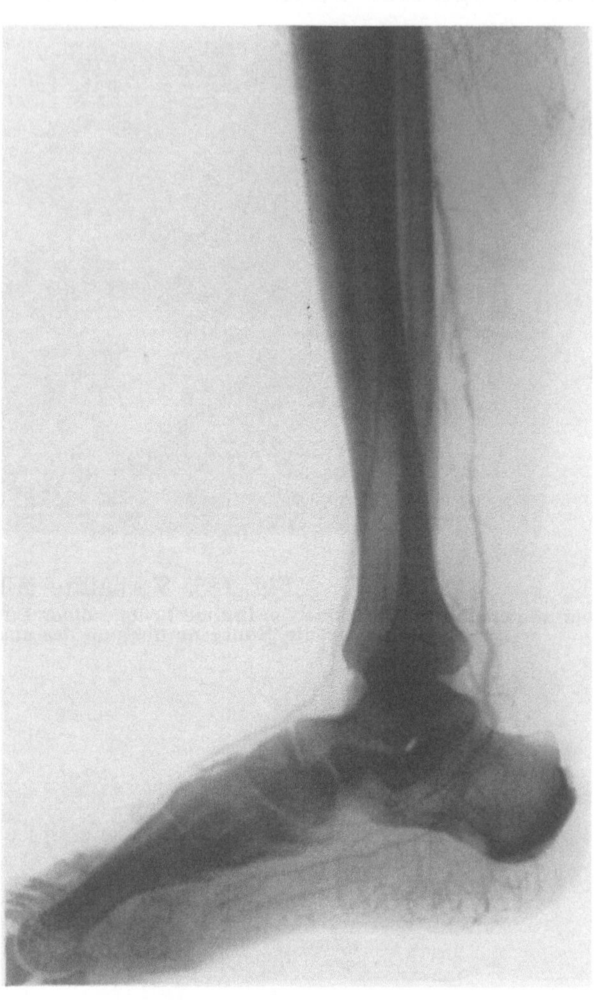

Fig. 186. Kontrastfüllung der
Unterschenkelgefäße

bei demselben Falle von Fig. 185 mit Arteriosklerose.
Aufnahme von KOLLERT, SGALITZER und DEMEL.
Z. klin. Med. Bd. 114.

Schatten hervortreten und oft ein helleres Zentrum erkennen lassen. Sie
bilden einen häufigen zufälligen Nebenbefund. Die Phlebolithschatten erlangen
bisweilen dadurch größere Bedeutung, daß sie für Uretersteine gehalten
werden. Sie unterscheiden sich aber von diesen meist durch ihre geringe Größe
und oft auch durch die Lage, welche gewöhnlich nicht dem Verlauf des
Ureters entspricht, sondern mehr eine reihenförmige Anordnung in annähernd
seitlicher Richtung, hauptsächlich in der Gegend des Beckeneingangs, aufweist (vgl. Fig. 178). Im Zweifelsfalle schafft die Einführung eines Ureter-

katheters und folgende Röntgenaufnahme Klarheit; bei Deckung des Katheters mit dem fraglichen Schatten müssen mehrere Aufnahmen in verschiedenen Stellungen, am besten in zwei aufeinander senkrechten Ebenen gemacht werden.

Außer in peripheren Venen werden solche rundlichen, teils soliden, teils ringförmigen oder konzentrisch geschichteten Phlebolithenschatten auch in der Milz (KOPPENSTEIN) und in kavernösen Hämangiomen beobachtet (FABIAN, SANTOZKY, LAU u. a.).

Arteriographie.

Das Lumen der *peripheren Arterien* und *Venen* an den Extremitäten kann durch Injektion von löslichen Kontrastmitteln (Jodnatrium, Strontium bromatum, Abrodil, Thorotrast) nach dem Vorgange von BERBERICH und HIRSCH sowie SGALITZER und DEMEL kenntlich gemacht werden, insbesondere wenn der Blutrückfluß durch zentrale Stauung gehemmt ist. Das Anwendungsgebiet dieser Methode bilden in erster Linie chirurgische Gefäßerkrankungen, wie traumatische Aneurysmen usw. Doch können auch Einengungen der Strombahn durch arteriosklerotische und endarteritische Wandveränderungen dadurch nachgewiesen werden, wie KOLLERT, SGALITZER und DEMEL zeigten (vgl. Fig. 185 und 186). Die durch diese Methode ermöglichte Bestimmung der Lumenweite ist für die Beurteilung dieser Gefäßstörungen und die Frage eines etwaigen chirurgischen Eingriffes bedeutungsvoller als der Nachweis von Wandverkalkungen durch die einfache Röntgenaufnahme. Denn diese kommen auch ohne Beeinträchtigung der Blutströmung vor, während andererseits bei endarteriitischen Prozessen das Lumen verengert oder verlegt sein kann, ohne daß diese Krankheitsvorgänge irgendeinen Schatten im Röntgenbilde erzeugen (vgl. S. 172).

Auch in *zentralen Arterien* kann der Blutstrom durch Injektion der gleichen Kontrastmittel nachgewiesen werden, so in den abdominalen Gefäßen durch die *Aortographie* nach DOS SANTOS (vgl. S. 155), in den Lungenarterien durch die *Pneumoradiographie* nach MONIZ, DE CARVALHO und LIMA (vgl. S. 159) und in den zerebralen Arterien durch Injektion in die Carotis interna (*arterielle Encephalographie* nach MONIZ, PINTO und LIMA) (vgl. S. 1070 und Fig. 1070/71). Diese kühnen Methoden sind nach meinem Dafürhalten nur unter der Voraussetzung anwendbar, daß dadurch Fragen von praktischer Wichtigkeit für den Patienten, z. B. hinsichtlich einer Operation, der Lösung näher gebracht werden können. Diese Bedingung kann z. B. gegeben sein, wenn von der Bestimmung des anatomischen Verlaufes der Arterien ein topographischer Hinweis auf den Sitz sonst kaum lokalisierbarer Geschwülste, insbesondere im Gehirn, zu erwarten ist (vgl. S. 155 u. 1070).

Schrifttum.

Röntgenuntersuchung der Kreislauforgane.

DIETLEN: Herz und Gefäße im Röntgenbild. Leipzig: Barth 1923.
GROEDEL, F. M.: Die Röntgendiagnostik der Herz- und Gefäßerkrankungen. Berlin: Meusser 1912.
— Die Röntgenuntersuchung des Herzens. Grundriß und Atlas der Röntgendiagnostik der inneren Medizin. 4. Aufl. München: Lehmann 1924.
HOLZKNECHT: Die röntgenologische Diagnostik der Erkrankungen der Brusteingeweide. Erg.-Bd. Fortschr. Röntgenst. **1910**.

SCHWARZ: Die Röntgenuntersuchung des Herzens und der großen Gefäße. Wien-Leipzig: Deuticke 1911.

VAQUEZ u. BORDET: Herz und Aorta. Übersetzung von ZELLER. Leipzig: Thieme 1916.

Herz. — Normales Herz.

ALBERS-SCHÖNBERG: Die Bestimmung der Herzgrößen mit besonderer Berücksichtigung der Orthophotographie. Fortschr. Röntgenstr. **12**.

ARENDT u. BAUMANN: Größe und Lagebestimmung der einzelnen Herzteile mittelst des Flächenkymogramms. Klin. Wschr. **1931**, Nr 35.

ARKUSSKY, I.: Neue Ergebnisse zur Frage der Orthodiagraphie des Herzens. Fortschr. Röntgenstr. **44**, 39.

ATTINGER: Die Interpretation des hinteren Herzrandes in frontaler und schräger Durchleuchtung. Ebenda **31**.

BENJAMIN u. GÖTT: Zur Deutung des Thoraxdiagramms beim Säugling. Münch. med. Wschr. **1902**, 390.

v. BERNUTH, F.: Zur Beurteilung der Herzgröße des Kindes nach dem Röntgenbild. Fortschr. Röntgenstr. **42**, 368.

BITTORF: Die Bedeutung des mittleren linken Herzschattenbogens. Ebenda **9**, H. 1.

BREDNOW, W.: Plastische Darstellung des Herzens. Z. klin. Med. **122**, 382 (1932).

— u. SCHAARE: Kymographische Untersuchungen des normalen Herzens. Ebenda **125**, H. 5, 480.

BRUNS: Untersuchungen über Herzgröße, Blutdruck und Puls vor, während und nach kurzdauernder starker körperlicher Arbeit. Münch. med. Wschr. **1921**, Nr 29.

— u. RÖMER: Der Einfluß angestrengter körperlicher Arbeit auf radiographische Herzgröße, Blutdruck und Puls. Z. klin. Med. **94**.

CRAMER, WILKE u. WEBER: Röntgenkymographie der Thoraxorgane. Klin. Wschr. **1933**, Nr 5, 179.

DEDIÉ, ST.: Das Herz der Tuberkulösen. Beitr. Klin. Tbk. **81**, 745 (1932).

DETERMANN: Die Beweglichkeit des Herzens bei Lageveränderung des Körpers. Z. klin. Med. **1900**, 129.

DEUTSCH: Die Sportherzverkleinerung. Med. Klin. **1925**, Nr 16.

DIETLEN: Über Größe und Lage des normalen Herzens. 23. Kongr. inn. Med. **1906**.

— Über Größe und Lage des normalen Herzens und ihre Abhängigkeit von physiologischen Bedingungen. Dtsch. Arch. klin. Med. **88**, H. 1—3.

— Über die klinische Bedeutung der Veränderungen am Zirkulationsapparat, insbesondere der wechselnden Herzgröße bei verschiedener Körperstellung. Ebenda **1907**.

— Ergebnisse des Röntgenverfahrens für die Physiologie. Erg. Physiol. **1910**.

— Die Perkussion der wahren Herzgrenzen. Dtsch. Arch. klin. Med. **88**.

— Orthodiagraphie und Teleröntgenographie als Methode der Herzmessung. Münch. med. Wschr. **1913**, Nr 32.

— Zur Frage der akuten Herzdilatation bei Kriegsteilnehmern. Ebenda **1916**, Nr 7.

— u. MORITZ: Über das Verhalten des Herzens nach langdauerndem und anstrengendem Radfahren. Ebenda **1908**, Nr 10.

— Über Herzgröße und Herzmessung. Klin. Wschr. **1922**, Nr 42.

ELISCHER: Momentröntgenbilder des gesunden und kranken Herzens in verschiedenen Phasen seiner Tätigkeit. Z. klin. Med. **75** (1912).

v. FALKENHAUSEN: Über die Entstehungsweise der akzidentellen Pulmonalgeräusche. Dtsch. med. Wschr. **1920**, Nr 44.

FETZER: Die Anwendung der Röntgenkymographie in der Kreislaufdiagnostik. Erg. inn. Med. **45**, 485 (1933).

FORSMANN: Über Kontrastdarstellung der Höhlen des lebenden Herzens und der Lungenschlagader. Münch. med. Wschr. **1931**, Nr 12.

FRANK u. ALWENS: Kreislaufstudien am Röntgenschirm. Ebenda **1910**, Nr 18.

FRIK: Zur Deutung des Röntgenbildes im ersten schrägen Durchmesser. Fortschr. Röntgenstr. **29**

GÄBERT: Der hintere Herzrand im Röntgenbild in normalen und kranken Fällen und Veränderungen des Tracheobronchialbaums durch Erweiterung des linken Vorhofs. Ebenda **32**.

GEIGEL: Die klinische Verwertung der Herzsilhouette. Münch. med. Wschr. **1914**, Nr 22.

— Herzgröße und Wehrkraft. Ebenda **1916**, 953.

— Der reduzierte Herzquotient. Ebenda **1920**, Nr 12.

— Das pulsierende Herz. Ebenda **1920**, Nr 46.

— Die klinische Bedeutung der Herzgröße und des Blutdruckes. Erg. inn. Med. **20** (1921).

Georgopulos: Über die Verschieblichkeit des Herzens und Verstärkung des Herzspitzenstoßes in linker Seitenlage. Z. klin. Med. **74**.

Goldscheider: Über die Untersuchung des Herzens in linker Seitenlage. Dtsch. med. Wschr. **1906**, Nr 41.

Gött: Studien über die Pulsation des Herzens mit Hilfe der Röntgenstrahlen. München: Müller u. Steineke 1914.

— u. Rosenthal: Röntgenkymographie. Münch. med. Wschr. **1912**, Nr 38.

Gotthardt, P. P.: Kymodensographische Untersuchungen des Herzens. Fortschr. Röntgenstr. **39**, 1.

Groedel, F. M.: Beobachtungen über die Einflüsse der Respiration auf Blutdruck und Herzgröße. Z. klin. Med. **70**.

— Der Querschnitt-Zeichenapparat und Orthodiagraph. Fortschr. Röntgenstr. **28**.

— Die Orthoröntgenographie. München: Lehmann 1908.

— Röntgenkinematographische Studien über den Einfluß der normalen Respiration auf Herzgröße und Herzlage. Z. klin. Med. **72**, H. 3 u. 4.

— Ist die sogenannte absolute Herzdämpfung mit Hilfe der Röntgenstrahlen nachweisbar? Fortschr. Röntgenstr. **19**.

— Das Thoraxbild bei zentrischer und exzentrischer Projektion. Ebenda **20**.

— Der röntgenanatomische Situs des Herzens und der großen Gefäße. Dtsch. Arch. klin. Med. **111**.

— Vereinfachte Ausmessung des Herzorthodiagramms nach Theo Groedel. Münch. med. Wschr. **1918**, 397.

— Was leistet das Röntgenverfahren für die Funktionsprüfung des Herzens? Dtsch. Arch. klin. Med. **138**.

— Theo u. Groedel, F. M.: Studien über den Ablauf der Herzbewegung mittels kombinierter röntgenkinematographischer und elektrokardiographischer Aufnahmen. Ebenda **109**.

— — Die Technik der Röntgenkinematographie. Dtsch. med. Wschr. **1913**, Nr 17.

Grothusen: Über Verkleinerung des Herzens nach Aderlaß. Med. Klin. **1924**, Nr 7.

Guttmann: Über die Bestimmung der sogenannten wahren Herzgröße mit Röntgenstrahlen. Z. klin. Med. **58**.

Hammer: Die röntgenologischen Methoden der Herzgrößenbestimmung nebst Aufstellung von Normalzahlen für das Orthodiagramm und die Fernaufnahmen. Fortschr. Röntgenstr. **25**; Münch. med. Wschr. **1918**, Nr 44.

— G.: Die Herzfläche als Maßstab für die Herzgrößenbestimmung. Fortschr. Röntgenstr. **38**, 1000.

Hasselwander: Beiträge zur Methode der Röntgenographie. Ebenda **19**.

Haug u. Jänisch: Über experimentell erzeugte akute Veränderungen der Herzgröße beim Menschen. Z. klin. Med. **114**.

Häuser: Die schräge Durchleuchtung des Thorax mit Röntgenstrahlen in einer Position von 150°. Inaug.-Diss. 1910.

Heinemann: Herz- und Zwerchfellstudien während der Schwangerschaft. Z. Geburtsh. u. Gyn. **74** (1913).

Herg: Zur Prüfung des Herzens auf seine Beweglichkeit. Münch. med. Wschr. **1907**, Nr 16.

Herxheimer: Die Herzgröße bei Sportherzen und ihre Beurteilung. Klin. Wschr. **1924**, Nr 49.

— Untersuchungen über die Änderung der Herzgröße unter dem Einfluß bestimmter Sportarten. Z. klin. Med. **111**.

Hitzenberger u. Reich: Ein Beitrag zur Röntgenkymographie. Fortschr. Röntgenstr. **31**.

Hoffmann, August: Gibt es eine akute, schnell vorübergehende Dilatation des normalen Herzens? 20. Kongr. inn. Med.

— F. A.: Atlas der Anatomie des Mediastinums im Röntgenbild. Leipzig: Klinkhardt 1909.

Holzknecht: Orthodiagramme mit Tiefenknoten. Münch. med. Wschr. **1921**, Nr 16.

— u. Hofbaur: Zur Physiologie und Pathologie der Atmung. Jena: Fischer 1907.

Huismans: Der Telekardiograph ein Ersatz der Orthodiagraphie. Münch. med. Wschr. **1913**, Nr 43.

— Telekardiographische Studien über Herzkonturen. Fortschr. Röntgenstr. **24**.

— Die Telekardiographie. Z. klin. Med. **85**.

Jaffe: Die Lokalisation des linken Vorhofs des Herzens im Röntgenbilde. Z. klin. Med. **68**.

Juda: Eine einfache Methode zur röntgenologischen Beurteilung der Herzgröße. Dtsch. med. Wschr. **1926**, Nr 23.

Kahlstorf, A.: Korrelationen der linearen Herzmasse und des Herzvolumens. Klin. Wschr. **1933**, Nr 7. 262.

KARFUNKEL: Über orthodiagraphische Untersuchungen am Herzen. Münch. med. Wschr. **1902**, Nr 5.
— Bestimmung der wahren Lage und Größe des Herzens und der großen Gefäße mittels Röntgenstrahlen. Z. klin. Med. **1901**.
KATZ u. LEYBOFF: Röntgenologische Größenbestimmungen an Ringern. Dtsch. med. Wschr. **1903**, Nr 33.
KIENBÖCK: Zur Radiologie des Herzens. Z. klin. Med. **86**.
KIRSCH: Orthodiagraphische Herzgrößenbeurteilung im Kinderalter. Klin. Wschr. **1930**, Nr 34.
KLEEMANN: Über den Wert der Zahlen in der Orthodiagraphie. Münch. med. Wschr. **1919**, Nr 23.
KOCH u. WIECH: Anatomische Analyse des Röntgenbildschattens des Herzens und der Interlobärspalten der Lunge. Jena: Fischer 1930.
KÖHLER: Teleröntgenographie des Herzens. Dtsch. med. Wschr. **1908**, Nr 5.
KORANYI u. ELISCHER: Teleröntgenographische Studien am Herzen in beliebigen Phasen seiner Tätigkeit. Z. Röntgenkde **1912**, H. 8.
KREUZFUCHS: Die Lage des Herzens im Röntgenbilde. Zbl. Herzkrkh. **4** (1912).
KUDISCH, B. M.: Über die funktionell-dynamische Methodik der Kardioröntgenologie. Fortschr. Röntgenstr. **46**, H. 5, 529 (1932).
KÜLBS: Über den Einfluß der Bewegung auf den erwachsenen Organismus. Dtsch. med. Wschr. **1912**.
— Herz und Krieg. Erg. inn. Med. **17**.
— u. BRUSTMANN: Untersuchungen an Sportsleuten. Z. klin. Med. **77**.
LANGE u. FELDMANN: Herzgrößenverhältnisse gesunder und kranker Säuglinge bei Röntgendurchleuchtung. Dtsch. med. Wschr. **1921**, Nr 33.
LEISER: Verhalten des Herzens bei sportlichen Maximalleistungen. Inaug.-Diss. Berlin 1912.
LEVY-DORN: Einfache Maßstäbe für normale Herzgröße im Röntgenbilde. Berl. klin. Wschr. **1910**, Nr 44.
— u. MÜLLER: Einfache Maßstäbe für die normale Herzgröße im Röntgenbilde. Z. klin. Med. **72**.
LIPPSCHÜTZ: Das Verhalten des Herzens bei sportlichen Maximalleistungen. Inaug.-Diss. Berlin 1912.
LORENZ: Über röntgenologische Herzgrößenbestimmung. Fortschr. Röntgenstr. **29**.
LYSHOLM: Röntgenoskopischer Modellierungsapparat auch für Quersektion und Lokalisation. Acta radiol. (Stockh.) **7**.
MAYER u. MILCHNER: Über die topographische Perkussion des kindlichen Herzens. Berl. klin. Wschr. **1906**, Nr 40.
MEYER, E.: Zur Kenntnis des kleinen Herzens. Dtsch. med. Wschr. **1920**, Nr 29.
— Über Herzgröße und Blutgefäßfüllung. Klin. Wschr. **1922**, Nr 1.
— Zur Kenntnis des kleinen Herzens. Dtsch. med. Wschr. **1923**, Nr 44.
— u. SEYDERHELM: Beziehungen zwischen Herzgröße und Blutzusammensetzung. 33. Kongr. inn. Med. 1921.
MORITZ: Über Veränderungen in der Form, Größe und Lage des Herzens beim Übergang aus horizontaler in vertikale Körperstellung. Dtsch. Arch. klin. Med. **82**.
— Bemerkungen zur Frage der perkutorischen Darstellung der gesamten Vorderfläche des Herzens. Ebenda **88**.
— Röntgenuntersuchung des Herzens. 19. Kongr. inn. Med. 1901.
— Über Tiefenbestimmung der Orthodiagraphie und deren Verwendung usw. Fortschr. Röntgenstr. **7**.
— Über die Bestimmung der sogenannten wahren Herzgröße mittels Röntgenstrahlen. Z. klin. Med. **59**.
— Über die Norm der Form und Größe des Herzens beim Mann. Dtsch. Arch. klin. Med. **171** (1931).
— Methoden der Herzuntersuchung. Dtsch. Klin. **4**, Abt. 2.
— Zur Frage der Perkussion des rechten Herzrandes. Dtsch. med. Wschr. **1908**, Nr 9.
— Methodisches und Technisches zur Orthodiagraphie. Dtsch. Arch. klin. Med. **81**.
— Über orthodiagraphische Untersuchungen am Herzen. Münch. med. Wschr. **1902**, Nr 21.
— Über funktionelle Verkleinerung des Herzens. Ebenda **1908**, Nr 14.
— Zur Frage von der akuten Dilatation des Herzens durch Überanstrengung. Ebenda **1908**, Nr 25.
— FL.: Zur Beurteilung der Herzgröße. Fortschr. Röntgenstr. **38**, 993.
— F.: Über die Norm der Größe und Form des Herzens bei der Frau. Dtsch. Arch. klin. Med. **172**, H. 5 u. 6, 462 (1932).
MÜLLER, F.: Konstitution und Dienstbrauchbarkeit. Münch. med. Wschr. **1917**, 497.

Nicolai u. Zuntz: Füllung und Entleerung des Herzens bei Ruhe und Arbeit. Berl. klin. Wschr. **1914**, Nr 51.

Oestreich u. de la Camp: Anatomische und physiologische Untersuchungsmethoden. Berlin: Karger 1905.

Ohm: Röntgenbeobachtungen über die direkte Saugwirkung der menschlichen Herzkammer. Klin. Wschr. **1926**, Nr 42.

Otten: Die Bedeutung der Orthodiagraphie usw. Dtsch. Arch. klin. Med. **105**.

Palmieri: Sulla possibilità di ricostruire il cuore in plastica dal vivente con il sussidio dei raggi X. Malatt. di cuore. 1920, Nr 3.

— G. G.: Über meine Methode der plastischen Darstellung des Herzens am Lebenden (Radioplastik). Acta radiol. (Stockh.) **10**, 127.

Raab: Zur Frage der akuten Dilatation des Herzens durch Überanstrengung. Münch. med. Wschr. **1909**, Nr 11.

Reyher: Das Röntgenverfahren in der Kinderheilkunde. Berlin: Meusser 1912.

Rieder: Die Untersuchung der Brust mit Röntgenstrahlen in verschiedenen Durchleuchtungsrichtungen. Fortschr. Röntgenstr. **6**.

Rohrer: Volumenbestimmung von Körperhöhlen und Organen auf orthodiagraphischem Wege. Ebenda **24**.

Rösler: Grenzen des Normalen und Pathologischen im Röntgenbilde des Herzens und der großen Gefäße. Klin. Wschr. **1930**, Nr 13, 607.

— H.: Röntgenologische Untersuchungen über die Herzgröße bei Herzschlagverlangsamung. Fortschr. Röntgenstr. **40**, 519.

Sabot: Über ein Verfahren der röntgenographischen Darstellungen der Bewegungen innerer Organe. Fortschr. Röntgenstr. **20**.

Sahatschieff: Beitrag zur Röntgenuntersuchung des Herzens. Ebenda **33**.

Scharpff: Über Veränderungen der Herzgröße nach Entfettungskuren. Dtsch. Arch. klin. Med. **165**.

Schatzki, R.: Plastische größen- und lagewahre Darstellung des Herzens. Fortschr. Röntgenstr. **37**, 899.

Schieffer: Über den Wert der Orthodiagraphie bei Herzuntersuchung der Soldaten. Dtsch. mil.ärztl. Z. **1906**, H. 10.

— Über Herzvergrößerung als Folgen des Radfahrens. Dtsch. Arch. klin. Med. **89**.

— Über den Einfluß des Ernährungszustandes auf das Herz. Ebenda **92**.

Schiffer: Über den Einfluß des Militärdienstes auf die Herzgröße. Ebenda **92**.

— Über den Einfluß der Berufsarbeit auf die Herzgröße. Ebenda **92**.

Schilling: Die Anwendung der Flächenkymographie in der Diagnostik der Herzerkrankungen. Fortschr. Röntgenstr. **47**, H. 3, 241 (1933).

Schüle: Die Orthodiagraphie und Perkussion des Herzens. Münch. med. Wschr. **25** (1904).

Schwarz: Über röntgenologische Messungen und Analyse der Herzkammeraktion. Med. Klin. **1920**, Nr 37.

Silbergleit: Beiträge zur Kenntnis der Herzbeweglichkeit. Dtsch. med. Wschr. **1903**, Nr 47.

Spatz: Das Verhalten von Form, Lage und Funktion des Brustkorbes und seiner Organe bei verschiedenen Körperlagen unter besonderer Berücksichtigung des Kniehangs. Münch. med. Wschr. **1923**, Nr 48.

Stadler: Der Einfluß der Muskelarbeit in Beruf und Sport auf den Blutkreislauf. Slg klin. Vortr. Nr 588.

Steffens: Herzbewegungsbeobachtung an einem Herzsteckschuß. Fortschr. Röntgenstr. **35**.

Stumpf: Das röntgen-kymographische Bewegungsbild und seine Anwendung. Leipzig 1931.

— Die Kinematographie des Herzens und ihre Bedeutung für die Diagnostik. Münch. med. Wschr. **1929**, Nr 37.

— Die Gestaltänderung des schlagenden Herzens im Röntgenbild. Fortschr. Röntgenstr. **38**, 1055.

v. Teubern: Orthodiagraphische Messungen des Herzens und des Aortenbogens bei Herzgesunden. Ebenda **24**.

Treupel u. Engels: Orthoperkussion, Orthodiagraphie und relative Herzdämpfung. Z. klin. Med. **59**.

Tullio, Pl. u. O. Businco: Die Veränderung des Herzumfanges in der akuten Asphyxie. Fortschr. Röntgenstr. **39**, 291.

Veith: Die Herzgröße der Kinder. Jb. Kinderheilk. **1908**.

Vogt: Zur Kritik der Röntgendiagnostik des Herzens und des Thymus in der ersten Lebenszeit. Fortschr. Röntgenstr. **32**.

Weber: Über eine Methode zur Röntgenaufnahme des Herzens in verschiedenen Phasen der Herzrevolutionen. 26. Kongr. inn. Med. 1910.

WEINBERGER: Atlas der Radiographie der Brustorgane. Wien u. Leipzig: Engel.

WILKE, A.: Untersuchungen am Herzen mittelst Röntgenkymographie. Fortschr. Röntgenstr. **46**, H. 5, 558 (1932).

WOLF: Das frontale Herzbild als Mittel zur Beurteilung der Vergrößerung der einzelnen Herzabschnitte. Ebenda **46**, H. 3 (1932).

ZDANSKY u. ELLINGER: Röntgenkymographische Untersuchungen am Herzen. Ebenda **47**, H. 6, 648 (1933).

ZEHBE: Beiträge zur Röntgenuntersuchung des Herzens. Ebenda **26**.

v. ZESCHWITZ: Die Drehung des Herzens bei Zwerchfellhochstand. Münch. med. Wschr. **1922**, Nr 33.

Das kranke Herz.

AALSMEER u. WENCKEBACH: Herz und Kreislauf bei Beri-Berikranken. Wien. Arch. klin. Med. **16**.

ALWENS u. MOOG: Das Verhalten des Herzens bei der akuten Nephritis. Dtsch. Arch. klin. Med. **133**.

AMELUNG: Die Veränderungen des Röntgenbildes der Brustorgane bei Kyphoskoliose und Skoliose. Fortschr. Röntgenstr. **28**.

ASSMANN: Über Veränderungen der Hilusschatten bei Herzkrankheiten. Münch. med. Wschr. **1920**, Nr 7.

— Herz und Lunge bei Mitralfehlern im Röntgenbilde. Kongr. inn. Med. 1920.

— Das Myxödemherz. Münch. med. Wschr. **1919**, Nr 1.

BAUER u. HEIM: Über Röntgenbefunde bei Kropfherzen. Dtsch. Arch. klin. Med. **1909**.

BAUKE: Über den Röntgenbefund bei einem perforationsreifen Herzspitzenaneurysma. Röntgen-Praxis 5, H. 6, 444 (1933).

BERG: Zur Klinik der gastrokardialen Beschwerden. Z. klin. Med. **108**.

BESSER, F. u. C. SCHILLING: Zur Klinik und Röntgenologie der Herzthromben. Dtsch. Arch. klin. Med. **175**, 50 (1933).

BICKEL: Über den Einfluß des Alkohols auf die Herzgröße. Münch. med. Wschr. **1903**, Nr 41.

BINGEL: Untersuchungen über den Einfluß des Biertrinkens und Fechtens auf das Herz junger Leute. Ebenda **1907**, Nr 2.

BLAUEL, MÜLLER, SCHLAGER: Über Kropfherz. Bruns' Beitr. **62**.

BRUGSCH: Über das Verhalten des Herzens bei Skoliose. Münch. med. Wschr. **1901**, Nr 33.

DE LA CAMP: Experimentelle Studien über die akute Herzdilatation. Z. klin. Med. **51**.

CHRISTIAN u. FRIK: Röntgenbefund bei chronisch-partiellem Herzaneurysma. Klin. Wschr. **1922**, 582.

DEDIC, ST.: Cor bovinum in der Differentialdiagnose. Fortschr. Röntgenstr. **41**, 589.

— Das mitralstenotische und das mitralkonfigurierte Herz im Profil. Ebenda **38**, 68.

DIETLEN: Orthodiagraphische Beobachtungen über Herzverlagerung bei pathologischen Zuständen. Münch. med. Wschr. **1907**, Nr 1.

— Über Herzdilatation bei Diphtherie. Ebenda **1905**, Nr 15.

— Orthodiagraphische Untersuchungen über pathologische Herzformen und das Verhalten des Herzens bei Emphysem und Asthma. Ebenda **1908**, Nr 34.

— Orthodiagraphische Beobachtungen über Veränderungen der Herzgröße bei Infektionskrankheiten. Ebenda **1908**, Nr 40.

— Zur Frage des kleinen Herzens. Ebenda **1919**, Nr 1 u. 2.

— Cor bovinum oder Herzbeutelerguß. Wien. Arch. klin. Med. **18**.

— Das Röntgenbild der Mitralstenose. Z. Kreislaufforsch. **20** (1928).

DORNER: Klinische Studien zur Pathologie und Behandlung der Diphtherie. Jena: Fischer 1918.

EBERTZ u. STÜRTZ: Über abnorme Gestaltung des linken mittleren Herzschattenbogens. Dtsch. Arch. klin. Med. **107**.

EHRENBERG: Zwei Fälle von Tumor im Herzen. Ebenda **103**.

EMANUEL: Extreme Dilatation of the left auricle. The Lancet **1923**, Nr 5195.

FEER: Kropfherz und Thymusherz der Neugeborenen und Säuglinge. Mschr. Kinderheilk. **25** (1923).

FETZER, H.: Das Röntgenbild eines primären Herzsarkoms. Röntgen-Praxis **1930**, 23.

— Die Lage des rechten Vorhofes und des rechten Ventrikels beim stehenden Menschen. Fortschr. Röntgenstr. **46**, 29 (1932).

FOERSTER: Ein Beitrag zur Frage der Lungenzeichnung im Röntgenbild. Ebenda **27**.

FRIEDBERG, L. CHARLES u. C. J. ROTHBERGER: Beitrag zur Kenntnis der Vorhofkammerleitung beim Vorhofflattern des Menschen. Z. klin. Med. **121**, 14 (1932).

GÄBERT: Der hintere Herzrand im Röntgenbild in normalen und kranken Fällen und Veränderungen des Tracheobronchialbaumes durch Erweiterung des linken Vorhofes. Fortschr. Röntgenstr. **32.**
— Die Lagebeziehung des Ösophagus zur dorsalen Herzfläche und ihre Veränderung durch Erweiterung des linken Vorhofes im Röntgenbild. Ebenda **32.**
GEIGEL: Das kleine Herz. Münch. med. Wschr. **1918,** Nr 24.
GEIPEL: Zur Verkalkung der Herzmuskelfaser. Fortschr. Röntgenstr. **34.**
GERHARDT, D.: Zur Lehre von der Hypertrophie des rechten Ventrikels. Arch. f. exper. Path. **82**
— Über die Fühlbarkeit des 2. Pulmonaltones. Dtsch. Arch. klin. Med. **135.**
GERHARTZ: Das Röntgenbild des Aortenstenoseherzens. Med. Klin. **1924,** Nr 22.
GOLDENBERG, M. u. E. ZDANSKY: Herzerweiterung im Coronarkrampf. Klin. Wschr. **1932,** Nr 36, 1498.
GOLONSKO, R.: Ein kasuistischer Beitrag zur Erkennbarkeit des Herzaneurysmas im Röntgenbilde. Röntgen-Praxis **1929,** 694.
GÖTZEL u. KIENBÖCK: Asthma bronchiale und Verkleinerung des Herzens. Wien. klin. Wschr. **1908,** Nr 36.
GROEDEL: Der röntgenologische Nachweis des Herzaneurysmas. Münch. med. Wschr. **1933,** Nr 6, 210.
— F. M.: Erste Mitteilung über die Differenzierung einzelner Herzhöhlen im Röntgenbilde und der Nachweis von Kalkschatten in der Herzsilhouette. Fortschr. Röntgenstr. **16.**
— Das Verhalten des Herzens bei kongenitaler Trichterbrust. Münch. med. Wschr. **1911,** Nr 13.
— Wie verhält sich das vergrößerte Herz im wachsenden Körper? Arch. Kinderheilk. **69.**
— THEO: Über paroxysmale Tachykardie. Z. exper. Path. u. Ther. **6.**
— F. M. u. THEO: Über die Formen der Herzsilhouette bei den verschiedenen Klappenfehlern. Dtsch. Arch. klin. Med. **93.**
— — Die Beeinflussung der Herzdiladation durch CO_2-Bäder. Mschr. phys. u. diät. Heilmeth. 1 (1909).
— — Die normalen und pathologischen Herzformen im Röntgenbilde. Röntgen-Taschenbuch 4 (1912).
HANSEMANN: Hyperplasie des Herzens und der Gefäße. Med. Klin. **1913,** Nr 3.
HARZER: Über die epigastrische Pulsation der rechten Herzkammer. Dtsch. Arch. klin. Med. **134.**
HERXHEIMER: Akute Erweiterung oder Hypertrophie des Herzens im Sport. Klin. Wschr. **1926,** Nr 17.
HOFFMANN, AUGUST: Funktionelle Diagnostik und Therapie der Erkrankungen des Herzens und der Gefäße. Wiesbaden: Bergmann 1911.
— Über Beobachtungen von Herzarythmie mit Röntgenstrahlen. Dtsch. med. Wschr. **1899,** Nr 15.
— Neue Fortschritte in der Diagnostik der Herzkrankheiten. Ebenda **1908,** Nr 1.
HOLLÄNDER: Die Bestimmung der Größe und Konfiguration des Herzens mittelst Teleradiographie. Fortschr. Röntgenst. **36.**
HOLZMANN, M.: Röntgenbefunde bei Trikuspidalfehlern. Ebenda **46,** 14 (1932).
ISRAELSKI, M. u. E. LUCAS: Herzerweiterung, Herzbeutelerguß und Differentialdiagnose. Klin. Wschr. **1931,** Nr 50, 2301.
— — Herz und Lunge nach Leuchtgasvergiftung. Ebenda **1930,** Nr 21.
JAKSCH-WARTENHORST: Herzaneurysma im Röntgenbild. Fortschr. Röntgenstr. **33.**
— Beitrag zur Klinik der Herzventrikelaneurysmen. Dtsch. Arch. klin. Med. **159.**
JÜRGENSEN: Zwerchfellhochstand und Kreislauf. Arch. Verdgskrkh. **16.**
KALISCH: Über einen radioskopisch diagnostizierten und autoptisch bestätigten Fall von partiellem Herzaneurysma. Wien. klin. Wschr. **1927.** Nr 34.
KAUFMANN: Über Herzerweiterungen. Wien. Arch. klin. Med. **1,** H. 2.
— Über Häufigkeit und Art der Herzschädigung bei rückkehrenden Frontsoldaten. Wien. klin. Wschr. **1916,** Nr 32—34.
KENEZ: Orthodiagraphische Untersuchungen über das Kriegsherz. Z. klin. Med. **90.**
KERSTEN: Orthodiagraphische Untersuchungen über die Herzgröße bei Tuberkulösen. Dtsch. med. Wschr. **1911,** Nr 21.
KIRCH: Über Größen- und Massenveränderung der einzelnen Herzabschnitte bei Herzklappenfehlern. Kongr. inn. Med. 1929.
KIRSCHMANN: Das Röntgenbild des Herzens bei Lungentuberkulose. Klin. Wschr. **1924,** Nr 27.
KLASON: Pericarditis calculosa und Herzverkalkung. Acta radiol. (Stockh.) **1, 2.**
KRAUS: Einiges über funktionelle Herzdiagnostik. Dtsch. med. Wschr. **1905,** Nr 1, 2, 3.
— Konstitutionelle Herzschwäche. Med. Klin. **1905,** Nr 50.
— Kropfherz. Wien. klin. Wschr. **1899,** 416; Dtsch. med. Wschr. **1906,** Nr 51.

Kraus: Über sogenannte idiopatische Herzhypertrophie. Berl. klin. Wschr. **1917**, 756.
— Über konstitutionelle Schwäche des Herzens. Dtsch. med. Wschr. **1917**, 1153.
— Über die Möglichkeit der klinischen Diagnose intrakardialer Aneurysmen. Berl. klin. Wschr. **1909**, Nr 23.
Kronenberger, F. u. F. Leeser: Isolierte Dilatation des rechten Vorhofes. Röntgen-Praxis **1930**, 924.
Lange u. Wehner: Das Herz bei Hypertonie und Arteriosklerose. Dtsch. Arch. klin. Med. **160**.
Lenk: Röntgendiagnose der Coronarsklerose in vivo. Fortschr. Röntgenstr. **35**.
Lorenz u. Meyer: Über experimentell erzeugte akute Herzerweiterungen beim Menschen. Klin. Wschr. **1926**, Nr 27.
Lüdke u. Schüller: Über die Wirkung experimenteller Anämien auf die Herzgröße. Dtsch. Arch. klin. Med. **100**.
Maase u. Zondek: Herzbefunde bei Kriegsteilnehmern. Dtsch. med. Wschr. **1915**, Nr 13.
Meissner: Zur Klinik des Myxödemherzens. Münch. med. Wschr. **1920**, 1316.
Melchart, F.: Herzaneurysma, in vivo diagnostiziert und autoptisch bestätigt. Röntgen-Praxis **1929**, 877.
Meyer u. Sulger: Das Kropfherz vor und nach der Operation. Med. Klin. **1926**, Nr 22.
Michael u. Beutenmüller: Zur Klinik des Adams-Stokesschen Symptomenkomplexes. Berl. klin. Wschr. **1907**, Nr 46.
Mobitz: Die klinische Diagnose der schweren, durch eine isoliert primäre Arteriosklerose der Lungengefäße hervorgerufenen Herzinsuffizienz. Dtsch. Arch. klin. Med. **142**.
Moog: Über die Dreiecksform des Herzens im Röntgenbilde. Fortschr. Röntgenstr. **32**.
Moritz: Über Herzdilatation. Münch. med. Wschr. **1905**, Nr 15.
Müller, Otfried: Rigide Arterien, Tropfenherz und Kriegsdienst. Med. Klin. **1915**, Nr 50.
Nemet: Zur Kenntnis der »Mitralformen« gesunder Herzen. Klin. Wschr. **1923**, Nr 8.
Neumann: Die Bedeutung des zweigeteilten rechten Vorhofbogens im Röntgenbilde. Dtsch. Arch. klin. Med. **137**.
Otten: Die Bedeutung der Orthodiagraphie für die Erkennung der beginnenden Herzerweiterung. Ebenda **105**, 370 (1912).
Pape, R. u. Boller, R.: Zur Diagnose des Herzaneurysmas. Fortschr. Röntgenstr. **45**, H. 3 (1932).
Parade u. Kuhlmann: Coronarsklerose im Röntgenbild. Klin. Wschr. **1933**, Nr 32, 1247.
— — Zur Röntgendiagnose der Verkalkungen des Herzskeletts. Röntgen-Praxis **5**, H. 5, 341 (1933).
— — Verkalkungen des Herzskeletts im Röntgenbild. Münch. med. Wschr. **1933**, Nr 3, 99.
Popp: Über die Herzgeschwülste in Verbindung mit einem Falle von Sarkom des rechten Vorhofohres. Fortschr. Röntgenstr. **46**, 23 (1932).
Reinhard: Röntgenbefunde bei Beri-Beri. Ebenda **24**.
Rosenhagen, H.: Über einige Beziehungen zwischen histologischen Veränderungen und Röntgenbild bei der chronischen Stauungslunge. Ebenda **38**, 353.
Rieder: Herzschädigung infolge arteriovenösen Aneurysmas. Arch. klin. Chir. **139**.
Rösler: Herzvergrößerung bei arterio-venöser Kommunikation. Klin. Wschr. **1929**, Nr 35.
— u. Weiss: Über die Veränderung des Ösophagusverlaufes durch den vergrößerten linken Vorhof. Bemerkungen zu der einschlägigen Arbeit Gäberts. Fortschr. Röntgenstr. **33**.
Rumpf: Röntgenuntersuchung der abnorm beweglichen Herzen (Wanderherz). Dtsch. Arch. klin. Med. **129**.
Saul: Verdichtungen im Herzschatten. Fortschr. Röntgenstr. **46**, H. 4, 450 (1932).
Schlapper: Über Form und Formveränderungen des Herzens bei Lungentuberkulose, unter besonderer Berücksichtigung des Teleröntgenogramms. Münch. med. Wschr. **1931**, Nr 31.
Scherf: Relative Insuffizienz der Pulmonalklappen. Klin. Wschr. **1930**, Nr 19.
Scholz: Röntgenologische Darstellung von Herzthromben. Fortschr. Röntgenstr. **32**.
— Röntgenologische Darstellung von myokardialer Verkalkung intra vitam. Ebenda **32**.
Schott: Zur Kenntnis der hochgradigen Erweiterung des linken Vorhofes. Klin. Wschr. **1924**, Nr 24.
Spitzer, H.: Die unregelmäßige Herztätigkeit am Röntgenschirm. Fortschr. Röntgenstr. **39**, 126.
Staub: Über das kleine Herz. Münch. med. Wschr. **1917**, 1442.
Steiner: Beziehungen zwischen Kropf und Herz. Ihr Verhalten nach Strumektomie. Mitt. Grenzgeb. Med. u. Chir. **35**.
Stoerk: Beiträge zur Pathologie des Herzens. I. Zur Topographie des Mediastinums bei normaler und pathologischer Herzform. Z. klin. Med. **69**.
Störmer: Verschwinden klinisch bestandener Zeichen eines kombinierten Mitralvitiums. Münch. med. Wschr. **1929**, Nr 32.

STRAUSS: Aorta angusta und Kriegsdienst. Med. Klin. **1916**, 416.
TECKLENBURG: Über gewisse Wechselbeziehungen zwischen atonischem Darm und Zirkulation. Z. physik. u. diät. Ther. **16**.
ULENBRUCK: Beobachtungen zur rechtsventrikulären Herzinsuffizienz. Dtsch. Arch. klin. Med. **137**.
v. D. VELDEN: Zirkulationskrankheiten. Jkurse ärztl. Fortbildg 1913, Februar.
VOLHARD: Bemerkungen über Aorten- und Pulmonalstenose. Münch. med. Wschr. **1917**, 20.
WEBER u. ALLENDORF: Orthodiagraphische Herzuntersuchungen bei Tuberkulösen. Dtsch. Arch. klin. Med. **104**.
WEINBERGER: Atlas der Radiographie der Brustorgane. Wien u. Leipzig: Engel.
WENCKEBACH: Über pathologische Beziehungen zwischen Atmung und Kreislauf beim Menschen. Slg klin. Vortr. **1907**, Nr 465/66.
— Über Herzkonstatierung im Kriege. Med. Klin. **1916**, Nr 18.
— Über Herzerkrankungen bei Kriegsteilnehmern. Kongr. inn. Med. **1916**.
WIBERG: A case of aneurysm of the heart. Acta radiol. (Stockh.) **12**, 562.
ZEHBE: Beiträge zur Röntgenuntersuchung des Herzens. Fortschr. Röntgenstr. **26**.
ZADEK, E.: Diagnose der Coronarsklerose. Klin. Wschr. **1932**, Nr 30, 1255.
ZONDEK: Das Myxödemherz. Münch. med. Wschr. **1918**, Nr 43.
— Das Myxödemherz. 2. Mitteilung. Ebenda **1919**, Nr 25.
— Herzbefunde bei endokrinen Erkrankungen. Dtsch. med. Wschr. **1920**, Nr 45.
— Herz und innere Sektion. Z. klin. Med. **90**.
— Zur Frage des Ermüdungsherzens bei Kriegsteilnehmern. Zbl. Herzkrkh. 8 (1916).
— Herzbefunde bei Leuchtgasvergifteten. Dtsch. med. Wschr. **1919**, 678.

Angeborene Herzfehler.

HOCHSINGER: Erkrankungen des Kreislaufsystems. Lehrbuch der Kinderkrankheiten von SCHLOSSMANN-PFAUNDLER. Leipzig: F. C. W. Vogel 1916.
HOFFMANN, AUGUST: Funktionelle Diagnostik und Therapie der Erkrankungen des Herzens und der Gefäße. Wiesbaden: Bergmann 1911.
RAUCHFUSS: Angeborene Herzleiden. Handbuch der Kinderkrankheiten von GERHARDT **4** (1878).
ROKITANSKI: Atlas der Erkrankungen der Aorta.
VIERORDT: Die angeborenen Herzfehler. NOTHNAGELS Spez. Path. u. Ther.

ARKUSSKI: Zur Frage der Röntgendiagnostik der angeborenen Herzfehler. Fortschr. Röntgenstr. **35**.
— Das Röntgenbild der angeborenen Stenose der Lungenarterie bei gleichzeitiger Existenz eines Defekts der Kammerscheidewand. Fortschr. Röntgenstr. 41, 617.
ARNHEIM: Angeborene Pulmonalstenose. Berl. klin. Wschr. **1905**, Nr 8.
ABELMANN: Diagnose und Prognose angeborener Herzfehler. Erg. inn. Med. 12 (1913).
BAHN: Über isolierte Dextrokardie mit Isthmusstenose der Aorta und Endokarditis lenta. Dtsch. Arch. klin. Med. **146**.
BIEDERMANN, FRITZ: Der rechtsseitige Aortenbogen im Röntgenbild. Ebenda **43**, 168.
BITTORF: Ductus Botalli apertus. Münch. med. Wschr. **1903**, Nr 41.
BURKE: Über angeborene Pulmonalstenose. Z. Heilk. **23**.
DE LA CAMP: Familiäres Vorkommen angeborener Herzfehler. Zugleich ein Beitrag zur Diagnose der Persistenz des Ductus Botalli.
— Angeborene Herzfehler. Deutsche Klinik am Anfang des 20. Jahrhunderts. Wien: Urban u. Schwarzenberg 1907.
DENEKE: Röntgendiagnostik seltener Herzleiden. Dtsch. Arch. klin. Med. **89**.
DRESSLER: Ductus Botalli apertus. Jb. Kinderheilk. **56**.
— Nachtrag (Berichtigung: Pulmonalstenose). Ebenda **60**, 571.
EDELMANN u. MARON: Die Isthmusstenose der Aorta und ihre Differentialdiagnose. Wien. Arch. inn. Med. **4**.
FORSCHBACH u. KOLOCZEK: Ductus Botalli apertus. Münch. med. Wschr. **1916**, 1617.
GASSUL: Über einen offenen Ductus Botalli mit Beteiligung des linken Herzens. Fortschr. Röntgenstr. **28**; Dtsch. med. Wschr. **1921**, Nr 20.
GROEDEL, F. M.: Diagnose und Prognose angeborener Herzfehler. Dtsch. Arch. klin. Med. **103**.
GROSSMANN: Ductus Botalli apertus. Dtsch. med. Wschr. **1907**, 367.
GROSSMANN, J. u. O. MELLER: Hohe Rechtslage der Aorta bei normal gelagertem Herzen in einem Fall von Situs viscerum inversus subdiaphragmaticus. Fortschr. Röntgenstr. **38**, 1120.

HOCHHAUS: Beiträge zur Pathologie des Herzens. Dtsch. Arch. klin. Med. **51**.

HOCHSINGER: Diagnostische Betrachtungen über drei seltene Formen infantiler Kardiopathien im Röntgenbilde. Jb. Kinderheilk. **57**.

— Persistenz des Botallischen Ganges und Erweiterung der Lungenarterien. Wiener klinische Vorträge aus der gesamten praktischen Heilkunde **1907**, H. 12.

HONDO: Ductus Botalli apertus. Med. Klin. **1908**, Nr 13.

HOTZ: Über angeborene Tricuspidalinsuffizienz. Jb. Kinderheilk. **102**.

JAFFÉ: Ein Fall von kongenitalem Defekt der Vorhofscheidewand und Rechtslage der Aorta. Inaug.-Diss. Leipzig 1921.

KREHL: Ein Fall von Stenose der Lungenarterie mit Defekt der Ventrikelscheidewand und eigentümlichen Blutveränderungen. Dtsch. Arch. klin. Med. **44**.

ZUR LINDEN: Isolierte Pulmonalsklerose im jüngsten Kindesalter. Virchows Arch. **252**.

LOBEN, F.: Über angeborene Rechtslagerung des Herzens bei normalem Situs der Bauchorgane. Fortschr. Röntgenst. **38**, 553.

MANDELSTAMM: Die Dextrokardie. Erg. inn. Med. **34**.

MOHR: Zur Diagnostik der kongenitalen Herzfehler. Dtsch. Z. Nervenheilk. **47** u. **48**.

MARDERSTEIG, KLAUS: Persistenz des rechtsseitigen Aortenbogens im Röntgenbild. Fortschr. Röntgenstr. **44**, 163.

MOTZFELD: Drei Fälle von Ductus Botalli apertus. Dtsch. med. Wschr. **1913**, Nr 42.

MÜLLER: Angeborene Herzkrankheiten. Korrespbl. Schweiz. Ärzte **1904**, 385.

— H., JUN.: Zur klinischen und pathologischen Anatomie des unkomplizierten offenen Septum ventriculorum. Dtsch. Arch. klin. Med. **133**.

POSSELT: Pulmonalstenose und Septumdefekt. Wien. klin. Wschr. **1909**, Nr 8.

— ADOLF: Über klinische Diagnose von Aneurysmen des membranösen Septums der Vorhofscheidewand bei angeborenen Herzfehlern. Z. klin. Med. **121**, 50 (1932).

RAAB: Untersuchungen über einen Fall von kongenitalem Herzvitium. Wien. Arch. klin. Med. **7** (1923).

RAILSBACK a. DOCK: Erosion of the ribs due to stenosis of the isthmus (coarctation) of the Aorta. Radiology **12**, Nr 1 (1929).

SCHITTENHELM: Beobachtungen über den Ductus Botalli apertus. Dtsch. med. Wschr. **1920**, Nr 42.

STEPP u. WEBER: Ductus Botalli apertus. Ebenda **1917**, Nr 49.

STROTHMANN: Über einen Fall von isolierter, komplizierter Dextrokardie mit korrigierter Transposition der großen Gefäße. Dtsch. Arch. klin. Med. **163**, 76 (1929).

TODTENHAUPT: Kongenitaler Herzfehler (Pulmonalstenose und Ventrikelseptumdefekt. Transpositio aortae) und Erythrozytose. Ebenda **154**.

USOMOTO: Ein Beitrag über das Röntgenbild der Pulmonalstenose, insbesondere über die Vorwölbung des linken zweiten Bogens. Ebenda **147**.

VOLHARD: Demonstration. 25. Kongr. inn. Med. **1908**.

WEINBERGER: Erweiterung der Pulmonalarterie im Röntgenbilde. Fortschr. Röntgenstr. **6**, 49.

WEITZ: Über das Orthodiagramm bei Aortenstenose. Med. Klin. **1918**, Nr 43.

ZADEK: Pulmonalinsuffizienz und Stenose. Fortschr. Röntgenstr. **23**.

ZAHN: Offener Ductus Botalli mit aneurysmatischer Erweiterung der Arteria pulmonalis. Wien. med. Wschr. **1912**, Nr 17.

ZEIDLER: Drei Fälle von kongenitalem Defekt der Vorhofscheidewand. Dtsch. Arch. klin. Med. **131**.

ZINN: Diagnose des Ductus Botalli apertus. Berl. klin. Wschr. **1898**, Nr 20.

Herzbeutel.

ACHELIS: Über adhäsive Perikarditis usw. Dtsch. Arch. klin. Med. **115**.

AMELUNG: Zur Frage der doppelten Konturierung des Herzschattens im Röntgenbilde bei Perikarditis. Fortschr. Röntgenstr. **28**.

BRAUER: Die Erkrankungen des Perikards. Atlas und Grundriß der Röntgendiagnostik von F. M. GROEDEL. München: Lehmann 1921.

CURSCHMANN: Zur Beurteilung und operativen Behandlung großer Herzbeutelergüsse. Dtsch. Klinik **4** (1905).

FRIEDLÄNDER: Über Panzerherz. Fortschr. Röntgenstr. **34**.

GROEDEL, F. M.: Nachweis von Kalkschatten in der Herzsilhouette. Ebenda **16**.

— Ist das Herz im perikardialen Exsudat röntgenologisch darstellbar? Fortschr. Röntgenstr. **27**, 656.

HAMMER, H.: Ein Fall von Perikardtumor. Röntgen-Praxis **4**, H. 21, 910 (1932).

v. Hecker: Ausgedehntes Panzerherz als Zufallsbefund. Fortschr. Röntgenstr. **31**.
Heimberger: Über Panzerherz. Ebenda **32**.
Hessmann, A. u. M. Israelski: Panzerherz. Röntgen-Praxis **1932**, 112.
Jansson: Beitrag zur Röntgendiagnostik beim Perikarddivertikel. Acta radiol. (Stockh.) **12**, 50.
Katsch: Diskussionsbemerkungen zur Frage der röntgenologischen Sichtbarkeit des Herzens im Perikarderguß. Fortschr. Röntgenstr. **27**, 656.
Kienböck, R. u. K. Weiss: Über das entzündliche Perikarddivertikel. Ebenda **40**, 389.
Klason: Pericarditis calculosa und Herzverkalkung. Acta radiol. (Stockh.) **1**, 2.
Kloiber u. Hochschild: Zur Frage des röntgenologischen Sichtbarwerdens des Herzens im Perikardialerguß. Fortschr. Röntgenstr. **27**.
Kohlmann: Über Pericarditis exsudativa. Ebenda **30**.
Lehmann u. Schmoll: Pericarditis adhaesiva in Röntgenogrammen. Ebenda **9**.
Ljungdahl: Ein Fall von Pneumoperikardium. Dtsch. Arch. klin. Med. **111**.
Molnar: Über Luftansammlung im Herzbeutel. Fortschr. Röntgenstr. **36**.
Müller: Perikarditische Verkalkungen. Ebenda **25**.
Paetsch: Pericarditis exsudativa im Röntgenbilde. Dtsch. med. Wschr. **1920**, Nr 1.
Rieder: Panzerherz. Fortschr. Röntgenstr. **20**.
Römheld: Das Röntgenbild des Perikards. Dtsch. Arch. klin. Med. **106**.
Rösler: Das Pyopneumoperikardium. Fortschr. Röntgenstr. **25**.
Saupe: Pneumoperikard mit linksseitigem Pneumothorax. Ebenda **27**.
Schmidt: Experimentelle Untersuchungen zur Kernschattenfrage bei Pericarditis exsudativa. Ebenda **35**.
Schulze: Pericarditis exsudativa im Röntgenbilde. Dtsch. med. Wschr. **1921**, Nr 30.
Schütze: Röntgenbeobachtungen bei extraperikardialen Verwachsungen (Mediastinum, Pericarditis externa und Pleuroperikarditis). Berl. klin. Wschr. **1921**, Nr 36.
Schwäer: Über Pericarditis exsudativa im Röntgenbild. Fortsch. Röntgenstr. **25**.
Schwarz: Über einen typischen Befund am Herzen Fettleibiger. Wien. klin. Wschr. **1910**, Nr 1.
Seidler: Über Perikarddivertikel. Ebenda **1921**, Nr 49.
Simmonds: Über den Nachweis der Verkalkungen am Herzen durch das Röntgenverfahren. Fortschr. Röntgenstr. **12**.
Starck: Zur Pathologie des Panzerherzens. Med. Klin. **1928**, Nr 45.
Stürtz: Zur Diagnose der Pleuraadhäsionen am Perikard und Zwerchfell. Fortschr. Röntgenstr. **7**.
Traugott: Zur Diagnose der Herzbeutelergüsse. Münch. med. Wschr. **1920**, Nr 35.
Vaquez u. Bordet: Herz und Aorta. Übers. von Zeller. Leipzig: Thieme 1916.
Weil: Panzerherz. Fortschr. Röntgenstr. **23**.
Wenckebach: Beobachtungen bei exsudativer und adhäsiver Perikarditis. Z. klin. Med. **71**.
— Über pathologische Beziehungen zwischen Atmung und Kreislauf beim Menschen. Volkmanns Slg klin. Vortr. **1907**, Nr 465/66.
Zdansky, Erich: Zur Diagnose der Concretio und Accretio cordis. Fortschr. Röntgenstr. **44**,48.
— Zur Röntgendiagnostik der schwieligen Perikarditis. Med. Klin. **1931**, Nr 43.
Zehbe: Ein Fall von Panzerherz. Fortschr. Röntgenstr. **30**.

Gefäße.

Arkin: Totale Persistenz des rechten Aortenbogens im Röntgenbild. Wien. Arch. klin. Med. **12**.
Arnsperger: Perforierendes Aortenaneurysma im Röntgenbilde. Fortschr. Röntgenstr. **9**.
— Die Ätiologie und Pathogenese der Aortenaneurysmen. Dtsch. Arch. klin. Med. **78**.
Aronowitzsch: Neurologische und röntgenologische Untersuchungen über periphere Arteriosklerose. Dtsch. Z. Nervenheilk. **120** (1931).
Balaban, J. J. u. M. J. Pokydow: Zur Diagnostik der Aneurysmen der Lungenarterie. Röntgen-Praxis **1929**, 454.
Berberich u. Hirsch: Die röntgenographische Darstellung der Arterien und Venen am lebenden Menschen. Klin. Wschr. **1923**, Nr 49.
Böttner: Über die Diagnose der Aneurysmen der Aorta abdominalis mit besonderer Berücksichtigung der direkten Röntgendiagnostik. Münch. med. Wschr. **1919**, Nr 11.
Bückenbach: Die Messung des Querschnittes der Aorta ascendens. Ein Beitrag zur unblutigen Schlagvolumenbestimmungsmethode nach Brömser u. Ranke. Dtsch. Arch. klin. Med. **171**.
Bürger-Dalen: Über einen Fall von Aortenaneurysma mit Durchbruch in den linken Vorhof. Z. klin. Med. **63**.
Brauer u. Kuchenmeister: Der gegenwärtige Stand unserer Kenntnisse über die Röntgenologie der peripheren Blutgefäße. Erg. med. Strahlenforsch. **6**, 127.
Buttersack: Aneurysma aortae nach akuter Aortitis. Münch. med. Wschr. **1904**, Nr 47.

CANIGIANI, TH.: Zur Röntgendiagnostik des Aneurysma dissecans der Brustaorta. Fortschr. Röntgenstr. **45**, H. 4 (1932).

COHN u. SALINGER: Über ungewöhnliche Kalkansammlungen in den Gefäßen und Stützgeweben Med. Klin. **1927**, Nr 22.

CONTE u. COSTA: Angiopneumographie. Fortschr. Röntgenstr. **47** (1933).

CZEPA: Zur Differentialdiagnose von Lungentumor und Aneurysma. Fortschr. Röntgenstr. **29**.

DENEKE: Die Aorta im Röntgenbilde. Dtsch. med. Wschr. **1924**, Nr 10.

DIETRICH: Beitrag zur Diagnostik der Pulmonalsklerose. Fortschr. Röntgenstr. **36**.

DUCACH: Ein Fall von Arteriosklerose der Arteria pulmonalis (Morbus Ayerza Arrilaga). Z. klin. Med. **108**.

EISLER u. KREUZFUCHS: Die Röntgendiagnose der Aortensyphilis. Dtsch. med. Wschr. **1913**, Nr 44.

ERDELYI: Die Bedeutung der Röntgenuntersuchung der Aorta in der klinischen Diagnostik. Fortschr. Röntgenstr. **35**.

— Eine seltene Entwicklungsanomalie der Aorta und der Speiseröhre. Ebenda **47**, H. 3, 264 (1933).

— Nachweis der Wandverhärtung des Aortenbogens. Klin. Wschr. **1928**, Nr 6.

FABIAN: Über Phlebolithen. Fortschr. Röntgenstr. **27**.

FRHR. V. FALKENHAUSEN: Zur Röntgendiagnose der Aortitis luica im unteren Teil der Aorta thoracica. Ebenda **38**, 672.

FETZER, H.: Die Röntgendiagnostik der Aortenerkrankungen. Röntgen-Praxis **1929**, 523.

— Ein atypischer Fall eines Aortenaneurysma. Fortschr. Röntgenstr. **37**, 70.

FRIK: Zur Deutung des Röntgenbildes im 1. schrägen Durchmesser. Ebenda **29**.

— Zur Durchleuchtung der Thoraxorgane. Klin. Wschr. **1922**, Nr 1.

GEBAUER: Ist die Durchleuchtung mit Röntgenstrahlen ausschlaggebend für die Differentialdiagnose zwischen Aortenaneurysma und intrathorazischem Tumor? Dtsch. med. Wschr. **1900**, Nr 35.

GRASHEY: Verkalkte Mesenterialgefäße. Acta radiol. (Stockh.) **6**.

GROEDEL, F. M.: Aneurysma und Subklavia im Röntgenbild. Fortschr. Röntgenstr. **18**.

— Die Dimension des normalen Aorten-Orthodiagramms. Berl. klin. Wschr. **1918**, Nr 18.

HAMMER: Situs inversus arcus aortae. Fortschr. Röntgenstr. **34**.

HÄNISCH u. QUERNER: Akzidentelle Pulmonalgeräusche mit Röntgenbeobachtung. Münch. med. Wschr. **1917**, Nr 22.

— Zur Röntgendiagnose der Aneurysmen der Aorta descendens. Fortschr. Röntgenstr. **30**.

HERZOG u. FIRNBACHER: Beitrag zu den Anomalien der Aorta und des Ösophagus. Ebenda **35**.

HIRSCH: Die peripheren Blutgefäße im Röntgenbild. Frankfurt a. M.: Keim u. Nemlich 1924.

HITZENBERGER u. ELIAS: Zur Untersuchung der Aorta descendens. Wien. Arch. klin. Med. **1923**.

HOFFMANN, F. A.: Das Mediastinum in Position 150. Zbl. Röntgenstr. **2** (1911).

HOLZKNECHT: Zum radiologischen Verhalten pathologischer Prozesse der Brustaorta. Wien. klin. Wschr. **1900**, Nr 25.

— Das radiologische Verhalten der normalen Brustaorta. Ebenda **1900**, Nr 10.

HOLZMANN, MAX: Aneurysma dissecans der Brustaorta im Röntgenbild. Acta radiol. (Stockh.) **13**, Nr 71, 21 (1932).

HUBERT: Diagnose der Aortensyphilis mit besonderer Berücksichtigung der Röntgenologie. Klin. Wschr. **1924**, Nr 20.

ISRAELSKI, M.: Die verkalkte Arteria lienalis im Röntgenbilde. (Zur Differentialdiagnose der Verkalkungen im linken Oberbauch.) Röntgen-Praxis **1930**, 670.

JÜLICH: Linksseitige Rekurrenslähmung durch Sklerose der Aorta. Med. Klin. **1925**, Nr 48.

KÄPPELI: Über einen Fall von Aneurysma der Pulmonalarterie. Z. klin. Med. **123**, 603 (1933).

KEY u. AKERLUND: Verkalktes Aneurysma in der Arteria renalis. Fortschr. Röntgenstr. **25**.

KIENBÖCK, ROBERT u. KONRAD WEISS: Ein Fall von Aneurysma dissecans der Brustaorta. Ebenda **44**, 211.

— — Ein seltener Fall von Aortenaneurysma. Wien. Arch. inn. Med. **23**, H. 3, 373 (1933).

KIRCHGESSNER: Fehldiagnose eines Aneurysmas mit Röntgenstrahlen. Münch. med. Wschr. **1900**, Nr 19.

KLOIBER: Ausgedehnte Zerstörung von Brustwirbelsäule und Rippen durch Aortenaneurysma. Fortschr. Röntgenstr. **32**.

KMENT: Aneurysma der Arteria renalis. Beitr. klin. Chir. **147**.

KÖHLER: Ein Fall von Arterienverkalkung im ersten Lebensjahr. 14. Röntgenkongreß 1923.

KOLLERT, SGALITZER u. DEMEL: Die Bedeutung der Kontrastfüllung der peripheren Arterien für den Nachweis der Arteriosklerose. Z. klin. Med. **114**.

KOPPENSTEIN: Phlebolithen in der Milz. Fortschr. Röntgenstr. **36**.

KRANZ: Über einen Fall von Pulmonalaneurysma. Klin. Wschr. **1924**, Nr 6.

KRAUSE: Die Röntgenuntersuchung der Gefäße im Grundriß und Atlas der Röntgendiagnostik von F. M. GROEDEL. München: Lehmann 1914.

KREUZFUCHS: Über eine neue Methode der Aortenmessung. Med. Klin. **1920**, Nr 2.

— Über die Topographie der Region der Aortenkuppe. Münch. med. Wschr. **1921**, Nr 32.

KUCKEIN: Über zwei Fälle von Ösophaguskarzinom, welche unter dem Bilde eines Aortenaneurysmas verliefen. Dtsch. med. Wschr. **1902**, Nr 45.

LENK: Zur Röntgendiagnose der Aneurysmen der Aorta descendens und der Aortenlues überhaupt. Fortschr. Röntgenstr. **30**.

LEVY-DORN: Sternum, Brustaorta und Wirbelsäule im Röntgenbilde. Dtsch. med. Wschr. **1902**, Nr 34.

LIEK: Die rezente Aortitis luetica im Röntgenbilde. Fortschr. Röntgenstr. **17**, H. 2.

LIPPMANN u. QUIRING: Die Röntgenuntersuchung der Aortenerkrankungen. Ebenda **19**.

LÖHR u. JACOBI: Die Arteriographie und die kombinierte Enzephalarteriographie Ebenda **48**, H. 4, 385 (1933).

LÜDIN: Aneurysma der Arteria pulmonalis. Acta radiol. (Stockh.) **14**, Fasc. 3, Nr 79, 259 (1933).

LUNDSGAARD u. RUD: Röntgenologischer Nachweis der peripheren Arteriosklerose und seine klinische Bedeutung. Z. klin. Med. **109**.

MARDERSTEIG: Persistenz des rechtsseitigen Aortenbogens im Röntgenbild. Fortschr. Röntgenstr. **47**, H. 3, 262 (1933).

MELCHART, F.: Über Gefäßverkalkungen. Röntgen-Praxis **1930**, 657.

MONIZ, DE CARVALHO u. LIMA: Aus dem Gebiete der Angiopneumographie. Beitr. Klin. Tbk. **79**, H. 1.

— PINTO u. LIMA: Die Vorzüge des Thorotrast bei arterieller Enzephalographie. Röntgen-Praxis **1932**, H. 2, 90.

NAEGELI: Röntgenuntersuchungen des peripheren Gefäßsystems. Dtsch. med. Wschr. **1933**, Nr 31, 1196.

NEMENOW, M.: Röntgendiagnostik der Aneurysmen der Bauchaorta. Pneumoperitoneum. Fortschr. Röntgenstr. **37**, 641.

NEUBURGER: Zwei Fälle von syphilitischen Aneurysmen der Arteria pulmonalis. Dtsch. med. Wschr. **1930**, Nr 20.

NIELSEN: Über das Verhalten der Arteriosklerose an den peripheren Arterien und die differentialdiagnostische Bedeutung des Röntgenbildes hierbei. Münch. med. Wschr. **1925**, Nr 28.

OPPLER u. SIELMANN: Ein Beitrag zur Diagnose der Aorta descendens-Erkrankungen. Ebenda **1928**, Nr 22.

PINCHERLE: Über die röntgenologische Darstellung verkalkter Hirnarterien. Fortschr. Röntgenstr. **29**.

PONDÉ: El Torno da arteria pulmonar. Bahia 1928.

POSSELT: Die klinische Diagnose der Pulmonalsklerose. Slg klin. Vortr. Neue Folge 504/07. Leipzig: Breitkopf & Härtel.

RATSCHOW, M.: Uroselektan in der Vasographie, unter spezieller Berücksichtigung der Varicographie. Fortschr. Röntgenstr. **42**, 37.

REICH: Das Röntgenbild und die orthodiagraphische Messung der Aorta im zweiten schrägen Durchmesser. Ebenda **34**.

REINHARD: Röntgenbefunde bei Beri-Beri. Ebenda **24**.

RENCK: Über das Renalisaneurysma, besonders vom röntgenologischen Gesichtspunkt. Acta radiol. (Stockh.) **7**.

ROSENFELD: Zur Diagnostik der Aortenaneurysmen der Arteria pulmonalis. Ref. Fortschr. Röntgenstr. **8**, 290.

ROUSTHÖI, PETER: Über Angiokardiographie. Acta radiol. (Stockh.) **14**, Fasc. 4.

SACHS: Ein Aneurysma der Aorta descendens mit pulsierender Vorwölbung unterhalb der linken Skapula. Fortschr. Röntgenstr. **31**.

DOS SANTOS (Lissabon): Abdominopelvine Arteriographie (Aortographie) Ebenda **44**, 55.

SANDOZKY: Zur Röntgendiagnose der Hämangiome. Ebenda **35**.

SCHATZKI, R.: Das gestielte Aortenaneurysma. Ebenda **44**, 348.

SCHMILYNSKY: Zwei Diagramme einer Arteriosklerose und geringgradiger Erweiterung der Aorta ascendens und des Aortenbogens. Ebenda **1**.

SCHÜLLER: Arteriographie und Unfallbegutachtung. Münch. med. Wschr. **1930**, Nr 27.

— Beitrag zum praktischen Wert der Arteriographie. Ebenda **1930**, Nr 7.

SCHULZE: Skelettveränderungen als Ursache von Verkalkungen. Mitt. Grenzgeb. Med. u. Chir. **36**.

SGALITZER, DEHMEL, KOLLERT u. RANZENHOFER: Zur Darstellung und Behandlung der peripheren Arterien. Wien. klin. Wschr. **1930**, Nr 29.

SGALITZER, KOLLERT u. DEHMEL: Kontrastdarstellung der Venen im Röntgenbilde. Klin. Wschr. **1931**, Nr 36.

SPILLER, U.: Beitrag zur Darstellbarkeit nichtverkalkter, peripherischer Gefäße im Röntgenbild ohne Benutzung von Kontrastmitteln. Fortschr. Röntgenst. **39**, 660.

— Über Vorkommen, Lokalisation und Ursache der sogenannten Arteriosklerose (Media-Sklerose) und ihrer Beziehungen zur sogenannten zentralen Arteriosklerose, auf Grund klinisch röntgenologischer Untersuchungen. Z. f. klin. Med. **109**.

SPITZER: Fusiformes Aneurysma der Arteria pulmonalis bei Dreiklappenfehler. Ebenda **36**.

STÜRTZ: Der Röntgenbefund bei ausgesprochener Ektasie der Aorta thoracica descendens. Charité-Annalen **38**.

STAHL: Die Sklerose peripherer Venen im Röntgenbild. Fortschr. Röntgenstr. **30**.

SUTTER: Über das Verhalten des Aortenumfanges unter physiologischen und pathologischen Bedingungen. Arch. f. exper. Path. **39**.

v. TEUBERN: Orthodiagraphische Messungen des Herzens und des Aortenbogens bei Herzgesunden. Fortschr. Röntgenstr. **24**.

WEINBERGER: Aortenaneurysma. Wien. klin. Wschr. **1900**, Nr 28.

— Erweiterung der Pulmonalarterie im Röntgenbilde. Fortschr. Röntgenstr. **6**, 49.

— Weitere Beiträge zur Radiographie der Brustorgane. Med. Klin. **1908**, 584.

WEISS u. LAUDA: Die KREUZFUCHSsche Methode der Aortenmesung. Dtsch. med. Wschr. **1921**, Nr 12.

WOHLLEBEN, TH.: Venographie. Klin. Wschr. **1932**, Nr 43, 1786.

ZDANSKY, E.: Zur Kritik der KREUZFUCHSschen Aortenmessung . Fortschr. Röntgenstr. **45**, 40 (1932).

ZEHBE: Beobachtungen am Herzen und der Aorta. Dtsch. med. Wschr. **1916**, Nr 11.

ZEITLIN, A.: Über röntgenologisch nicht erkennbare kleine Aortenaneurysmen. Fortschr. Röntgenstr. **38**. 514.

II. MEDIASTINUM.

Als Mediastinum wird der Raum bezeichnet, der beiderseits seitlich von den mediastinalen Pleurablättern, vorn vom Sternum, hinten von der Wirbelsäule, unten vom Zwerchfell und oben von der oberen Apertur des Brustkorbes begrenzt wird. Dieser Raum wird zum größten Teil vom Herzen, ferner von den großen Gefäßen, der Luftröhre und den Stammbronchien sowie der Speiseröhre eingenommen, die in besonderen Abschnitten besprochen werden. Hier sollen nur die außerhalb dieser Organe liegenden Prozesse dargestellt werden, welche in dem dazwischenliegenden lockeren Binde- und Fettgewebe, an Lymphdrüsen, der Thymusdrüse sowie den abwärts verlagerten Schilddrüsenpartien sich abspielen. Durch eine Frontalebene, welche durch die Luftröhre, Bronchien und Lungenwurzeln gelegt ist, kann man in schematischer Form ein vorderes und hinteres Mediastinum abgrenzen; doch gehen beide oberhalb des Herzens ohne scharfe Trennung ineinander über.

Die Schatten der Körper, die sowohl im vorderen wie im hinteren Mediastinum seitlich über das Profil des Herzens und der großen Gefäße hinausragen, sind bei gerader Durchleuchtungsrichtung dem Herz- und Gefäßschatten angelagert und von ihm schwer oder nicht zu trennen. Eine Abgrenzung und genauere Differenzierung wird meist erst bei querer oder schräger Durchleuchtung möglich. Für das vordere Mediastinum bietet die frontale Strahlenrichtung die besten Bedingungen. Hier ist das Dreieck im hellen Retrosternalraum gut übersichtlich, welches vorn vom Sternum, hinten vom Herzschatten und oben von der oberen Brustapertur begrenzt wird. Für das hintere Mediastinum ist die schräge Durchleuchtung besonders im ersten schrägen Durchmesser vorzuziehen, wie sie namentlich zur Untersuchung der Aorta und des Ösophagus verwendet wird.

1. Vorderes Mediastinum.

Thymus. Im vorderen Mediastinum erfordert zunächst die *Thymusdrüse* eine gesonderte Besprechung. Da sie auch beim Kind *normalerweise* seitlich rechts die Vena cava superior, links die Aorta und Pulmonalis kaum überragt, kommt sie bei gerader Durchleuchtungsrichtung gewöhnlich nicht schattenbildend zum Ausdruck. Vielleicht ist aber die gerade im Säuglingsalter auffallend breite Darstellung des rechten neben der Wirbelsäule verlaufenden Schattenbandes der Vena cava superior, welche auch bei ruhiger Atmung, nicht nur beim Schreien und Pressen und dadurch hervorgerufener starker Blutfüllung der Venen beobachtet wird, auf eine leichte Auswärtsdrängung durch die vorgelagerte Thymusdrüse zu beziehen. Bei frontaler Durchleuchtungsrichtung überwiegt die Aufhellung durch die vorderen Lungenpartien meist derart die geringfügige Strahlenhemmung durch den Thymus, daß der Retrosternalraum hell erscheint.

Der schattengebende Einfluß einer *vergrößerten* Thymusdrüse ist zuerst von HOCHSINGER betont worden. Er schildert als ihren Ausdruck den breiten, plumpen, dem Herzen aufsitzenden und seine Randkonturen besonders oben deckenden Mittelschatten und erklärt dieses Bild für einen häufigen Befund beim Stridor laryngis infantum. Seine Darstellungen haben vielfach Widerspruch erfahren, insofern, als von anderen Autoren sowohl dieses Kennzeichen im Röntgenbild bei Stridor laryngis vermißt als auch bei so gedeuteten Röntgenbefunden autoptisch keine Thymushyperplasie gefunden wurde. Demnach ist eine Verallgemeinerung in dem Sinne, daß sich bei Stridor laryngis stets eine röntgenologisch nachweisbare Thymushyperplasie finde, nicht haltbar und eine vorsichtige Bewertung des Röntgenbefundes geboten. Ich schließe mich der kritischen Besprechung von BENJAMIN und GÖTT an, welche auf die bekannte Begrenzung des Mittelschattens durch die Vena cava hinwiesen und ein An- und Abschwellen des Kavaschattens bei der Atmung sowie eine besondere Verbreiterung desselben beim Schreien in Fällen beschrieben, bei welchen sich autoptisch die Thymusdrüse in keiner Weise vergrößert erwies. Andererseits sind die Befunde von HOCHSINGER durch andere, besonders französische Autoren bestätigt worden, und es erscheint einleuchtend, wenn ein Schatten, welcher sowohl rechts als besonders links den Schatten der großen Gefäße oberhalb des Herzens überragt und dem Herzschatten plump aufsitzt, auf einen vergrößerten Thymus bezogen wird, falls gleichzeitig Lymphdrüsenschwellungen und Tumoren, sowie eine substernale Struma

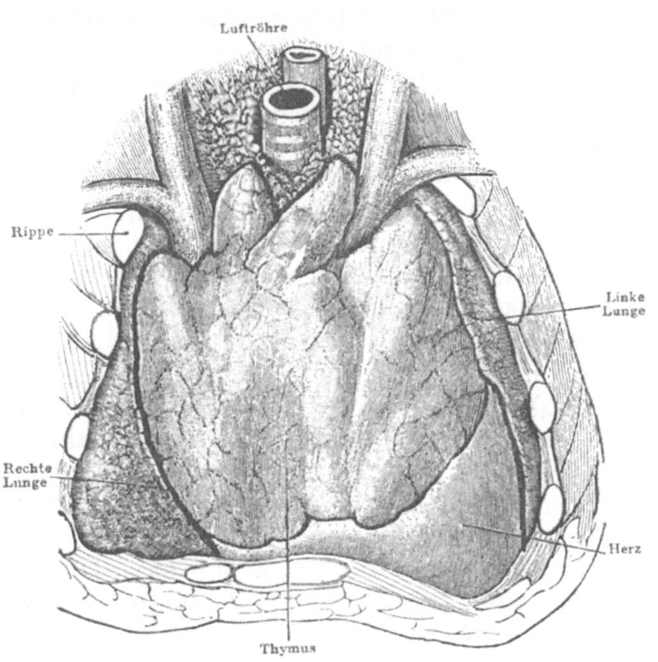

Fig. 187. Thymushyperplasie nach ZUCKERKANDL-HOCHSINGER.

ausgeschlossen werden können. Die einer Arbeit von HOCHSINGER beigegebene anatomische Abbildung eines hyperplastischen Thymus nach ZUCKERKANDL (vgl. Fig. 187) zeigt deutlich die tatsächliche Grundlage für die Ausbildung eines derartigen Schattens, wie ihn das Röntgenbild einer Thymushyperplasie bei einem 4 Monate alten Säugling wiedergibt (vgl. Fig. 188). FEER betont, daß der Schatten eines vergrößerten Thymus oft besonders rechts vom oberen Teil des Herzschattens nur schwer zu trennen ist. Außerdem fand er bei Thymushyperplasie häufig, nicht immer, eine Herzvergrößerung leichten Grades. VOGT schildert verschiedene Formen von Thymushyperplasie, die Verbreiterung des mediastinalen Gefäßschattens und auch mitunter des Herzschattens nach beiden Seiten hervorrufen. Bei schmaler Ausdehnung des Thymus ist der Schatten manchmal leicht vom Herzgefäßschatten zu trennen, den er als lichter Mantelschatten umgibt, bei stärkerer Entwicklung ist dagegen eine Abgrenzung des Thymusschattens oft unmöglich und infolgedessen dann auch keine Bestimmung der Herzgröße durchzuführen.

Auch an Erwachsenen soll nach der Ansicht mancher Autoren eine beim Status lymphaticus, Morbus Basedow usw. vorkommende Thymushyperplasie im Röntgenbild nachweisbar sein. Es sind hier aber noch autoptische Kontrolluntersuchungen dringend notwendig. In ganz besonders hochgradigen Fällen, in denen das Gewicht des vergrößerten Thymus 50 bis 80 g betragen kann, erscheint eine Schattenwirkung durch seitliches Überragen der Gefäßschatten nicht ganz ausgeschlossen. Es handelt sich aber hierbei doch um recht seltene Vorkommnisse. Im allgemeinen dürfte gegenüber den Angaben des röntgenologischen Nachweises von Thymus persistens bei Erwachsenen Zurückhaltung geboten sein. Ich selbst habe unter diesen Umständen bei Erwachsenen noch nie den Ausdruck eines vergrößerten Thymus im Röntgenbilde beobachtet. Dagegen sah ich eine starke tumorartige leukämische Infiltration des Thymusrestes, die im Röntgenbilde eine Verbreiterung des Mediastinalschattens nach rechts und links hervorrief (vgl. Fig. 190). Ferner kann ich aus anatomischer Erfahrung über einen Fall von enormer Thymushyperplasie bei lymphatischer Leukämie berichten, welche einen stark bindegewebig indurierten, derben, 6 cm langen, 9 cm breiten und 2 cm dicken Körper oberhalb des Herzens bildete und zweifellos im Röntgenbild einen dichten Schatten gegeben haben würde.

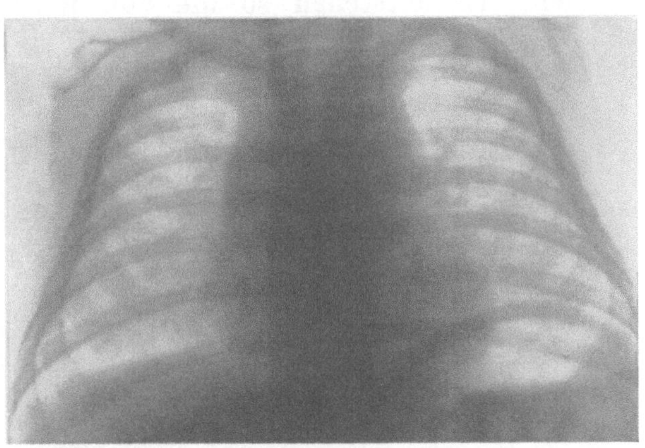

Fig. 188. Thymushyperplasie bei einem 4 Monate alten Säugling. Mäßiger Stridor bei der Atmung.

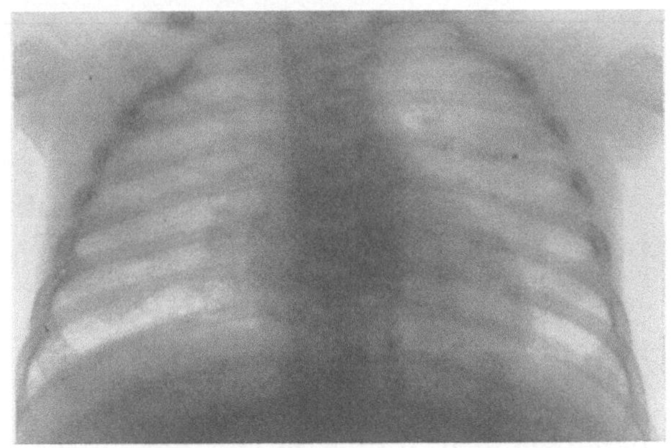

Fig. 189. Derselbe Fall von Fig. 188 nach Röntgenbestrahlung. Thymusschatten geschwunden.

Außerdem sind vom Thymus ausgehende maligne Tumoren von karzinomatösem Bau zu erwähnen, welche dichte, seitlich ins Lungenfeld vorspringende, bogig begrenzte Schatten geben können. Ich sah einige derartige, autoptisch kontrollierte Fälle (vgl. Fig. 871). Entsprechende Beobachtungen an Thymustumoren sind von LENK und RABINOWITSCH sowie DOUB mitgeteilt.

Substernale Struma. Bei Erwachsenen spielen im vorderen Mediastinum *substernale Strumen* weitaus die größte Rolle. Diese können von einer vergrößerten Schilddrüse ausgehen, die von oben her in den Brustkorb hineinragt oder viel seltener ausschließlich innerhalb des Thorax entwickelt ist. Eine nach unten vergrößerte Schilddrüse drängt die Aorta nach abwärts und die vom Arkus abgehenden Gefäße, Arteria anonyma und subclavia sinistra, seitlich auseinander und erzeugt dadurch im Röntgenbild einen meist beiderseitig nicht ganz symmetrisch entwickelten, seltener hauptsäch-

13*

lich einseitig ausgeprägten, der Aorta aufgesetzten Mittelschatten. Seine
Gestalt läßt sich mit einem umgekehrten Dreieck vergleichen, dessen obere
Basis an der oberen Brustapertur und dessen untere abgestumpfte Spitze am
Aortenbogen gelegen ist. Auf die dadurch hervorgerufene diffuse Trübung
der Lungenspitze ohne Lungenherde wird bei Besprechung der Lungen näher
eingegangen werden. Bei einer stärker vergrößerten und namentlich seitlich
vorspringenden, knollenbildenden Struma können ihre Konturen auch die
Gefäße seitlich überragen und dadurch selbst randbildend zum Ausdruck
kommen. Es entstehen so die von Kienböck beschriebenen becher- oder

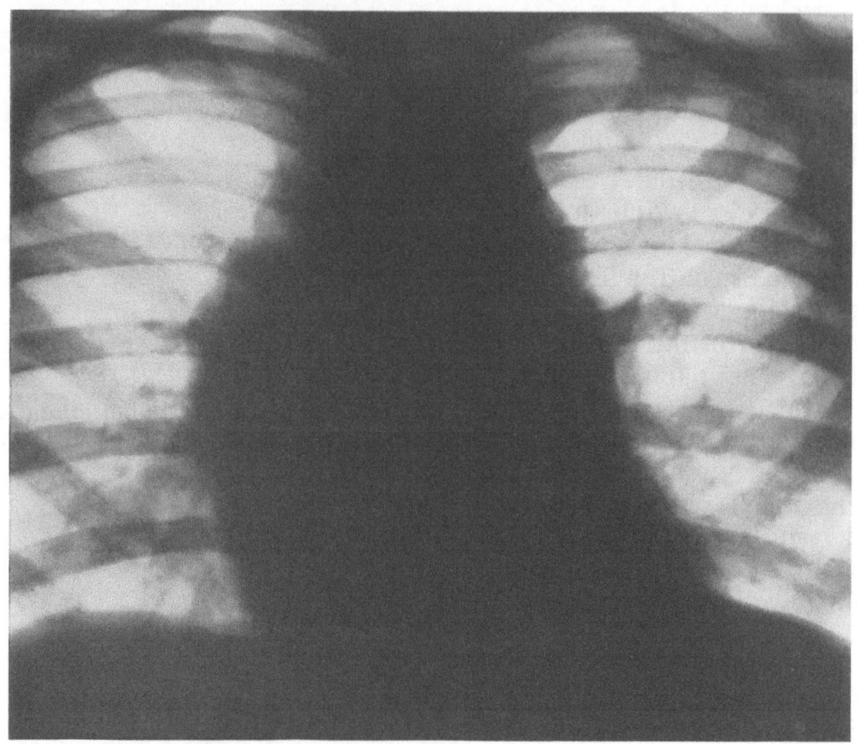

Fig. 190. Tumorartige leukämische Infiltration des Thymusrestes
bei akuter Leukämie (autoptische Kontrolle).

schüsselförmigen und rundlich gewölbten Verschattungen am oberen Brust-
eingang. Durch Druck der Struma von oben wird nicht nur die Aorta abwärts,
sondern mitunter auch der Aortenknopf nach links zur Seite gedrängt.

Wo die Schatten von Aorta und Struma ohne Trennung ineinander übergehen, kann eine Differentialdiagnose zwischen substernaler Struma
und einem Aneurysma des Aortenbogens in Betracht kommen. Ein
sehr wesentliches, aber nicht ausnahmslos gültiges Unterscheidungsmerkmal ist die eben erwähnte Lage des Aortenknopfes, der bei Struma abnorm
tief, bei Aneurysma häufig abnorm hoch steht, in beiden Fällen oft mehr als
gewöhnlich die Wirbelsäule nach links überragt. Häufig weist der deutlich nach
oben auseinander weichende Strumaschatten, der oberhalb einer rechts vom
Eintritt der Aszendens in den Wirbelsäulenschatten nach links zum Aortenknopf gezogenen Linie gelegen ist, auf einen oberhalb der Aorta lokalisierten
Körper hin. Beim Aneurysma ist andererseits gewöhnlich eine diffuse, auch
an der Aszendens oder Deszendens wahrnehmbare Dilatation der Aorta vor-

handen. Allerdings ist dabei zu bedenken, daß die Aortenschenkel durch den Druck der Struma von oben bisweilen seitlich auseinander gedrängt werden und deshalb auch stärker bogenförmig über den Wirbelschatten vorspringen als gewöhnlich. Größere Schwierigkeiten können dann entstehen, wenn ein Aneurysma ausschließlich auf die obere Krümmung des Arkus in der Medianlinie beschränkt ist oder auch den unteren Abschnitt der Anonyma betrifft, wie in dem S. 171 u. Fig. 175 beschriebenen Fall, bei welchem der Aortenknopf entgegen der Regel einen auffallenden Tiefstand zeigte. Das für die Mehrzahl der Fälle entscheidende Merkmal einer substernalen Struma besteht darin, daß sie sich nach oben hin in den Schatten des selten ganz fehlenden zervikalen Kropfes verfolgen läßt.

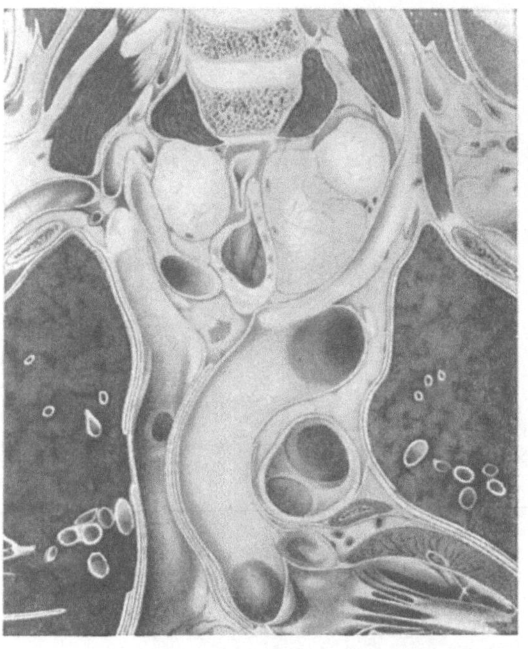

Fig. 191. **Topographie bei tiefsitzender Struma.**
Aus dem Atlas von BRAUNE.
Durch die Struma sind A. und V. anonyma dextra nach re., die A. subclavia sinistra nach li. auseinander gedrängt. Die Struma liegt dazwischen oberhalb des Arcus aortae.

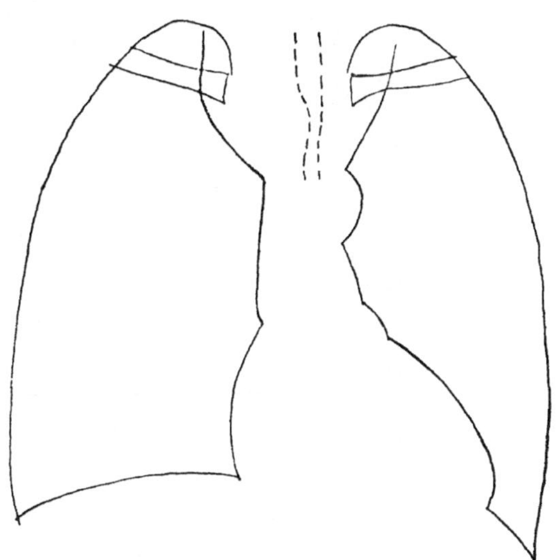

Fig. 192. **Substernale Struma.**
Oberhalb des Aortenschattens zeigt der Mittelschatten eine zunehmende Verbreiterung in Gestalt eines umgekehrten Dreiecks. Einengung der Trachea.

Von Bedeutung ist auch das Verhalten der Trachea bei raumbeschränkenden Prozessen des Mediastinums. Diese führen leicht zu einer Verlagerung der Luftröhre, die im Röntgenbild an der Verschiebung des hellen Bandes deutlich zu erkennen ist (vgl. Fig. 192) und auch im Halsteil außerhalb des Brustkorbes oft bemerkt werden kann, worauf CURSCHMANN besonders hingewiesen hat. Namentlich bei Lokalisation des Prozesses in der Gegend der oberen Brustapertur kommt es infolge der sehr engen räumlichen Verhältnisse oft auch zu einer Kompression der Luftröhre, die ebenfalls röntgenologisch meist deutlich erkennbar ist und in einem besonderen Abschnitt besprochen werden wird (vgl. S. 214). Für die Differentialdiagnose zwischen Aneurysma und Struma bildet das Verhalten der Trachea gewisse, aber nicht unbedingt sichere Handhaben. Strumen erzeugen öfter und infolge ihrer häufigen Zusammensetzung aus einzelnen Knoten mehr unregelmäßig gestaltete, bisweilen auch multiple Einengungen und Verbiegungen der Luftröhre, Aneurysmen seltener, und dann gewöhnlich tiefer gelegene Engen. Entsprechend

dem meist höheren Sitz der Strumen reichen die seitlichen Verlagerungen
der Luftröhre hierbei oft höher hinauf als bei Aneurysmen. Alle diese Umstände hängen aber ganz von den besonderen Verhältnissen des Einzelfalles
ab, so daß sich eine allgemein gültige Regel nicht aufstellen läßt.

Dies gilt auch von einem weiteren Merkmal, auf das bei mediastinalen
Prozessen zu achten ist, der Hebung des fraglichen Schattens beim
Schluckakt. Sie ist bei substernalen Strumen, die meist mit der Trachea
dicht zusammenhängen, gewöhnlich vorhanden, falls nicht eine zu erhebliche

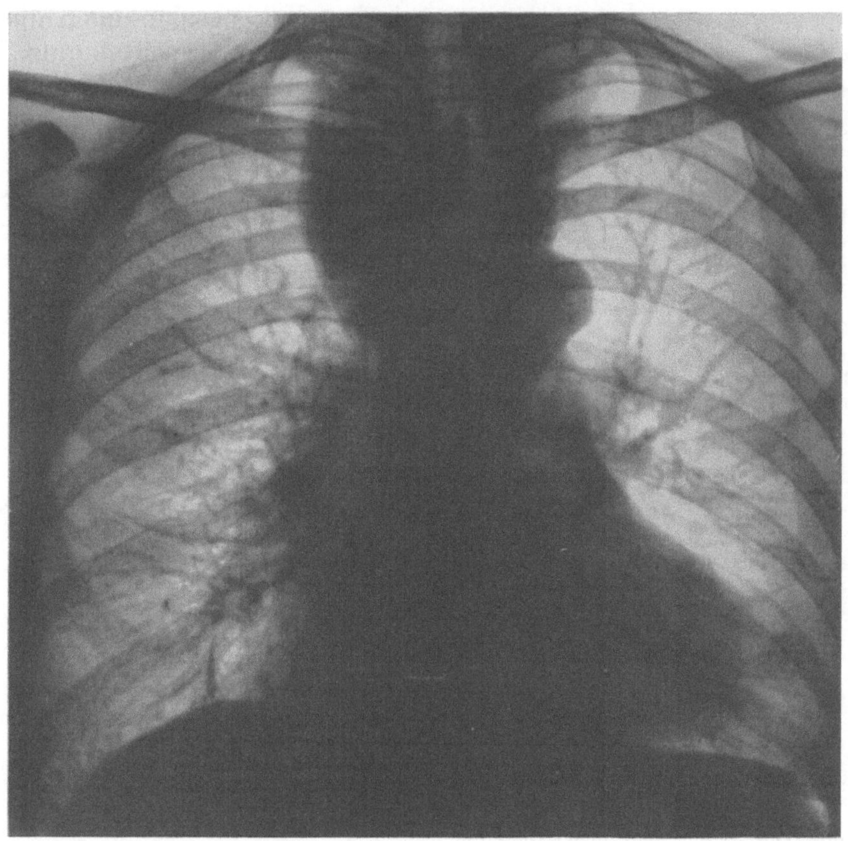

Fig. 193. Struma substernalis.

Größe oder eine feste Einklemmung der Struma die Bewegung hindert. Bei
Aneurysmen fehlt die Hebung beim Schluckakt meist. Sie kann aber gerade
bei den differentialdiagnostisch am meisten in Betracht kommenden Aneurysmen des Bogens vorkommen, weil diese in naher räumlicher Beziehung zur
Trachea und dem linken Bronchus stehen.

Die geringste differentialdiagnostische Bedeutung kommt den Pulsationserscheinungen zu, die entgegen der üblichen Regel bei Aneurysmen fehlen
und andererseits Mediastinaltumoren, insbesondere auch Strumen, mitgeteilt
sein können. Aus der Anführung der zahlreichen differentialdiagnostischen
Punkte, die besonders von Kienböck näher erforscht sind, geht hervor, daß
kein einzelnes Merkmal zuverlässig genug ist, um darauf allein eine sichere
Entscheidung gründen zu können.

Wie bei allen mediastinalen Prozessen, ist auch bei substernalen Strumen stets die schräge und quere Durchleuchtung mit heranzuziehen. Es

kann hierbei unter Umständen nicht nur eine Verdunkelung im vorderen, sondern auch bei einer Entwicklung der seitlichen Lappen weiter nach hinten eine Verschattung im hinteren Mediastinum festgestellt werden. Wenn Teile der Struma bis zur Wirbelsäule heranreichen, kann hierdurch sogar der Ösophagus nach vorn abgedrängt werden.

An den Strumen sind nicht selten Verkalkungsherde im Innern als verschiedenartig gestaltete Flecken und Verkalkungen der Kapsel als Ringschatten nachweisbar; sie gelangen oft am besten auf Schrägaufnahmen zur Darstellung (vgl. Fig. 194).

Dermoidzysten, Teratome. Unter den Tumoren des vorderen Mediastinums sind auch die seltenen Dermoidzysten und Teratome zu erwähnen. Bei einer von KÄSTLE beschriebenen Dermoidzyste war besonders das Bild

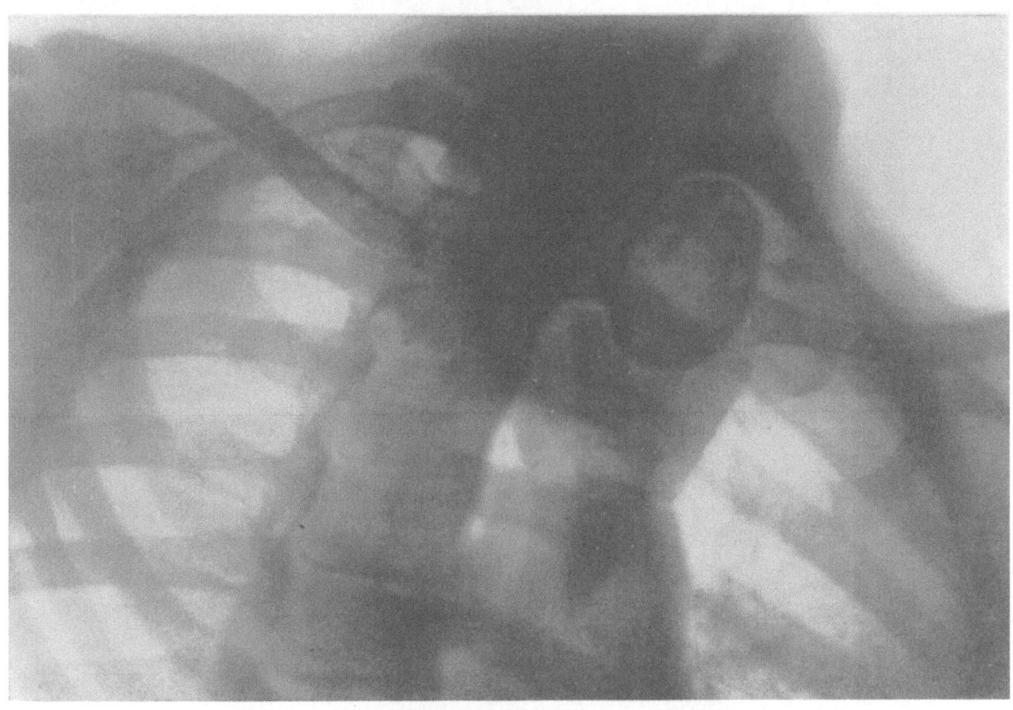

Fig. 194. Verkalkte Struma im ersten schrägen Durchmesser.

bei frontalem Strahlengange kennzeichnend, indem es einen kreisrunden, durch einen Stiel mit den großen Gefäßen verbundenen Schatten im Retrosternalraum erkennen ließ. Auch Tumoren und andere Prozesse, welche von der Hinterfläche des Sternums ausgehen, können am besten bei frontaler Durchleuchtung dargestellt werden. Sehr große Dermoidzysten des Mediastinums können die Lunge zur Seite drängen und so auch bei sagittaler Durchleuchtung sichtbare rundliche, gegen das helle Lungenfeld ganz scharf abgegrenzte Schatten erzeugen. Dieses Merkmal weist auch der in Fig. 5 auf Tafel X abgebildete Fall auf, der während einer etwa einjährigen fortgesetzten Beobachtung ein schnelles Wachstum zeigte. Eine nach plötzlichem Kollaps vorgenommene Durchleuchtung ergab dann ein verändertes Bild, nämlich eine gleichmäßige Verschattung des unteren Lungenfeldes, die durch Platzen der vom Mediastinum ausgegangenen Zyste und Entleerung des Inhalts in den Pleuraraum hervorgerufen war. Der Fall wurde operativ geheilt.

In differentialdiagnostischer Hinsicht ist ein von A\uer geschildertes Bild eines operativ und histologisch sichergestellten lymphogranulomatösen Tumors im vorderen Mediastinum zu erwähnen, welcher auch mit völlig glatten, regelmäßigen Konturen in

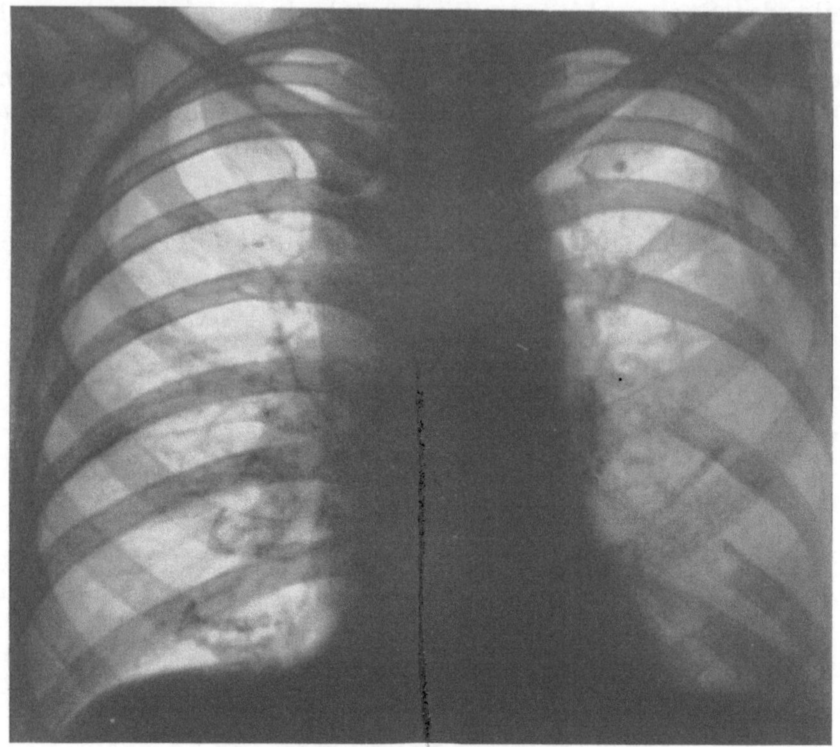

Fig. 195. Eitrige Mediastinitis (Autopsie).
Verbreiterung des Mediastinalschattens.

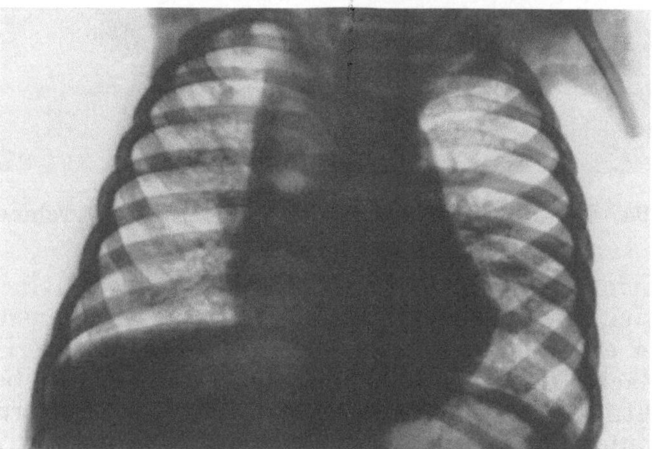

Fig. 196. Eitrige Mediastinitis (Autopsie).
Verbreiterter Mediastinalschatten mit Luftblasen darin.

das rechte Lungenfeld vorsprang; in der Regel zeigen lymphogranulomatöse Tumoren aber beiderseitige Verbreiterung des Mediastinalschattens und oft, wenn mehrfache Drüsentumoren zusammenhängen, bogig gekerbte Ränder (vgl. S. 206).

Lipome, Fibrome. Sehr selten kommen *Lipome* und *Fibrome* im vorderen und noch seltener im hinteren Mediastinum vor; auch sie erzeugen

Schatten, die vom Mittelfelde aus mit scharf abgesetzten, meist bogig gestalteten Konturen ins Lungenfeld vorspringen (LENK, SCHINZ und GASSER) (vgl. Fig. 206).

Infiltrationen und **Abszesse** im vorderen Mediastinum rufen eine Verbreiterung des oben dem Herzen aufsitzenden Mittelschattens hervor, der sich gegen die Lungenfelder mit scharfer, meist senkrecht abwärts verlaufender, bisweilen unten etwas gebogener Linie scharf absetzt. Dieser einheitliche Verlauf der Grenzlinie kann bis zu einem gewissen Grade differentialdiagnostisch gegenüber einem Mediastinaltumor verwandt werden, dessen Konturen meist unregelmäßiger sind und oft einzelne Bögen entsprechend der häufigen Zusammensetzung der Tumoren aus mehrfachen Knollen oder Drüsen erkennen lassen; freilich braucht dies nicht immer der Fall zu sein. Eine Durchleuchtung in frontalem Strahlengange ergibt eine Verdunkelung des sonst hellen restrosternalen Raumes. Es liegen bisher nur vereinzelte Beobachtungen, so von VON DEHN, LOREY und SCHINZ vor. Auch in zwei selbst beobachteten und autoptisch kontrollierten Fällen war die nahezu senkrecht verlaufende rechte Randkontur des Mittelschattens stark auswärts gedrängt (vgl. Fig. 195). In einem dieser Fälle war dieser Rand auch etwas bogenförmig vorgebuchtet und innerhalb des verbreiterten Mittelschattens gleichzeitig eine durch Gasblasen im vorderen Mediastinum hervorgerufene Aufhellung sichtbar (vgl. Fig. 196).

Hämatome des Mediastinums erzeugen nach LENK gleiche Bilder wie die eitrigen Entzündungen desselben.

2. Hinteres Mediastinum.

Im *hinteren Mediastinum* nehmen Abszesse und Tumoren gewöhnlich von der Wirbelsäule ihren Ausgang. Die ersteren bilden seitlich der Wirbelsäule angelagerte und nach außen bogig begrenzte Schatten, die sich hauptsächlich abwärts, oft aber auch aufwärts von dem kariösen Herde entlang der Wirbelsäule erstrecken (vgl. Fig. 197 u. 198). Sie sind entweder schon bei geradem Strahlengange oder dort, wo eine Deckung durch den Herzschatten stattfindet, besser in leichter Schrägstellung sichtbar. Bisweilen können die Abszeßschatten auf Aufnahmen mit harter Strahlung auch innerhalb des Herzschattens differenziert werden (vgl. Fig. 198). Der Vergleich der Schattengröße auf Bildern, die einerseits bei ventrodorsalem und andererseits bei dorsoventralem Strahlengange aufgenommen sind, und die Schattenverschiebung bei Durchleuchtungen in schrägen Durchmessern unterrichtet über die Tiefenlage der schattengebenden Körper. Vom Retropharyngealraum her gesenkte Abszesse können bandartige Verbreiterungen des Wirbelsäulenschattens mit meist bogig gekrümmter Randkontur hervorrufen. Paratracheale und paraösophageale Abszesse und Infiltrationen, welche oft von Karzinomen dieser Organe ausgehen, machen mehr diffuse Verschattungen des HOLZKNECHTschen Raumes bei schräger Durchleuchtungsrichtung.

Die Tumoren im hinteren Mediastinum erscheinen je nach ihrer Form unter verschiedenen Bildern. Meist handelt es sich bei den von der Wirbelsäule ausgehenden Geschwülsten um rundliche, von der Umgebung scharf abgegrenzte Schatten, die bei gerader Durchleuchtung seitlich neben dem Wirbelsäulen- und Herzgefäßschatten vorspringen; bei schrägem Strahlengange treten hierbei gewöhnlich Verschattungen im HOLZKNECHTschen Raume auf, falls die Tumoren nicht ganz hinten im Winkel zwischen Wirbelsäule und Rippenansatz versteckt liegen. Alsdann sind ventrodorsale Aufnahmen mit

harten Strahlen anzuwenden, um eine Differenzierung innerhalb der Deckschatten des Herzens usw. zu ermöglichen. Derartige Geschwülste von ver-
schiedenartigem anatomischem Bau (Sarkome, Zylindrome, Myxome, Chondrome), welche entweder von den Wirbelkörpern oder den angrenzenden Rippen ausgehen und ins hintere Mediastinum hineinragen, sind von HESSE und
WEISS beschrieben worden. In dieser Gegend liegen auch die meist vom
Grenzstrang des Sympathikus, seltener vom Vagus oder den Interkostalnerven ausgehenden *Ganglioneurome* und *Neurinome*; bei entsprechender
Ausdehnung rufen sie scharf bogig begrenzte, vom Mediastinum ins Lungenfeld hineinragende Schatten hervor (LENK, CANIGIANI u. a.).

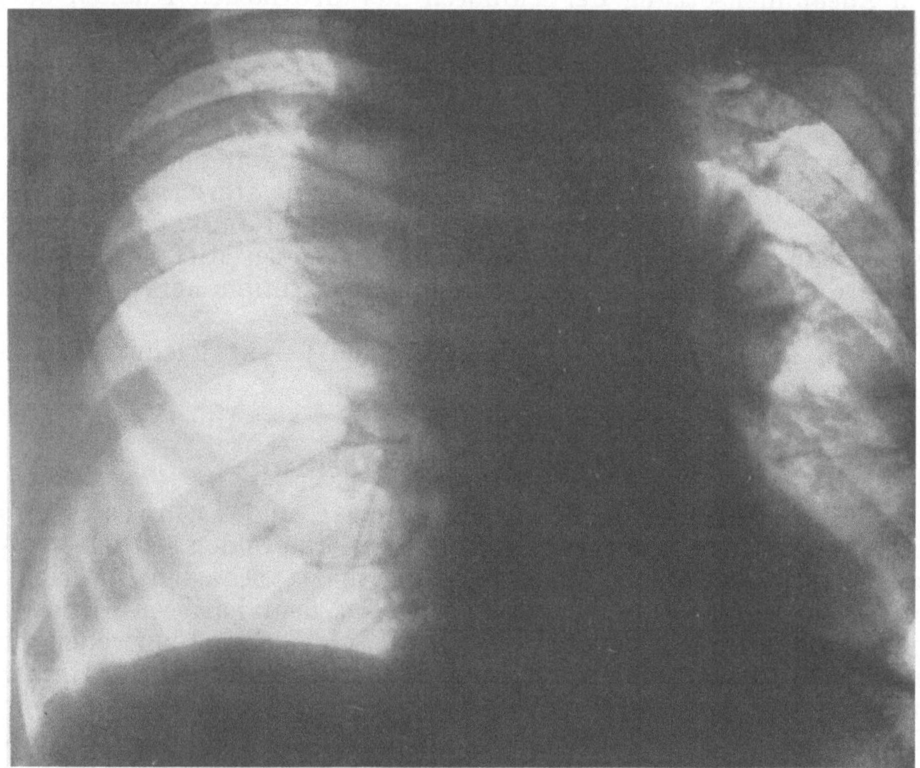

Fig. 197. Wirbelabszeß infolge tuberkulöser Karies der Wirbelsäule.

3. Gemeinsame Besprechung des ganzen Mediastinums.

Sowohl im vorderen als im hinteren Mediastinum, oft in beiden Abschnitten
zugleich, entwickeln sich die häufigsten und praktisch wichtigsten Lymphdrüsenschwellungen von entzündlichem, tuberkulösem, granulomatösem,
leukämischem und geschwulstartigem Charakter sowie die verschiedenartigsten Tumoren.

Die **Lymphdrüsenschwellungen** werden näher bei den Lungenerkrankungen
beschrieben. Es sei hier besonders auf die charakteristische Darstellung der paratrachealen Lymphdrüsen hingewiesen. Sie bilden bogenförmige Schatten,
welche rechts den gerade vertikal verlaufenden Kavaschatten seitlich überragen
(vgl. Fig. 257 u. 260). Links kommen diejenigen Mediastinaldrüsen bei gerader
Durchleuchtung am markantesten zur Darstellung, welche im Mittelraum
zwischen dem vorderen linken Lungenrand und den großen Gefäßen gelegen
sind und im Winkel zwischen Aortenknopf und linkem Ventrikelrand sich mit

stark bogenförmiger Kontur gegen das helleLungenfeld absetzen (vgl. Fig. 261 u.
262). Es ist hierbei eine Unterscheidung vom linken Herzohr und vom Pulmonalbogen, welchem die Drüsen häufig anliegen, unter Zuhilfenahme der Durchleuchtung im schrägen Durchmesser anzustreben, aber nicht immer mit Sicherheit möglich. Weiter oben im Mediastinum sitzende Drüsenpakete können
ähnliche Bilder wie substernale Strumen hervorrufen. In der Bifurkations-
gegend und an den beiden Hauptbronchien gelegene Lymphdrüsen können

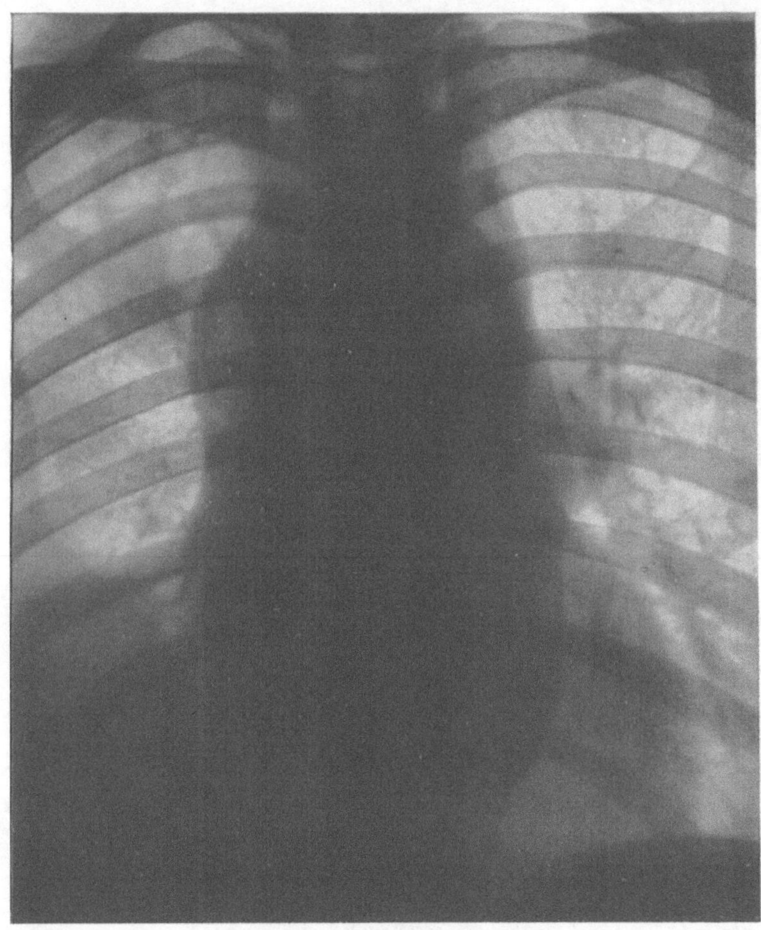

Fig. 198. Paravertebraler tuberkulöser Abszeß der Brustwirbelsäule.
Spindelförmiger, beiderseits die Wirbelsäule überragender Schatten, der auch durch den Herzschatten
hindurch sichtbar ist.

bisweilen bei schräger, selten bei gerader Durchleuchtung erkannt werden,
wenn sie sich durch größere Schattentiefe infolge Verkalkung oder Verkäsung
auszeichnen (vgl. Fig. 255 u. 256). In vereinzelten, durch Autopsie bestätigten
Fällen sah ich auch erbsen- und bohnengroße karzinomatöse Drüsen bei
Ösophaguskarzinom im hellen Felde des HOLZKNECHTschen Raumes sich als
deutliche kreisrunde Flecken abheben. Die Darstellung der broncho-pulmonalen Hiluslymphdrüsen ist im Abschnitt der Lungenerkrankungen näher geschildert (vgl. S. 269 ff.).

Ihrer Entstehung nach sind die Lymphdrüsenschwellungen am häufigsten
tuberkulöser Natur. Sehr große zusammenhängende Pakete vergrößerter
Lymphdrüsen, welche eine raumbeschränkende Wirkung ausüben und so als

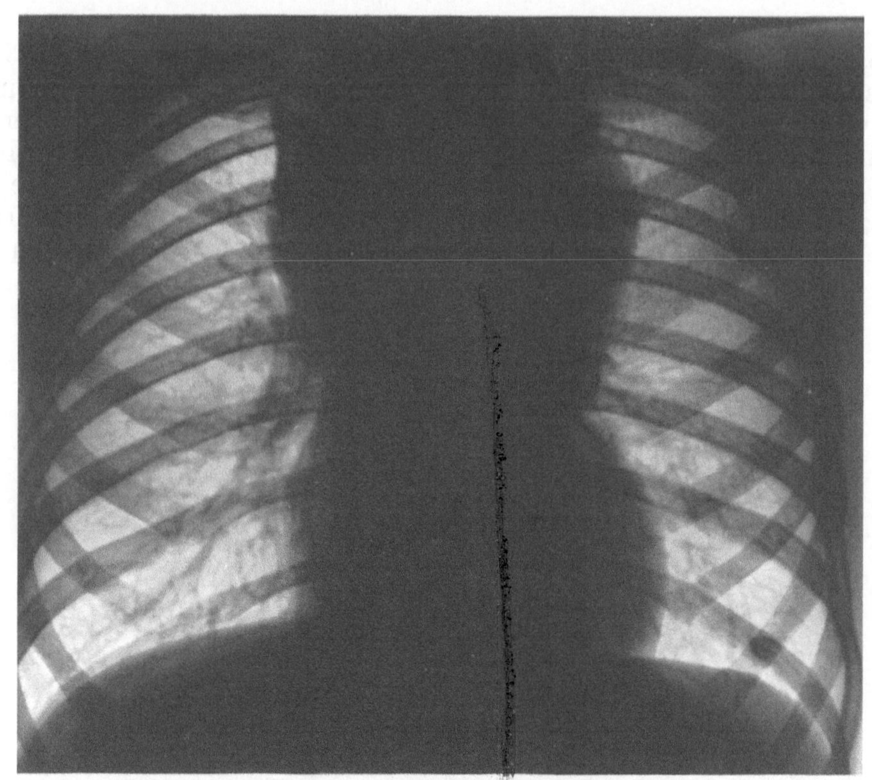

Fig. 199. Lymphosarkom des Mediastinums.

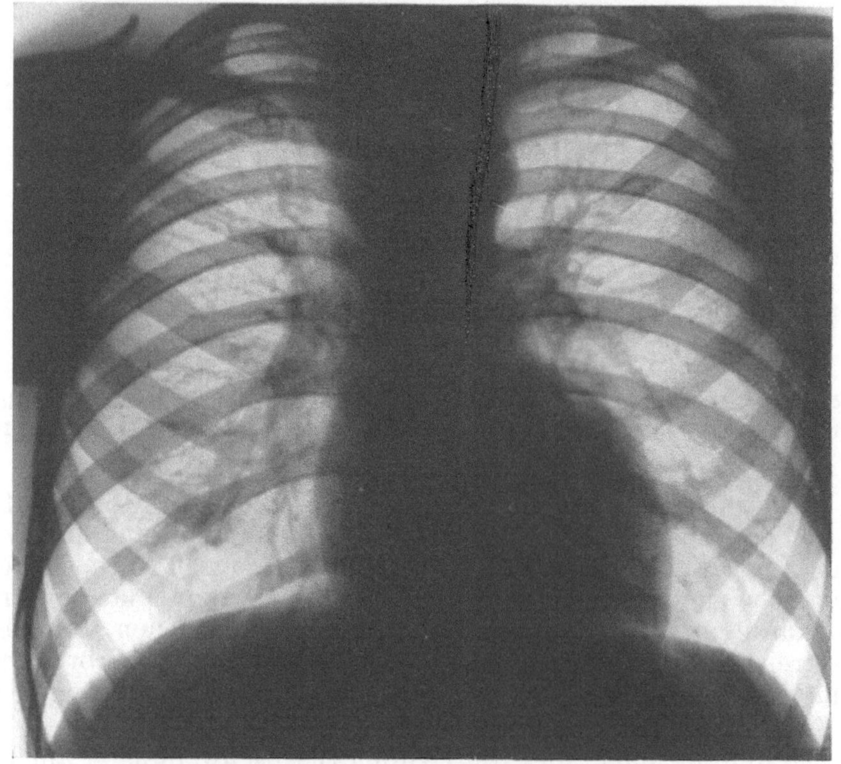

Fig. 200. Lymphosarkom des Mediastinums.
Derselbe Fall von Fig. 199 nach Röntgenbestrahlung.

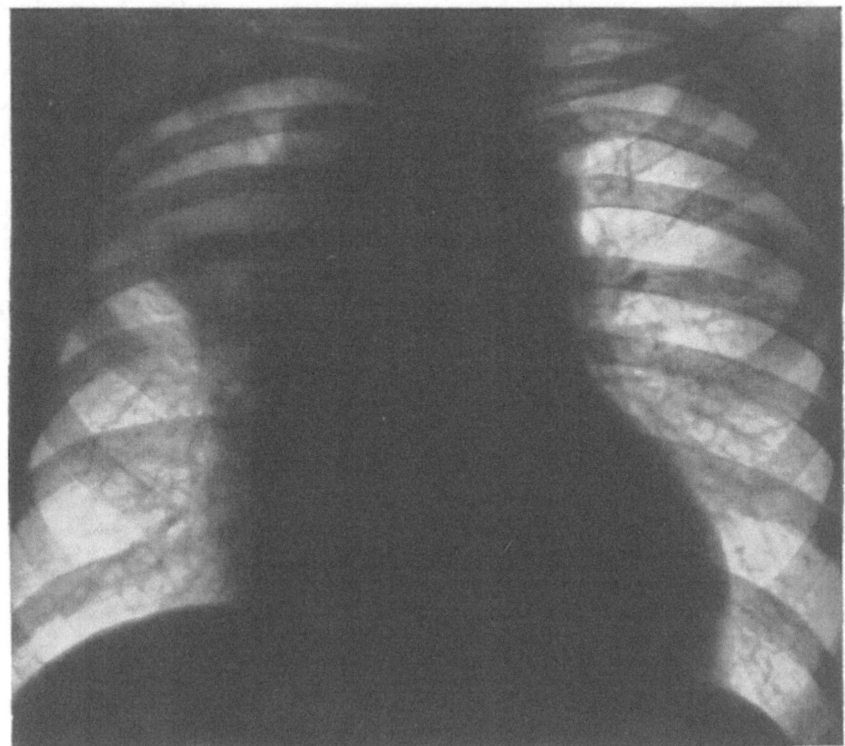

Fig. 201. Mediastinaltumor bei Lymphogranulomatose, vor Bestrahlung.

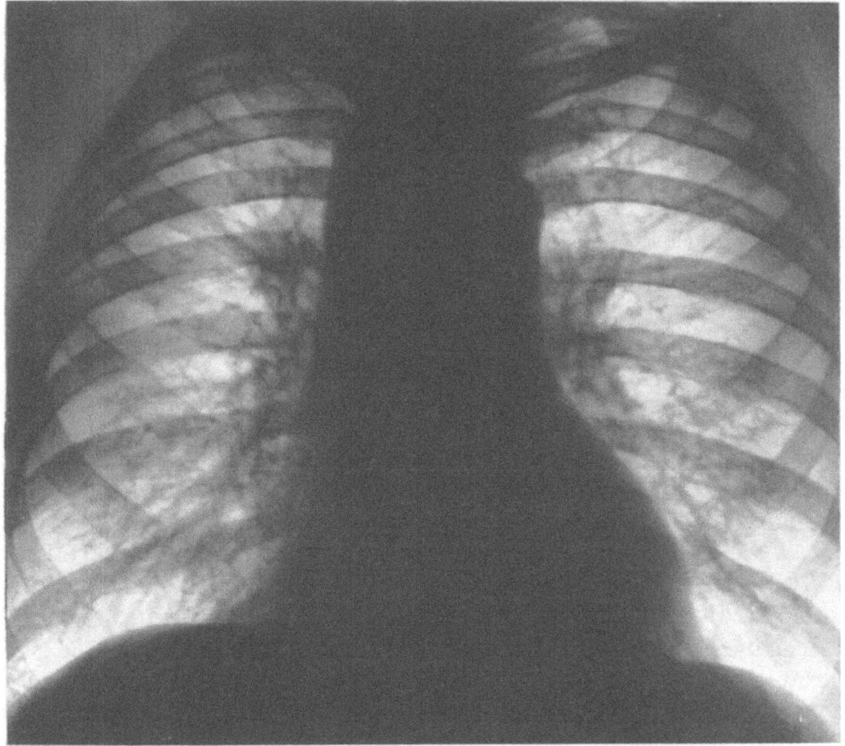

Fig. 202. Derselbe Fall von Fig. 201, nach Röntgenbestrahlung.

Mediastinaltumor im klinischen Sinne erscheinen, werden besonders bei der *Lymphogranulomatose*, ferner auch bei der *Leukämie* angetroffen. Sie verursachen erhebliche Verbreiterung des Mediastinalschattens und, sofern einzelne Drüsen die Gefäßschatten überragen, bogig gekerbte, wellige Konturen. Auch der Rückgang der Lymphdrüsen nach einer erfolgreichen Strahlentherapie kann im Röntgenbilde gut verfolgt werden (vgl. Fig. 201 und 202).

Die **Tumoren,** unter denen neben den schon besprochenen Thymusgeschwülsten zunächst die *Sarkome* und *Lymphosarkome* genannt werden, sind meist aus verschiedenen zusammenhängenden Geschwulstknoten zusammengesetzt und durch sehr scharf bogig gekrümmte und zwischen zwei aneinander

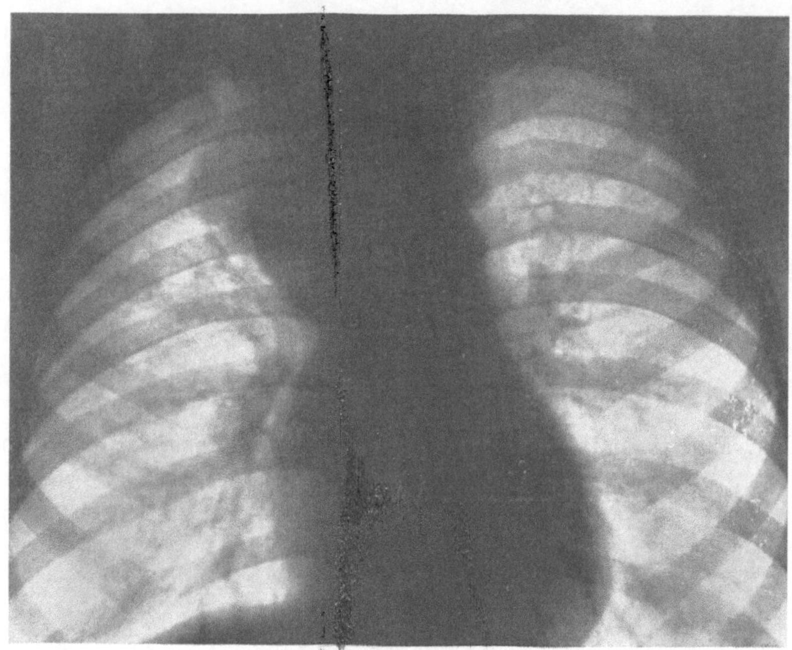

Fig. 203. Mediastinaltumor (wahrscheinlich Lymphosarkom).
Klinisch: Starke Kompressionserscheinungen im Gebiet der Vena cava superior.
Röntgenbefund: Verbreiterung des Mediastinalschattens besonders nach rechts mit bogig-gekerbten Konturen.
Schneller Rückgang aller Erscheinungen auf Röntgenbestrahlung.

liegenden Knoten gekerbte Konturen ausgezeichnet. Die Tumorschatten sind oft schon bei gerader Durchleuchtung nachweisbar, indem sie seitlich den Herzgefäßschatten überragen. Außerdem ist jedoch stets die Untersuchung bei schräger oder frontaler Durchleuchtungsrichtung erforderlich, um zu einem vollständigen Überblick zu gelangen, und oft auch, um eine Abgrenzung gegenüber den Gefäßschatten, insbesondere dem Aortenschatten, zu ermöglichen. Die Unterscheidung von Aneurysmen der Aorta bereitet oft große Schwierigkeiten, zumal die der Aorta angelagerten Mediastinaltumoren mitgeteilte Pulsation zeigen können. Nur die genaueste Untersuchung in den verschiedensten Durchmessern kann vor Irrtümern schützen. Die große Ähnlichkeit beider Prozesse im Röntgenbild wird durch nachstehend abgebildeten Fall erläutert, bei welchem sich autoptisch die Aorta ganz in Geschwulstmassen eingebettet zeigte, denen sie eine Pulsation sowohl nach rechts als nach links von der Wirbelsäule mitgeteilt hatte (vgl. Fig. 205). Die einzelnen differentialdiagnostischen Zeichen sind beim Aortenaneurysma, zum Teil auch bei den substernalen Strumen geschildert worden. Zum Unterschiede gegenüber Aneurysmen ist noch anzuführen, daß bei manchen Mediastinaltumoren eine Infiltration in den perivaskulären und peribronchialen Lymphscheiden in der Lunge entsteht und dadurch eine beträchtliche Verstärkung der von den Lungenwurzeln ausstrahlenden Streifenzeichnung hervorgerufen wird (vgl. Fig. 204). Dies kommt sowohl bei Lymphosarkomen des Mediastinums und der Hilusdrüsen vor als bei primären Bronchialkarzinomen, die Metastasen im Mediastinum setzen. Freilich ist diese radiäre Streifenzeichnung nicht immer

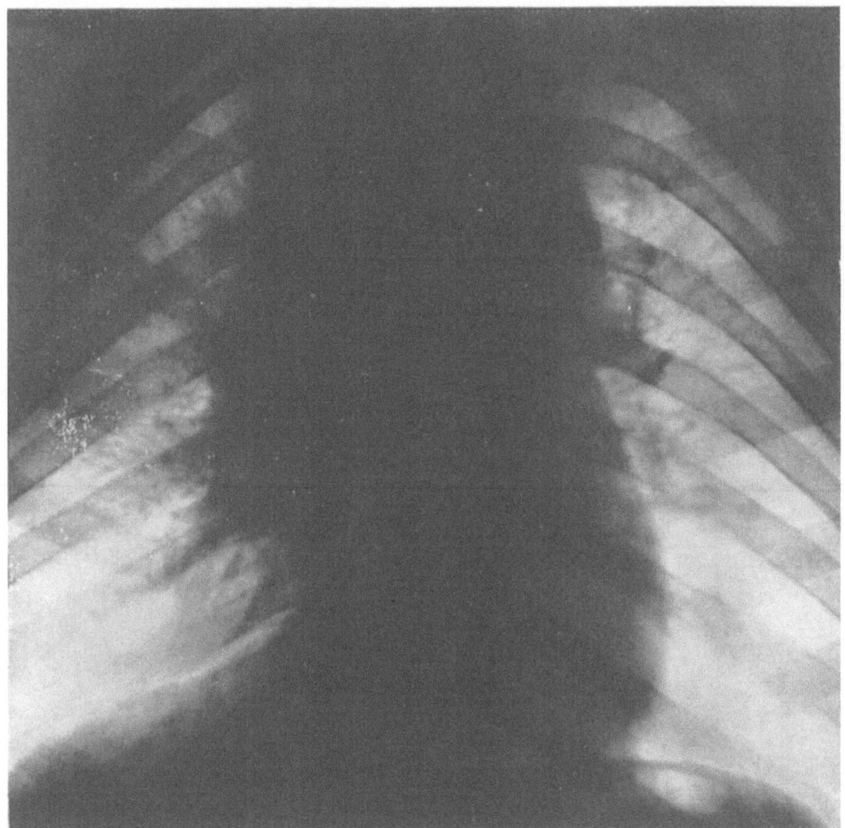

Fig. 204. Polymorphzelliges Sarkom des Mediastinums. (Sektion.)

deutlich von einer Gefäßstauung zu unterscheiden, die auch beim Aneurysma auftreten kann. Unter Umständen kann ein *diagnostischer Pneumothorax* die Konturen der Schatten und ihre Abgrenzung von der Lunge, andererseits ihre Beziehungen zum Mediastinum deutlicher hervortreten lassen und besonders dann die Diagnose wesentlich fördern, wenn das Bild durch ein Pleuraexsudat getrübt ist. In schwierigen Fällen gibt mitunter erst die *Beobachtung* weitere diagnostische Hinweise. Hierbei legt namentlich LENK einen großen Wert auf die Wirkung der *Röntgenbestrahlung*. Unter dieser zeigen Lymphosarkome oft eine überraschend schnelle Rückbildung, lymphogranulomatöse Bildungen auch einen wesentlichen, mitunter schnellen, mitunter auch langsameren, gewöhnlich aber nicht so plötzlichen Rückgang wie manche Lymphosarkome; dagegen sind tuberkulöse Drüsentumoren weit weniger, karzinomatöse Geschwülste in der Regel sehr wenig und nicht tumoröse Bildungen, wie z. B. Aneurysmen, naturgemäß gar nicht strahlenempfindlich.

Die vom Hilus ausgehenden Geschwülste, meist *Bronchialkarzinome,* welche auch ins Mediastinum übergreifen können, werden bei Besprechung der Lunge näher geschildert. Nicht selten verbreiten sich diese Tumoren gerade im Mediastinum am stärksten und verlaufen so unter dem klinischen, röntgenologischen, ja auch anatomischen Bilde eines Mediastinaltumors, und erst die genaue anatomische Untersuchung läßt den Ursprung aus einem Bronchial- oder Trachealkarzinom erkennen. Auch kleine, mitunter ganz übersehene

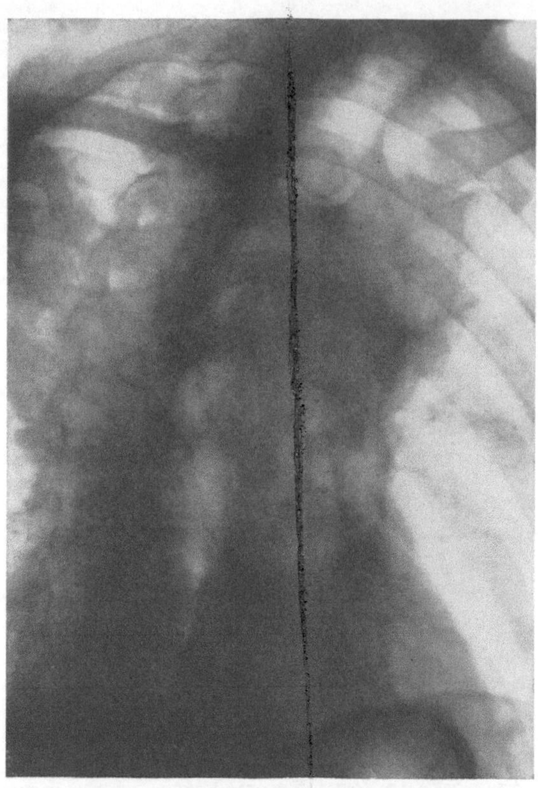

Fig. 205. Mediastinaltumor (Autopsie: Kleinzell. Karzinom) im 1. schrägen Durchmesser.
Diffuse Verschattung des HOLZKNECHT schen Raumes. Ganz ähnliches Bild wie bei einem Aneurysma des Arcus aortae. Erst nach Herstellung verschiedener Aufnahmen in verschiedenen schrägen Durchmessern sind an vereinzelten Stellen kleine Unregelmäßigkeiten der Konturen zu erkennen, die etwas mehr für Mediastinaltumor als für Aneurysma sprechen.

Larynxkarzinome können durch Bildung ausgedehnter Metastasen im Mediastinum den Eindruck eines anscheinend primären Mediastinaltumors erwecken.

Ein **mediastinales Emphysem** kann sich nach Sprengung der Alveolen von einem interstitiellen Lungenemphysem aus entwickeln, das entlang den Bronchien über die Lungenwurzel fortschreitet. Es ist röntgenologisch durch Aufhellungen im Mittelfelde gekennzeichnet. In einem von mir beobachteten und autoptisch kontrollierten Falle hatte sich ein mediastinales Emphysem von den Lungenwurzeln aus unter der Pleura mediastinalis ausgebreitet, soweit hier lockeres Gewebe vorhanden war (vgl. Fig. 114). Im Röntgenbilde waren fingerbreite helle Streifen entlang den Rändern des Mittelschattens sichtbar, während dessen Inneres selbst frei von Gasblasen war (vgl. Tafel VIII, Fig. 3).

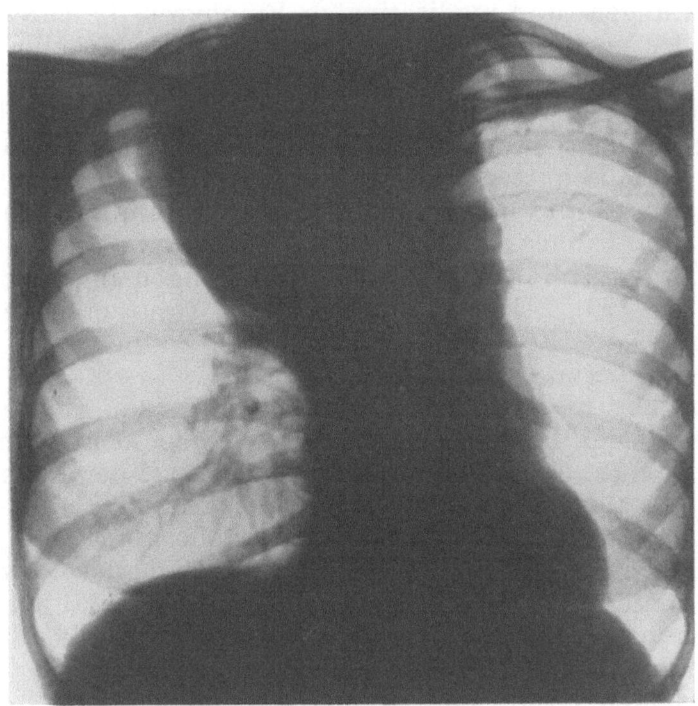

Fig. 206. Mediastinallipom.
Nach SCHINZ und GASSER. Röntgenpraxis Bd. V.

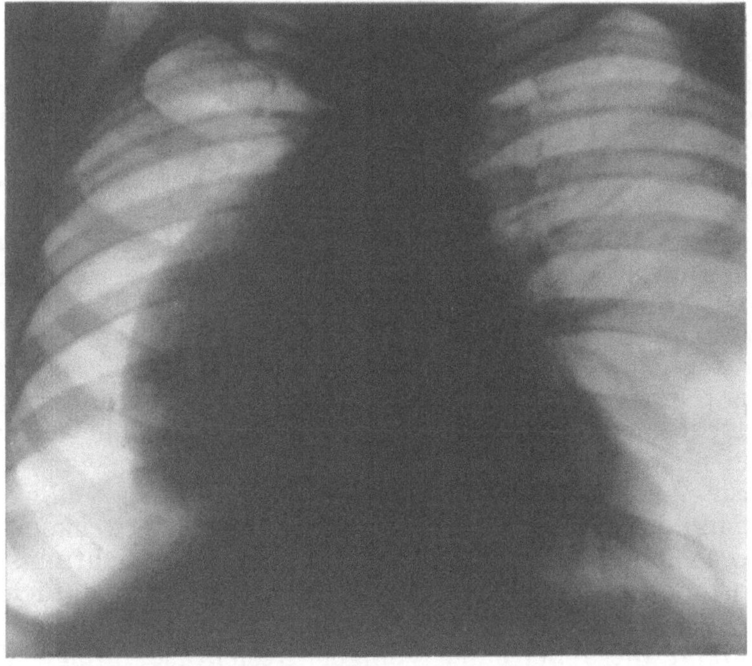

Fig. 207. Neurofibrom des rechten Nervus vagus,
bei der histologischen Untersuchung als sarkomatös degeneriert erkannt.
Nach LENK. Röntgendiagnostik der intrathorakalen Tumoren, Springer-Wien 1929.

In einem nach manchen Richtungen hin ähnlichen Falle von rechtsseitigem interstitiellen Lungen- und mediastinalen Emphysem beschreibt WIMBERGER als Ausdruck des mediastinalen Emphysems eine hellfleckige Zeichnung des Mittelschattens und ein helles rechtsseitiges paravertebrales Lichtband bei nach links verlagertem Herzschatten. ARENDT hebt die Wichtigkeit strichförmiger mediastinaler Randleisten hervor, welche ein helles, neben dem mediastinalen Gefäßschatten liegendes Feld seitlich begrenzen. Öfter geht ein mediastinales Emphysem von einer Tracheotomiewunde aus und verbreitet sich dann zunächst im lockeren Fettgewebe des oberen vorderen Mediastinums, wo es im Röntgenbilde Aufhellungen im Mittelschatten verursacht (vgl. Fig. 196). Häufig ist damit ein Hautemphysem kombiniert, welches gleichfalls im Röntgenbild erkennbare Aufhellungen innerhalb der Weichteilschatten hervorruft.

Verlagerung der mediastinalen Organe. Zu beiden Seiten wirkt auf die Mediastinalorgane der in den Lungen herrschende, dem Atmosphärendruck annähernd gleiche Druck minus der Retraktionskraft der Lunge ein. Solange diese Größen auf beiden Seiten gleich sind, nehmen die Mediastinalorgane sowohl unter normalen als unter krankhaft veränderten Verhältnissen, z. B. bei Larynx- und Trachealstenose, bei Asthma bronchiale usw., eine auch bei der Atmung unveränderte Mittelstellung ein. Dagegen erfahren sie eine Verlagerung, die besonders an den Herz- und Gefäßschatten kenntlich ist, sobald eine Verschiebung in dem Gleichmaß der von beiden Seiten auf das Mediastinum einwirkenden Kräfte eintritt.

Eine dauernde Verlagerung des Mediastinums kann durch Verdrängung nach der entgegengesetzten oder durch Zug nach derselben Seite entstehen. Bei einseitiger Verschattung des ganzen Lungenfeldes, die gar keine Einzelheiten erkennen läßt und somit nichts über die Art der Verdichtung anzeigt, kann die Verlagerung des Mediastinums noch wichtige Hinweise auf das Grundleiden geben.

Eine Verlagerung des Mediastinums nach der gesunden Seite bewirken größere Exsudate und ein Spannungspneumothorax, sehr selten besonders massige Tumoren. Infiltrationen der Lunge pflegen keine wesentliche Verschiebung des Mediastinums zu verursachen. Die Verlagerung nach der entgegengesetzten Seite ist aber nur bei größeren Exsudaten auf eine positive Druckwirkung zu beziehen. Bei kleineren Exsudaten ist ein anderer Faktor für die gleiche Wirkung verantwortlich zu machen. Die oberhalb des Exsudats entspannte Lunge kann nur eine verminderte Zugwirkung entfalten und die in normaler Stärke erhaltene Zugkraft der anderen gesunden Lunge zieht das Mediastinum nach der gesunden Seite hinüber.

Eine Verlagerung nach der verschatteten Seite weist dagegen auf einen verstärkten Zug von der kranken Seite her hin. Dieser tritt bei Behinderung des Lufteintritts in die Lunge auf und pflegt in besonders starkem Maße bei Bronchusstenose vorhanden zu sein. Da deren Ursache unter den inneren Erkrankungen nicht selten durch ein Bronchialkarzinom gebildet wird, muß eine Verlagerung des Mediastinums nach der Seite eines völlig verschatteten Lungenfeldes hin den Verdacht auf Bronchialkarzinom erwecken. Auch an eine luetische Narbenstenose ist zu denken. Bei anderen Verdichtungsprozessen der Lunge, z. B. bei indurativer Schrumpfung sind oft, wenn auch nicht regelmäßig, innerhalb der verschatteten Partien wenigstens an einigen Stellen Aufhellungen sichtbar, während diese bei einer völligen Atelektase infolge **Verlegung des Bronchus** fehlen.

Eine Verlagerung des Mediastinums nach der kranken Seite kommt ferner nicht selten durch Zug von Pleuraschwarten zustande. Bei **der häufigen** tuber-

kulösen chronischen Oberlappenschrumpfung und Pleuraschwartenbildung findet
man meist den oberen Mediastinalschatten mit dem bogig gekrümmten hellen
Bande der Trachea nach der kranken Seite hin verzogen (vgl. Fig. 307). Gleichzeitig ist oft der betreffende Hilusschatten hochgezogen. Eine besonders starke
Verlagerung des oberen Mediastinalschattens durch Zug einer rechtsseitigen
Pleuraschwarte ist in Fig. 208 dargestellt. Der Rand des weit nach rechts verlagerten, an sich nicht pathologisch veränderten Mediastinalschattens wurde
hier wie gewöhnlich von der Vena cava superior und weiter oberhalb an der
auswärts konkaven Krümmung unter-
halb des Schlüsselbeins von der Vena
anonyma und subclavia gebildet.

Außer dieser dauernden Verlagerung tritt eine zeitliche Verlagerung durch den Einfluß der Atmung
dann ein, wenn der Ausgleich der bei
jedem Inspirium auftretenden Thoraxerweiterung einseitig behindert
oder andererseits beschleunigt wird.
Durch die inspiratorische Thoraxerweiterung, welche gewöhnlich sowohl durch eine Hebung der Rippen
als durch ein aktives Tiefertreten
des Zwerchfells zustande kommt,
wird der negative DONDERSsche
Druck erhöht und auf die sämtlichen
Wandungen des Thorax eine Ansaugung von innen ausgeübt. Bei freien
Luftwegen tritt der Ausgleich durch
die einströmende Luft so schnell ein,
daß die Einsaugung der Wandungen
gewöhnlich nicht in merklicher Weise
zutage tritt, zumal da diese infolge
fester Beschaffenheit oder Anspannung (Zwerchfell) wenig nachgiebig
sind. Dagegen ruft die inspiratorische
Ansaugung sichtbare Einziehungen
der Wandungen hervor, sobald der
Lufteintritt gehemmt ist. Betrifft die
Hemmung beide Seiten gleichmäßig,

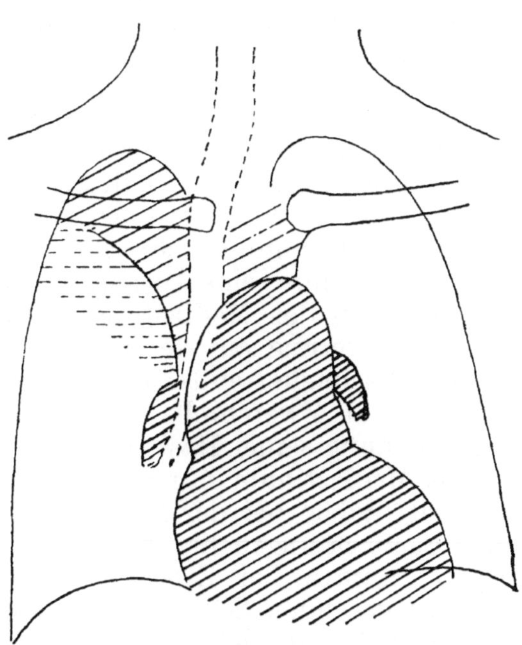

Fig. 208. Verziehung des Mediastinums
nach re. durch rechte Pleuraschwarte.

Bei der Autopsie wurde ein genau mit dem Bilde
übereinstimmender Situs gefunden:
Quergestrichelter Schatten = diffuse Verschattung
infolge rechter Pleuraschwarte.
Schräggestreifter Mittelschatten = nach re. ver-
zogenes Mediastinum.
Der re. vorspringende, oben konkav gekrümmte
Rand desselben wird unten durch die Vena cava
superior, darüber durch die Vena anonyma und
Vena subclavia gebildet.
Auch die Trachea (von gestrichelten Linien einge-
faßtes Lumen) ist nach re. verzogen.

wie bei einer Trachealstenose, so bleibt die Stellung des Mediastinums unverändert. Es tritt dagegen eine Verlagerung desselben ein, sobald der Lufteintritt nur auf einer Seite oder auf der einen stärker als auf der anderen
behindert ist. Dies ist der Fall bei einseitiger Bronchusstenose (infolge
Fremdkörperverschluß, Bronchial- und Mediastinaltumoren, Aneurysmen usw.),
ferner dann, wenn die Entfaltung einer Lunge durch ausgedehnte Infiltrationen, Tumoren und Exsudate behindert ist. Hierunter ist auch die Kompression eines Lungenstumpfes bei Pneumothorax zu rechnen, dessen kollabierte
Bronchien und Alveolen dem eintretenden Luftstrom einen Widerstand ent-
gegensetzen. Es kann daher unter allen genannten Bedingungen ein inspiratorisches Wandern des Mediastinums nach der kranken Seite eintreten.
Eine besonders starke Druckdifferenz zwischen der Seite mit behindertem
und der mit freiem Luftzufluß kommt dann zustande, wenn die Inspirations-

bewegung sehr rasch geschieht; alsdann kann eine schnellende inspiratorische Bewegung des Mediastinums nach der kranken Seite hin beobachtet werden, auch dann, wenn bei gewöhnlicher Atmung keine Änderung zu bemerken ist. LENK hat deshalb eine kurze tiefe Inspirationsbewegung, wie sie beim Schnupfversuch von HITZENBERGER erfolgt, zum Nachweis einer Bronchusstenose empfohlen.

Wie erwähnt, wird außerdem auch auf die übrigen Wandungen eine inspiratorische Ansaugung ausgeübt. Dies kann sowohl zu einer Einziehung der Interkostalräume als unter Umständen auch zu einer paradoxen Aufwärtsbewegung des Zwerchfells führen, welche nur durch den Tonus desselben gewöhnlich verhindert oder in Schranken gehalten wird.

Dagegen fällt diese Hemmung bei Zwerchfellähmung fort, und es folgt das schlaffe Zwerchfell sofort der inspiratorischen Ansaugung, auch wenn keine pathologische Verengerung der zuführenden Luftwege vorhanden ist. Schon unter normalen Verhältnissen bietet die Retraktionskraft der Lungen und die winklige Knickung der sich verästelnden Bronchien dem Luftstrom eine gewisse Hemmung. Es besteht also bis zu ihrer Überwindung im Beginn des Inspiriums eine Ansaugung auf die sämtlichen Wandungen und beiderseits auch auf das Mediastinum. Wenn der Ausgleich der inspiratorischen Thoraxerweiterung auf der einen Seite durch das emporrückende gelähmte Zwerchfell schneller eintritt als auf der anderen, auf welcher die Kontraktion des normalen Zwerchfells im Gegenteil die Erweiterung des Thoraxraumes durch Senkung seiner Basis bewirkt, so wird die inspiratorische Saugwirkung auf das Mediastinum nur von der gesunden Seite ausgeübt. Das Mediastinum tritt daher bei der Einatmung nach der *gesunden* Seite hinüber. Derartige Beobachtungen liegen von HOLZKNECHT und HOFBAUER vor. Ebenso sah LEENDERTZ bei Zwerchfellähmung eine Bewegung des Mediastinums nach der gesunden Seite. Er erklärt sie aber auf andere Weise, nämlich durch Zug der gesunden Zwerchfellhälfte, welchem auf der gelähmten Seite kein Gegenzug entgegenwirkt.

Es besteht also ein entgegengesetztes Verhalten der Mediastinalverlagerung bei einseitiger Zwerchfellähmung nach der gesunden, bei Bronchusstenose nach der kranken Seite. Ich stelle diese beiden, sonst nicht im Zusammenhang erwähnten Zustände zunächst aus theoretischen Gründen einander gegenüber, um daran die verschiedenen Wirkungen der gleichen Kräfte unter verschiedenen Bedingungen zu erläutern. Es ist aber auch gut, sich in der Praxis diese Verhältnisse gegenwärtig zu halten. Denn es können aus der gleichen Ursache, z. B. bei einem Aneurysma, ganz verschiedene Folgezustände, sowohl Bronchusstenose als auch Zwerchfellähmung infolge Kompression des Nervus phrenicus vorkommen, die im sonstigen Bilde, abgesehen von den Bewegungsphänomenen, eine erhebliche Übereinstimmung in vielen Punkten (z. B. Verdunkelung des Lungenfeldes und Zwerchfellhochstand auf der kranken Seite) aufweisen.

Schrifttum.

Mediastinum.

ALEXANDER, H.: Die Bedeutung des Mediastinums für die Pneumothoraxbehandlung im Röntgenbilde. Röntgen-Praxis 4, H. 23, 985 (1932).
ARENDT, J.: Zur Pathologie des Mediastinums. Fortschr. Röntgenstr. 48, H. 1, 1 (1933).
AUER, A.: Ein seltener Fall von Lymphogranulomatose des Mediastinums, zugleich ein Beitrag zur Differentialdiagnose der Mediastinaltumoren. Röntgen-Praxis 3, 799 (1931).
BECKER: Beiträge zur Diagnostik und Therapie der Struma. Ebenda 4.

BENJAMIN u. GÖTT: Zur Deutung des Thoraxradiagramms beim Säugling. Dtsch. Arch. klin. Med. **107**.

v. BERGMANN: Die Erkrankungen des Mediastinums in MOHR-STÄHELIN. Handbuch der inneren Medizin **2**. Berlin: Julius Springer 1914.

BLUM, R.: Mediastinale Hernie bei abgekapseltem Empyem der Pleura. Fortschr. Röntgenstr. **39**, 474.

BURGHARD: Hochgradige Verlagerung des Mediastinums beim Säugling infolge kongenitaler Bronchiektasie im linken Oberlappen. Ebenda **34**.

DE LA CAMP: Beiträge zur Klinik und Pathologie der Mediastinaltumoren. Charité-Annalen **27**.

CANIGIANI, TH.: Über die intrathorakalen Neurofibrome und ihre Differentialdiagnose. Röntgen-Praxis **3**, 214 (1931).

v. DEHN: Über Mediastinitis anterior im Röntgenbilde. Berl. klin. Wschr. **1910**, 480.

DOUB: Röntgendiagnosis and treatment of thymomata. Röntgenology **14**, 3 (1930).

FEER: Kropfherz und Thymusherz der Neugeborenen und Säuglinge. Mschr. Kinderheilk. **25**.

FINCKH: Über spondylitische Abszesse des Mediastinum posticum. Bruns' Beitr. **59**.

FETZER, H.: Die Röntgendiagnostik der Struma. Röntgen-Praxis **1929**, 715.

GLOGAUER: Über das Verhalten der Mediastinalorgane bei einseitiger zirrhotischer Lungentuberkulose. Fortschr. Röntgenstr. **35**.

HAGER, E. u. FR. LANGEBECKMANN: Das Mediastinum bei künstlichem Pneumothorax. Beitr. Klin. Tbk. **80**, H. 4, 419 (1932).

HESSE: Beitrag zur Differentialdiagnose der Thoraxtumoren. Fortschr. Röntgenstr. **18**.

HOCHSINGER: Ein Fall von Stridor thymicus congenitalis. Wien. med. Wschr. **1910**, Nr 33.

HOLZKNECHT u. HOFBAUER: Zur Semiotik der Phrenikusparalyse. Mitt. Laborat. rad. Diagnostik. H. 2. Jena: Fischer 1907.

KÄSTLE: Ein Beitrag zur Kenntnis der Dermoide des Mediastinum anticum. Münch. med. Wschr. **1909**, Nr 38.

— Das Mediastinum im Röntgenbild in SCHITTENHELMS Lehrbuch der Röntgendiagnostik. Berlin: Julius Springer 1924.

KIENBÖCK: Über die intrathorazische Struma. Med. Klin. **1908**, Nr 14.

— Zur Differentialdiagnose der Aneurysmen und Mediastinaltumoren. 8. Röntgenkongr. 1912.

— Zur röntgenologischen Differentialdiagnose der Aortenaneurysmen und Mediastinaltumoren. Fortschr. Röntgenstr. **34**.

KÖHLER: Zur Röntgendiagnostik der intrathorazischen Tumoren. Ebenda **7**.

KRAUSE: Die Röntgendiagnostik der Thoraxtumoren. Atlas und Grundriß der Röntgendiagnostik von F. M. GROEDEL. München: Lehmann 1914.

LEENDERTZ: Beitrag zur Klinik der Zwerchfellähmung. Mitt. Grenzgeb. Med. u. Chir. **32**.

LENK, R.: Das »Mediastinalschnellen«, ein funktionelles Symptom bei Bronchostenosen geringen Grades. Fortschr. Röntgenstr. **47**, H. 1 (1933).

— Die Bedeutung des künstlichen Pneumothorax für die Diagnose der intrathorakalen, besonders mediastinalen Tumoren. Ebenda **38**, 88.

— Die Röntgendiagnostik der intrathorakalen Tumoren und ihre Differentialdiagnose im Handbuch der Röntgenkunde von HOLZKNECHT. Wien: Julius Springer 1929.

— Systematische Mediastinaldiagnostik, erläutert am Beispiel der malignen Thymustumoren. Fortschr. Röntgenstr. **40**, 278.

LOREY: Mediastinitis acuta. 8. Röntgenkongr.

MÜLLER: Mediastinalabszesse. Zbl. Chir. **1920**, Nr 10.

PALUGUAY: Kasuistischer Beitrag zur Röntgendiagnose der Struma intrathoracica. Wien. med. Wschr. **1920**, Nr 1.

RABINOWITSCH, A. M.: Zur Diagnostik der Thymome. Fortschr. Röntgenstr. **43**, 71.

REYHER: Die Röntgendiagnostik in der Kinderheilkunde. Berlin: Julius Springer 1912.

RIEDER: Mediastinum. Lehrbuch der Röntgenkunde von RIEDER-ROSENTHAL. Leipzig: Barth 1913.

ROBINSOHN, I.: Über die vorwiegend linksseitige Dauerdeviation des Mediastinums mit oder ohne Mediastinalpendeln. Fortschr. Röntgenstr. **39**, 201 u. 399.

SCHINZ: Über einen Senkungsabszeß im vorderen Mediastinum. Dtsch. Z. Chir. **179**.

— u. GASSER: Mediastinallipom. Röntgen-Praxis **5**, H. 11, 821 (1933).

SGALITZER: Zur Diagnose paravertebraler Abszeßbildung durch die Röntgenuntersuchung. Mitt. Grenzgeb. Med. u. Chir. **31**.

VOGT: Zur Kritik der Röntgendiagnostik des Herzens und des Thymus in der ersten Lebenszeit. Fortschr. Röntgenstr. **32**.

WEINBERGER: Über die Röntgenographie des normalen Mediastinums. Z. Heilk. **1900**.

WEISS: Über die in den hinteren Mediastinalraum hineinragenden Geschwülste. Fortschr. Röntgenstr. **26**.

WIMBERGER: Zur Röntgendiagnose des kindlichen Mediastinums. Ebenda **31**.

III. ATMUNGSORGANE.

1. Luftröhre.

Die Luftröhre wird am besten nach der Empfehlung von C. Pfeiffer im dorso-ventralen Strahlengange auf einer der vorderen Brustwand und dem Hals anliegenden Aufnahme dargestellt.

Im Röntgenbilde prägt sich die Luftsäule der Trachea als heller Streifen ab. Dieser hat fast in seiner ganzen Ausdehnung eine ziemlich gleiche Breite. Er ist nach oben nach dem Kehlkopf zu leicht zugespitzt und zeigt außerdem nach den Untersuchungen von E. Fränkel in Höhe der Schilddrüse schon unter normalen Verhältnissen eine leichte, meist allerdings sehr geringfügige Verengerung. Auf guten Thoraxaufnahmen ist auch der endothorakale Abschnitt der Trachea und die Teilung in die beiden Hauptbronchien als heller, unten gegabelter Streifen sichtbar. Die Wandungen sind gewöhnlich bei gerader Durchleuchtung innerhalb des Wirbelsäulenschattens nicht erkennbar. Dagegen treten sie bei schräger Durchleuchtung im hellen Mittelfelde als schmale Schattenstreifen hervor, welche das dazwischen liegende helle Band des Lumens beiderseits einrahmen. Hierbei können u. U. auch die Knorpelringe als strichförmige Verstärkung der tangential getroffenen Wandstreifen sichtbar werden, besonders wenn sie verkalkt oder verknöchert sind (vgl. Fig. 209). Eine auf die Knorpelringe zu beziehende Querstreifung, welche die Luftsäule wie die Sprossen einer Leiter teilt, kann am Lebenden nur ausnahmsweise bei starker Verkalkung bzw. Verknöcherung erkannt werden. Dagegen tritt sie am isolierten anatomischen Präparat, bei dem die störenden Schatten der übrigen Halsorgane wegfallen, deutlich hervor. Hieran hat Moltrecht auch von den Knorpelringen ausgehende Geschwülste, Ekchondrosen, im Röntgenbilde dargestellt.

Die größte praktische Wichtigkeit hat aber die Darstellung der weitaus am deutlichsten sich abhebenden Luftsäule, weil daran eine Verlagerung der Trachea und auch eine Verengerung oder andere Gestaltsveränderung ihres Lumens am besten zu erkennen sind. Curschmann hat die Aufmerksamkeit auf die bereits durch die äußere Besichtigung und auch durch die Palpation wahrnehmbare Verlagerung der Trachea gelenkt, die auf raumbeschränkende Prozesse im Mediastinum oder einseitige Lungenschrumpfung hinweist. Auf dem Röntgenbilde tritt die seitliche Verlagerung des hellen Bandes der Luftröhre in deutlichster Weise leicht kenntlich hervor. Eine seitliche Verschiebung der Trachea nach der entgegengesetzten Seite wird durch Tumoren des Halses, namentlich Strumen (vgl. Fig. 211), und raumbeschränkende Prozesse des Mediastinums, Struma retrosternalis, Aneurysmen usw., ferner durch Pneumothorax (vgl. Fig. 400), Pleuraexsudate, eine Verziehung nach derselben

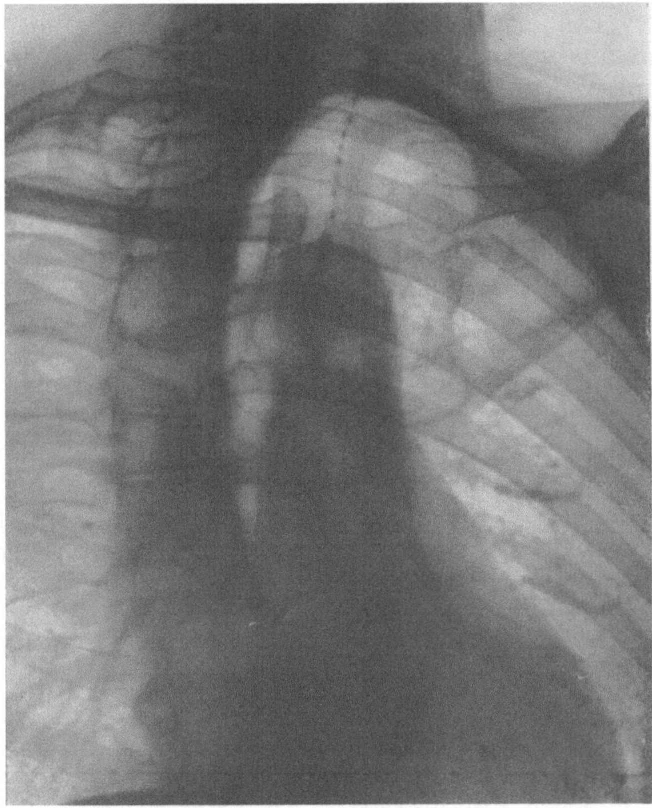

Fig. 209. Verkalkte Knorpelringe der Trachea.
Aufnahme im ersten schrägen Durchmesser.

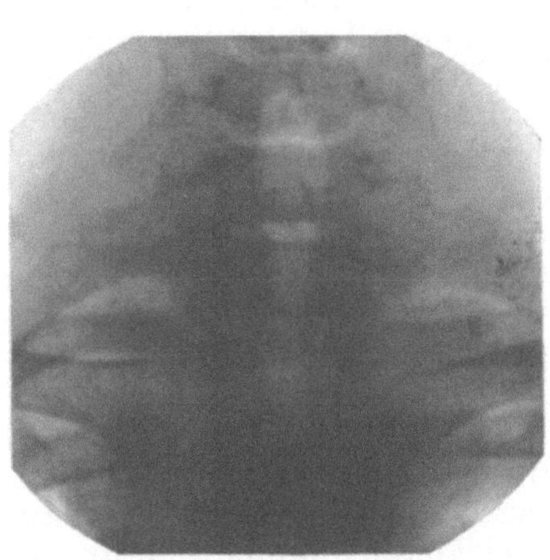

Fig. 210. Sanduhrförmige
Verengerung der Luftröhre durch
Struma.

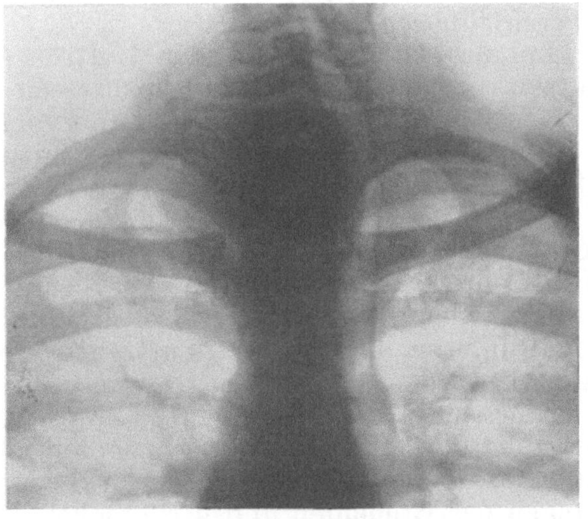

Fig. 211. Säbelscheidenförmige Verengerung
und seitliche Verdrängung der Luftröhre durch
Struma.

Seite durch Schrumpfung einer Lunge (vgl. Fig. 307) und Bronchusstenose hervorgerufen.

Eine Gestaltsveränderung, und zwar gewöhnlich eine *Verengerung* der Luftsäule, kommt aus verschiedenen Ursachen zustande, so im Alter als senile säbelscheidenförmige Abplattung nach SIMMONDS, ferner durch Tumoren, die ins Lumen hineinwuchern, und infolge narbiger Schrumpfung der Wandungen (Lues). Weitaus am häufigsten entsteht eine Verengerung der Luftröhre, die oft gleichzeitig mit einer seitlichen Verschiebung einhergeht, durch Druck von außen infolge Struma (vgl. Fig. 210 und 211). Es kommen hierbei sowohl einfache Verschmälerungen als bogige und winklige Verbiegungen und Abknickungen vor. Diese können auch multipel und in verschiedener Höhe übereinander auftreten. In der grundlegenden Arbeit von C. PFEIFFER sind zahlreiche lehrreiche Beispiele abgebildet. Die klare Kenntnis der topographischen Verhältnisse, welche das Röntgenbild vermittelt, ist bei der Entscheidung der Frage eines operativen Eingriffes und der näheren Ausführung desselben von großer Bedeutung. Besondere Wichtigkeit kommt der Abbildung von Verengerung und Verdrängung des unter dem Jugulum gelegenen endothorakalen Abschnittes der Trachea zu, wie sie durch substernale Strumen und andere mediastinale Tumoren verursacht wird. Unter dem Einfluß eines lange bestehenden Kropfes bildet sich mitunter eine Schwächung des Knorpelgerüstes der Luftröhre aus, die schließlich zur *Tracheomalacie* führen kann. Dies ist nach SGALITZER und STÖHR bei der Röntgendurchleuchtung daran zu erkennen, daß bei Erhöhung und Erniedrigung des intratrachealen Luftdrucks, welche bei dem VALSALVASchen und MÜLLERSchen Versuch hervorgerufen werden, eine abnorm starke Veränderung des Lumens im Sinne einer Erweiterung oder Verengerung, und zwar häufig in exzentrischer Weise besonders nach einer Seite hin eintritt. Aus dieser Feststellung, welche die bestehende Gefahr einer plötzlichen Erstickung erweist, lassen sich wichtige Anzeigen für die Kropfoperation ableiten.

Bei einer wesentlichen Stenose der Luftröhre bildet sich infolge der überwiegenden Stärke der inspiratorischen Kräfte gegenüber den exspiratorischen eine Lungenblähung aus. Diese findet im Röntgenbilde Ausdruck in einer vermehrten Helligkeit der Lungenfelder und Tiefstand sowie Abflachung der Zwerchfellbögen.

Lokale *Ausbuchtungen* der Luftröhrenwand werden nicht selten durch Zugwirkung von Schrumpfungsprozessen des anliegenden Lungenparenchyms, die meist tuberkulöser Art sind, hervorgerufen (FLEISCHNER).

Bewegungen der Luftröhre. Die Luftröhre führt bei der Einatmung eine Abwärtsbewegung aus, die von der Größe der Zwerchfellexkursionen abhängig ist. Nach den Untersuchungen von WEINGÄRTNER, der den Stand der Bifurkation bei der Atmung in genauen Messungen verfolgt hat, beträgt die respiratorische Bewegung bei sorgfältiger Ausschaltung verschiedener Fehlerquellen 1—10 mm. Unter krankhaften Umständen, so durch Mediastinaltumoren, welche die Luftröhre einmauern, kann ihre Bewegung behindert werden.

Eine peristaltische Bewegung wird der Muskulatur der Bronchien und der Luftröhre von REINBERG zugeschrieben, der langsam schleichend fortlaufende Bewegungen an den durch Bariumfüllung kenntlich gemachten Wandungen der Bronchien und der Trachea sowohl bei Tieren, namentlich an der langen Luftröhre der Gans, als auch beim Menschen beobachtete. Eine von der Peripherie hiluswärts fortschreitende peristaltische Bewegung ist auch durch kinematographische Aufnahmen festgehalten (vgl. S. 237).

2. Lungen.

Technik. Die Röntgenuntersuchung der Lungen wird zweckmäßigerweise mit einer *Durchleuchtung* eingeleitet. Diese verschafft eine allgemeine Orientierung, nach welcher entschieden werden kann, ob eine *Aufnahme* notwendig ist bzw. welche Teile sie umfassen soll. Die Durchleuchtung bietet ferner den Vorzug, daß sie über die Bewegung des Zwerchfells und unter Umständen des Mediastinums aufklärt. Die unterhalb der Zwerchfellkuppe gelegenen Lungenabschnitte entziehen sich bei gewöhnlichem mittlerem Röhrenstande in Höhe des 6. Brustwirbels der Beurteilung. Doch kann ein Teil dieser tiefer gelegenen hinteren Partien noch durch Heben und Senken der Röhre, entsprechend Fig. 212, sowie durch Vornüberneigen des Patienten zur Darstellung gebracht werden (vgl. auch S. 481).

Die *Durchleuchtung* geschieht gewöhnlich in sagittaler, und zwar in dorsoventraler Richtung, weil hierbei die Rippenschatten wegen der weiteren

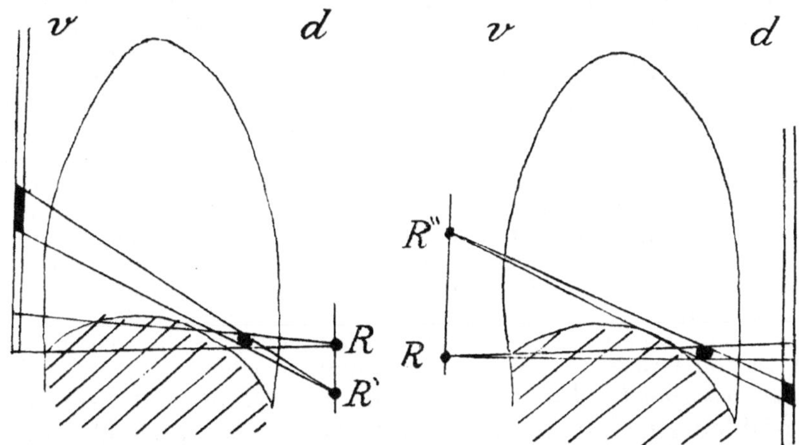

Fig. 212. Ein Lungenherd im hinteren unteren Lungenfeld wird bei Einstellung der Röhre (*R*) in gleicher Höhe nicht dargestellt. Dagegen wird er bei tiefstehender Röhre (*R'*) und *d v* Strahlengang oder bei hochstehender Röhre (*R''*) und *v d* Strahlengange sichtbar.

Zwischenrippenräume weniger störend wirken als bei ventrodorsalem Strahlengange. Eine Drehung des Patienten nach rechts und links dient zur Erkennung, ob einzelne Schatten sich gegenüber anderen, insbesondere gegenüber den Rippenschatten verschieben, ob sie dadurch dunkler oder heller werden, in welcher Richtung die Verschiebung vor sich geht, usw. Durch solche Bewegungen, welche der geübte Untersucher fast unbewußt ständig vornimmt, verschafft er sich ein Urteil, ob die betreffenden Schatten oberflächlich oder tief liegen, ob sie der Lunge oder der Brustwand angehören und wie sie sich gegenüber den einzelnen Teilen des Lungengerüstes verhalten. Besonders in solchen Fällen, in denen die betreffende Erkrankung in Abhängigkeit von der Lappenteilung der Lungen steht, ist eine Durchleuchtung im frontalen Durchmesser und in schrägen Richtungen von großem Wert. Namentlich bei dorsaler Lage von Schattenherden ist neben der dorsoventralen auch die ventrodorsale Durchleuchtung heranzuziehen. Stets ist das Verhalten bei verschiedenen Atemphasen und besonders auch die Beweglichkeit des Zwerchfells zu prüfen.

Die Durchleuchtung wird mit einer mittelweichen Strahlung in einem Abstande von etwa 60 cm vorgenommen. Zur Erkennung feiner Einzelheiten ist eine sorgfältige Abblendung erforderlich. Diesen Vorzügen der Durchleuchtung steht der Nachteil gegenüber, daß feinste Strukturen nicht so klar erkannt werden können wie auf einer Aufnahme und auch dem erfahrensten und sorgfältigsten Untersucher bisweilen vollkommen entgehen.

Dagegen läßt eine *Aufnahme*, an welche gerade bei der Darstellung der Lungenfelder die allergrößten Anforderungen der Technik gestellt werden müssen, feine Einzelheiten besser erkennen. Deshalb ist überall dort, wo es sich um die Erkennung oder auch den Ausschluß eines geringen Röntgenbefundes handelt, namentlich bei der Frage einer beginnenden Tuberkulose, die Herstellung von Aufnahmen unentbehrlich. Durch Verwendung mittelweicher Strahlen und hoher Belastung zur Abkürzung der Belichtungszeit lassen sich die feinen Strukturdetails am besten zur Darstellung bringen; für Aufnahmen im frontalen Durchmesser, die zur Erkennung der Tiefenlagen von Krankheitsherden sehr empfehlenswert sind, sind etwas härtere Strahlen erforderlich.

Eine besondere Technik erfordert die Aufnahme der *Lungenspitzen*.

Diese wird am besten ähnlich der Vorschrift von ALBERS-SCHÖNBERG bei etwas erhöhtem, auf ein Keilkissen gelegtem Oberkörper und rückwärts gesenktem Kopfe und etwas schräg gestelltem Blendentubus ausgeführt, dessen Mitte auf das Jugulum eingestellt ist. Hierbei ist der Strahlengang von vorn oben nach hinten unten gerichtet, die Spitzeninterkostalräume werden möglichst weit dargestellt und die störenden Schlüsselbeinschatten nach unten fortprojiziert. Um die Skapulaschatten möglichst auszuschalten, sind die Schultern zu senken und nach vorn zu drehen, die Arme über der Brust zu kreuzen. Auch am aufrecht stehenden Patienten können die Spitzenfelder nach GÄBERT bei ventrodorsalem Strahlengange gut dargestellt werden, wenn der mit dem Gesicht der Röhre zugewandte Patient einen krummen Rücken macht, aber die Halswirbelsäule streckt und das Kinn hochhebt. Auch hierbei sind die Schultern zu senken und die Arme über dem Leib zu verschränken. Hierdurch wird bewirkt, daß die obersten Zwischenrippenräume mit Ausnahme des ersten breit dargestellt und die Schlüsselbeine nach unten projiziert, also freie Spitzenfelder erhalten werden. Die beste Einstellung ist zunächst bei Durchleuchtung festzustellen und sodann die Aufnahme anzuschließen. Eine axiale Darstellung des Lungenspitzenfeldes, welche freilich wohl nur selten benötigt wird, ist von BARSONY u. KOPPENSTEIN ausgearbeitet worden.

Durch *stereoskopische* Lungenaufnahmen, welche von WENCKEBACH besonders empfohlen sind, kann der Eindruck des Körperlichen und eine Vorstellung über die Tiefe der verschiedenen Schattengebilde erzielt werden. Ein einfacheres Verfahren, sich über die Tiefe eines Lungenherdes Aufklärung zu verschaffen, besteht darin, daß man bei Drehung des Patienten ermittelt, in welchem Sinne sich der Schatten verschiebt, und ferner feststellt, ob bei ventrodorsalem oder dorsoventralem Strahlengange eine deutlichere Abbildung stattfindet, welche die dem Leuchtschirm bzw. der Platte nahen Partien gegenüber den entfernteren auszeichnet. Eine genauere Tiefenbestimmung ist durch das HOLZKNECHTsche Blendenrandverfahren möglich.

Abhängigkeit des Lungenbildes von der Technik der Aufnahme. Bei der Beurteilung der Röntgenbilder muß die Art der Herstellung genau berücksichtigt werden. Während bei Verwendung scharf zeichnender Röhren eine ausgeprägte, bis in die feinen Ausläufer hin sichtbare Lungenzeichnung einen ganz normalen Befund darstellt, ist bei unscharfer Zeichnung und auch bei erheblicher Strahlenhärte hauptsächlich nur die nähere Umgebung der Lungenwurzeln sichtbar. Es haben dann einzelne in der Peripherie hervortretende Schatten eine pathologische Bedeutung, die ihnen unter anderen Bedingungen vielleicht nicht ohne weiteres zugesprochen werden könnte. Durch Verwaschenheit infolge Verschiebung bei der Atmung werden normale Schattenkonturen stark verbreitert und können bei Unerfahrenen leicht den irrtümlichen Eindruck von krankhaften Zuständen erwecken. Es darf daher bei Änderungen von Lungenbildern, die zu verschiedenen Zeiten gemacht sind, nicht nur an eine Änderung der anatomischen Verhältnisse gedacht werden, sondern es muß auch die Möglichkeit in Rechnung gestellt werden, daß die

Ursache der Änderungen der Bilder in Unterschieden der Technik liegen kann, welche vielleicht ganz unbeabsichtigt waren. Die richtige Bewertung der lediglich auf besondere Einflüsse der Aufnahme- und Entwicklungstechnik zu beziehenden Bildveränderungen ist nur bei großer Erfahrung möglich.

Das normale Thoraxbild.

Die Lungenfelder heben sich durch ihren Luftgehalt von den umgebenden Weichteilschatten und dem dazwischen gelagerten, von Wirbelsäule, Herz und Gefäßen gebildeten Mittelschatten scharf ab. Nach unten werden sie durch die scharf gezeichneten Bögen der Zwerchfellkuppen begrenzt. Durch diese werden beträchtliche Teile der unteren Lungenabschnitte in der Regel verdeckt. Nur unter besonderen Umständen, am häufigsten auf Aufnahmen mit Bucky-Blende, wie sie z. B. zur Darstellung der Gallenblase angefertigt

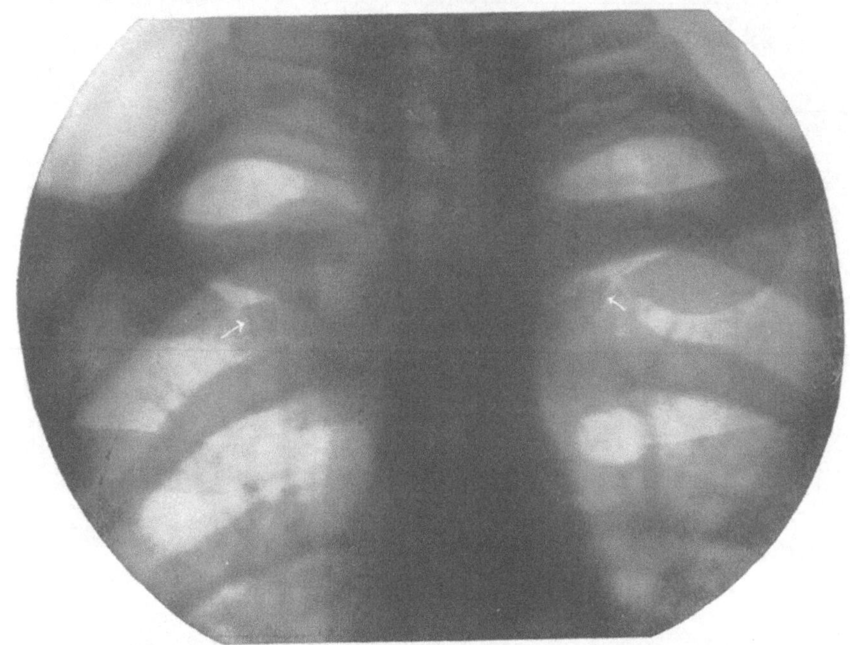

Fig. 213. Verkalkung der ersten Rippenknorpel.

werden, kann die untere hintere Lungengrenze innerhalb des Abdominalschattens als eine von der Thoraxwand in Höhe des phrenikokostalen Winkels horizontal abgehende, nach oben konkav gewölbte und dann nahe der Wirbelsäule aufsteigende Grenzlinie erkannt werden (Ottonello, Peltason und Neumann).

An der seitlichen Begrenzung der Lungenfelder ist medial von den Umbiegungsstellen der Rippen unter gewissen Bedingungen, hauptsächlich an den oberen Thoraxpartien, und zwar besonders in Schrägstellung an der nach vorn gedrehten Seite, ein zarter Randstreifen zu sehen, der nach den anatomischen Untersuchungen von Knutsson auf die namentlich oben und hinten ausgebildete Muskelbekleidung der Innenfläche des Thorax zurückzuführen und von diesem Autor als *normaler innerer Muskelschatten* bezeichnet ist. Nur bei Verstärkung und asymmetrischem Verhalten zwischen beiden Seiten sind derartige Randstreifen auf krankhafte Verdickungen der Pleura oder eine schmale schalenförmig die Lunge umgebende Flüssigkeitsschicht zu beziehen,

welche FLEISCHNER als lamelläre Pleuritis beschrieben hat (vgl. S. 411). Die
in den Spitzenfeldern besonders hervortretenden Randschatten sind S. 238
gesondert geschildert.

Die Darstellung der Lungenfelder wird durch verschiedenartige Thoraxwandschatten, insbesondere durch die Rippen, beeinträchtigt. Da die Interkostalräume vorn weiter sind als hinten, gestattet das dorsoventrale Lungenbild einen besseren Einblick als das ventrodorsale. Die Rippenschatten

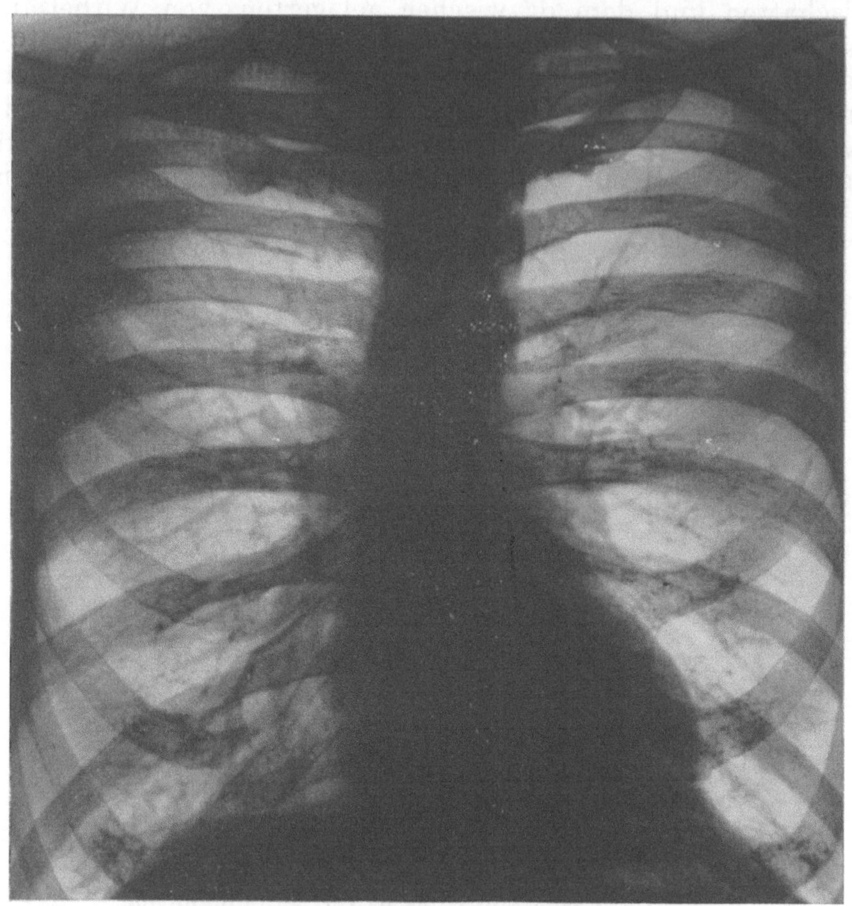

Fig. 214. Verkalkte Rippenknorpel.

beschränken sich auf den knöchernen Teil, während der knorpelige Abschnitt
die Röntgenstrahlen nur wenig absorbiert und daher unsichtbar ist. Dagegen zeichnen sich Verkalkungen der Rippenknorpel sehr deutlich ab. Sie
betreffen besonders den äußeren Umfang der Knorpel-Knochengrenze und
bilden dort bisweilen feine, schmale, längsgestellte ovaläre Schattenringe.
Ferner bevorzugt der Verkalkungsprozeß den oberen und den unteren Knorpelrand, wodurch parallele Verbindungsstreifen zwischen knöchernen Rippenschatten und Sternum entstehen. Da die Verkalkung gewöhnlich nicht gleichmäßig den ganzen Knorpel durchsetzt, so kommen meist unregelmäßig zackige,
oft wie zerfressen aussehende Konturen von großer Schattenintensität zustande
(vgl. Fig. 214). Der 1. Rippenknorpel neigt besonders zur Verkalkung und
Verknöcherung, die entweder nur einzelne eingesprengte Teile (vgl. Fig. 213)
oder den ganzen knorpeligen Abschnitt umfassen kann. Es ist davor zu warnen,

die bogenförmig verlaufenden Rippenschatten mit irgendwelchen Schatten des Lungenfeldes in Beziehung zu bringen und namentlich mit diesen zusammen zu gerundeten Bogenlinien eines hellen Zwischenraumes zu ergänzen, worauf bisweilen von Ungeübten die fälschliche Annahme von Kavernen gegründet wird.

Gröbere und breitere Schatten können im Bereiche der Rippenknorpel durch die multipel auftretenden und zu partieller Verkalkung neigenden *Chondrome* entstehen (vgl. Fig. 215).

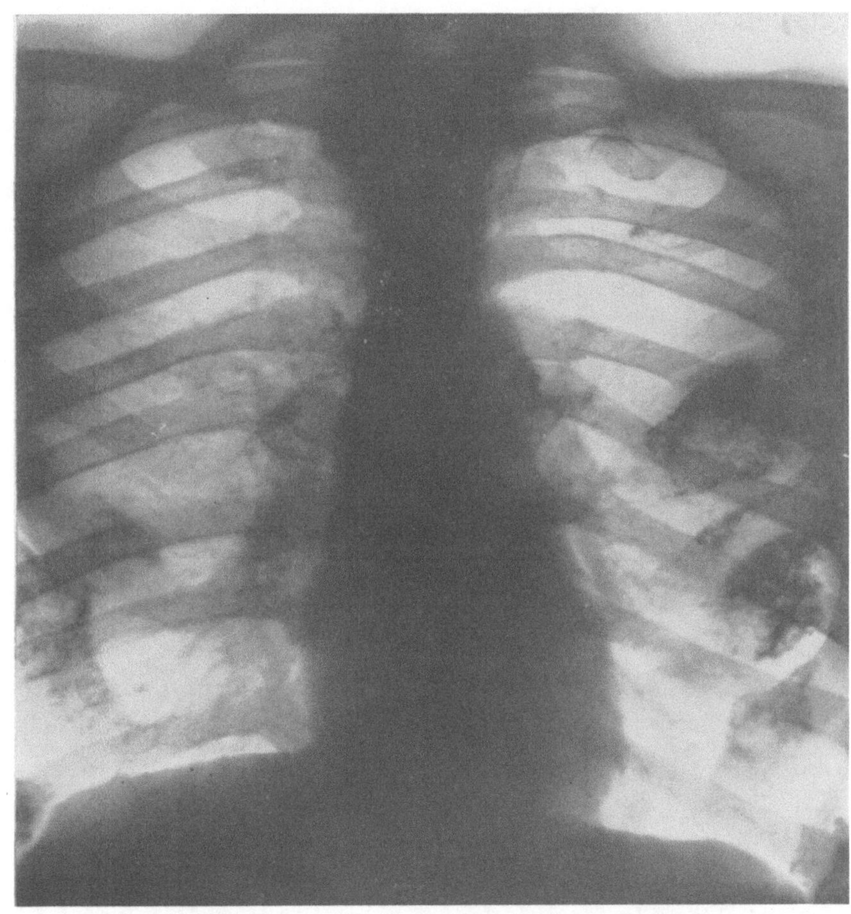

Fig. 215. Multiple Chondrome der Rippenknorpel
erzeugen durch ihren Kalkgehalt die breiten, intensiven, z. T. unregelmäßig strukturierten Schatten in den unteren Lungenfeldern beiderseits.
Außerdem multiple Chondrome an vielen anderen Stellen des Körpers. Tod durch sarkomatöse Entartung eines Femurchondromes. (Autopsie.)

Auch Skapula-, Mamma- und Muskel- (besonders Pektoralis-)schatten beeinträchtigen die Darstellung des hellen Lungenfeldes. Diese Teile müssen daher bei der Durchleuchtung möglichst durch Hochheben bzw. Vorwärtsführen der Arme oder durch Anheben der Mammae und der Brustmuskeln zur Seite gedrängt werden; außerdem dienen die vorher genannten Drehbewegungen dazu, die Brustwandschatten gegenüber einzelnen Lungenpartien zu verschieben und diese dadurch frei zu bekommen. Die Brustwarzen können rundliche oder ovaläre Schatten verursachen, die durch ihre auffallend regelmäßige Gestalt, ihre Lage und Verschieblichkeit von Lungenherden leicht zu unterscheiden sind (vgl. Fig. 216).

Im Spitzenfelde rufen die äußeren Konturen des Halses besonders bei ab-
gemagerten Personen eine eigenartige konkav gebogene, fast rechtwinklig
geknickte Linie hervor, deren oberer vertikaler Schenkel dem Verlauf des
Sternokleidomastoideus, deren unterer horizontaler Schenkel dem oberen
Schlüsselbeinrande parallel läuft (vgl. Fig. 217). Durch Abdrängung der
Muskelwülste des Kopfnickers nach innen mit dem auf den Rand aufgesetzten
Daumen oder mittels einer Klammer (REIMANN) kann der sonst durch die
Muskulatur leicht verdunkelte mediale Teil des Spitzenfeldes oft klarer über-
sichtlich gemacht werden (FRIK).

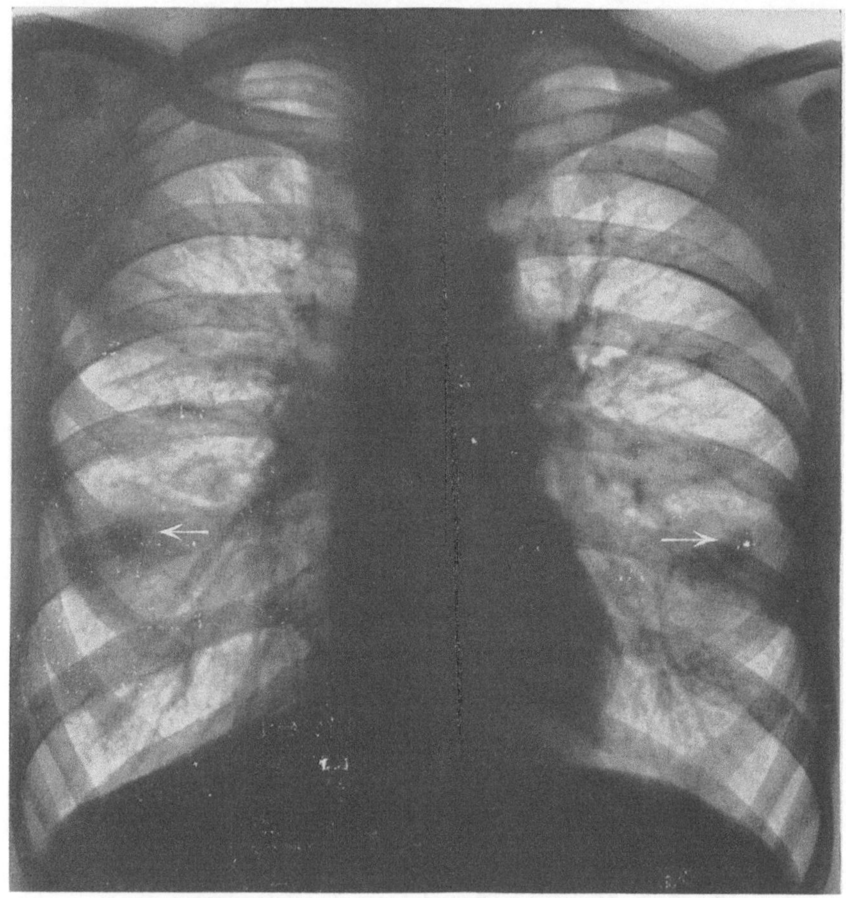

Fig. 216. Mamillenschatten (Pfeile).

Diese sämtlichen Weichteil- und Knochenschatten sind nach Möglichkeit
in der genannten Weise auszuschalten oder dort, wo dies nicht erreicht werden
kann, von der eigentlichen »Lungenzeichnung« abzuziehen, welche durch
Unterschiede der Strahlenabsorption der in der Lunge selbst gelegenen dichteren Gebilde gegenüber dem lufthaltigen Parenchym hervorgerufen wird.

Normale Lungenzeichnung.

Bei der normalen Lungenzeichnung handelt es sich um ein besenreiser-
artiges Gewirr von Schattenstreifen, welche von den beiden Lungenwurzeln
in die Umgebung ausstrahlen und sich nach der Peripherie zu verjüngen,
mit ein- und angelagerten Flecken- und Ringschatten, die ebenfalls vom
Hilus nach der Peripherie zu an Größe und Dichte abnehmen.

Über den Ursprung dieser Lungenzeichnung ist im Schrifttum ein lebhafter Streit geführt worden. Die Frage ist deshalb von so großer Bedeutung,

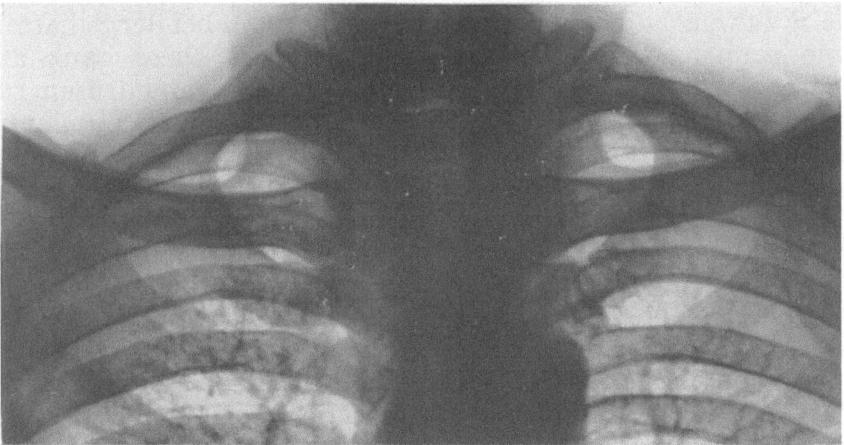

Fig. 217. Ausgeprägte Hautkonturen am Hals und in den Oberschlüsselbeingruben.

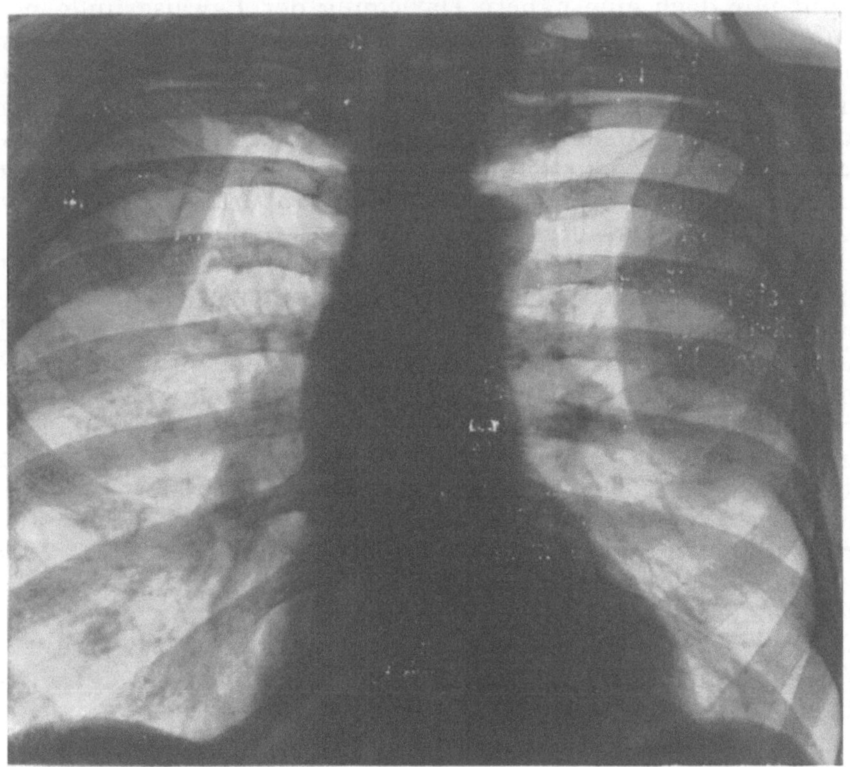

Fig. 218. Beiderseits symmetrische Thoraxwandschatten in der Schultergegend bei abstehenden Schulterblättern infolge Muskeldystrophie. Lungen o. B.

weil eine genaue und sichere Kenntnis der Herkunft der normalen Lungenzeichnung die Voraussetzung für eine richtige Beurteilung pathologischer Schatten bildet. Es ist klar, daß sämtliche Gebilde, welche eine größere

Dichtigkeit als die in den Lungenalveolen befindliche Luft besitzen, für die
Bildung der Schattenzeichnung in Betracht kommen. In erster Linie handelt
es sich hierbei um Blutgefäße und Bronchialwandungen, in weit geringerem
Maße um Lymphdrüsen und -gefäße und das interstitielle Gewebe, welches
normalerweise zu wenig dichte Anhäufungen bildet, um bei der Schattenbildung
in irgendwie nennenswerter Weise hervorzutreten. Diese ganz allgemeine
Betrachtungsweise, daß Bronchien, Blutgefäße und Lymphdrüsen zusammen
in nicht näher zu trennender Weise an der Herstellung der Lungenzeichnung
beteiligt sind, wie sie GROEDEL vertritt, genügt aber nicht zu einer klaren
Deutung der einzelnen Schatten, auf der sich eine zuverlässige Diagnostik
aufbauen muß. Es ist vielmehr eine genaue Analyse erforderlich, welchen
Anteil die einzelnen Gebilde an der Schattenzeichnung haben. Zu diesem
Zwecke muß auf den alten Streit zurückgegriffen werden, in dem zunächst
DE LA CAMP und später sein Schüler KÜPFERLE, ferner SCHELLENBERG und
ARNSPERGER den Bronchien, dagegen ALBERS-SCHÖNBERG, HOLZKNECHT,
RIEDER und die später genannten Autoren den Blutgefäßen die führende Rolle
bei der Hervorrufung der Lungenzeichnung zusprachen. Obwohl die Frage
meiner eigenen Auffassung nach jetzt durch die Arbeiten von COHN, FRAENKEL
und LOREY, HASSELWANDER und BRÜGEL, WEBER und OWEN und eigene
Untersuchungen im wesentlichen im Sinne der letzten Gruppe entschieden
ist, so scheint mir doch eine nähere Darlegung der Beweisgründe notwendig,
da immer noch gegenteilige oder unklare Ansichten geäußert werden und
weil die Unkenntnis dieser Grundbegriffe die Ursache einer auch heute noch
weit verbreiteten, wissenschaftlich nicht haltbaren röntgenologischen Über-
diagnostik besonders auf dem Gebiete der beginnenden Tuberkulose bildet.

Die Frage nach der Entstehung der Lungenzeichnung wurde zunächst
durch Röntgenaufnahmen von anatomischen Präparaten zu lösen versucht,
bei welchen das Bronchial- und das Gefäßsystem durch Injektion und In-
sufflation mit schattengebendem Inhalt besonders deutlich dargestellt waren.
Es ergeben sich zwar hierbei gewisse Differenzen in der Abbildung beider
Systeme bezüglich des Kalibers und der Lage der größeren Äste an der Lungenwurzel und auch hinsichtlich der Ausbreitung gerade der feinsten Verästelungen; in der Hauptsache besteht aber eine weitgehende Übereinstimmung
in dem anatomischen Verlauf von Bronchien und Blutgefäßen, so daß die
daraus gezogenen Schlüsse nur mit größter Vorsicht verwertet werden dürfen
und zu einer generellen Entscheidung der Frage nach der Entstehung der
Lungenzeichnung zunächst wenig geeignet erscheinen. Dagegen können sie
nach Klärung dieser Frage zum genaueren Studium des Verlaufs der einzelnen Bestandteile des Lungengerüstes erfolgreich angewandt werden.

Größere Aussichten bietet der Versuch, die Wirkung eines der beiden
Systeme zu verstärken oder zu vermindern bzw. ganz auszuschalten, wonach
aus der Verschiedenheit der hierbei gewonnenen Bilder auf die Bedeutung
des veränderten Faktors geschlossen werden kann. Dies kann an den Blutgefäßen durch Blutfüllung, andererseits Entblutung der aus dem Thorax
gelösten und mit Luft aufgeblasenen Lunge erreicht werden. Der hiernach
sichtbare deutliche Gegensatz zwischen einer starken Schattenzeichnung nach
Blutfüllung und einer wesentlich schwächeren nach Entleerung und Ausspülung des Blutes, den zuerst COHN und gleich darauf in umfassenderen
Versuchen FRAENKEL und LOREY feststellten, beweist den großen Einfluß des Blutgehalts der Gefäße auf die Intensität der Lungenzeichnung.
Sehr deutlich ist der Ausdruck einer prallen Blutfüllung auf der rechten
Seite in Fig. 1 der Tafel IV zu erkennen im Gegensatz zur linken, bei welcher

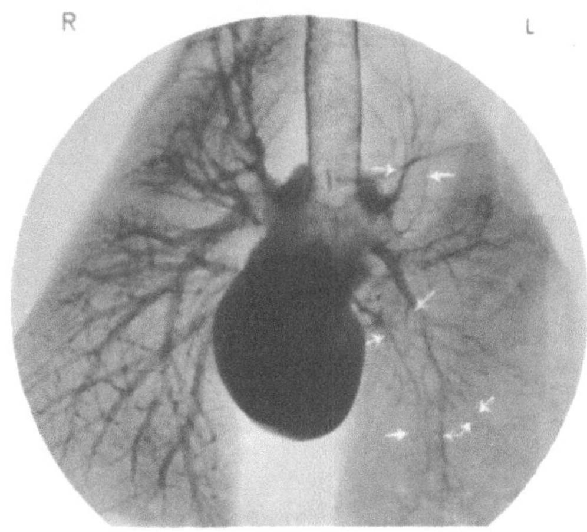

1. Hundelunge. Gefäße re. blutgefüllt, li. leer.
Re. derbe solide Gefäßstränge, Bronchialwandschatten verdeckt. Li. keine Blutschatten, dagegen
zarte parallele Bronchialwandstreifen (Pfeile),
dazwischen breites helles Lumen.

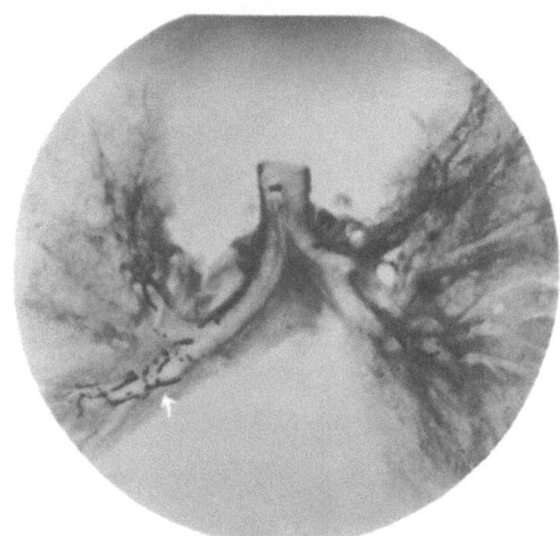

2. Hilusquerschnitt.
Verkalkte Bronchialknorpel.

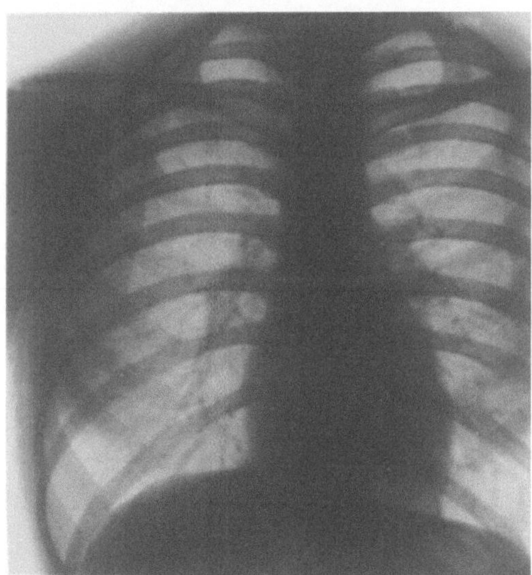

3. Normale Lunge.

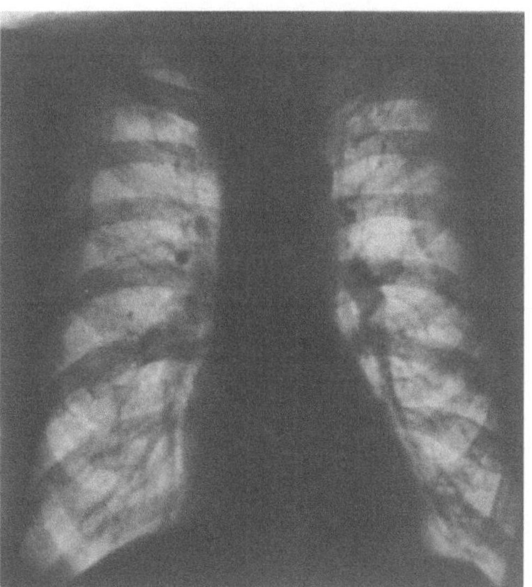

4. Verstärkte Hilusschatten bei Altersemphysem. Zwerchfelltiefstand.

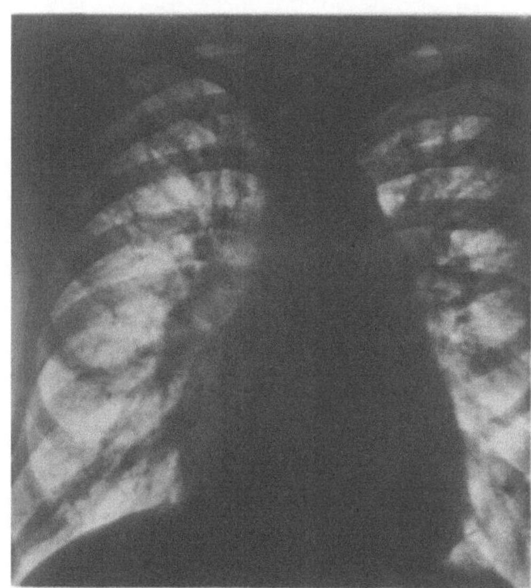

5. Angeborener Herzfehler. Erweiterung
der Arteria pulmonalis und ihrer Äste.

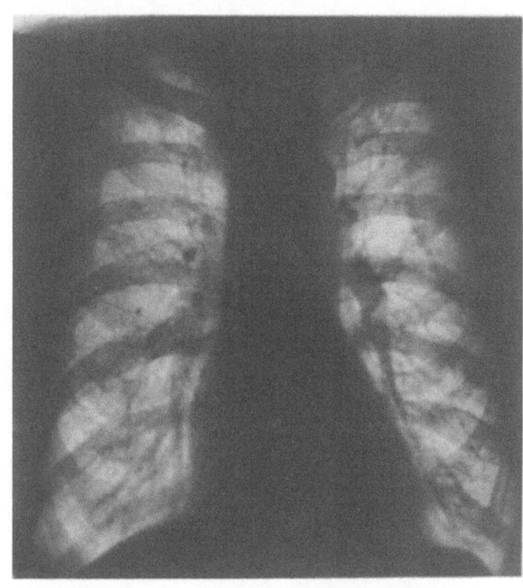

6. Stauungslunge bei Mitralfehler.
Verstärkte Hilus-Gefäßstränge.

Aßmann. Röntgendiagnostik. 5. Auflage.   Verlag von F. C. W. Vogel in Berlin.

das Blut nahezu vollständig entfernt ist. Das Präparat wurde von mir dadurch gewonnen, daß einem lebenden Hunde unter Überdruck zunächst die Venen, dann die Arterien der Lunge rechts unterbunden und so eine vollständige Blutfüllung dieser Seite hergestellt wurde, darauf Lunge und Herz aus dem Thorax herausgelöst und das Blut der anderen Lunge nach Möglichkeit durch Ausspülung entfernt wurde. Auf der blutgefüllten rechten Seite ist das Lungenfeld von dicken, sich verzweigenden und allmählich nach der Peripherie sich verjüngenden Schattenstreifen durchzogen, auf der anderen fehlen dieselben. Dagegen tritt auf der blutleeren linken Seite eine andere, viel feinere Zeichnung paralleler Schattenstreifen hervor, die durch ein helles Zwischenband von viel größerer Breite als die Schattenstreifen voneinander getrennt werden. Auf der blutgefüllten Seite ist diese feine, sogenannte doppeltkonturierte Zeichnung auch an einigen Stellen bei genauester Betrachtung zu erkennen, sie wird aber größtenteils durch die dicken Blutgefäßstreifen verdeckt. Hierdurch sind die Charakteristika beider Systeme gegeben. Die gefüllten Blutgefäße werden als solide, allmählich sich verjüngende Schattenstreifen dargestellt, die Bronchien als breite, dem Lumen entsprechende Schattenaussparungen, die von feinen parallelen Schattenstreifen der tangential getroffenen Bronchialwandungen eingefaßt werden.

Absichtlich gehe ich bei der Darstellung dieser Verhältnisse von dem Röntgenbilde des bereits 1911 veröffentlichten Tierversuches aus, weil es in vollkommener Klarheit den Ausdruck des Bronchial- und Blutgefäßsystems am selben Präparat erkennen läßt, was bei den menschlichen Lungen wegen ihrer dichteren Beschaffenheit in dieser Weise nicht möglich ist. Gewisse Unterschiede in der Größe des Kalibers, der Verlaufsrichtung, der Dichte der einzelnen Gebilde ändern nichts an der ganz allgemeinen Tatsache, die aus den physikalischen Bedingungen zwar schon von vornherein zu folgern ist, aber aus dem Röntgenbilde der zarten Tierlunge unmittelbar abgelesen werden kann, daß die Blutgefäße sich als solide Schattenstreifen, die Bronchien als parallele Streifen mit hellem Mittelbande abbilden, ferner, daß die verschiedene Blutfüllung von außerordentlich großem Einfluß auf die Ausprägung der Streifenzeichnung ist. Für die Hundelunge wurde weiter festgestellt, daß die pralle Blutfüllung die zarte Zeichnung des Bronchialsystems fast bis zur Unkenntlichkeit verdeckt.

Es ist nun durch genaue Betrachtung der Röntgenaufnahmen menschlicher Lungen zu ermitteln, wieviel von dieser grundsätzlich festgestellten Darstellungsweise beider Systeme zu erkennen ist. Beim Menschen ist diese Differenzierung viel schwieriger, und zwar wohl hauptsächlich aus dem Grunde, weil hier der Querschnitt im Verhältnis zur Länge der Lunge größer und das Zwischengewebe dichter ist als bei der äußerst zarten Hundelunge. Aber auch hier ist der beherrschende Einfluß einer veränderten Blutfüllung auf die Lungenzeichnung aus folgenden Tatsachen zu erkennen: Blutinjektion der Gefäße der Leichenlunge verstärkt die Lungenzeichnung, Ausschwemmung des Blutes schwächt sie ab (FRAENKEL und LOREY). Die Streifenzeichnung ist auf dem Röntgenbilde des Lebenden stärker ausgeprägt als an der Leiche, bei welcher das Blut aus der Arteria pulmonalis teilweise entleert ist (VON DEHN, ASSMANN). Am Lebenden ist die Lungenzeichnung viel stärker sichtbar bei Stauungszuständen im kleinen Kreislauf, in außerordentlicher Weise und um mehr als das Doppelte verbreitert und vertieft bei gewissen kongenitalen Herzfehlern, die mit einer Erweiterung der Arteria pulmonalis einhergehen, dagegen verhältnismäßig gering in manchen Fällen von Pulmonalstenose (ASSMANN). Nach Anlegung eines kompletten einseitigen Pneumothorax

wird die Hilusschatten- und Streifenzeichnung auf der anderen Seite
viel deutlicher, am Hilus in meßbarer Weise verbreitert (ASSMANN). Bei
plötzlichem Eintritt und Aufhören der Stauung ist ein An- und Abschwellen der Hilus- und Streifenzeichnung zu beobachten (ASSMANN),
am deutlichsten in und nach einem Anfall von paroxysmaler Tachykardie
(FOERSTER). Künstliche Herstellung von Überdruck in den Alveolen bewirkt
eine Verstärkung der Lungenzeichnung (CHAOUL). Von besonders sinnfälliger

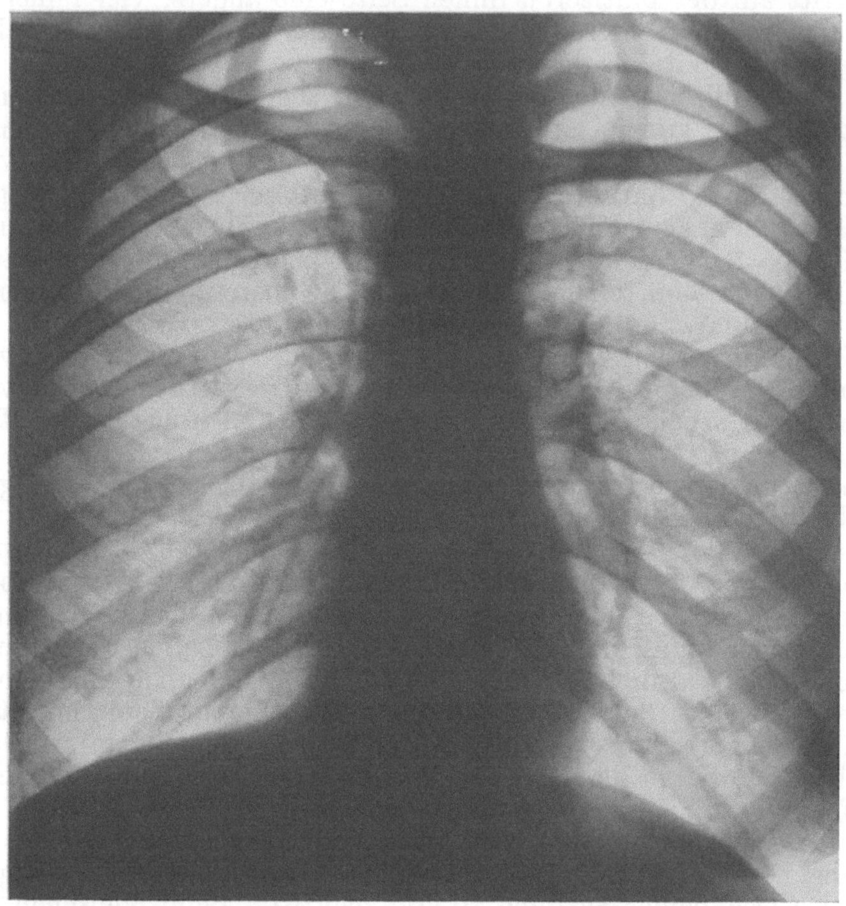

Fig. 219. Normales Lungenbild
mit besonders deutlich hervortretender Differenzierung von arteriellem Hilusschatten (lateral) und hellem
Bronchiallumen (medial), das von zarten Randstreifen eingefaßt ist (vgl. Fig. 220).

Beweiskraft für die Gefäßnatur der Hilusschatten ist die zuerst von SCHWARZ
beobachtete Eigenpulsation derselben, die sehr deutlich bei manchen
Stauungszuständen im Lungenkreislauf, ferner bei gewissen kongenitalen Herzfehlern, bisweilen aber auch unter ganz normalen Verhältnissen, namentlich
bei mageren Personen mit nervöser Herzaktion, beobachtet werden kann.
Eindeutig geht endlich die Gefäßnatur der meisten Schattenstreifen, insbesondere der Hilusschatten, durch Injektion von schattengebenden Substanzen in den Kreislauf des lebenden Menschen hervor, nach welcher die Schattenstreifen eine deutliche Verstärkung der Schattenintensität bei unveränderter
Form aufweisen (MONIZ, DE CARVALHO und LIMA).

Im Gegensatz dazu befinden sich an Stelle der Bronchiallumina helle Stellen, deren Zugehörigkeit zueinander zuerst von WEBER und OWEN durch Einfüllung von Schrotkügelchen in die Bronchien an der menschlichen Leiche nachgewiesen wurde. In klarster Weise ist dies auf Fig. 220 zu erkennen, auf welcher Metallkettchen, die am Lebenden in die Lumina der Hauptbronchien eingeführt wurden, deren Lage medial von dem seitlich daneben liegenden Hilusschatten bezeichnen (WEINGÄRTNER). Diese Schattenaussparungen der Bronchiallichtungen heben sich von dem hellen Lungenfelde unter normalen Verhältnissen hauptsächlich dort deutlich ab, wo sie von benachbarten Schatten eingerahmt werden, insbesondere in der Gegend der Lungenwurzeln. Unter pathologischen Umständen, bei einer Verschattung des ganzen Lungen-

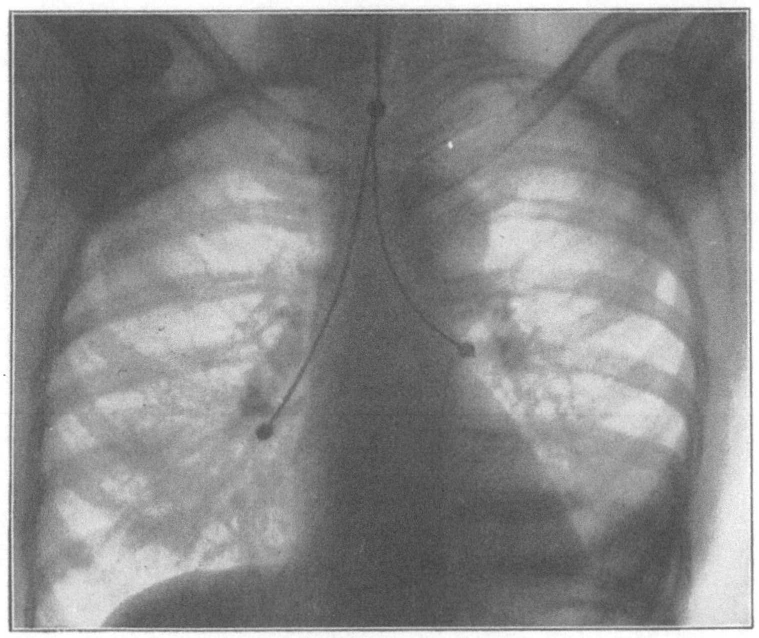

Fig. 220. Normales Thoraxbild eines lebenden Menschen, dem Metallkettchen in die Bronchien eingeführt sind (nach WEINGÄRTNER).
Durch die Lage der Kettchen sind die hellen Streifen medial von den Hilusschatten als Bronchiallumina gekennzeichnet.

feldes durch Infiltration oder Atelektase, können sie dagegen namentlich bei kindlichen Lungen oft bis in die feinen Verzweigungen hin verfolgt werden.

Einen weiteren sehr anschaulichen Beweis für die Lage und aufhellende Wirkung des Bronchiallumens bietet die genaue Beobachtung des Bildes, welches nach Einfließen von Kontrastflüssigkeit in die Bronchien entsteht. Früher war man dabei auf solche Fälle beschränkt, in denen der Kontrastbrei vom Ösophagus infolge hochsitzender Verengerung desselben durch den Larynx oder durch eine Fistelöffnung in die Trachea und die Bronchien hinabrinnt. Jetzt wird die Füllung des Bronchialbaumes mit Jodöl häufig angewandt. Hierbei entsteht naturgemäß dasselbe besenreiserartig verästelte Zweigwerk wie bei der Kontrastfüllung der Bronchien am anatomischen Präparat, dessen gewisse Ähnlichkeit, aber keineswegs völlige Übereinstimmung in bezug auf Form und Lage mit einem Füllungsbilde der Arterien bereits eingangs hervorgehoben wurde. Die dementsprechend auch zwischen der normalen Lungenzeichnung des Lebenden und dem Bilde nach Kontrastfüllung der Bronchien bei oberflächlicher Betrachtung hervortretende Ähnlichkeit hat verschiedene Autoren (GROEDEL, MÜHLMANN, SCHÄFER) veranlaßt, für die wesentliche Beteiligung der Bronchien an der Entstehung der Hilusschatten und der übrigen Lungenzeichnung zumal in den unteren Lungenfeldern erneut einzutreten. Bei Beobachtung eines derartigen Falles konnte ich aber schon vor Jahren am Leuchtschirm feststellen, wie die hinabrinnende Kontrastmasse, die sich innerhalb der Bronchien bei der Atmung hob und senkte, bei jeder inspiratorischen Senkung einen hellen Streifen zwischen

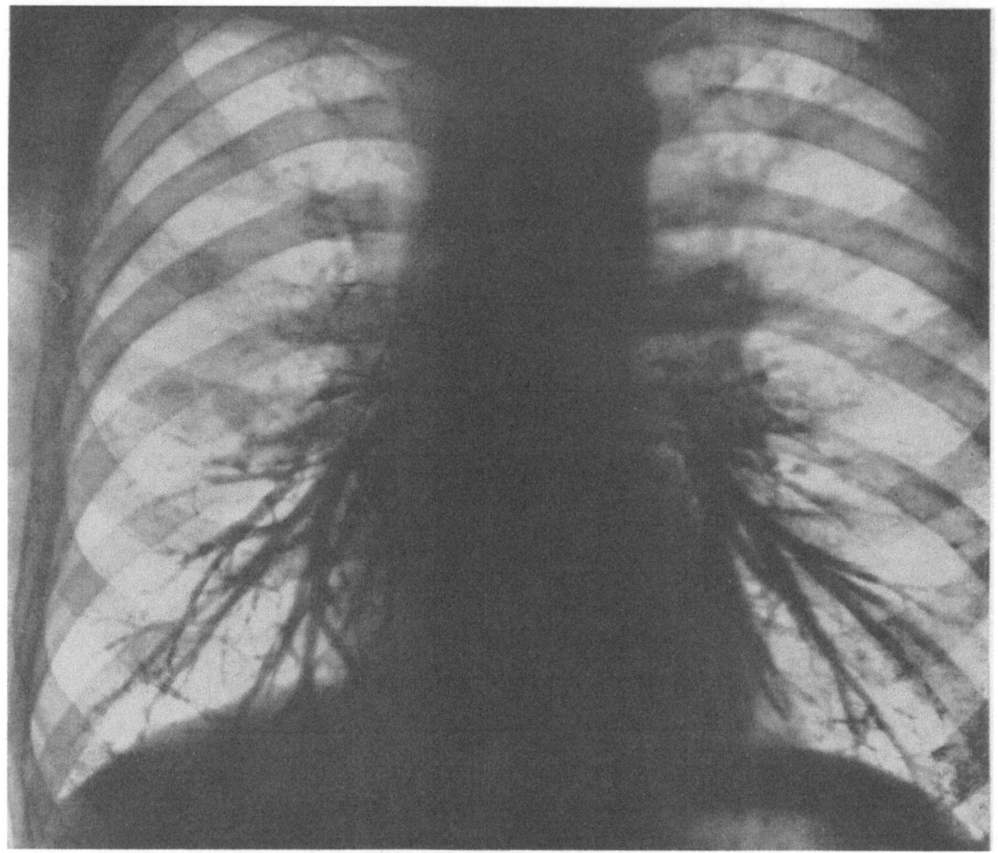

Fig. 221. Füllung der unteren Bronchien mit Kontrastbrei bei Schluckstörung infolge von hochsitzendem Ösophaguskarzinom.
Die Bronchien erscheinen als verzweigte Schattenstreifen. Der normale Hilusschatten liegt kranial und lateral von dem mit Kontrastbrei gefüllten Bronchiallumen und wird nur von einzelnen seitlich abgehenden Bronchialästen gekreuzt.

Hilusschatten und Herzrand frei ließ und beim Wiederaufstieg im Exspirium diesen Raum wieder als dichtes Schattenband ausfüllte. Der leicht gekrümmte Hilusschatten selbst war kranial und lateral von dem bei den verschiedenen Atmungsphasen bald hell, bald durch Kontrastfüllung dunkel erscheinenden, gerade verlaufenden Bronchiallumen gelegen und wurde nur von einzelnen seitlich abzweigenden Bronchialästen gekreuzt (vgl. Fig. 221). Es entspricht dies ganz dem in Fig. 223 und 226 dargestellten Lageverhältnis von Arterie und Bronchus. Auf einer Schrägaufnahme (Fig. 222) ist das gabelförmig geteilte helle Band, welches von den Lichtungen der Luftröhre und Bronchien gebildet wird, sichtbar. Die Wandungen sind hier stellenweise durch einen Beschlag von haftengebliebenem Kontrastbrei besonders kenntlich gemacht.

Einen ganz gleichartigen Befund hat später LANDAU in einem Falle von neuro-
gener Schluckstörung mit Überfließen des Bariumbreies in die Bronchien erhoben und genau die gleichen Schlüsse daraus gezogen. Jetzt ist dies leicht
in jedem Falle von künstlicher Bronchialfüllung nachzuprüfen.

Es handelt sich nun noch lediglich um die Frage, inwieweit die tangential
getroffenen Bronchialwandungen als parallele Begleitstreifen des hellen
Bronchiallumens entsprechend dem Bilde an der entbluteten Tierlunge neben
den soliden Schattenstreifen der Blutgefäße an der Schattenbildung im nor-

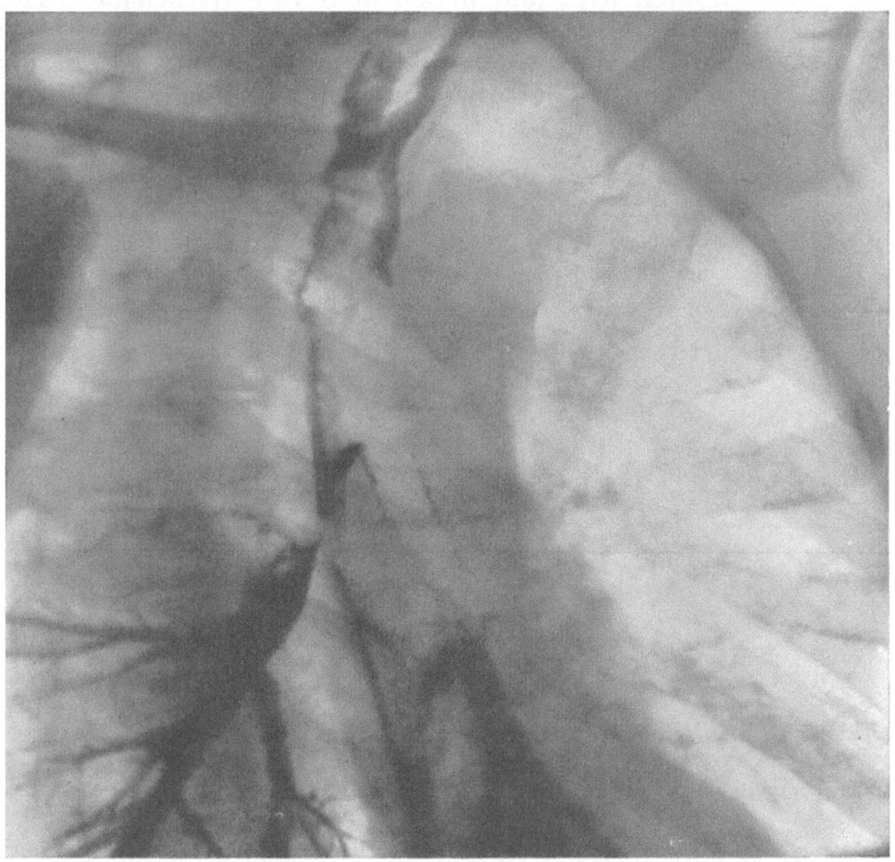

Fig. 222. Füllung der unteren Bronchien mit Kontrastbrei bei Schluckstörung infolge
von hochsitzendem Ösophaguskarzinom.
Derselbe Fall wie in Fig. 221 im l. schrägen Durchmesser.
Unten vollständige Füllung der Bronchien mit Kontrastbrei. Oben ist das helle gabelig geteilte Band
der Lichtung von Luftröhre und Hauptbronchien sichtbar und durch teilweise Einfassung von Randstreifen (Wandbeschlag mit Kontrastbrei) besonders deutlich gemacht.
Ein schmaler Längsstreifen in der Mitte des HOLZKNECHTschen Raumes, der den rechten Bronchus
etwas seitlich von der Bifurkation kreuzt, rührt von einem Wandbeschlag des Ösophagus her.

malen menschlichen Thoraxbilde beteiligt sind. Dies kann nur durch genaueste
Betrachtung von Aufnahmen entschieden werden, die mit bester Technik angefertigt sind. Dabei ist festzustellen, daß unter normalen Verhältnissen nie
ein regelmäßig verzweigtes System parallel verlaufender Streifen mit zentraler
Aufhellung hervortritt, wie dies den Bronchien zukommen müßte, sondern
stets ein regelmäßig verzweigtes System solider Schattenstreifen vorherrscht,
das dem vorher besprochenen Charakter der Blutgefäße entspricht. Dies ist
der entscheidende Gesamteindruck, der meines Erachtens den Blutgefäßen
zum mindesten den Hauptanteil an der normalen Lungenzeichnung zusichert.

Dies Urteil schließt aber einen, wenn auch weit geringeren Einfluß der Bronchien auf die Schattenbildung nicht völlig aus. Zunächst ist darauf hinzuweisen, daß unter besonders günstigen Umständen, namentlich im schrägen Durchmesser, die Wandungen der Trachea und der Hauptbronchien bisweilen als zarte parallele Schattenstreifen erkennbar sind, die beiderseits das außerordentlich viel breitere helle Lumen einsäumen. Bei sagittalem Strahlengange, bei dem die Verhältnisse durch zahlreiche deckende Schatten getrübt werden, tritt diese Zeichnung nicht so deutlich hervor. Auch hier sind die Lumina der Hauptbronchien in und neben dem von Wirbelsäule, Herz und großen Gefäßen gebildeten Mittelschatten auf guten Aufnahmen als Schattenaussparungen sichtbar. Die Einfassung durch parallele Schattenstreifen, welche den tangential getroffenen Bronchialwandungen entsprechen, fehlt dagegen innerhalb des Mittelschattens und ist im Lungenfelde nur bisweilen auf beson-

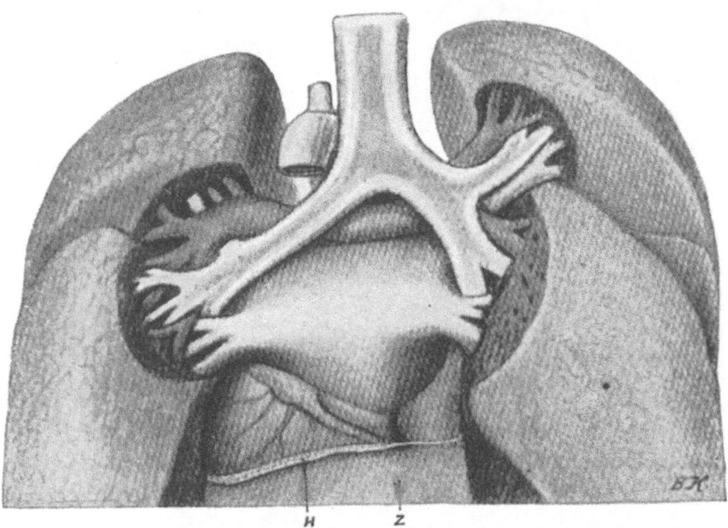

Fig. 223. Lage der Arterien, Bronchien und Venen der Lunge nach STÖRK. Ansicht von hinten.

Arterien (dunkel) oberhalb und lateral, Venen (hell) unterhalb und medial vom Bronchus, Bronchus in der Mitte. Einzelne Überkreuzungen.

ders gut durchgearbeiteten Aufnahmen und nur an vereinzelten Stellen, namentlich in der Hilusgegend, zu erkennen, worauf bei Besprechung dieser besonderen Verhältnisse noch näher eingegangen werden wird (vgl. Fig. 219). Im übrigen ist dort, wo parallele Schattenstreifen sichtbar sind, die einen hellen Zwischenraum zwischen sich einschließen, hieraus allein der Beweis, daß es sich dabei um den schattengebenden Einfluß der Bronchialwände handelt, noch keineswegs erbracht. Ich verweise in dieser Hinsicht auf Tafel IV Fig. 1, wo auf der blutgefüllten rechten Seite zwei solide, vom Hilus abwärts ziehende, allmählich sich verjüngende parallele Schattenstreifen ein helles Zwischenband einfassen. Diese Schattenstreifen werden durch blutgefüllte Gefäße gebildet, wie ein Blick auf die andere blutleere Seite lehrt, wo sie fehlen. Dagegen sind dort an entsprechender Stelle gelegene, auch parallel verlaufende, aber viel feinere Schattenstreifen erkennbar, die durch die Wandung des Bronchus gebildet werden. Sie können bei genauem Hinsehen an einigen Stellen auch auf der rechten, blutgefüllten Seite teils neben, teils in den viel breiteren und dichteren Gefäßstreifen wahrgenommen werden, treten aber diesen gegenüber größtenteils so in den Hintergrund, daß sie ohne Vergleich mit der anderen

Seite kaum als selbständige Gebilde erkannt werden würden. Es handelt sich hier nicht etwa um ein ausnahmsweises Verhalten; vielmehr geht aus den genauen anatomischen Untersuchungen und den damit verglichenen Röntgenbildern von HASSELWANDER und BRÜGEL hervor, daß Bronchien, Arterien und Venen größtenteils in Frontalebenen nebeneinander liegen und die Gefäße den Bronchus zwischen sich einfassen, und zwar die Arterien bei abwärts gerichtetem Verlauf auf der lateralen, die Venen auf der medialen Seite die Luftröhrenäste begleiten (vgl. auch Fig. 223). Demnach kann an den Stellen, wo zwei Schattenstreifen eine Strecke weit einander parallel verlaufen, hieraus nicht ohne weiteres geschlossen werden, daß diese Zeichnung allein durch Bronchien hervorgerufen wird. Im Gegenteil ist überall dort, wo die Schattenstreifen eine erhebliche, den übrigen soliden Gefäßschattensträngen derselben Ordnung entsprechende Breite haben, anzunehmen, daß auch sie von zwei parallel laufenden Blutgefäßen gebildet werden und nur da eine Entstehung durch Bronchialwandungen für vorliegend zu erachten, wo es sich um viel feinere und zartere Schattenstreifen handelt. Dies ist aber nur selten und nur an vereinzelten Stellen der Fall. Auch teilweise Deckung der Streifen von beiderlei Entstehung kommt in Betracht. Doch ist aus der erörterten allgemeinen Darstellungsweise der Blutgefäße einerseits und der Bronchialwandungen andererseits zu folgern, daß der Anteil der Bronchialwandungen bei Überlagerung mit Gefäßen gegenüber diesen ganz zurücktritt bzw. in den meisten Fällen völlig verschwindet. Ein grundsätzlicher Unterschied besteht übrigens zwischen Blutgefäßen und Bronchien insofern, als die Gefäßstreifen sich regelmäßig ganz allmählich nach der Peripherie zu verjüngen, die Bronchien dagegen bis zur nächsten Teilung annähernd die gleiche Weite beibehalten und auch die schmalen Bronchialwandungen auf dieser Strecke keine merkliche Verschmälerung erfahren.

Normale Hilusschatten. Eine besondere Darstellung erfordern die schon vorher gestreiften Verhältnisse in der Hilusgegend. Diese ist zur Beleuchtung der erörterten Fragen am meisten geeignet, da hier Arterien, Venen und Bronchien von verhältnismäßig großem Kaliber in annähernd frontaler Anordnung nebeneinander liegen und deshalb scharf voneinander getrennt werden können. Schon ein Blick auf die in Fig. 223 beigefügte, etwas allgemein gehaltene anatomische Abbildung von STÖRK lehrt, daß die Arterie, nachdem sie oben den Bronchus gekreuzt hat, lateral und kranial vom Stammbronchus liegt und diesen beim abwärts gerichteten Verlauf seitlich begleitet, während die Venen weiter kaudalwärts aus dem linken Vorhof hervortreten, sich bald in verschiedene Äste aufteilen und den Bronchien an der medialen Seite sich anlagern oder Arterie und Bronchus nahezu senkrecht zu deren Verlauf kreuzen. In genauerer Weise ist der Verlauf der Arterien und Venen auf den Röntgenbildern zu erkennen, die durch gesonderte Injektion einerseits der Arterien (Fig. 224) und andererseits der Venen (Fig. 225) gewonnen wurden. Es ist dabei zu beachten, daß die linke Lungenarterie sich etwas weiter kranialwärts um den Bronchus herumschlägt, um auf dessen laterale Seite zu gelangen als die rechte (vgl. Fig. 226). Dem entspricht die etwas höhere Lage des linken Hilusschattens gegenüber dem rechten (vgl. Fig. 219).

Aus diesen anatomischen Verhältnissen geht hervor, daß die großen sichelförmigen Schatten, welche gewöhnlich schlechthin als »Hilusschatten« bezeichnet werden, von Ästen der Pulmonalarterie gebildet werden. Damit ist auch die arterielle Natur der pulsierenden Hilusschatten im Gegensatz zu der Auffassung von SCHWARZ, der sie auf die Lungenvenen bezog, sichergestellt. In weitaus geringerem Grade nehmen freilich auch andere Gebilde daran Anteil.

So liegen die auch in normalen Fällen vorhandenen bronchopulmonalen
Lymphdrüsen gleichfalls hauptsächlich lateral vom Bronchus meist in dichter
Nachbarschaft der Arterie (vgl. Fig. 262). Ferner wurde bereits einzelner
Venenäste gedacht, die den Arterienstamm kreuzen. Ebenso geht von dem
medial gelegenen großen Bronchiallumen ein lateraler Ast zum Oberlappen ab,

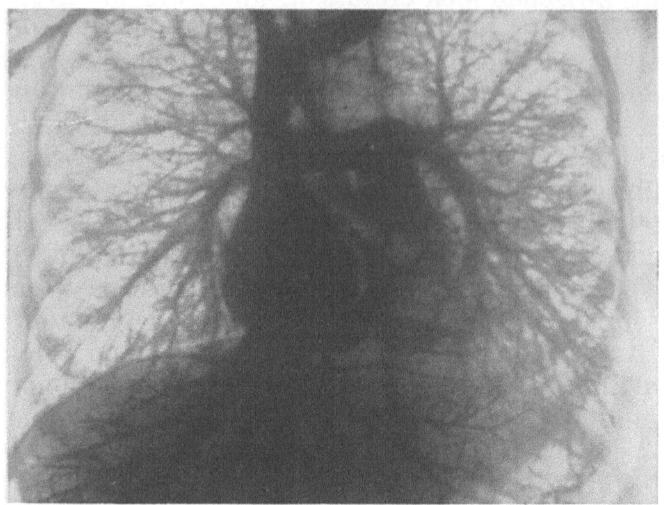

Fig. 224. Normal. Thoraxbild mit Injektion d. Lungenarterien (von der Vena jugularis aus).
Vergleiche den übereinstimmenden kommaförmig gebogenen Verlauf der Hilusschatten und den hellen
Zwischenraum zwischen der Arterie und dem rechten Vorhof (hauptsächlich Bronchiallumen).
(Infolge Kompression durch die prall gefüllte Vena cava superior ist die Injektion der rechten Arteria pul-
monalis etwas schwächer ausgefallen als die der linken.)

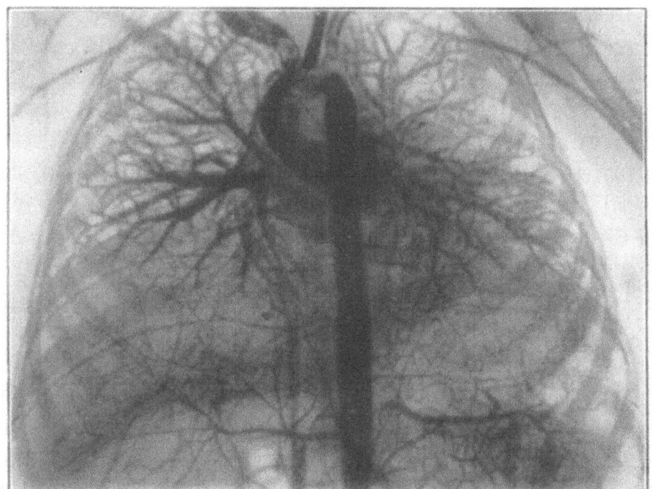

Fig. 225.   Normales Thoraxbild.   Injektion der Lungenvenen (und Aorta).
Die Lungenvenen strahlen geteilt vom linken Vorhof radiär in die Lungenfelder aus.

der die Pulmonalarterie kreuzt und auf manchen Röntgenbildern als ein den
Hilusschatten durchsetzendes helles Band erkennbar ist. Alle diese teils
verstärkenden, teils abschwächenden Einflüsse sind aber so geringfügiger
Natur, daß, praktisch gesprochen, der Hilusschatten als Ausdruck der
Pulmonalarterie angesehen werden darf. Weiter nach abwärts verjüngt
sich der Hilusschatten kommaförmig dadurch, daß einige Äste lateralwärts
abgehen und der neben dem abwärts gerichteten Bronchus verlaufende

Arterienast infolge der Teilung allmählich sich verjüngt, ferner aber auch dadurch, daß dieser weiter abwärts sich medialwärts um den Bronchus herumschlägt und dadurch der mediale Teil des Gefäßschattens von dem überkreuzten Bronchiallumen aufgehellt und somit der laterale schattengebende Teil verschmälert wird (vgl. das anatomische Verhalten in Fig. 226). Sehr deutlich ist das Verhältnis zwischen dem arteriellen Hilusschatten und dem medial davon gelegenen hellen Bronchiallumen auf dem in Fig. 220 wiedergegebenen Röntgenbilde dargestellt, auf welchem die Lage des Bronchus am Lebenden durch ein eingeführtes Metallkettchen gekennzeichnet ist. Ein schattengebender Einfluß der tangential getroffenen Bronchialwand ist hierbei wie gewöhnlich kaum erkennbar, da derselbe innerhalb des anliegenden dichten Gefäßschattens nur schwer zur Geltung kommt. Wie aber erwähnt wurde, ist auf besonders scharf gezeichneten Aufnahmen bisweilen ein schmaler lateraler Randsaum an der Grenze zwischen Bronchiallumen und Arterienschatten als zarter Verstärkungsstreifen derselben und ebenfalls an der medialen Begrenzung des Bronchiallumens ein parallel verlaufender Schattenstreifen sichtbar, falls dieser nicht von dem überlagernden Herzschatten verdeckt wird (vgl. Fig. 219). Eine etwas übersichtlichere Darstellung der Hilusgegend kann übrigens durch den Strahlengang von hinten unten nach vorn oben (bei tiefstehender Röhre und vorn übergeneigtem Oberkörper des Patienten) erzielt werden. Hierbei werden sämtliche Gebilde der Lungenwurzel, freilich in einer gewissen Verzerrung, weiter nach oben und vom Herzschatten fort projiziert und sind dann leichter voneinander zu trennen.

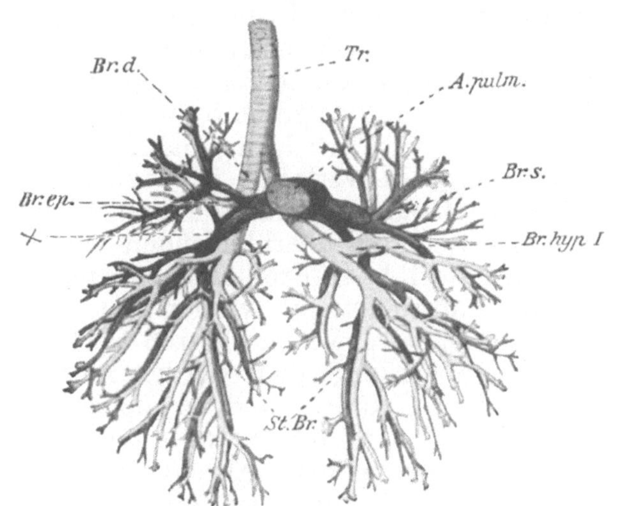

Fig. 226. Lungenarterien und Bronchien nach NARATH.

St. Br. = Stammbronchus. *Br. ep.* = Bronchus eparterialis.

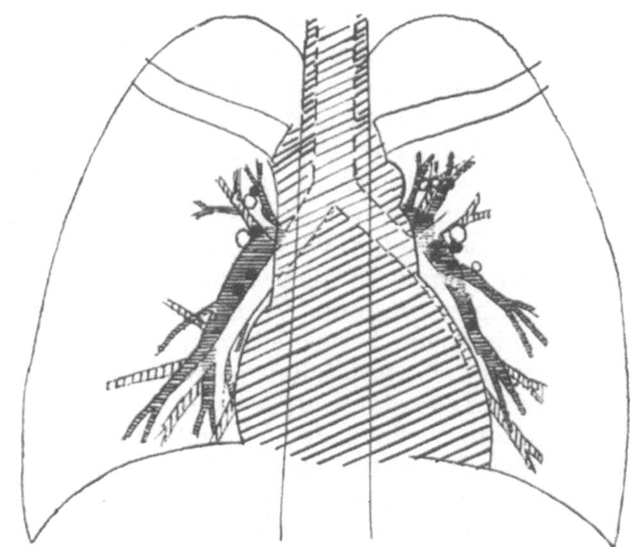

Fig. 227. Halbschematische Darstellung des normalen Lungenbildes.

Arterielle Hilusschatten quergestreift, Bronchiallumina als helle Aussparungen.
Orthoröntgenograde Gefäße als runde Schattenflecken, orthoröntgenograde Bronchien als Schattenringe mit hellem Zentrum.
Die hauptsächlichsten Venenschatten als lichtere längsgestrichelte Streifen angedeutet (vgl. Text).

Medial vom Bronchus, zwischen diesem und dem Herzen liegende Schatten sind teils auf kleinere abwärtsziehende arterielle Gefäße, zum Teil aber auf Venen zu beziehen; doch ist diese Gegend meist ganz oder teilweise vom Herzschatten verdeckt. Insbesondere sind die kurzen Hauptstämme der Venen, die sämtlich an der Hinterfläche des Herzens liegen, im Sagittalbilde nicht sichtbar. Dagegen können einige größere Äste unter abnormen Bedingungen zwischen dem abwärts gerichteten Schatten des arteriellen Astes und dem des Herzens bzw. der Wirbelsäule dann hervortreten, wenn das Herz stark nach der anderen Seite verlagert ist (vgl. Fig. 407).

Sonstige Lungenzeichnung. Die bisherige Darstellung bezieht sich auf die noch am klarsten zu überblickenden Verhältnisse bei einer Lagerung der verschiedenen Gebilde in Frontalebenen nebeneinander, welche nach den anatomischen Untersuchungen vorherrscht. Daß bei Überkreuzungen und bei schräg gerichtetem Verlauf durch Verkürzung viel schwieriger zu deutende Zeichnungen hervorgerufen werden müssen, liegt auf der Hand. Bei Überkreuzung von Gefäßen und Bronchien summieren sich die Schatten der Blutgefäße und der Bronchialwandungen, dagegen rufen die Bronchiallumina eine Unterbrechung bzw. Abschwächung der Gefäßschatten hervor. Aber auch bei diesen im einzelnen schwer zu entwirrenden Effekten beweist das Vorherrschen allmählich sich verjüngender Schattenstreifen den weitaus überragenden Einfluß der Blutgefäße auf die Ausbildung der Lungenzeichnung. Eine klare Unterscheidung zwischen Arterien und Venen weiter peripherwärts vom Hilus ist schwer möglich, sowohl wegen der erwähnten Überkreuzungen, als besonders deshalb, weil wirklich genaue anatomische Darstellungen dieser Verhältnisse nur äußerst spärlich vorhanden sind. Ein um der grundsätzlichen Bedeutung willen von mir erstmalig unternommener Versuch einer Differenzierung von Arterien und Venen im Röntgenbilde ist S. 235 geschildert. Eine genaue anatomische Forschung würde auch hier die weitere Unterscheidung der Schattenstreifen fördern; doch ist nicht anzunehmen, daß dies von wesentlichem Belang für die klinische Röntgendiagnostik sein würde.

Klarer liegen die Verhältnisse wieder bei einem Verlauf der Gefäße und Bronchien genau in der Richtung des Röntgenstrahles, bei sogenanntem »orthoröntgenogradem« Verlauf. Hierbei verstärken sich die Wirkungen der in verschiedenen Frontalebenen übereinander gelegten Querschnitte durch Summation. Es entstehen so tiefe kreisrunde Schattenflecken als Ausdruck orthoröntgenograder Gefäße und Ringschatten mit hellem Zentrum bei entsprechendem Verlauf der Bronchien, die regelmäßig am deutlichsten in der Umgebung des Hilus wegen des größten Kalibers wahrzunehmen sind.

In der äußersten Peripherie ist eine Trennung des Einflusses der Blutgefäße und Bronchien wieder mit größerer Schärfe durchzuführen, da hier der anatomische Verlauf beider Systeme größere Verschiedenheiten aufweist. Während sich die Gefäße, wie an Injektionspräparaten erkennbar ist, bis in die feinsten Ausläufer hin fortgesetzt teilen und allmählich immer mehr verjüngen, gehen die Bronchien mit verhältnismäßig weitem Lumen unter geringerer Teilung bis nahe an die Peripherie heran. Auf Röntgenbildern der im Thorax befindlichen Lunge ist eine Schattenzeichnung in der Peripherie wegen der großen Feinheit der in Betracht kommenden Gebilde nur selten zu erkennen. Dagegen ist an der aus dem Thorax gelösten aufgeblähten Lunge auf besonders gut durchgearbeiteten Aufnahmen eine fein verästelte Schattenzeichnung sichtbar, die nur von den blutgefüllten Endabschnitten der Gefäße herrühren kann, da die Bronchien ein viel plumperes Kaliber haben und sich überhaupt nicht in ein so feines Netzwerk aufspalten.

Was die Beteiligung der *Venen* an der Lungenzeichnung im allgemeinen anbetrifft, so treten sie gegenüber den Arterien aus zwei Gründen sehr wesentlich zurück. Erstens sind sie schon kurz vor ihrer Einmündung in die durch den Herzschatten verdeckten Hauptstämme in viele Äste aufgeteilt. Ferner dürfte auch die dünnere Beschaffenheit der Venenwandungen ein Grund dafür sein, daß die Schatten der Venen durchschnittlich von wesentlich geringerer Intensität sind als die Arterien.

An folgenden Stellen habe ich nach Vergleich mit den Injektionsbildern (Fig. 225) und den anatomischen Abbildungen von W. EWART (Fig. 228) eine Abzeichnung der Venen an einer Reihe von guten Aufnahmen erkannt: Im medialen Teile des rechten unteren Lungenfeldes zeichnen sich nach unten und seitlich gabelig geteilte Schattenäste, deren Zweigwerk den abwärts gerichteten arteriellen Schattenstreifen sehr ähnelt, durch ihre geringere Schattenintensität bei verhältnismäßig nicht unbeträchtlicher Breite aus und lassen

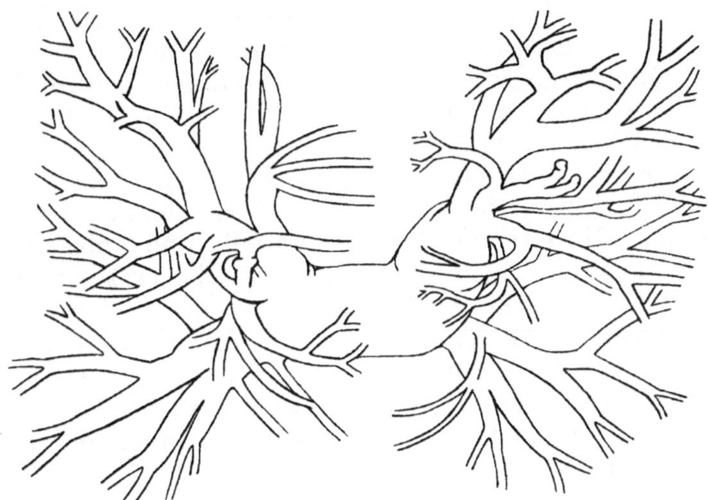

Fig. 228. Anatomische Darstellung der Lungenvenen (nach W. EWART).

sich medial aufwärts bis zum rechten Herzrande verfolgen, in den sie ungefähr in mittlerer Höhe übergehen. Während des Verlaufes finden mehrfache Kreuzungen mit den abwärtsziehenden arteriellen Schattenstreifen statt. Die lichteren Schatten entsprechen nach meiner Ansicht den Verzweigungen der unteren rechten Lungenvenen (vgl. Fig. 228). Der ziemlich breite Stamm der rechten oberen Lungenvene, welche in schrägem, von oben lateralwärts nach unten medialwärts gerichtetem Verlauf die abwärtsziehenden Gebilde des Hauptbronchus und des arteriellen Hilusschattens nahezu rechtwinklig kreuzt, findet meist nur einen unvollkommenen, nur selten deutlichen Ausdruck. Ihre Darstellung wird durch teilweise Überdeckung durch einen ganz ähnlich verlaufenden, aufhellend wirkenden, zum Oberlappen ziehenden, großen Bronchialast und durch ähnlich gerichtete schattenbildende arterielle Äste behindert. Links liegen entsprechende Verhältnisse vor. Da hier besonders die unteren Äste durch den weiter nach links als nach rechts reichenden Herzschatten verdeckt werden, ist links eine Differenzierung der Venenschatten noch schwieriger als rechts. Auf seitlichen Aufnahmen sind neben arteriellen Schatten intensive, sternförmig verzweigte Schattenflecken am hinteren Rande des linken Vorhofs sichtbar, die ich auf die sich teilenden Hauptäste der oberen (stärkeren) und der unteren (schwächeren) Lungenvenen beziehe.

Neben den Blutgefäßen und Bronchien spielen die Lymphgefäße wegen ihrer großen Feinheit keine irgendwie in Betracht kommende Rolle. Die vereinzelten Lymphdrüsen, die regelmäßig an den Teilungsstellen der Bronchien angeordnet, an den Lungenwurzeln am größten sind und hier normalerweise etwa Erbsen- bis Kleinbohnengröße erreichen, nehmen bei normaler Beschaffenheit ebenfalls keinen erheblichen Anteil an der Lungenzeichnung. Entweder sind sie innerhalb des arteriellen Hilusschattens, mit dem sie sich bei ihrer vorzugsweisen Lage lateral vom Bronchus häufig decken, nicht erkennbar, oder sie kommen infolge der aufhellenden Wirkung des Bronchiallumens, wenn sie vor oder hinter diesem liegen, nicht zur Geltung. Im Gegensatz zu diesem normalen Verhalten können sie unter pathologischen Verhältnissen einen sehr erheblichen Einfluß auf die Schattenbildung ausüben (vgl. S. 277—281).

In manchen Fällen ist die Lungenzeichnung der unteren Lungenabschnitte unmittelbar bis zum Zwerchfellbogen und bisweilen noch weiter abwärts innerhalb des Abdominalschattens zu verfolgen. Das gleiche ist manchmal auch innerhalb des Herzschattens und zwar mitunter besonders deutlich auf Schräg- und Queraufnahmen der Fall. Es handelt sich hierbei naturgemäß um eben dieselben Teile des Lungengerüstes wie im hellen Lungenfelde. Auch hier werden die Schattenstreifen vornehmlich durch die Blutgefäße, helle Aussparungen durch die Bronchiallumina hervorgerufen. Die in den Abdominalschatten hineinprojizierten Teile gehören solchen Lungenabschnitten an, die hinter den Gipfelteilen der Zwerchfellkuppe gelegen sind und sich weiter abwärts erstrecken. Ein Blick auf Fig. 212 erläutert die Sachlage.

Die Abgrenzung der normalen Lappen voneinander kann im Röntgenbild nur unter besonderen Umständen erkannt werden, nämlich dann, wenn die Interlobärspalten in größerer Ausdehnung in einer genau in der Richtung des Röntgenstrahles verlaufenden Ebene senkrecht zur Aufnahme gelegen sind. Diese Voraussetzung ist am häufigsten bei Aufnahmen im sagittalen Durchmesser an der queren Interlobärspalte zwischen Ober- und Mittellappen verwirklicht. Dort ist nicht selten eine feine in Höhe der 4. Rippe horizontal verlaufende Haarlinie im rechten Lungenfelde sichtbar. Nachdem die etwas gröbere Darstellung der entsprechenden interlobären Pleuraschwarten schon länger bekannt war, hat die auffällig häufige Sichtbarkeit einer feinen Haarlinie an dieser Stelle Veranlassung gegeben, auch die Entstehung eines Lappengrenzstreifens unter normalen Verhältnissen in Erwägung zu ziehen (Köhler, Arnell u. a.); daß dieses tatsächlich hierbei vorkommt, ist jetzt durch autoptische Untersuchungen von Crecelius, Brdiczka und Wolf bewiesen. Es erscheint nicht ausgeschlossen, daß auch der zwischen Ober- und Unterlappen gelegene schräge Spalt bei geeigneter Aufnahmerichtung im frontalen Strahlengang unter normalen Verhältnissen sichtbar werden kann. Auch bei Abteilung anormaler Lappen, so eines Spitzenlappens durch eine anormal verlaufende Vena azygos und eines Lobus accessorius inferior (Rektorzik) können an der Stelle des Interlobärspaltes entsprechend feine Schattenlinien im Röntgenbilde entstehen (Velde, Jacchia).

Zusammenfassung. Als Gesamtergebnis all dieser Feststellungen ergibt sich folgendes: Den Hauptanteil an der Entstehung der normalen Lungenzeichnung haben die Blutgefäße. Sie stellen ein verzweigtes System solider, allmählich sich verjüngender Schattenstreifen dar, die im normalen Röntgenbilde weitaus vorherrschen. Der sogenannte »Hilusschatten« des normalen Thoraxbildes wird im wesentlichen von der Arteria pulmonalis gebildet. Dagegen tritt das Bronchialsystem hinsichtlich

der Schattenbildung in den Hintergrund. Die Bronchiallumina bilden
helle Bänder, heben sich aber normalerweise nur dort vom hellen Lungenfelde ab, wo sie von Schatten eingesäumt werden, also in erster Linie in
der Nachbarschaft der großen Gefäße in Hilusnähe. Das Lumen des abwärts
gerichteten Hauptastes bildet das helle Band medialwärts vom arteriellen
Hilusschatten. Die schattengebende Wirkung der schmalen, tangential getroffenen Bronchialwandungen ist gegenüber den Gefäßschatten von untergeordneter Bedeutung. Eine systematische Darstellung derselben gelang bisher nur an der entbluteten Tierlunge, wo sie parallele, das helle Bronchiallumen
einfassende Schattenstreifen bilden. An der Lunge des lebenden Menschen
werden die zarten Bronchialwandschatten größtenteils von den viel dichteren
und breiteren Gefäßschatten verdeckt, welche durch sie in kaum merklicher
Weise verstärkt werden. An wenigen Stellen sind nur auf besonders scharf
gezeichneten Aufnahmen die Wandungen einzelner Bronchien als zarte
parallele Schattenstreifen erkennbar, die das dazwischen gelegene helle
Lumen einfassen, namentlich an den großen Bronchien in der Gegend der
Lungenwurzel.

Bei Überkreuzung verschiedener Gebilde entstehen durch Summation
und Subtraktion von Schatten und Aufhellungen schwer bis ins einzelne
aufzulösende Gesamtwirkungen, bei denen aber der Einfluß der Blutgefäße
weitaus überwiegt.

Bei orthoröntgenogradem Verlauf werden die Gefäßquerschnitte als kreisrunde Schatten, die Bronchien als Ringschatten mit hellem Zentrum dargestellt; sie nehmen vom Hilus nach der Peripherie zu an Größe und Deutlichkeit ab.

Änderung der Lungenzeichnung bei der Atmung.

In verschiedenen Atmungsphasen zeigt das Lungenbild ein verschiedenes Aussehen (vgl. Fig. 418 u. 419). Der in den verschiedenen Atmungsphasen
und an verschiedenen Stellen wechselnde Helligkeitsgrad der Lungenfelder ist
in sogenannten Densogrammen von Stumpf meßbar bestimmt. Im Exspirium
und besonders im äußersten Stadium desselben erscheint das Lungenfeld von
einer verminderten Helligkeit wegen des geringen Luftgehaltes. Die einzelnen
Schattengebilde lassen sich wenig deutlich von dem trüben Untergrunde abgrenzen. Dabei sind die Hilusschatten kürzer und gegenüber dem Zustande bei
mittlerer Atmung meßbar verbreitert. Im Inspirium, namentlich bei tiefster
Einatmung, heben sich dagegen die langen, etwas schmäleren Hilusschatten
und die davon ausgehenden Schattenstränge in großer Deutlichkeit von dem
sehr hellen Lungenfelde ab. Diese Veränderungen beruhen teils auf der verschiedenen Kontrastwirkung bei wechselndem Luftgehalt und Entfaltungsgrad
der Lungen, teils auf der Änderung des Höhendurchmessers der Lungen. Dementsprechend ändern auch die Teile des Lungengerüstes und insbesondere die
für die Schattenbildung hauptsächlich in Betracht kommenden, auch in der
Längsrichtung dehnbaren Lungengefäße ihre Gestalt; sie werden einerseits
kürzer und breiter, andererseits länger und schmäler. Wie weit außerdem Änderungen der Blutfüllung der Lungengefäße in verschiedenen Atmungsphasen von
Einfluß auf die Lungenzeichnung sind, dürfte schwer genau zu bestimmen sein,
da eben gleichzeitig die Verhältnisse noch in mannigfacher anderer Beziehung
(Luftgehalt, Gestalt der Lungen und ihrer Teile) wesentlich geändert werden.

Mit Hilfe kinematographischer Aufnahmen der durch Kontrastölfüllung
dargestellten Bronchiallumina können am Bronchialbaum außer passiven
Lageveränderungen durch die Atembewegungen auch aktive peristaltische Be-

wegungen, die von der Peripherie hiluswärts fortschreiten, beobachtet werden.
JARRE und HUDSON fanden, daß diese in regelmäßiger rhythmischer Weise im
Exspirium vor sich gehen. Unter pathologischen Verhältnissen sahen die-
selben Autoren spastische Erscheinungen bei Asthma (vgl. S. 267), atonische
Zustände bei Emphysem und völligen Mangel der Peristaltik bei zylindrischen
Bronchiektasien.

Normale Spitzenverhältnisse.

Das Röntgenbild der Lungenspitzen erfordert wegen einiger besonderer
Verhältnisse und auch wegen seiner Bedeutung für die Diagnose der beginnenden Tuberkulose eine gesonderte Darstellung. Bezüglich störender Weichteilschatten der Thoraxwand und ihrer Beseitigung wird auf Seite 222 verwiesen.

Die obere Begrenzung des Lungenfeldes findet dann, wenn sie mit einem
Rippenschatten zusammenfällt, gewöhnlich keinen deutlichen Ausdruck. Die
Art der Projektion ist naturgemäß von dem Strahlengange durch den Körper

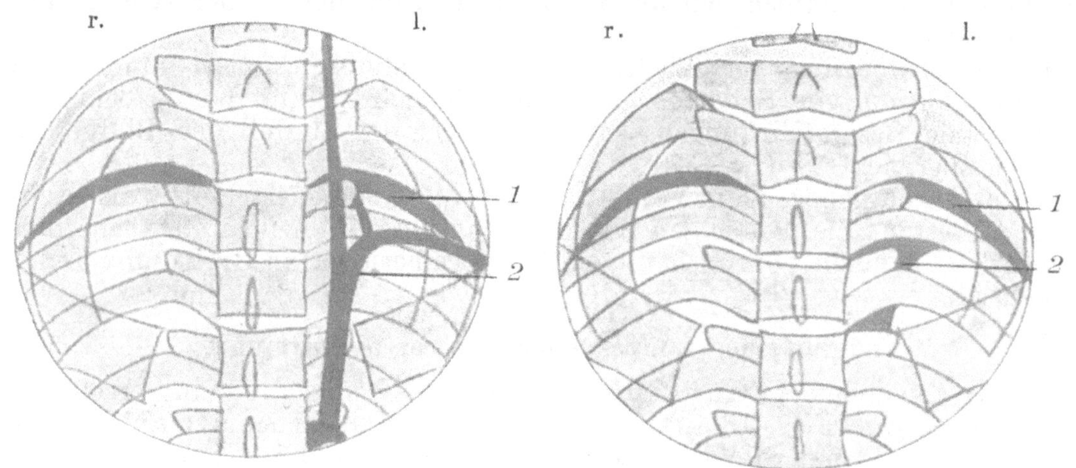

Fig. 229. Re. Pause eines autoptisch kontrollierten normalen Spitzenbildes. Li. derselbe
Fall nach Injektion der Arteria subclavia sinistra mit Wismutaufschwemmung.
1 Weichteilschatten oberhalb der oberen Lungengrenze. *2* Linker Subklaviaschatten.

abhängig. Auf den nach ALBERS-SCHÖNBERGschem Muster angefertigten
Spitzenaufnahmen mit ventrodorsalem kranio-kaudalem Strahlengange und
in ähnlicher Weise auch auf den üblichen dorsoventralen Gesamtaufnahmen
der Lunge fällt die obere Lungengrenze meist in den 2. Zwischenrippenraum
und erscheint dann als »Begleitschatten der 2. Rippe«, entlang deren unterem
Rande sie einen sanft geschwungenen Bogen bildet. Ist darüber der 1. Zwischenrippenraum dargestellt, so ist der zwischen den Rippenschatten hervortretende verhältnismäßig helle Raum also nicht auf Lunge, sondern auf Weichteilschatten zu beziehen, die nur durch Kontrastwirkung gegenüber den
dichteren Knochenschatten verhältnismäßig hell erscheinen und deshalb irrtümlich leicht als Ausdruck von Lungengewebe angesehen werden können. Der
Beweis dafür, daß der Begleitschatten der 2. Rippe tatsächlich von der oberen
Begrenzung der Lungenspitze gebildet wird, ist von mir durch autoptische
Kontrollen von Fällen erbracht, in denen die sonst regelmäßig gebogene Linie
an bestimmten Stellen Flecken und zackige Konturen aufwies, welchen an der
Leiche kleine Pleuraschwielen an der obersten Spitzengrenze entsprachen,
ferner neuerdings durch Injektion von Kontrastmitteln in den Pleuraraum
der Spitzenkuppe von DANELIUS. Unter besonderen Bedingungen, nämlich

bei ventrodorsalem kaudo-kranialem Strahlengange, kann die obere Lungengrenze auch in dem ersten Zwischenrippenraum projiziert werden und dann als Begleitschatten der 1. Rippe zum Ausdruck kommen (KNUTSSON).

Unterhalb des oberen Lungenrandes findet sich häufig, und zwar links viel öfter und stärker ausgeprägt als rechts, ein leichter homogener Schatten, der durch eine bogenförmig lateralwärts verlaufende Linie gegen das helle Lungenfeld abgesetzt ist. Links ist der Ursprung dieser Grenzlinie vom Aortenknopf an dicht neben der Wirbelsäule aufsteigend zu verfolgen. Dann beschreibt sie meist im 3. Zwischenrippenraum den geschilderten lateralwärts gerichteten Bogen und ist hier am stärksten ausgeprägt, während sie weiter seitlich immer undeutlicher wird und sich schließlich ganz verliert (vgl. Fig. 229). Auf der rechten Seite wird normalerweise nie ein Anstieg aus dem Mediastinum und nur bisweilen, aber viel seltener als links, der beschriebene Bogen in Höhe des 3. Zwischenrippenraumes beobachtet. Der Schatten findet sich bei ganz normalen Individuen, wie schon ALBERS-SCHÖNBERG betonte und ich durch autoptische Kontrolluntersuchungen sicherstellte. Hierbei

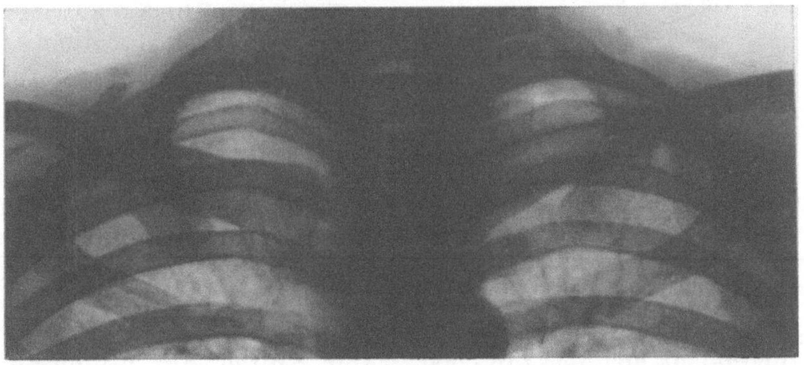

Fig. 230. Spitzenschwielen links.
Unregelmäßige Begrenzung des Begleitschattens der zweiten linken Rippe.

fiel mir auf, daß an der Innenfläche der vorderen Thoraxwand, etwas unterhalb der Spitze, eine bogenförmig vorspringende Leiste gefühlt werden kann, in welcher die Arteria subclavia gelegen ist. Ihr entspricht der Lage nach der bekannte Sulcus subclaviae an den Lungenspitzen, der medial am stärksten ausgeprägt ist, lateralwärts immer schwächer wird und allmählich ganz verschwindet. Durch Injektion der Arteria subclavia mit Wismutaufschwemmung wies ich nach, daß der Verlauf der Arteria subclavia mit dem Schatten sich vollständig deckt. Hiermit steht auch im Einklange, daß der Schatten rechts nicht neben der Wirbelsäule, von unten herauf ansteigend, zu verfolgen ist; denn die Arteria anonyma liegt vor der Trachea im dunklen Mittelfelde, die rechte Arteria subclavia tritt erst weiter oben in Beziehung zur Lungenspitze und zieht hier in etwa der linken Seite entsprechender Weise bogenförmig lateralwärts über dieselbe hinweg. Sie hinterläßt hier aber eine seichtere Furche als links, wie dies die Gefrierschnitte von BRAUNE und PIROGOFF lehren. Da der unteren Grenzlinie kein parallel laufender oberer Schattenrand entspricht, ist anzunehmen, daß weniger der schattengebende Einfluß der Arteria subclavia selbst für die Entstehung der bogenförmig begrenzten Verschattung verantwortlich zu machen ist als die dadurch hervorgerufene plötzliche Verminderung des ohnehin in dieser Höhe schnell abnehmenden Lungenspitzendurchmessers, der weiter aufwärts oberhalb des

oberen Subklaviarandes keine neue Verbreiterung, sondern eine fortgesetzte
Verringerung aufweist. Dies Verhältnis wird durch Fig. 231 erläutert, welche
zugleich eine Erklärung für die wechselnde Höhe der Projektion des Subklaviaschattens auf die Platte je nach der Durchstrahlungsrichtung gibt. Bei schräger
Durchleuchtung von vorn oben nach hinten unten bei einer Aufnahmetechnik
der Lungenspitze nach ALBERS-SCHÖNBERG fällt der Schatten tief, bei tieferer
Einstellung der Röhre dagegen, wie sie bei Thoraxaufnahmen üblich ist,
stets viel höher.

Die genaue Kenntnis dieser Verhältnisse ist deshalb von Bedeutung, weil
eine homogene Spitzentrübung oberhalb und medial von der genannten Grenzlinie eben lediglich durch die beschriebene Verminderung des Lungenquer-
schnittes und nicht nur durch eine pathologische Infiltration hervorgerufen
werden kann. Irrtümer sind dann besonders naheliegend, wenn die Begrenzung

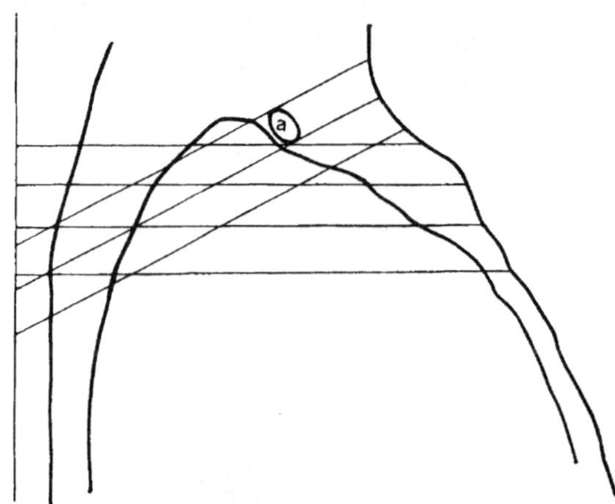

Fig. 231. **Sagittalschnitt durch das linke
Sternoklavikulargelenk aus dem top.-anat.
Atlas von** PIROGOFF.
Die Arteria subclavia (a) verursacht eine seichte
Furche an der Lungenspitze.

durch den unteren Subklaviarand in
einen Rippenschatten fällt und dann
unkenntlich ist, so daß nur eine gleichmäßige Trübung des darüber liegenden
Zwischenraumes resultiert. Bei dieser
Gelegenheit ist auf die aus den anatomischen Verhältnissen ohne weiteres
hervorgehende Tatsache hinzuweisen,
daß nach der Spitze zu der sagittale
Lungendurchmesser eine schnelle
Verringerung erfährt, während die
Thoraxwandschichten, insbesondere
bei fetten und muskelstarken Leuten, entsprechend zunehmen. Die
Folge davon ist eine allmählich nach
der Spitze hin abnehmende Helligkeit des obersten Lungenfeldes auch
bei ganz normalem Luftgehalt der
Lungen.

Auch für gewisse pathologische Verhältnisse sind die Subklaviaschatten
von Bedeutung. Bei rechtskonvexer Skoliose, bei welcher der Wirbelsäulenschatten weiter nach rechts hinüberzieht, hebt sich der aus dem Aortenknopf
aufsteigende Teil des Subklaviaschattens in viel stärkerer Weise als gewöhnlich ab und gibt zu einer auffälligen Spitzentrübung Anlaß, die nach meinen
autoptischen Kontrolluntersuchungen allein hierauf bei ganz normalem Verhalten der Lungenspitzen selbst zu beziehen ist (vgl. Fig. 232).

Ferner wird die Subklavia durch raumbeschränkende Prozesse, die sich
zwischen ihr und der Luftröhre entwickeln, nach außen gedrängt. Es kommt
hier vor allem ein nach der Tiefe zu entwickelter Schilddrüsenlappen in Betracht, wie dies aus der anatomischen Abbildung aus dem Atlas von BRAUNE
hervorgeht, welche dieser selbst folgendermaßen erläutert: »Beide Lungen sind
von ziemlich symmetrischer Form, nur zeigt sich die linke von vorn her eingedrückt und in die Einbiegung die Arteria subclavia eingelagert. Es ist wahrscheinlich, daß diese Einbiegung durch die vergrößerte, nach links gelagerte
untere Schilddrüsenpartie hervorgerufen wurde« (vgl. Fig. 233). Dementsprechend findet man bei Strumen sehr häufig eine Verdunkelung der
Spitzenfelder, besonders im medialen Teil, unter sonst ganz normalen
Lungenverhältnissen und bisweilen eine dem Verlauf der Subklavia entsprechende gebogene Grenzlinie gegenüber dem hellen Lungenfelde. Es braucht

dies aber nicht stets der Fall zu sein; auch der Strumaschatten selbst kann den Rand bilden. Diese Kenntnis ist besonders im Hinblick darauf wichtig, daß Spitzentrübungen häufig ohne genügende sonstige klinische Untersuchung mit Unrecht für das Vorhandensein einer Tuberkulose angeschuldigt werden. Aber auch bei Berücksichtigung der übrigen klinischen Verhältnisse kann die Differentialdiagnose gegenüber einer Spitzentuberkulose bisweilen große Schwierigkeiten bereiten. Nicht selten rufen die bei einer Schilddrüsenvergrößerung häufig vorhandenen, aber oft übersehenen leichten thyreotoxischen Einflüsse subfebrile Temperatursteigerungen, Schweiße und Abmagerung hervor. Die Kompression der Lungenspitzen durch die Struma aber bewirkt leichte oder auch stärkere Schallverkürzung bzw. Dämpfung, eine Einengung des Spitzenschallfeldes, abgeschwächtes oder im Exspirium verschärftes, oft unreines Atemgeräusch und knackende Nebengeräusche. Derartige Fälle, die eine sehr sorgfältige Beobachtung erfordern und meiner Erfahrung nach oft falsch beurteilt werden, sind mir besonders während meiner Tätigkeit in Südbaden häufig begegnet, wo Strumen außerordentlich häufig vorkommen und oft mit leichten, dagegen selten mit schweren thyreotoxischen Zuständen einhergehen.

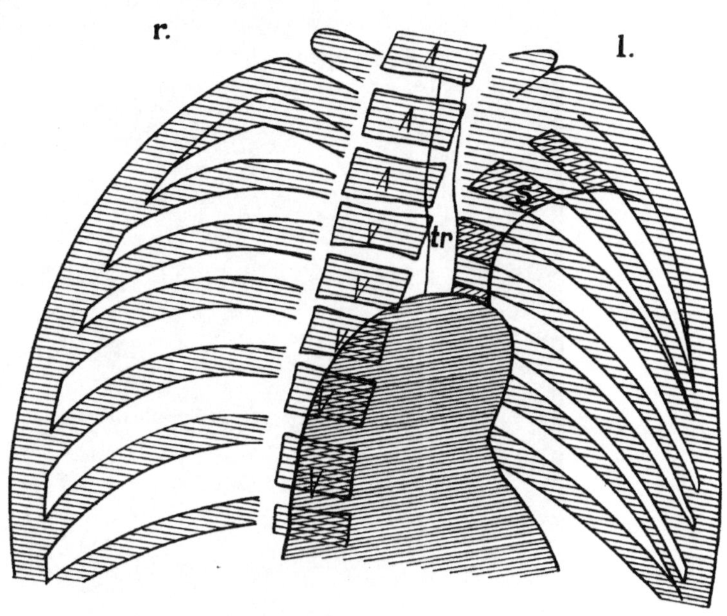

Fig. 232. Subklaviaschatten (*s*) bei Skoliose.
tr = Trachea.

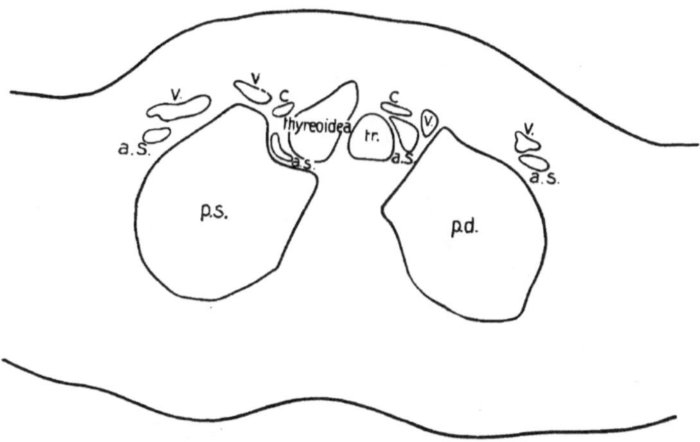

Fig. 233. Horizontalschnitt in Höhe des Sternoklavikulargelenks aus dem top.-anat. Atlas von Braune.
a.s. = Arteria subclavia. *c.* = Carotis, *tr.* = Trachea.
Die vergrößerte Thyreoidea drückt die Arteria subclavia nach außen in die linke Lungenspitze hinein.

Mit großer Deutlichkeit prägt sich auf Aufnahmen im sagittalen Durchmesser eine abnorme Lappenteilung im Bereiche der rechten Lungenspitze ab, welche durch eine abnorm verlaufende *Vena azygos* hervorgerufen wird; die im Querschnitt und etwas weiter oberhalb mehr schräg getroffene Vene zeichnet sich als von unten nach oben sich verjüngender und bogenförmig verlaufender Schattenstreifen ab, der etwas unterhalb der Klavikula vom Mittelschatten sich ablöst. Nach oben geht dieser keil- oder tropfenförmige

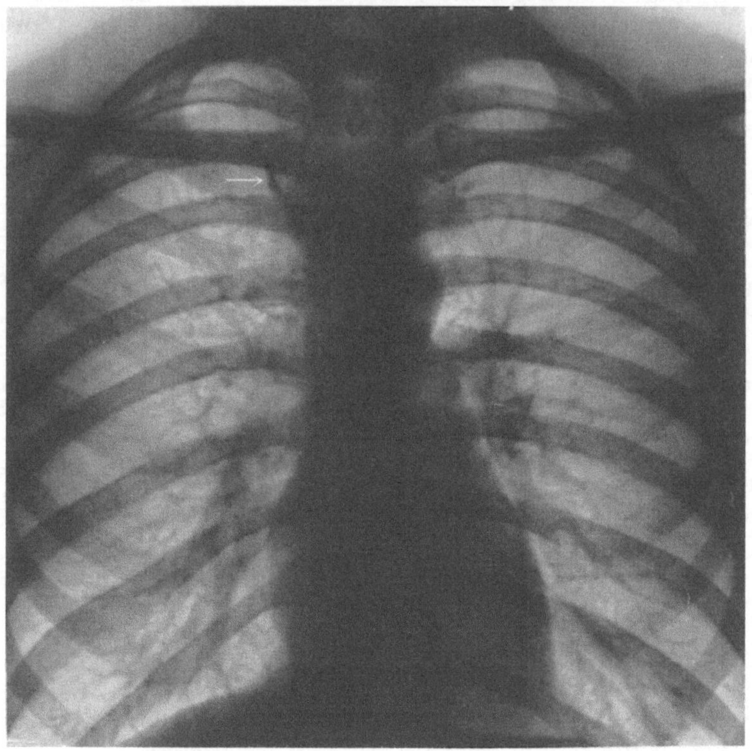

Fig. 234. Lobus venae azygos. (Pfeil.)

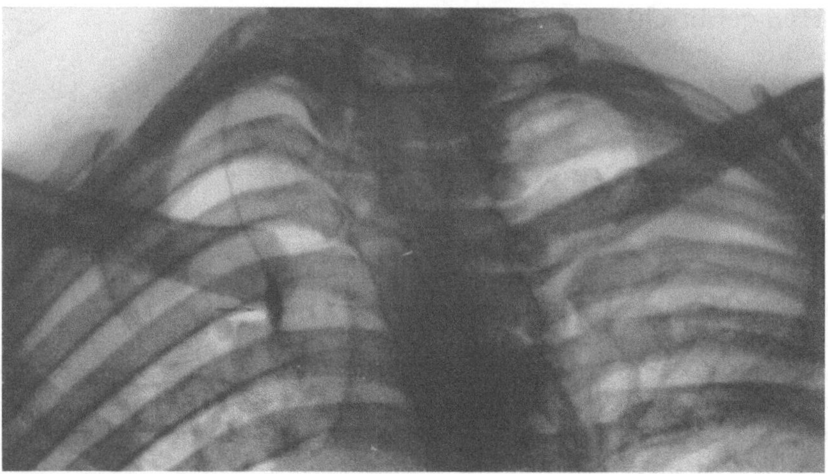

Fig. 235. Lobus venae azygos.
Die Vene ist als tropfenförmiger Schatten (bei Pfeil), der Interlobärspalt darüber als zarte Haarlinie dargestellt.

Schattenstreifen der Vene in eine zart gebogene aufwärts ziehende und schließlich medialwärts umbiegende Haarlinie über, welche von den Pleuraduplikaturen an der Lappengrenze allein hervorgerufen wird. Diese typische Begrenzung der anormal verlaufenden Vena azygos und des von ihr abgetrennten

Lappens ist von WESSLER und JACHES und von VELDE beschrieben und richtig
gedeutet worden, die autoptischen Belege sind von HJELM und HULTEN sowie
BENDICK und WESSLER geliefert worden; zahlreiche Nachuntersuchungen bestätigten das Ergebnis. Die Begrenzung eines etwas anders gelagerten apico-
dorsalen Lobus venae azygos durch eine annähernd horizontal verlaufende,
nach unten leicht konvex gebogene zarte Schattenlinie ist von BARSONY und
KOPPENSTEIN beschrieben.

Krankhafte Veränderungen der Lunge.

a) Gefäßsystem.

Durch eine Vermehrung des Blutgehaltes in den Gefäßen wird ihre Ab-
sorption für Röntgenstrahlen erhöht.

Stauungslunge.

Eine Blutanhäufung in den Kapillaren und kleinen venösen Gefäßen, wie
sie infolge Dekompensation des Herzens, besonders bei Mitralfehlern, aber
auch bei Myokarditis und anderen Schwächezuständen vorwiegend des linken
Ventrikels sich findet, ruft eine allgemeine Trübung des Lungenfeldes im
Röntgenbilde hervor. Sie gibt ein verwaschenes Bild, das leicht den Eindruck
einer falsch belichteten, flauen Aufnahme erweckt. In stärkstem Maße ausgeprägt
sah ich diese diffuse Trübung bei einem Falle von Mitralstenose, der an immer
wiederholten schweren Lungenblutungen litt. Ein weiteres Kennzeichen der
Stauungslunge, welches nicht mit der Trübung des Lungenfeldes völlig parallel zu gehen braucht, ist eine Verstärkung und Verbreiterung der schon in
der normalen Lungenzeichnung hervortretenden Schattenstränge, welche von
den Blutgefäßen großen und mittleren Kalibers gebildet werden, und der ihnen
angelagerten Flecken, welche orthoröntgenograden Gefäßästen entsprechen.
Die Schattenstreifen und Flecken nehmen in regelmäßiger Weise von der
Lungenwurzel nach der Peripherie hin allmählich an Größe und Intensität ab,
da es sich eben um eine gleichmäßige Veränderung eines ganzen Systems handelt,
während im einzelnen ähnliche Schatten, die durch Lymphdrüsenschwellung
oder lokale Verdickung der Bronchialwand z. B. bei Bronchiektasien zustande
kommen, nur auf bestimmte Abschnitte beschränkt sind und weniger regelmäßige Formen zeigen. Diese Schattenstränge werden nur zum geringeren
Teil von den gestauten Venen, hauptsächlich dagegen von den Arterien gebildet. Diese werden auch erweitert, sobald sich die Stauung von den Venen
durch die Kapillaren auf die Arterien fortsetzt, zumal wenn der rechte Ventrikel hypertrophiert, um den vermehrten Widerstand zu überwinden. Dies ist
gewöhnlich bei Mitralfehlern, besonders bei Mitralstenosen, in ausgeprägter
Weise der Fall, kommt aber auch unter anderen Bedingungen vor, bei denen
sich die Blutstauung vom linken Ventrikel durch den Lungenkreislauf auf den
rechten hin fortsetzt, z. B. bei Myokarditis, dekompensierten Schrumpfnierenherzen, Aortenfehlern usw. Die hierbei auch anatomisch nachweisbare Erweiterung der Lungenarterien ist im Röntgenbilde an einer Verbreiterung der
Hilusschatten zu erkennen, welche hauptsächlich von der Arteria pulmonalis
gebildet werden (vgl. S. 161/162).

Diese Verstärkung der Hilusschatten und der davon ausstrahlenden Gefäßstreifen bei
der Stauungslunge hat schon häufig zur irrtümlichen Annahme peribronchitischer, bzw.
lymphangitischer tuberkulöser Veränderungen im Sinne von STÜRTZ und RIEDER Anlaß
gegeben. Diese Verwechslung ist besonders deshalb von praktischer Wichtigkeit, weil in
diesen Fällen oft auch klinisch ein Stauungskatarrh und bisweilen selbst eine geringfügige

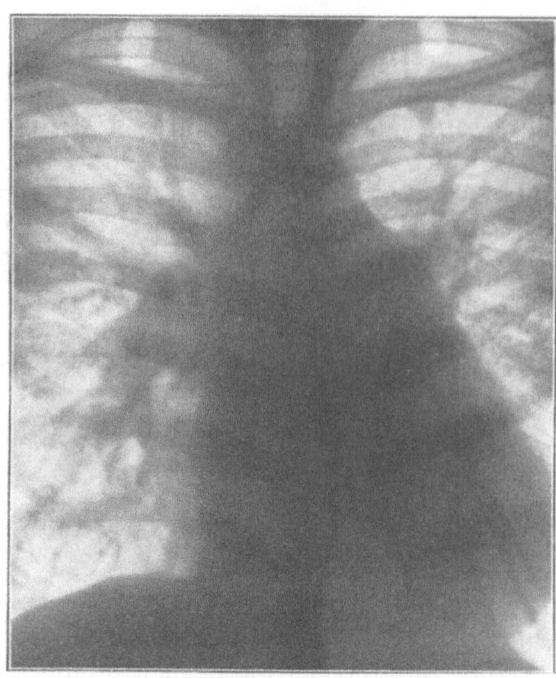

Fig. 236. Verbreiterung der Hilusschatten (Lungenarterie) und ihrer Verzweigungen bei kongenitalem Herzfehler. Vgl. Text S. 94.

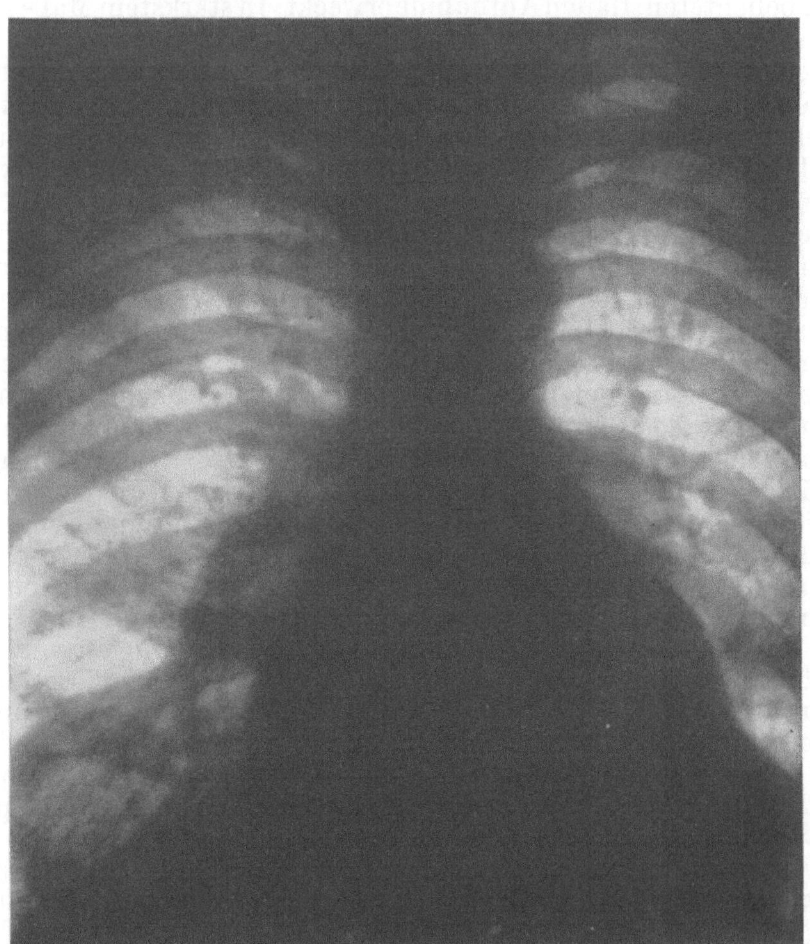

Fig. 237. Verbreiterung der Hilusschatten (Lungenarterie) und der allgemeinen Gefäßzeichnung bei Stauungslunge infolge Mitralfehler.

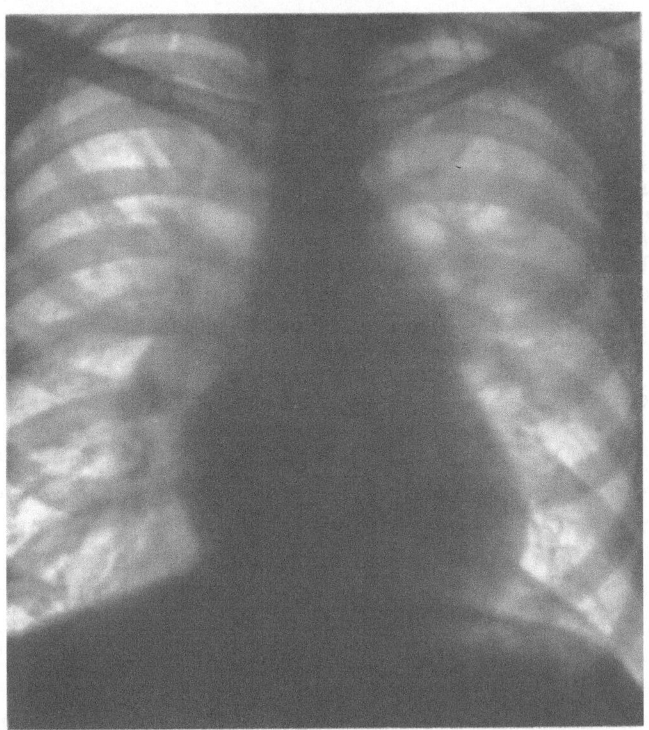

Fig. 238. Verbreiterung der Hilusschatten (Lungenarterie) und ihrer Verzweigungen bei kongenitalem Herzfehler (Pulmonalstenose? Erweiterung der Lungenarterie distal von der Stenose?). Vgl. Text S. 94.

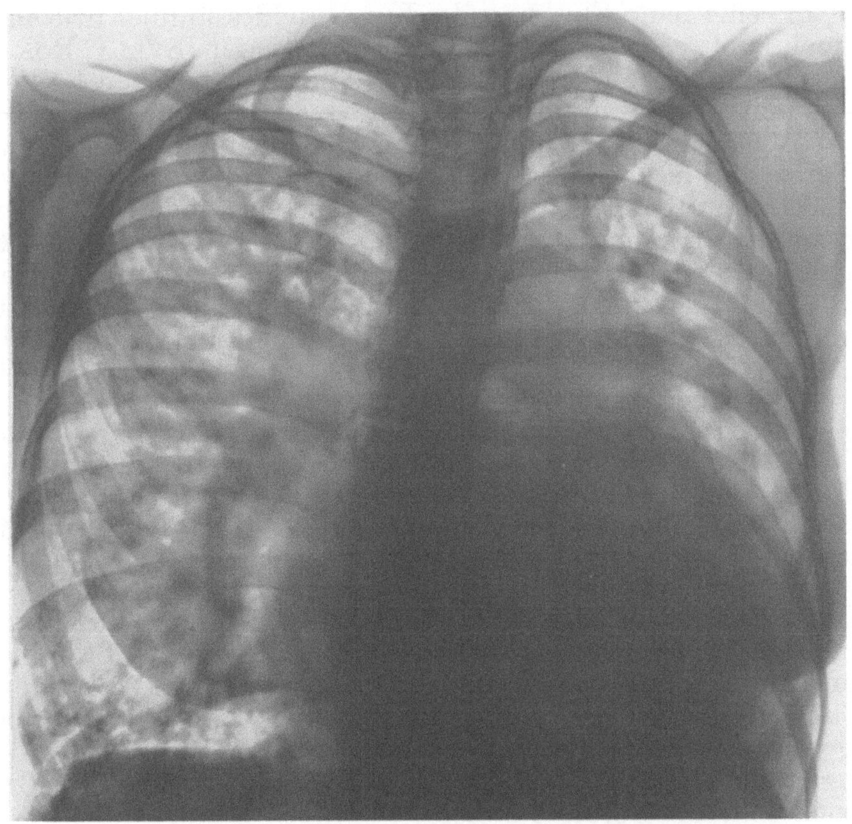

Fig. 239. Verbreiterung der Hilusschatten und ihrer Verzweigungen bei kongenitalem Herzfehler (großer Vorhofseptumdefekt).
Die enormen Hilusschatten sind auf außerordentliche Erweiterung der Arteria pulmonalis zu beziehen. Keine Lymphdrüsenschwellungen. Autoptische Kontrolle.
Aufnahme in leichter Linksdrehung, um das helle Bronchiallumen hervortreten zu lassen und dadurch eine Abgrenzung zwischen Hilus- und Herzschatten zu ermöglichen.

Schallverkürzung über der linken Spitze oder namentlich bei den räumlich beschränkten Verhältnissen des kindlichen Thorax sogar eine tympanitische leichte Dämpfung des linken Oberlappens vorhanden ist und nicht selten fälschlich auf eine tuberkulöse Erkrankung der Lungen bezogen wird. Nach meinen ausgedehnten Erfahrungen in der klinischen Gutachtertätigkeit kann man hier geradezu von einer typischen Fehldiagnose namentlich bei der Mitralstenose sprechen, bei welcher das Grundleiden bisweilen ganz übersehen wird. Tatsächlich sind aber tuberkulöse Erkrankungen gerade bei Mitralfehlern seltener als gewöhnlich, wenngleich sie auch hierbei nicht nur ganz ausnahmsweise vorkommen. Das Zustandekommen der linksseitigen Spitzen- bzw. Oberlappendämpfung ist wohl auf eine Kompression des linken Oberlappens durch das bei Mitralfehlern besonders nach links oben vergrößerte Herz zurückzuführen.

Außer der Erweiterung und vermehrten Blutfüllung der Blutgefäße kann an der Verstärkung der Streifenzeichnung im Lungenfelde auch ein vermehrter Saftgehalt der perivaskulären Lymphgefäße und Lymphknoten beteiligt sein, wie ZDANSKY auf Grund anatomischer Kontrolluntersuchungen von Stauungslungen gezeigt hat. Eine solche Lymphstauung ist besonders an den Gabelungen des Lungengerüstes ausgesprochen. Zu einer allgemeinen Verdunkelung des Lungenfeldes kann eine Transsudation ins Gewebe beitragen.

Nach eingetretener Kompensation, bei welcher alle diese Veränderungen zurückgehen, zeigt auch das Röntgenbild Aufhellung der Lungenfelder und Verschmälerung der Streifenzeichnung, die an den Hilusschatten mitunter meßbar zutage tritt.

In einigen Fällen bewirken Anhäufungen von Herzfehlerzellen und anschließende lokale Bindegewebsvermehrung die *Bildung knötchenförmiger Verdichtungen*, die eine feine Fleckung des Lungenfeldes ähnlich wie miliare Tuberkel, jedoch in etwas vergröberter Form, hervorrufen (SYLLA, ROSENHAGEN, ZDANSKY, vgl. Fig. 240). Diese Knötchen können in seltenen Fällen verknöchern und damit zu der *tuberösen Form einer disseminierten Knochenbildung* Anlaß geben, welche intensive Fleckchen im Röntgenbilde erzeugt (SALINGER).

Eine Verbreiterung der Hilusschatten und der davon ausgehenden arteriellen Gefäßstreifen findet sich auch bei solchen Zuständen, die nicht infolge einer venösen Stauung, sondern aus anderen Gründen zu einer Drucksteigerung und folgenden Erweiterung der Lungenarterien führen, so infolge eines vermehrten Widerstandes in der Lunge durch Verödung der Kapillaren beim Emphysem, durch Verkleinerung des Brustraumes bei Kyphoskoliose und ferner in den seltenen Fällen von primärer Pulmonalsklerose. Bei Polycythämie ist auch bei kompensierten Herzen von BREDNOW eine verstärkte Gefäßzeichnung beschrieben und auf die vermehrte Blutfüllung bezogen worden; im Zustande der Dekompensation tritt naturgemäß das übliche Bild der Stauungslunge auf. Besonders hohe Grade erreicht die Erweiterung der Pulmonalarterie bei angeborenen Herzanomalien, wo sie durch Drucksteigerung infolge Kommunikation von Aorta und Pulmonalis, z. B. beim offenen Ductus Botalli, oder infolge Kommunikation der beiden Ventrikel, z. B. bei größeren Ventrikelseptumdefekten, oder durch eine ungleiche Teilung des Truncus arteriosus communis hervorgerufen wird. Sofern hier keine Stauung in den Lungenvenen und Kapillaren besteht, wozu bei funktionstüchtigem linkem Ventrikel und erhaltenem Schluß der Mitralklappen kein Anlaß vorhanden ist, ist im Gegensatz zur Stauungslunge das Lungenfeld nicht getrübt, beim Emphysem sogar abnorm hell, so daß sich die verstärkte arterielle Gefäßzeichnung kontrastreich vom Untergrunde abhebt.

Auch beim pneumischen Kropfherzen wurde von PAYR eine Verbreiterung der Hilusschatten und ein Rückgang derselben nach operativer Beseitigung des Hindernisses beobachtet. Die Ursache der vermehrten Blutfüllung im rechten Ventrikel und den Lungenarterien beruht hier in der vermehrten Ansaugung von Blut aus den Körpervenen in den Lungenkreislauf infolge des erhöhten negativen Druckes im Inspirium und besonders in den verstärkten Widerständen in den Lungenkapillaren infolge des gesteigerten positiven intrapulmonalen Druckes bei der exspiratorischen Dyspnoe. Die Verhältnisse liegen hier im Inspirium ähnlich wie beim MÜLLERschen Versuch, im

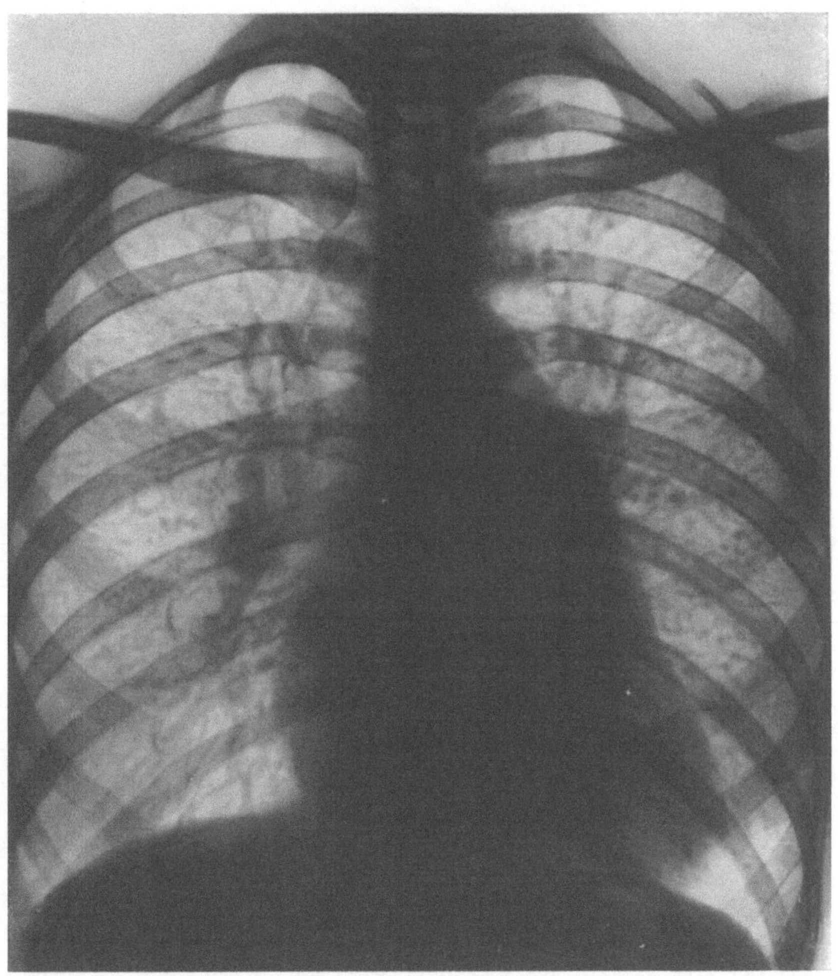

Fig. 240. Multiple indurierte Knötchen bei Stauungslunge infolge Mitralstenose.

Exspirium ähnlich wie beim VALSALVAschen Versuch. Es kommt hier aber noch die Dauer der Einwirkung der veränderten Respiration und Zirkulation hinzu.

Näher ist das besondere Verhalten der Hilusschatten im Abschnitt über die Arteria pulmonalis geschildert.

Das Lungenödem

ruft eine noch stärkere gleichmäßige Trübung als die Stauungslunge hervor, von welcher namentlich die unteren Lungenabschnitte betroffen sind. Nach ZDANSKY bevorzugt das akute Lungenödem in der Regel die ausgiebig beatmeten, das Stauungsödem dagegen die schlecht ventilierten Lungenabschnitte. Innerhalb der allgemeinen Verschattung ist mitunter bei genauer Betrachtung eine Zusammensetzung aus vielen undeutlich begrenzten, kon-

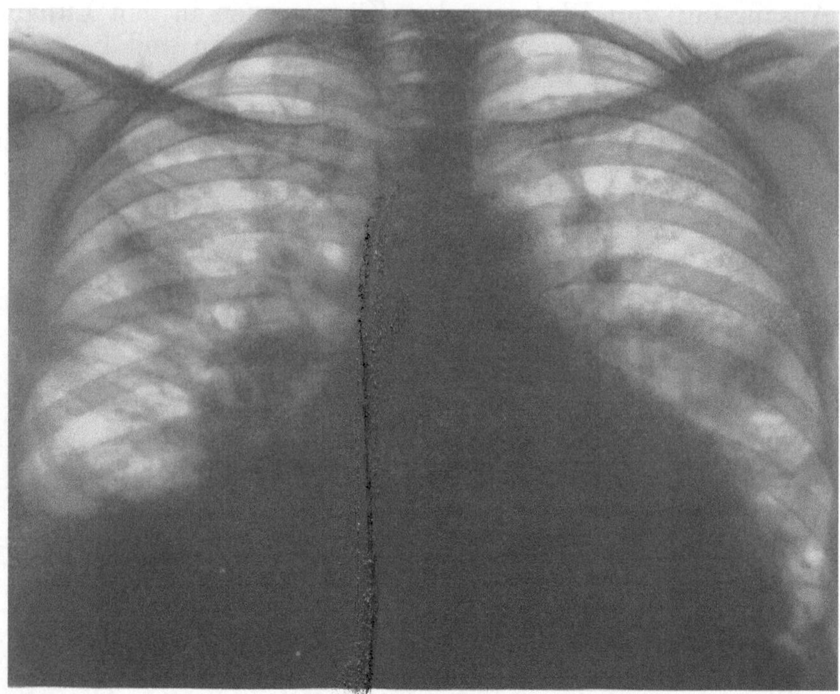

Fig. 241. Stauungslunge bei Myokarditis mit einzelnen bronchopneumonischen Herden.

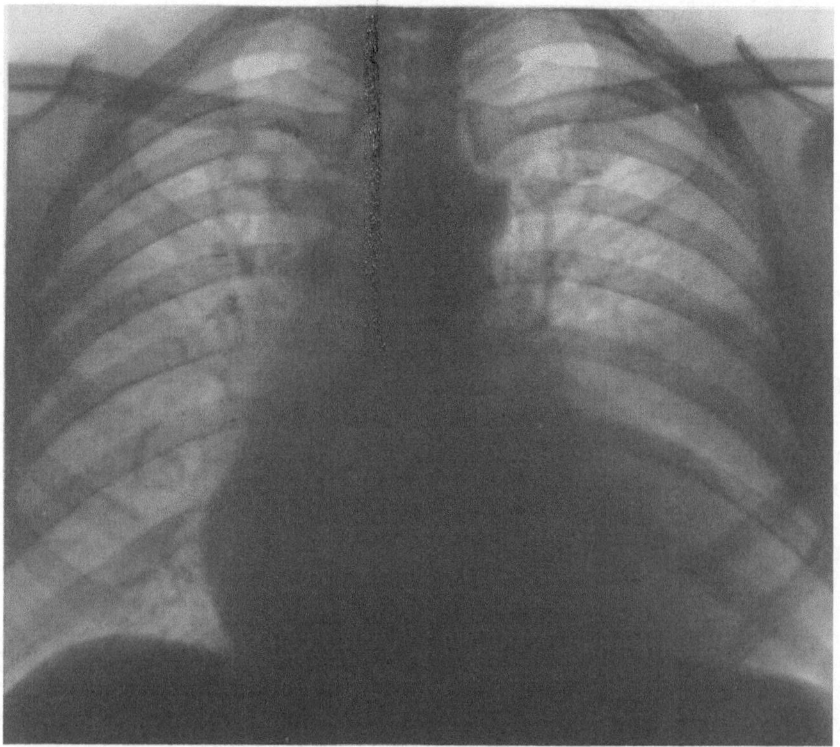

Fig. 242. Lungeninfarkt
im linken mittleren Lungenfelde.

fluierenden Fleckchen erkennbar, die sich aber von der Umgebung nur wenig abheben und Stellen stärkerer Transsudation zwischen noch etwas mehr lufthaltigem Gewebe entsprechen.

Der Lungeninfarkt

bewirkt infolge der vollkommenen Aufhebung des Luftgehaltes in dem infarzierten Bezirk eine totale, gänzlich strukturlose Verschattung im Röntgenbilde. Entsprechend der bekannten anatomischen Keilform des Infarkts entsteht dort, wo die Achse des Keils in annähernd frontaler Richtung gelegen ist, bei sagittalem Strahlengange ein dreieckiger Schatten, dessen Spitze hiluswärts gerichtet ist und dessen Basis an der Thoraxwand liegt. Fällt die Achse des Keils dagegen in einen sagittalen Durchmesser, so erzeugt die rundliche Basis des Keils einen kreisrunden oder ovalären Schatten, der mehr in die Mitte des Lungenfeldes hineinprojiziert wird (vgl. Fig. 242). Beide Formen sind von KOHLMANN am Lebenden beobachtet und teilweise autoptisch bestätigt. Als Lieblingssitz der Infarkte bezeichnet KOHLMANN die rechte Lunge, und zwar hauptsächlich den der Ober-Mittellappengrenze anliegenden Bereich des rechten Ober- und des Mittellappens, in dem auch Pneumonien und Bronchopneumonien und ebenso auch tuberkulöse Verkäsungen sich besonders deutlich abzubilden pflegen. Eine Lokalisation in dem mittleren bzw. unteren Lungenfelde zeigten auch doppelseitige von BAUKE beschriebene Infarkte, die sich im Röntgenbilde als rundliche Schatten scharf abhoben. Unter anderen Verhältnissen, wenn die Infarkte weiter entfernt liegen oder wenn die Achse des Keils in schräger Richtung zur Frontalebene gelegen ist, entstehen weniger deutliche und weniger regelmäßig gestaltete Schattenbilder. Bei allgemeiner Stauung und Eintritt von Lungenödem heben sich Infarktschatten innerhalb einer diffusen Trübung des Lungenfeldes oft nur undeutlich ab. Eine völlige Rückbildung eines gleichfalls im rechten Mittelfeld gelegenen Infarktschattens innerhalb von 2—3 Monaten ist von BÖHM und KÜHNE beschrieben worden.

Thrombose oder Embolie der Lungengefäße

ohne gleichzeitige Infarzierung des Lungengewebes dürfte zu einer Verstärkung der Schattenstrangzeichnung in dem betreffenden Bezirk führen. Ich selbst habe derartige Fälle nicht beobachtet. Doch beschreibt VON DEHN einen autoptisch kontrollierten Fall von Thrombose beider Lungenarterien, bei welchem das Röntgenbild der Leichenaufnahme besonders stark ausgeprägte Hilusschatten aufwies, während der anatomische Befund an den Hiluslymphdrüsen ein fast negativer war.

Die Arteriosklerose der Lungengefäße

ist im Abschnitt über die Arteria pulmonalis besprochen worden.

b) Bronchialsystem.

Während den normalen Bronchien kein wesentlich schattenbildender Einfluß zuerkannt werden kann, wie bei Besprechung der normalen Lungenzeichnung näher auseinandergesetzt wurde, ist unter krankhaften Umständen eine stärkere Einwirkung der Bronchien auf die Gestaltung der Lungenzeichnung des Röntgenbildes möglich. Die Vorbedingung zur Ausbildung einer

stärkeren Verschattung ist eine Verdickung bzw. Verdichtung der Bronchialwand oder Sekretfüllung des Lumens. Eine Erweiterung der lufthaltigen Lichtung ruft dagegen eine vermehrte Aufhellung des Lungenfeldes an entsprechender Stelle hervor.

Eine stellenweise Verdichtung der Bronchialwand, nämlich eine Verkalkung und Verknöcherung der Knorpelringe, tritt zuweilen unter sonst
normalen Verhältnissen im höheren Alter ein. Im Röntgenbilde entstehen dann
parallel verlaufende, durch die Breite des Bronchiallumens getrennte Linien
von längs aneinander gereihten, aber durch die Zwischenräume der knorpel-
freien Bronchialwand unterbrochenen Schaftstrichen, die hierdurch den Verlauf
der tangential getroffenen Bronchialwandungen markieren. Es ist sehr bezeich-
nend für die normalerweise geringe Schattenwirkung der Bronchialwand, daß
eine weitere Verfolgung der Bronchialzeichnung sofort unmöglich wird, sobald
diese durch die Verkalkung der Knorpelscheiben bewirkte Längsstrichelung
aufhört. In sehr deutlicher Form tritt diese Zeichnung am Röntgenbilde auf
Tafel IV in Fig. 2 hervor, die einen flachen Ausschnitt aus der Leichenlunge
einer 83jährigen Frau in der Hilusregion darstellt. Den Schaftstrichen
entsprach eine ungewöhnlich starke Verkalkung und Verknöcherung der
Knorpelscheiben an Trachea und Stammbronchien. Von diesen Längs-
strichen sind unregelmäßig geformte Schattenflecken zu unterscheiden, die
in den Teilungswinkeln liegen und von körnigen Kalkherden innerhalb von
Lymphdrüsen herrühren.

Von der geschilderten Abzeichnung verkalkter Bronchialringe als regelmäßig aneinandergereihter Längsstriche wohl zu unterscheiden ist die selten
vorkommende verästelte Knochenbildung im Lungengewebe selbst (Pneumopathia osteoplastica racemosa), die ebenfalls im hohen Alter auftritt,
aber von SIMMONDS auf angeborene Gewebsmißbildung zurückgeführt wird
und weder zum Bronchial- noch zum Gefäßsystem in Beziehung stehen soll.
Im Röntgenbilde heben sich die zarten, unregelmäßig verästelten Knochen-
nadeln bzw. -spangen als ebenso geformte Schattenstreifen ab, die im Gegensatz zu den verkalkten Bronchialknorpeln weder dem Verlauf der Bronchien
entsprechen, noch regelmäßige Unterbrechungen wie diese aufweisen (SIM-
MONDS, GANDER, POHL). Ebenso gehört die tuberöse Form disseminierter
Knochenbildungen, welche in sehr seltenen Fällen in der Stauungslunge auftreten, dem Lungengewebe selbst an; das hierdurch hervorgerufene Röntgenbild in Gestalt zahlreicher Fleckchen (SALINGER) ist im Abschnitt über die Erkrankungen der Lungengefäße beschrieben (vgl. S. 246). Sehr selten werden
auch Kalkablagerungen im Sinne der VIRCHOWSCHEN *Kalkmetastasen* infolge
hochgradiger Entkalkung des Skeletts bei *Ostitis fibrosa generalisata* beobachtet
(vgl. S. 177).

Allgemeine, nicht nur die Knorpelringe betreffende Verdickungen der
Bronchialwand finden sich bei zylindrischen Bronchiektasien, deren
weitere röntgenologische Kennzeichen später noch genauer geschildert werden
sollen. Es sind dann deutlich zwei parallele, durch ein dazwischen liegendes
helles Lumen getrennte Schattenstreifen zu erkennen, die, abgesehen von etwa
deckenden Gefäßen, von den tangential getroffenen verdickten Bronchialwandungen herrühren. Dies Bild zeigt also eine verstärkte Ausprägung des
bei der allgemeinen Besprechung angegebenen Charakters der Bronchien,
die nur unter normalen Verhältnissen gegenüber der viel stärkeren Gefäßzeichnung nicht zum Ausdruck kommen.

Eine Ausfüllung des Bronchiallumens mit Sekret bewirkt dagegen
die Bildung breiter, verzweigter Schattenstreifen, da hierbei der aufhellende

Einfluß der zentralen Luftsäule fortfällt. Im Prinzip entspricht diese Zeichnung der der blutgefüllten Gefäße. Sie unterscheidet sich aber von dieser durch das plumpere Kaliber und die geringere Verästelung, ferner dadurch, daß ein Bronchusschatten seine Breite eine Strecke weit bis zur nächsten Teilung nahezu unverändert beibehält, während die Gefäße sich ganz allmählich unter fortgesetzter Teilung nach der Peripherie zu verjüngen und somit viel gefälligere Formen im Schattenbilde aufweisen. Ferner betrifft die Sekretfüllung der Bronchien meist vorwiegend nur die unteren Lungenabschnitte, während die Zeichnung der normalen und gestauten Gefäße sich in der Regel über das gesamte Lungenfeld in gleichmäßiger Weise erstreckt. Endlich kann unter Umständen bei einem Wechsel des Füllungszustandes auch ein Wechsel des Röntgenbildes beobachtet werden, indem nach Aushusten des Sekrets und Wiederherstellung des Luftgehaltes an Stelle der breiten soliden Schatten zentrale Aufhellungen auftreten, worauf HOLZKNECHT bei Schilderung der Bronchiektasien schon frühzeitig hingewiesen hat. An den Abgangsstellen orthoröntgenograder, gefüllter Bronchien sind den plumpen Streifen runde Flecken von entsprechend breitem Durchmesser angelagert, die die Stelle der Ringschatten lufthaltiger Bronchien vertreten. Die stärkste Ausprägung finden die Bronchialschatten dann, wenn sich bei zylindrischen Bronchiektasien Sekretfüllung des erweiterten Lumens und Verdickung der Bronchialwandungen miteinander vereinigen. Betrifft die Sekretfüllung bei einer Bronchiolitis nicht die großen Bronchien, sondern nur die Bronchiolen und die zugehörigen Infundibula, und ist zwischen den luftleer gewordenen Partien noch lufthaltiges Gewebe vorhanden, so entsteht eine disseminierte Fleckenzeichnung, die an das Bild der Miliartuberkulose erinnern kann, nur meist etwas gröber, weniger scharf ausgeprägt und auch weniger regelmäßig verbreitet ist (vgl. Tafel VIII Fig. 1). Ähnliche Veränderungen werden bei Obliteration der Bronchiolen durch Narbengewebe im Verlaufe der Bronchiolitis obliterans hervorgerufen (vgl. S. 305 und Tafel VIII Fig. 3).

Bronchitis.

In manchen Fällen von *Bronchitis* wird eine verbreiterte und verstärkte Streifenzeichnung beobachtet (v. FALKENHAUSEN, SAUL). Sie kann entsprechend dem oben allgemein auseinandergesetzten Einfluß der Bronchialfüllung auf das Röntgenbild zum Teil auf Sekretfüllung der Bronchien bezogen werden. Am ehesten kommt dies im Bereich der Unterlappen in Betracht. In den meisten Fällen von Bronchitis ist aber keine völlige Ausfüllung des Bronchiallumens mit Sekret, sondern nur eine entzündliche Schwellung und zum Teil Schleimbedeckung der Schleimhaut bei noch mehr oder weniger erhaltener Lichtung vorhanden; bei langdauerndem Bestehen kann sich auch eine Verdickung der Bronchialwand einstellen. Hierdurch können im Röntgenbild doppelt konturierte, d. h. einander parallele, ein dazwischen liegendes helles Band einsäumende Schattenstreifen hervorgerufen werden; am häufigsten werden diese in den unteren Lungenpartien beobachtet; in manchen Fällen kommt vielleicht auch ein Kollaps der dem Lungengerüst dicht anliegenden Alveolen in Betracht, welche schlechter gelüftet werden als andere Stellen des Lungenparenchyms (vgl. S. 293).

Bei der *Bronchitis deformans* (SCHMORL), die durch Narbenzug anliegender und zum Teil in die Bronchialwand einbrechender Lymphdrüsen entsteht, können entsprechende Verziehungen der Bronchialwandungen und Gestaltsveränderungen des Bronchiallumens auftreten.

Bronchiektasien.

Für die röntgenologische Darstellung der Bronchiektasien sind folgende
anatomische Eigenschaften maßgeblich: die Weite der Lichtung, der Inhalt
derselben (Luft oder Sekret), die Dicke und Dichte der Wandungen, die Form
der Hohlräume sowie etwaige Veränderungen des umgebenden Lungengewebes
(Induration und Infiltration) und der Pleura (Schwarten).

Je nach dem Füllungszustande stellen sich die Bronchiektasien im Röntgenbilde ganz verschieden dar, nämlich, wenn sie leer sind, als Aufhellungen, die

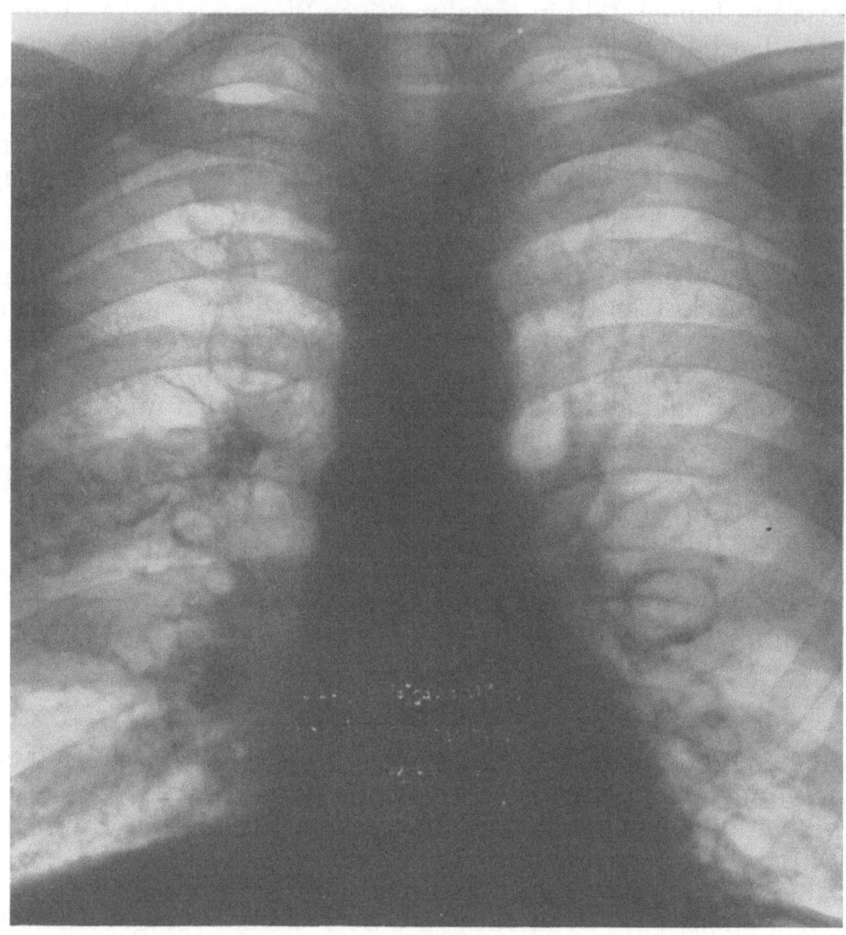

Fig. 243. Sackförmige Bronchiektasien.
Multiple bronchiektatische Cavernen (Ringschatten) in beiden Lungenfeldern.

je nach der Dicke der Wandungen von derben oder feinen Schattenrändern
eingefaßt sind, oder als solide Schatten ohne zentrale Aufhellung, wenn sie
mit Sekret gefüllt sind. Bei teilweiser Füllung mit Sekret und Luft darüber
endlich trennt eine horizontale Grenzlinie einen oberen hellen von einem unteren
dunklen Abschnitt. Bei Lagewechsel stellt sich der Flüssigkeitsspiegel horizontal ein. Sind die Wandungen besonders derb (sogenannte hypertrophische
Bronchiektasien), so geben sie zu starker Schattenbildung Anlaß; sind sie
sehr dünn (sogenannte atrophische Bronchiektasien), so sind die Randschatten sehr zart oder können auch ganz fehlen. Der erste Typus wird
am ausgeprägtesten bei den zylindrischen, der zweite zuweilen bei den sack-

förmigen Bronchiektasien und besonders bei größeren bronchiektatischen
Kavernen angetroffen.   Diese in der anatomischen Darstellung gewöhnlich
bevorzugte Einteilung nach der Form der Hohlräume soll auch der Beschreibung
der Röntgenbilder zugrunde gelegt werden, da sie die einzelnen Typen am
deutlichsten kennzeichnet.   Kombinationen der verschiedenen Formen miteinander in demselben Falle und Übergangsformen kommen nicht selten vor.

a) Sackförmige Bronchiektasien.

Die sackförmigen Bronchiektasien zeichnen sich im leeren Zustande, der
meist bei Lokalisation im Oberlappen angetroffen wird, als ringförmige oder

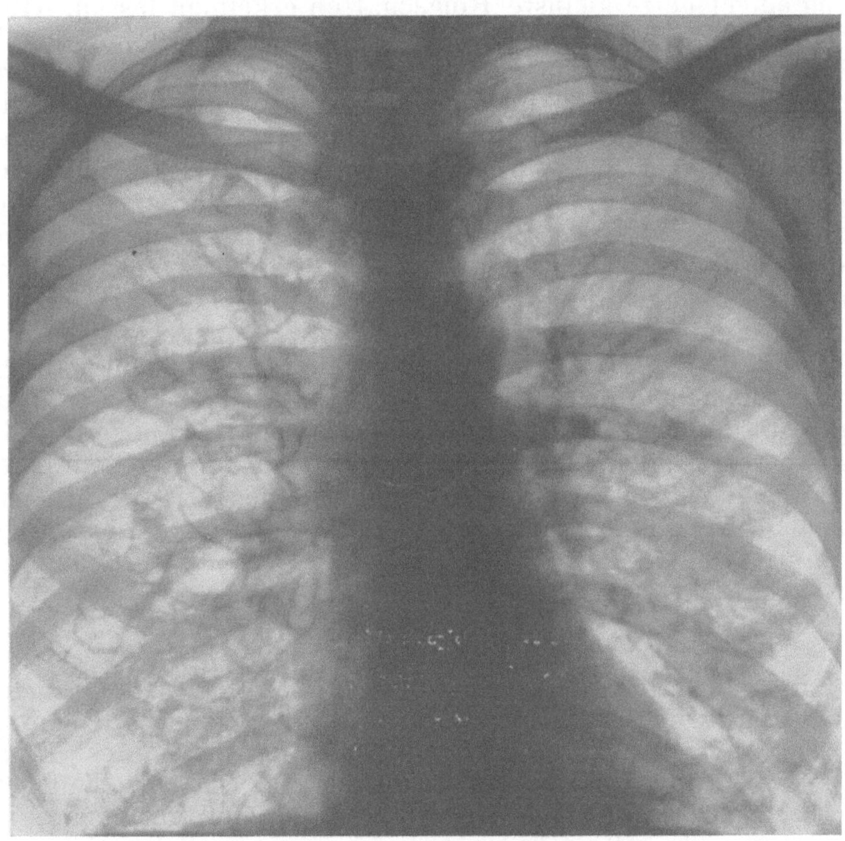

Fig. 244. Multiple sackförmige Bronchiektasien.
Zahlreiche Ringschatten in beiden Lungenfeldern rechts mehr als links.

elliptische Schatten gewöhnlich von schmaler, scharfer Kontur mit hellem
Zentrum ab, dagegen als kompakte, rundliche oder ovaläre Flecken, wenn sie
mit Sekret gefüllt sind, was häufiger im Unterlappen als im Oberlappen beobachtet wird.   Wenn die Bronchiektasien innerhalb eines indurierten, geschrumpften Lungengewebes dicht nebeneinander gelegen sind, so stellt dieses
nur noch Septen zwischen den bronchiektatischen Hohlräumen dar.   Das
Röntgenbild zeigt dann eine wabenartige Zeichnung.   Der erste derartige
autoptisch kontrollierte Fall mit sehr hochgradigen Veränderungen ist von
PFEIFFER beschrieben worden.   Fig. 1 auf Tafel V rührt von einem ebenfalls
durch die Sektion bestätigten Falle mit sackförmigen Bronchiektasien her,
bei dem eine später hinzugetretene Pneumonie das chronische Leiden beendet

hatte. Der auf dem Bilde sichtbaren wabenartigen und streifigen Zeichnung
im rechten Oberlappen entsprachen zahlreiche dicht nebeneinanderliegende
bronchiektatische Erweiterungen, die kammerartig durch derbe Gewebssepten
abgetrennt waren. Sehr charakteristische Bilder mit scharf ausgeprägten Ringschatten und hellem Zentrum zeigen die Fig. 243 und 244, welche
von Fällen mit klaren klinischen Symptomen (grobblasiges Rasseln, ge-
schichteter Auswurf mit Dittrichs Pfröpfen und Leptothrixfäden, Trommelschlägelfinger) stammen. Fig. 3 auf Tafel V weist einen kreisrunden, sehr feinen
Ringschatten von fast Markstückgröße in der Mitte des rechten Lungenfeldes
auf und daneben ein Gewirr teils solider, teils doppelt konturierter Schattenstreifen, die an manchen Stellen lokale Ausbuchtungen und bei genauester
Betrachtung eingelagerte kleinste Ringschatten erkennen lassen. Hier ist eine
mittelgroße, leere, sackförmige bronchiektatische Kaverne in der Mitte der
rechten Lunge und zahlreiche, teils zylindrische, teils sackförmige oder
ineinander übergehende Bronchialerweiterungen, z. T. mit, z. T. ohne Sekretfüllung im rechten Unterlappen anzunehmen. Fig. 6 auf Tafel V zeigt zahlreiche rundliche und ovaläre, bisweilen auch etwas eckig gestaltete Ringschatten mit hellem Zentrum in der Umgebung des rechten Hilus und entlang
dem linken Herzrande. An der Stelle, wo zwei oder mehrere Ringe aneinander
stoßen, treten die dazwischen liegenden verdichteten Septen als derbe Schattenstreifen hervor. Rechts unten ist eine größere Höhle durch einen scharf
horizontal verlaufenden Schattenspiegel mit einer Luftblase darüber
gekennzeichnet. In Fig. 248 bilden zahlreiche dicht nebeneinanderliegende
Schattenringe mit hellem Zentrum und andrerseits solide Flecken und Streifen
im linken Unterlappen den Ausdruck von vielen teils leeren, teils sekret-
gefüllten kleineren Bronchiektasien. Das in diesem Falle vorhandene gemeinsame Vorkommen von Situs inversus und Bronchiektasien wird anscheinend
häufiger beobachtet, als einem zufälligen Zusammentreffen entspricht (KAR-
TAGENER), und kann deshalb vielleicht als Hinweis auf eine kongenitale Anlage dieser Bronchiektasien betrachtet werden.

b) Zylindrische Bronchiektasien.

Die zylindrischen Bronchiektasien stellen mehr oder minder gleichmäßige Erweiterungen der Bronchien dar und geben dementsprechend
in nicht sehr hochgradigen Fällen ein weniger markantes Röntgenbild.
Je nach dem Füllungszustande zeichnen sie sich in verschiedener Weise,
und zwar bei Sekretfüllung als dichte, solide Schattenstränge, in leerem
Zustande dagegen als helle Bänder ab, die von parallelen Schattenstreifen
eingefaßt werden (vgl. Fig. 246). Diese auffällige Darstellung der Bronchialwandungen, die normalerweise gar nicht oder nur in geringem Maße schattenbildend hervortreten, rührt davon her, daß bei den zylindrischen Bronchiektasien die Bronchialwandungen meist erheblich verdickt sind. Wohl der
erste einschlägige Fall ist in dem Atlas von ZIEMSSEN-RIEDER abgebildet.

Die gleichen Merkmale weist Fig. 245 auf, wenn auch in ziemlich geringfügigem Grade. Es sind hier im rechten Herz-Zwerchfellwinkel innerhalb
einer leichten diffusen Trübung parallel verlaufende Schattenstreifen erkennbar,
die einen hellen Zwischenraum einschließen. Ich wählte absichtlich diesen
nicht hochgradigen, aber doch deutlich ausgeprägten Fall zur Darstellung,
da er die praktische Wichtigkeit der Röntgenuntersuchung augenfällig beweist
und durch Autopsie bestätigt ist.

Das Bild gehörte einem anscheinend gesunden Arzte an, den ich im Kriege militärärztlich
zu begutachten hatte. Der einzige abweichende physikalische Befund bestand in einer mangel-

haften Verschieblichkeit der rechten unteren Lungengrenze, sowie bisweilen etwas Giemen und Brummen rechts unten. Es war kein Husten und kein Auswurf vorhanden, wohl aber Neigung zu häufigem Bronchialkatarrh seit einer vor 6 Jahren durchgemachten Brustfellentzündung, bei welcher über dem rechten Unterlappen Reiben festgestellt worden war. Auf Grund des Röntgenbefundes und der Vorgutachten nahm ich zylindrische Bronchiektasien im rechten Unterlappen von geringer Ausdehnung an und beurteilte ihn in Rücksicht hierauf wie alle Bronchiektatiker sehr vorsichtig, trotz seines glänzenden Allgemeinzustandes und Fehlens von Husten und Auswurf. Wenige Monate später zog sich der Kollege bei der Grippeepidemie eine Pneumonie in dem gefährdeten rechten Unterlappen zu, an der er verstarb. Die Autopsie ergab neben einer derben pneumonischen Infiltration der rechten Lunge, besonders in den

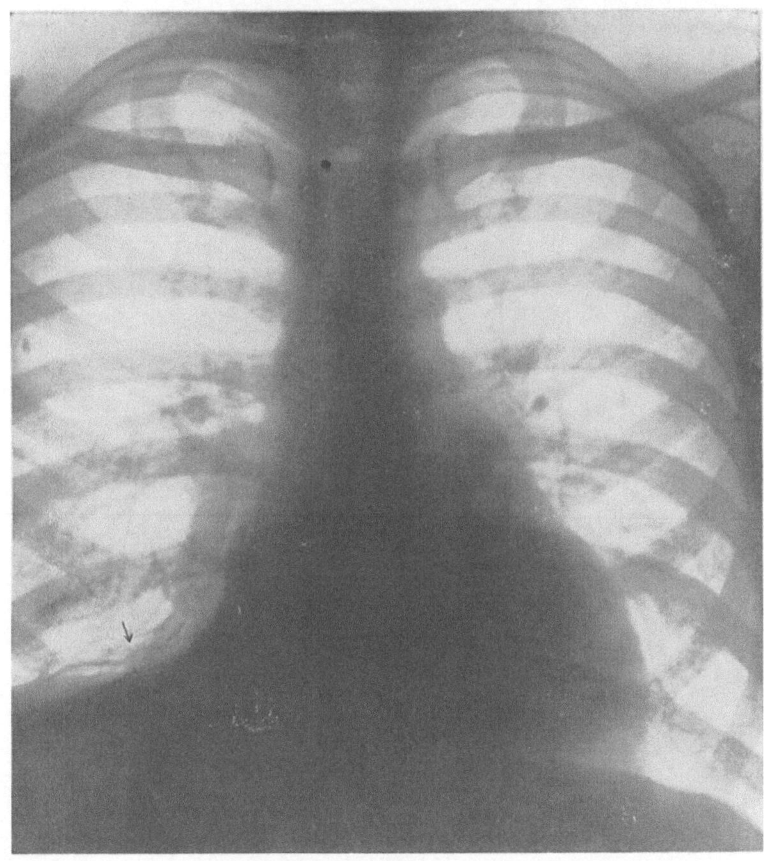

Fig. 245. Zylindrische Bronchiektasien
geringen Grades im re. Unterlappen (Pfeil). Im re. Herzzwerchfellwinkel mediastinale Pleuraschwarte.
Autoptische Kontrolle.
Klinisch: fast normaler Befund. Vgl. Text.

untersten Partien, und einer alten rechten Pleuraschwarte eine zylindrische Erweiterung verschiedener Äste des rechten Unterlappenbronchus. Die Bronchialwandungen waren an den erweiterten Stellen mäßig stark verdickt, die derbe Schleimhaut zeigte vielfach eine Längsstreifung. Außer den zylindrischen Erweiterungen fanden sich an wenigen Stellen einige kleine sackförmige Ektasien.

Bei Sekretfüllung der zylindrisch erweiterten Bronchiektasien entstehen breite, solide Schattenstreifen. Derartige Bilder mit derben, fingerförmig vom Hilus aus im Gebiet des Unterlappens auseinander gehenden Schattenstrahlen, die entsprechend dem Abgang orthoröntgenograder Bronchien eingelagerte runde Flecken aufweisen, trifft man am häufigsten bei den diffusen Bronchiektasien alter Leute an, die das Sekret aus den unteren Partien nicht aushusten können.

Das Röntgenbild eines Falles von seltener Lokalisation zylindrischer
Bronchiektasien in einem Oberlappen ist auf Tafel V in Fig. 5 dargestellt.
Es zeigt grob verästelte, sehr breite, solide Schatten ohne Aufhellung. Da bei
der Ausbreitung im Oberlappen die Annahme einer dauernden Sekretfüllung
als Unterlage des bei mehrfacher Durchleuchtung gleichbleibenden Bildes
nicht sehr wahrscheinlich ist, ist hier wohl eher an eine außergewöhnliche

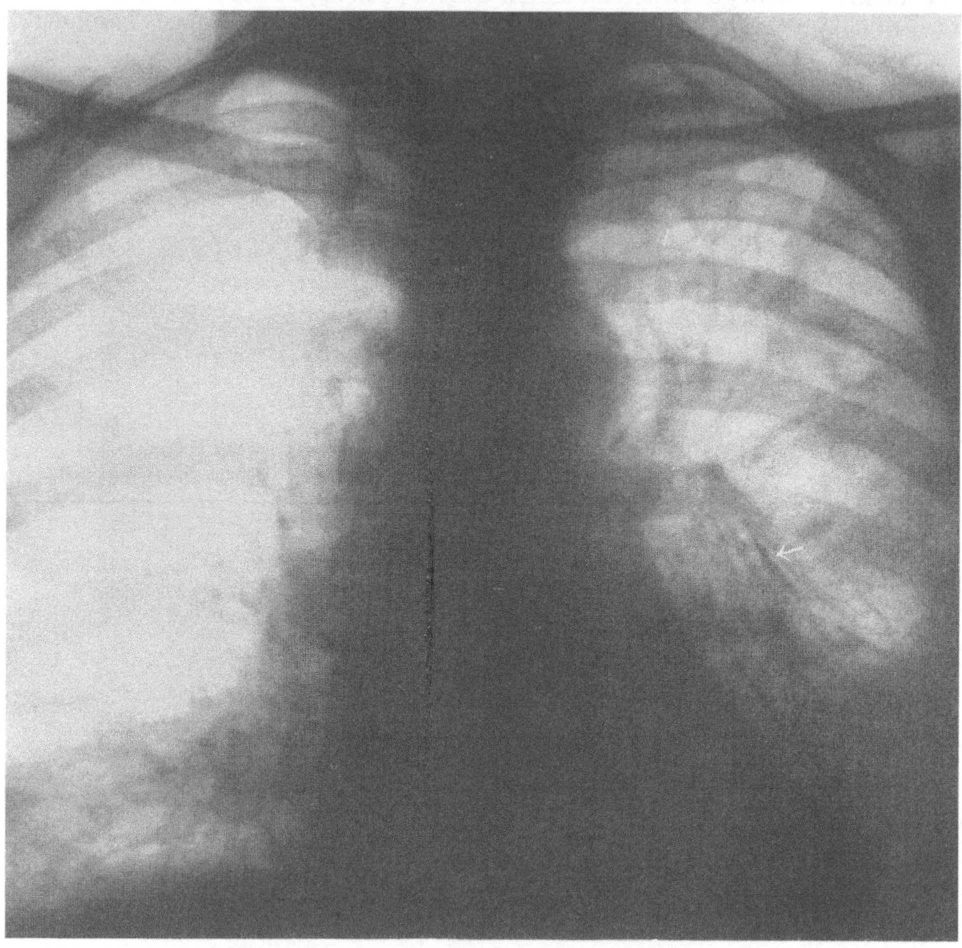

Fig. 246. Zylindrische Bronchiektasien.
Bei —→ am li. Hilus parallele Schattenstreifen, die das helle Bronchiallumen einfassen. Darunter diffuse
Verschattung. Re. unten gleichfalls verstärktes Schattenzweigwerk.
Klinisch: dreischichtiges Sputum. Li. unten Pleuraschwarte.

Verdickung der Bronchialwandungen zu denken, die den aufhellenden Einfluß
des Lumens entgegen dem sonstigen Verhalten überwiegt.   Durch vielfache
Deckung mit den Rippenschatten tritt die Intensität dieser groben Schatten
besonders auffällig hervor.

In den besprochenen Fällen handelte es sich stets um besonders lokal entwickelte Befunde mit Erweiterung größerer Bronchialäste.   Außerdem kommen
aber auch diffus verbreitete Erweiterungen vor, die hauptsächlich oder
ausschließlich die kleinen und kleinsten Bronchien in ziemlich gleichmäßiger
Weise betreffen, die größeren Bronchien aber im wesentlichen unverändert
lassen. Das Röntgenbild zeigt hierbei zahlreiche dicht nebeneinander stehende,
zarte Ringschatten mit ziemlich weitem, hellem Zentrum, die von ortho-

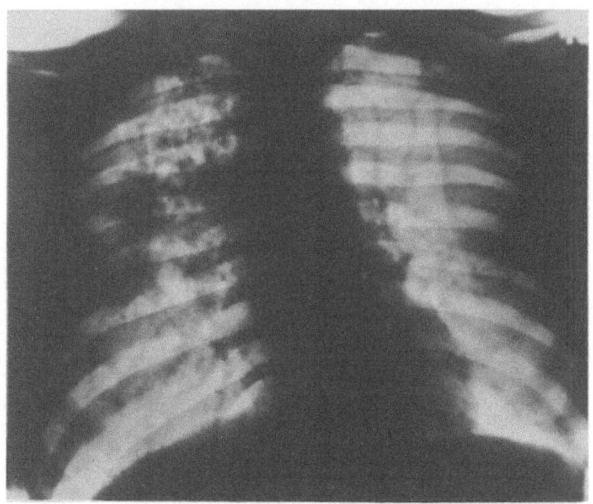

1. Sackförmige Bronchiektasien im re. Oberlappen
(Sektion). Wabige Schattenzeichnung re. oben.

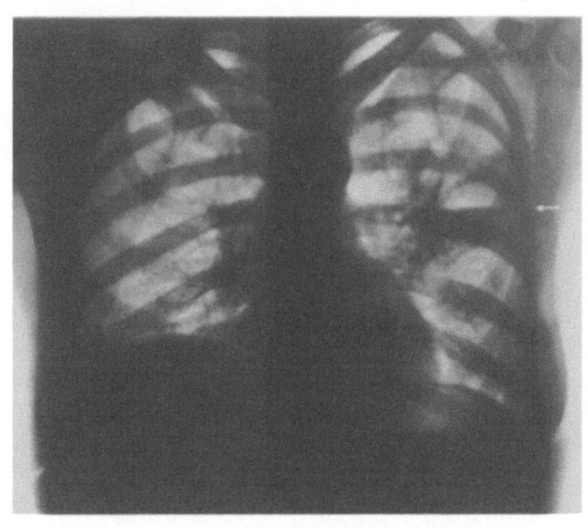

2. Lungenabszeß. Bei Pfeil Hohlraum mit
waagerechtem Flüssigkeitsspiegel.

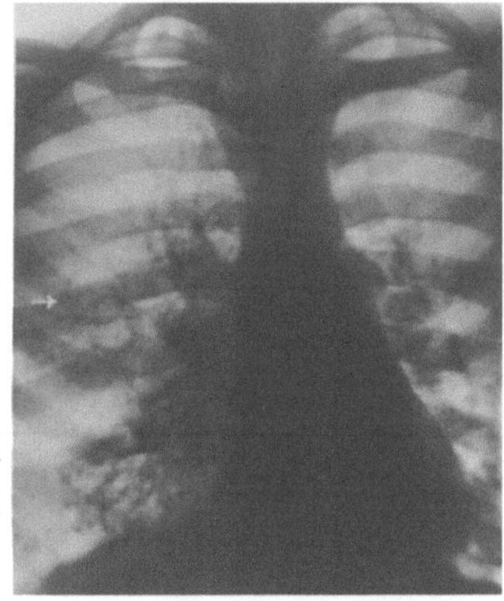

3. Bronchiektasien (Pfeile).
Oben grosser Ring. Unten
Schattenzweigwerk u. kleine Ringe.

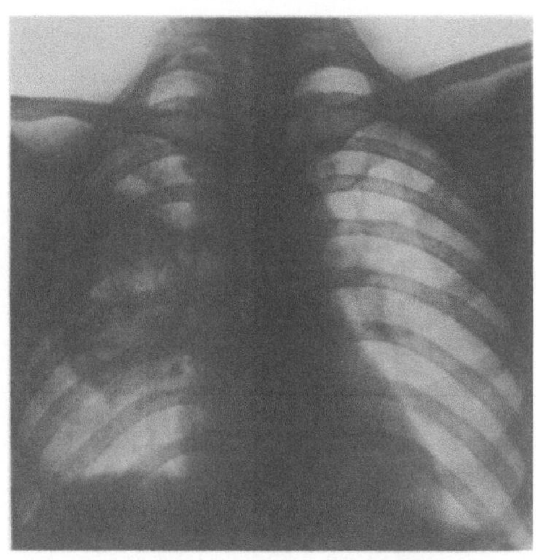

4. Lungenabszeß (Sektion).
Ringschatten im rechten Lungenfelde.
Kein Spiegel (Aufnahme im Liegen).

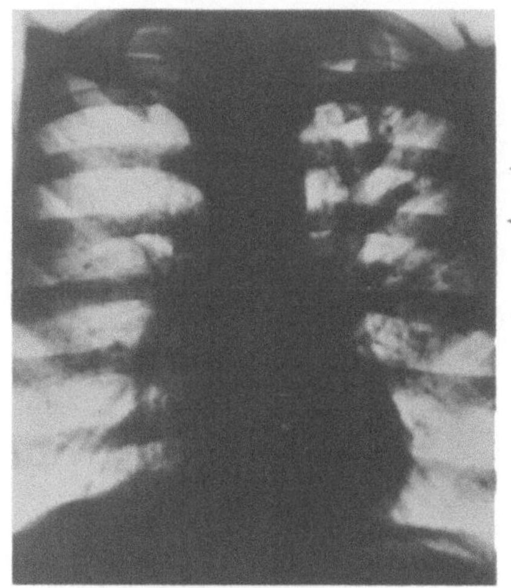

5. Bronchiektasien.
Breite Schattenstränge im li. oberen
Lungenfeld.

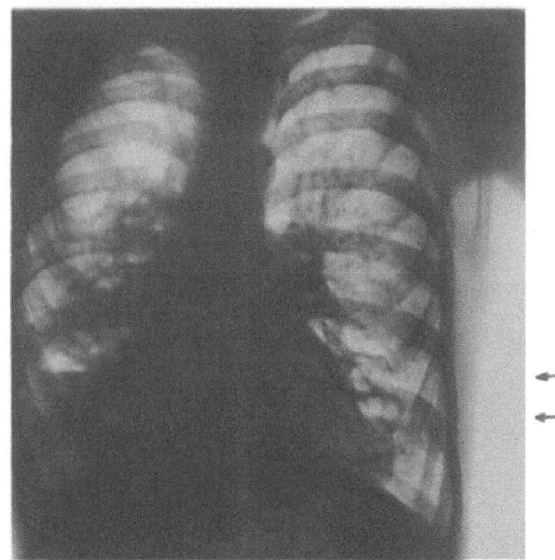

6. Sackförmige Bronchiektasien entlang
dem li. Herzrande. Re. unten waagerechter
Flüssigkeitsspiegel mit Luftblase darüber

röntgenograden kleinen Bronchien herrühren. Diese heben sich meist besser
ab als die längsverlaufenden Bronchien gleicher Ordnung; es rührt dies wohl
daher, daß es der Schattensummation der eine ganze Strecke weit im Strahlen-
verlauf liegenden Bronchialwandungen bedarf, um eine deutliche Wirkung zu
erzielen (vgl. Fig. 247).

Disseminierte feinste miliare Bronchiolektasien, die namentlich bei Kindern mit schwerer Bronchitis, z. B. nach Masern, Keuchhusten und Grippe,
beobachtet werden, können ein der Miliartuberkulose ähnliches Röntgenbild
erzeugen, in dem die Lungenfelder mit feinen Flecken und kleinsten Ringschatten übersät sind (MATTHES, BOSSERT, BOCK u. a.).

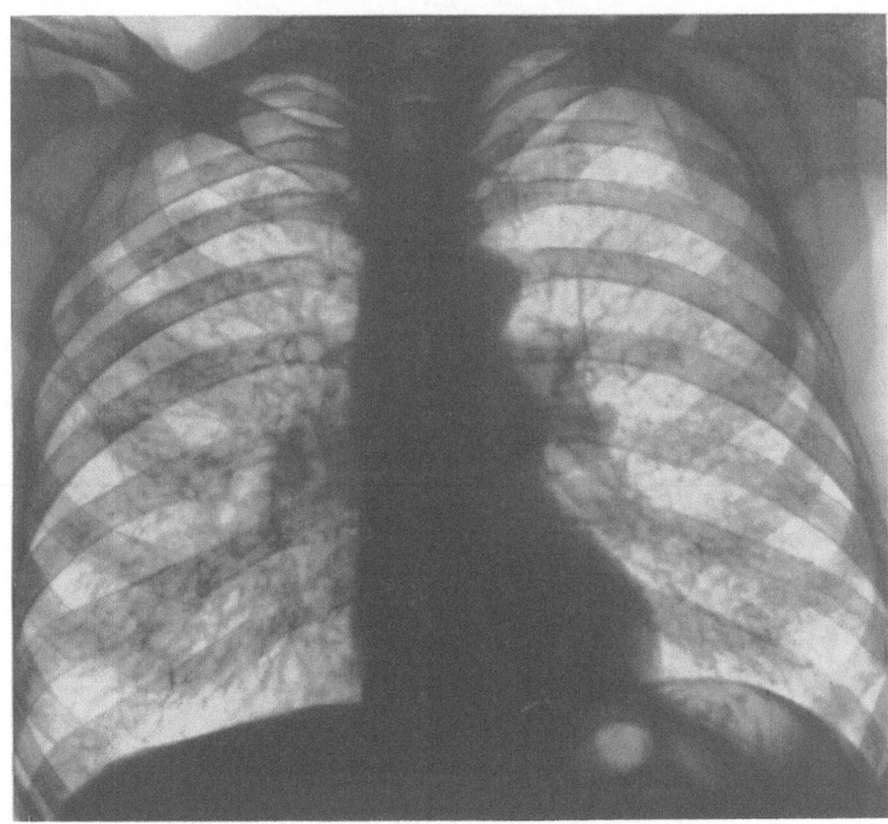

Fig. 247. Diffus verstreute Bronchiektasien und Bronchiolektasien.

c) Isolierte bronchiektatische Kavernen.

Eine dritte Gruppe bilden die seltenen Fälle isolierter großer bronchi-
ektatischer Kavernen. Diese erscheinen im Röntgenbilde je nach dem
Füllungszustande als große ovale oder rundliche Verschattungen oder Aufhellungen mit oder ohne horizontalen Flüssigkeitsspiegel. In zwei derartigen
von mir beobachteten Fällen waren die Aufhellungen nicht von ausgeprägten
Schattenrändern begrenzt. Hiernach muß angenommen werden, daß ihre
Wand im Gegensatz zu der bei zylindrischen Bronchiektasien gewöhnlich
beobachteten Hypertrophie hier gegenüber der Norm verdünnt war (sogenannte atrophische Bronchiektasie) — (vgl. Fig. 249).

Entgegen der eben besprochenen klaren röntgenologischen Ausdrucksweise
der Bronchiektasien werden bei diesen oft Röntgenbilder angetroffen, die jede

charakteristische Zeichnung vermissen lassen und nur eine diffuse strukturlose
Verschattung aufweisen. Dies rührt dann von begleitenden Nebenumständen
her (Pleuraschwarten, Infiltrationen, Indurationen u. U. mit Schrumpfung
einer Thoraxseite), die häufig bei Bronchiektasien als deren Ursache oder
Folgezustand angetroffen werden. So gingen drei von den vorher angeführten
Fällen an einer Pneumonie zugrunde und ergaben in diesem Stadium eine
diffuse gleichmäßige Verschattung ohne jede erkennbare Zeichnung.

In wieder anderen Fällen zeigt das Röntgenbild der Bronchiektasien un-
charakteristische, mehr oder weniger verwaschene Streifen und fleckförmige

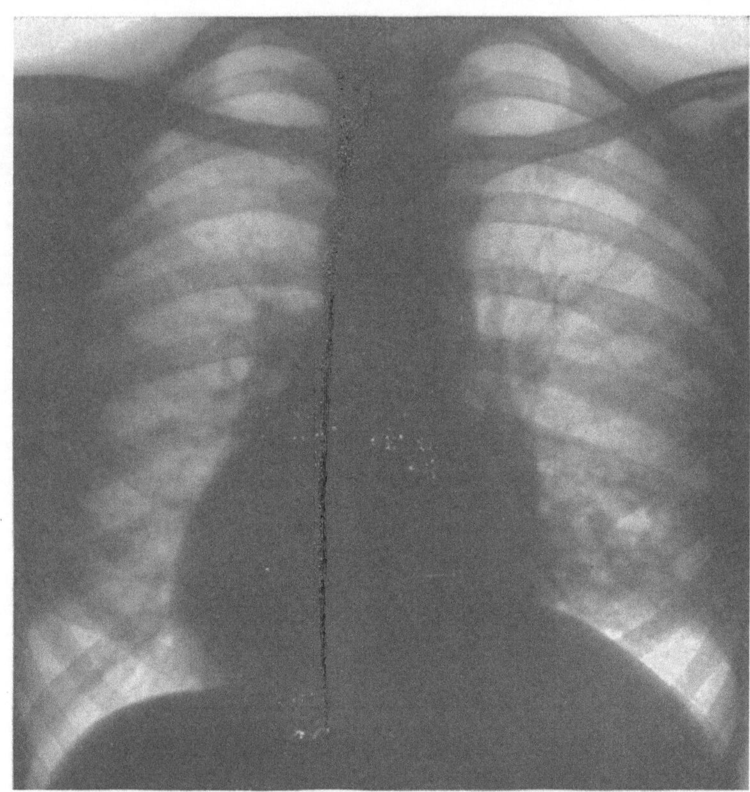

Fig. 248. Bronchiektasien im l. Unterlappen
bei Situs inversus totalis. (Die Herzspitze sieht nach rechts.)
Ringschatten mit hellem Zentrum (leere Br.) und dunkle Flecken und Streifen (sekretgefüllte Br.) im
linken unteren Lungenfelde.

Schatten, die von bronchopneumonischen und tuberkulösen Veränderungen
schwer unterschieden werden können.

Es ist auch die nicht seltene Entstehung von Bronchiektasien auf dem
Boden alter schrumpfender tuberkulöser Prozesse in Betracht zu ziehen. Es
sind dann oft Flecken und Streifen, die verdichteten oder verkalkten tuberkulösen Knötchen und indurierten Bindegewebssträngen entsprechen, neben
den Bronchiektasien vorhanden, die sich in der vorher besprochenen Weise
abzeichnen. So entstehen sehr komplizierte Bilder, aus denen der Ausdruck
der Bronchiektasien oft nicht leicht herauszulesen ist. Andererseits kommt,
wenngleich nur selten, eine sekundäre Entwicklung von Tuberkulose in
bronchiektatischen Höhlen vor. Der Befund von Tuberkelbazillen spricht also
nicht unbedingt gegen die Diagnose von Bronchiektasien. Außerdem ist das

gelegentliche Vorkommen anderer säurefester saprophytischer Stäbchen im bronchiektatischen Auswurf festgestellt.

Als besondere Unterart der Entstehung nach sind endlich die auf einer Entwicklungsmißbildung beruhenden »atelektatischen« und »fötalen« Bronchiektasien zu erwähnen, die sich anatomisch durch das Fehlen von Pigment auszeichnen. In einem autoptisch von mir gesehenen Falle zeigte das Röntgenbild auffallend dicht gestellte wabenartige Hohlräume (Tafel V

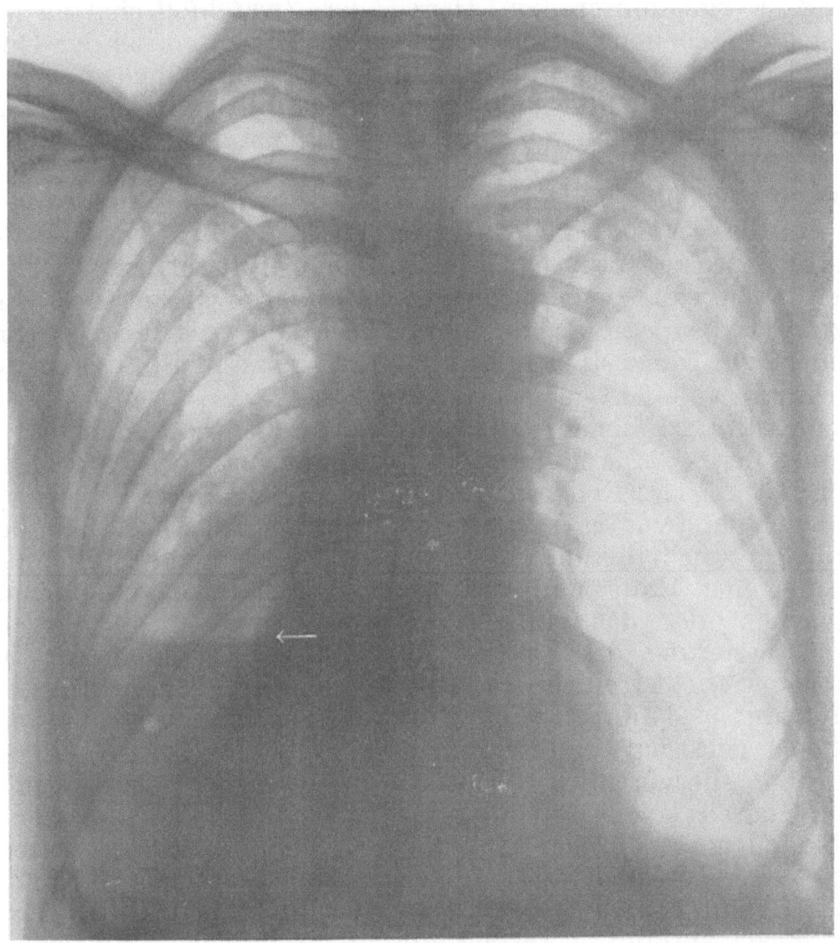

Fig. 249. Isolierte bronchiektatische Kaverne im re. unteren Lungenfelde.
Bei Pfeil horizontaler Flüssigkeitsspiegel. Keine deutliche Begrenzung der Kavernenwand.
Klinisch: Maulvolle fötide Expektoration. Monatelang gleichmäßiger Verlauf. Nie Tb.-Bazillen.

Fig. 1). In seltenen Fällen entstehen ebenfalls auf Grund angeborener Mißbildung durch unvollständige Teilung der Anlage der Hauptbronchien oder größeren Bronchialäste große lufthaltige Hohlräume, die das ganze Organ in eine »Höhlenlunge« verwandeln können. Das Röntgenbild weist alsdann von zarten Schattenringen eingesäumte helle Stellen auf (FLEMMING-MÖLLER, STEINMEYER, HÜNERMANN und SIEVERS, CANIGIANI, SIEMS, JACCHIA, LENK) oder große zusammenhängende Aufhellungen, innerhalb deren eine normale Lungenzeichnung nicht erkennbar ist (HAAHTI). Auch kann nahezu die ganze Lunge mehr oder weniger in einen einheitlichen Hohlraum aufgehen. In einem derartigen von AURNHAMMER und KOLLMANN beschriebenen Falle zeigte das

Röntgenbild eine völlige strukturlose Aufhellung des rechten Lungenfeldes und eine Verdrängung des Herzens nach links; bei der Sektion erwies sich die Lunge größtenteils in einen lufthaltigen Sack mit dünner Wandung verwandelt, der mit dem Hauptbronchus durch zwei feine Öffnungen in Verbindung stand. Dadurch war das Herz nach links verdrängt worden.

Endlich ist daran zu erinnern, daß ein normaler Röntgenbefund die auf Grund sicherer klinischer Erscheinungen gestellte Diagnose auf Bronchiektasien nicht ausschließt. Ihre röntgenologische Darstellung kann dadurch verhindert werden, daß sie sich hinter dem Herz- oder Zwerchfellschatten verbergen. Manchmal gelingt es noch durch Drehung des Patienten bei der Durchleuchtung oder bei aufmerksamer Betrachtung der Aufnahme dicht neben dem Herzen im Herz-Zwerchfellwinkel oder sogar noch innerhalb des Herzschattens eine auf Bronchiektasien hinweisende Zeichnung zu entdecken.

In außerordentlicher Weise ist die Diagnose sowie die genaue Bestimmung der Form und Lage von Bronchiektasien durch die Einführung von Kontrastmitteln in das Bronchialsystem gefördert worden. Dies früher nur gelegentlich in Tierexperimenten benützte Verfahren ist zuerst von amerikanischen Ärzten (LYNAH) zu diagnostischen Zwecken am Menschen angewandt und besonders von französischen Autoren (SICARD und FORESTIER) durch die Einführung des Lipjodols gefördert worden.

Als Kontrastmittel dienen die etwa 40% Jod enthaltenden Öle, Lipjodol oder Jodipin (Merck). Sie können in verschiedener Weise, am besten durch einen unter Führung des Kehlkopfspiegels durch die Glottis hindurchgeführten Gummischlauch nach vorangegangener vorsichtiger Anästhesierung des Larynx in den Tracheobronchialbaum eingefüllt werden. Andere Methoden wie die Durchstechung der Haut und des Ligamentum cricothyreoideum mittels scharfer Kanüle oder das einfache Schluckenlassen nach vorhergehender völliger Anästhesierung des Larynx sind nicht zu empfehlen. Bei diesem letzten Verfahren fließt freilich gewöhnlich der größte Teil des Kontrastmittels in die Luftröhre; es kann aber auch daneben eine unkontrollierbare Menge in den Magen gelangen und auf diesem Wege die sonst geringe Gefahr eines Jodismus hervorrufen. Eine Füllung der verschiedenen Lungenteile erfolgt durch eine entsprechende Lagerung; am schwersten und oft nicht vollkommen ist die der Oberlappen, namentlich der Spitzenpartien, zu erzielen. Die Aufnahmen sind sofort im Anschluß an die Füllung zu machen, da das Mittel zum größten Teil schnell wieder ausgehustet wird. Es soll dies auch nicht länger verhindert werden, um ein ausgiebiges Eindringen des Kontrastmittels in die Alveolen nach Möglichkeit zu vermeiden. Wenn die bestehenden Gefahren, Jodismus und die Entwicklung von Bronchopneumonien, auch bei sachgemäßer Anwendung erfahrungsgemäß recht gering sind, so dürfen sie doch nicht außer Acht gelassen werden. Fälle von Hyperthyreoidismus sind von vornherein auszuschalten. Zur möglichsten Verhütung schwerer Schäden in den freilich sehr seltenen Fällen von ausgesprochener Jodidiosynkrasie empfiehlt es sich, die Jodempfindlichkeit durch eine Probegabe von Jodkali per os in der üblichen Dosierung zu prüfen; ganz sicher ist man jedoch auch hierdurch nicht geschützt, da die Empfindlichkeit bei denselben Individuen sehr wechseln kann.

In jedem Falle bedarf die Anwendung des Verfahrens einer ärztlichen Indikation. Es ist dann *nicht* angezeigt, wenn die Diagnose schon aus der sonstigen klinischen Untersuchung und dem einfachen Röntgenbilde ohne Bronchialfüllung mit genügender Klarheit hervorgeht und wenn von dieser

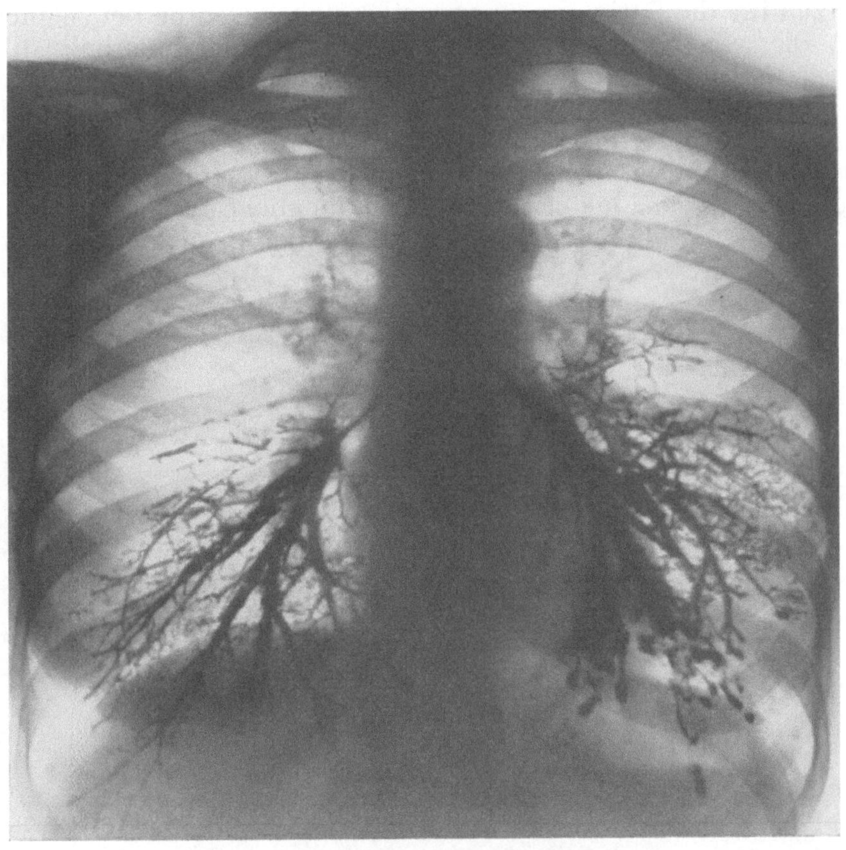

Fig. 250. Sackförmige Bronchiektasien im linken Unterlappen nach Jodipinfüllung.
Rechts normale schlanke Bronchien.

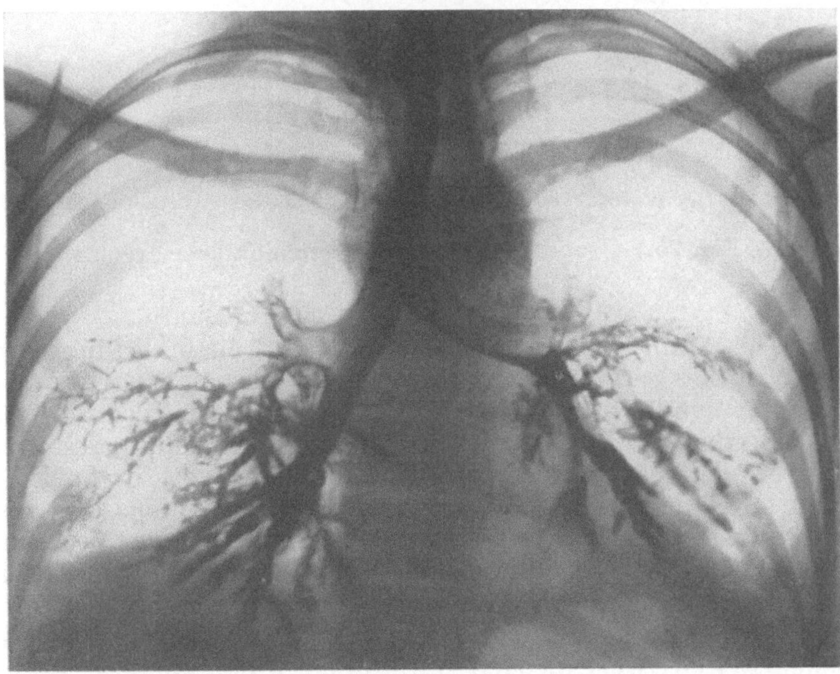

Fig. 251. Zylindrische Bronchiektasien in beiden Unterlappen nach Jodipinfüllung.

kein Nutzen für die Patienten zu erwarten steht. Gerade bei solchen Bronchiektasien, die, wie vorher (S. 252) ausgeführt wurde, innerhalb diffuser Verschattung des Lungenfeldes infolge von Schwarten oder Infiltrationen nicht kenntlich sind oder die durch den Herzschatten oder die Zwerchfellkuppe verdeckt werden, kann ihre Darstellung aber von größter praktischer Wichtigkeit sein, namentlich wenn eine Operation in Frage kommt. Dann ist vor einer Operation auch die genaue sonst kaum sicher mögliche Bestimmung von Lage und Ausdehnung der gewöhnlich multipel auftretenden Bronchiektasien von größter

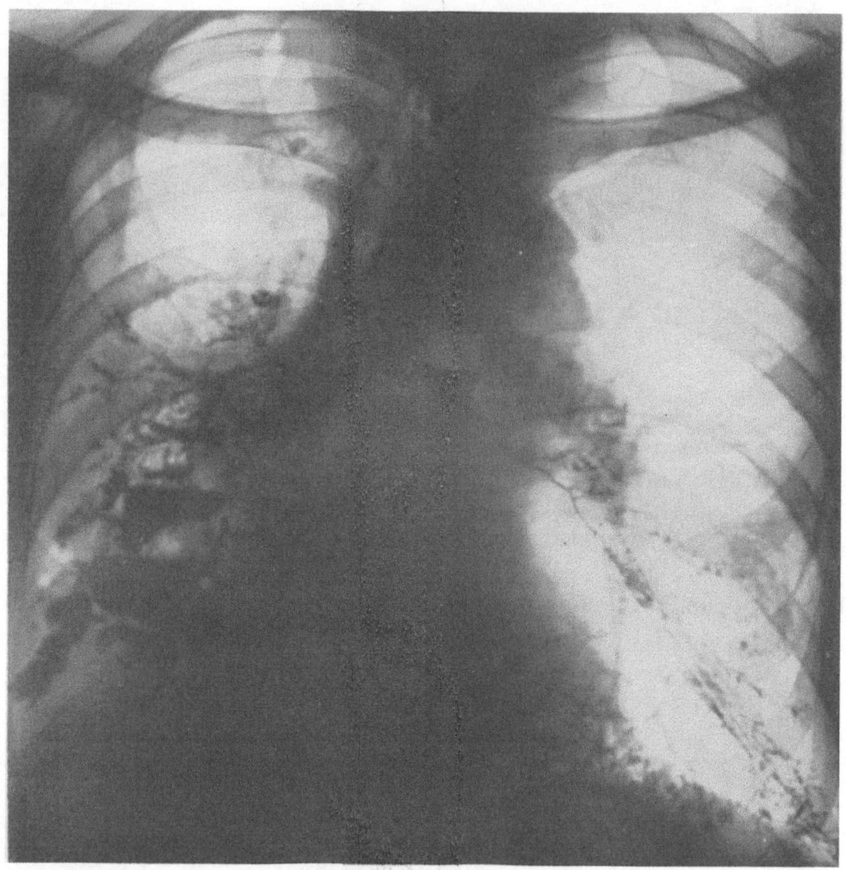

Fig. 252. Große sackförmige Bronchiektasien rechts nach Jodipinfüllung.

Bedeutung. Dies kann in klarer Weise durch die Bronchialfüllung erreicht werden. Deshalb ist dies Verfahren gerade vor chirurgischen Eingriffen bei Bronchiektasien nicht nur erlaubt, sondern indiziert. Seine Anwendung bei anderen Lungenerkrankungen soll später an entsprechender Stelle geschildert werden.

Die mittels des eingeführten Kontrastmittels hergestellten Bronchialausgüsse geben im Röntgenbild die Form des Bronchiallumens und insbesondere seine Erweiterung in vollendeter Weise wieder. Bezüglich der Verschiedenheiten des Bildes der sackförmigen und zylindrischen Bronchiektasien kann auf die vorhergehende Beschreibung verwiesen werden; nur treten bei der Kontrastfüllung alle Formen in noch viel markanterer Weise hervor. Die Ausgüsse der zylindrischen Erweiterung, die sich gewöhnlich in den langgestreckten Zweigen der Unterlappenäste finden, sind von ARMAND DELILLE mit dem Bilde von

Handschuhfingern, die sackförmigen Bronchiektasien und multiplen bronchiektatischen Kavernen mit dem von Trauben verglichen worden. Die Fig. 250, 251 und 252 zeigen entsprechende Bilder. Kleinste Flecken mit einer oberen horizontalen Begrenzung, die einem Sekretspiegel entspricht, werden von kleinen bronchiektatischen Erweiterungen, die BRAUER *Caverniculae* genannt hat, hervorgerufen.

Bronchialsteine.

Bronchialsteine werden in seltenen Fällen in bronchiektatischen Höhlen oder um Fremdkörper gebildet. In der Regel entstehen sie durch Durchbruch eines verkalkten Lungenherdes oder einer verkalkten Lymphdrüse bei chronischer Tuberkulose oder Chalikose in einen Bronchus. Sie rufen ein oft schwer zu deutendes, mit plötzlich einsetzendem Fieber, kleinen Hämoptysen und katarrhalischen, sowie unter Umständen infiltrativen Erscheinungen einhergehendes Krankheitsbild hervor. Bisweilen ist es gegenüber der Tuberkulose schwer abzugrenzen und kann bei der wahrscheinlich häufigsten Entstehung der Bronchialsteine im Verlauf einer Tuberkulose auch gar nicht davon getrennt werden. Am meisten charakteristisch sind noch die Anfälle von Reizhusten, die sich zu Erstickungsparoxysmen steigern können. Beweisend ist das Aushusten von Steinen. Diese bestehen aus kohlen- und phosphorsaurem Kalk. Nach den Untersuchungen von HELBIG kommen auch Verknöcherungen vor. Die in der Lunge befindlichen Herde zeichnen sich im Röntgenbilde als intensive, scharf abgegrenzte Schattenflecken von unregelmäßiger Gestalt ab, so in einem von BICKEL und GRUNMACH mitgeteilten Falle und in einer eigenen Beobachtung, bei welcher im Verlauf einer chronischen Tuberkulose wiederholt Kalksteine ausgehustet wurden. Die Darstellung der Bronchialsteine kann dann verdeckt werden, wenn sich pneumonische oder gangränöse Infiltrationsprozesse der Umgebung einstellen, wie in einem von BLECHER geschilderten Falle.

Bronchusverschluß und Bronchusstenose

können sowohl durch eingedrungene Fremdkörper, Durchbruch von Lymphdrüsen als auch durch Strikturierung des Lumens (Lues, Karzinom) oder durch Kompression von außen (Aneurysmen, Mediastinaltumoren usw.) eintreten. Die Folge ist gewöhnlich eine Verminderung des Luftgehaltes der peripher von der Stenose gelegenen Lungenabschnitte, bei völligem Verschluß nach den Versuchen von LICHTHEIM eine völlige Atelektase derselben. Diese wurde u. a. auch in dem in Fig. 359/360 dargestellten Falle autoptisch festgestellt, in welchem ein Karzinom des Oberlappenbronchus diesen total verschlossen hatte. Nach Aufhebung des Verschlusses kann eine stets langsamer sich vollziehende Wiederherstellung des Luftgehaltes eintreten. Diesen Zuständen entspricht eine Verdunkelung und Wiederaufhellung der betreffenden Lungenpartien im Röntgenbilde. Ein solcher Wechsel wurde auch von BERG in einem Falle von temporärer Bronchusstenose, die durch einen Fremdkörper hervorgerufen wurde, beobachtet.

In seltenen Fällen kann es nach den Mitteilungen von ARNSPERGER und ZIEGLER im Gegensatz zu dem eben beschriebenen Verhalten zu einer Vermehrung des Luftgehaltes mit Tiefstand des Zwerchfells auf der Seite der Bronchusstenose kommen. Der Grund hierfür muß dann in einem Ventilverschluß gesucht werden, der das Einströmen von Luft im Inspirium nicht oder nur verhältnismäßig wenig behindert, dagegen das Ausströmen bei der Ausatmung hemmt. Sehr charakteristisch ist die von den beiden genannten

Autoren geschilderte Beobachtung, daß in derartigen Fällen später ein Wechsel sich vollzog und an Stelle der vermehrten Aufhellung und des Zwerchfelltiefstandes in der Folge eine Verdunkelung des Lungenfeldes und Hochstand des Zwerchfells eintrat, was auf eine Zunahme der Stenose, die nunmehr auch im Inspirium sich geltend machte, zu beziehen war.

Wichtig für die Erkennung der Bronchusstenose ist die Beobachtung der Bewegungsphänomene des Mediastinums und Zwerchfells, welche zuerst von JAKOBSON, dann von HOLZKNECHT beschrieben worden sind. Das Mediastinum rückt im Inspirium in die erkrankte Seite hinüber. Das Zwerchfell steht gewöhnlich hoch und führt verringerte respiratorische Bewegungen aus, im Exspirium tritt es schneller als auf der gesunden Seite ruckartig in die Höhe. Bisweilen wird auf der der Stenose entsprechenden Seite ein Knick beobachtet, welcher zwei winklig aneinander stoßende, nach oben konvexe Bögen abteilt (vgl. S. 265).

Sowohl die geschilderten Bewegungen des Mediastinums wie die des Zwerchfells sind in einheitlicher Weise zusammen mit den sichtbaren Einziehungen der Thoraxwand darauf zurückzuführen, daß die von einer genügenden inspiratorischen Luftzufuhr abgeschnittene Lunge der stenosierten Seite nicht den im Inspirium vergrößerten Thoraxraum ausfüllen kann und infolgedessen eine Ansaugung auf die gesamten Begrenzungen dieser Thoraxhälfte, nämlich Brustwand, Mediastinalorgane, Zwerchfell, ausgeübt wird. Die Interkostalräume der Brustwand und das Mediastinum folgen passiv dem inspiratorischen Zuge in die Thoraxhälfte der stenosierten Lunge hinein. Diese ganz selbstverständlich und zwingend aus physikalischen Gründen sich ergebende Erklärung, welche schon von HOLZKNECHT bei der Beschreibung des Phänomens angeführt wurde, läßt meines Erachtens keinen Raum für andersartige Deutungsversuche von ARNSPERGER und JAKOBSON, denen ich bereits an anderer Stelle entgegengetreten bin. Besonders stark ist die Saugwirkung, die von der Seite mit behindertem Luftzutritt auf das Mediastinum ausgeübt wird, wenn die Inspiration rasch erfolgt; alsdann tritt eine *schnellende Bewegung des Mediastinums* nach der kranken Seite hin auf, die LENK als wichtiges diagnostisches Zeichen einer Bronchusstenose hervorgehoben hat (vgl. S. 212). Die Ansaugung auf die sämtlichen Begrenzungen der Thoraxhälfte auf der Seite der Bronchusstenose ist aber nicht nur in der Bewegung während des Inspiriums wirksam, sondern, wenngleich in schwächerem Maße, auch während des Exspiriums und im Ruhezustand. Denn die vermöge ihrer Retraktionskraft nach Verkleinerung strebende Lunge, die keine genügende Luftzufuhr erhält, vermag auch im Exspirium den Thoraxraum nicht mehr auszufüllen. Die Folge hiervon ist eine dauernde, auch im exspiratorischen Zustande vorhandene, relative Verdunkelung der stenosierten Lunge gegenüber der anderen Seite, Einziehung und Enge der Interkostalräume, steiler Rippenabfall, Verziehung des Mediastinums nach der kranken Seite und Hochstand der betreffenden Zwerchfellhälfte.

Einer näheren Ausführung bedarf noch die Zwerchfellbewegung. Diese gestaltet sich deshalb etwas komplizierter, weil nur bei diesem Organ außer dem beschriebenen passiven Zug nach oben noch eine aktive Kraft hinzukommt, die in entgegengesetzter Weise im Inspirium nach abwärts gerichtet ist. Der allein sichtbare Endeffekt ergibt sich aus dem Stärkeverhältnis der einander entgegen wirkenden Kräfte. Die Retraktionskraft der Lunge zieht das Zwerchfell dauernd aufwärts. Im Inspirium wächst bei der Bronchusstenose der Zug nach oben infolge Vergrößerung des Thoraxraumes, der wegen der mangelnden Luftzufuhr nicht ausgefüllt werden kann. Im Inspirium tritt aber auch eine Kontraktion des Zwerchfells auf, welche infolge der Verkürzung der Muskelfasern den Bogen hinabzieht. Die Folge ist ein, wenn auch beschränktes, Tiefertreten entweder des ganzen Zwerchfellbogens oder wenigstens des kräftigeren lateralen Teils, während der schwächere mediale ventrale Abschnitt unter Umständen dem Zuge nach oben folgen und sich dabei von dem lateralen Teil durch einen Knick abheben kann (vgl. S. 467 u. Fig. 408). Die volle Auswirkung der inspiratorischen Ansaugung auf das Zwerchfell wird gewöhnlich dadurch behindert, daß das leichter bewegliche Mediastinum, in dem keine entgegenwirkenden Kräfte vorhanden sind, schon teilweise die inspiratorisch eintretende Drucksenkung durch Hinüberrücken in die stenosierte Seite hin ausgleicht. Sobald nach Beendigung des Inspiriums die Kontraktion des Zwerchfells aufhört, schnellt dasselbe ruckartig, wie JAKOBSON angibt, dem aufwärts gerichteten Zuge folgend in die Höhe und in die Anfangsstellung zurück. Die beschriebenen Erscheinungen sind deshalb in möglichster Vollständigkeit ausgeführt, um ihre einheitliche Erklärung im Zusammenhang darzulegen. Sie sind aber nicht in jedem leichteren Falle vorhanden. Meist handelt es sich ja auch nur um eine relative Stenose, bei welcher die Luftzufuhr nicht gänzlich gehemmt ist. Alsdann ist gewöhnlich nur eine geringe Verdunkelung des Lungenfeldes, mäßiger Zwerchfellhochstand und eine leichte Beschränkung der normalsinnigen Zwerchfellbewegung, häufig, nicht immer, eine Mediastinalverschiebung nach der erkrankten Seite hin vorhanden.

Diese Phänomene werden übrigens in schwächerem Maße, wie bereits BECLÈRE und HOLZKNECHT hervorhoben, nicht nur bei Bronchusstenose, sondern auch bei anderen Prozessen, nämlich größeren Infiltrationen, Exsudaten usw. beobachtet, bei denen der Luftgehalt der Lunge vermindert ist und die »Lungenkapazität hinter der intendierten Thoraxkapazität zurückbleibt« (HOLZKNECHT).

JAKOBSON nimmt an, daß die Verschiebung des Mediastinums in ausgeprägtem Maße bei Bronchusstenose nur bei wesentlich intaktem Lungengewebe, also z. B. bei Aneurysma und Mediastinaltumor, dagegen nicht oder nicht in erheblichem Grade bei gröberen Erkrankungen der Lunge selbst, z. B. bei Lungentumor, auftrete. HOLZKNECHT bestreitet dies. Ich sah deutliche, allerdings nicht sehr hochgradige Mediastinalverschiebung sowohl bei Bronchusstenose infolge Aneurysma als auch bei Lungentumor.

Asthma bronchiale.

Beim Asthma bronchiale ist das Lungenfeld wie beim Lungenemphysem infolge des vermehrten Luftgehalts der erweiterten Lungenbläschen auffallend hell. Die Interkostalräume sind weit, die Rippen horizontal gestellt, das Zwerchfell tiefstehend.

Von diesem hellen Untergrunde heben sich die Schattenstreifen der Lungenzeichnung am Hilus und in der Peripherie in vermehrter Deutlichkeit ab. Außer der Kontrastwirkung kommt hierfür auch in Betracht, daß bei hochgradigem Asthma und insbesondere bei einem chronischen, in dauerndes Lungenemphysem übergehenden Zustand infolge Vermehrung der Widerstände in der Lunge eine Erweiterung der Lungenarterie eintreten kann, welche eine Verbreiterung der Hilusschatten von gleichmäßiger Beschaffenheit hervorruft. Abgesehen von diesen Einflüssen der Blutfüllung kann auch durch begleitende bronchitische und bronchopneumonische Prozesse eine vermehrte und vergröberte Streifenzeichnung und Fleckenbildung am Hilus und in den übrigen Lungenfeldern entstehen (ZDANSKY). Lymphdrüsenschwellungen haben in der Regel an den Hilusschatten keinen wesentlichen Anteil.

Im asthmatischen Anfall selbst sind die Atemexkursionen des Zwerchfells bei hochgradigem Tiefstand stark vermindert. Von einigen Autoren werden inspiratorische, ruckartige Bewegungen angegeben. Auch völliger Zwerchfellstillstand ist namentlich einseitig beobachtet worden. Ich sah in einem schweren Anfall sehr geringe Zwerchfellbeweglichkeit auf der rechten, etwas stärkere auf der linken Seite. Außerdem trat im Inspirium eine Teilung der rechten Zwerchfellhälfte in zwei Bögen entsprechend der Beschreibung im vorigen Abschnitt ein, von denen der laterale inspiratorisch tiefer trat, der mediale dagegen hinaufzurücken schien bzw., wenn man die passive Aufwärtsbewegung durch die Hebung des Brustkorbs berücksichtigt, tatsächlich wohl an derselben Stelle stehen blieb. Im Exspirium verschwand diese Bogenteilung und es stellte sich die einheitliche Zwerchfellwölbung wieder her.

Die Behinderung der Zwerchfellbewegung wurde von manchen Autoren (RUMPF, KRAUSE) auf einen Zwerchfellkrampf zurückgeführt und damit eine in der Klinik sonst verlassene Asthmatheorie wieder ans Licht gezogen. Einen Grund für diese nach der jetzt herrschenden klinischen Auffassung vom Asthma bronchiale sehr unwahrscheinliche Annahme kann ich in den mitgeteilten Beobachtungen nicht erblicken, da sich sämtliche Erscheinungen ohne Schwierigkeit als notwendige Folge eines Krampfes der Wandungen der Bronchiolen erklären lassen. Da die inspiratorischen Kräfte stärker sind als die exspiratorischen, wird der Verschluß der Bronchiolen wohl zum Teil im Inspirium, aber nicht im Exspirium überwunden und damit Luft in die Alveolen eingesogen, aber nicht ausgepreßt und somit die Lunge aufs stärkste gebläht. Die Folge ist ein ständiger inspiratorischer Zwerchfelltiefstand und eine stark verminderte Beweglichkeitsbreite des Zwerchfells. Betrifft der Bronchialmuskelkrampf die eine Seite stärker als die andere, so ist auch einseitiger Zwerchfellstillstand erklärlich. Es kommt aber noch ein wichtiger, auch in der Klinik nicht immer genügend gewürdigter Faktor hinzu. Der Bronchialmuskelkrampf setzt auch dem Eindringen von Luft im Inspirium einen Widerstand entgegen, wenn auch durch die stärkeren inspiratorischen Kräfte der Verschluß großenteils gesprengt wird. Die Lunge kann sich deshalb nicht so ausdehnen, wie es der durch die äußerste Anspannung aller Inspirationsmuskeln bewirkten Thoraxerweiterung entspricht. In den abgeschlossenen Alveolen kommt es zu einer Luftverdünnung und damit zu einer Druckerniedrigung. Von diesem Vorgang kann man sich durch einfachen Augenschein überzeugen, wenn man den tiefen inspiratorischen Einziehungen der Interkostalräume in manchen schweren asthmatischen Anfällen Beachtung schenkt. Ebenso wird aber auch eine Ansaugung auf das Zwerchfell ausgeübt und dadurch seine normale Abwärtsbewegung behindert. Dabei kann, wie ich beobachtete, der nachgiebigere mediale ventrale Abschnitt zurückbleiben und einen stärker nach oben gewölbten Bogen bilden. Auf die gleichen Vorgänge sind von STORM VAN LEEUWEN und WELTZ bei Asthmatikern beschriebene, auffällig stark ausgeprägte Zwerchfellfalten zurückzuführen. Auch die von einigen Autoren (LEVY-DORN, KRAUSE) beschriebene ruckartige inspiratorische Bewegung kann in derselben Weise erklärt werden, indem man annimmt, daß der Bronchialverschluß durch die inspiratorischen Kräfte nicht allmählich, sondern absatzweise gesprengt wird. Dagegen ist für das Vorhandensein eines Zwerchfellkrampfes, das aus diesen röntgenologischen Beobachtungen gefolgert ist, meines Erachtens kein Grund ersichtlich.

Positiv nachgewiesen wurden spastische Erscheinungen der Bronchialwandungen durch die kinomatographischen Beobachtungen von JARRE und HUD-

son, welche sie an den mit Kontrastöl gefüllten Bronchien bei Asthmatikern
anstellten. Sie beschreiben außer einer deutlichen Peristaltik Segmentation
der Kontrastsäulen und zeitweiligen Verschluß der Bronchien, so daß keine
Kontrastflüssigkeit in die Alveolen eindrang. In einem Falle sahen sie fortschreitende Zusammenziehungen im Inspirium anstatt der normalerweise im
Exspirium beobachteten Peristaltik (vgl. S. 238).

Außerdem ist im asthmatischen Anfall von verschiedenen Autoren ein
Anschwellen des Herzens im Inspirium und eine Verkleinerung im Exspirium
beobachtet. Diese Erscheinung ist in der gleichen Weise durch vermehrte

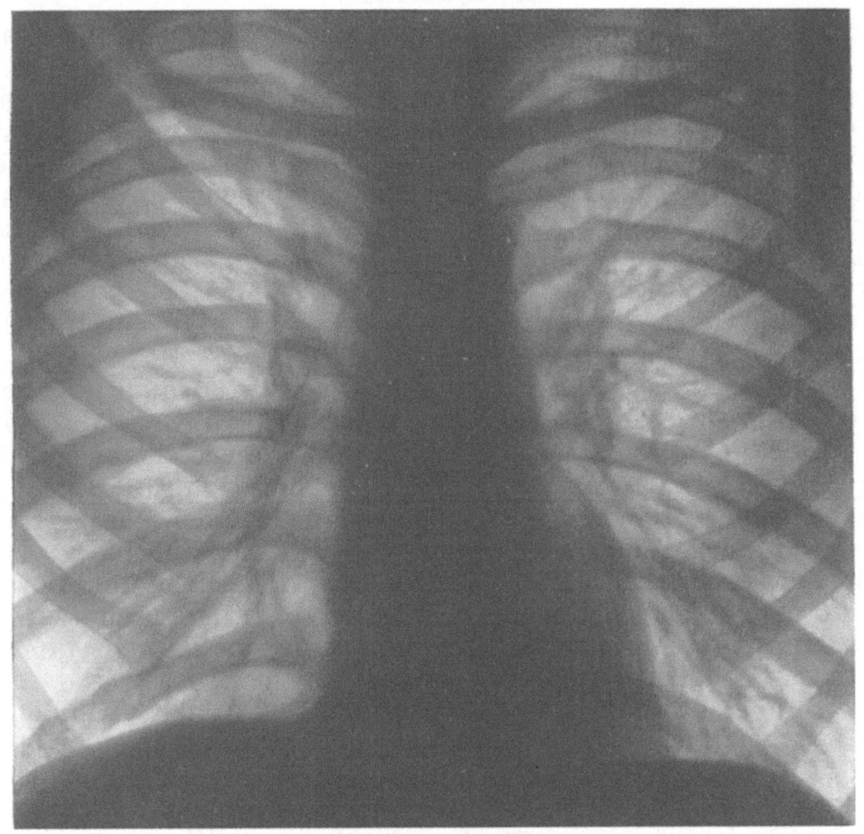

Fig. 253. Asthma bronchiale.
Helle Lungenfelder, in denen die Hilusschatten (Gefäß- und hier auch z. T. Bronchialwandschatten) stark
hervortreten.
Tiefer Zwerchfellstand.

Ansaugung von Blut infolge der inspiratorischen endothorakalen Druckerniedrigung, andererseits durch verminderten Blutzufluß während der exspiratorischen Druckerhöhung zu erklären. Daß die exspiratorische Drucksteigerung die Entleerung des Blutes aus dem starkwandigen, kräftigen linken
Ventrikel wesentlich fördert, gewissermaßen »das Blut herauspreßt«, ist
wohl kaum in nennenswertem Maße anzunehmen. Dagegen ist es denkbar,
daß während eines stark verlängerten Exspiriums ähnlich wie im Valsalvaschen Versuch ein Leerpumpen des linken Ventrikels stattfindet, der keinen
genügenden Zufluß vom rechten Herzen erhält, weil auch zu diesem die Blutzufuhr aus den Körpervenen durch die intrapulmonale Drucksteigerung gehemmt und ferner der Widerstand in den Lungenkapillaren erhöht und des-

halb das Blut im rechten Ventrikel und der Lungenarterie zurückgehalten
wird. Man könnte hiernach auch ein Anschwellen des Pulmonalarterienstammes und der arteriellen Hilusschatten im Anfall erwarten. Diese treten sehr
kontrastreich in dem besonders hellen Lungenfelde hervor. Sicher meßbare
Differenzen der Hilusbreite gegenüber Vergleichsaufnahmen, die bei tiefem
Inspirium außerhalb des Anfalls hergestellt waren, habe ich freilich trotz
hierauf gerichteter Aufmerksamkeit bisher nicht nachweisen können.

c) Lymphgefäßsystem.

Lymphdrüsen.

Die Röntgendiagnose von endothorakalen Lymphdrüsenvergrößerungen und -verdichtungen, an die zumeist die Annahme einer Tuber-
kulose geknüpft wird, besitzt heutzutage in weiten ärztlichen Kreisen eine
außerordentliche Verbreitung, kann aber in der Art und Weise, wie diese
Diagnostik an vielen Orten geübt wird, keinen Anspruch auf eine exakte
Begründung haben. Die wissenschaftlich gesicherte Diagnose einer
Lymphdrüsenvergrößerung muß vor allem die anatomischen Grundlagen der
normalen Lungenzeichnung und sodann die anatomischen Verhältnisse der
Lymphdrüsen selbst berücksichtigen. Diese sind in der bekannten Arbeit von
SUKIENNIKOW in übersichtlicher Weise dargestellt und durch beistehende
Abbildung (Fig. 254) illustriert.

Lage der Lymphdrüsen. Die Lymphdrüsen der Atmungsorgane werden
ihrer Lage nach eingeteilt in tracheale, Bifurkations-, tracheobronchiale und
bronchopulmonale Drüsen. Sie liegen gruppenweise verteilt beiderseits neben
der Luftröhre, im Bifurkationswinkel zwischen den Hauptbronchien sowie in
den äußeren tracheobronchialen Winkeln zwischen Trachea und Hauptbronchien, weiter in den Winkeln zwischen den Teilungsstellen der Bronchialäste, außerdem in spärlicher Zahl entlang den Bronchien und ihren Ästen.
SUKIENNIKOW hebt als wichtiges gesetzmäßiges Verhalten hervor, daß die
trachealen und tracheobronchialen Lymphdrüsen vorwiegend antero-lateral,
die bronchopulmonalen Lymphdrüsen hauptsächlich postero-lateral an den
Abgangswinkeln der Bronchialäste gelegen sind und daß gewöhnlich auf der
rechten Seite weit mehr Lymphdrüsen angetroffen werden als auf der linken.
Die Zahl der häufchenweise zusammenliegenden bronchopulmonalen Drüsen
beträgt meistens 3—4, am oberen rechten sog. »eparteriellen« Bronchus
etwa 5—7. Die Größe der normalen Drüsen übertrifft selten Erbsengröße.

Für die röntgenologische Darstellung bei sagittalem Strahlengang sind
die trachealen, Bifurkations- und tracheobronchialen Drüsen nicht geeignet,
da sie gewöhnlich von dem intensiven Mittelschatten gedeckt werden. Dementsprechend fand ich bei der Autopsie von Kindern, die an Meningitis tuberculosa gestorben waren und bei denen die Thoraxaufnahme keinerlei Drüsenschatten erkennen ließ, oft beträchtliche Ansammlungen vergrößerter, auch
verkäster paratrachealer und Bifurkationsdrüsen. Unter Umständen heben
sich aber verkalkte und sehr kalkreiche verkäste Drüsen durch ihre größere
Schattentiefe, zumal bei Verwendung verhältnismäßig harter Strahlen, noch
innerhalb des Mittelschattens ab. Ferner ist ihr Nachweis bisweilen noch
im schrägen Durchmesser möglich, doch ist die Orientierung in dem Gewirr von Schatten, die einander decken, und die Abgrenzung von normalen
Verhältnissen äußerst schwierig. Gerade die Bifurkationsdrüsen, die in
dem Winkel zwischen der hellen Gabel der abgehenden Hauptbronchien
scharf zu lokalisieren sind, können aber bisweilen auf diese Weise erkannt

werden, zumal wenn sie sich infolge Verkalkung oder Verkäsung durch große Schattenintensität auszeichnen (vgl. Fig. 255 u. 256). In einigen autoptisch kontrollierten Fällen sah ich bei Durchleuchtung im 1. schrägen Durchmesser auch karzinomatöse Drüsen bei Ösophaguskarzinom sich innerhalb des HOLZ-KNECHTschen Raumes als runde erbsen- bis bohnengroße Flecken abheben.

Wenn die seitlich neben der Trachea gelegenen *paratrachealen* Drüsen eine solche Größe erlangen, daß sie seitlich den Mittelschatten überragen und sich gegen das Lungenfeld bogenförmig abheben, ist auch ihr Nachweis bei gerader

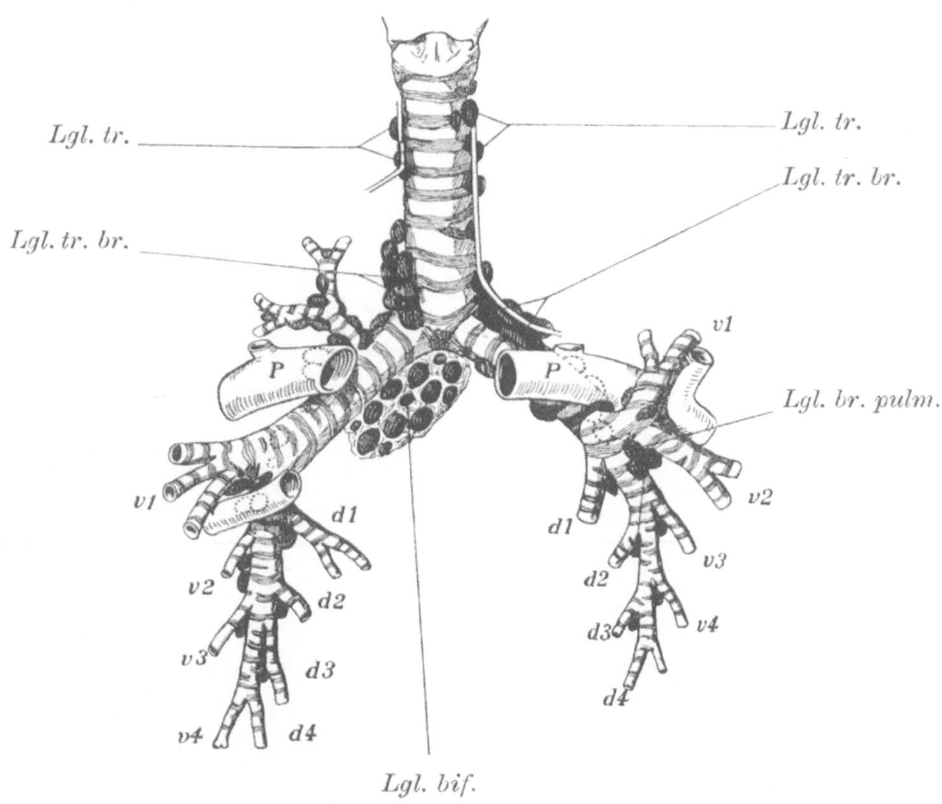

Fig. 254. Tracheale und bronchiale Lymphdrüsen nach SUKIENNIKOW.

Lgl. tr. = Lymphoglandulae tracheales.
Lgl. tr. br. = Lymphoglandulae tracheo-bronchiales.
Lgl. bif. = Lymphoglandulae bifurcationis.
Lgl. br. pulm. = Lymphoglandulae bronchopulmonales.
v. = ventral } die dabei stehenden Zahlen bedeuten die
d. = dorsal } Ordnung der abgehenden Bronchialäste.
P. = Arteria pulmonalis.

Durchleuchtung möglich. Ein sanft geschwungener, seitlich den gerade aufwärts ziehenden Schatten der Vena cava superior überragender Bogen bildet nach meinen Erfahrungen einen typischen, in vielen autoptisch kontrollierten Fällen immer wieder in gleicher Weise von mir beobachteten Befund (vgl. Fig. 257). Wesentlich seltener habe ich linksseitig einen bogenförmigen Schatten in der Gegend des Aortenknopfes gegen das Lungenfeld sich abheben sehen und bei der Autopsie dort Lymphdrüsen festgestellt (vgl. Fig. 261).

Günstiger für den Nachweis im Röntgenbilde sind die bronchopulmonalen Drüsen der Hilusgegend gelegen, da sie sich oft deutlich gegen das Lungenfeld abgrenzen lassen. Ihre Darstellung wird erleichtert durch die vorherrschende Lokalisation lateral vom Bronchus und die Bevorzugung

der rechten Seite, auf welcher der Herzschatten die Hilusgegend frei läßt,
während der linke Hilus zum Teil vom linken Herzrande bedeckt wird. Dagegen gibt hier der seitlich dem hellen Bronchiallumen angelagerte normale
Hilusschatten leicht zur Deckung und Verwechslung Anlaß. Wegen der häufigen
Verkennung des Ursprungs des normalen Hilusschattens sei nochmals an die
Tatsache erinnert, daß er hauptsächlich von der Arteria pulmonalis gebildet
wird und Lymphdrüsen an seiner Entstehung gar nicht beteiligt zu sein

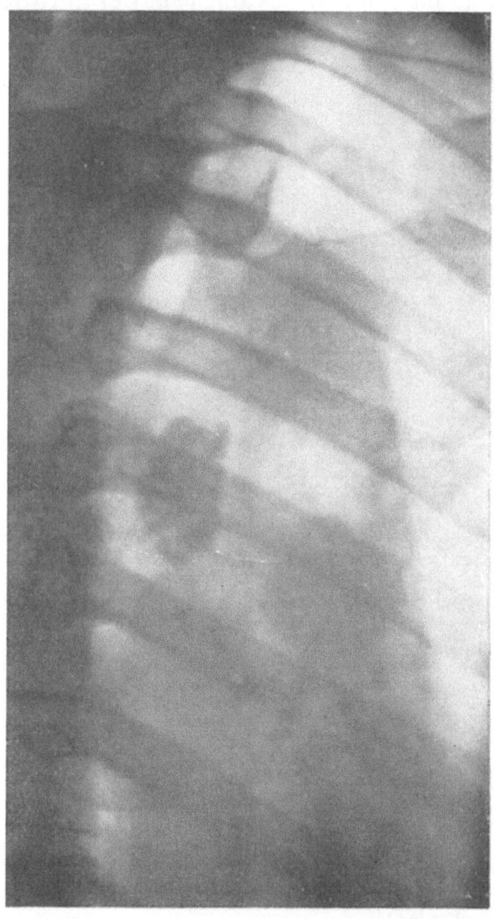

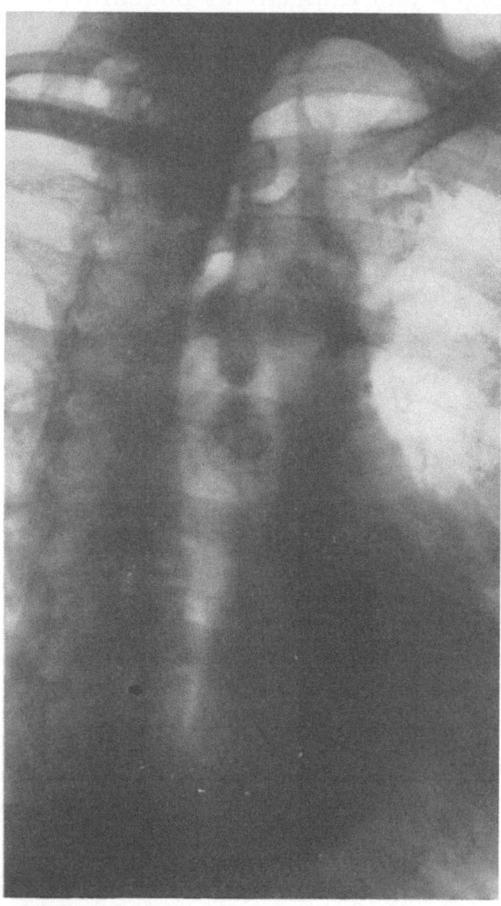

Fig. 255. Verküste bzw. verkalkte
Bifurkationsdrüse im 1. schrägen
Durchmesser.
Sie löste einen lokalen Ösophagus-Spasmus aus.
Vgl. S. 565 und Fig. 500 und 501.

Fig. 256. Verkalkte paratracheale und
Bifurkationsdrüsen.
Aufnahme im 1. schrägen Durchmesser.

brauchen. Mit Unrecht betonte ENGEL, daß bei den rechten bronchopulmonalen
Drüsen lästige Deckschatten der Hilusgegend ausbleiben. Die seiner Arbeit
beigegebenen Abbildungen von Frontalschnitten durch die Hilusgegend, welche
die Topographie trefflich erläutern (vgl. Fig. 258 u. 259), lassen im Gegenteil
sehr klar die nahe räumliche Beziehung der Drüsen (L. gl. pulm.) zur Arteria
pulmonalis erkennen, die gleichfalls lateral vom Bronchus gelegen ist. In dem
normalen Präparat ist ein Häufchen der Drüsen, das der typischen Stelle unterhalb des eparteriellen Bronchus entspricht, dicht oberhalb des Lumens der Arterie gelegen (vgl. Fig. 258). In dem Falle mit zahlreichen verkästen Drüsen
(Fig. 259) umgeben diese oben und unten und teilweise auch lateral das arte-

rielle Lumen, auf der linken Seite liegt die Drüse dicht oberhalb des Arterienquerschnittes. Diese Lagerung ist durchaus typisch. In manchen Fällen läßt sich der Drüsenschatten von dem dicht darunter gelegenen arteriellen Hilusschatten abgrenzen, der dadurch bisweilen nach abwärts gedrückt wird. Sehr oft ist aber eine klare Differenzierung von der Arterie nicht möglich, zumal wenn, wie in dem unten abgebildeten Querschnitt von ENGEL, die Drüsen sowohl oben als unten neben der Arterie gelegen sind, was außerordentlich häufig beobachtet wird.

Durch die dicht benachbarte Lage der Hiluslymphdrüsen und der Arteria pulmonalis ist also eine Verwechslung mit den normalen Hilusgebilden außerordentlich nahe gelegt und kommt auch tatsächlich sehr häufig vor, wie die

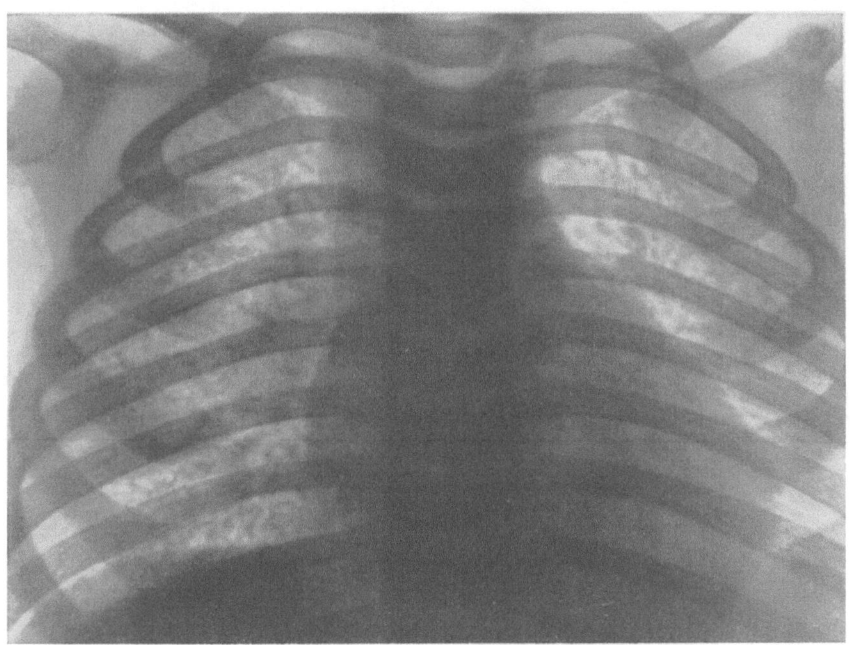

Fig. 257. Paratracheale verkäste Lymphdrüse (Pfeil), welche den senkrechten Schattenrand der Vena cava superior als flacher Bogen überragt.
Außerdem verkäste Bronchialdrüsen am rechten Hilus. Subakute Miliartuberkulose (getüpfeltes Lungenfeld). Autoptische Kontrolle.

Erfahrung lehrt. Dennoch ist eine Entscheidung dann möglich, wenn der Hilusschatten nicht nur abnorm breit ist, sondern auch eine besonders abgesetzte Bogenform aufweist und namentlich zwischen einzelnen Bögen Einkerbungen zeigt, die dem Winkel zwischen zwei aneinanderstoßenden Lymphdrüsen entsprechen. Ein derartiges Verhalten zeigt der in Fig. 260 dargestellte Fall, bei welchem die Autopsie walnußgroße, verkäste Bronchialdrüsen lateral vom abwärts gerichteten Hauptbronchus ergab. Wichtig für die Lokalisation ist die mit Recht auch von ENGEL betonte Lage lateralwärts von dem hellen Bronchiallumen, das rechts gewöhnlich, links nicht immer nahe dem Herzen als heller Streifen sichtbar ist.

Ferner heben sich bisweilen einzelne Lymphdrüsen innerhalb des normalen Hilusschattens als runde Flecken durch größere Intensität ab, besonders wenn ihre Absorptionskraft infolge Verkäsung oder Verkalkung hoch ist (vgl. Fig. 264 und 334).

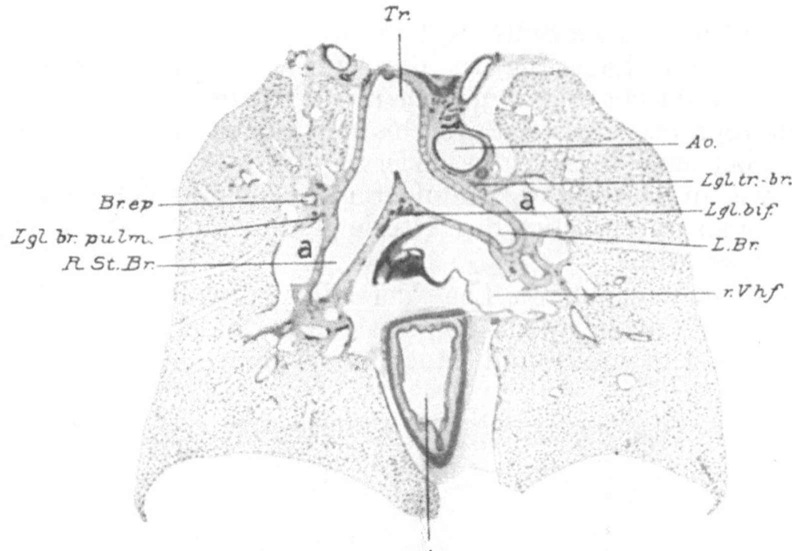

Fig. 258. Frontalschnitt durch eine normale Lunge in der Hilusebene nach ENGEL.

Tr. = Trachea.
Br. ep. = Bronchus eparterialis.
R. St. Br. = re. Stammbronchus.
L. Br. = li. Bronchus.
Lgl. tr. br. = Lymphoglandulae tracheo-bronchiales.
Lgl. bif. = Lymphoglandulae bifurcationis.
Lgl. br. pulm. = Lymphoglandulae bronchopulmonales.

Die Bezeichnung *a* = Arteria pulmonalis ist von mir eingesetzt. Die Bezeichnung von ENGEL *r. Vhf.* = re.
Vorhof ist nicht richtig. Es handelt sich um den li. Vorhof und die darin einmündenden Pulmonalvenen.
Beachte die Topographie: Arterie lateral, Bronchus in der Mitte, Vene medial unten, ferner die kleinen
Lymphdrüsen lateral vom Stammbronchus unterhalb des Bronchus eparterialis dicht oberhalb der Arterie.

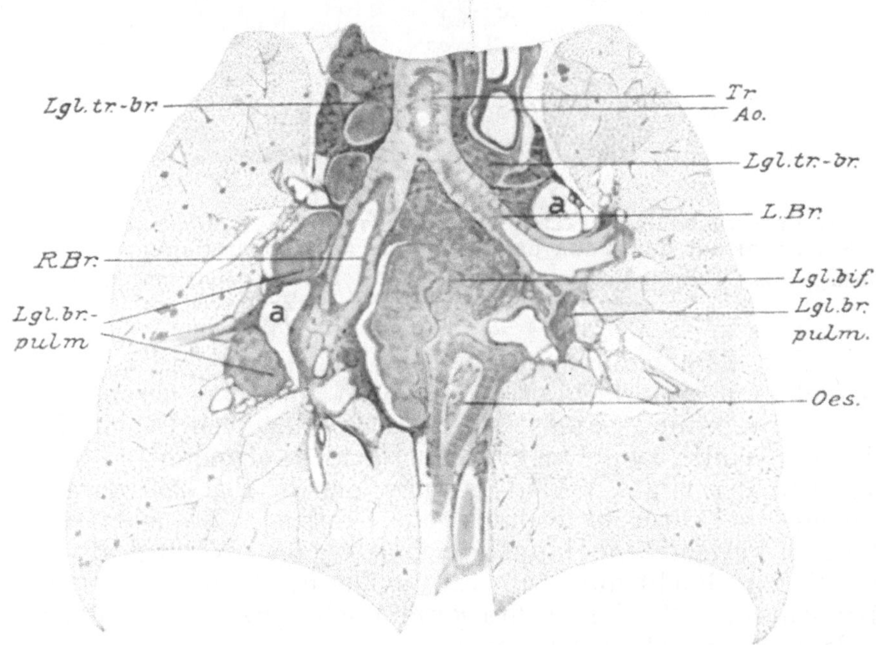

**Fig. 259. Frontalschnitt durch eine Lunge mit verkästen Lymphdrüsen in der Hilusebene
nach ENGEL.**

Bezeichnungen wie auf Fig. 258. *a* = Arteria pulmonalis ist von mir eingesetzt.
Beachte die Lage der bronchopulmonalen Lymphdrüsen dicht ober- und unterhalb der Arterie lateral
vom Bronchus.

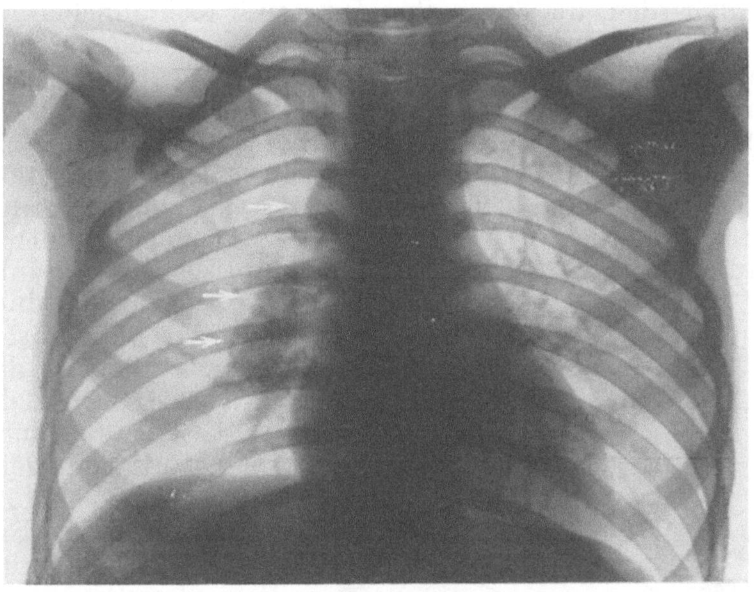

Fig. 260. Verkäste Lymphdrüsen am re. Hilus mit bogiger, in der Mitte gekerbter Kontur. Außerdem re. paratracheale Lymphdrüse.
Autoptische Kontrolle.

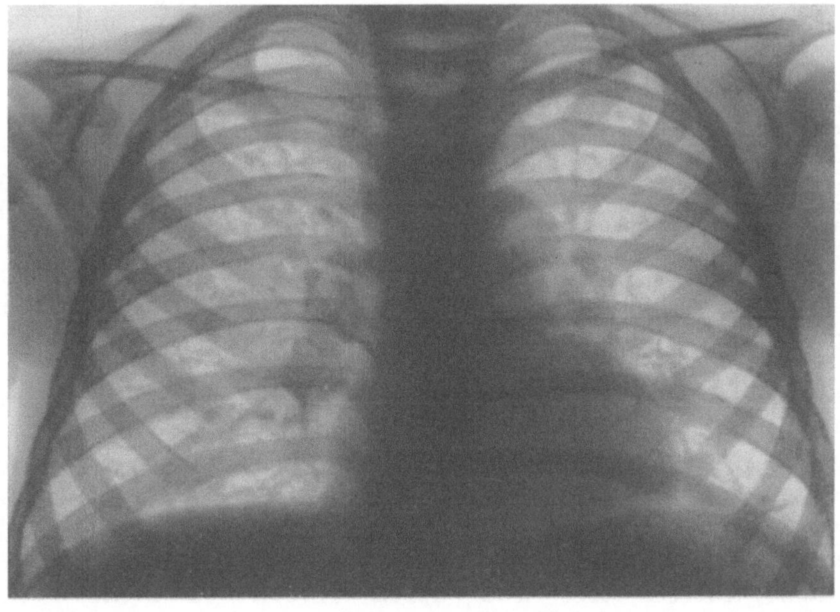

Fig. 261. Verkäste Lymphdrüsen am re. Hilus und li. zwischen Aortenknopf und Pulmonalisstamm.
Autoptische Kontrolle.

Links ist die Darstellung von Hiluslymphdrüsen schwieriger und gelingt außer bei Kalkherden, die durch ihre Intensität sich abheben, meist erst bei erheblicherer Vergrößerung der Drüsen, die wesentlich seltener angetroffen wird als rechts. Typisch ist eine bogenförmige Vorwölbung zwischen Aorta und Pulmonalisstamm bzw. dicht oberhalb des linken Hilusschattens (vgl. Fig. 260). Hier kann die Differentialdiagnose außer gegenüber dem linken arteriellen Hilusschatten auch gegenüber den linken mittleren Herzbögen, die vom linken Herzohr und dem Pulmonalisstamm gebildet werden, Schwierigkeiten bereiten (vgl. Fig. 164 und 165). Dies war auch in einer von v. DEHN mitgeteilten Beobachtung der Fall, in der autoptisch der Ursprung des Bogenschattens durch eine verkäste Drüse festgestellt wurde. Da die den großen Gefäßen aufsitzenden Drüsen oft eine mitgeteilte Pulsation zeigen, ist eine Unterscheidung besonders schwierig. Sie kann dennoch häufig durch die Form der Begrenzung getroffen werden, die bei Drüsen stärker gerundet zu sein pflegt, und bisweilen durch Unterschiede der Schattenintensität. Die anatomischen Beziehungen zwischen den linksseitigen bronchopulmonalen Lymphdrüsen und der Arteria pulmonalis gehen aus dem Querschnittsbilde von ENGEL (Fig. 259) und der schematischen Darstellung in Fig. 262 hervor.

Die an tieferen Teilungsstellen der Bronchialäste gelegenen Lymphdrüsen eignen sich zwar insofern

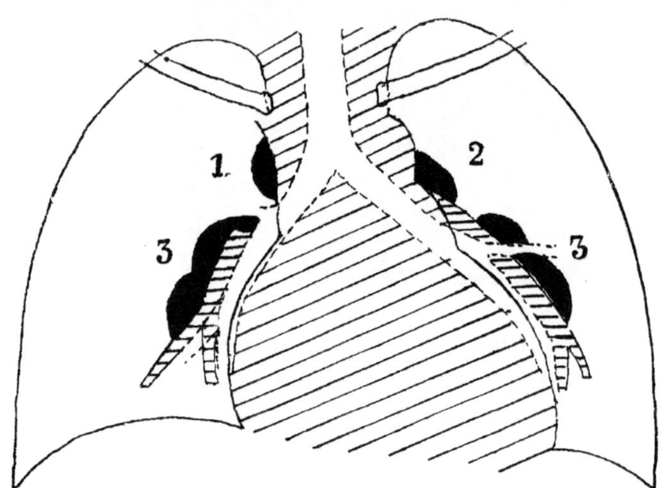

Fig. 262. Schematische Darstellung der Lage der Lymphdrüsen
auf Grund zahlreicher Vergleiche von Röntgenbild und anatomischem Befund.
Es sind nur die für die Randbildung in Betracht kommenden Drüsen als schwarze Flecke dargestellt. Dagegen sind aus Gründen der Klarheit die Partien, welche vor anderen Teilen liegen (vor und hinter der Arteria pulmonalis, den Stammbronchien, im Mediastinum), weggelassen.
1 = re. paratracheale Drüse,
2 = li. tracheobronchiale Drüse zwischen Aortenknopf und Bogen des Pulmonalisstammes,
3 = bronchopulmonale Lymphdrüsen am Lungenhilus beiderseits.
Die Bronchiallumina sind ausgespart, die Bronchialwände gestrichelt. Die Äste der Arteria pulmonalis (lateral vom Bronchus) sind quergestreift. Sie sind besonders im oberen Abschnitt etwas zu eng gezeichnet, um die Drüsen deutlicher hervortreten zu lassen.

für eine Darstellung im Röntgenbilde, als sie sich als Schattenflecken im hellen Lungenfelde gut abheben können, haben aber selten eine beträchtliche Größe, so daß hierdurch ihr Nachweis erschwert wird. Immerhin konnte ich mehrfach auch bei kleinen verkästen oder verkalkten Drüsen dieser Ordnung die darauf gestellte Diagnose autoptisch bestätigt sehen.

Beschaffenheit der Lymphdrüsen. Neben der Lage der Lymphdrüsen und ihrer Größe ist ihre Dichte bzw. die chemische Beschaffenheit der eingelagerten Stoffe für die röntgenologische Darstellung maßgeblich.

Die *normalen* Lymphdrüsen, deren Größe die von Erbsen oder kleinen Bohnen nicht überschreitet und deren Konsistenz nicht vermehrt ist, zeichnen sich gewöhnlich im Röntgenbilde nicht ab, da sie eine zu geringe Absorptionskraft für Röntgenstrahlen besitzen und größtenteils von den eng benachbarten größeren und dichteren Gefäßschatten gedeckt werden.

Eine entzündliche **markige Schwellung**, die gewöhnlich mit einer Vergrößerung und deshalb auch mit der maßgeblichen Zunahme des in dem Strahlengange liegenden Durchmessers einhergeht, schafft günstigere Bedingungen für die röntgenologische Darstellung, namentlich wenn die Drüsen in größeren Paketen zusammenliegen. Unter diesen Umständen bewirken sie gewöhnlich eine Verstärkung und Verbreiterung des Hilusschattens im allgemeinen, wie sie z. B. bei Bronchopneumonien und namentlich bei der Influenza häufig angetroffen wird. Ich verfüge über mehrere derartige autoptisch kontrollierte Beobachtungen, die teilweise an anderer Stelle veröffentlicht und durch weitere eigene Erfahrungen bestätigt sind. In ähnlicher Weise wie entzündlich geschwollene verhalten sich durch Tumormassen infiltrierte Lymphdrüsen. Erreichen die Drüsen größere Dicke und Ausdehnung, so daß sie seitlich den Gefäßschatten überragen, so zeichnen sie sich auch bei weicher Beschaffenheit gegen das helle Lungenfeld der Umgebung durch ihre scharfe, stärker als der normale Hilusschatten gebogene Kontur ab. Derartige Befunde erhob ich u. a. bei stark vergrößerten, weichen leukämischen und granulomatösen Lymphdrüsen (vgl. Fig. 347).

Daß **Anthrakose** an sich einen erheblichen Einfluß auf die Schattenbildung im Röntgenbilde ausübe, kann ich auf Grund autoptischer Kontrolluntersuchungen nicht behaupten. Weiche anthrakotische Drüsen prägen sich im allgemeinen im Röntgenbilde nicht ab, wenn sie nicht eine besondere Größe erlangen. Von größerer Bedeutung erscheint mir dagegen der Grad der mit der Anthrakose häufig, aber nicht immer verbundenen *bindegewebigen Induration*. Stark fibrös indurierte Drüsen können deutliche, mehr oder weniger scharf begrenzte Schatten geben, wie mich ebenfalls autoptische Erfahrungen lehrten.

Wesentlich stärkere Schatten werden durch Einlagerungen fremder Substanzen von einer Beschaffenheit hervorgebracht, welche chemisch von dem Drüsengewebe abweicht. Von größter Bedeutung sind hier die *Käseherde* innerhalb der Lymphdrüsen, die, wie KÖHLER auf Grund der Untersuchung von SCHMOLL hervorhebt, durch ihren Gehalt von (phosphorsaurem) Kalk für die röntgenologische Darstellung besonders befähigt erscheinen. Besonders klar ist der schattengebende Einfluß von eingelagerten Käsemassen bei den Halsdrüsen ersichtlich, bei denen eine Beteiligung anderer Gebilde, wie am Lungenhilus, gar nicht in Frage kommt. Als Beispiel verweise ich auf Fig. 263. Von größerer praktischer Bedeutung ist die Röntgendiagnostik der intrathorakalen verkästen Lymphdrüsen, da ihr Nachweis mit anderen Untersuchungsmethoden nicht oder weit schwerer und jedenfalls nicht mit solcher Sicherheit und Deutlichkeit zu erzielen ist. Im Röntgenbilde heben sich die Schatten verkäster Hiluslymphdrüsen durch ihre Intensität, Breitenausdehnung und ihre scharfe bogenförmige Begrenzung gegen das helle Lungenfeld ab. Besonders charakteristisch ist ihre Form, wenn sie als lokale Ausbuchtungen des normalen, regelmäßig kommaförmig geschwungenen arteriellen Hilusschattens sich ausprägen und wenn zwischen den markanten rundlichen Drüsenbögen deutliche Einkerbungen vorhanden sind (Fig. 260).

Die Röntgendiagnose der **Bronchialdrüsentuberkulose** ist zuerst durch die Untersuchungen von DE LA CAMP und KÖHLER bekannt geworden. Die Bedeutung dieser Arbeiten, die dies wichtige und schwierige Gebiet erschlossen, muß voll gewürdigt werden. Doch bedurfte es noch autoptischer Kontrolluntersuchungen, um die praktisch so bedeutungsvolle Unterscheidung vor allem gegenüber den normalen Verhältnissen sicherzustellen. Es liegt nunmehr eine genügende Anzahl übereinstimmender Erfahrungen über den Vergleich zwischen Röntgenbild und anatomischem Befund vor, so daß die hieraus gezogenen, vorstehend mitgeteilten Schlüsse als gesichert gelten können. Meine früheren Veröffentlichungen, welche bereits die sämtlichen hier angeführten Punkte enthalten, konnte ich seither durch eine große Reihe gleichartiger, genau protokollierter Fälle ergänzen. Übereinstimmende Berichte enthalten die Arbeiten von Keiner, Engel, Neuhaus, Rach, Cerdeiras.

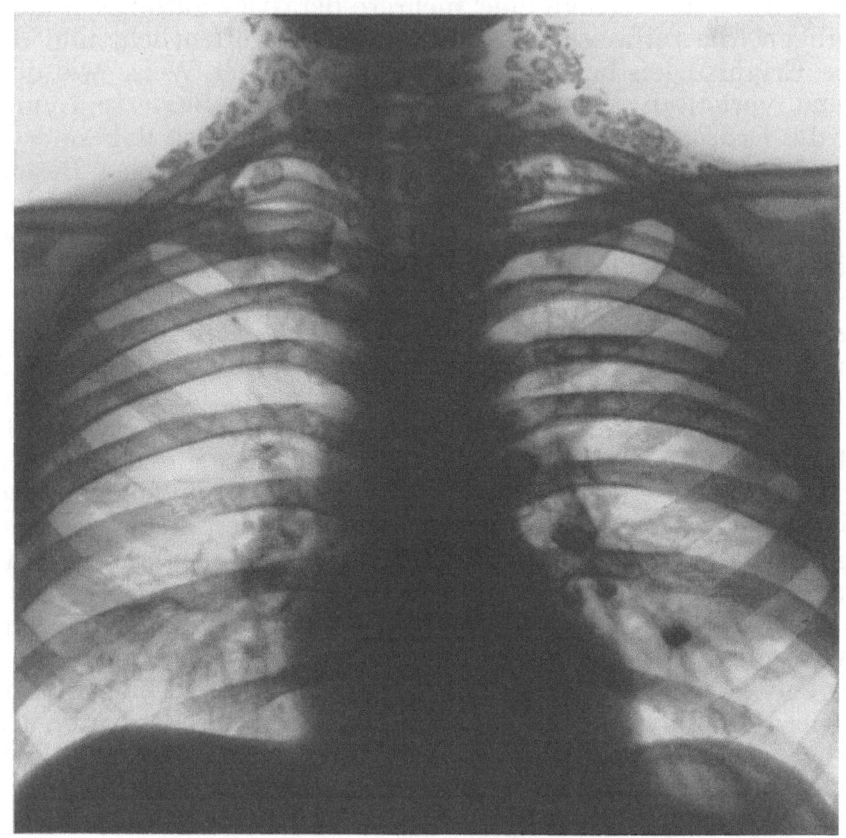

Fig. 263. Verkalkte Lymphdrüsen am Hals
teils oberhalb der Rippen, teils in die oberen Interkostalräume projiziert.
Kalkherde im linken Unterlappen und am linken Hilus (verkalkter Primärkomplex).

Die stärkste Schattenwirkung rufen Verkalkungen der Lymphdrüsen hervor. Meist sind sie als dunkle, scharf begrenzte, rundliche oder auch unregelmäßig zackig gestaltete Schattenflecke leicht kenntlich (vgl. Fig. 264). Bei rundlicher Form kann aber unter Umständen eine gewisse Ähnlichkeit mit Querschnittsbildern von orthoröntgenograden Blutgefäßen entstehen, namentlich wenn diese durch Stauung stark erweitert sind. Die Blutgefäßquerschnitte sind dadurch von Kalkherden und verdichteten Lymphdrüsen zu unterscheiden, daß sie eine ganz regelmäßige Form und Anordnung sowie eine gleichmäßige Abnahme des Kalibers vom Hilus nach der Peripherie zu zeigen. Nicht selten ist bei ihnen eine Änderung der Schattentiefe bei Drehung des Patienten zu erkennen. Meist ist ihre Schattentiefe auch geringer als bei Kalkherden. Doch kann auf diesen Umstand allein nicht in jedem Falle eine sichere Trennung gegenüber Kalkherden gegründet werden. Z. B. sah ich bei starker Erweiterung der Pulmonalarterienäste sehr intensive runde Flecken, die sich von Kalkherden durch die Schattendichte kaum unterscheiden ließen, während die Autopsie, abgesehen von der außerordentlich starken Erweiterung der Pulmonalarterie keinen krankhaften Befund, insbesondere keine Vergrößerung der Bronchiallymphdrüsen ergab (vgl. Fig. 239).

Durch Durchbruch antrakotisch indurierter oder verkäster Drüsen in das Bronchiallumen kann ein Bronchusverschluß oder eine Bronchusstenose hervorgerufen werden. BEUTEL und POR haben dies durch Bronchographie in

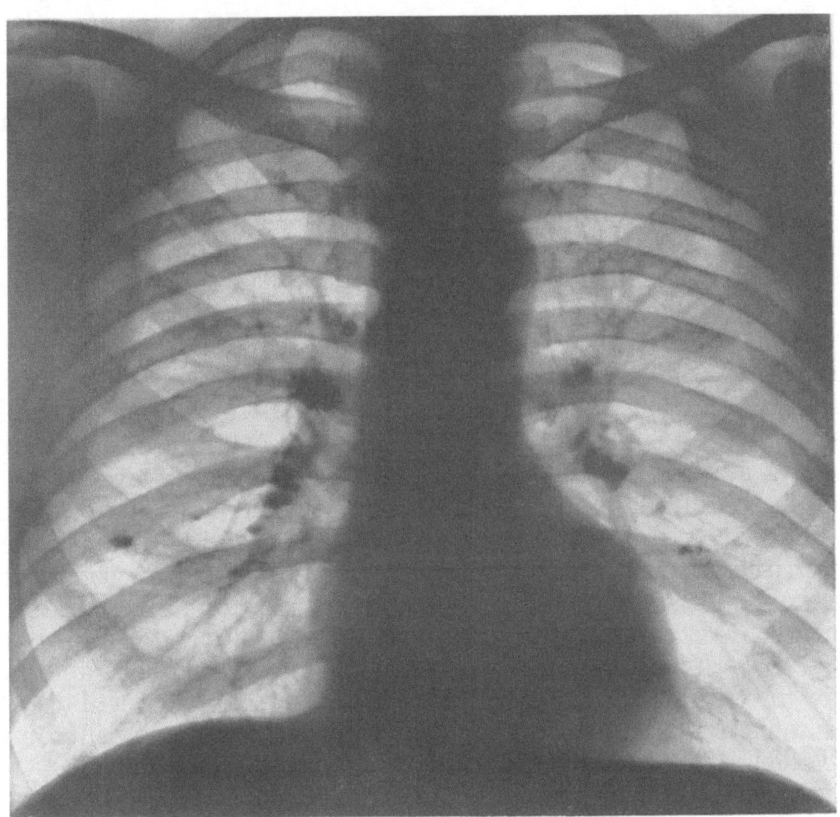

Fig. 264. Kalkherde in den Bronchialdrüsen an den Lungenwurzeln.
Im re. unteren Lungenfelde verkalkter Primärherd.

einem autoptisch kontrollierten Falle nachgewiesen, in dem der Ausguß des Bronchiallumens eine Einengung und an dieser Stelle unregelmäßige Konturen zeigte.

Lymphgefäße.

Außer den Lymphdrüsen spielen auch die Lymphgefäße im Schrifttum der Röntgendiagnostik eine erhebliche Rolle. RIEDER und mit besonderem Nachdruck STÜRTZ sprachen eine von ihnen in vielen Fällen von inzipienter Tuberkulose gefundene Strangzeichnung zwischen Hilus und Spitzen als Ausdruck gestauter Lymphgefäße oder lymphangitischer Prozesse an und gründeten auf den frühzeitigen Befund röntgenologischer Veränderungen am Hilus und in dessen Umgebung die im Gegensatz zu den früher üblichen Anschauungen stehende Annahme, daß die Lungentuberkulose gewöhnlich vom Hilus nach der Spitze zu fortschreite. Ihre Untersuchungen bezogen sich vorwiegend auf Erwachsene. Anatomische Bestätigungen dieser Ansicht fehlen bisher. Meiner eigenen Auffassung widerspricht es, auf röntgenologische Befunde, deren Deutung nicht feststeht und die übrigens von der normalen Lungenzeichnung außerordentlich schwer abzugrenzen sind, eine Theorie zu gründen, für welche die bisherigen anatomischen Erfahrungen keine Anhaltspunkte liefern. Allerdings muß ich gerade auf Grund zahlreicher Vergleiche von Röntgenbild und Sektionsbefund zugeben, daß nicht selten erst das Studium des Röntgenbildes zur Auffindung anatomischer Veränderungen führt, die selbst erfahrenen Obduzenten vorher bei einer sorgfältigen Sektion entgangen waren. Auf Grund eigener Untersuchungen kann ich zu der Frage der Entstehung der genannten Strangzeichnung und zur Darstellung von Lymphgefäßen und lymphangitischen Prozessen im Röntgenbilde folgende Beiträge liefern:

Wie bereits bei der Schilderung der normalen Lungenzeichnung auseinandergesetzt wurde, ist die Abbildung verästelter, vom Hilus nach der Peripherie zu an Intensität abnehmender Schattenstreifen ein normaler Bestandteil einer technisch gut durchgearbeiteten Lungenaufnahme. Sie werden vorzugsweise von den blutgefüllten Gefäßen hervorgerufen. Auch eine allgemeine Verstärkung der Strangzeichnung berechtigt durchaus nicht ohne weiteres zur Diagnose lymphangitischer bzw. peribronchitischer tuberkulöser Prozesse. Sie wird vielmehr bei Stauung im kleinen Kreislauf, in ausgeprägter Weise sehr oft bei Mitralfehlern, in höherem Maße infolge einer stärkeren Erweiterung der Pulmonalarterienäste bei bestimmten kongenitalen Herzfehlern, aber auch unter anderen Umständen z. B. infolge Hyperämie bei Infektionskrankheiten u. a. bei Typhus angetroffen.

Dagegen habe ich tatsächlich anatomische Veränderungen der Lymphgefäße in Form von karzinomatöser Infiltration und chronischer tuberkulöser Induration bei Fällen gefunden, in denen das Röntgenbild eine den beschriebenen Gefäßsträngen ähnliche verstärkte Streifenzeichnung aufwies.

Als Unterschied kann vielleicht angeführt werden, daß hierbei die vom Hilus ausstrahlenden Schattenstreifen sich nicht ganz so gleichmäßig verjüngen, wie die Gefäßschatten, und daß besonders bei den tuberkulösen Prozessen in manchen Abschnitten, gewöhnlich in den zwischen Hilus und Spitzen gelegenen Teilen, die Streifen stärker hervortraten als in anderen. An manchen Stellen waren auch parallele, durch ein helles Zwischenband getrennte Schattenstreifen zu erkennen, die zum Teil auf peribronchiale und perivaskuläre Verdichtungen zu beziehen sind, zwischen denen das Bronchiallumen ausgespart ist. Natürlich kommen nicht nur diese vom Lymphgefäßsystem ausgehenden Prozesse allein für die Bildung der Schattenstreifen in Betracht, sondern nur der Anteil, der als Verstärkung zu der normalen, hauptsächlich von den blutgefüllten Gefäßen hervorgerufenen Schattenzeichnung hinzukommt. Dies geht z. B. sehr deutlich aus einem Vergleich einer im Leben und einer nach dem Tode gemachten Aufnahme desselben Falles von karzinomatöser Lymphangitis hervor. Hierbei war die Strangzeichnung im Leben stärker ausgeprägt als an der Leiche, bei welcher der Blutgehalt der Lungengefäße geringer ist. Diese Differenz beruht also auf Abnahme des Blutgehaltes in den Gefäßen nach dem Tode. Andererseits war auf der Leichenaufnahme ebenso wie auf der im Leben hergestellten Aufnahme die Strangzeichnung auf der erkrankten Seite viel stärker ausgesprochen als auf der gesunden. Dieser Unterschied zwischen beiden Seiten ist im wesentlichen auf die lymphangitischen Verdichtungen zu beziehen. Durch diese Vergleiche ist die Schattenwirkung einer lymphangitischen Verdichtung im allgemeinen gut zu übersehen; dagegen ist im einzelnen eine Trennung des Einflusses von Blut- und Lymphgefäßen wegen der nahen Nachbarschaft beider Systeme nicht möglich.

Diese Verhältnisse sind besonders klar gerade bei einer karzinomatösen Infiltration der Lymphgefäße zu überblicken, bei der die Natur eine überaus vollständige und gleichmäßige Injektion derselben durch Krebsmassen schafft. Auf anatomischen Querschnittsbildern zeigen sich die Arterien dicht von Lymphgefäßen umsponnen, so daß eine Trennung beider im Röntgenbilde ausgeschlossen erscheint.

Bei dem häufigsten Ausgang der Lymphangitis carcinomatosa von einem Bronchialkarzinom her ist die Ausbildung der Schattenstränge, die von der Lungenwurzel allseitig ausstrahlen, oft auf der Seite der Primärgeschwulst allein oder doch stärker als auf der anderen Seite ausgebildet, und es finden sich vielfach auch gröbere Flecken als Ausdruck lokal gebildeter dichterer Krebsknoten. Außerdem kommt aber auch eine ganz gleichmäßige, über die gesamten Lungenfelder beiderseits verteilte Injektion besonders auch der feineren Lymphgefäße mit Krebsmassen vor. Sie nimmt ihren Ausgang gewöhnlich von einer außerhalb der Lungen gelegenen Primärgeschwulst, und zwar meist von einem Magenkarzinom. An den Teilungsstellen der Lymphgefäße treten oft auch hier leichte Verdickungen auf, welche auf dem anatomischen Querschnitt als Knötchen erscheinen, aber stets ihre Zugehörigkeit zu einem feinen Maschennetz der in den Lungensepten verlaufenden Lymphgefäße erkennen lassen. Der Ausdruck dieses anatomischen Verhaltens im Röntgenbilde ist eine gleichfalls netzartige Zeichnung mit eingesprengten Fleckchen (s. Fig. 366 u. 367).

Nicht ganz so geeignet zum Studium des allgemeinen Anteils einer Lymphgefäßverdichtung an der verstärkten Lungenzeichnung sind die indurativen Prozesse an den perivaskulären bzw. peribronchialen Lymphgefäßen bei chronischer Tuberkulose, weil hierbei seltener eine streng einseitige Erkrankung vorkommt und die Veränderungen meist unregelmäßiger sind. Häufig sind daneben Knötchen ins Lungengewebe eingesprengt oder auch den Bronchien angelagert, an den Teilungsstellen der letzteren ferner oft vergrößerte, bindegewebig indurierte, verkäste oder verkalkte Lymphdrüsen gelegen. In verhältnismäßig reiner Form ohne wesentliche Fleckenzeichnung treten dicht nebeneinander stehende Schattenstränge in den medialen Partien der Oberlappen auf Taf. VII Fig. 2 hervor. Von der normalen Gefäßzeichnung sind die Streifen durch ihre Lage dicht nebeneinander und die ausschließliche Lokalisation zwischen Hilus und Spitzen zu unterscheiden. Autoptisch entsprachen diesen Schattenstreifen derbe bindegewebige Stränge im peribronchialen und perivaskulären Gewebe. Derartige durch die Sektion kontrollierte Befunde habe ich mehrfach bei chronisch indurativen Prozessen vor allem alter Leute erhoben.

Eine gewisse Sonderstellung nimmt der in Fig. 265 dargestellte Fall dadurch ein, daß es sich bei einem alten Manne um eine ausgebreitete tuberkulöse Verkäsung thorakaler und mediastinaler Lymphdrüsen von durchaus kindlichem Typus handelte. Das Röntgenbild (Fig. 265) zeigte ganz gleichmäßig von den verbreiterten Hilusschatten ausstrahlende verstärkte Stränge. Bei der Autopsie wurde eine mäßige, nicht sehr hochgradige, aber im Vergleich zu einer normalen Lunge deutliche Verdichtung des peribronchialen Bindegewebes, keine eingelagerten Knötchen an dieser Stelle gefunden. Außer der Lymphdrüsentuberkulose waren vereinzelte in der Lunge verstreute Tuberkel vorhanden, so daß die tuberkulöse Natur der peribronchialen Induration sicher erscheint.

Bei der *primären Tuberkulose im Kindesalter*, welcher die vorstehende Beobachtung bei einem alten Manne anatomisch und vielleicht auch in

immunbiologischer Beziehung recht nahe steht (vgl. SCHÜRMANN), sind von
RANKE zwischen dem peripher sitzenden Primärherd und dem Hilus sowohl
eine Hyperämie der Blutgefäße als saftreiche perivaskuläre Bindegewebsneubildungen durch histologische Untersuchung festgestellt worden, die geeignet erscheinen, eine verstärkte Strangzeichnung hervorzurufen. Entsprechende röntgenologische Beobachtungen an Kindern sind von WELS ver-

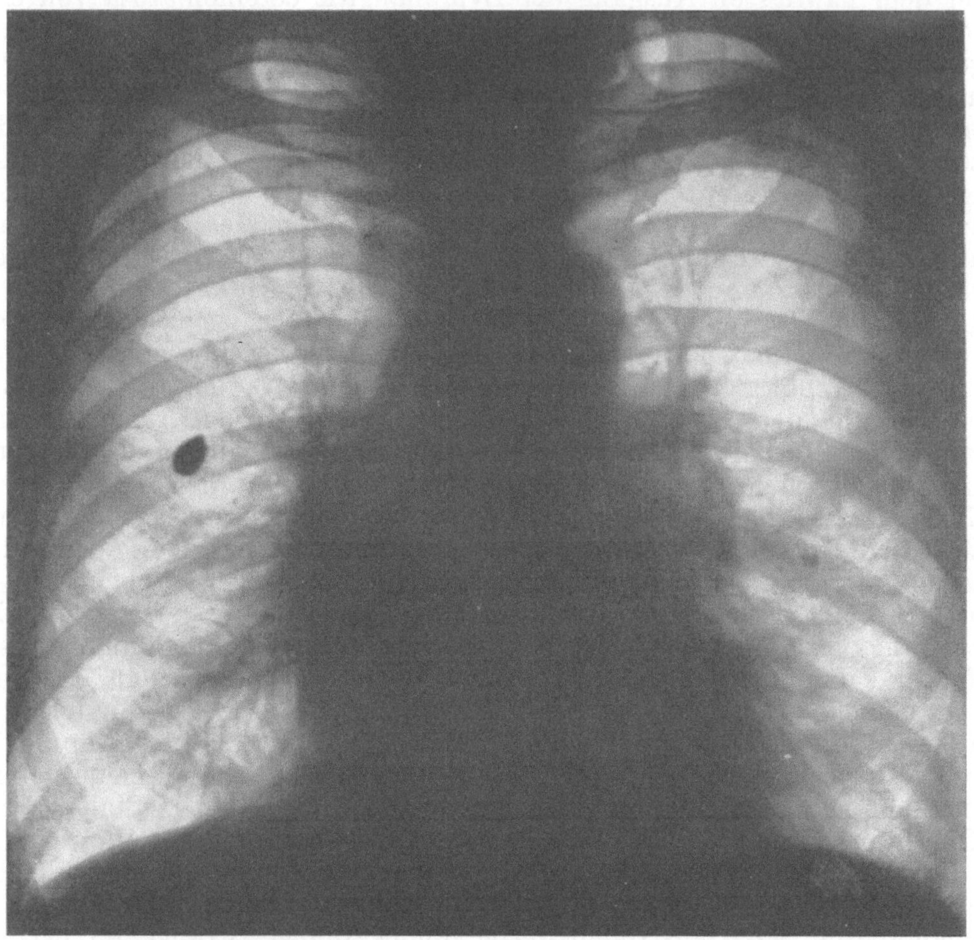

Fig. 265. Verbreiterte peribronchiale und periarterielle von den Hili ausstrahlende
Streifenzeichnung. Verstärkte Hilusdrüsenschatten.
Autopsie: An beiden Hili sehr zahlreiche, im einzelnen etwa haselnußgroße und kleinere miteinander
verbackene teils verkäste, teils derb indurierte Drüsen. Die peribronchialen und periarteriellen Scheiden
erscheinen dem palpierenden Finger etwas derber als an einer normalen Vergleichslunge. Es sind aber
keine eingesprengten Tuberkel sichtbar. Ganz vereinzelte Tuberkelhäufchen im re. Oberlappen sind
nicht im Röntgenbilde dargestellt. Auch größere Ansammlungen von Tuberkeln mit Induration der
Umgebung, welche nur in den vorderen medialen Partien des re. Oberlappens liegen, sind nicht abgebildet, da diese Stellen vom Herzen verdeckt werden.
Rechts bogenförmig vorspringender Mediastinalschatten, der von einer walnußgroßen verkästen Lymphdrüse hervorgerufen ist. Zahlreiche andere innerhalb des Mediastinums gelegene Drüsen sind im
Röntgenbilde nicht dargestellt.
(Der intensive Schattenfleck im re. Lungenfelde rührt von einem Projektil her.)

öffentlicht. Näher wird hierauf im Abschnitt über die Tuberkulose eingegangen werden (vgl. S. 363 und 372).

Bei der beginnenden *Tuberkulose der Erwachsenen* hingegen sind gesicherte anatomische Befunde einer peribronchialen Lymphstauung oder Lymphangitis, wie sie RIEDER und STÜRTZ allein auf Grund von Röntgenbildern
als feststehend annehmen, bisher nicht erbracht worden und waren auch in

den selbst bei der Sektion gesehenen Fällen nicht nachweisbar. Die anatomischen Erfahrungen sprechen vielmehr gegen die Anschauung von RIEDER und STÜRTZ, daß die Tuberkulose entlang den Lymphbahnen in retrograder Richtung vom Hilus nach den Spitzen fortschreite (vgl. S. 361ff.).

Wohl kommen dagegen auch bei der Erwachsenen-Tuberkulose chronische Entzündungen der Lymphgefäße vor, die sich an hämatogene Tuberkelaussaaten anschließen. Sie bilden hier ein feinverteiltes Netzwerk von perivaskulär bzw. peribronchial angeordneten Strängen. Der Ausdruck dieser von v. HANSEMANN und besonders SCHÜRMANN beschriebenen Lymphangitis reticularis im Röntgenbilde in Form verbreiterter, viel verästelter Schattenstreifen bei chronisch torpiden Formen disseminierter Tuberkulose ist von HANTSCHMANN beschrieben worden (vgl. S. 344 und Fig. 345).

In ausgesprochener Weise ist das gesamte Lymphgefäßsystem, sowohl Lymphdrüsen als Lymphgefäße, bei den Staubkrankheiten der Lunge, den *Pneumonokoniosen* betroffen, indem der eingeatmete Staub nach Passage des Epithels vom Lymphapparat aufgenommen wird und hier zur Füllung bzw. Verstopfung, unter Umständen auch zu einer Entzündung und Schwellung der Lymphgefäße und Drüsen führt, an welche sich im weiteren Verlauf Bindegewebswucherungen und Vernarbungsvorgänge anschließen. Im Röntgenbilde entstehen an den Stellen der vergrößerten und indurierten Drüsen, die überall an den Teilungsstellen der Bronchialäste liegen und nach dem Hilus zu an Größe zunehmen, entsprechende Flecken und gemäß den peribronchialen und perivaskulären Verdichtungen der Lymphgefäße bisweilen eine Verstärkung der verästelten Schattenstreifen. Als Ausdruck einer Induration der in den interalveolären Septen verlaufenden Lymphgefäße wird von STAUB eine netzförmige Zeichnung beschrieben, die mit dem bei karzinomatöser und tuberkulöser Lymphangitis vorher geschilderten Verhalten große Ähnlichkeit hat. Die in fortgeschritteneren Stadien auftretenden und schließlich das Bild beherrschenden disseminierten Knötchen werden bei der gesonderten Besprechung der Pneumonokoniosen geschildert werden (vgl. S. 309).

d) Lungenparenchym.

Emphysem.

Die Vermehrung des Luftgehaltes und Verminderung der Gewebsbestandteile beim Emphysem bedingt eine abnorme Helligkeit des Lungenfeldes im Röntgenbilde. Der Brustkorb ist meist erweitert, faßförmig; die Rippen sind horizontal gestellt, die Zwischenrippenräume erweitert. Häufig ist an den Rippenknorpeln ausgedehnte Verkalkung bemerkbar. Das Zwerchfell steht tief und führt bei der Atmung nur geringe Exkursionen aus, sein Bogen ist abgeflacht; der phrenikokostale Winkel ist beiderseits abnorm stumpf.

Von dem hellen Untergrunde hebt sich die Hilusgefäßzeichnung besonders deutlich ab, zum Teil infolge der Kontrastwirkung, zum Teil außerdem aber auch deshalb, weil die Verödung der Kapillaren zu einer Stauung des Blutes in den Lungenarterien und oft auch zu einer Erweiterung derselben führt. Aus dem gleichen Grunde springt auch der Stammbogen der Pulmonalis am linken Herzgefäßrande abnorm stark vor.

Das Herz rückt auf dem gesunkenen Zwerchfell herab und beschreibt dabei eine Drehung mit der Spitze nach vorn. Sein Schattenbild erscheint also bei gerader Durchleuchtungsrichtung steil median gestellt und dadurch verkleinert. Hieraus darf aber nicht auf eine wirkliche Verkleinerung der Herzgröße geschlossen werden; diese ist im Gegenteil infolge der Hypertrophie des rechten Ventrikels vermehrt. Eine beim Altersemphysem oft gleichzeitig vorhandene Verlängerung der sklerotischen Aorta führt dagegen zu einer Querstellung des Herzens und wirkt somit der infolge des Zwerchfelltiefstandes bestehenden Neigung zur Steilform entgegen.

Bei *vikariierendem* Emphysem tritt die Helligkeit des Lungenfeldes gegenüber den verdichteten Partien infolge der Kontraste besonders markant hervor.

Ein *bullöses Emphysem* mäßigen Grades pflegt sich innerhalb eines Lungengewebes von normalem oder vermehrtem Luftgehalt nicht abzuheben, da hier die Kontraste fehlen. Größere zusammenhängende Lufträume, die zuweilen,

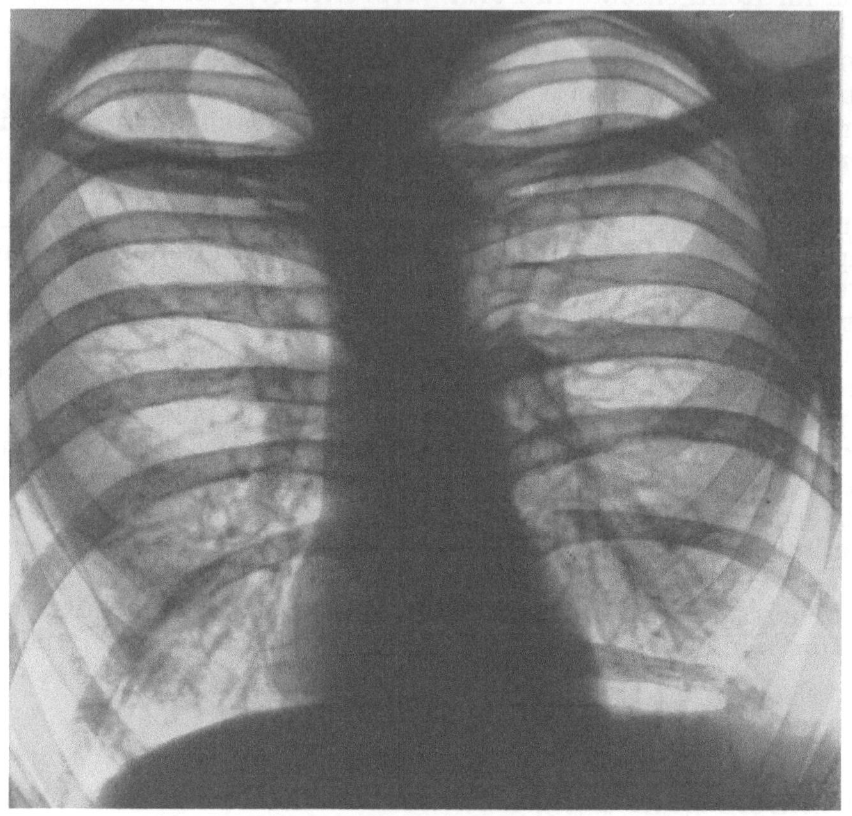

Fig. 266. Lungenemphysem.

aber ziemlich selten durch ein bullöses Emphysem umschriebener Lungenpartien hervorgerufen werden, können dagegen besondere Aufhellungen des Lungenfeldes im Röntgenbilde verursachen (JÄDERHOLM). Namentlich bei subpleuraler Lage der Emphysemblasen, die von atelektatischen Lungenbezirken eingerahmt sind, können nach den anatomisch kontrollierten Beobachtungen von LAURELL zarte Schattenringe mit hellem Zentrum entstehen, die eine gewisse Ähnlichkeit mit Ringkavernen aufweisen. Innerhalb eines zusammenhängend infiltrierten Lungengewebes prägen sich bulböse Emphysemblasen nur als Aufhellung der allgemeinen Trübung ohne Schattensaum aus.

Über die Darstellung eines *interstitiellen* Lungenemphysems im Röntgenbilde ist wenig bekannt. In einem Falle von Bronchiolitis obliterans beobachtete ich ein von einem interstitiellen pulmonalen ausgegangenes mediastinales Emphysem, das infolge der hochgradig vertieften dyspnoischen Atmung entstanden war. Auf dem Röntgenbilde zeigte sich entlang den Rändern des Mittelschattens je ein gut querfingerbreiter, bandförmiger, heller Streifen, der in starkem Gegensatz zu dem sonst durch zahlreiche Flecken allgemein verdunkelten Lungenfeld stand. Die Autopsie ergab, daß an diesen Stellen ein großblasiges Emphysem im lockeren Gewebe unter der Pleura mediastinalis bestand, das sich hier von den Lungenwurzeln her verbreitet hatte (vgl. S. 208 und Tafel VIII Fig. 3). Von dem geringeren interstitiellen Emphysem des Lungengewebes selbst war auf der Aufnahme kein Ausdruck sichtbar. In einem nach manchen Richtungen hin ähnlichen Falle von gleichzeitigem rechtsseitigem interstitiellem Lungenemphysem und mediastinalem Emphysem bezieht WIMBERGER eine abnorme Helligkeit des rechtsseitigen durch bronchopneumonische Prozesse unregelmäßig strukturierten rechten Lungenfeldes auf das interstitielle Lungenemphysem, eine hellfleckige Zeichnung des Mittelschattens und einen hellen rechtsseitigen paravertebralen Lichtstreifen bei nach links verlagertem Herzschatten auf das mediastinale Emphysem.

Eine *Lungenhernie* stellt sich im Röntgenbilde bei geeigneten Untersuchungsbedingungen als eine Erweiterung des hellen Lungenfeldes über dessen normale Begrenzung durch die Thoraxwand hinaus dar (WAHL). Die Aufnahmen werden am besten nach Pressen oder Husten in einer Stellung ausgeführt, in welcher die Hernie hauptsächlich im Profil getroffen wird.

Atelektase.

Der Verlust des Luftgehaltes bedingt tiefe Verschattung, bloße Herabsetzung desselben Trübung des Lungenfeldes in dem betroffenen Bezirk. Eine Unterscheidung von Infiltrationen, welche dieselbe Schattenwirkung hervorrufen, ist in dieser Hinsicht unmöglich; doch kann bei Atelektase größerer Bezirke die Volumverkleinerung sowohl direkt als auch insofern indirekt einen Hinweis auf den vorliegenden Zustand geben, als dadurch eine Saugwirkung auf die Umgebung ausgeübt wird, die an einer Verziehung der Nachbarorgane Mediastinum und Zwerchfell nach dem atelektatischen Bereich hin und bei lobären Verschattungen an einer konkaven Einbuchtung der Lappengrenzen (JACOBÄUS) kenntlich ist; ferner hebt JACOBÄUS einen starken Anstieg des negativen intrapleuralen Druckes und eine besondere Gestaltung der Abgrenzung von begleitenden Pleuraexsudaten hervor (vgl. S. 414). Atelektase eines ganzen Lappens oder mehrerer Lappen entsteht bei Bronchusverschluß durch Fremdkörper, Blut, Sekret oder das Lumen obturierende Tumoren. Lobuläre atelektatische Veränderungen finden sich am häufigsten in kindlichen Lungen mit und ohne Verbindung mit bronchopneumonischen Herden, in geringerem Grade auch bei spezifischen und unspezifischen Verdichtungen bei Erwachsenen, wobei der Anteil von Infiltration und Atelektase schwer zu trennen ist, ferner bei Verschluß von Bronchialästen durch die vorher genannten Ursachen. Bloße Verminderung des Luftgehaltes kommt besonders oberhalb pleuritischer Exsudate, bei Bronchusstenose, bei Pneumonie nach der Lösung zustande. Meist bereitet die Deutung der Schatten unter Berücksichtigung des klinischen Befundes keine Schwierigkeiten.

Als »*massive idiopathische Atelektase*« oder auch »*akute lobuläre idiopathische Atelektase*« ist von PASTEUR und unter neueren Autoren besonders von SANTE ein Zustand beschrieben, in dem ein oder mehrere Lungenlappen aus noch nicht ganz geklärter Ursache ohne gröbere Verstopfung der zuführenden Luftwege luftleer werden. Diese Erscheinungen sind hauptsächlich nach abdominalen Operationen, nach Beckenfrakturen sowie bei postdiphtherischer

Zwerchfellähmung beobachtet worden. SANTE nimmt an, daß eine simultane
Aufhebung des Hustenreflexes durch irgendeinen toxischen oder reflektorischen
Einfluß in Verbindung mit Störungen der Atmungsfunktion eine Sekret-
ansammlung und dadurch einen vorübergehenden Verschluß des zuführenden
Bronchus herbeiführt. Das Röntgenbild zeigt im Bereich der Atelektase eine
homogene Verschattung, die in der Regel der Ausdehnung eines Lappens ent-
spricht, und Verziehung der anliegenden Organe, Herz, Mediastinum und
Zwerchfell nach der Richtung der räumlich verkleinerten atelektatischen
Lunge hin, sowie eine Verschmälerung der Interkostalräume in dem betreffenden Bezirk. Der Zustand kann sich sehr schnell, z. B. durch Rollen des
Patienten auf die gesunde Seite und Hustenstöße, wieder lösen und eine entsprechende Aufhellung im Röntgenbilde eintreten.

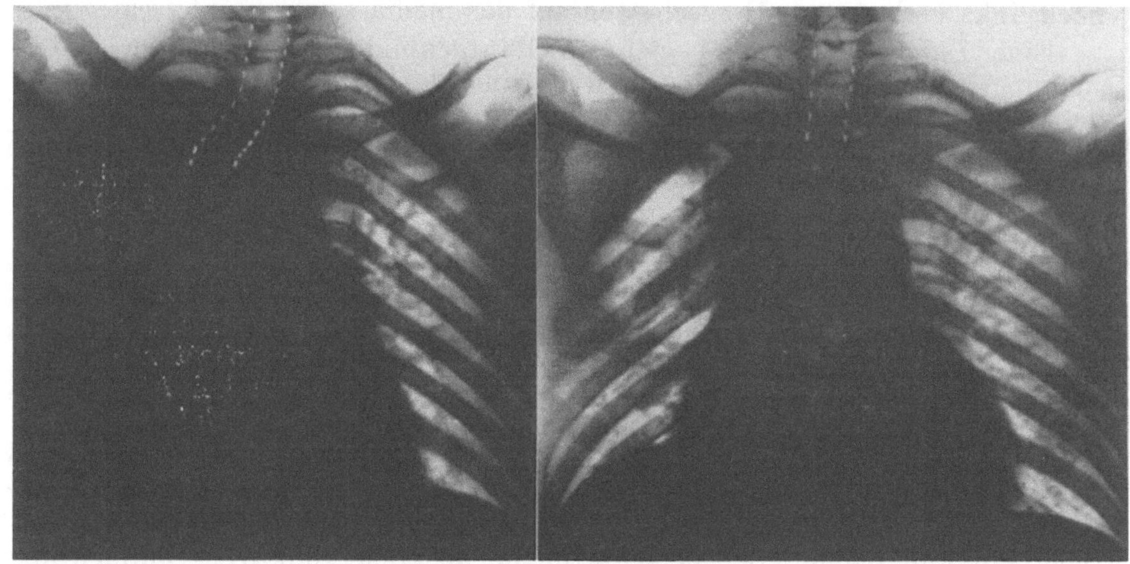

Fig. 267. Massiver Lungenkollaps.   1. völlige Atalektase der rechten Lunge,
die plötzlich aus völliger Gesundheit bei athletischen Übungen aufgetreten ist. Verziehung der Trachea
nach der rechten Seite.
2. Wiedereintritt von Luft in die rechte Lunge,
nachdem Pat. auf die gesunde Seite gerollt ist.
Nach SANTE, THE CHEST, PAUL HOEBER, New-York 1930.

Differentialdiagnostische Bedeutung kann die homogene Trübung infolge
Atelektase erlangen, wenn sie allein die Spitze betrifft, wodurch leicht ein
Verdacht auf eine tuberkulöse Affektion erweckt wird. So war in einem der-
artigen Falle eine Trübung einer Spitze nach einer Oberlappenpneumonie
aufgetreten, während eine vor derselben angefertigte Aufnahme in beiden
Spitzen normale Verhältnisse gezeigt hatte. Physikalische oder sonstige
klinische Krankheitssymptome bestanden nicht mehr. Es war hier also die
Spitzentrübung auf postpneumonische, nach der Lösung zurückgebliebene
Verminderung des Luftgehaltes zu beziehen, wie man sie nach der Pneumonie
häufig antrifft. Daß bei pleuritischen Exsudaten auf der gleichen Seite gewöhnlich eine Spitzentrübung vorhanden ist, muß besonders hervorgehoben
werden, weil sie hier häufig zu der naheliegenden Annahme einer tuberkulösen
Spitzenerkrankung Anlaß gibt. Dieser Schluß ist aber nur dann berechtigt,
wenn einzelne Herdschatten innerhalb der Spitzentrübung sichtbar sind. Eine
diffuse Trübung entsteht dagegen bei gleichseitigen pleuritischen Exsudaten

fast regelmäßig teils infolge Verringerung des Luftgehaltes der mangelhaft ausgedehnten Lunge, teils vielleicht auch infolge eines bis zur Spitze hinaufreichenden Exsudatmantels. Die Abnahme der Luftfüllung macht sich an der Lungenspitze wegen ihres geringeren Querschnittes und ihrer mangelhaften Lüftung in besonderer Weise und stärker bemerkbar als in den tieferen infraklavikulären Teilen. Erst noch weiter abwärts dicht oberhalb des Exsudats tritt wieder eine stärkere Trübung infolge Atelaktase der komprimierten Lungenpartien auf.

Über Röntgenbilder von Atelektase infolge Lungenmißbildung berichten CHILAIDITI, DÖBLIN und BIERNAHT sowie BÖNNIGER. Von den Autoren wurde die mutmaßliche Diagnose auf fötale Agenesie bzw. Atrophie oder Atelektase einer Lunge gestellt. In den Fällen von CHILAIDITI und BÖNNIGER bestand dabei eine Thoraxdeformität, nämlich Abflachung der erkrankten Thoraxhälfte, in dem von DÖBLIN und BIERNAHT nicht. In allen Fällen zeigte das Röntgenbild Verdunkelung der erkrankten Seite und Verziehung des Herzens in dieselbe hinein. In einem Fall schnitt das Lungenfeld gerade mit der Wirbelsäule ab, in den beiden andern reichte die gesunde hyperplastische Lunge noch über die Wirbelsäule hinaus in das andere Lungenfeld hinüber.

Lungenödem, *Stauung* und *Infarkt* sind bei den Veränderungen des Gefäßsystems besprochen (vgl. S. 243 bis 249).

Pneumonie.

Die röntgenologische Darstellung der Pneumonie ist zuerst in klassischer Weise von HOLZKNECHT, ferner von v. JAKSCH und ROTKY, RIEDER, STEYRER, ARNSPERGER erschöpfend behandelt. Die Verhältnisse des Initialstadiums sind besonders von LICHTHEIM und RIEDER, die der Lösungsvorgänge von DE LA CAMP und JÜRGENS eingehend geschildert worden, so daß das Kapitel der Pneumonie im wesentlichen als abgeschlossen gelten kann. Die praktische Wichtigkeit der Röntgenuntersuchung erstreckt sich vorzugsweise auf diejenigen Fälle, in denen bei fehlendem physikalischem Befund eine sichere Diagnose sonst nicht gestellt werden kann. Ferner unterrichtet die Durchleuchtung in den Fällen mit verzögerter Lösung sehr gut über den Stand derselben. Dagegen ist eine Röntgenuntersuchung der klinisch klaren Fälle namentlich auf der Höhe der Erkrankung durchaus überflüssig und schwer zu verantworten, weil die Patienten hierdurch ganz unnötig der Gefahr einer Herzschwäche ausgesetzt werden.

Die Verminderung bzw. Aufhebung des Luftgehaltes, sowie die Vermehrung des Blut- und Saftreichtums und das Auftreten eines Exsudats in den Alveolen rufen eine Verschattung der betroffenen Teile des Lungenfeldes hervor. Innerhalb dieser gleichmäßigen Verschattung treten mitunter die lufthaltigen Lumina der Bronchien als helle verzweigte Kanäle hervor. Am häufigsten wird dies bei Infiltrationen der kindlichen Lungen beobachtet. Der positive Nachweis einer solchen hellen Bronchialzeichnung innerhalb einer homogenen Verschattung der ganzen Lunge oder der unteren Abschnitte kann bei der Entscheidung zwischen Exsudat und Infiltrat für das letztere verwertet werden (FLEISCHNER).

Sofern die pneumonische Infiltration sich auf einzelne Lappen erstreckt und mit der Lappengrenze scharf gegenüber normal lufthaltigem Lungengewebe abschneidet, ist die Ausdehnung und Form der Verschattung aus folgenden schematischen Zeichnungen ersichtlich (vgl. Fig. 269 und 270). Zugleich geht daraus der Einfluß der Röhrenstellung hervor, indem das Röntgenbild bei verschiedener Höhe des Röhrenstandes durch veränderte Projektion der schirmfernen

Teile einem erheblichen Wechsel unterworfen ist. Eine scharfe, kontrastreiche
Abgrenzung zwischen infiltriertem und lufthaltigem Gewebe kommt dort
am deutlichsten zustande, wo die Lappengrenze in der Durchstrahlungsrichtung liegt. Dies ist auf der rechten Seite zwischen Ober- und Mittellappen
der Fall, deren Grenze in Höhe der 4. Rippe fast horizontal in ganz schwach
gekrümmtem Bogen verläuft. Oberhalb der Lappengrenze gehen alle Strahlen
ein erhebliches Stück durch den Oberlappen, unterhalb durch den Mittellappen hindurch. Infolgedessen kommt es zu starken Summationswirkungen,
die einen großen Kontrast zwischen Ober- und Mittellappen bei Infiltration
nur des einen von beiden hervorrufen. Das Röntgenbild der Oberlappenpneumonie zeigt bei mittlerem Röhrenstande und dorsoventralem Strahlengange eine Verschattung der oberen zwei Drittel des rechten Lungenfeldes,

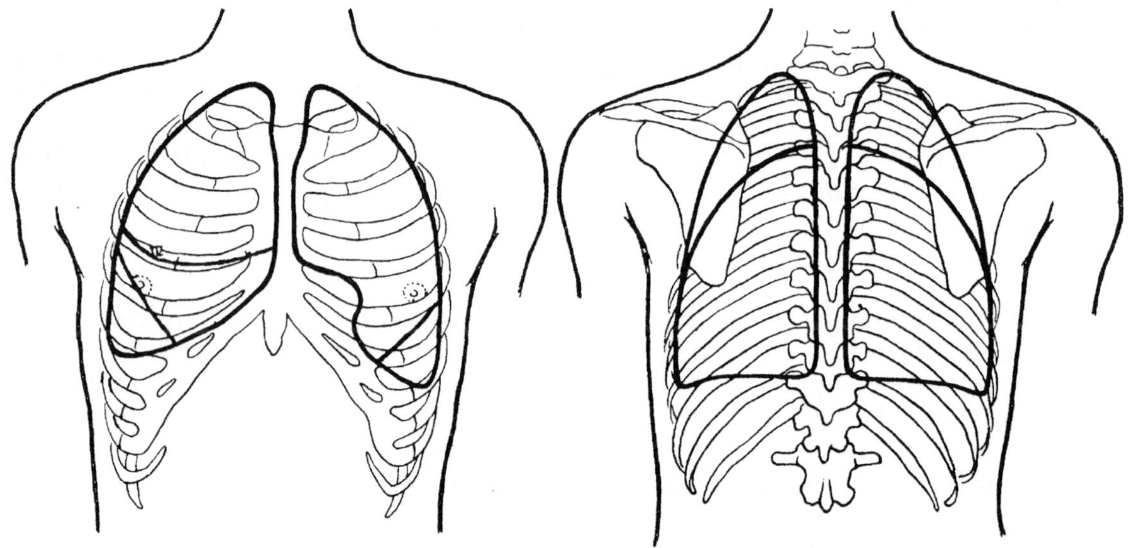

Fig. 268. Lungenlappengrenzen nach CORNING.
Die Ober-Mittellappengrenze fällt mit der 4. re. Rippe zusammen.

die nach unten mit einer horizontalen Linie scharf abschneidet (vgl. Fig. 271
und Tafel VI Fig. 1). Die Infiltration des Mittellappens ruft eine
ebenso scharf nach oben begrenzte Verschattung des unteren Drittels hervor,
die nur eine geringfügige, aber bemerkenswerte dreieckige Aufhellung in dem
lateralen Abschnitt dicht oberhalb des phrenikokostalen Winkels freiläßt.
Diese Stelle entspricht dem hier nach der Seite und vorn übergreifenden
Zipfel des Unterlappens (vgl. Fig. 268 und Tafel VI Fig. 2).
    Ganz anders ist es dagegen bei ausschließlicher Infiltration eines Unter-
lappens. Die Grenze zwischen Ober- und Unterlappen verläuft in schräger
Richtung von hinten oben nach vorn unten. Bei horizontalem, sagittalem
Strahlengange werden dadurch von unten nach oben ansteigende, allmählich an Ausdehnung abnehmende Querschnitte des Unterlappens getroffen.
An der Spitze des Unterlappens hinten oben in Höhe des 3. Brustwirbeldorns
ist der von den Röntgenstrahlen durchquerte Teil des Unterlappens nur ganz
schmal. Dementsprechend zeigt das Röntgenbild eine von unten nach oben
an Intensität abnehmende Verschattung. Die Ausdehnung derselben ist bei
dorsoventralem Strahlengange von der Höhe der Röhrenstellung infolge der
veränderten Projektion sehr abhängig, bei ventrodorsaler Durchleuchtung
viel weniger, da die obere Scheidelinie der Lappen an der hinteren Fläche der

Lunge gelegen ist. Alles weitere ergibt sich aus den schematischen Zeichnungen von selbst.

Charakteristische Bilder der Lappenpneumonien entstehen ferner bei frontalem Strahlengange. Hier teilen einerseits der schräg von hinten oben nach vorn unten verlaufende Spalt zwischen Ober- und Unterlappen und andererseits im vorderen unteren Drittel der rechten Lunge der annähernd horizontal

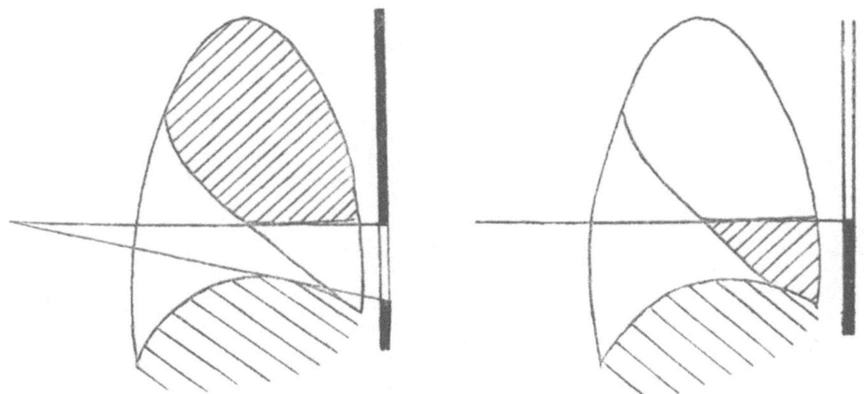

Fig. 269. Schematische Darstellung einer Oberlappen- und einer Mittellappenpneumonie (in Anlehnung an HOLZKNECHT und STEYRER).

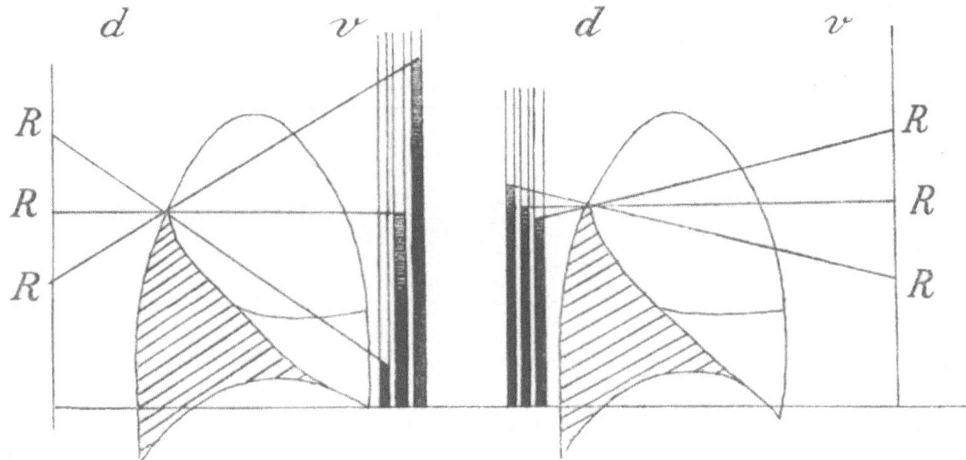

Fig. 270. Schematische Darstellung einer Unterlappenpneumonie (in Anlehnung an HOLZKNECHT und STEYRER).

Ein Wechsel der Höhe des Röhrenstandes (R) hat beim *d. v.* Strahlengange eine erhebliche Änderung der Verschattung im Röntgenbilde zur Folge. Beim *v. d.* Strahlengange wird das Röntgenbild hierdurch nur wenig beeinflußt.

verlaufende Spalt zwischen Ober- und Mittellappen scharf geradlinig begrenzte Verschattungen gegenüber dem hellen Lungenfelde ab. Ihre Lage und Gestalt ist aus den schematischen Figuren 269 und 270 ersichtlich. Besonders ist hierbei auf den Winkel aufmerksam zu machen, der an der »Dreilappenecke« des Frontalbildes entsteht und einerseits von der Ober-Mittellappengrenze, andererseits von dem Spalt zwischen Unterlappen und Ober- bzw. Mittellappen gebildet wird. Der Winkel, welcher den Oberlappen begrenzt, ist stumpf, der, welcher den Mittellappen einfaßt, spitz. Er verleiht den Frontalbildern bei isolierter Verschattung nur des Ober- oder des Mittellappens ein sehr charakteristisches Aussehen (vgl. Fig. 273 u. 326).

Durch eine von der Norm abweichende Teilung kann vom Unterlappen
ein *Lobus posterior* in dem oberen hinteren Abschnitt des Unterlappens abgetrennt werden; bei dessen isolierter Infiltration ist eine dreieckige, nach
oben und unten scharf begrenzte, mit der Spitze nach vorn gerichtete Verschattung etwa in mittlerer Höhe im hinteren Abschnitt des bei frontalem
Strahlengange aufgenommenen Querbildes sichtbar; bei sagittalem Strahlengange hat die Verschattung eine weniger charakteristische, mehr oder weniger
rundliche Gestalt, welche in Hilusnähe in den lateralen Abschnitt des mittleren Lungenfeldes projiziert wird (POHL).

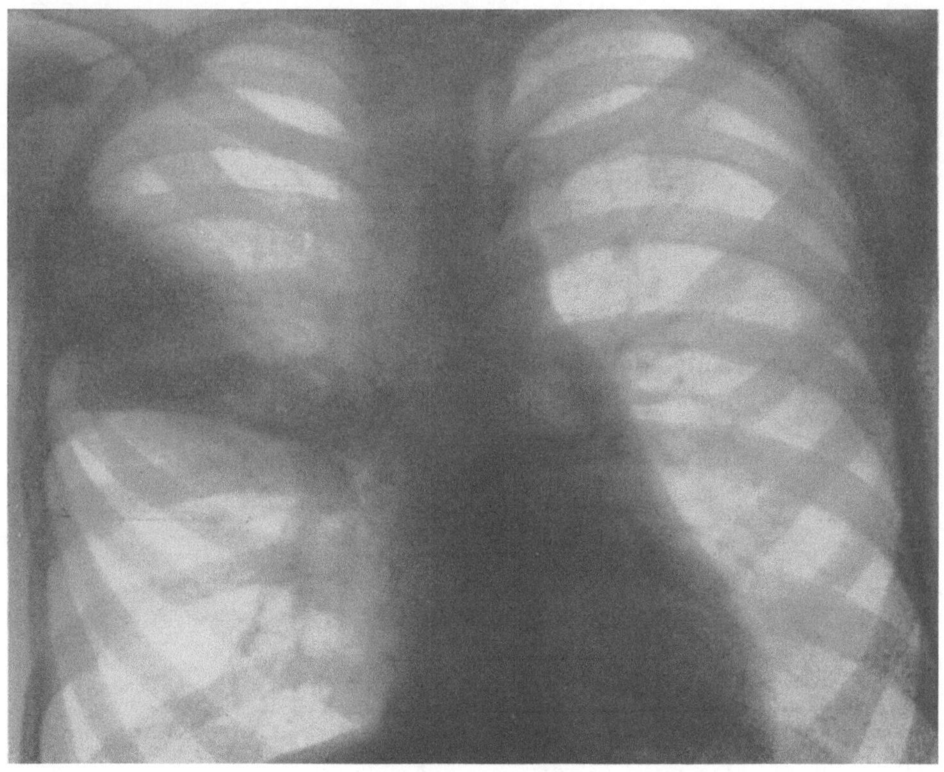

Fig. 271. Beginnende Pneumonie im unteren Teil des re. Oberlappens.
Dreieckige Verschattung, nach oben unscharf, nach unten mit scharfer horizontaler Linie begrenzt.
Klinisch: Typische pneumonische Allgemeinerscheinungen, aber keine Dämpfung. Erst einen Tag
später tympanitische Schallverkürzung re. oben, zwei Tage später Oberlappendämpfung nachweisbar.

Bei Infiltration eines akzessorischen paravertebralen Unterlappens (*Lobus
inferior accessorius*), der eine nicht seltene kongenitale Anomalie darstellt,
entsteht eine dreieckige paramediastinale Verschattung im unteren Lungenfelde mit schräg median aufwärts steigender Grenzlinie, die rechts im Herzzwerchfellwinkel gelegen ist, links vom Herzschatten gedeckt wird, unter Umständen aber durch diesen hindurch sichtbar sein kann (ASSMANN, GRABER-
GER, FLEISCHNER, VELDE, JACCHIA). Differentialdiagnostisch sind hinten
unten liegende kostomediastinale Exsudate und Schwarten zu berücksichtigen,
die ähnliche Verschattungen hervorrufen können. Zur Unterscheidung hebt
FLEISCHNER die nur beim infiltrierten Lobus inferior accessorius zu beobachtende respiratorische Verschiebung gegenüber der Thoraxwand und unter Umständen die Sichtbarkeit eines hellen Bronchiallumens innerhalb der Verschattung hervor. Die Kenntnis dieser abnormen Lappenteilung hat deshalb prak-

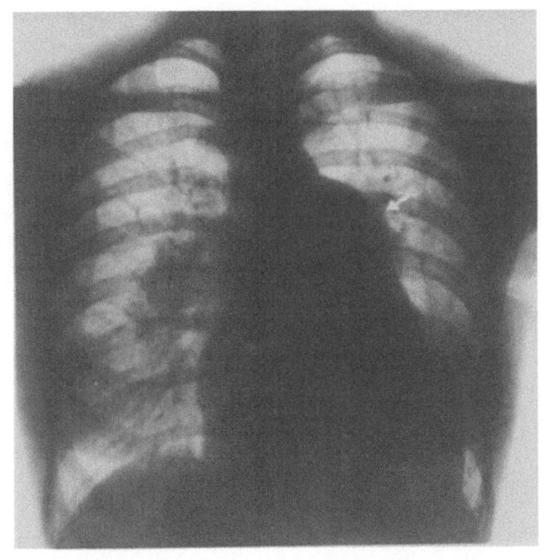

1. Oberlappenpneumonie (Sektion).

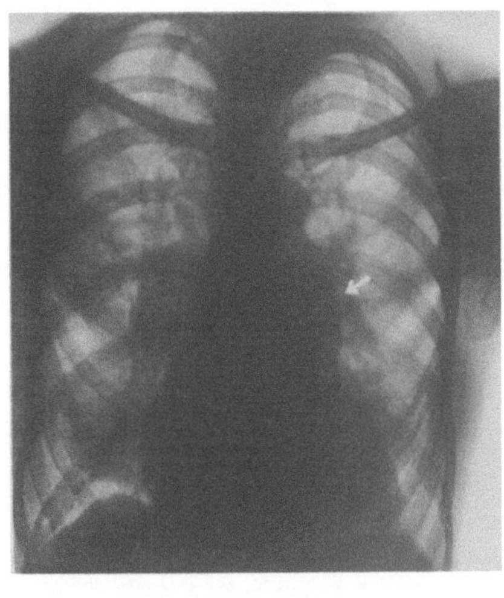

2. Mittellappenpneumonie.

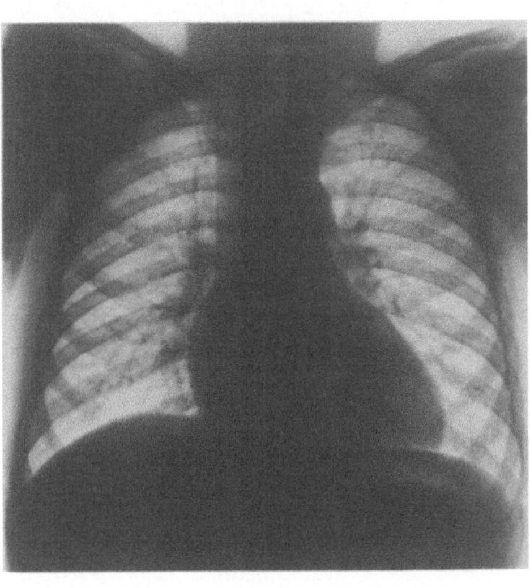

3. Beginnende Pneumonie im re. Oberlappen.

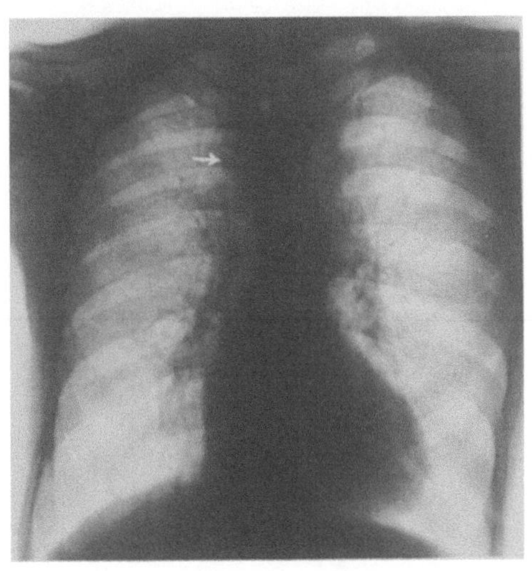

4. Carnifikation im re. Oberlappen.
Bogenteilung der re. Zwerchfellhälfte.

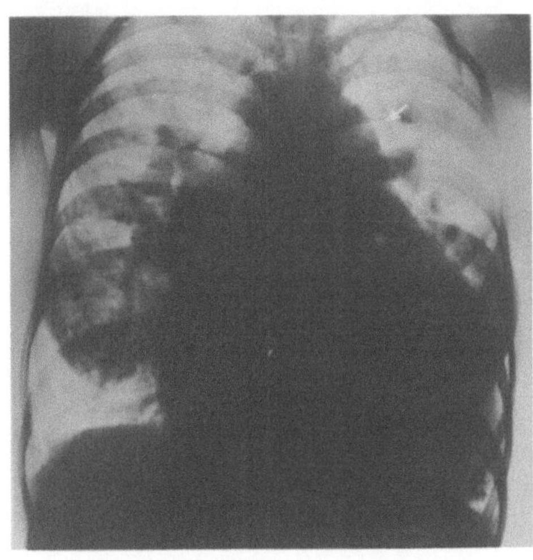

5. Residuen einer li. Pneumonie.
Vom Hilus ausgehende Schattenstreifen,
später Rückbildung derselben.
Keine Tbc.!

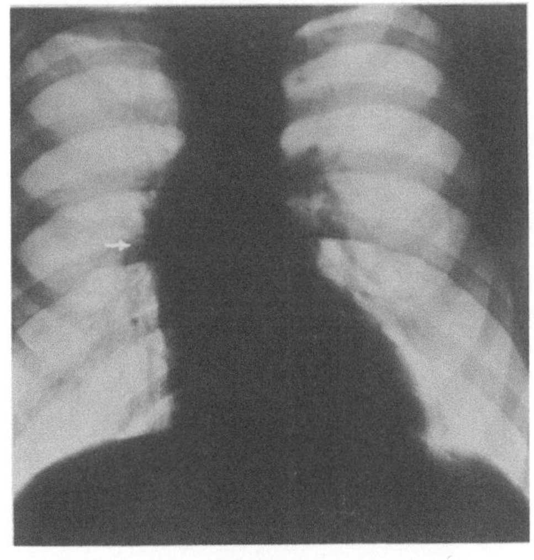

6. Gangrän rechts.
Bogenteilung der re. Zwerchfellhälfte.

tische Bedeutung, weil sich in dem abgesprengten Lappen nicht selten krankhafte Veränderungen, besonders häufig Keuchhustenpneumonien bei Kindern, ferner Bronchiektasien und gelegentlich auch Bronchialkarzinome lokalisieren (FLEISCHNER).

Durch partielle Infiltrationen einzelner Lappen, welche meist die Randpartien betreffen, können verschiedenartige, oft schwer zu deutende und namentlich schwer von Exsudatschatten der angrenzenden Interlobärspalten zu unterscheidende Schattenbildungen entstehen. Besonders hinzuweisen ist auf die häufigen Infiltrate an der unteren und dorsalen Fläche des Oberlappens und der Spitze des Unterlappens. Durch die letzteren werden bei

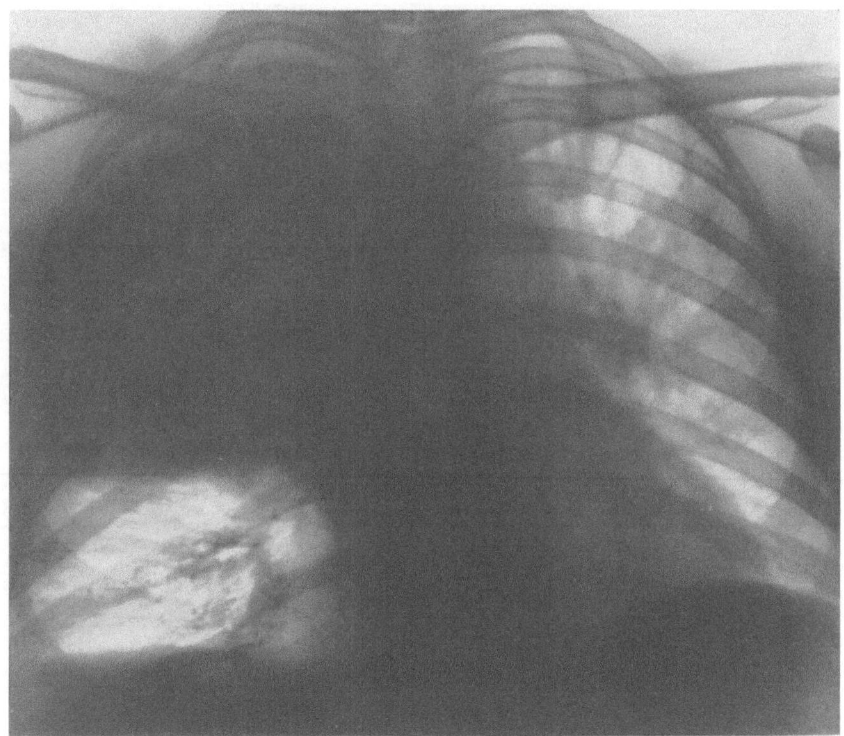

Fig. 272. Pneumonie des rechten Oberlappens.

sagittalem Strahlengange in die Hilusgegend hinein projizierte Verschattungen hervorgerufen, die oft fälschlich als perihiläre Gebilde gedeutet werden; das Bild bei frontalem Strahlengange zeigt aber, daß die Verschattungen dorsalwärts vom Hilus gelegen sind (vgl. Fig. 295/296). Auch durch marginale Infiltrationen in den dorsalen Partien des Mittellappens, welche aus verschiedener Ursache entstehen können, kommt es zu Verschattungen in den medialen Teilen der unteren Lungenfelder in unmittelbarer Nähe des Hilus (vgl. Fig. 277); bei Anwendung der Kreuzhohlstellung entstehen weit markantere Bilder in Gestalt scharf begrenzter dreieckiger, mit der Spitze axillarwärts gerichteter spornähnlicher Verschattungen, die den von FLEISCHNER beschriebenen Schattenbildern interlobärer Exsudate ganz ähnlich sehen (KOPSTEIN) (vgl. Fig. 278); die beste Übersicht gewährt die Queraufnahme, auf welcher schräg das untere Lungenfeld durchziehende bandartige Schatten hervortreten.

Mitunter liegen die Verhältnisse noch verwickelter, indem auch bei der kruppösen Pneumonie die Infiltration nicht stets an der Lappengrenze Halt

macht, sondern oft teilweise auf die benachbarten Lappen übergreift oder
andererseits auch einen Lappen nicht vollständig befällt. Dementsprechend
betonen v. JAKSCH und ARNSPERGER, daß das Röntgenbild der Pneumonie
auch bei klinisch scheinbar totaler Infiltration sich meist als eine unvollständige, von Aufhellungen unterbrochene und unregelmäßige, die Lappengrenze nicht einhaltende Verschattung darstellt. Mir selbst ist ein solches
Verhalten auf der Höhe der Pneumonie doch mehr als Ausnahme und eine
ziemlich vollständige, gut abgegrenzte Verschattung der einzelnen Lappen als
die Regel erschienen, soweit meine absichtlich in Rücksicht auf die Patienten
in bescheidenen Grenzen gehaltenen Erfahrungen reichen. Nur fand ich mehr-

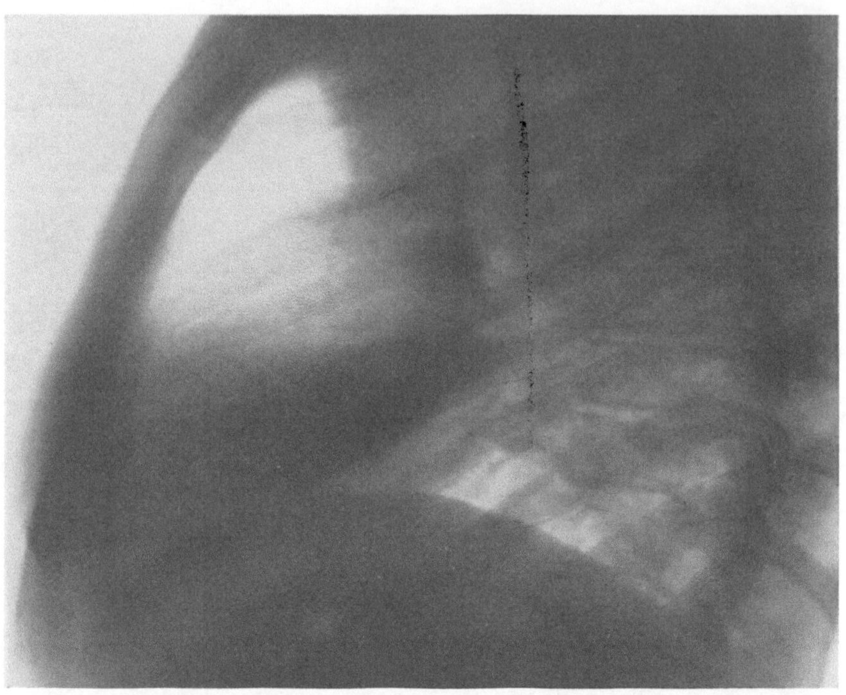

Fig. 273. Mittellappenpneumonie. Querbild bei frontalem Strahlengange.
Die Verschattung im Bereiche des Mittellappens setzt sich mit scharfer horizontaler Grenze nach oben
und mit schräger Grenze nach hinten ab und kommt trotz des Herzschattens deutlich zum Ausdruck.

fach bei Oberlappenpneumonien die Spitzen allein verhältnismäßig hell und
dementsprechend bei autoptisch kontrollierten Fällen einen ausschließlich
auf die Spitze beschränkten Luftgehalt.
     Im Initialstadium sieht man dagegen oft lediglich partielle, unvoll-
ständige Verschattungen. Der röntgenologische Nachweis geht hier regelmäßig
dem Auftreten eines Perkussions- oder Auskultationsbefundes um einen oder
mehrere Tage voran. LICHTHEIM und RIEDER beobachteten häufig starke
Verschattungen in der Hilusgegend im Beginn von Lungenentzündungen und
bei sogenannten Eintagspneumonien. Mir sind derartige Fälle seltener begegnet.
Dagegen sah ich oft mit einer gewissen Regelmäßigkeit wiederkehrende Bilder,
in denen auf der rechten Seite eine bandartige oder keilförmige, meist lateralwärts sich verbreiternde, vielfach ausgesprochen dreieckige Verschattung
(triangle pneumonique der Franzosen) sich vom Hilus dicht oberhalb der
Ober-Mittellappengrenze in Höhe der 4. Rippe nach der Thoraxwand zu erstreckte (vgl. Fig. 271). Das übrige Lungenfeld war entweder hell oder es

breitete sich ein zarter Schleier im übrigen Teil des rechten Oberlappens aus. Ich fand aber auch schon ausgedehnte Verschattungen der Oberlappen, wenn physikalisch noch kein sicherer Befund, vielleicht abgesehen von einem leicht tympanitischen Beiklange des Klopfschalles, selbst nach Kenntnis des Röntgenbildes, zu erheben war.

Die Ausbreitung vom Hilus her ist im folgenden, autoptisch kontrollierten Falle sehr deutlich kenntlich: Durch physikalische Untersuchung stellte ich im rechten Oberlappen eine massive Dämpfung, im übrigen keinerlei Veränderungen an der Lunge fest. Das nach dem wenige

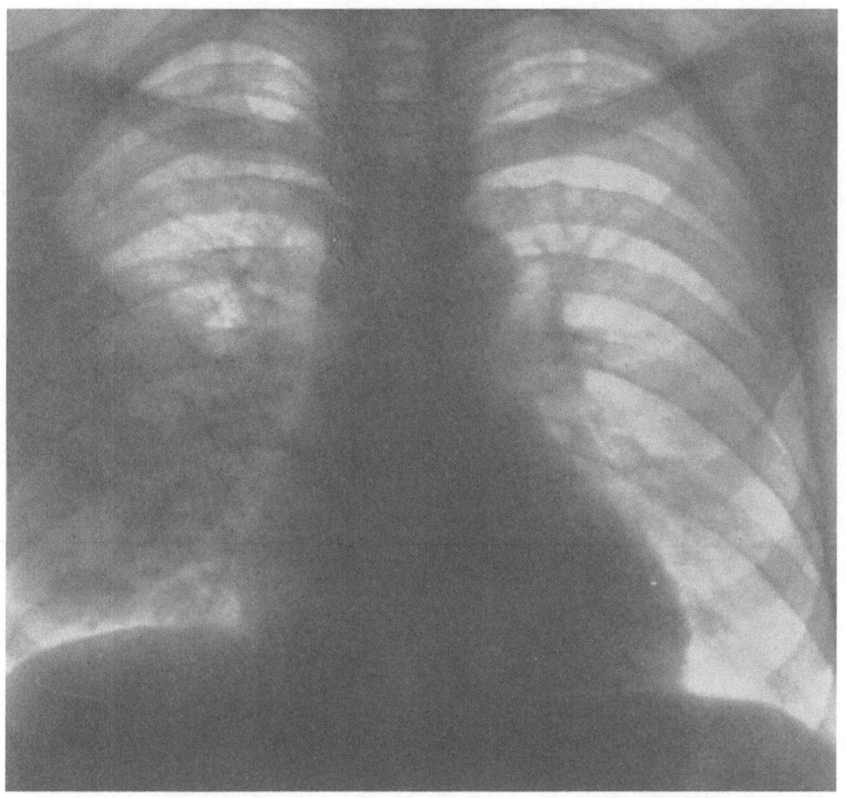

Fig. 274. Pneumonie des Mittellappens und der unteren hinteren Abschnitte des re. Oberlappens.
Bei späterer Autopsie außerdem frischere, offenbar erst später hinzugekommene Infiltration ausgedehnterer Teile des rechten Oberlappens. Kein interlobäres Exsudat! (Querbild ganz ähnlich Fig. 273.)

Stunden später erfolgten Tode aufgenommene Röntgenbild zeigte eine totale homogene, intensive Verschattung im Bereiche des rechten Oberlappens und außerdem in den linken mittleren Lungenpartien einen faustgroßen, allseitig von hellem Felde umgebenen Schatten. Bei der Autopsie wurde eine totale graue Hepatisation des rechten Oberlappens und links ein dem Röntgenbilde entsprechender, zentral gelegener, etwa faustgroßer Infiltrationsherd im Stadium der roten Hepatisation gefunden. Dieser war der klinischen Untersuchung völlig entgangen.

Nach der Lösung bleibt oft noch mehrere Wochen nach der Entfieberung und nach völligem Schwinden aller klinischen Symptome eine schleierartige, diffuse Trübung der vorher betroffenen Partien zurück, innerhalb deren eine auffällige Verstärkung der normalen Strangzeichnung und der Hilusschatten erkennbar ist (vgl. Tafel VI Fig. 5). Die gesamten Veränderungen pflegen sich erst sehr allmählich im Laufe von Wochen oder gar Monaten zurückzubilden.

Bei der Deutung dieser auffällig verstärkten Streifenzeichnung liegt es nahe, zunächst an eine Erweiterung und abnorme Füllung der Lymphgefäße zu denken. Indes findet man anatomisch eine makroskopisch sichtbare Er-

weiterung der Lymphgefäße doch nur in Ausnahmefällen, bei denen besondere
Verhältnisse vorliegen, häufiger nur bei der interstitiellen Grippepneumonie.
Die regelmäßige Verbreiterung der Schattenstränge nach der Lösung von
Lungenentzündungen kann also kaum allgemein auf erweiterte Lymphgefäße
bezogen werden. Auch die Annahme einer Hyperämie der Blutgefäße stößt auf
gewisse Schwierigkeiten, da die Strangzeichnung noch wochenlang im fieberfreien Stadium anhält. Vielleicht ist die Erklärung im Sinne der folgenden Be-

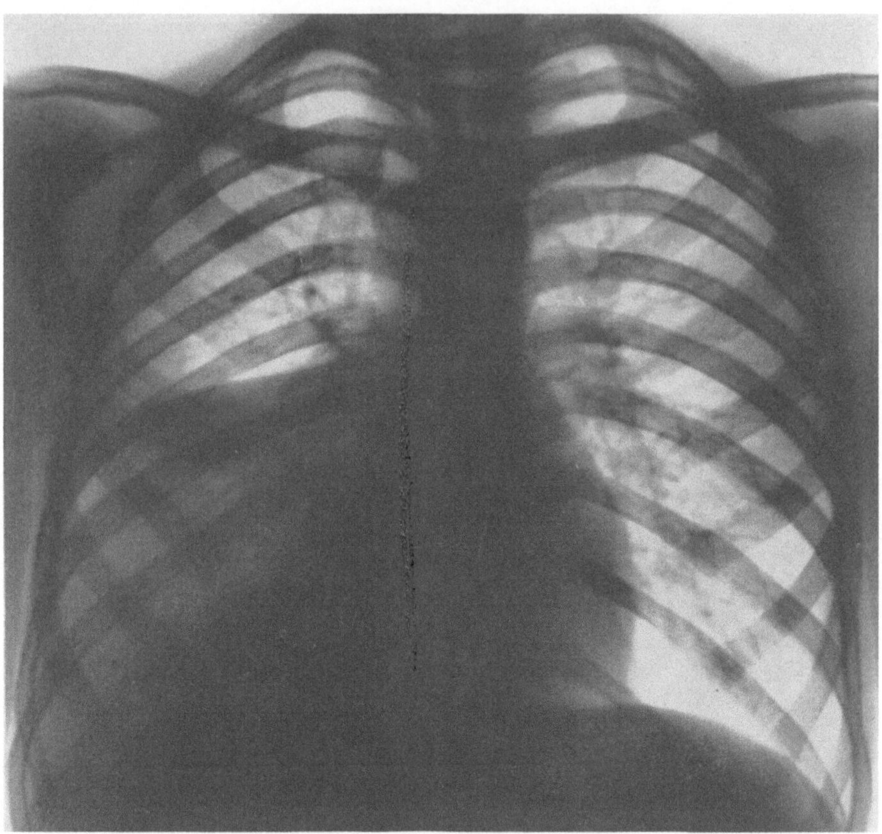

Fig. 275. Unterlappenpneumonie.
Aufnahme von Dr. Löpp, Königsberg.

obachtung zu suchen, die ich autoptisch bei einer Lunge nach Rückgang eines
Pleuraexsudats anstellte, nach welchem ebenfalls eine verstärkte Streifenzeichnung im Röntgenbilde ziemlich regelmäßig angetroffen wird. Makroskopisch zeigte die Lunge außer einer leichten Verminderung des Luftgehaltes
keine Veränderungen, dagegen fand ich auf mikroskopischen Schnitten durch
die Umgebung des Lungenhilus, in der das Röntgenbild stark verbreiterte
Schattenstreifen aufwies, daß um die Bronchien und Gefäße herum die
Lungenbläschen noch mit Alveolarepithelien und einigen Leukozyten gefüllt
waren, während die entfernteren Partien vollständig lufthaltig waren. Es ist
zu bedenken, daß die Dehnbarkeit des Lungenparenchyms in den verschiedenen Abschnitten recht verschieden und in dichter Nachbarschaft festerer
Stützorgane, namentlich von Bronchien und Gefäßen, am geringsten ist. So
kann erklärt werden, daß um diese verhältnismäßig festen Gebilde herum sich
noch lange mantelförmige Scheiden von verdichteten Alveolen erhalten, nachdem die übrige Lunge sich schon lange entfaltet hat. Auch ist die Beobachtung

dem Verständnis nahe gerückt, daß gerade hierbei oft auffällig breite Ringschatten als Querschnittsbilder orthoröntgengrader Bronchien angetroffen
werden, ohne daß an den Bronchialwandungen selbst eine Verdickung anatomisch nachweisbar ist. Dieser schon in früheren Auflagen dieses Buches an-
geführte Erklärungsversuch findet eine Stütze in den Anschauungen von
Tendeloo, der annimmt, daß die Bewegungsenergie und die Abfuhr des
Gewebssaftes und der Lymphe durch starke peribronchiale und perivaskuläre
Leukozyteninfiltrate, die die gleichnamigen Lymphgefäße und Gewebsspalten
verengern, verringert wird.

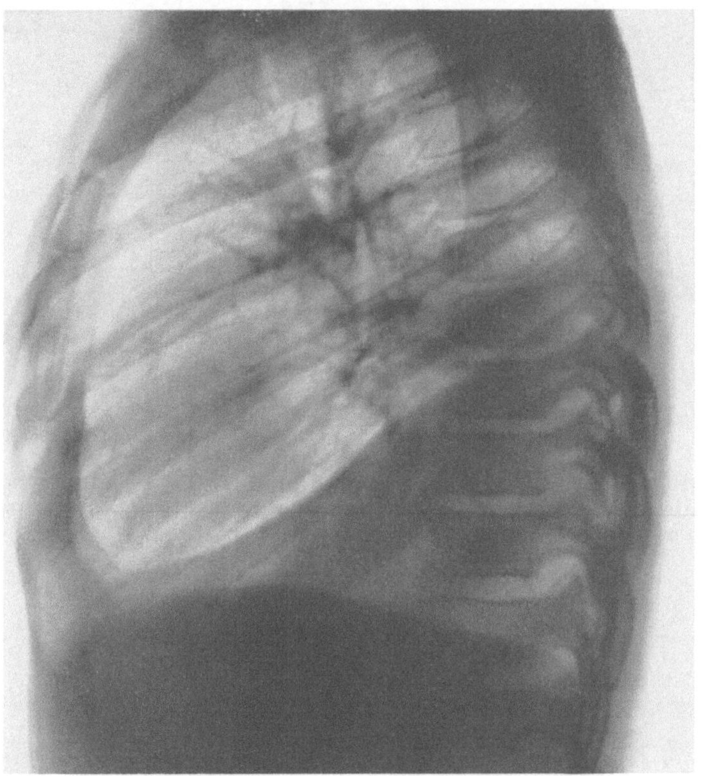

Fig. 276. Queraufnahme des Falles von Fig. 275 mit Unterlappenpneumonie.
Aufnahme von Dr. Löpp, Königsberg.

Nicht selten werden bei Pneumonien, und zwar am häufigsten bei solchen
der unteren Lungenabschnitte, *Störungen der Zwerchfelltätigkeit* beobachtet,
die aus verschiedenen Ursachen erklärt werden können. Auf Grund einer
größeren Untersuchungsreihe von Pneumonien macht Wischhoff hierfür
einerseits Entspannung des Lungengewebes infolge Infiltration verantwortlich, andererseits Beteiligung der Pleura, die zur willkürlichen oder reflektorischen Ruhigstellung durch Schmerzauslösung führt, endlich Schädigungen des
Zwerchfelles selbst, welche am ehesten bei ausgeprägtem Zwerchfellhochstand
mit stark eingeschränkter oder paradoxer Beweglichkeit anzunehmen sind;
für die sonst im Schrifttum hierfür herangezogenen Hypothesen einer Phrenikuslähmung findet er nur bei einer gleichzeitigen Mediastinitis, für den von
Jacobäus besonders betonten akuten massiven Lungenkollaps gar keine Anhaltspunkte.

Von Komplikationen der Pneumonie sind besonders Exsudat-, Gan-
grän-, Abszeßbildung und Übergang in Karnifikation zu erwähnen.

Das Hinzutreten eines Exsudats zu einer Oberlappenpneumonie ist durch
Auftreten einer Verschattung in den unteren Partien des Lungenfeldes leicht
erkennbar. Auch bei Unterlappenpneumonien behauptet RIEDER ein komplizierendes Exsudat durch größere Schattentiefe und Aufhebung der vorher noch

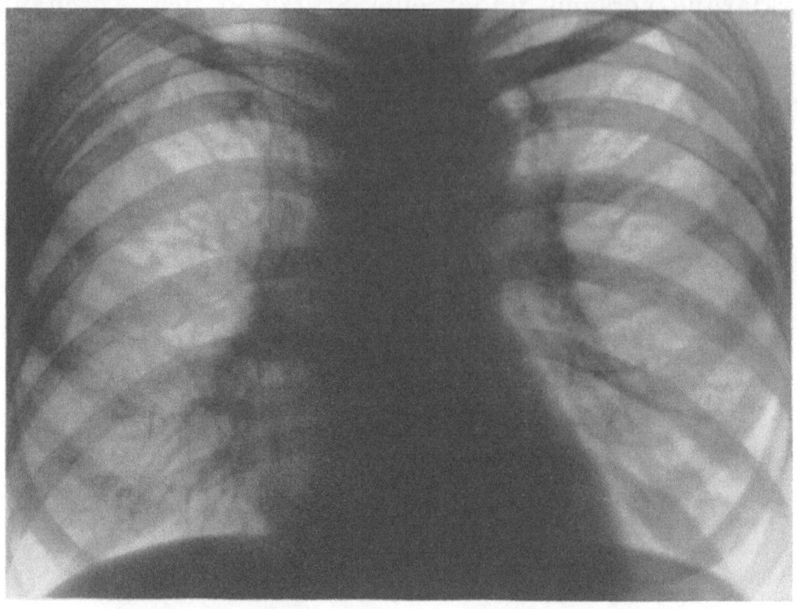

Fig. 277. Geringfügige zarte Trübung im medialen Teil des rechten unteren Lungenfeldes unterhalb des Hilusschattens bei partieller Infiltration des Mittellappens.
Vergleiche die in Kreuzhohlstellung gemachte Aufnahme desselben Falles, in Fig. 278, auf welcher erst
ein deutlicher Befund erkennbar ist.
(Aufnahme von KOPSTEIN, Fortschr. Röntgenstr. 48.)

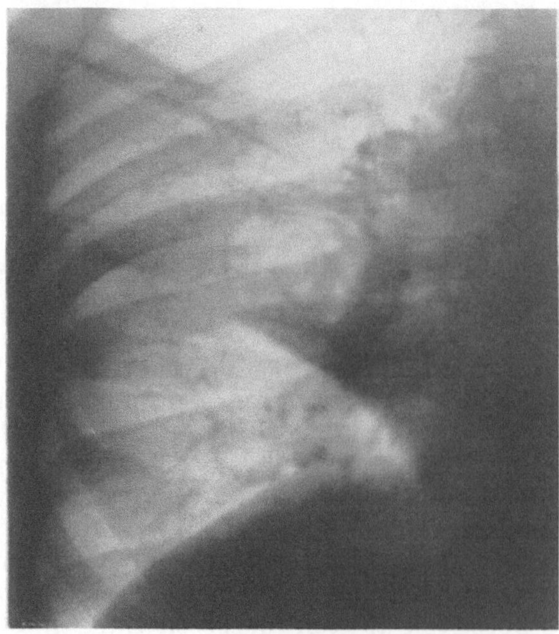

Fig. 278. Spornartiger Schatten im medialen Teil des rechten unteren Lungenfeldes
bei Aufnahme in Kreuzhohlstellung infolge partieller Infiltration des Mittellappens.
(Aufnahme von KOPSTEIN, Fortschr. Röntgenstr. 48.)

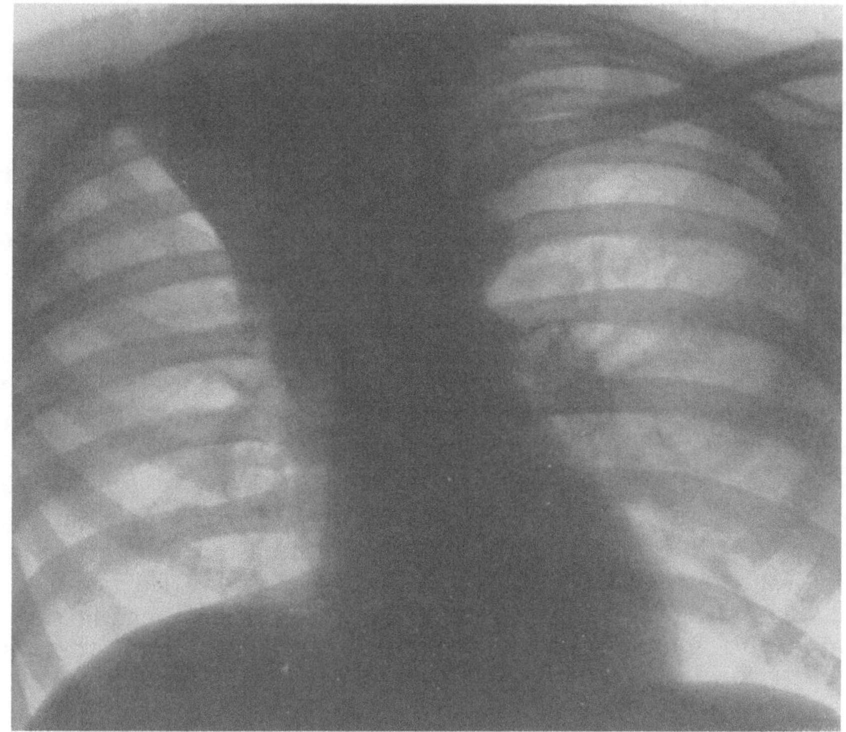

Fig. 279. Chronische Pneumonie im rechten Oberlappen.

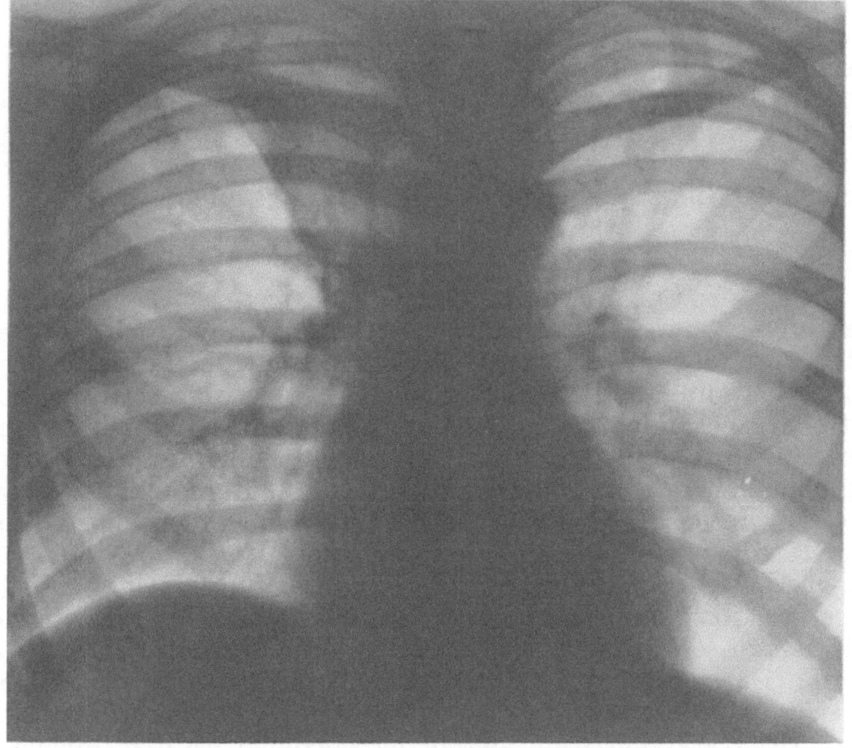

Fig. 280. Chronische Pneumonie im rechten Oberlappen.
Sehr langsame Lösung nach viele Monate währendem Verlauf.

sichtbaren Zwerchfellbewegung meist erkennen zu können. Mir selbst erscheint eine sichere Entscheidung in solchen Fällen sehr schwierig oder unmöglich.

Die röntgenologische Darstellung von Gangrän und Abszeß wird in den folgenden Abschnitten behandelt.

Bei Übergang in Karnifikation bildet sich anstatt zunehmender Aufhellung der betreffenden Lungenteile eine eher an Tiefe wachsende Verschattung aus. In der Folge entwickeln sich die Zeichen einer Thoraxschrumpfung: Einengung der Interkostalräume, Verziehung des Herzens und Mediastinums nach der kranken Seite, Hochziehung des Zwerchfelles.

Fig. 4 auf Tafel VI zeigt das Bild einer Karnifikation des rechten Oberlappens, das sich während einer mehrmonatigen Beobachtung in keiner Weise änderte. Es läßt außerdem deutlich die im Inspirium auffällig starke Bogenteilung der rechten Zwerchfellhälfte erkennen, welche bei mangelhafter Entfaltung der Lunge oft angetroffen wird (vgl. S. 408).

Gleichartige Folgeerscheinungen, die im Schrifttum als Lungeninduration bezeichnet werden, können auch nach unspezifischen Entzündungsprozessen der Lungen zustande kommen, welche durch übermäßige *Einwirkung von Röntgenstrahlen auf die Lunge* erzeugt werden. Derartige Beobachtungen sind besonders nach Röntgenbestrahlung von Mammakarzinomen gemacht worden; einige Jahre später wurden in den entsprechenden Bezirken der Lungenfelder ungleichmäßige Verschattungen sowie eine Verengerung der Zwischenrippenräume und Verziehung der Luftröhre und des Mediastinums nach der kranken Seite zu festgestellt (GROOVER, CHRISTIE, MERRIT, DAVES, HINES, EVANS und LEUCOTIA, WINTZ und KÄSTLE, LANDAU). Diese Erscheinungen wurden oft als zirrhotische Stadien einer Lungentuberkulose gedeutet, mit denen sie große Ähnlichkeit aufweisen; eine tuberkulöse Ätiologie war in diesen Fällen mit der beschriebenen Röntgenschädigung nach Angabe der Autoren jedoch auszuschließen.

Ferner ist durch langdauernde Inhalation von Paraffinöl, das zum Zweck der Nasenbehandlung in die Nase eingeführt wurde, die Entstehung einer chronischen CORRIGAN*schen Zirrhose* der Lunge beobachtet worden, die im Röntgenbild eine streifig wolkige Verschattung der unteren Lungenpartien mit netzartiger und fleckiger Zeichnung und eingestreuten Bronchiektasien entsprechenden Ringschatten hervorrief (BODMER und KALLOS).

Bronchopneumonie.

Die Bronchopneumonie hat unter kräftigen Erwachsenen nur bei der Influenza eine größere Verbreitung; ferner kommt sie auch bei diesen durch Inhalation ätzender Gase zustande. Sonst spielt sie bei Kindern eine viel wichtigere Rolle und schließt sich hier häufig sowohl an eine gewöhnliche Bronchitis als besonders an Infektionskrankheiten: Keuchhusten, Masern, Diphtherie usw. an. Bei den unruhigen, schnell atmenden und oft schreienden Kindern sind äußerst kurzzeitige Aufnahmen ein unbedingtes Erfordernis.

Die oft in unregelmäßiger Weise über die Lungen verteilten Infiltrationsherde verschiedenster Größe rufen entsprechende fleckige Schatten von meist ziemlich unscharfer Begrenzung im Röntgenbilde hervor, die ins helle Lungenfeld eingesprengt sind. Von großem Einfluß auf die Darstellung der Herde ist der Umstand, ob sie in schirmnahen oder schirmfernen Teilen der Lunge gelegen sind. Durch größeren Abstand vom Schirm bzw. Film wird der Ausdruck der Herde im Röntgenbilde sehr beeinträchtigt oder kommt überhaupt nicht zustande. Bei stärkerem Konfluieren der einzelnen Infiltrationsherde nimmt ihre schattengebende Wirkung zu, und es entstehen zusammenhängende, von lichteren Stellen und dichteren Flecken unterbrochene Verschattungen.

Besonders bei Kinderbronchopneumonien wird häufig ein immer in derselben Weise wiederkehrendes, fast als typisch zu bezeichnendes Bild beobachtet,
das in einer gleichmäßigen Verschattung der unteren Partien des rechten Oberlappens besteht, die in Höhe der vorderen 4. Rippe mit scharfem horizontalem
Rande abschneidet, während die Abgrenzung nach oben weniger scharf differenziert ist. Außerdem sind häufig noch hier und da verstreute Schattenherde
im Lungenfelde erkennbar. Das Bild ist wohl so zu erklären, daß die Lappengrenze der Ausdehnung der bronchopneumonischen Prozesse ein gewisses

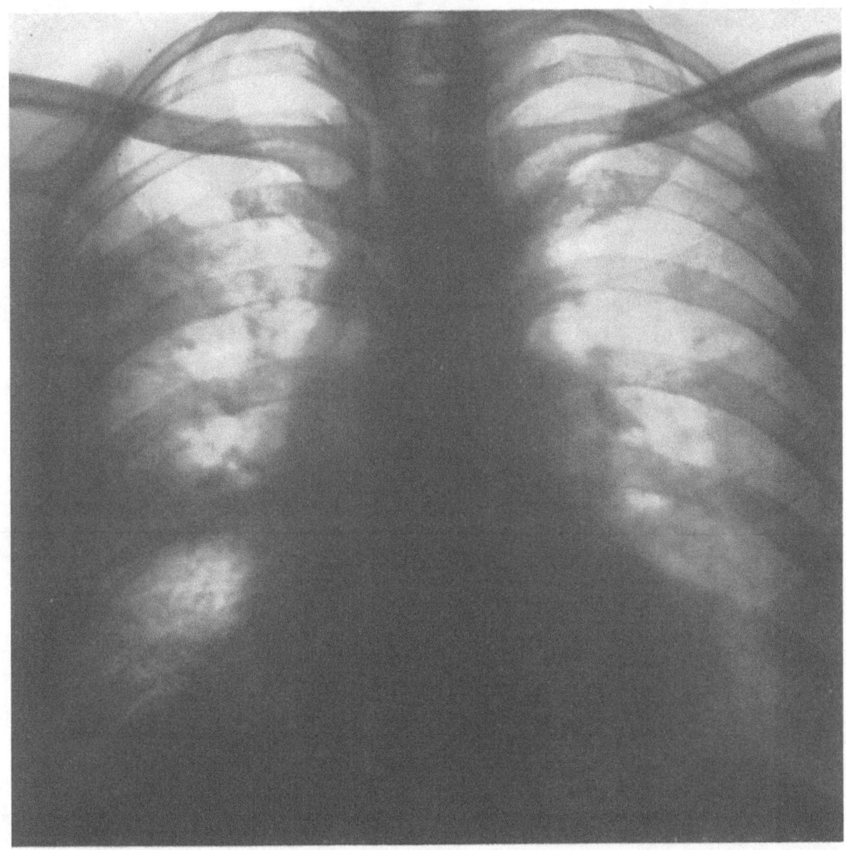

Fig. 281. Bronchopneumonie.
Mehrfache Infiltrationsherde in der rechten Lunge. Später nach Lösung völlige Aufhellung.

Hindernis entgegensetzt, vor dem sie sich in besonderer Zahl ansammeln, und
daß gerade vor der horizontal verlaufenden Obermittellappengrenze viele Herde
von verschiedener Tiefenlage in derselben Durchleuchtungsrichtung liegen,
wobei erhebliche Summationseffekte zustande kommen.

Sowohl bei den kruppösen als bei den Bronchopneumonien ist oft eine Verstärkung der Hilusschatten zu beobachten, deren allmähliche Rückbildung
nach dem Abklingen der Lungenprozesse ich in mehreren Fällen verfolgen
konnte. Als Ursache dieser Verbreiterung und Vertiefung der Hilusschatten
ist neben einer Hyperämie wohl vielfach eine entzündliche Schwellung und
Vergrößerung der Hiluslymphdrüsen anzunehmen, von der ich mich auch
autoptisch in mehreren Fällen überzeugt habe.

In anderen Fällen bilden bronchopneumonische Infiltrationsherde im
Lungengewebe selbst, die in der Umgebung der Lungenwurzeln, häufig auch

in größerem Abstand vom Hilus davor oder dahinter gelegen sind und nur in
die Hilusregion projiziert werden, das anatomische Substrat von Schatten in
der Hilusgegend; oft sind sie von den eigentlichen Hilusschatten schwer zu
trennen. Zu diesem Zwecke empfiehlt es sich, den Patienten stets unter Drehbewegungen in verschiedenen Richtungen zu durchleuchten und besonders
auch Queraufnahmen anzufertigen. Um der verbreiteten Auffassung zu be-

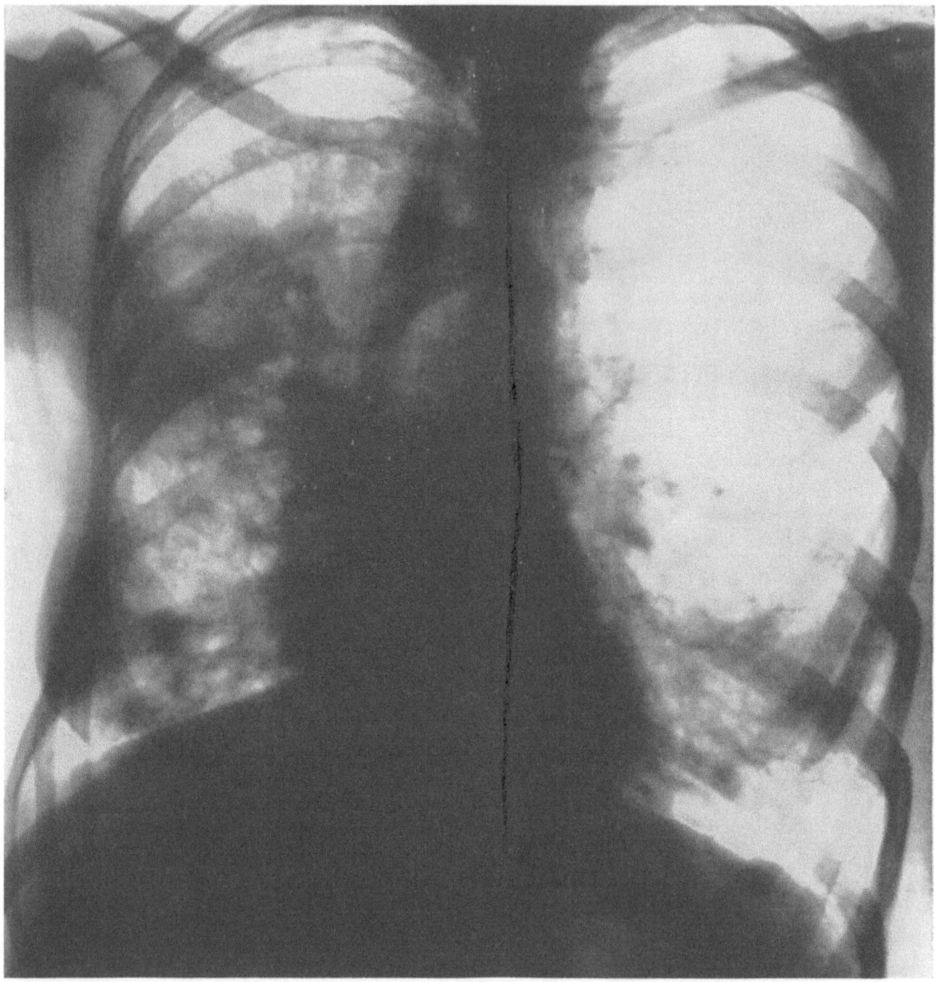

Fig. 282. Multiple Bronchiektasien in chronisch induriertem Lungengewebe mit
ausgedehnter frischer bronchopneumonischer Infiltration der Umgebung (Autopsie).
Verziehung des Mediastinums und des Herzens nach re. infolge teilweiser Schrumpfung der unteren Teile
des re. Oberlappens.
Bronchiektatische Kaverne im unteren Teile des re. Oberlappens. Kleine wabenartig nebeneinanderliegende sackförmige Bronchiektasien in beiden Unterlappen innerhalb Induration und bronchopneumonischer Infiltration des Lungengewebes. Keine Tuberkulose!

gegnen, die in jedem Flecken in der Hilusgegend stets nur den Ausdruck von
Lymphdrüsen sieht, führe ich aus mehrfachen gleichartigen autoptischen Beobachtungen folgendes Protokoll an:

8 Monate altes Kind, Bronchitis, Enteritis. Röntgenbefund: 1.—3. Interkostalraum
rechts wolkig getrübt. Am rechten Hilus mehrere erbsengroße, einzelne, von dem übrigen
Hilusschatten sich deutlich abhebende, aber nicht sehr intensive Flecken.

Autopsiebefund: In der rechten Spitze zusammenhängende, derb infiltrierte Partien.
Einige erbsengroße gleichartige Herdchen dicht neben dem rechten Hilus, an welchem außer-

dem nur wenige kleine, etwa linsengroße, nicht besonders veränderte Drüsen liegen. Diese sind wegen ihrer Kleinheit und Weichheit wohl kaum für die markanten Flecken verantwortlich zu machen, welche vielmehr auf die infiltrierten Lungenherde in der Hilusgegend zu beziehen sind.

Eine Unterscheidung von Bronchopneumonien nicht spezifischer Natur und entsprechenden tuberkulösen Veränderungen ist allein auf Grund des Röntgenbildes nicht sicher zu treffen. Zwar sind gewöhnlich die fleckigen Schatten der unspezifischen bronchopneumonischen Herde noch weicher, weniger scharf begrenzt und fließen oft noch mehr zusammen als bei der Tuberkulose; es kommen aber bei beiden Erkrankungen ganz gleichartige Bilder vor. Bei der Tuberkulose sind neben den infiltrativen Prozessen meist

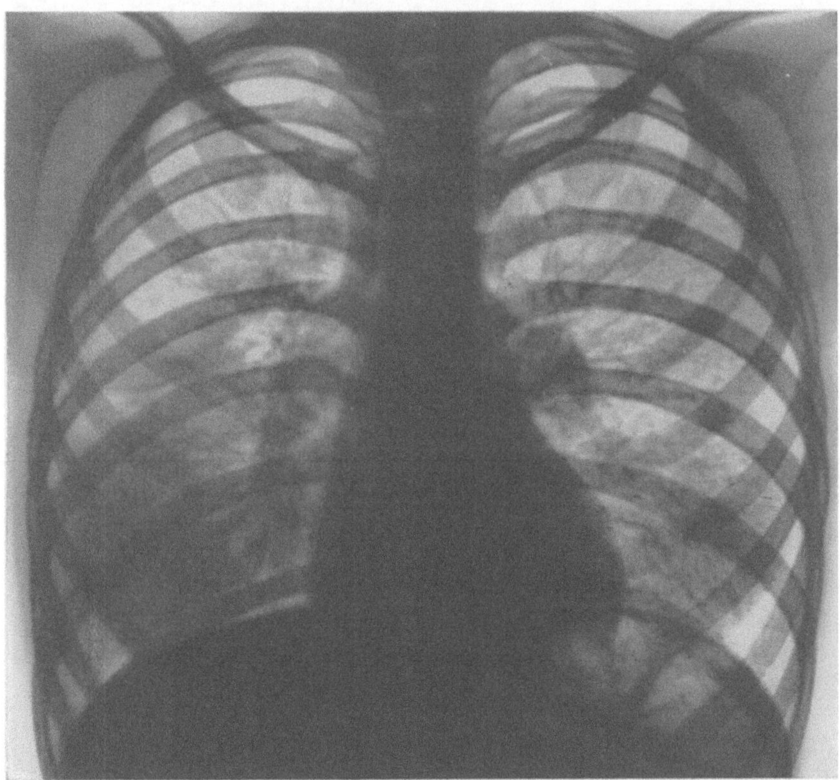

Fig. 283. Bronchopneumonie bei Asthma bronchiale.

wenigstens an einigen Stellen schärfer gezeichnete Knötchen erkennbar. Ähnliche Flecken, wenn auch selten in ganz so scharfer Begrenzung, können aber auch durch kleinere bronchiolitische Herdchen nicht tuberkulöser Natur hervorgerufen werden (vgl. Tafel VIII Fig. 1). Gewöhnlich ist bei den tuberkulösen Veränderungen eine Bevorzugung bzw. ein stärkeres Befallensein der oberen Lungenabschnitte ausgesprochen, bei den unspezifischen bronchopneumonischen Prozessen pflegt dies nicht der Fall zu sein; bei beiden wird oft eine Lokalisation in den paravertebralen Partien, die an der Atmung verhältnismäßig wenig teilnehmen, gefunden. Eine Mischung von Verschattungen und rundlichen Aufhellungen, die Hohlräumen entsprechen, wird häufiger bei der Tuberkulose angetroffen, kann aber auch durch pneumonische bzw. bronchopneumonische Verdichtung um bronchiektatische Kavernen (vgl. Fig. 282) und durch gangränösen Zerfall infiltrierten Lungengewebes zustande kommen. Ein besonders lehrreicher autoptisch kontrollierter Fall einer monatelang sich hinziehenden FRIEDLÄNDER-Pneumonie mit Kavernenbildung, deren Bild ganz dem einer Tuberkulose glich, ist von WESTERMARK mitgeteilt.

Die zusammenhängenden Verschattungen, die besonders häufig in Dreiecksform mit unterer scharfer horizontaler Grenze im unteren Teil des rechten Oberlappens angetroffen werden, können sowohl durch pneumonische und bronchopneumonische Verdichtung als in genau gleicher Weise durch tuberkulöse Infiltration mit oder ohne Verkäsung hervorgerufen werden (vgl. Tafel VI Fig. 3 und Tafel VII Fig. 4). Auch ist auf das Vorkommen sogenannter »perifokaler Infiltrationen« in der Umgebung tuberkulöser Lymphdrüsen

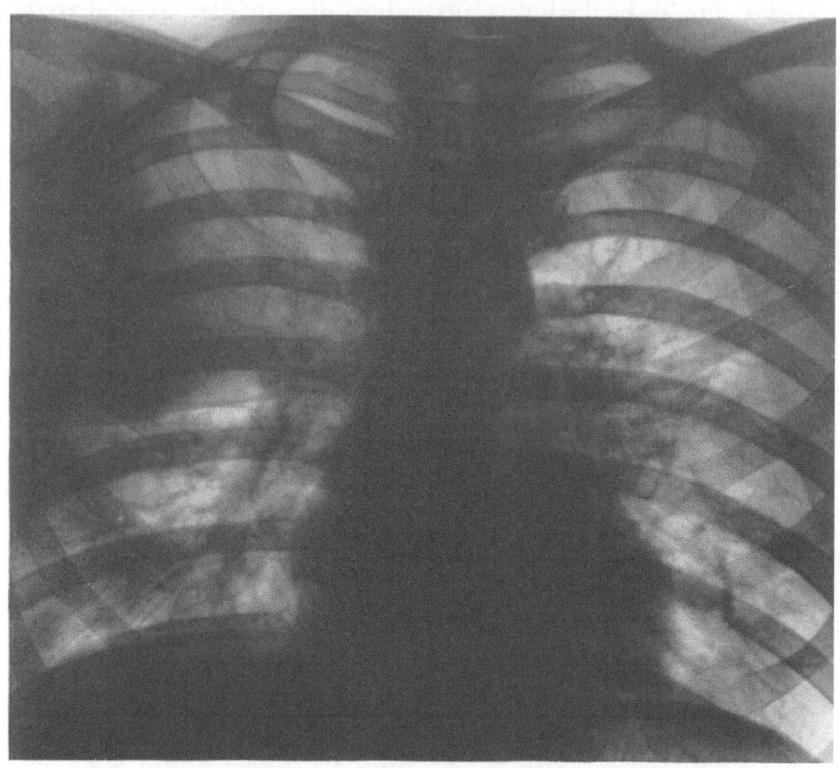

Fig. 284. Grippepneumonie im rechten Oberlappen.
Außerdem Verbreiterung des linken Hilusschattens.

hinzuweisen, die bei ausgesprochener Verkäsung unter Umständen an ihrer größeren Schattentiefe und besonders scharfen Abgrenzung erkannt werden können (vgl. S. 370/71).

Unter den Bronchopneumonien ist endlich noch die Gruppe der *Aspirations-* und *hypostatischen Pneumonien* zu erwähnen, die besonders in den unteren Lungenabschnitten diffuse Verschattungen und wolkige Trübungen meist ohne scharfe Abgrenzung hervorrufen. Durch Blutaspiration kommen besonders in den Unterlappen, zum Teil auch im Mittellappen, zusammenfließende Verschattungen zustande (JAGODA).

Die *postoperativen Bronchopneumonien* entstehen nach CAPELLE und KOHLMANN häufig nicht durch Aspiration, sondern durch embolische Verschleppung von Thromben aus dem Operationsgebiet, und zwar sitzen sie am häufigsten im rechten Lungenfelde.

Eine besondere Besprechung erfordern die bei *Grippe* auftretenden Bronchopneumonien, die entsprechend ihrem wechselvollen anatomischen Verhalten auch einen verschiedenen Ausdruck im Röntgenbilde finden. Zum Teil handelt es sich auch hierbei um mehr oder weniger konfluierende Infiltrationsherde, die unregelmäßige fleckige Schatten von meist unscharfer Begrenzung oft innerhalb einer allgemeinen, aber von lichteren Stellen unterbrochenen Trübung der Lungenfelder verursachen, entsprechend den bei den kindlichen Bronchopneumonien geschilderten Verhältnissen. Bei den saftigen, mit starker Hyperämie einhergehenden und große Lungenabschnitte schnell ergreifenden bösartigen Pneumonien, die meist auf einer Streptokokkenmischinfektion

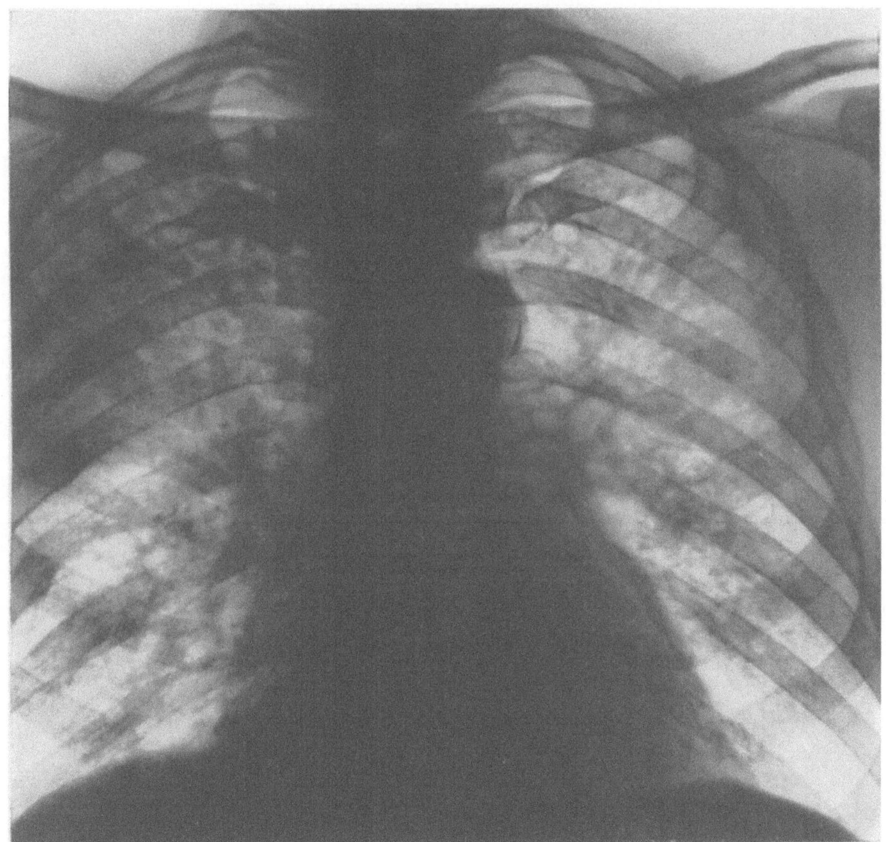

Fig. 285. Konfluierende Bronchopneumonie bei Grippe.

beruhen, zeigt das Röntgenbild ausgedehnte, gewöhnlich gegen die Umgebung nicht scharf abgesetzte Verschattungen. Die oft in Eiterung übergehenden Infiltrationsherde rufen dann, wenn sie sich gegenüber lufthaltigem Gewebe der Umgebung abgrenzen, einzelne, schärfer umschriebene Flecken hervor, bleiben aber häufiger innerhalb einer allgemeinen Verschattung unkenntlich, wenn sie allseitig von Infiltrationen der Nachbarschaft umgeben werden. LIEBMANN und SCHINZ beschreiben außerdem zentral gelegene bronchopneumonische Formen, bei denen in der Hilusgegend eine dichte, peripherwärts baumförmig sich verästelnde Verschattung mit eingesprengten Flecken vorhanden ist, ferner einen pseudolobären Typus, welcher ganz den gleichmäßigen, auf bestimmte Lappen beschränkten Verschattungen der kruppösen Pneumonie gleicht, aber meist noch fleckige Schatten in anderen Lungenpartien erkennen läßt, und die später zu schildernden miliaren Bronchopneumonien (vgl. Seite 305);

diese sahen sie aber nie in reiner Form, sondern stets daneben noch weitere
Infiltrate von einer der vorher beschriebenen Arten.

Unverhältnismäßig häufig ist mir bei Grippepneumonien eine sehr lange
sich hinstreckende verzögerte Lösung aufgefallen, die noch nach Wochen und
selbst Monaten auch nach Rückgang der sonstigen physikalischen Erscheinungen eine ausgedehnte Verschattung oder wenigstens schleierförmige Trübung
des Röntgenbildes erkennen ließ. In einigen Fällen traf ich nach der Lösung
eigenartige maschenförmige Schattenzeichnungen an, zwischen denen Auf-

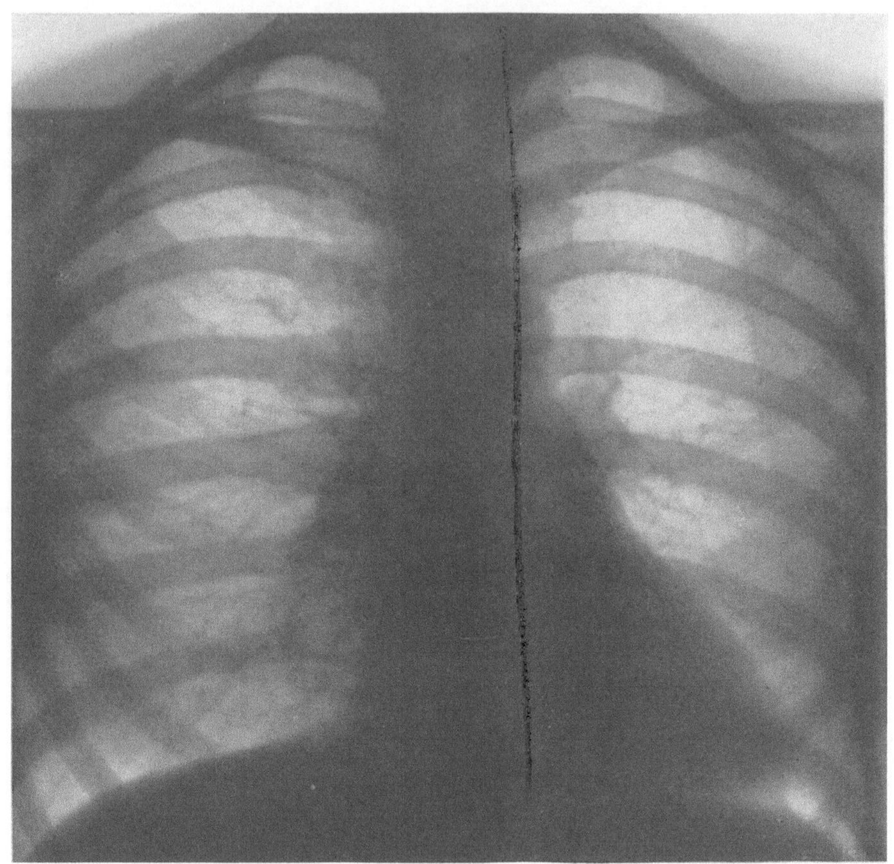

Fig. 286. Trübung und maschenartige Schattenzeichnung im rechten Lungenfelde etwa
6 Wochen nach Lösung einer rechtsseitigen Grippepneumonie.

hellungen eingelagert waren (vgl. Fig. 286). Da gerade bei der Grippepneumonie häufig bei der Sektion erweiterte, mit Eiter bzw. entzündlichem Exsudat gefüllte Lymphspalten und -gefäße im interstitiellen Gewebe ähnlich,
wenn auch in nicht so ausgesprochener Weise, wie bei der Lungenseuche
der Rinder angetroffen werden, so liegt es nahe, das anatomische Substrat
der maschenförmigen Zeichnung in diesen interstitiellen lymphangitischen
Veränderungen zu suchen. Wegen der Ähnlichkeit mit den nach der Lösung
von kruppösen Pneumonien beobachteten Bildern ist aber besonders der
dort erörterte Erklärungsversuch in Betracht zu ziehen, daß sich in dichter
Nachbarschaft um das Lungengerüst ein Mantel atelektatischer Alveolen erhält, in welche die Luft später wieder eindringt als in die im freien Lungengewebe gelegenen Lungenbläschen (vgl. S. 292). Eine Verstärkung der Hilus-

schatten im Röntgenbilde hat die Influenzabronchopneumonie mit anderen Lungeninfiltrationen gemeinsam, bei denen sie bereits erwähnt wurde; bei der Influenza ist sie oft besonders stark ausgeprägt.

Endlich sei auf das Vorkommen einer sekundären Entstehung bzw. Ausbreitung einer Tuberkulose nach Grippe hingewiesen, wobei es sich wohl in vielen Fällen nicht um eine neue Infektion, sondern um eine Aktivierung eines vorher schon latent vorhandenen Prozesses handelt. LIEBMANN und SCHINZ haben aber über Beobachtungen berichtet, in denen sich bei vorher ganz gesunden, erblich nicht belasteten Menschen an die Grippe-

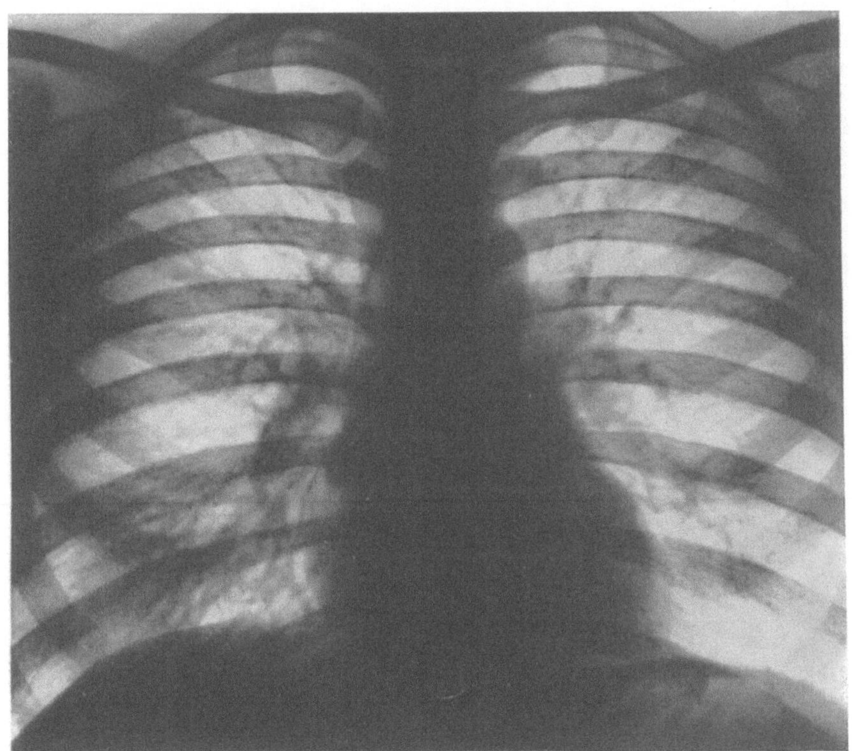

Fig. 287. Bronchopneumonisches Infiltrat im rechten unteren Lungenfelde bei Grippe. Nach 5 Tagen wesentlicher Rückgang.

pneumonie eine bösartig verlaufende Tuberkulose anschloß. Diese trat in Form käsig broncho-pneumonischer Herde auf, die zu raschem Zerfall neigten und bemerkenswerter Weise die auch von der Grippe bevorzugte Lokalisation vorwiegend in den Unterlappen zeigten, dagegen die Spitzen frei ließen.

Auch für den Nachweis dieser tuberkulösen Veränderungen ist die Röntgenuntersuchung von großer Bedeutung. Allerdings können ähnliche über das Lungenfeld verstreute Flecken, wie sie am häufigsten bei der Tuberkulose angetroffen werden, auch durch nicht tuberkulöse disseminierte bronchopneumonische Herde hervorgerufen werden, so daß ich ein sicheres Urteil bezüglich der Ätiologie der nachgewiesenen Veränderungen nicht auf das Röntgenbild allein gründen möchte. In einem durch viele Monate verfolgten Falle nahmen die nach einer Grippepneumonie zurückgebliebenen Schattenflecken und -streifen, welche genau wie bei einer Tuberkulose besonders in den oberen Partien der Oberlappen lokalisiert waren, allmählich an Intensität zu, so daß eine fibröse Induration der Verdichtungsherde angenommen wurde

und immer wieder der Verdacht auf eine indurative Tuberkulose auftauchte.
Die Autopsie ergab karnifizierte verstreute bronchopneumonische Herde, die
zwischen normalem oder emphysematös geblähtem Lungengewebe eingelagert
waren, keine Tuberkulose.

Auch in den Jahren nach der großen Grippeepidemie begegnet man
einzelnen Fällen von Bronchopneumonie, die wahrscheinlich als sporadische
Grippeinfektion aufzufassen sind, welche häufig einen rezidivierenden Verlauf
und bisweilen eine auffallend langsame Lösung aufweisen, vereinzelt auch in
Karnifikation übergehen. Das Röntgenbild zeigt hierbei in verschiedenen

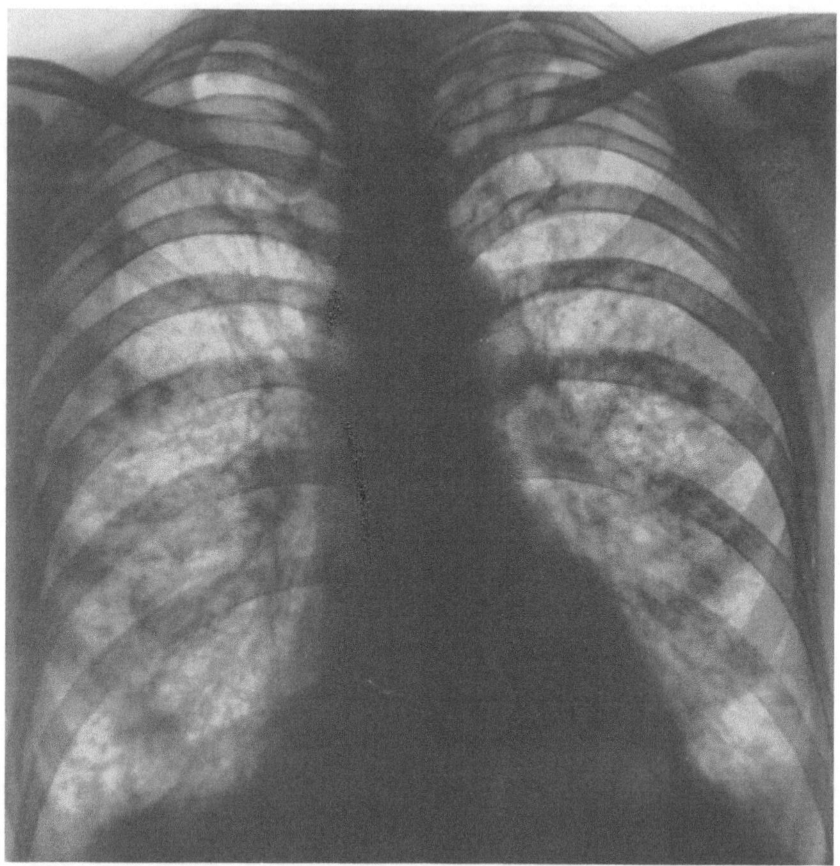

Fig. 288. Miliare bronchopneumonische Herde bei Grippe.

Lungenteilen rundliche oder mehr unregelmäßig gestaltete, meist nicht scharf
konturierte Schattenherde von verschiedener Größe oder wolkige und streifige
Schatten innerhalb schleierförmiger Trübungen (GÖTTE, eigene Beobachtungen).

In der neuerlichen Epidemie Anfang 1933 wurden hier auffallend häufig
neben größeren diffusen hauptsächlich kleinere örtlich begrenzte, meist rundliche Verschattungen beobachtet, die am häufigsten im unteren Lungenfeld
gelegen waren und z. T. tuberkulösen Rundherden außerordentlich ähnlich
sahen (vgl. Fig. 287).

Auch bei der FRIEDLÄNDER-Pneumonie, die selten einen akuten, häufiger
einen unregelmäßigen, lange sich hinziehenden Verlauf nimmt, kommen nach
GERHARTZ neben ausgedehnten Verschattungen kleinere, meist zentral ge-

legene Schatten, in denen auch gelegentlich Einschmelzungen auftreten können, sowie fleckförmige Schattenbildungen vor.

Eine weitere Ursache lobulärer Bronchopneumonien bildet die Psittakosis; hierbei werden oft gröbere, wenig scharf begrenzte, vielfach zusammenfließende Verschattungen gefunden (PRAUSNITZ und STEPP u. a.).

Bronchiolitis bzw. miliare Bronchopneumonien.

Sowohl bei Influenza als auch bei Masern und unter anderen, teilweise noch nicht näher geklärten Umständen können zahlreiche miliare bronchopneumonische Infiltrationsherde entstehen, die innerhalb noch luft-

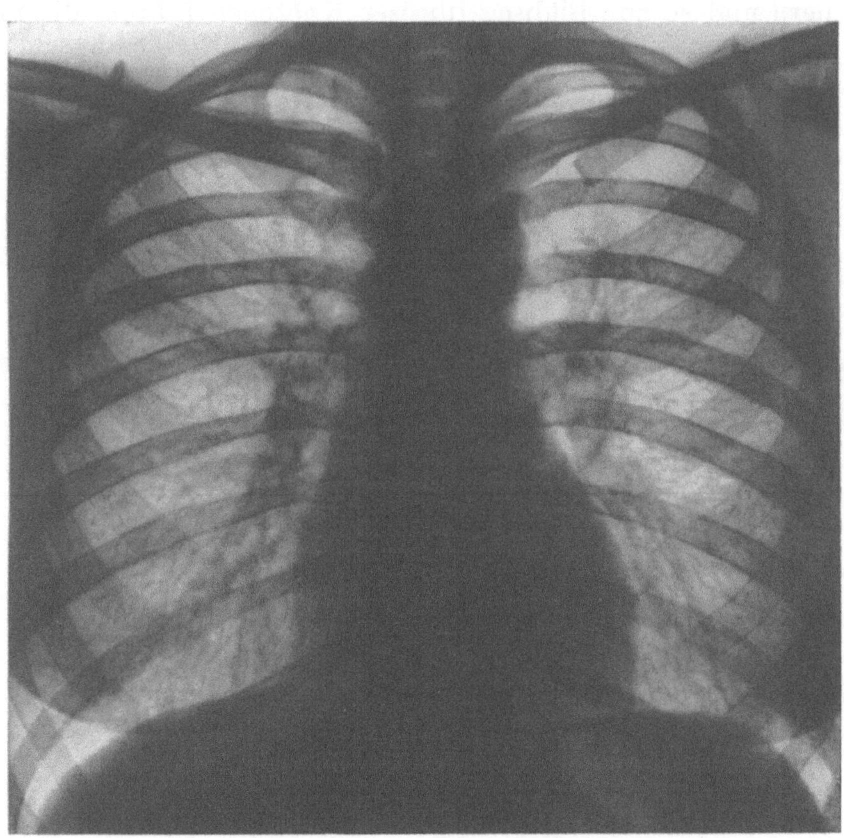

Fig. 289. Chronische Bronchiolitis
nach langdauernder Einatmung chemischer Dämpfe. Verstärkte Streifenzeichnung und feinste in den Lungenfeldern verstreute Fleckchen.

haltigen Gewebes liegen, nicht konfluieren und so anatomisch und röntgenologisch einer Miliartuberkulose außerordentlich ähnlich sehen. Sie sind hiervon aber doch in der Regel durch die etwas größere Gestalt und weniger scharfe Begrenzung der Flecken, ferner eine weniger regelmäßige Verteilung derselben zu unterscheiden (vgl. Fig. 288).

Als Beispiel einer außerhalb der letzten großen Grippeepidemie stehenden, bereits 1913 beobachteten kleinen Gruppe von Erkrankungen, bei welchen neben anderen Bakterien PFEIFFERsche Influenzabazillen aus dem Bronchialsekret der Leiche gezüchtet wurden, sei folgender Fall kurz angeführt:

33jährige Frau, seit 8 Tagen Fieber, Husten, Bruststechen, zuletzt zunehmende Atemnot. Dyspnoe, Zyanose, Temperatur 39,5°, massenhaft zäh-schleimiges Sputum, verstreute diffuse Rasselgeräusche.

Im Röntgenbilde Lungenfelder allgemein mäßig getrübt, durchsetzt von zahlreichen etwa linsengroßen Fleckchen (vgl. Tafel VIII Fig. 1).

Autoptisch zahlreiche miliare bronchiolitisch-pneumonische Infiltrationsherdchen in allen Lappen.

Bronchiolitis obliterans.

Im Anschluß an derartige Fälle von Bronchiolitis mit miliaren bronchopneumonischen Infiltraten, und zwar nach den Beobachtungen von HÜBSCHMANN besonders häufig im Anschluß an Influenza, ferner aber auch nach Zerstörung des Epithels der Bronchien durch ätzende Gase, wie sie schon früher von FRAENKEL und EDENS beschrieben wurden, können sekundär Bindegewebspfröpfe in die Bronchiolen und von diesen aus in die Infundibula hineinwuchern und so zur Bildung fibröser Knötchen führen, die mit Miliartuberkulose klinisch, anatomisch und röntgenologisch eine täuschende Ähn

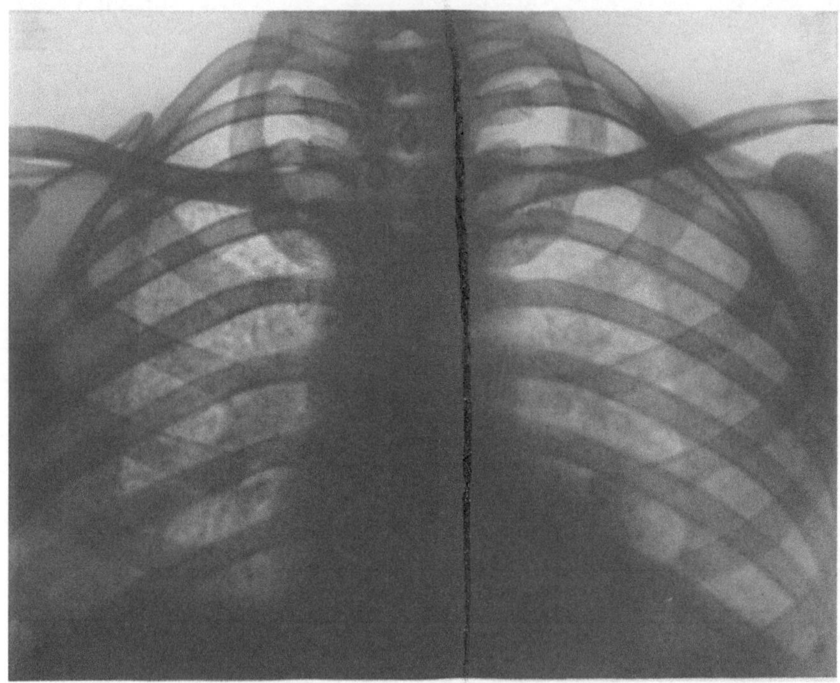

Fig. 290. Bronchiolitis obliterans.

lichkeit aufweisen. Als Beispiel dieses seltenen, zuerst anatomisch von LANGE als Bronchiolitis obliterans beschriebenen Krankheitsbildes führe ich folgenden Fall an, bei welchem ich noch besonders die weitgehende Übereinstimmung der klinischen Symptome mit denen der Miliartuberkulose hervorhebe (hochgradige Dyspnoe, Zyanose, Fieber, über den Lungen hypersonorer, etwas tympanitischer Schall bei erweiterten Lungengrenzen, sonst außer diffus verbreiteten bronchitischen Geräuschen keine Lungenerscheinungen; vgl. Tafel VIII Fig. 3).

27jährige Frau, anamnestisch keine besonderen Schädlichkeiten festzustellen. Allmählich zunehmende Atemnot. Wenig Husten.

Befund: Orthopnoe, Zyanose, Fieber um 38°. Tiefstand der Lungengrenzen. Hypersonorer, leicht tympanitischer Schall, spärliche feine Rasselgeräusche.

Nach 8 Tagen unter zunehmender Atemnot Exitus.

Klinische Diagnose: Miliartuberkulose.

Auf Röntgenaufnahme: Lungenfelder gleichmäßig trübe, außerdem übersät mit etwa stecknadelkopf- bis kleinlinsengroßen Fleckchen von annähernd, nicht genau gleicher Größe.

Röntgendiagnose: Miliartuberkulose.

Autopsiebefund: Lungen zeigen vermehrte Konsistenz, sind gleichmäßig durchsetzt von stecknadelkopf- bis kleinlinsengroßen Knötchen von derber Beschaffenheit.

Anatomische Diagnose: Bronchiolitis obliterans.

Einen ganz ähnlichen Fall hat MATTHES in seiner »Differentialdiagnose innerer Krankheiten« beschrieben.

Pneumonokoniosen.

Bei den *Pneumonokoniosen* wird der eingeatmete Staub zuerst von den Bronchial- und Alveolarepithelien und dann von den Lymphgefäßen aufgenommen und teils schon in der Peripherie abgelagert, teils nach der Lungenwurzel zu weitergeschafft und in den dorthin führenden Lymphbahnen sowie besonders in den Hilusdrüsen angehäuft. Es entstehen hierdurch einerseits im Lungengewebe selbst kleine bronchopneumonische Herdchen, die später indurieren und zur Bildung derber Knötchen führen (Endoperialveolitis nodosa), andererseits eine Induration der perivasculären und peribronchialen Lymphstränge und Lymphknoten, welche an den Teilungsstellen der Bronchien und Gefäße gelegen sind und nach dem Hilus zu an Größe zunehmen (Peribronchitis und Perivasculitis nodosa). Für die röntgenologische Darstellung ist nicht nur die physikalische Dichte des eingeatmeten Staubes, sondern vielfach noch mehr die reaktive Bindegewebswucherung im interstitiellen Gewebe und in den Lymphdrüsen maßgeblich. Häufig kommt es hierbei zu beträchtlichen sekundären *Kalkeinlagerungen*, die vom Organismus selbst gebildet werden und nicht aus dem vielfach ganz anders zusammengesetzten eingeatmetem Steinstaub stammen. Schwer zu entscheiden ist nur die Frage, ob und wieweit hierbei die mit Pneumonokoniose häufig vergesellschafteten *tuberkulösen Prozesse* eine Rolle spielen, die ganz besonders zur Verkalkung neigen. Gerade die Kalkeinlagerungen geben zur Bildung von sehr intensiven Schattenflecken im Röntgenbilde Anlaß.

Bei der *Anthrakosis* findet der Kohlenstaub an sich im Röntgenbilde keinen oder nur geringfügigen Ausdruck. Völlig anthrakotische, aber weiche Lymphdrüsen von etwa Bohnengröße verursachen keine nennenswerten Schatten im Röntgenbilde, wie ich mich bei Sektionen vielfach überzeugte. Dagegen ist dies der Fall, wenn die Drüsen stark bindegewebig induriert sind, was in späteren Stadien häufig geschieht. Dann prägen sich auch die weiter peripherwärts an den Teilungsstellen der Bronchien und Gefäße gelegenen indurierten Lymphknötchen als Flecken im Lungenfelde und die indurierten Lymphgefäße als Schattenstränge ab. Zu anthrakotischer Induration des Lungengewebes selbst kommt es erst nach langdauernder Beschäftigung der Arbeiter in den Kohlenbergwerken und zu hohen Graden auch nur in ziemlich seltenen Fällen. In viel stärkerem Grade und weit häufiger und schneller bildet sich dagegen eine Pneumonokoniose bei den in Kohlengruben bestimmter Bezirke tätigen Gesteinshauern aus. Hier ist der harte Gesteinsstaub von ungleich größerer Wirkung bei der Entwicklung der Lungenveränderungen als der gleichfalls eingeatmete Kohlenstaub. Das Röntgenbild zeigt alsdann beiderseits annähernd symmetrische, zunächst oft besonders in den lateralen Thoraxpartien ausgebreitete, feine oder auch grobfleckige, später zum Teil auch zusammenhängende Verschattungen, die am stärksten in den mittleren und oberen Lungenfeldern unterhalb der Schlüsselbeine oberhalb der Hili ausgeprägt sind (BÖHME, KRAUSE und LOBEN).

Bei den *Staublungenkrankheiten*, die durch Einatmung mineralischen Steinstaubs hervorgerufen werden (*Chalicosis*), ist sowohl die Dichte des eingeatmeten Steinstaubes viel erheblicher als auch die bindegewebige Induration meist viel stärker ausgeprägt als bei der reinen Anthrakosis. Die stärksten Veränderungen sind bei der *Silikosis* zu finden. Hierbei wird nach neueren Anschauungen (MAVROGORDATO, HALDANE) angenommen, daß die Veränderungen nicht nur durch die mechanische Wirkung des Gesteinsstaubes, sondern hauptsächlich durch den chemischen Reiz der freien Kieselsäure hervorgerufen werden, welche in den Gewebssäften gelöst wird. Die Silikosis wird sowohl bei den Bergleuten in Sandsteinbrüchen (THIELE und SAUPE u. a.) als auch bei Arbeitern, die mit der Verarbeitung kieselsäurehaltiger Stoffe bei der Steingut- und Tonwaren-, Porzellan- und Scheuerpulverherstellung beschäftigt sind, angetroffen (KÄSTLE, KOELSCH, LANDAU, ICKERT u. a.).

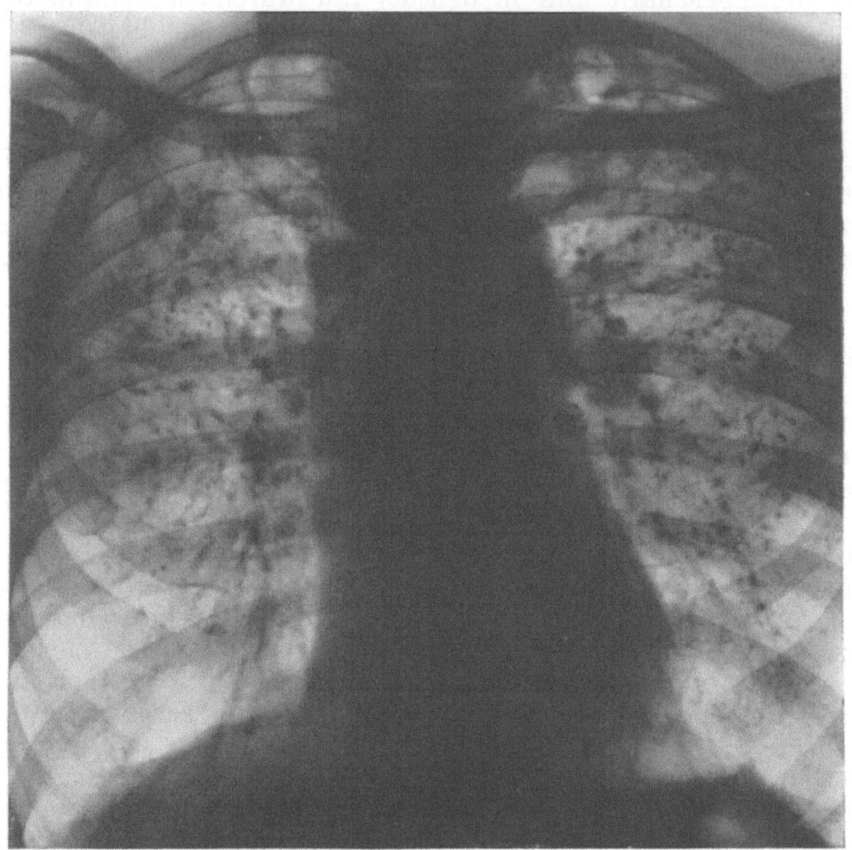

Fig. 291. Steinhauerlunge.

Auch bei der Einatmung anderer Arten von Stein- und Metallstaub werden ähnliche, meist freilich geringere Veränderungen, die weniger intensive Schattenbildung im Röntgenbilde hervorrufen, beobachtet. So liegen Beschreibungen von entsprechenden Befunden vor bei Bergleuten, die in Kalksteinbrüchen (KÄSTLE, KOELSCH), und Arbeitern, die mit der Verarbeitung von Granit, von Asbest (SAUPE, ROSTOSKI, GERBIS und UCKO, SPARKS), von Zement (SCHOTT), von Schwefel (GIORDANO, FERRANNINI) und anderem staubhaltigem Material beschäftigt sind.

Durch Einatmung von Metallstaub entstehen meist feinere Knötchen, die als zarte Flecken im Röntgenbilde erscheinen.

Was die Entwicklung der Pneumonokoniosen anbetrifft, so unterscheidet STAUB-ÖTIKER, der als einer der ersten größere Reihenuntersuchungen in

Fabriken mit Steinstaubentwicklung angestellt hat, je nach der Länge der Beschäftigungszeit der Arbeiter verschiedene Stadien, die sich im Röntgenbilde ausprägen: 1. eine Verdichtung der Hilusschatten durch bindegewebig indurierte Drüsen und eine Verstärkung der vom Hilus besonders nach unten außen ziehenden Schattenstränge, 2. eine feine netzförmige Zeichnung in der Peripherie durch Induration der feineren Lymphgefäße, die er als charakteristisches Merkmal der Steinhauerlunge gegenüber der disseminierten Tuberkulose hervorhebt, und 3. in fortgeschrittenen Stadien die Ausbildung vieler im Lungenfelde verstreuter Flecken als Ausdruck derber fibröser Knötchen, die besonders an den Kreuzungspunkten der Lymphgefäße entstehen. Nach einer

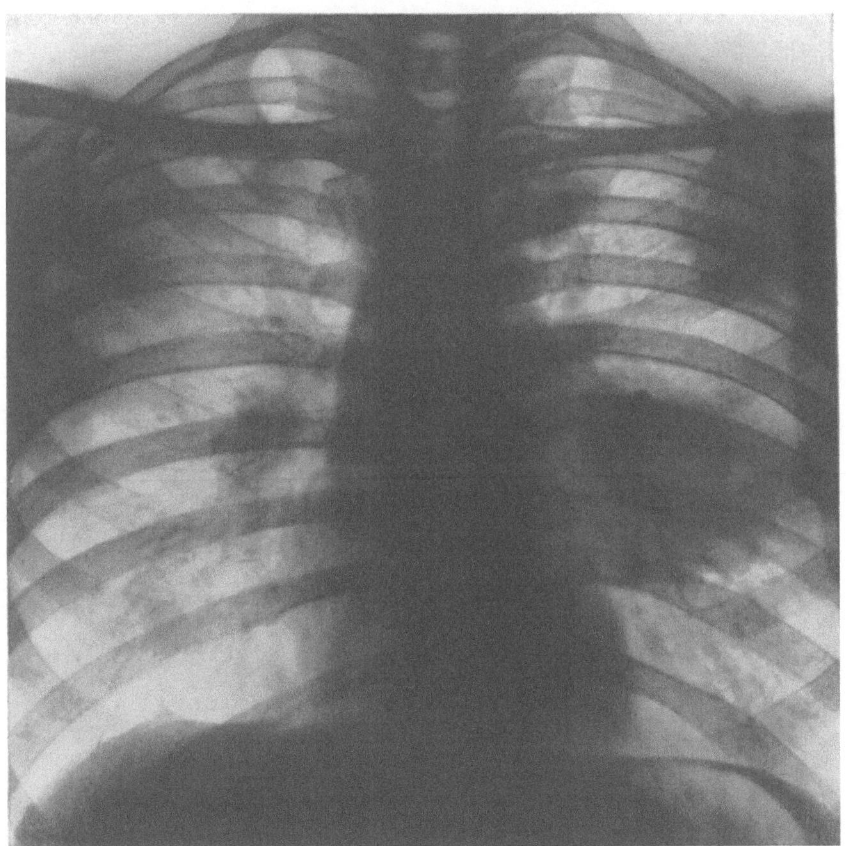

Fig. 292. Steinhauerlunge
mit ausgedehnten tumorähnlichen Verschattungen.

jetzt gebräuchlichen Einteilung des Röntgenbefundes der Staublungen in drei Stadien ist das erste durch nur wenig deutliche Veränderungen, insbesondere eine Verbreiterung der Hilusschatten und eine feine Netzzeichnung der Lungenfelder, das zweite durch fleckige Herdschatten, das dritte durch größere Schattenbezirke, die durch zusammenfließende Bindegewebsherde, chronisch pneumonische Verdichtungen, Atelektase und Pleuraschwarten gebildet werden, gekennzeichnet.

Die den anatomischen Verhältnissen entsprechenden röntgenologischen Veränderungen gehen keineswegs immer mit den klinischen Erscheinungen parallel und dürfen nicht allein als Maßstab der Schwere der Erkrankung bei der ärztlichen Begutachtung bewertet werden. Ich selbst sah z. B. eine aus-

gesprochene Fleckenzeichnung der Lungenfelder keineswegs nur in fortgeschrittenen Stadien, sondern bei den von SAUPE vorgenommenen Untersuchungen der Schneeberger Bergarbeiter auch in einem gewissen Prozentsatz der gesunden, gänzlich beschwerdefreien und voll arbeitsfähigen Bergleute. Es ist
vom pathologisch-anatomischen Gesichtspunkte aus zu betonen, daß die Knötchen keineswegs nur durch Induration der Lymphgefäße an den Teilungsstellen
und der Lymphknötchen entstehen, sondern zum großen Teil auch von disseminierten miliaren broncho-pneumonischen Herdchen herrühren, welche später der Atelektase und Induration verfallen. Die von ihnen bevorzugte Lokalisation wird verschieden geschildert und ist wohl auch z. T. in den einzelnen
Fällen verschieden. Nach den Berichten von ENTIN, KLEHMET, KÄSTLE u. a.

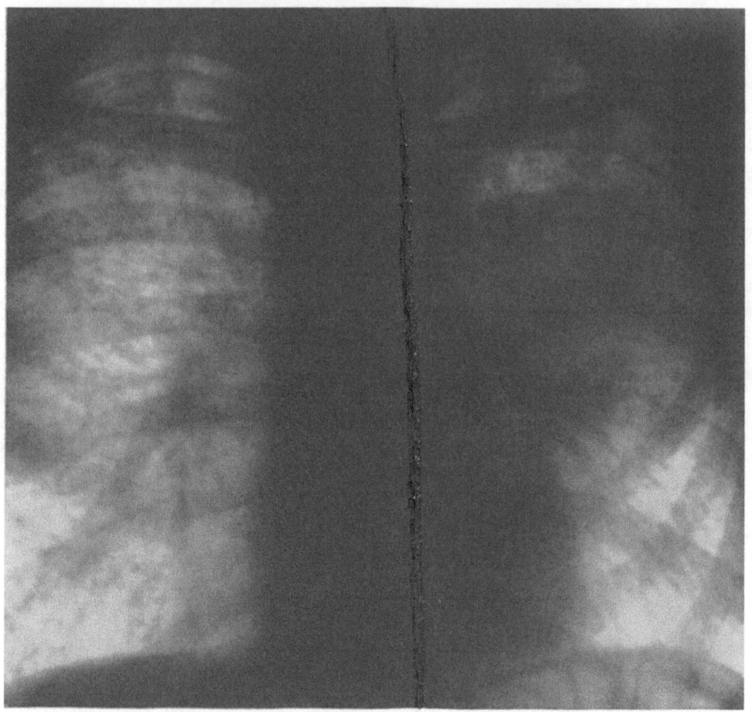

Fig. 293. Schneeberger Lungenkrebs: Pneumonokoniose und Tumor (Autopsie).
Tumorschatten am linken Hilus. Fleckige Zeichnung der Lungenfelder infolge Pneumonokoniose.
Aufnahme von Dr. SAUPE-Dresden.

und auch nach eigenen Erfahrungen pflegen die Herdchen zunächst besonders in den oberen Lungenfeldern hauptsächlich zwischen Klavikula und
Lungenwurzeln und in deren Umgebung, jedoch weniger in den Spitzen,
meist etwas spärlicher in den unteren Lungenfeldern, nach KRAUSE und LOBEN
besonders in den seitlichen mittleren Partien, nach STAUB-ÖTIKER jedoch
im Beginn besonders in den Unterlappen und zwar hier mehr rechts als
links lokalisiert zu sein. Später erfolgt eine allgemeine Ausbreitung. Die
Form und Ausdehnung der Fleckchen zeigt häufig große Ähnlichkeit mit
dem Bilde der disseminierten Tuberkulose. Meist sind die Flecken bei der
Chalikosis jedoch gröber, intensiver und unregelmäßiger an Gestalt, Größe und
Begrenzung, mitunter etwas zackig, wie dies zuerst DIETLEN hervorgehoben
hat und ich als Regel bestätigen kann (vgl. Fig. 291). Ich habe aber auch
Fälle von Steinhauerlungen gesehen, in denen diese unterscheidenden Merk-

male nicht ausgeprägt waren und mir allein auf Grund des Röntgenbildes die Differentialdiagnose gegenüber der disseminierten Tuberkulose kaum möglich erschien. Neben diesen Flecken sind häufig auch die vorher schon beschriebenen derben Lymphdrüsenschatten am Hilus und davon ausstrahlende Schattenstränge vorhanden. In andern Fällen, die ich selbst sah, traten dagegen die Veränderungen am Hilus gegenüber den im Lungenfeld verstreuten Flecken in den Hintergrund. Zuweilen entstehen durch Konfluenz der Knötchen und anschließende Induration und Atelektase des umgebenden Lungengewebes

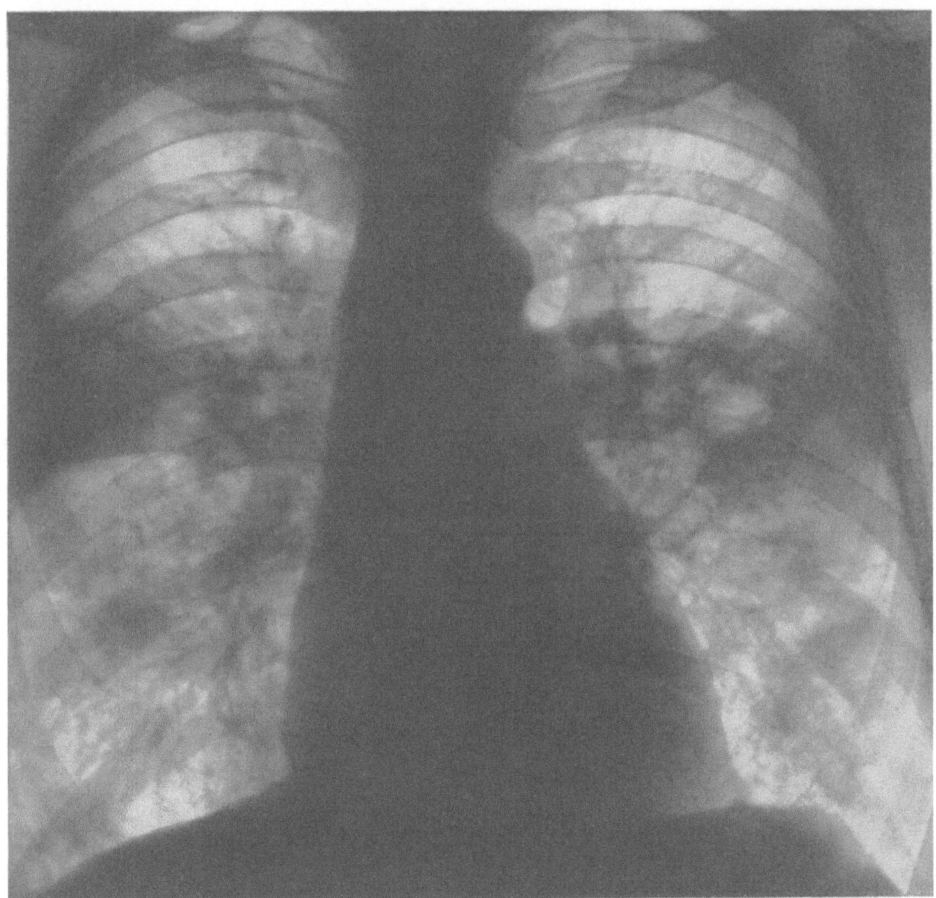

Fig. 294. Lungengangrän (Autopsie).

namentlich zwischen Hilus und Clavikula dichte Verschattungen, die manchmal eine erhebliche Ähnlichkeit mit dem Bilde von Tumoren aufweisen können (ENTIN, JÄNSCH, POKORNI und WEIL, vgl. Fig. 292). Als gemeinsames Kennzeichen der pneumonokoniotischen Veränderungen ist eine in der Regel, aber nicht ausnahmslos vorhandene Symmetrie beider Seiten hervorzuheben.

Ein sehr charakteristischer Fall von *Siderosis* bei einem Schlosser, der jahrelang Eisenteile geschliffen hatte, ist von WEIL mitgeteilt. Hier waren beide Lungenfelder im Röntgenbilde ganz von feinen, sehr scharf begrenzten intensiven Fleckchen übersät; Veränderungen an den Lungenwurzeln fehlten. Das Bild erinnert sehr an das der Miliartuberkulose; nur waren hier die Fleckchen noch schärfer und etwas intensiver ausgeprägt, als dies bei der Miliartuberkulose der Fall zu sein pflegt.

Sehr erschwert wird die Beurteilung dadurch, daß zu den Staubkrankheiten sehr häufig sekundär *tuberkulöse* Veränderungen hinzutreten. Die Entscheidung kann dann allein auf Grund des klinischen Gesamtbildes, insbesondere des Befundes von Tuberkelbazillen usw. getroffen werden. Meist handelt
es sich hierbei um die chronisch zirrhotische, mit reichlicher Bindegewebsbildung einhergehende und zur Vernarbung und Schrumpfung neigende Form
der Tuberkulose; doch können jederzeit akute Schübe von käsig-pneumonischem exsudativem Charakter, die zusammenhängenden Verschattungen im

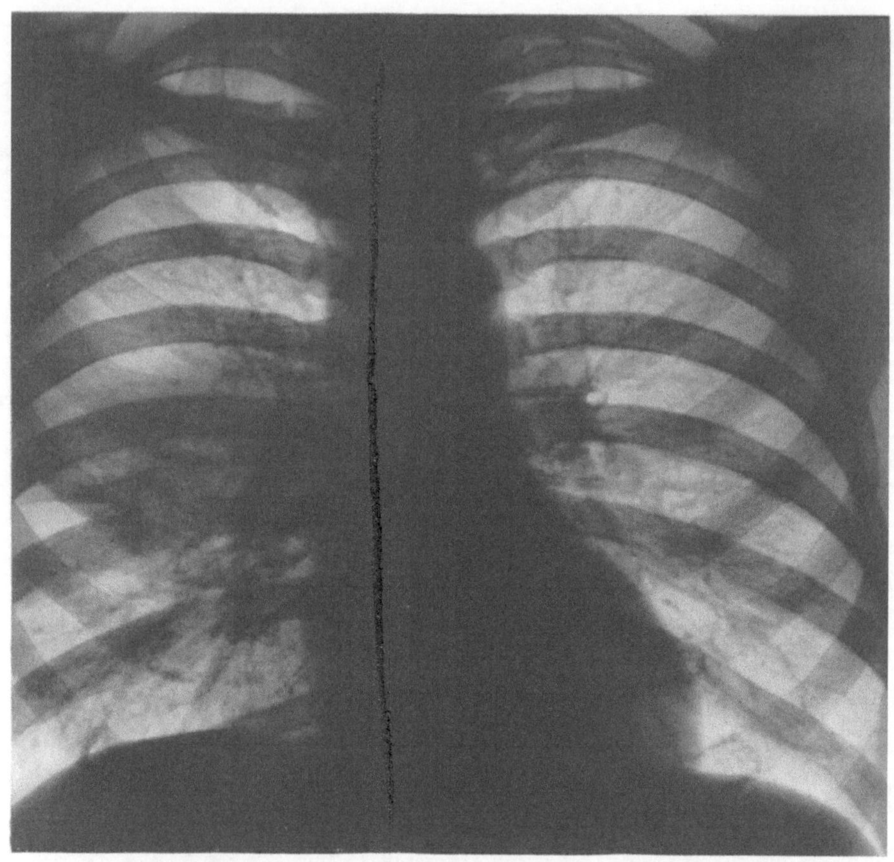

Fig. 295. Pneumonische Infiltration in der Spitze des rechten Unterlappens
bei Lungengangrän
erscheint im Röntgenbilde als diffuse Verschattung in der Umgebung des Hilus.
Vergleiche die Queraufnahme in Fig. 296.

Röntgenbilde erzeugen, und kavernöse Einschmelzungen, die rundliche Aufhellungen verursachen, hinzutreten und zu schnellem Verfall führen.

Außerdem kommt nach den von ROSTOSKI und mir mitverfolgten
Beobachtungen von SAUPE an den Schneeberger Bergleuten, die nach
mehrjähriger Tätigkeit häufig pneumonokoniotische Veränderungen der
Lunge in Gestalt einer feinen Tüpfelung des Röntgenbildes erkennen lassen,
sekundär zu der Pneumonokoniose nicht ganz selten eine *Karzinomentwicklung* hinzu. Die Berufskrankheit der Bergleute, die nach vieljähriger
Beschäftigung in den Bergwerken dort sehr häufig beobachtet wird und
sich klinisch in zunehmender Dyspnoe, stridoröser Atmung, Expektoration
eines zähen, oft mit Blut vermischten Schleimes äußert, ist den dortigen

Ärzten als »Schneeberger Lungenkrebs« schon lange bekannt. Zu einem Teil handelt es sich vielleicht nur um vorgeschrittene pneumonokoniotische Veränderungen mit Induration des Lungengewebes. In einem anderen beträchtlichen Teil der Fälle, die eine schnelle Verschlimmerung des chronischen Leidens und eine zunehmende Kachexie zeigten, wies das Röntgenbild aber außer der bereits beschriebenen fleckigen und maschigen Zeichnung mächtige, bis gänseeigroße Schatten in der Hilusgegend auf, welche ganz dem Bilde eines Lungentumors glichen (vgl. Fig. 293). Die in einer größeren Zahl von Fällen erfolgte Autopsie zeigte auch der Erwartung entsprechend Lungen-

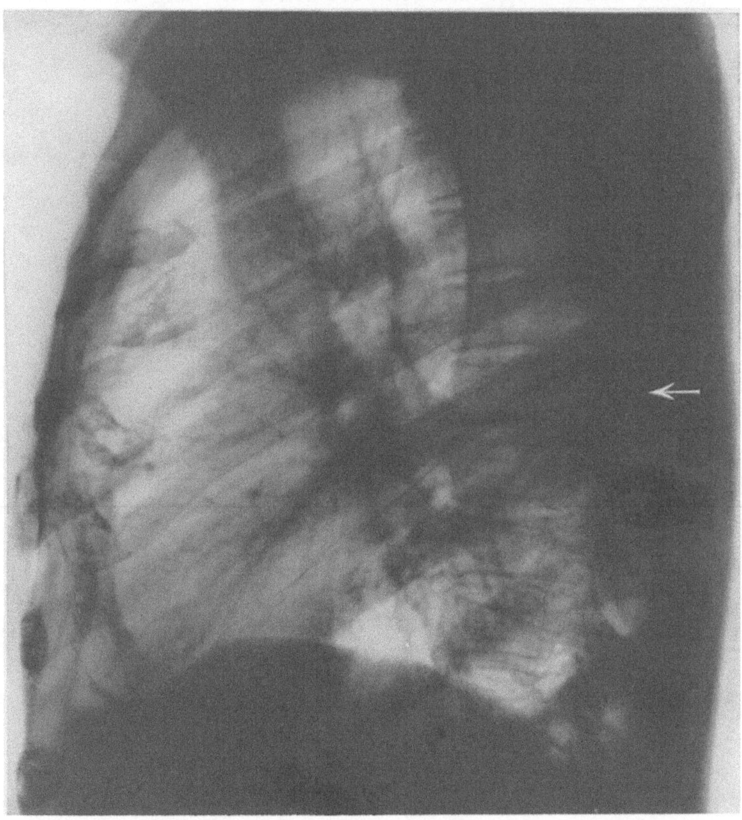

Fig. 296. Pneumonische Infiltration in der Spitze des Unterlappens bei Lungengangrän. Queraufnahme des Falles von Fig. 295. Diffuse Verschattung im dorsalen Teil des mittleren Lungenfeldes, zum großen Teil vom Wirbelsäulenschatten gedeckt (Pfeil).

karzinome meist von Plattenepithelcharakter (SCHMORL) neben sehr ausgedehnter Pneumonokoniose. Die auffallende Häufung der Fälle, welche die durchschnittliche Häufigkeit des Lungenkrebses bei der nicht in Bergwerken beschäftigten Bevölkerung der dortigen Gegend in ganz außergewöhnlichem Grade übertrifft, macht es höchst wahrscheinlich, daß die Pneumonokoniose den Anreiz zur Karzinomentwicklung gegeben hat. So wertvolle Dienste die Röntgenuntersuchung uns auch bei der zunächst schwierigen Entwirrung des sehr bemerkenswerten Zusammenhanges beider Krankheiten geleistet hat, so bereitete doch im Einzelfalle die Differentialdiagnose zwischen reiner Pneumonokoniose und Pneumonokoniose plus Karzinom mehrfach erhebliche Schwierigkeiten, da auch bei der reinen Pneumonokoniose starke Schattenbildungen in der Hilusgegend vorkommen, die durch indurierte Lymphdrüsen und

auch besonders durch indurierte chronisch-pneumonischc Lungenherde hervorgerufen werden (vgl. S. 309). Die meist noch schärfere Begrenzung der Tumorschatten und vor allem die Mitberücksichtigung des klinischen Befundes, in
dem die schnell zunehmende Kachcxie auffallend hervortrat, ermöglichten aber
doch in den meisten Fällen schon bei Lebzeiten die richtige Erkennung.

Verkalkungen im Lungengewebe.

Abgesehen von Verkalkung einzelner Krankheitsherde, wie sie besonders
auf tuberkulöser Grundlage entsteht und auch bei Pneumonokoniosen, die
vielfach mit Tuberkulose vergesellschaftet sind, häufig beobachtet wird, kom-

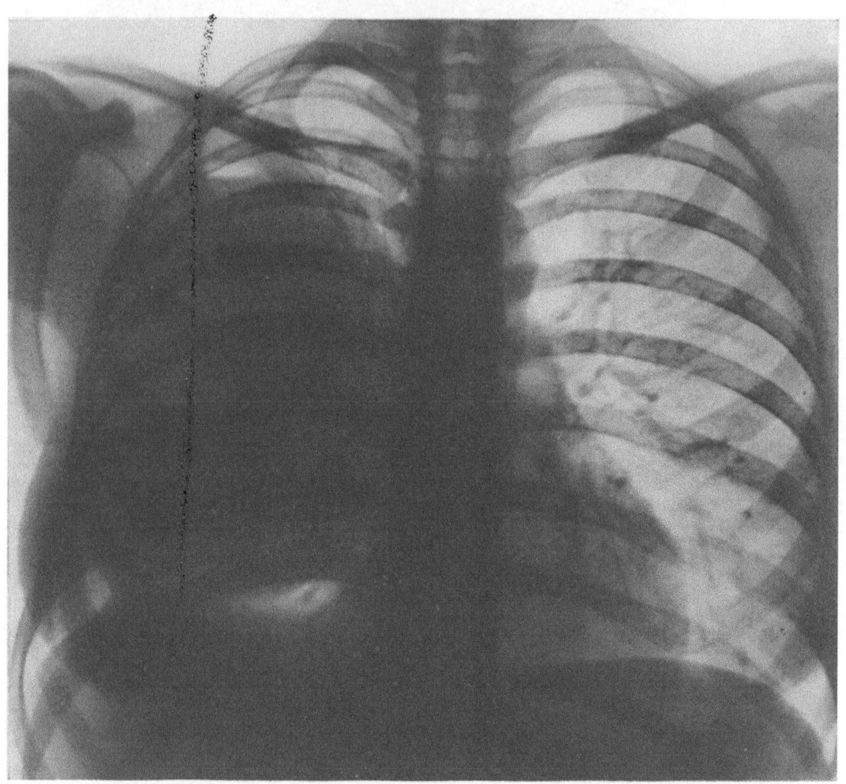

Fig. 297. Großer rechtsseitiger Lungenabszeß (Autopsie).

men in sehr seltenen Fällen *Kalkablagerungen im Lungengewebe, in den Indurationsknötchen der Stauungslunge* (vgl. S. 246), ferner in Gestalt verästelter
Knochenbildungen (*Pneumopathia osteoplastica racemosa* SIMMONDS, vgl.
S. 250) und endlich in freier Verteilung im Sinne von *Kalkmetastasen* bei hochgradigen Entkalkungsprozessen der Knochen vor (vgl. S. 1112).

Gangrän.   Abszeß.

Die *Lungengangrän* bildet wie jede Infiltration des Lungengewebes dichte,
zusammenhängende Verschattungen. Im Gegensatz zur kruppösen Pneumonie ist zu erwähnen, daß Gangränherde selten einen ganzen Lappen, meist
nur Teile davon ergreifen und gewöhnlich rundliche, gegen die Umgebung
nicht ganz scharf begrenzte Verschattungen hervorrufen (vgl. Tafel VI
Fig. 6 und Tafel X Fig. 2). Selbst wenn es durch Einschmelzung zur zentralen

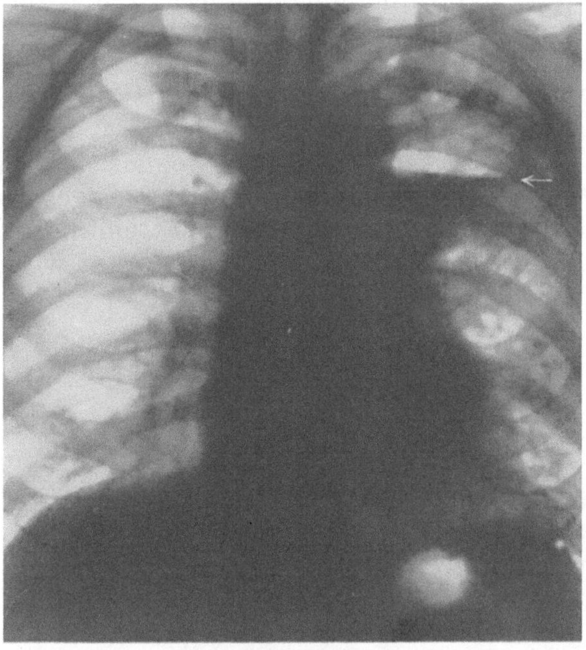

Fig. 298. Lungengangrän bei Diabetes mit großer Höhle im li. Oberlappen.
Li. oben bei Pfeil horizontaler Flüssigkeitsspiegel, darüber Aufhellung (Luft).

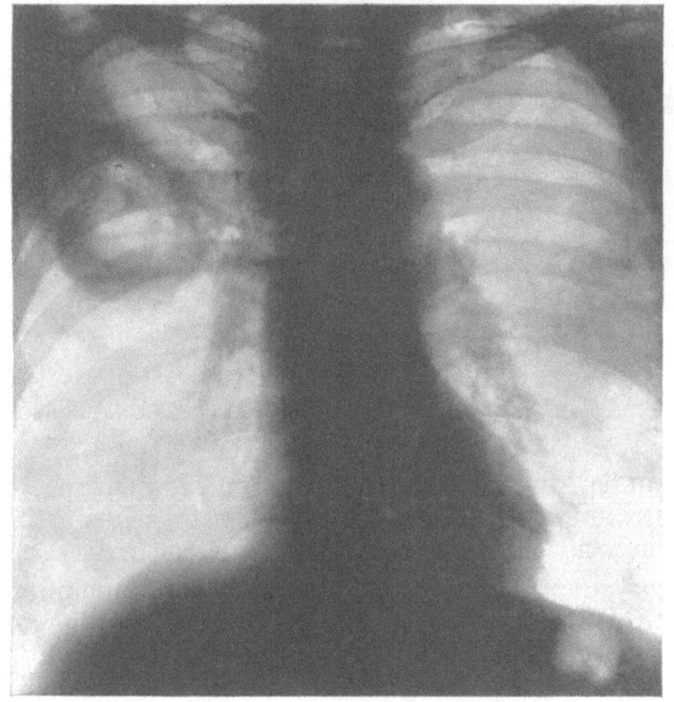

Fig. 299. Gangräneszierende Bronchopneumonie. Große Höhle im rechten Oberlappen
(grobwandiger Ringschatten).
Außerdem kleine Höhle mit horizontalem Flüssigkeitsspiegel im mittleren linken Lungenfelde nahe der
Thoraxwand. (Autopsie.)

Höhlenbildung kommt, sind Aufhellungen innerhalb der durch die Infiltration
der Umgebung hervorgerufenen sehr dichten Verschattung nicht immer festzustellen.   In einigen Fällen sah ich zentrale Aufhellungen mit horizontalen
Flüssigkeitsspiegeln und fand an der betreffenden Stelle bei der Autopsie meist
mehrkammerige Höhlen mit unregelmäßig buchtigen Wandungen oder auch daneben noch andere Hohlräume, die dem röntgenologischen Nachweis entgangen
waren (vgl. Fig. 298 und 299).   Häufiger als eine ausgesprochene Aufhellung
weist allein eine horizontal verlaufende Schattenlinie, die mitunter am
besten bei schräger Betrachtung der Aufnahme erkannt wird, auf Flüssigkeits-

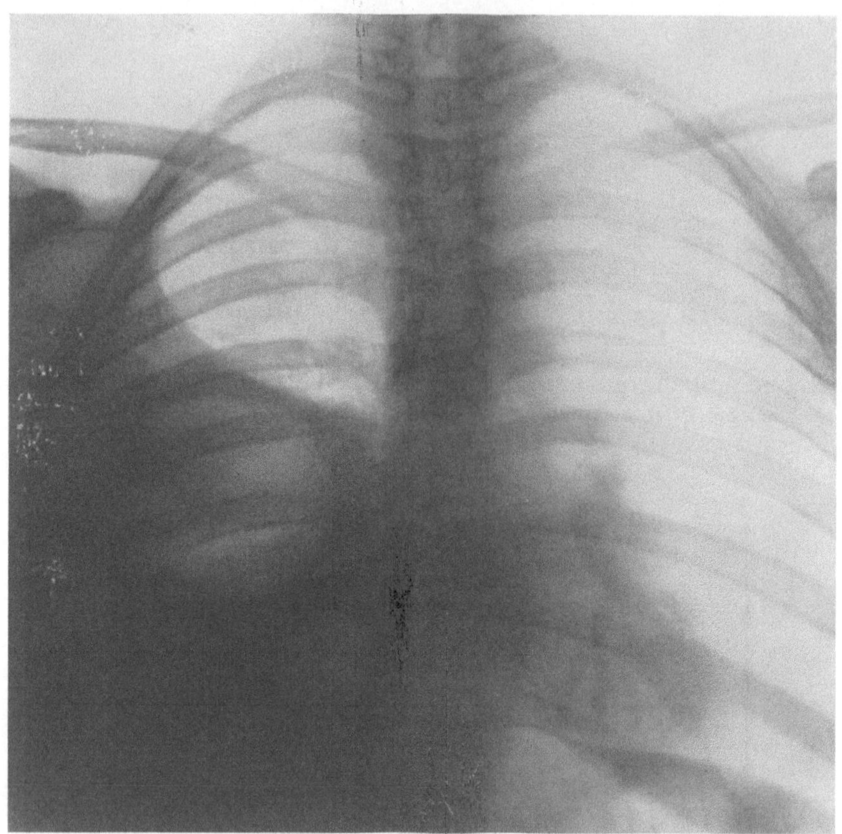

Fig. 300. Lungenabszeß.
Großer von einem Schattenring umgebener Hohlraum rechts unten.

ansammlung in einem innerhalb einer größeren Verdichtung gelegenen Hohl-
raume hin.   RAHNENFÜHRER fand in der Mehrzahl seiner Fälle im Röntgenbilde sichtbare Zeichen von Höhlenbildung im Bereich der Verschattung.

Lungenabszesse finden dann, wenn sie sich metapneumonisch innerhalb
einer größeren Infiltration entwickeln, innerhalb der allgemeinen Verschattung keinen besonderen charakteristischen Ausdruck im Röntgenbilde. Meist
treten sie aber entweder im weiteren Verlaufe, wenn nach Durchbruch in
den Bronchus Luft in die Höhle eindringt, oder von vornherein, besonders
bei metastatischer Entstehung innerhalb einer normal lufthaltigen Lunge,
in scharf umschriebener Form hervor.   Sie zeigen je nach der Beschaffenheit des Inhalts ein verschiedenes Aussehen.   Wenn sie keine Luft enthalten,

bilden sie sich als solide Schatten von gewöhnlich ausgeprägt rundlicher
Form ab (vgl. Fig. 297). Charakteristischer ist das Bild einer rundlichen Aufhellung mit unterem horizontalem, bei Schütteln beweglichem Spiegel (vgl.
Tafel V Fig. 2 und Fig. 301, 302 und 303). Es entsteht, wenn nach Perforation
des Eiters in einen Bronchus Luft in die Abszeßhöhle eingedrungen ist und sich
darunter noch flüssiger Inhalt befindet. Um sich vor Täuschungen zu schützen,
die z. B. durch die scharf horizontal verlaufende Obermittellappengrenze entstehen können, ist es ratsam, in jedem Falle eine Lagerung auf die Seite vorzunehmen und zu prüfen, ob eine Einstellung der Schattengrenze im Sinne
der Wasserwaage stattfindet. Fig. 304, die von einem selbst beobachteten Fall

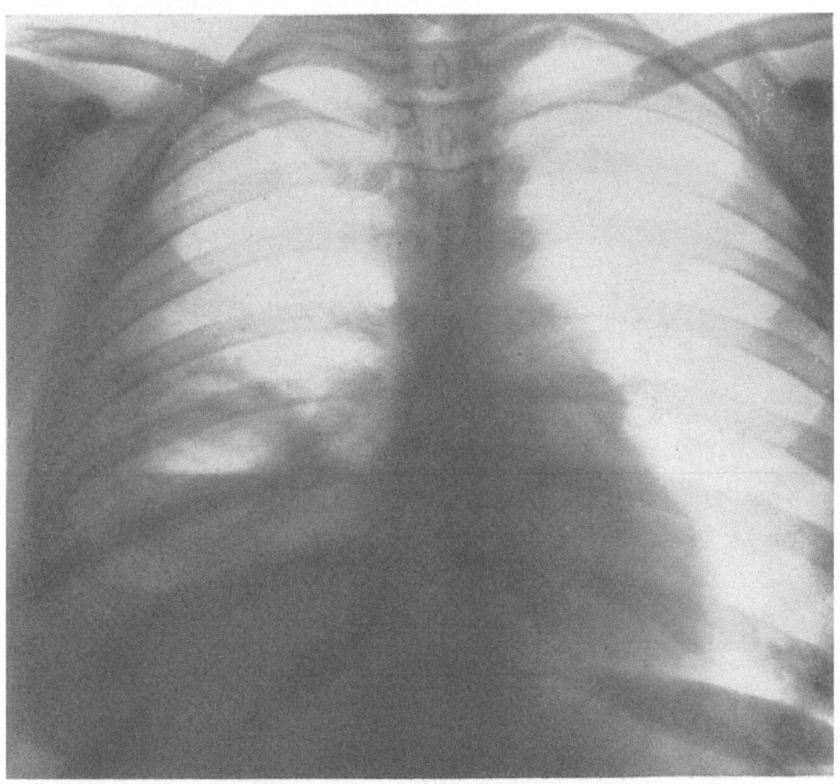

Fig. 301. Lungenabszeß.

Derselbe Fall wie in Fig. 300. 3 Wochen später. Der Hohlraum ist bedeutend verkleinert, darunter
horizontaler Flüssigkeitsspiegel. Ausgang in Heilung, später völlige Aufhellung des Lungenfeldes
ohne Hinterlassung einer merklichen Narbe!

stammt, zeigt die Verschiebung des Flüssigkeitsspiegels eines Abszesses im
Gegensatz zu der unveränderlichen Obermittellappengrenze bei einer gleichzeitigen Infiltration des Mittellappens.

In Fig. 4 auf Tafel V ist nur ein Ringschatten, keine gerade Grenze eines
Flüssigkeitsspiegels sichtbar, da diese Aufnahme im Liegen gemacht wurde.

Die Rückbildung der Abszesse nach der Perforation geht meist auffallend
schnell vor sich und kann röntgenologisch gut verfolgt werden. Die rundliche
Aufhellung verkleinert sich zusehends und verschwindet bald vollkommen mit
oder ohne Hinterlassung einer geringfügigen lokalen Trübung (vgl. Fig. 300
und 301). Ausgedehnte Narbenbildung oder Schrumpfungsvorgänge habe ich
nie gesehen.

Differentialdiagnostisch sind bei den rundlichen Verschattungen außer nicht lufthaltigen Abszessen vor allem Tumoren, Echinokokken, Infarkte in Erwägung zu ziehen; die Entscheidung hat nach klinischen Gesichtspunkten zu erfolgen. Bei dem röntgenologischen Nachweis einer mit Flüssigkeit und Luft gefüllten Höhle ist zu untersuchen, ob sie intra- oder extrapulmonal gelegen und wie ihre nähere Beschaffenheit ist. Die Feststellung des intrapulmonalen Sitzes ist durch Durchleuchtung in verschiedenen Richtungen zu erbringen, wodurch erkannt wird, daß der Hohlraum von der Thoraxwand

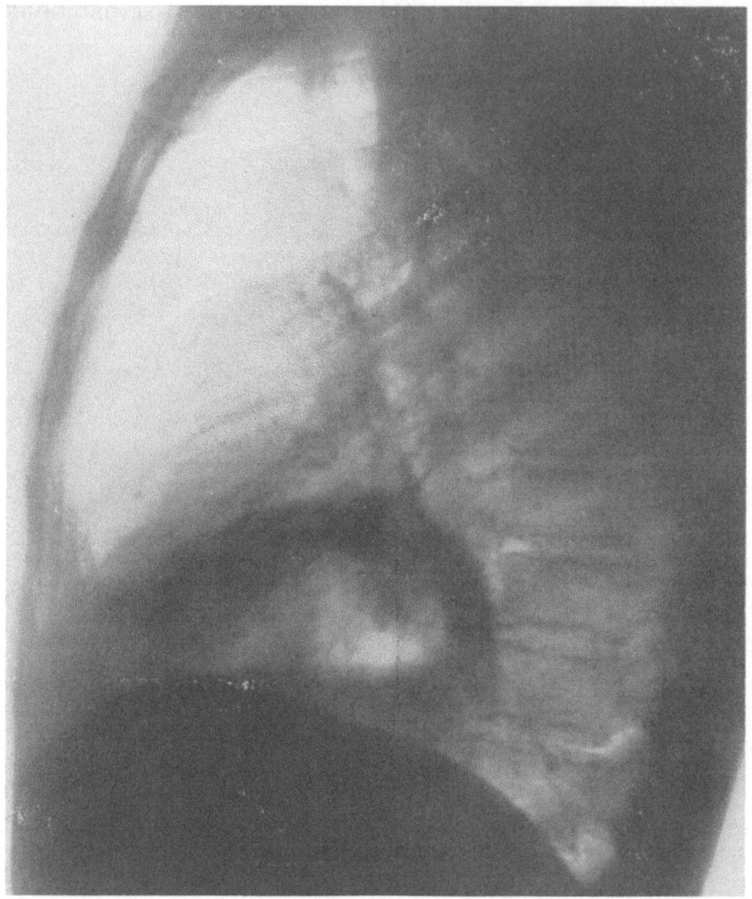

Fig. 302. Lungenabszeß im Querbild bei frontalem Strahlengange.

durch helles Lungengewebe getrennt ist. Auch hierbei kommt aber außer dem intrapulmonalen noch ein interlobärer Sitz (interlobärer Pyopneumothorax) in Frage, wenn die Höhle in der Gegend einer Lungenspalte liegt. Ist durch Durchleuchtung in verschiedenen Richtungen ein wandständiger Sitz des Hohlraumes festgestellt, so kann es sich entweder um einen partiellen Pneumothorax oder um eine solche intrapulmonale Höhle handeln, welche nur von einer ganz schmalen Schicht wandständigen Lungengewebes umgeben ist. Manchmal ist diese noch als schmaler Randschatten an der Innenfläche der Thoraxwand zu erkennen, namentlich, wenn sie stark bindegewebig induriert ist, wie z. B. oft bei alten tuberkulösen Kavernen. In vielen und zwar besonders in den frischeren Fällen fehlt aber ein ausgesprochener Randschatten. Als-

dann spricht eine regelmäßig rundliche Begrenzung der Höhle mehr für einen
iutrapulmonalen Hohlraum, insbesondere Abszeß oder Kaverne, andersartige
Begrenzung z. B. in Form einer flach medialwärts gebogenen konvexen Linie
mehr für einen partiellen Pneumothorax. Sitzt der Abszess in den linken
unteren Lungenpartien, so kann die Unterscheidung gegenüber einer Magenblase
mit Flüssigkeitsspiegel im Magen bei linksseitigem Zwerchfellhochstand auf den
ersten Blick nicht leicht sein, aber in klarer Weise durch Untersuchung im
frontalem Strahlengange (vgl. Fig. 302) oder durch Einnahme einer Kontrast-
mahlzeit herbeigeführt werden, die den Magen an anderer Stelle erkennen
läßt (Fig. 303).

Die Natur einer mit Flüssigkeit und Luft gefüllten Höhle ist hauptsächlich aus klinischen Zeichen zu erschließen. Unter diesen spricht rein
eitrige Beschaffenheit des durch Punktion oder durch Aushusten gewonne-

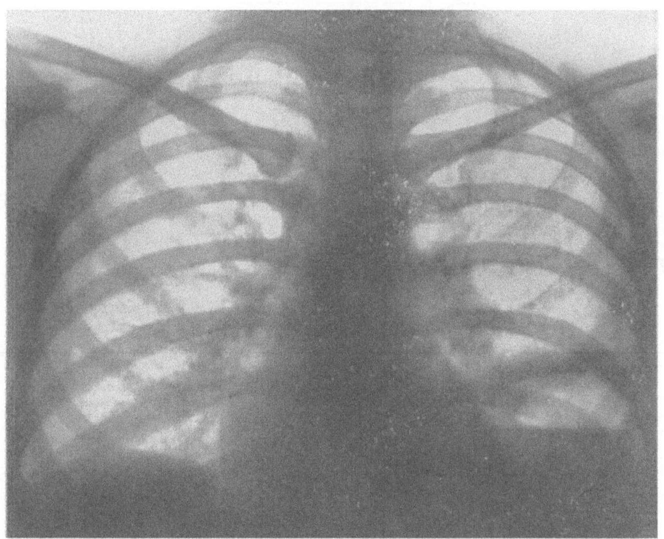

Fig 303. Lungenabszeß im linken unteren Lungenfelde. (Operation.)

Horizontaler Flüssigkeitsspiegel, darüber Luftblase, die oben von einer bogenförmigen Schattenlinie
begrenzt wird.
Unterscheidung gegenüber einer Magenblase mit Flüssigkeitsspiegel im Magen bei linksseitigem Zwerchfellhochstand durch Kontrastbreimahlzeit, die Magen und Zwerchfell an normaler Stelle ergab.

nen Inhalts für Abszeß oder Empyem, süßlicher Geruch, der Nachweis von
DITTRICHschen Pfröpfen für Bronchiektasien, der von Tuberkelbazillen für
tuberkulöse Kavernen, putride Beschaffenheit für Gangrän, der Befund von
Lungenfetzen und elastischen Fasern hauptsächlich für Gangrän oder Tuberkulose, doch können diese auch bei Abszeß vorkommen. Wichtig ist die
Vorgeschichte, welche Anhaltspunkte über die Dauer und Entwicklung des
Prozesses (im Anschluß an Pneumonien, Aspiration usw.) ergibt. Von rein
röntgenologischen Merkmalen ist zu erwähnen: kreisrunde Form der Höhle
innerhalb normal hellen Lungengewebes wird hauptsächlich bei Abszessen
gefunden; Bronchiektasien kommen meist multipel vor und sind oft, aber
keineswegs immer mit einer Verschattung der Umgebung verbunden, die
durch Induration, Infiltration oder Schwarten erzeugt ist; Gangränhöhlen
sind meist ungleichmäßig begrenzt und teilweise durch Infiltration der
Nachbarschaft verdeckt; bei tuberkulösen Kavernen werden gewöhnlich
charakteristische Veränderungen in den übrigen Lungenteilen gefunden. In

lufthaltigen Höhlen wird ein Flüssigkeitsspiegel fast regelmäßig bei Abszessen
sowie interlobärem oder wandständigem Pyopneumothorax, mitunter bei Gangrän und Bronchiektasien, seltener in tuberkulösen Kavernen angetroffen; es
handelt sich hierbei aber nur um gröbere Häufigkeitsunterschiede, die an sich
allein keine Entscheidung zulassen. Außerdem ist noch die Entstehung aus einem
nekrotisierten Tumor in Betracht zu ziehen, der in einen Bronchus durchge-
brochen ist und so gleichfalls zur Entstehung eines mit Flüssigkeit und Luft gefüllten Hohlraumes geführt hat; das Röntgenbild kann ganz dem eines Abszesses
gleichen (vgl. Fig. 369 und S. 402). Bei sämtlichen genannten Prozessen kann der
röntgenologische Nachweis dadurch behindert und sogar unmöglich gemacht
werden, daß ein begleitendes Pleuraexsudat oder eine Infiltration der Umgebung eine ganz diffuse Verschattung hervorruft, welche keine Differenzierung
von Einzelheiten zuläßt. Dies gelingt mitunter noch nach Ablassen eines

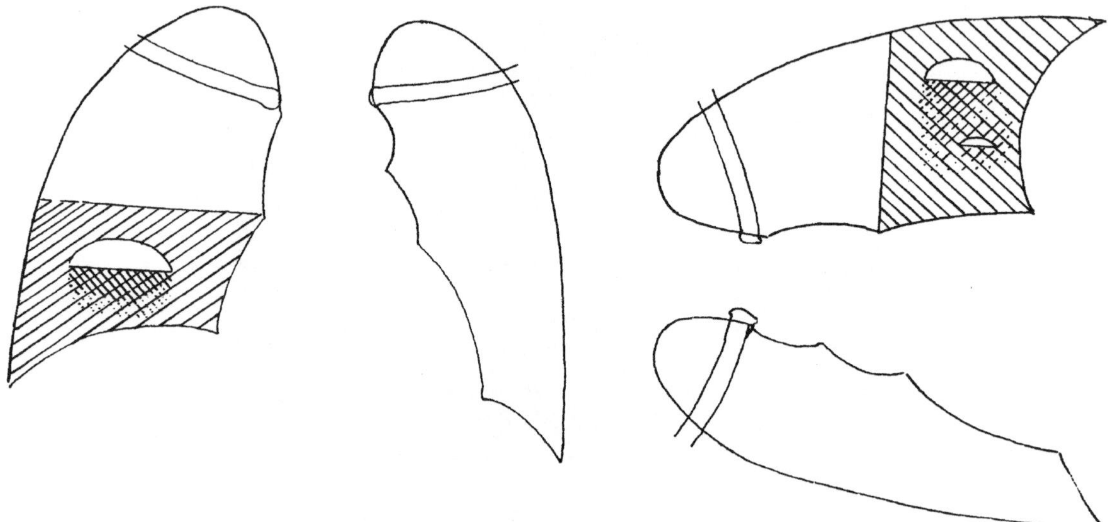

Fig. 304. **Infiltration des Mittel- und teilweise des re. Unterlappens mit zentraler Höhle.**
Innerhalb der Verschattung eine Gasblase und horizontales Flüssigkeitsniveau. Dieses stellt sich bei
Lagewechsel stets horizontal ein, während die Ober-Mittellappengrenze unverändert ihre Lage zum
Brustkorb beibehält (Pause nach Aufnahmen).

Pleuraexsudats oder nach Füllung des Hohlraumes mit einem Kontrastmittel
(Jodipin), das nach der S. 260ff. beschriebenen Methode durch die Trachea
eingeführt wird.

Die größte praktische Bedeutung hat die Röntgendiagnose eitriger Lungen-
affektionen (Gangrän, bronchiektatische Höhlen, Abszesse, welche freilich oft auch
spontan ausheilen) bei der Frage der operativen Behandlung, die durch die
Lungenchirurgie teilweise mit großem Erfolge in Angriff genommen ist. Die
Röntgenuntersuchung, bei welcher gerade zu diesem Zwecke das stereoskopische
Verfahren von besonderem Werte ist, unterrichtet mit wesentlich größerer
Genauigkeit über die Lage, Form und Ausdehnung der Herde und Höhlen
als die Perkussion und Auskultation und gibt vor allem wertvolle Anhaltspunkte in der wichtigen Frage der Multiplizität der Prozesse. Allerdings ist
hierbei daran zu denken, daß unterhalb des Zwerchfellbogens und innerhalb
des Herzschattens sich noch mehr Herde verbergen können, als die Röntgenuntersuchung zeigt. Sorgfältige Durchleuchtungen in verschiedenen Richtungen und mit wechselnder Höhe der Röhrenstellung vervollständigen
den Überblick.

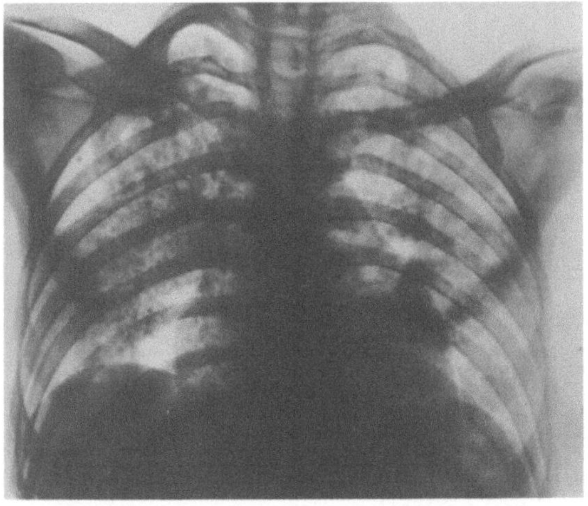

1. Dichtstehende Knötchen (Sektion).

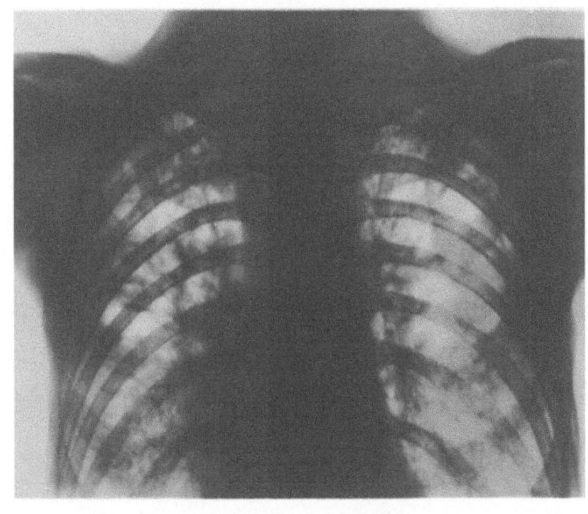

2. Fibröse Form (Sektion). Am re. Hilus ein walnußgroßes Convolut derber Lymphdrüsen. In beiden Oberlappen vom Hilus aufwärts ziehende fibröse Stränge.

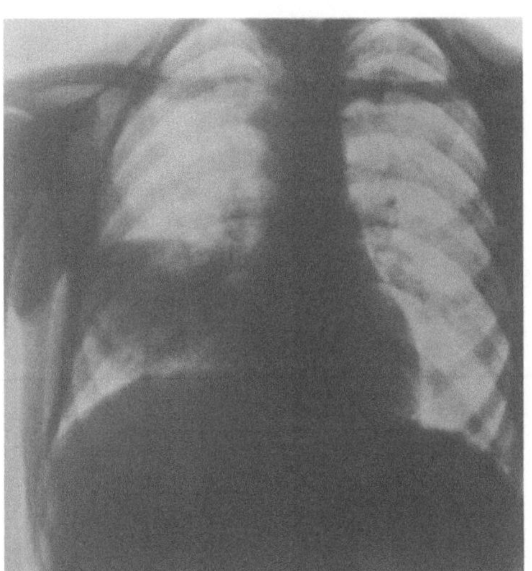

3. Verkäsung des Mittellappens (Sektion).
Vergleiche das ähnliche Bild bei Mittellappenpneumonie (Tafel VI, Figur 2).

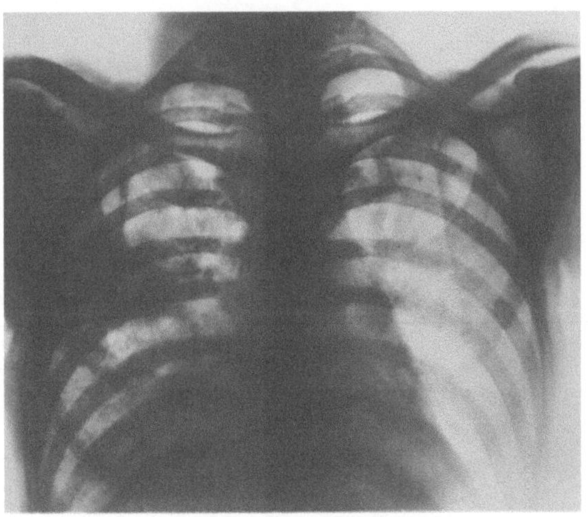

4. Partielle Verkäsung im re. Oberlappen (Sektion).
Vergleiche das ähnliche Bild bei Pneumonie im re.
Oberlappen (Tafel VI, Figur 3).

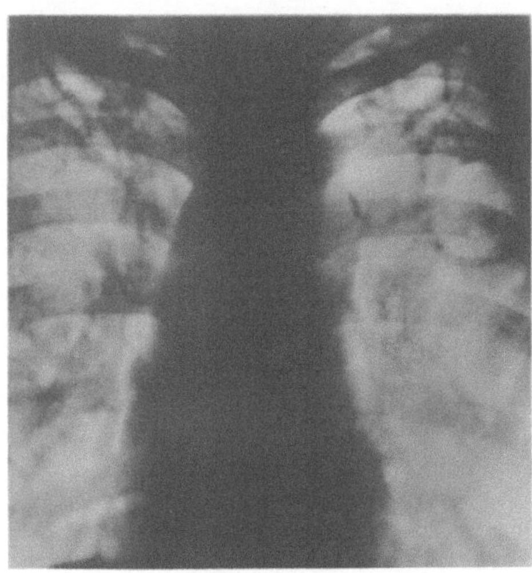

5. Isolierte Kavernen der Oberlappen
(Sektion).

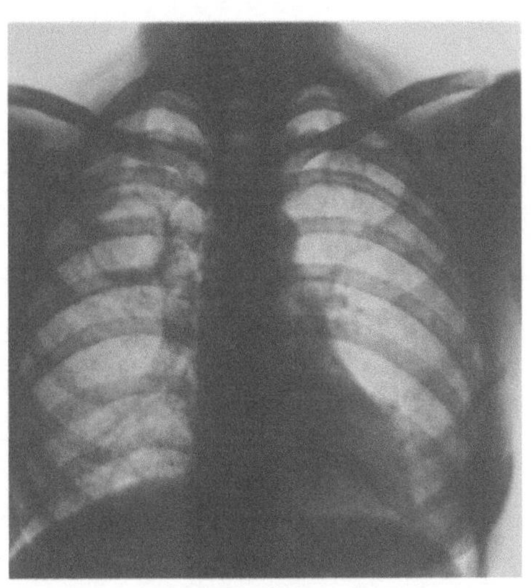

6. Verstreute Knötchen. Kaverne im re.
Oberlappen.

Verlag von F.C.W.Vogel in Berlin.

Lungentuberkulose.

Die Röntgenuntersuchung ist für die Diagnose der Lungentuberkulose sowohl in den fortgeschrittenen wie in den beginnenden Stadien von hervorragender Bedeutung, insofern sie sichere Aufschlüsse über die Lokalisation und Ausdehnung des Krankheitsprozesses gibt und klare Vorstellungen über die anatomischen Verhältnisse vermittelt, wie sie keine andere Untersuchungsmethode zu geben vermag. Diese hohe Wertschätzung des Röntgenverfahrens soll aber die Bedeutung der übrigen Untersuchungsmethoden in keiner Weise herabsetzen. Im Gegenteil halte ich die Heranziehung aller Untersuchungsmittel, und zwar in erster Linie die sorgfältige Vornahme einer wiederholten Auskultation und Perkussion, Sputumuntersuchung, Temperaturmessung und Blutsenkungsbestimmung für notwendig, um ein vollständiges Urteil über die Natur des vorliegenden Falles zu gewinnen. Die Außerachtlassung dieser Forderung würde besonders deshalb einen schweren Fehler bedeuten, weil gewisse praktisch außerordentlich wichtige Fragen über die Aktivität eines Prozesses, über die Prognose usw. allein aus den Ergebnissen der Röntgenuntersuchung nicht in sicherer Weise beantwortet werden können. Streng genommen kann mit völliger Sicherheit auch die tuberkulöse Ätiologie der nachgewiesenen Veränderungen nicht aus dem Röntgenbild erschlossen werden. Tatsächlich können auch aus anderer Ursache anatomisch ganz ähnliche Krankheitsherde entstehen. Ich weise besonders auf die bei der Differentialdiagnose der Miliartuberkulose genannten Zustände hin. Indes haben die tuberkulösen Veränderungen doch gewöhnlich ein so eindeutiges Gepräge, daß ihre Diagnose aus dem Röntgenbild mit allergrößter Wahrscheinlichkeit gestellt werden kann. Nur in äußerst seltenen, aber durch Sputumuntersuchung sichergestellten Fällen läßt nach meiner Erfahrung die Röntgenuntersuchung keinerlei Veränderungen erkennen, die vielleicht durch allzu geringe Dichte und Ausdehnung oder Deckung mit anderen Schatten dem Nachweis entgehen. Es handelt sich hierbei fast stets um frische Prozesse. Sehr häufig ist hingegen der umgekehrte Fall, daß tuberkulöse Veränderungen auf keine andere Weise, nur durch die Röntgenuntersuchung nachgewiesen werden können; dabei sehe ich von der Tuberkulindiagnostik ab, deren Schwäche meiner Ansicht nach gerade in der zu feinen Empfindlichkeit der Reaktion und in der Schwierigkeit, oft sogar der Unmöglichkeit besteht, wichtige von praktisch belanglosen Krankheitsherden zu trennen.

Die große Bedeutung des Röntgenverfahrens liegt in der Überlegenheit des genauen Nachweises der anatomischen Verhältnisse. Zu ihrer einwandfreien Feststellung ist eine große Erfahrung erforderlich, die nicht allein durch noch so zahlreiche Röntgenuntersuchungen, sondern nur durch ständigen Vergleich mit dem übrigen klinischen Befunde und vor allem mit anatomischen Kontrollen erworben werden kann. Diese Einschränkung kann nicht scharf genug betont werden angesichts der weit verbreiteten Leichtfertigkeit, mit der die Röntgendiagnosen z. B. auf »tuberkulöse Hilusdrüsen und peribronchiale Stränge« von unerfahrener Seite in häufig ganz normalen, jedenfalls nicht tuberkulösen Fällen abgegeben werden. Es sind auch Abbildungen veröffentlicht worden, welche als charakteristisch für Tuberkulose angegeben wurden, bei denen ich aber trotz genauester Durchsicht der ausgezeichnet ausgeführten Bilder nicht die geringsten Veränderungen entdecken konnte. Diese auf sehr ausgedehnten Erfahrungen besonders in der Gutachtertätigkeit usw. beruhende Kritik mag hart erscheinen, muß aber im Interesse der der ärztlichen Beurteilung anvertrauten Menschen mit aller Deutlichkeit ausgesprochen werden, um dem leider nicht seltenen Mißbrauch entgegenzutreten, daß lungengesunde Menschen auf Grund eines falsch gedeuteten Röntgenbefundes für krank erklärt werden, eine tiefe seelische Beunruhigung erleiden, ihre Daseinsfreude und Arbeitslust einbüßen und überflüssigerweise unter hohen Kosten lange Zeit in Lungenheilstätten »behandelt« werden, in denen der Platz für die wirklich Kranken und zwar insbesondere für die bei sofort einsetzender zweckmäßiger Therapie prognostisch günstigen Frühfälle notwendig gebraucht wird.

Für die meisten Fälle ist außer einer orientierenden Durchleuchtung die Herstellung scharf gezeichneter Aufnahmen erforderlich, deren Technik eingangs S. 218 besprochen wurde. Nicht selten werden bei negativem Durchleuchtungsbefund, der mit aller Sorgfalt erhoben wurde, erst auf der Aufnahme ausgesprochene und sehr bedeutsame Veränderungen sichtbar, namentlich bei den disseminierten Formen.

Bei der Reproduktion namentlich in Form von Textabbildungen gehen diese feinen Einzelheiten besonders bei den praktisch so wichtigen beginnenden Stadien vielfach verloren. Für diejenigen, welche sich mit dem Studium der Lungenbilder besonders beschäftigen, verweise ich außerdem auf meine bereits früher erschienene » Röntgenuntersuchung der Lungen unter besonderer Berücksichtigung anatomischer Kontrollen«, in der ich auf Grund eingehender Vergleichsuntersuchungen zwischen röntgenologischem und anatomischem Befund zuerst den Nachweis geführt habe, daß die anatomischen Lungenveränderungen vielfach bis in ihre feinen Einzelheiten durch das Röntgenbild wiedergegeben werden, und auf das auf umfassenden Untersuchungen beruhende Werk von GRAEFF und KÜPFERLE » Die Lungenphthise«, in welchen die röntgenologischen und anatomischen Bilder der verschiedenen Formen der Lungentuberkulose nach der Einteilung von ASCHOFF in vorbildlicher Ausführung dargestellt sind.

Das Krankheitsbild der Lungentuberkulose ist sowohl in klinischer als in anatomischer und damit übereinstimmend in röntgenologischer Hinsicht so vielgestaltig, daß eine gesonderte Besprechung verschiedener Formen angezeigt erscheint. Ihre Unterscheidung namentlich in anatomischer Hinsicht ist gerade durch das Röntgenverfahren außerordentlich gefördert worden, und die Kenntnis des Verlaufes der einzelnen Formen ist durch die serienmäßige Verfolgung von Röntgenbildern deutlicher als durch die autoptische Untersuchung zu gewinnen, welche nur ein Zustandsbild beleuchtet. Es liegt deshalb nahe, eine Besprechung der Röntgendiagnostik der Lungentuberkulose in eine Schilderung der einzelnen anatomischen Formen und der verschiedenen Verlaufsarten zu gliedern. Es ist in der Tat hierdurch möglich, klare Vorstellungen über eine Anzahl einzelner Formenkreise und Entwicklungsreihen zu vermitteln. Bei dem ungeheuren Formenreichtum der Tuberkulose und den vielen Entwicklungsmöglichkeiten, die durch ein Fortschreiten auf verschiedenen Wegen nach oder auch gleichzeitig nebeneinander gegeben sind, entsteht hierdurch aber die Gefahr eines Schematismus, der zu folgenschweren Irrtümern Anlaß geben kann; außerdem ist die Frage, auf welchem Wege die Verbreitung vor sich geht, oft nicht allein aus dem Röntgenbilde, ja vielleicht mit Sicherheit nicht einmal aus dem gesamten klinischen und anatomischen Überblick zu erschließen. Deshalb soll hier zunächst eine mit solchen Irrtumsmöglichkeiten nicht belastete, ganz einfache und praktischen Gesichtspunkten entsprechende Einteilung gegeben werden, bei welcher 1. ausgesprochene Formen, 2. beginnende Erkrankungen, 3. die Tuberkulose im Kindes- und 4. im Greisenalter einzeln abgehandelt werden.

1. Die ausgesprochene Lungentuberkulose

stelle ich voran, da sie am häufigsten Gegenstand der Röntgenuntersuchung ist und bei ihr die röntgenologischen Befunde durch anatomische Kontrolluntersuchungen als am meisten gesichert gelten können. Sie verläuft unter sehr verschiedenartigen anatomischen Formen, die einen entsprechenden, unter sich verschiedenen Ausdruck im Röntgenbilde finden. Es sei jedoch von vornherein bemerkt, daß Kombinationen der verschiedenen Formen außerordentlich häufig sind und sogar entschieden öfter vorkommen als reine Beispiele der einzelnen Typen, ferner daß die anatomischen Zustandsbilder im Laufe der Zeit weitgehender Änderungen fähig sind. Außerdem wird jede Einteilung der im Röntgenbilde sichtbaren Veränderungen dadurch erschwert, daß die in verschiedenen Ebenen gelegenen, bisweilen ganz verschiedenartigen Krankheitsprozesse, wenn auch vielfach in recht unterschiedlicher Deutlichkeit, auf eine Ebene projiziert werden. Alle Einteilungen können daher, gleichgültig, welches Prinzip und welche Nomenklatur dabei angewandt wird, in sehr vielen Fällen nur die Art der vorherrschenden Veränderungen kennzeichnen. Aus diesen Gründen erscheint es mir zweckmäßig, hierbei eine Trennung in einzelne Abteilungen und Gruppen nicht allzuweit durchzuführen.

Die folgende Einteilung, welche die bisher allgemein üblichen Bezeichnungen verwertet und im wesentlichen mit dem anatomisch und klinisch bewährten ALBRECHT-FRÄNKELschen Schema übereinstimmt, berücksichtigt die makroskopisch-anatomisch und demgemäß auch im Röntgenbilde erkennbaren Merkmale. Dagegen habe ich die von ASCHOFF vorgeschlagene, neuerdings vielfach sich einbürgernde Unterscheidung in produktive und exsudative Prozesse nicht übernommen, weil mir die Anwendung vorwiegend histologischer Begriffe auf die makroskopischen Verhältnisse und dementsprechend auf das Röntgenbild bei wirklich konsequenter Durchführung auf Schwierigkeiten zu stoßen scheint. Bei ausgesprochenen Typen der einzelnen Formen ist wohl eine Einteilung nach dualistischen Gesichtspunkten anatomisch und röntgenologisch möglich. In der überwiegenden Mehrzahl der Fälle sind aber produktive und exsudative Vorgänge nebeneinander vorhanden und oft sogar an einzelnen tuberkulösen Herden makroskopisch-anatomisch nicht zu trennen (MARCHAND). Wenn dies bei der Betrachtung eines anatomischen Querschnittbildes dem bloßen Auge nicht gelingt, so ist es nicht zu erwarten, daß dies im Röntgenbilde in exakter Weise möglich ist. Dies ist für mich der wesentlichste Grund, der mich von der Einführung einer scharf trennenden Einteilung an dieser Stelle zurückhält. Im übrigen möchte ich zu der Frage der Nomenklatur, bei der die Entscheidung vorwiegend dem pathologischen Anatomen gebührt, nicht grundsätzlich Stellung nehmen, glaubte aber daran nicht ganz vorbeigehen zu dürfen. Zum Zwecke der Verständigung über die verschiedenen Bezeichnungen ist zu bemerken, daß ganz im allgemeinen die knötchenförmigen und die indurativen Formen hauptsächlich, nicht ausschließlich den produktiven, die käsigpneumonischen Formen hauptsächlich den exsudativen Prozessen entsprechen.

Nach meinem Dafürhalten besteht übrigens keine so große sachliche Differenz zwischen beiden Einteilungen, wie dies nach der Verschiedenheit der Benennungen scheinen könnte, nachdem GRAEFF und KÜPFERLE ihre ursprünglich scharfe dualistische Trennung dahin eingeschränkt haben, daß sie nur noch von *vorwiegend* produktiven bzw. exsudativen Prozessen sprechen. Es ist ein wesentlicher Unterschied, ob *Tatsachen* oder *Benennungen* zur Erörterung stehen. *Tatsächlich* habe ich selbst bereits früher auf Grund meiner vergleichenden röntgenologischen und anatomischen Untersuchungen und ebenso in den früheren Auflagen dieses Buches die röntgenologischen Kennzeichen der verschiedenen anatomischen Formen, unter denen die Lungentuberkulose auftritt, beschrieben. Meiner Beschreibung der knötchenförmigen bisher sogenannten peribronchitischen Herde mit scharfer Begrenzung der Schattenflecken und andererseits der käsig-bronchopneumonischen Verdichtungen mit verwaschener Begrenzung und ihrer Neigung zum fortschreitenden Zusammenfließen und zum Zerfall entspricht in den Hauptzügen die Schilderung einerseits der acinös-nodösen, andererseits der lobulär-exsudativ-käsigen Herde von GRAEFF und KÜPFERLE. Ebenso deckt sich die Schilderung der zirrhotischen Vorgänge von GRAEFF und KÜPFERLE mit meiner Beschreibung der indurativen Prozesse. Bezüglich der Tatsache, daß die einzelnen makroskopisch-anatomischen Veränderungen in entsprechender Weise durch das Röntgenbild wiedergegeben werden, besteht also weitgehende Übereinstimmung, und dies scheint mir das Wichtigste. Nur betonen GRAEFF und KÜPFERLE, die hierin ASCHOFF und ROMBERG folgen, mehr die *Trennung*, ich in Übereinstimmung mit MARCHAND und FRIEDRICH MÜLLER mehr die *häufige Vermischung* der einzelnen Formen.

Etwas anderes und meines Erachtens weniger bedeutungsvolles ist es, wenn dieselben *Tatsachen* anders *benannt* werden. Die Entscheidung über die zweckmäßigsten Benennungen pathologisch-anatomischer Zustände ist Sache der pathologischen Anatomie. Die Gründe, die mich selbst vom *anatomischen* Standpunkt von der Annahme einer streng dualistischen Teilung abhalten, habe ich oben kurz angegeben; im übrigen verweise ich auf die Ausführungen von MARCHAND. Im einzelnen mache ich bei der neueren Einteilung von GRAEFF und KÜPFERLE nur darauf aufmerksam, daß sie jetzt den von ASCHOFF und ihnen selbst aufgestellten Begriff des exsudativen *azinösen* (nicht des lobulären) Herdes praktisch unberücksichtigt lassen und sich lediglich auf die Unterscheidung einerseits der produktiven azinös-nodösen, anderseits der exsudativen lobulär-käsigen Herde neben den zirrhotischen Formen beschränken. Damit wiederholen sie tatsächlich lediglich die alte Einteilung in knötchenförmige, käsig-bronchopneumonische und indurative Prozesse nur in anderer Benennung. Wählt man aber einmal *histologische* Begriffe zur Namengebung, so muß man diese Einteilung auch durchführen. Dabei stößt man dann aber auf die Schwierigkeit, daß gerade die Unterscheidung von *azinösen* produktiven, produktiv-exsudativen und exsudativen Herden makroskopisch-anatomisch in zuverlässiger Weise oft nicht durchführbar ist, und daß ferner nicht selten fließende Übergänge zu den lobulär-exsudativen Formen vorkommen.

Vom *röntgenologischen* Standpunkte scheint mir noch etwas größere Zurückhaltung gegen alle schärferen Trennungsversuche geboten, da die Wiedergabe der anatomischen Einzelheiten zwar in bemerkenswert weitgehender Weise möglich, aber doch eben nicht vollkommen ist. Dem steht sowohl die Projektion der im Raume verteilten Gebilde auf eine Fläche mit Summations- und Subtraktionseffekten und die Wirkung der Streustrahlen als auch besonders der Umstand entgegen, daß selbst geringe Unterschiede und oft kaum abzuwägende technische Aufnahmebedingungen erheblich verschiedene Ergebnisse hinsichtlich Bildschärfe und Kontrastwirkung zur Folge haben.

Vom *klinischen* Standpunkte nehme ich zu der wichtigen Frage der *prognostischen* Bedeutung, deren deutliche Kennzeichnung als ein besonderer Vorzug der Einteilung in produktive und exsudative Prozesse gerühmt wird, folgende Stellung ein: Gewiß können in den seltenen reinen und auch in den vorwiegend nach einer Richtung hin entwickelten Formen Parallelen zwischen exsudativen Vorgängen und ungünstigem Charakter und zwischen produktiven Prozessen und günstigem Verlauf in gewissen Grenzen gezogen werden. Mindestens ebenso klar scheint mir aber die vielfach, wenn auch keineswegs ausschließlich ungünstige prognostische Bedeutung, durch die bisherigen Bezeichnungen: »käsig-pneumonisch und broncho-pneumonisch« einerseits und die durchschnittlich günstige Aussicht durch die bisherige Benennung »fibrös« oder »chronisch indurativ« zum Ausdruck gebracht zu sein. Durch den Ersatz der Bezeichnungen »pneumonisch und bronchopneumonisch« durch »exsudativ« und von »fibrös« oder »indurativ« durch »zirrhotisch« ist also wiederum nur eine Änderung der Benennung, aber keine neue Tatsache und kein Fortschritt in prognostischer Hinsicht geschaffen. Soweit kann ich demnach einem Wechsel der Bezeichnungen keine praktische Bedeutung beimessen und auch darin keine wesentliche sachliche Meinungsverschiedenheit erblicken. Eine sehr wichtige Einschränkung erfährt die bisher fast stets als ungünstig aufgefaßte prognostische Bedeutung der pneumonischen bzw. exsudativen Prozesse dadurch, daß bei den exsudativ-pneumonischen Frühinfiltraten, insbesondere mit dem von mir beschriebenen typischen infraklavikulären Sitz, nicht selten ein günstiger Verlauf beobachtet wird. Die bisherige Bezeichnung »käsig-pneumonisch« der FRÄNKEL-ALBRECHTschen Einteilung ist hier m. E. besser einfach durch »pneumonisch« zu ersetzen, insofern diese Infiltrationen zwar zur Verkäsung neigen, aber durchaus nicht immer in Verkäsung überzugehen brauchen. Andrerseits erscheint mir bei den azinösen oder knötchenförmigen Prozessen, die von GRAEFF und KÜPFERLE zu den vorwiegend produktiven gerechnet werden, aber nicht selten auch exsudative Veränderungen zeigen, die Prognose durchaus nicht so sicher günstig, wie dies nach dem dualistischen Schema erwartet werden sollte. Keineswegs klar ist die Prognose bei den Mischformen. Gerade in der häufigen bunten Mischung verschiedenartiger anatomischer Prozesse sowohl im makroskopischen Befunde als noch vielmehr im mikroskopischen Verhalten, selbst bei makroskopisch einheitlichem Aussehen, und in der oft unberechenbaren Neigung der Tuberkulose teils zur heilenden Induration, teils zu unaufhaltsamem Fortschritt, dem andererseits wiederum eine gar nicht seltene, aber noch viel zu wenig beachtete Rückbildungsfähigkeit gegenübersteht, liegt neben anderen, hier nicht näher auszuführenden Umständen (z. B. Eintritt von Hämoptysen, immunbiologischen, sozialen Faktoren usw.) die sehr große Schwierigkeit der Prognosestellung im Einzelfalle, die dem Kliniker wohl bekannt ist und meines Erachtens auch durch die Einführung anderer Bezeichnungen und deren Anwendung auf das Röntgenbild nicht behoben oder auch nur vermindert werden kann.

Von diesem Standpunkte gegenüber der Prognosestellung aus dem Röntgenbilde hat mich auch die Durchsicht des Werkes von GRAEFF und KÜPFERLE, an dem ich den Wert der dargebrachten Tatsachen und die eindrucksvolle Art ihrer Wiedergabe voll anerkenne, nicht abzubringen vermocht. Gerade das hierin gesammelte reiche Anschauungsmaterial zeigt schon bei Betrachtung der groben Verhältnisse die freilich anatomisch ohnehin bekannte Tatsache, daß sehr häufig in einzelnen Lungenabschnitten ganz andersartige anatomische Veränderungen — bald vorwiegend produktiver, bald vorwiegend exsudativer Natur — vorhanden sind als in anderen Lungenteilen. Die Prognose und ebenso auch die Therapie bezieht sich aber nicht nur auf einzelne Lungen*abschnitte*, sondern auf das ganze Organ und den ganzen Menschen. Von einem tieferen Eindringen in Einzelheiten, das bei der Wahl histologischer Bezeichnungen eigentlich zu fordern ist und das tatsächlich sehr oft Vorgänge beiderlei Art nebeneinander zeigt, sei hier ganz abgesehen. Aber selbst wenn nur der *vorwiegende* Charakter der hauptsächlichsten Veränderungen berücksichtigt wird und in einem augenblicklichen anatomischen Zustandsbilde der eine Typus überwiegt, so ist damit namentlich in den Anfangsstadien oft nicht sichergestellt, daß nicht im weiteren Verlaufe eine völlige Änderung dieses Zustandsbildes eintritt und der andere Typus, sei es vorübergehend, sei es dauernd, die Herrschaft gewinnt. Damit kann sich auch die prognostische Auffassung des Falles gänzlich ändern. Hier bin ich auf die *Prognose* lediglich im Hinblick auf die Vorzüge verschiedener *Einteilungen* und *Benennungen* eingegangen. Im übrigen verweise ich auf die Ausführungen am Schluß.

Ein anderes Einteilungsprinzip nach *immunbiologisch* unterschiedenen Phasen der Lungentuberkulose, welches sich auf den Forschungen RANKES aufbaut, ist neuerdings von HARMS, FLEISCHNER und NEUMANN u. a. auch den Röntgenbildern zugrunde zu legen versucht worden. Als Kliniker bin ich von der Bedeutung immunbiologischer Faktoren für den Verlauf der Lungentuberkulose auch auf Grund eigener Erfahrungen überzeugt und bestreite keineswegs, daß diese Kräfte auch einen wesentlichen Einfluß auf das Zustandekommen der pathologisch-anatomischen Zustandsbilder haben, die wieder im Röntgenbilde Ausdruck finden. Eine gemeinsame Übersicht vom übergeordneten klinischen Standpunkte aus über alle von den verschiedensten Betrachtungsweisen ausgehenden Ergebnisse halte ich stets für das erstrebenswerteste Endziel und so auch die Berücksichtigung der immun-biologischen Faktoren und die Erforschung ihrer Beziehungen zur pathologischen Anatomie und dem davon abhängigen Röntgenbilde für sehr beachtenswert. Dennoch erscheint es mir nicht angängig, eine Einteilung der Röntgenbefunde nach immunbiologischen Grundsätzen vorzunehmen. *Das Röntgenbild ist ein getreuer, wenn auch nicht ganz vollkommener Ausdruck des makroskopisch-anatomischen Zustandes.* Diese Erkenntnis, die freilich aus physikalischen Gründen ganz selbstverständlich ist, aber erst durch eingehende Arbeit erbracht werden mußte, ist ein großer Gewinn gegenüber den früher üblichen verschwommenen Deutungsversuchen, die nicht auf dem festen Grund der pathologischen Anatomie aufbauten. Je mehr wir bei unseren Deutungen wieder andere Prinzipien hineinbeziehen, die sich nicht von selbst aus dem augenblicklich vorliegenden anatomischen Zustande ergeben und die nur in manchen Beziehungen einen tatsächlichen, in andern aber einen vielfach nur hypothetischen Wert haben, umsomehr entfernen wir uns wieder von diesem sicheren Grunde. Deshalb halte ich es für das Richtigste, daß sich die Beurteilung des Röntgenbildes allein zunächst lediglich auf den makroskopisch anatomischen Befund erstreckt. Dem Kliniker und allseitig gebildeten Arzte, der mit allgemeinen Erfahrungen und Kombinationsschlüssen arbeitet, bleibt es vorbehalten, alle Ergebnisse der verschiedenen Untersuchungen einschließlich des Röntgenbefundes sowie die Vorgeschichte für die Gesamtauffassung des Falles zu vereinen, bei welcher auch die Entwicklungsstadien nach immunbiologischen Gesichtspunkten zu berücksichtigen sind.

a) Knötchenförmige und knotige Formen der Lungentuberkulose.

Der Haupttypus der tuberkulösen Gewebserkrankungen in der Lunge ist die *knötchenförmige* Tuberkulose. Während die Anordnung der Knötchen früher allgemein als *peribronchial* beschrieben wurde, wird diese Form von ASCHOFF unter Verwertung des alten, aber durch neuere Forschungen verschiedener Autoren (NICOL u. a.) vertieften Begriffes des Acinus als *azinös-nodöse* Phthise bezeichnet. Sie findet sich in reiner Gestalt ohne Beimischung

indurativer oder andererseits broncho-pneumonischer Prozesse fast nur bei
frischen Erkrankungen, die später gesondert besprochen werden. Die Knötchen
sind anfangs hauptsächlich in den oberen Lungenabschnitten, namentlich in
den Spitzen, lokalisiert (vgl. S. 357). In manchen Fällen finden sie sich
auch z. T. gruppenweise angeordnet über die ganzen Lungen verstreut (vgl.
Fig. 305). Außerdem sind sie auch im gewöhnlichen Bilde der vorgeschrittenen
chronischen Lungentuberkulose, in dem die Mannigfaltigkeit verschiedenartiger
Vorgänge vorherrscht, dort anzutreffen, wo die Erkrankung fortschreitet. Hier
ist das Gewebe von einzelnen Knötchen oder Häufchen von rosettenförmig
zusammenstehenden Knötchen durchsetzt.

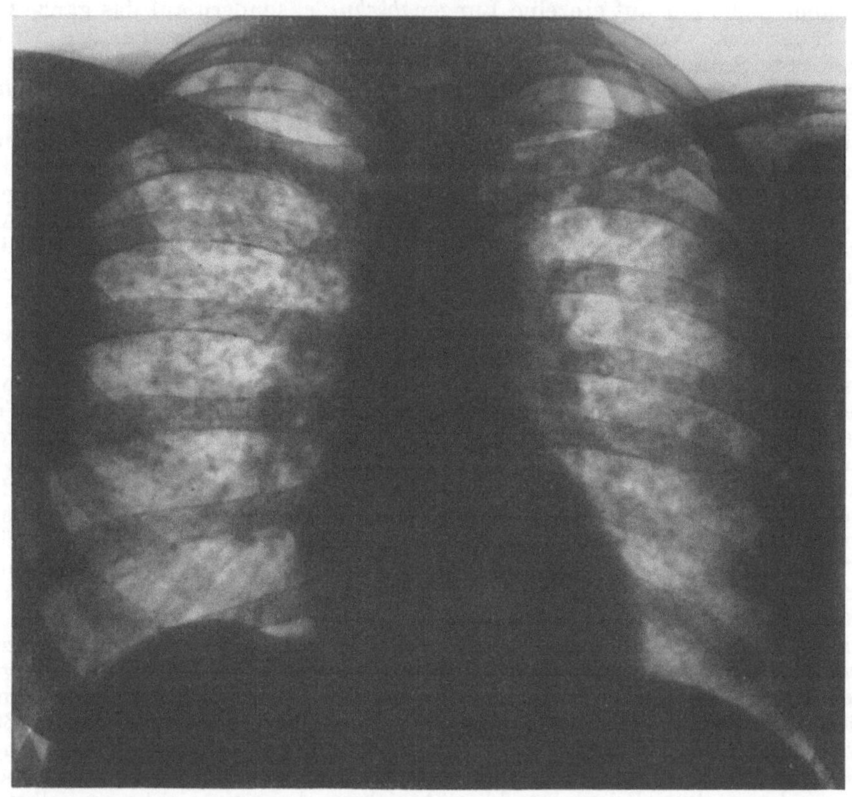

Fig. 305. Disseminierte Knötchen in beiden Lungenfeldern.
Chronischer Verlauf. Während 10 monatiger Behandlung wenig veränderter
klinischer und röntgenologischer Befund.

Im Röntgenbilde zeichnen sich die Knötchen als rundliche Flecken von entsprechender Größe, die aus mehreren Knötchen bestehenden kleeblatt- oder
rosettenförmigen Häufchen als größere Flecken mit bisweilen leicht gekerbten
Konturen ab. Dies kann sowohl an Aufnahmen von herausgeschnittenen Lun-
genstücken als auch an den Stellen des Thoraxbildes nachgewiesen werden,
wo die Knötchen vereinzelt oder nur in kleinen Gruppen zusammenstehen,
vorausgesetzt, daß sie in Partien gelegen sind, die keinen zu großen Abstand
vom Film haben. Es ist hier mit völliger Regelmäßigkeit festzustellen,
daß die Flecken im Röntgenbilde mit der Größe und Form der einzelnen
Knötchen und Knötchenhäufchen übereinstimmen. Die Deutlichkeit der
Darstellung ist bei verschiedenem Alter des Prozesses erheblichen Schwankungen unterworfen. Durch Verkäsung im Zentrum der Knötchen sowie

andererseits durch bindegewebige Induration nimmt die Absorptionskraft für Röntgenstrahlen zu, die Flecken verkäster und indurierter Tuberkel prägen sich daher schärfer aus. Größere Käseherde, welche durch Konfluieren zusammenstehender Tuberkel entstehen, rufen ausgedehntere und tiefere Schattenflecken im Röntgenbilde hervor. Außerdem kann es dort, wo die Knötchen dicht stehen und in verschiedener Tiefe in derselben Strahlenrichtung gelegen sind, durch Deckung der sich summierenden Schatten zur Verstärkung und zum Zusammenfließen der einzelnen Flecken kommen. Ein verhältnismäßig reines Beispiel dieser Form, freilich **auch** mit mäßiger Induration in der Umgebung der Knötchen, ist in dem autoptisch kontrollierten Falle auf Tafel VII in Figur 1 dargestellt.

Außerordentlich viel seltener sind *größere*, aus käsigem Material bestehende *knotenförmige Herde*, die isoliert oder multipel vorkommen. Sie erscheinen im Röntgenbilde als scharf umschriebene runde Schatten, die dem Bild von Tumorknoten völlig gleichen können. Meist handelt es sich hierbei um schlummernde Herde, doch können auch zentrale Einschmelzungen und dadurch eine Weiterverbreitung eintreten. Näher sind derartige Herde u. a. von JAKSCH v. WARTENHORST, ALBERT, STRAUB beschrieben; in einem von JAKSCH v. WARTENHORST geschilderten Falle hatte die außerordentlich große Zahl gleichmäßig runder Herdschatten den Gedanken an Zystizerken der Lunge nahegelegt, die Autopsie ergab aber multiple, von der Umgebung scharf abgesetzte käsige tuberkulöse Herde.

b) Indurative Formen.

In den Fällen, welche nicht schnell und unaufhaltsam fortschreiten, kommt es sehr bald zu reaktiven Heilungsvorgängen, die durch eine Wucherung des Bindegewebes um die Tuberkel herum eingeleitet werden. Das vorher weiche Knötchen wird fibrös induriert und erhält dadurch eine stärkere Absorptionskraft für Röntgenstrahlen. Die einzelnen Flecken im Röntgenbilde zeichnen sich demnach mit größerer Intensität schärfer von der Umgebung ab. Außerdem werden fibröse Stränge um die von tuberkulösen Knötchen durchsetzten Lymphgefäße herum im peribronchialen und perivaskulären Gewebe gebildet. Es entstehen hierdurch im Röntgenbilde Schattenstreifen, welche die von dem normalen Lungengerüst und zwar vorwiegend von den Blutgefäßen gebildeten Streifen der normalen Lungenzeichnung verstärken. Durch Induration, Verkäsung und Verkalkung von tuberkulösen Lungenherden und auch von broncho-pulmonalen Lymphdrüsen werden intensive Schattenflecken gebildet, die teilweise den strangförmigen Schatten angelagert sind. Verdichtete derbe Drüsen an den Lungenwurzeln verursachen im Röntgenbilde tiefe Schatten, welche entweder innerhalb der normalen Hiluszeichnung zu differenzieren sind oder zusammen mit dieser eine untrennbare allgemeine Vertiefung der Hilusschatten hervorrufen (vgl. Tafel VII Fig. 2); darin treten oft einzelne Kalkherde als rundliche oder auch unregelmäßig gestaltete, besonders intensive Flecken hervor (Fig. 341).

Durch diese zur Heilung führenden Verdichtungsvorgänge wird die Darstellung der tuberkulösen Veränderungen im Röntgenbilde wesentlich begünstigt. Die Deutlichkeit des Röntgenbefundes ist also durchaus nicht proportional der praktischen Bedeutung des Prozesses; im Gegenteil weisen scharf markierte Kalkherde auf einen abgeheilten Prozeß an diesen Stellen hin. Natürlich darf daraus nicht geschlossen werden, daß frische Veränderungen an anderen Stellen fehlen.

Infolge zunehmender Verdichtung und Luftverarmung, an der auch einfache Atelektase einen beträchtlichen Anteil hat, entstehen stärkere zusammenhängende Verschattungen, die nicht mit den hierin ähnlichen Bildern einer
diffusen Infiltration verwechselt werden dürfen. Meist sind die indurativen
Verschattungen aber nicht von so gleichmäßiger Beschaffenheit wie jene und
lassen gewöhnlich, wenigstens stellenweise, einzelne intensivere Flecken und
Streifen zwischen helleren noch lufthaltigen und oft sogar emphysematösen
Partien, ferner oft deutliche Folgeerscheinungen der Schrumpfung erkennen.

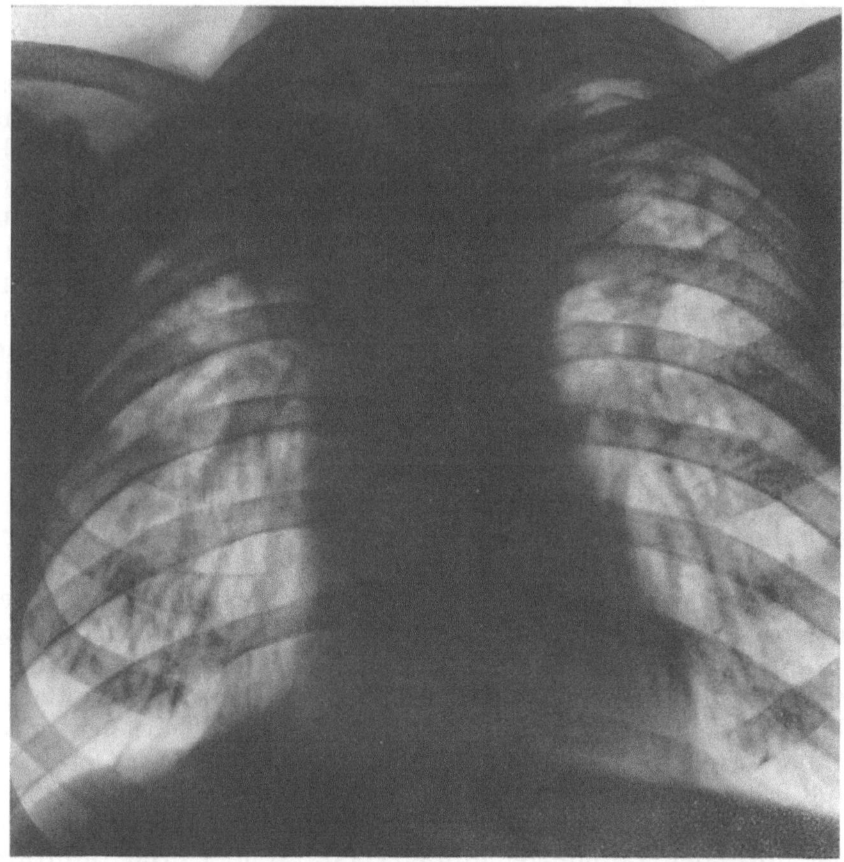

Fig. 306. Cirrhotische Tuberkulose beider Oberlappen.
Beide Lungenwurzeln sind hochgezogen, die vom Hilus nach unten ausstrahlenden Gefäßstreifen lang
ausgereckt.

Durch sekundäre Schrumpfung des Narbengewebes kommt es oft
zu einer Verkleinerung der erkrankten Lungenpartien. Der am häufigsten ergriffene Oberlappen schrumpft auf diese Weise zusammen und
kann schließlich nur einen kleinen Bruchteil seines früheren Volumens ein-
nehmen. Der Lungenhilus wird durch das schrumpfende Gewebe nach oben
gezogen. Ist diese Lageveränderung nach oben beträchtlich, so werden die
von ihm ausgehenden, sonst in leicht geschwungenen Linien abwärts ziehenden Gefäßstränge in die Länge gezogen und nehmen eine gerade langgestreckte
Form an (vgl. Fig. 306). Der verkleinerte Raum wird durch die nachrückenden
Nachbarorgane ausgefüllt. Die noch nicht ergriffenen Lungenteile werden ausgedehnt, sie zeigen häufig ein vikariierendes Emphysem und fallen im Röntgenbilde

durch abnorme Helligkeit auf. Die Trachea, unter Umständen Herz und Mediastinum, verändern ihre Lage und weichen nach der schrumpfenden Seite hin ab (vgl. Fig. 307), das Zwerchfell steigt in die Höhe. Auch das Thoraxgewölbe verkleinert sich auf der erkrankten Seite und schrumpft zusammen. Die Interkostalräume werden enger, die Rippen nehmen einen steileren Verlauf an. An der Wirbelsäule bildet sich eine Skoliose aus, die nach der gesunden Seite hin konvex ausgebuchtet ist, aber oft ober- und unterhalb dieser Krümmung außerdem eine entgegengesetzt gerichtete kompensatorische Biegung auf-

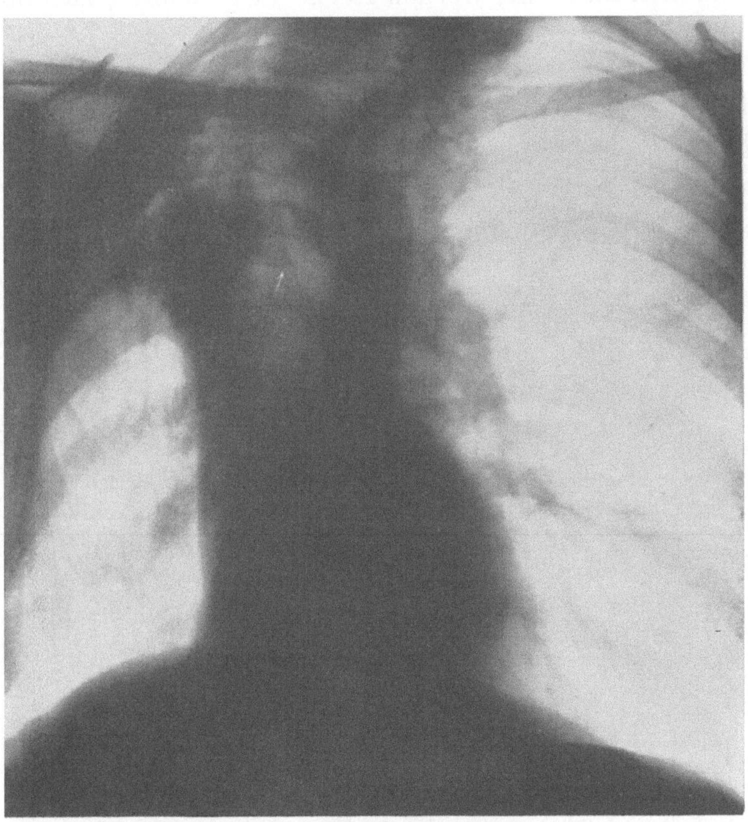

Fig. 307. Chronisch-indurative Tuberkulose mit Schrumpfung im rechten Oberlappen.
Trachea (helles nach rechts ausgebogenes Band) und Mediastinum stark nach rechts verzogen.
Bei —→ Gabelung der Trachea in die Stammbronchien.
Klinisch: jahrelanger Verlauf. Vorzüglicher Allgemeinzustand.

weist. Die Schrumpfungsvorgänge werden gewöhnlich erheblich gefördert bzw. auch hervorgerufen durch eine adhäsive Pleuritis, welche in sehr vielen Fällen sich an die tuberkulöse Lungenerkrankung anschließt.

c) Pneumonische und broncho-pneumonische Formen.

Entweder zusammen mit der fortschreitenden Ausbreitung und dem Wachstum der einzelnen Knötchen oder auch hiervon ganz unabhängig allein entstehen sog. desquamative bronchopneumonische, lobuläre Infiltrationen, die vielfach zusammenfließen und im weiteren Verlauf oft schnell in Verkäsung übergehen können. Es kommen so teils lokal beschränkte teils ausgedehnte Verdichtungen zustande, zwischen denen aber meist an einzelnen Stellen noch lufthaltiges Gewebe erhalten ist. Das Röntgenbild zeigt dann

unregelmäßig gestaltete Flecken von meist erheblicherer Größe als die knötchenförmigen Herde und von weicheren Konturen mit unscharfer diffuser Begrenzung sowie wolkige Trübungen, die vielfach ineinander übergehen, aber
zunächst noch von Aufhellungen unterbrochen sind. Allmählich schwinden die
hellen Stellen immer mehr und die Verschattung nimmt an Gleichmäßigkeit,
Tiefe und Ausdehnung zu (vgl. Fig. 308 u. 310).

Bei einer besonderen Form, der schnell fortschreitenden käsigen Pneumonie, welche durch plötzliche massenhafte Überschwemmung der Alveolen
mit Tuberkelbazillen entsteht, werden rasch ausgedehnte, zusammenhängende

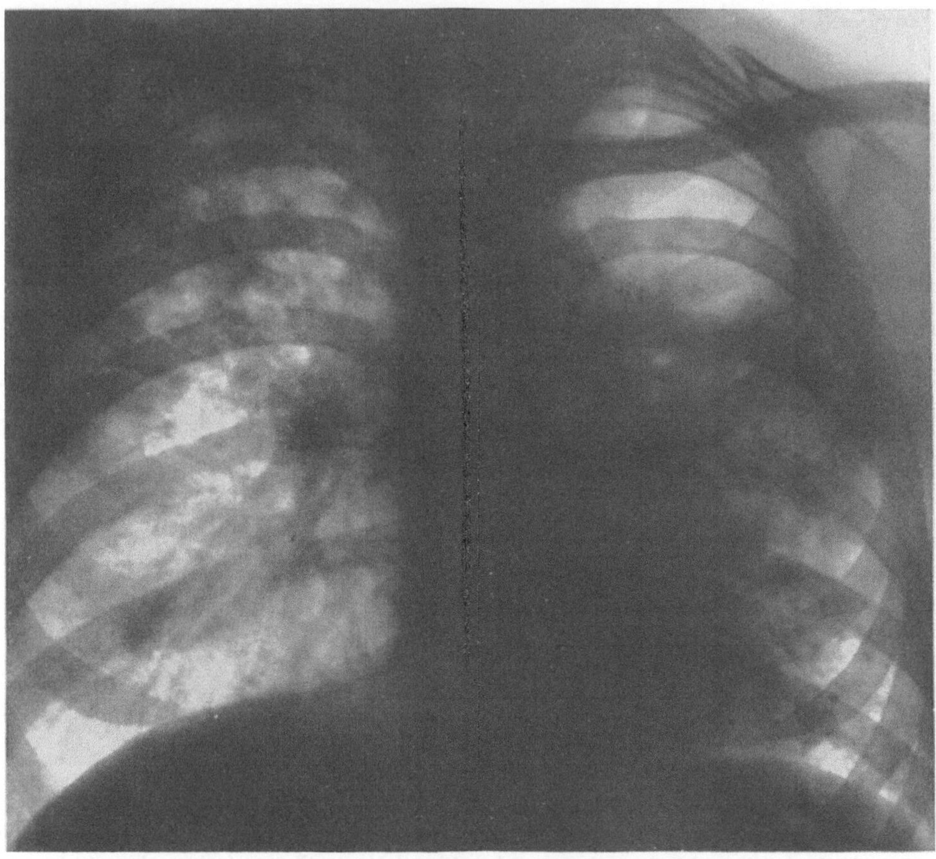

Fig. 308. Käsig-bronchopneumonische Infiltrationsherde in beiden Oberlappen, links
stärker als rechts. L. oben große Kaverne.
Die Verschattung unterhalb der hellen Kaverne betrifft nicht allein den Hilus, sondern ist auf Infiltration der unteren Abschnitte des linken Oberlappens in ganzer Tiefe zu beziehen.

Infiltrationen gebildet, die denen der kruppösen Pneumonie ähneln, aber gewöhnlich nicht einzelne Lappen vollständig ergreifen. Das Röntgenbild zeigt
zusammenhängende, aber nicht immer ganz regelmäßig begrenzte, tiefe Verschattungen. Eine scharfe Abgrenzung pflegt dagegen an den Lappengrenzen
vorhanden zu sein und ist bei sagittalem Strahlengange am deutlichsten an
der in einer horizontalen Ebene verlaufenden Ober-Mittellappengrenze, bei
frontalem Strahlengange auch an dem großen schrägen Lappenspalt zu erkennen. Als Beispiele führe ich eine isolierte rasch entstandene totale Verkäsung
des Mittellappens und eine partielle käsige Infiltration der unteren Abschnitte
des Oberlappens an, welche als zusammenhängende Verschattungen ganz ähn-

lich dem Bilde einer Pneumonie des Mittel- bzw. Oberlappens dargestellt sind (vgl. Tafel VII Fig. 3 und 4 und Fig. 309). Sämtliche Fälle sind autoptisch bestätigt.

Durch Zerfall der Käsemassen kommt es zur Bildung von Kavernen, die im Röntgenbilde als Schattenaussparungen erscheinen. Ist der Zerfall der Käscherde vollständig und die Umgebung weder infiltriert noch induriert, was namentlich bei schnell fortschreitenden Prozessen, z. B. im Verlaufe eines

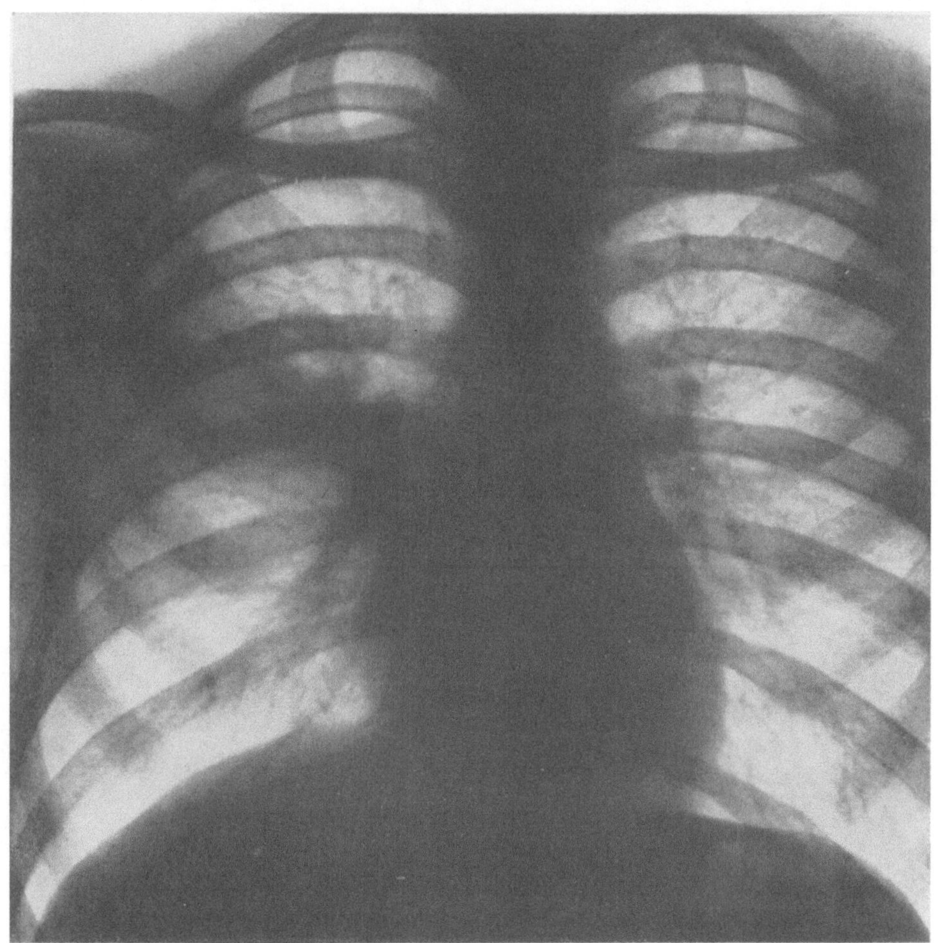

Fig. 309. Käsig-pneumonische tuberkulöse Infiltration der unteren Abschnitte des rechten Oberlappens. (Autopsie.)

Diabetes, vorkommt, so können sich diese lufthaltigen Hohlräume innerhalb des benachbarten, ebenfalls lufthaltigen Gewebes unter Umständen sehr wenig gegen die Umgebung abheben und dann leicht übersehen werden. Gewöhnlich bilden jedoch die käsigen Wandungen der Kavernen oder indurative Prozesse der Umgebung eine mehr oder weniger dichte Schale um die Höhle, die im Röntgenbilde meist einen deutlichen Ringschatten um die zentrale Aufhellung herum hervorruft. Die Konturen der Höhlenwandungen sind außer von verschiedener Deutlichkeit auch von verschiedener Form. In frischen Stadien des Zerfalles sind sie oft unregelmäßig zackig, bei längerem Bestehen sowie bei Ausbildung derber Wandungen meist regelmäßiger, kreisrund, elliptisch oder ovalär gestaltet (vgl. Fig. 310 bis 313 u. Tafel VII Fig. 5 u. 6).

Große nebeneinanderliegende Kavernen mit starker Induration der Umgebung
werden oft durch spangenartige Schatten voneinander abgegrenzt. Bei Projektion
mehrerer Höhlen übereinander entstehen übereinandergreifende, stellenweise
vertiefte Aufhellungen und ebenso ineinandergreifende Ringschatten oder
Teile von solchen.   Oft sind nicht alle Wandungen vollständig zu erkennen.
Kleine und flache Kavernen sowie solche Höhlen, welche innerhalb einer sehr
dichten Infiltration gelegen sind, entgehen nicht selten dem Nachweise (vgl.
Fig. 310).   Mitunter erweckt eine streng horizontale Abgrenzung zwischen einer

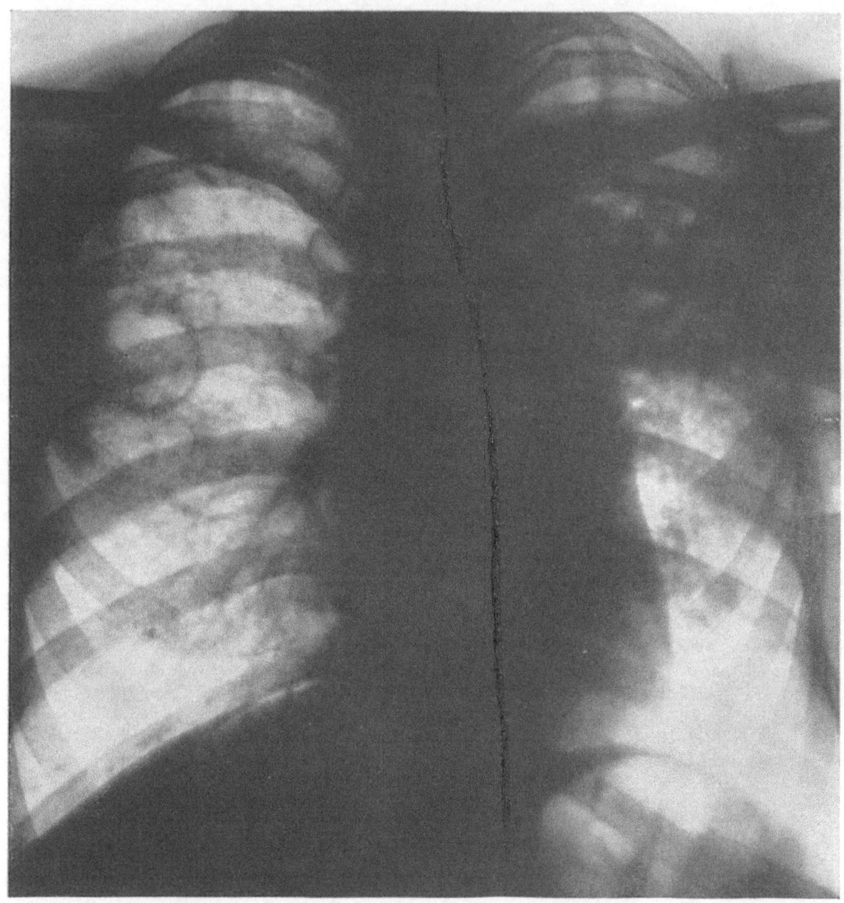

Fig. 310. Käsig bronchopneumonische Infiltrationsherde im linken oberen Lungenfelde.
Rechts kleinere Herde.   Im mittleren rechten Lungenfelde nahe dem Thoraxrande
große und dicht darüber und medialwärts kleine Kaverne (Ringschatten).
Wahrscheinlich entsprechen die Aufhellungen ober- und innerhalb der Verschattung links oben auch
Kavernen (klinisch dort WINTRICHscher Schallwechsel, amphorisches Atmen, großblasige Rasselgeräusche).

darüberliegenden, wenn auch uncharakteristischen Aufhellung und einer
darunter befindlichen Verschattung den Verdacht, daß ein Flüssigkeitsspiegel
innerhalb eines Hohlraumes vorliegen könne.   Alsdann ist bei Lagewechsel zu
prüfen, ob sich die Grenzlinie verschiebt und im Sinne der Wasserwaage einstellt. Auch bei großen Kavernen kann die Erkennung Schwierigkeiten bieten,
namentlich wenn sie eine ganze Spitze oder einen großen Teil des Oberlappens erfüllen und dann oben und seitlich gar nicht mehr von Lungengewebe begrenzt werden (vgl. Fig. 308 u. 312).   Die hierdurch geschaffene
Aufhellung kann leicht mit der Helligkeit normalen Lungengewebes ver-

wechselt werden, sofern man das Fehlen der normalen Lungenzeichnung nicht
beachtet oder sich durch Schatten von dahinter oder davor gelegenen, in das
Bild der Höhle hineinprojizierten noch erhaltenen Lungenteilen täuschen
läßt. Verdächtig sind solche Aufhellungen in den oberen Lungenabschnitten,
wenn in den darunterliegenden Teilen grobe Verschattungen sichtbar sind
(vgl. Fig. 308). Eine genaue Betrachtung läßt dann meist noch die
Kavernenwandungen in Gestalt feiner gebogener Randstreifen, oft auch noch
innerhalb der queren Rippenschatten und am Brustkorbrande, erkennen.

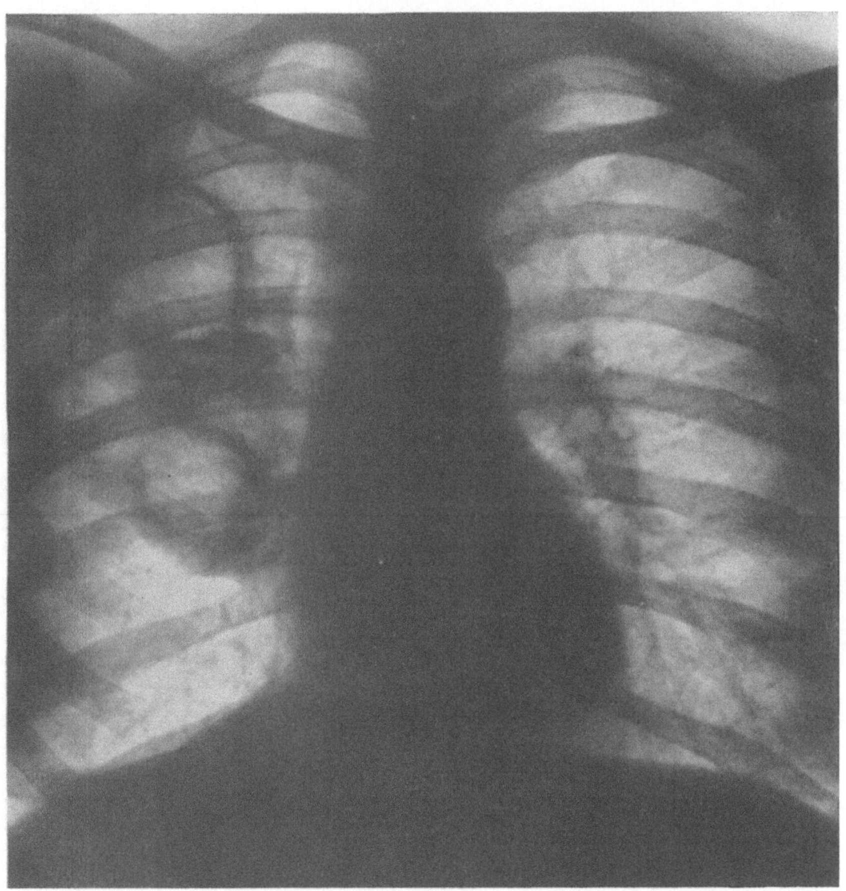

Fig. 311. Multiple große Kavernen (Ringschatten) im rechten Lungenfelde.

Andererseits kann auch gerade bei ganz großen randständigen Kavernen, besonders wenn sie in den untersten Lungenabschnitten gelegen sind, die Unterscheidung gegenüber einem partiellen Pneumothorax Schwierigkeiten bereiten.
Für Kavernen sprechen eine rundliche Gestalt der Aufhellung und eine deutliche
allseitige Begrenzung durch Randschatten, ferner Anzeichen der Thoraxschrumpfung auf der Seite des Hohlraums, für partiellen Pneumothorax die
gegenteiligen Merkmale. In manchen Fällen, und zwar besonders dann, wenn
die Aufhellung die ganze Thoraxbreite durchsetzt (vgl. Fig. 312), ist eine sichere
Entscheidung unmöglich. Ein horizontaler Flüssigkeitsspiegel am Boden des
Hohlraums findet sich bei Pneumothorax häufig; bei Kavernen tuberkulöser
Natur kommt er auch vor, ist aber hier nicht so häufig und pflegt nicht so
stark ausgeprägt zu sein wie bei anderen Höhlenbildungen der Lunge durch

Gangrän oder Abszedierung. Es kommt dies wohl daher, daß die Ableitung des Sekretes bei tuberkulösen Kavernen gewöhnlich durch einen in die Höhle mündenden Bronchus in ziemlich weitgehendem Maße, bei Abszessen und Gangränhöhlen dagegen in nicht so regelmäßiger und vollständiger Weise geschieht. Bei tuberkulösen Kavernen ist dieser ableitende Bronchus, „la bronche de drainage" (AMEUILLE u. a.), infolge seiner verdickten und verkästen Wandungen mitunter als eine Gebilde von parallel laufenden Schattenstreifen mit dazwischen liegendem hellen Bande und seine Einmündung in den Hohlraum sichtbar.

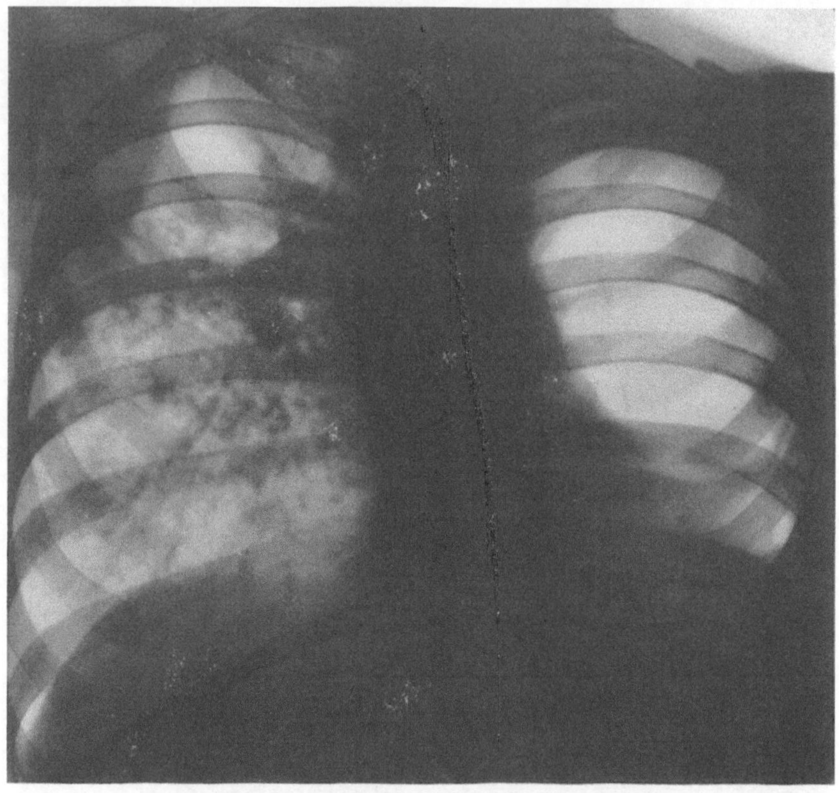

Fig. 312. Kavernöse Phthise (Autopsie).

Rechts oben große Kaverne, im rechten Mittelfelde zahlreiche konfluierende Herde. Die linke Lunge ist völlig zerstört und in einem großen Hohlsack aufgegangen.

Das Röntgenbild zeigt außerordentlich oft eine kavernöse Einschmelzung in Fällen an, bei denen durch die Auskultation und Perkussion keinerlei Kavernensymptome wahrnehmbar sind, und zwar bisweilen schon in frühen Stadien, worauf RIEDER wohl als erster hingewiesen hat. Ein Lieblingssitz der Verkäsung und folgenden Höhlenbildung ist die dicht unterhalb der Klavikula lateralwärts nahe dem Thoraxrande oder auch mehr in die Mitte projizierte Partie des Oberlappens. Wie auf Frontalaufnahmen und an anatomischen Präparaten zu erkennen ist, handelt es sich dabei um die dorsalen, nahe der Lappengrenze gelegenen Abschnitte. Die Kavernen zeigen häufig durch zunehmenden Zerfall des umgebenden Gewebes eine schnelle Vergrößerung, können aber auch eine weitgehende Verkleinerung durch Schrumpfung der Nachbarschaft erfahren, wie ich an einer Anzahl längere Zeit hindurch verfolgter Fälle mit Sicherheit feststellen konnte. Meiner ersten diesbezüglichen Mitteilung (1913) sind jetzt zahlreiche einwandfreie Belege an jahrelang beobachteten Fällen gefolgt, an denen eine sehr weitgehende Verkleinerung, ja mitunter völlige Heilung mit Ausgang in narbige Schrumpfung selbst großer Kavernen nachgewiesen ist (Turban und Staub). Während dies bei Kavernen der Spätstadien der vollausgebildeten Phthise ein immerhin nicht häufiges oder nur unter günstigen Bedingungen einer langen Behandlung zu erzielendes Vorkommnis ist, zeigen die aus den gleich zu besprechenden Frühinfiltraten sich entwickelnden Kavernen oft eine ausgesprochene Neigung zur Verkleine-

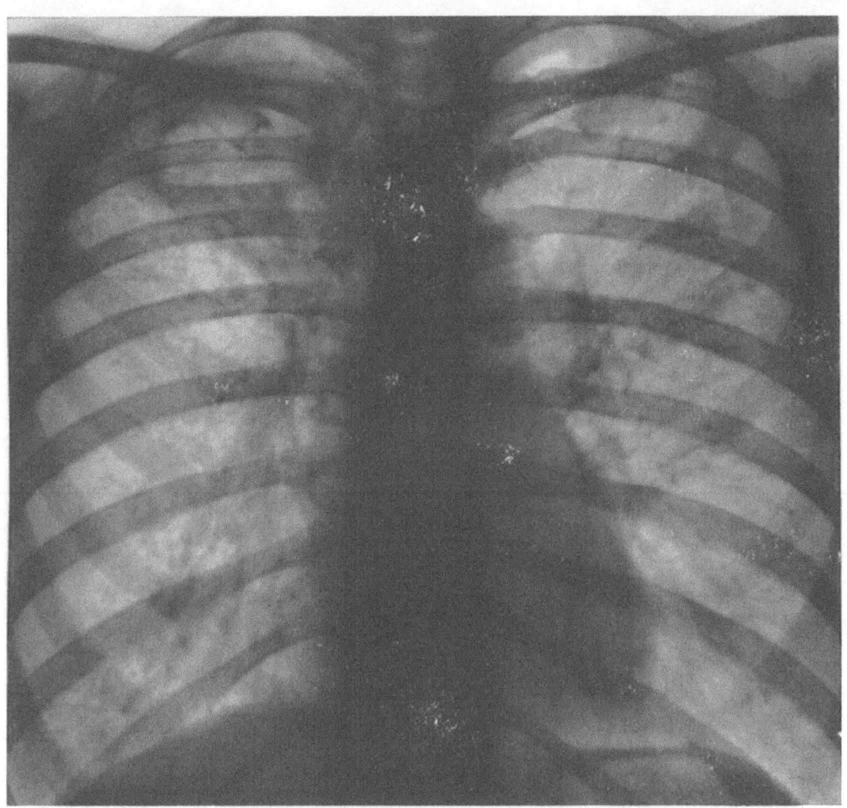

Fig. 313. Infraklavikuläre Kaverne
mit Flüssigkeitsspiegel.

rung. Da hier die indurativen Vorgänge der Nachbarschaft viel weniger ausgebildet zu sein pflegen, erfolgt hierbei unter Zusammenschluß des umgebenden Lungengewebes nicht selten eine fast restlose Ausheilung mit Hinterlassung einer nur geringfügigen Narbe.

In jedem Falle ist aber der Nachweis von Kavernen von klinisch wichtiger, ernster Bedeutung, weil sie selbst eine Quelle verschiedener Gefahren, wie Eintritt von Hämoptysen, putrider Zersetzung und besonders häufig von Aussaat von Tuberkelbazillen in andere Lungenabschnitte bilden.

Das Röntgenbild der Kavernen ist durch Fig. 310 bis 313 und Fig. 5 und 6 auf Tafel VII illustriert. Fig. 5 Tafel VII stellt mehrere mittelgroße Kavernen mit käsiger Wandung innerhalb einer sonst fast von Tuberkulose freien emphysematösen Lunge dar, Fig. 313 eine Kaverne mit typischem Sitz bei beginnender Tuberkulose. Die Figuren 310 bis 312 zeigen die häufigsten Bilder bei fort-

geschrittener Erkrankung. Bei der großen Aufhellung, die in Fig. 308 die linken
oberen Lungenpartien in voller Ausdehnung einnimmt, sei besonders hervorgehoben, daß der Mangel jeglicher Lungenzeichnung für die pathologische
Entstehung aus einer großen Kaverne und gegen die Deutung normalen lufthaltigen Lungengewebes spricht. Die intensive Verschattung unterhalb der
Aufhellung beruht auf einer Verdichtung der mittleren Lungenabschnitte,
besonders der unteren Partien des linken Oberlappens in ganzer Tiefe. Das
Bild ist also nicht etwa auf eine Hilustuberkulose zu beziehen, wie in ähn

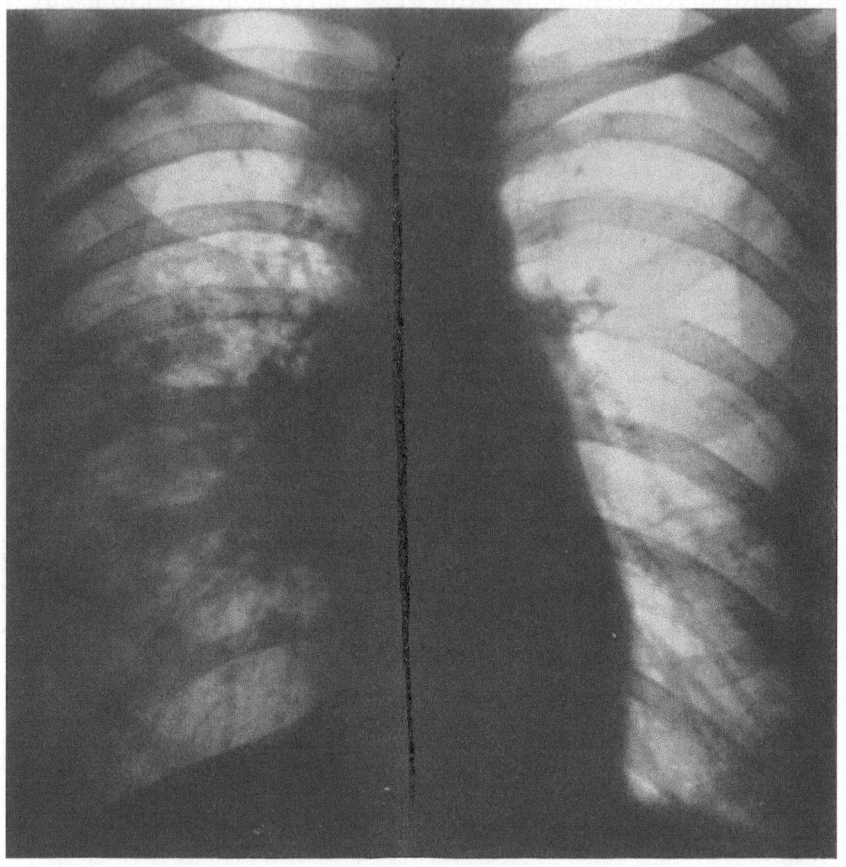

Fig. 314. Tuberkulöse bronchopneumonische (exsudative) Herde in den mittleren Partien
der rechten Lunge. Akute Entstehung, gutartiger Verlauf durch Resorption der Herde.
Vor ½ Jahr normaler klinischer und röntgenologischer Befund. Vor 6 Wochen akut mit grippeähnlichen
Erscheinungen erkrankt. In den rechten unteren und mittleren Lungenpartien reichliche R. G. Im Sputum
Tbc +. Unter Heilstättenbehandlung völliges Schwinden aller klinischen Erscheinungen und weitgehende
Rückbildung der Verschattungen im Röntgenbilde.

lichen Fällen in falscher Vorstellung von der Tiefenlage und ausdehnung
der Verschattung und unter Verkennung der krankhaften Bedeutung der
darüber liegenden Aufhellung bisweilen irrtümlich angenommen wird.

Bilder von *Frühkavernen*, die sich aus Frühinfiltraten entwickelt haben,
sind in Fig. 313 und Fig. 321 bis 323 dargestellt.

Der beschriebene, bisher als Regel angesehene Verlauf exsudativ pneumonischer und bronchopneumonischer Prozesse mit schneller Ausbreitung und
Verkäsung und kavernösem Zerfall ist aber nicht allen tuberkulösen Infiltrationen eigen. Von einzelnen Autoren, unter den Anatomen von v. HANSEMANN,

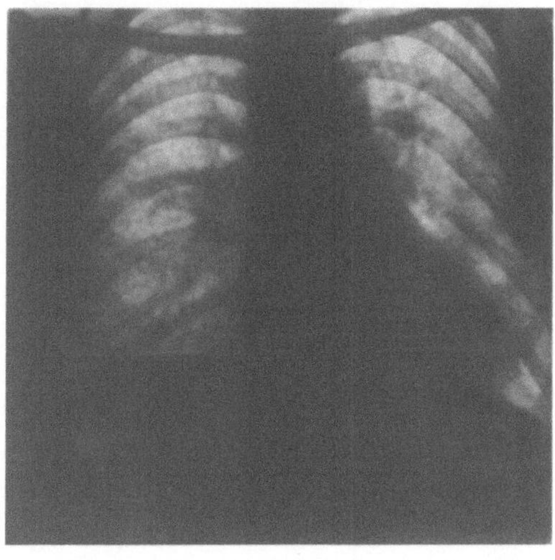

1. Akute Bronchiolitis (Sektion).

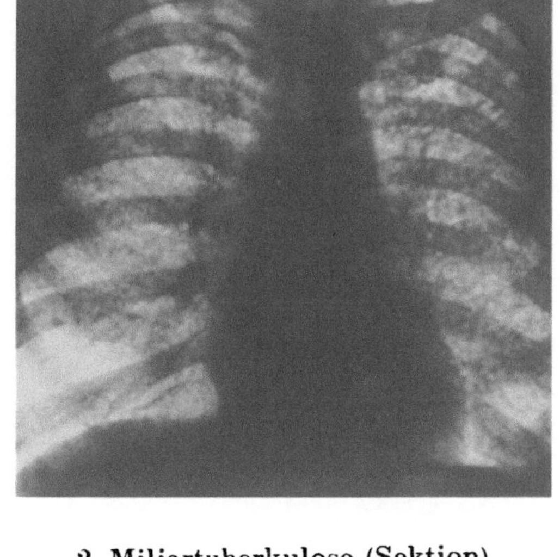

2. Miliartuberkulose (Sektion).

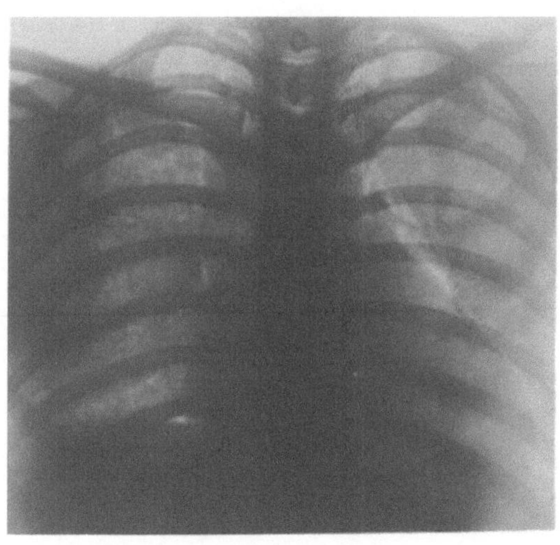

3. Bronchiolitis obliterans (Sektion).

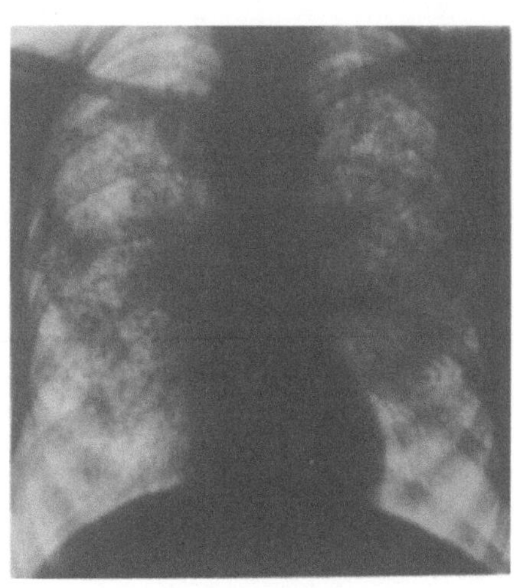

4. Disseminierte Tuberkulose (Sektion).

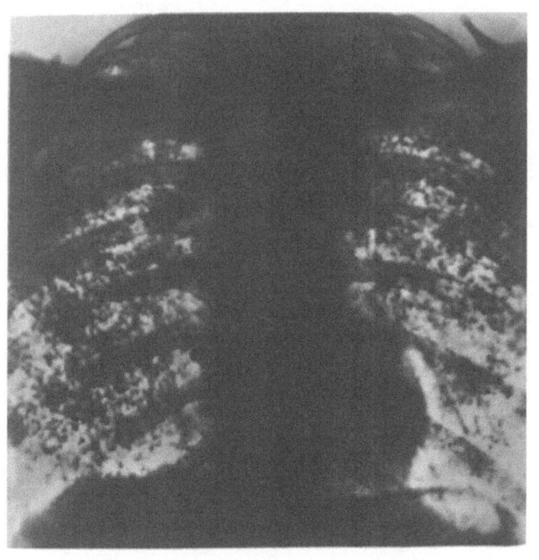

5. Steinhauerlunge.

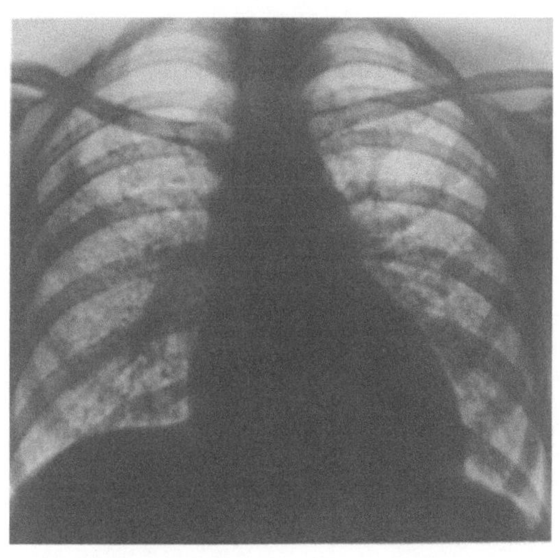

6. Miliare Karzinose (Sektion).

unter den Klinikern von F. v. MÜLLER ist schon früher darauf hingewiesen worden, daß tuberkulöse Infiltrationen sich weitgehend lösen und in Heilung übergehen können. Fortlaufende Beobachtungen im Röntgenbilde haben ergeben, daß solche Vorgänge durchaus nicht selten sind (HAUDEK, FLEISCHNER, eigene Erfahrungen). Sie kommen sowohl in späteren Stadien als besonders häufig bei den Frühinfiltraten vor. Diese finden sich mit Vorliebe in den lateralen infraklavikulär projizierten Partien, die im dorsalen Anteil eines Oberlappens liegen (infraklavikuläre Herde ASSMANN), ferner in der ebenfalls dorsal gelegenen Spitze des Unterlappens oder sie umfassen größere den Lappenrändern benachbarte sogenannte marginale Abschnitte der Lappen (FLEISCHNER); sie werden unter den Erscheinungen der beginnenden Tuberkulose näher geschildert werden (vgl. S. 347).

Bei diesen Infiltrationen, die sich auf einen kleineren oder größeren Bezirk erstrecken und meist gleichmäßige Verschattungen bilden (vgl. Fig. 325), sowie auch bei konfluierenden Herdschatten (vgl. Fig. 314) kann im weiteren Verlauf eine weitgehende Aufhellung erfolgen, was auf eine Resorption des Exsudats hinweist. Andrerseits kann aber auch eine Verkäsung namentlich im Zentrum der Infiltrationsherde eintreten und nach Zerfall der Käsemassen die Bildung von Frühkavernen von regelmäßig gerundeter Form zustande kommen (vgl. Fig. 321 u. 323), die wiederum häufig Neigung zu rascher Verkleinerung und Heilung zeigen, in andern Fällen aber zum Ausgangspunkt einer fortschreitenden Phthise werden. Da die Röntgenbilder bei einem Infiltrat, das sich im weiteren Verlauf als gutartig erweist (vgl. Fig. 325), und bei einer käsigen Pneumonie (vgl. Fig. 309) sich in keiner Weise unterscheiden, können aus der Röntgenuntersuchung allein keine prognostischen Schlüsse gezogen werden.

Auf die namentlich im Kindesalter, aber auch später in der Umgebung tuberkulöser Lungenherde und Drüsen auftretenden sogenannten perifokalen Infiltrationen, die auch exsudative Prozesse tuberkulösen Ursprungs und zwar im Sinne einer kollateralen Entzündung von Tendeloo darstellen, wird bei Schilderung der Tuberkulose des Kindesalters näher eingegangen werden (vgl. S. 370ff). Sie bilden sich häufig restlos oder mit Hinterlassung einzelner Herdschatten zurück, können aber auch rezidivieren; kennzeichnend ist ihr flüchtiger Charakter (vgl. Fig. 338 und 339).

Außerdem kommt auch bei exsudativ-pneumonischen Prozessen, und zwar namentlich bei denen der späteren Stadien, in freilich seltenen Fällen eine stärkere Bindegewebsbildung und Übergang in Karnifikation vor.

Bei den vollentwickelten Zustandsbildern der Lungentuberkulose werden die im vorstehenden geschilderten Typen nur selten in reiner Form angetroffen. Vielmehr mischen sich häufig knötchenförmige, bronchopneumonische und indurativ-zirrhotische Formen miteinander zu bunten Bildern, die je nach dem Vorherrschen der einen oder der anderen Veränderungen erhebliche Verschiedenheiten untereinander aufweisen.

Mannigfaltig ist auch die Lokalisation des Prozesses. Gewöhnlich werden bei Erwachsenen die Oberlappen, und zwar nicht nur die früher hauptsächlich beachteten Spitzen, sondern namentlich bei frischen pneumonischen Prozessen besonders die dicht unterhalb Schlüsselbeinhöhe gelegenen lateralen und dorsalen Teile der Oberlappen, noch mehr als die Spitzen selbst, zuerst und in stärkster Weise befallen. Hier finden sich daher auch die frühesten und größten Zerfallserscheinungen und bei längerem Verlauf die stärksten Schrumpfungsvorgänge. Die Unterlappen werden in der Regel erst später ergriffen und zeigen in den Stadien, in welchen die bronchogenen Phthisen gewöhnlich zur Autopsie gelangen, meist die frischesten Veränderungen. Hiervon kommen aber Ausnahmen vor. So werden nicht ganz selten gerade in der Spitze des Unterlappens Frühinfiltrate beobachtet (vgl. S. 351); sodann sah ich bei den akuten käsigen Pneumonien, namentlich bei der rasch fortschreitenden Phthise bei Diabetes, ferner bei bestimmten Formen der Kriegstuberkulose, häufig Prozesse, die am stärksten oder ausschließlich in den mittleren und unteren Lungenabschnitten ausgebreitet waren.

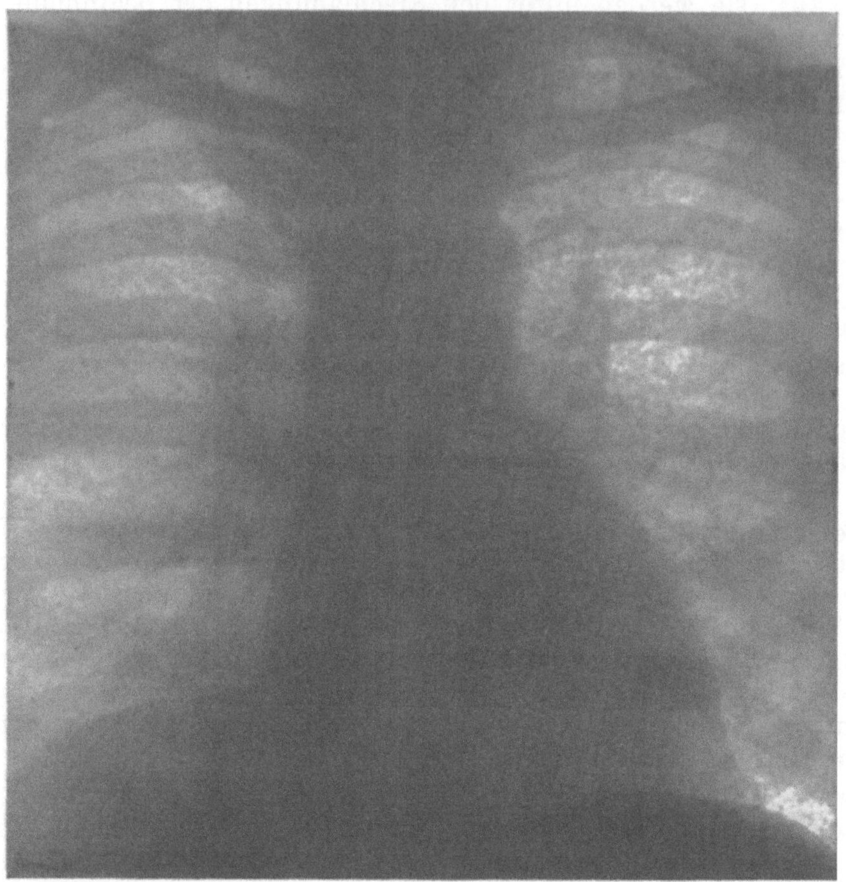

Fig. 315. Akute Miliartuberkulose. (Autopsie.)
Feinste dichte Tüpfelung und allgemeine Trübung der Lungenfelder.

Zur Erklärung ist anzuführen, daß es sich hierbei um außerordentlich starke äußere Schädlichkeiten handelte, welche die Ansiedelung der Tuberkelbazillen an jeder beliebigen Stelle in ungewöhnlicher Weise begünstigten. Dann ist aber auch daran zu denken, daß von der Kriegstuberkulose nicht selten vorher ganz gesunde Individuen befallen wurden, welche keine wesentliche tuberkulöse Infektion im Kindesalter durchgemacht hatten und deshalb vielleicht über geringere Schutzkräfte gegenüber der übermächtigen Infektion verfügten. In der Mehrzahl der Fälle sind aber wohl die Erkrankungen an Tuberkulose im Kriege nur als neues Aufflackern schon früher durchgemachter tuberkulöser Prozesse aufzufassen. Im allgemeinen überwog auch in den Fällen von Kriegstuberkulose wie gewöhnlich die Verbreitung von den oberen Lungenpartien her.

Ein von den bisher beschriebenen Formen bezüglich der Lokalisation abweichendes Verhalten weist

die disseminierte Tuberkulose

auf. Da die einzelnen, meist außerordentlich zahlreichen Herdchen innerhalb eines lufthaltigen Lungengewebes liegen, ist ihr Nachweis durch die gewöhnlichen physikalischen Untersuchungsmethoden sehr erschwert, in manchen Fällen direkt unmöglich gemacht; daher bedeutet ihre markante Darstellung im Röntgenbilde eine sehr wichtige Bereicherung der Diagnostik.

Vom anatomischen Standpunkte sind bei den über die ganze Lunge verstreuten Herden je nach Form, Größe und Beschaffenheit recht verschiedenartige Bilder zu unterscheiden. Insbesondere werden von den Anhängern einer strengen dualistischen Teilung der Tuberkulose auch bei der Miliar-

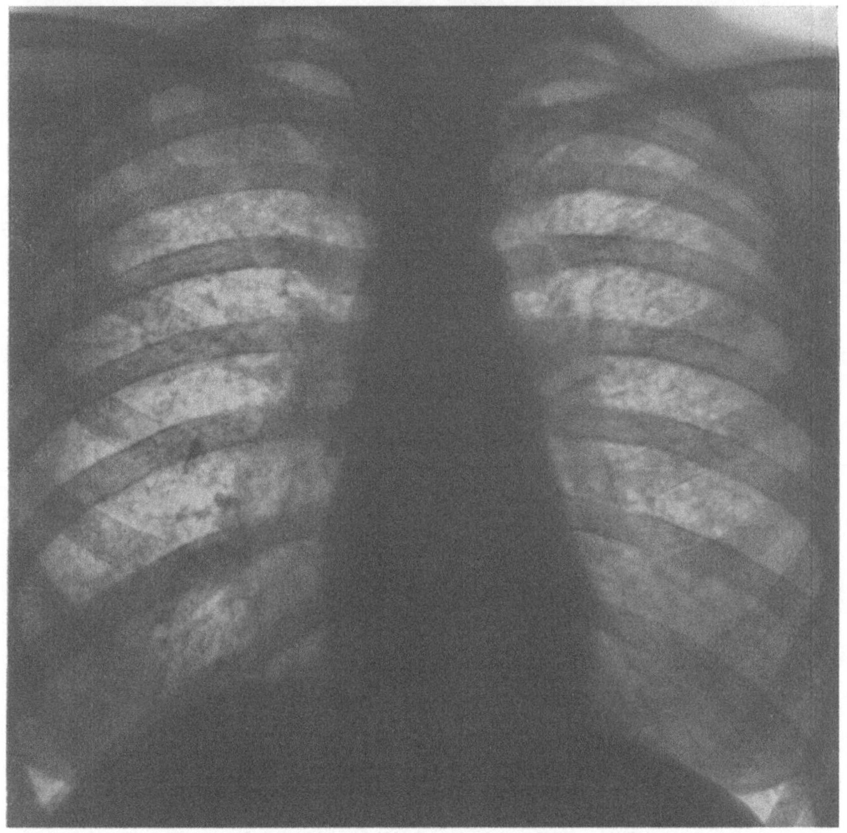

Fig. 316. Akute Miliartuberkulose (Autopsie).
Hirsekorngroße Fleckung der Lungenfelder.

tuberkulose produktive und exsudative Formen scharf von einander getrennt und von GRÄFF noch weitere Untergruppen unterschieden. Gewiß überwiegen in manchen Fällen die produktiven, in anderen die exsudativen Prozesse und können bisweilen sogar in ziemlich reiner Form ausgesprochen sein. Namentlich ist dies bei den rasch verlaufenden miliar-pneumonischen Formen der Fall, die im wesentlichen eine Exsudation in die Alveolen darstellen. Es kommen aber auch zahlreiche Übergänge und Mischformen vor. Außerdem ist daran zu erinnern, daß produktive und exsudative Vorgänge in verschiedenen Entwicklungsstadien desselben Tuberkels an seinem Aufbau einen sehr verschiedenen Anteil nehmen. Gerade bei einem näheren Eingehen auf die histologischen Vorgänge ist nach meinem Dafürhalten eine scharfe dualistische

22*

Trennung selbst bei der Miliartuberkulose, bei welcher die Verhältnisse noch wesentlich einfacher liegen als bei den meisten übrigen Tuberkuloseformen, allgemein und in strenger Form kaum durchzuführen und höchstens zur Charakteristik gröberer formaler Unterschiede in besonders ausgesprochenen Fällen und bestimmten Entwicklungsstadien anwendbar.

Die *Röntgenuntersuchung* zeigt *bei der Durchleuchtung* meist nur ein *allgemein leicht getrübtes Bild*, indem das Auge auf dem Leuchtschirm die einzelnen Fleckchen nicht wahrzunehmen vermag und nur eine durch Summation der-

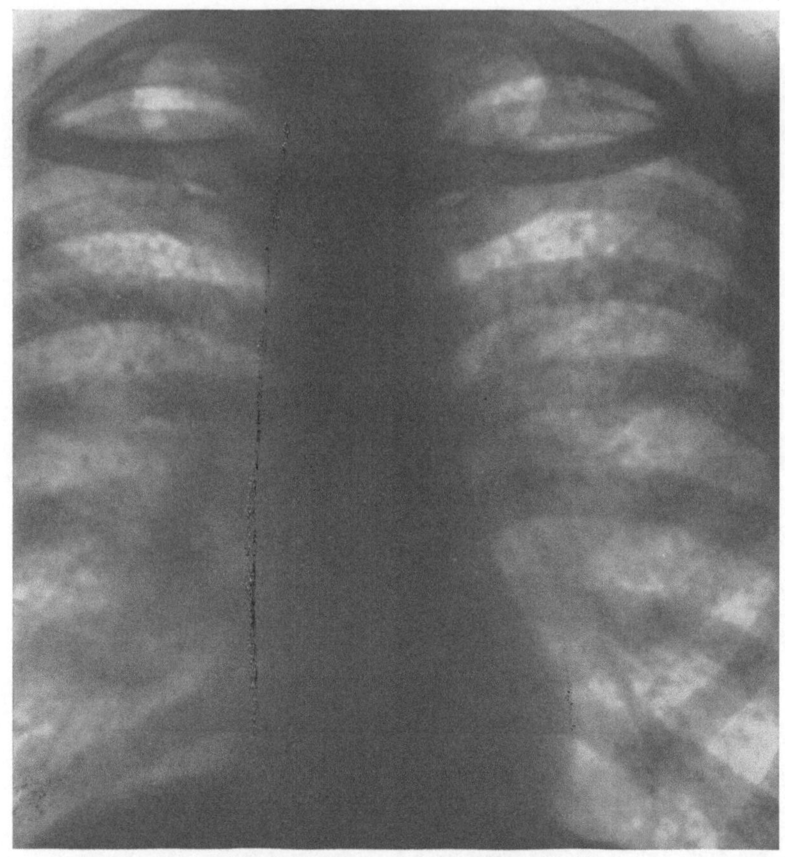

Fig. 317. Akute Miliartuberkulose.
Tödlicher Verlauf in etwa 3 Wochen. Autopsie: Dicht gestreute ziemlich grobe vorwiegend exsudative großenteils verkäste Herde.

selben sowie manchmal auch durch *Ödem* entstehende leichte oder stärkere allgemeine Trübung erkennen kann. *Auf der Aufnahme* dagegen sind in fast überraschender Weise die einzelnen Miliartuberkel als *feine Flecken* zu erkennen, zwar sicher nicht alle, sondern hauptsächlich die filmnahen Tuberkel, während die entfernteren sich z. T. in ihrer Schattenwirkung summieren, aber im einzelnen wohl infolge reichlicher Streustrahlung nicht abbilden (Fig. 315). Dafür, daß die filmnahen Knötchen selbst zur Abbildung gelangen und es sich hierbei nicht nur um Summationseffekte handelt, spricht die genaue Übereinstimmung der Flecken an Größe und Verteilung mit dem anatomischen Befund in verschiedenen Fällen. Dabei kann die Form und Größe der einzelnen Knötchen und Flecken je nach dem Alter und auch der verschiedenen Form der Miliartuberkulose wechseln. Am häufigsten handelt es sich um regelmäßig über die ganzen Lungenfelder verstreute rundliche, scharf begrenzte feinste submiliare Herdchen (Fig. 316). Bei etwas längerem Bestehen sind die Knötchen in den oberen Lungenpartien, wo sie offenbar bessere Wachstumsbedingungen finden, oft etwas größer als in den unteren. Hier tritt am ehesten ein Übergreifen auf die Alveolen ein, und bei subakutem oder chronischem Verlauf kommt es in manchen Fällen zur Entwicklung azinös-nodöser Herde, die in ziemlich gleichmäßiger Aussaat, aber von oben nach unten an Größe abnehmend, die Lungen füllen. Bei diesen mehr chronischen Formen sind die Flecken im Röntgenbilde auch größer, manchmal entsprechend der azinösen Form der Knötchen fein gekerbt. In anderen gewöhnlich rasch verlaufenden Fällen, in denen von vornherein eine starke Exsudation in die Alveolen eintritt und es sich mehr um feinste miliare tuberkulöse Bronchopneumonien handelt, zeigt das Röntgenbild Flecken von etwas mehr verwaschener Form mit weicheren Konturen (Fig. 317). Immer ist zu beobachten, daß Röntgenbild und anatomischer Befund sich auch in Form und Gestalt der einzelnen Knötchen decken. Die zwischen dichtstehenden Schattenflecken eingestreuten, verschiedenartig geformten hellen Stellen entsprechen dem freibleibenden Raum des hellen Lungenfeldes und sind treffend mit den Lichtern im Schattenbilde eines beleuchteten Laubbaumes verglichen worden.

Die hier auf Grund autoptischer Kontrolluntersuchungen beantwortete Frage, wie die Fleckenzeichnung des Röntgenbildes der Miliartuberkulose zustande kommt, ist auch dadurch zu lösen versucht worden, daß experimentell ähnliche physikalische Verhältnisse geschaffen und ihre Wirkungen auf das Röntgenbild untersucht wurden. Durch Einlegen kleiner strahlenabsorbierender Körper in eine lufthaltige, wenig Strahlen absorbierende Masse erzeugte OTT ein ganz ähnliches Röntgenbild wie das der Miliartuberkulose und schließt, daß dieses hauptsächlich durch Summationswirkung verschiedener in derselben Strahlenrichtung liegender Körner, teils aber auch durch besondere Darstellung der einzelnen plattennahen Körner zustande kommt. Dagegen lehnt er die Anschauung von v. DEHN und WEINSCHENK ab, die auf Grund ähnlicher Untersuchungen mit Wachskügelchen die Auffassung vertreten, daß die Fleckung durch Wirkung von Sekundärstrahlen entstehe, welche von entfernteren auf die filmnahen Kügelchen ausgesandt werden.

Abgesehen von der beschriebenen Fleckung sind im Röntgenbilde der Lungen gewöhnlich keine wesentlichen Veränderungen sichtbar, da die Miliartuberkulose sich nur ausnahmsweise an eine ausgeprägte Lungentuberkulose anschließt und in der Regel nur vorher ziemlich freie Lungen befällt. Namentlich bei alten Leuten werden aber gelegentlich auch Spitzen- und Oberlappeninduirationen mit oder ohne chronische Kavernen beobachtet. Bei Kindern und jugendlichen Personen sind die Bronchialdrüsen oft vergrößert und verkäst; sie kommen im Röntgenbilde durch eine Verbreiterung und gekerbte bogenförmige Begrenzung der Hilusschatten sowie als bogenförmige Vorsprünge am Mediastinalschatten zum Ausdruck.

Während in der Regel die Miliartuberkulose einen *akuten*, durch schwere allgemeine Krankheitserscheinungen (hohes Fieber, Dyspnoe, Cyanose) bei oft ganz geringfügigem lokalem Lungenbefund gekennzeichneten, letalen *Verlauf* nimmt, kommen auch, wenngleich seltener, *chronische Verlaufsformen der Miliartuberkulose* vor. Gerade bei diesen bisher wenig bekannten Krankeitsbildern sind unsere Kenntnisse durch die Röntgenuntersuchung sehr gefördert worden.

In nicht ganz seltenen Fällen von wochenlang andauerndem Fieber, ja auch bei lediglich geringen subfebrilen Temperaturen und wenig gestörtem Allgemein-

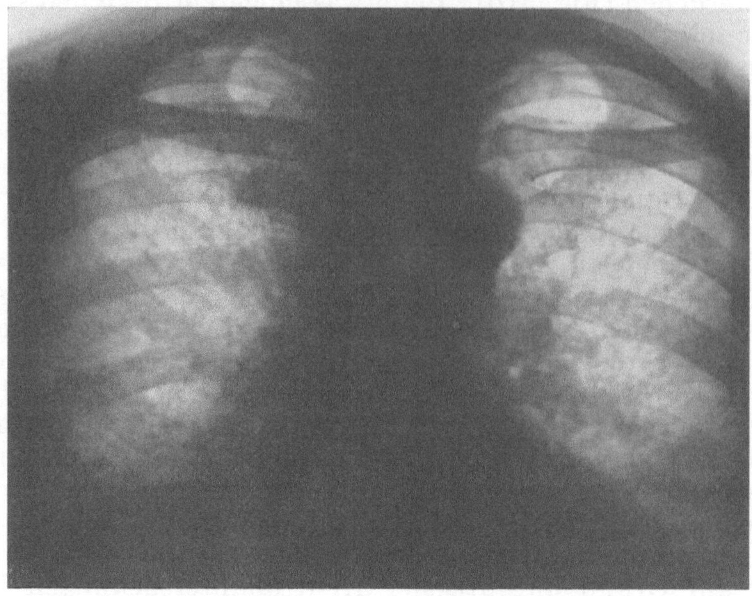

Fig. 318. Chronische Miliartuberkulose.

Verstreute feine Fleckchen in beiden Lungenfeldern. Klinisch: dauernd hohes Fieber.
Kein physikalischer Befund.

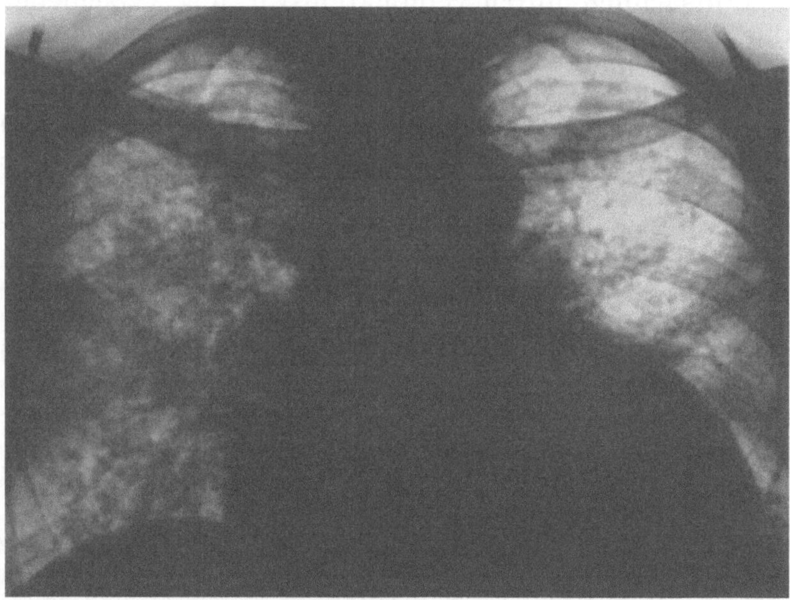

Fig. 319. Chronische Miliartuberkulose.

Derselbe Fall von Fig. 318 nach 5 Monaten.

Die Herde sind namentlich im rechten Lungenfelde beträchtlich größer geworden. Der Herzschatten ist
infolge eines Perikardialexsudats vergrößert.

Klinisch sind über den Lungen verstreute kleinblasige Rasselgeräusche hörbar.
Monatelanges hohes Fieber. Nach etwa halbjährigem Verlauf Exitus.

befinden und bei gänzlichem Fehlen physikalisch erkennbarer Lungenveränderungen fand ich das gleiche von feinen Flecken übersäte Röntgenbild und sah erst in vielen Wochen und Monaten ganz langsam chronisch die klinischen Erscheinungen der Miliartuberkulose sich entwickeln und endlich nach vielen Monaten den Tod eintreten. Dabei war im Röntgenbild ein langsames Wachsen der Flecken zu verfolgen, die schließlich an manchen Stellen auch gröbere Unregelmäßigkeiten in Form und Größe aufwiesen (vgl. Fig. 318 und 319). Zum Teil waren auch konfluierende Schatten aufgetreten, so in einem Falle bemerkenswerterweise beiderseits gleichartig im lateralen Abschnitt unterhalb der Klavikula an der für Frühinfiltrate charakteristischen Stelle.

Außerdem hat die Röntgenuntersuchung auch Fälle enthüllt, die meines Wissens früher nicht bekannt waren, indem bei andauernd gesunden Personen ganz das gleiche getüpfelte Röntgenbild als Ausdruck einer *geheilten Miliartuberkulose* angetroffen wurde. Verschiedene eigene Beobachtungen sind zuerst in meiner Röntgendiagnostik der Lungen 1913 beschrieben; später ist eine ganze Anzahl entsprechender Fälle von vielen Seiten veröffentlicht worden. Einer oft geäußerten, aber meines Erachtens unberechtigten Skepsis gegenüber sind an geheilten Fällen anatomische Beweise naturgemäß schwer zu erbringen, aber doch aus einer großen Zahl übereinstimmender Erfahrungen folgende wichtigste Beobachtungen entgegen zu halten.

In einem mehrere Monate von mir verfolgtem Falle, der zunächst während eines hoch fieberhaften typhusähnlichen schweren Krankheitszustandes ein dicht geflecktes Röntgenbild der Lunge aufwies und auch Miliartuberkel im Augenhintergrunde zeigte, trat wider alles Erwarten eine weitgehende Besserung und vollständige Entfieberung ein. Nach halbjährigem Wohlbefinden erfolgte alsdann wieder eine Verschlimmerung, die vorwiegend durch eine daneben bestehende Urogenitaltuberkulose hervorgerufen war, und hierdurch der tödliche Ausgang. Die Autopsie ergab eine Aussaat feiner derber Knötchen in den Lungen, die mikroskopisch eine dichte, bindegewebige Schale aufwiesen.

Ein entsprechender, zum Teil noch ausgeprägterer anatomischer Befund in Gestalt dichter, nach VAN GIESON färbbarer Bindegewebskapseln um die im Zentrum noch nachweisbaren Tuberkel wurde in den Fällen von MURALT und v. KERN und JOHAN erhoben. Diese hatten etwa ein halbes Jahr vorher ein akut fieberhaftes Stadium durchgemacht, in dem das getüpfelte Lungen-Röntgenbild festgestellt wurde, waren dann scheinbar gesund geworden und fielen später einer anderen Lokalisation der hämatogenen Aussaat in Form von Hirntuberkeln zum Opfer. Auch ein Fall von HEINEKE, der von vornherein nur geringfügige klinische Krankheitserscheinungen bot und einer zufälligen interkurrenten Krankheit erlag, zeigte ein ähnliches histologisches Bild. Durch diese anatomischen Befunde ist die ausgesprochene Neigung zur Heilung durch bindegewebige Vernarbung auch in Fällen von Miliartuberkulose sicher erwiesen, wenn auch nicht ihre völlige restlose Ausheilung dargetan.

Unter den rein klinischen Beobachtungen mit einem gleichen getüpfelten Röntgenbild und völliger Genesung ist ferner ein Fall von COHN hervorzuheben, bei dem eine gleichzeitig bestehende miliare Tuberkelaussaat in einem operativ entfernten Milztumor festgestellt wurde.

Die Zahl der Veröffentlichungen von Fällen, in denen auf Grund der klinischen Beobachtung eine Heilung einer aus dem Röntgenbild erschlossenen Miliartuberkulose mit guten Gründen angenommen wird, ist in rascher Zunahme begriffen (ZADEK, NONNENBRUCH, HEIN und viele andere).

Hiernach kann es keinem Zweifel unterliegen, daß eine Miliartuberkulose in freilich ziemlich seltenen Fällen durch *bindegewebige Abkapselung* der Herde und *Vernarbung* in Heilung ausgehen kann.

Außerdem kommt noch ein weiterer Heilungsvorgang durch *Resorption* vor. Denn in den Fällen von LOREY, WIERIG und in eigenen Beobachtungen von verstreuten, freilich etwas weniger dicht stehenden Flecken im Röntgenbilde verschwanden diese nach einiger Zeit fast restlos. Die Erklärung sehe ich darin, daß eine kollateralentzündliche bzw. perifokale Exsudation um feinste Herde tuberkulösen Ursprungs zur Aufsaugung gelangt; die Herdchen selbst brauchen übrigens keineswegs immer einen histologisch charakteristischen tuberkulösen Aufbau zu haben, sondern können auch scheinbar unspezifische Nekrosen darstellen (LANDOUZY, HÜBSCHMANN). So grundsätzlich wichtig und gegenüber unseren früheren Vorstellungen neuartig diese Tatsachen auch sind, so ist doch zu betonen, daß solche Ausgänge nur seltene Ausnahmen darstellen, durch welche die allgemeine ungünstige Prognose der klinisch manifesten Miliartuberkulose nur wenig beeinflußt wird.

Weit häufiger, als dies allein aus dem klinischen Lungenbefund zu entnehmen ist, zeigt das Röntgenbild weniger dichte Streuungen an, die als *Miliaris discreta* von W. NEUMANN bezeichnet werden; häufig werden gleichzeitig pleuritische Exsudate und tuberkulöse Streuungen in anderen Organen, insbesondere in Augen, Haut, Knochen usw., sowie eine von NEUMANN besonders betonte, von anderen Autoren allerdings seltener gefundene Milzschwellung beobachtet. Auch bei diesen Herden kann weiteres Wachstum und Verbreitung, Resorption oder Vernarbung eintreten und im letzteren Falle durch Bindegewebsentwicklung und Schrumpfung das Bild der *Fibrosa densa* entstehen. Dabei kommen auch Einschmelzungsprozesse in Gestalt von Lochkavernen vor, die durch Fehlen irgendwie erheblicher Infiltration und Induration der Umgebung ausgezeichnet sind und sich deshalb im Röntgenbilde als nur von ganz zarten, mitunter kaum wahrnehmbaren Schattenringen eingefaßte, runde, helle Stellen innerhalb des gleichfalls hellen Lungenfeldes oft nur wenig abheben; an ihnen kann nicht selten eine schnelle Verkleinerung nachgewiesen werden; andererseits kann auch von solchen Kavernen eine allgemeine Verbreitung durch nunmehr auf dem Bronchialweg erfolgende Streuung ausgehen und dadurch das Bild einer bronchogenen Phthise entstehen.

Manche Formen von miliaren Streuungsherden sind durch einen auffallend torpiden Charakter der klinischen Krankheitserscheinungen ausgezeichnet. Bei diesen findet sich häufig eine *starke Beteiligung der Lymphgefäße und Lymphdrüsen und starke Bindegewebsentwicklung*. Dadurch entstehen im Röntgenbilde der Lunge neben fein verteilten Flecken der hämatogenen Knötchenaussaat reichliche Schattenstreifen, die zu dem verbreiterten Hilusschatten hinziehen, und ein feines Schattennetzwerk innerhalb der Lungenfelder, welches als Ausdruck einer von v. HANSEMANN und SCHÜRMANN beschriebenen *Lymphangitis reticularis* anzusprechen sein dürfte (HANTSCHMANN); das Bild weist eine erhebliche Ähnlichkeit mit dem der Lymphangitis carcinomatosa auf. Die durch die so entstehende Lungenfibrose erwachsenden Widerstände im kleinen Kreislauf können zu Hypertrophie des rechten Ventrikels führen (v. HANSEMANN) und klinisch zu einer auffälligen Zyanose Anlaß geben, deren Ursache nicht in einer primären Herzerkrankung zu finden ist, sondern erst durch das Röntgenbild der Lunge aufgedeckt wird (ASSMANN, HANTSCHMANN).

Außer der hämatogenen und lympho-hämatogenen Entstehung der disseminierten Tuberkulose (Miliartuberkulose) sind in gewissen Fällen noch andere Möglichkeiten in Betracht zu ziehen. Bei gleichmäßiger und vollständiger Aussaat über die ganzen Lungen ist zwar von vornherein ein hämatogener Ursprung am wahrscheinlichsten und sicher in den meisten Fällen zutreffend. Es kommen aber auch sehr ausgedehnte *Verstreuungen* von Tuberkelbazillen *auf bronchogenem Wege* anläßlich einer Hämoptoe oder des Durchbruchs einer verkästen Drüse in einen Bronchus vor. Dabei entstehen jedoch nicht feinste Knötchen wie bei der Miliartuberkulose, sondern etwas gröbere als miliare azinöse bzw. lobuläre Bronchopneumonien, welche die Alveolen erfüllen und im Röntgenbilde größere, oft konfluierende Flecken mit verwaschenen Konturen hervorrufen. Meist sind auch gewisse lokale Unterschiede in der Verteilung dieser Aspirationsherde zu bemerken.

Differentialdiagnose der disseminierten Tuberkulose. So charakteristisch das Bild der disseminierten Tuberkulose ist, so kann doch eine sehr ähnliche fleckige Zeichnung auch durch feinste Verdichtungsherdchen anderer Herkunft zustande kommen.

Die Differentialdiagnose hat zunächst die *Pneumonokoniose* zu berücksichtigen. Zwar handelt es sich bei der *Steinhauerlunge* meist um größere, schärfer begrenzte und vor allem weniger gleichmäßig gestaltete, oft etwas zackige Flecken, die sich von den gleichmäßig rundlichen, zarteren Fleckchen der Miliartuberkulose oft deutlich unterscheiden lassen. Es gibt aber einerseits Fälle von länger verlaufender subakuter und chronischer disseminierter Tuberkulose, bei denen die Flecken eine ganz ansehnliche Größe und Dichte erreichen und auch etwas verschiedene Größe haben, andererseits wiederum Beispiele von Pneumonokoniosen, die eine sehr regelmäßige Verteilung feinster Fleckchen aufweisen, so daß mitunter eine Trennung allein auf Grund des Röntgenbildes unmöglich ist.

Sehr ähnliche Bilder entstehen ferner bei einer *Bronchiolitis* nach Influenza, Masern usw., bei denen allerdings die Fleckchen gewöhnlich etwas größer und weniger scharf begrenzt sind und auch mehr zum Konfluieren neigen (vgl. Tafel VIII Fig. 1), ferner bei feinsten multiplen Bronchiolektasien (MATTHES, BOSSERT, BOCK). Eine genau gleichartige Zeichnung wie bei der disseminierten Tuberkulose mit scharf gezeichneten Flecken sah ich in einem Fall von *Bronchiolitis obliterans*, bei dem auch der Sektionsbefund einer Miliartuberkulose so ähnlich war, daß sogar vom Anatomen zunächst die Diagnose auf Miliartuberkulose gestellt wurde. Ich verweise auf die S. 306 gegebene Beschreibung (vgl. Tafel VIII Fig. 3).

Auch bei der *miliaren Karzinose* kann ein sehr ähnliches Bild entstehen, besonders wenn es sich um die sehr seltene hämatogene Aussaat von Karzinomzellen handelt (vgl. Tafel X Fig. 6). Ungleich häufiger wird die strangförmige karzinomatöse Infiltration der Lymphgefäße beobachtet und oft ebenfalls als miliare Karzinose bezeichnet, da die auf dem Querschnitt getroffenen Lymphgefäße zahlreiche Pünktchen bilden und außerdem vielfach an den Teilungsstellen knötchenförmige Verdickungen aufweisen. Bei genauem Hinsehen kann aber sowohl am anatomischen Präparat wie im Röntgenbilde außer den Knötchen bzw. Flecken eine diese verbindende feine Netzzeichnung erkannt werden, die in gewissem Gegensatz zu dem getüpfelten Bilde der disseminierten Tuberkulose steht (vgl. Fig. 366 u. 367). Sehr selten wird eine feine Tüpfelung des Lungenbildes durch ausgestreute lymphosarkomatöse Herdchen beobachtet (RIEBES, vgl. S. 400).

Endlich können durch hämatogene Aussaat feinster Abszeßchen bei Septikopyämie sowie durch disseminiert *leukämische* (DALE), *lymphogranulomatöse* (KUHLMANN), *aktinomykotische* (NATHAN) Herdchen (vgl. S. 381), luetische Knötchen, durch fleckförmige Blutungen bei *Purpura* (PAPE) und, nach einem selbst gesehenen Sektionsbefunde zu urteilen, vielleicht auch bei Periarteriitis nodosa der Lungen ähnliche Röntgenbilder entstehen. Es ist wohl anzunehmen, daß bei diesen Prozessen die Größe und Ausdehnung der Fleckchen teilweise weniger regelmäßig und ihre Begrenzung weniger scharf ist, als dies bei der disseminierten Tuberkulose die Regel ist. Sichere Unterscheidungsmerkmale der einzelnen disseminierten Krankheitsherdchen untereinander können aber bisher nicht aufgestellt werden. Die Differentialdiagnose kann hier nicht durch das Röntgenbild, sondern nur durch die übrigen klinischen Umstände entschieden werden.

Eine gleichmäßige Verteilung feiner Fleckchen weist ferner das Röntgenbild in den Fällen von Stauungslunge auf, in denen Ansammlungen von Herzfehlerzellen und anschließend lokale Bindegewebsvermehrung zur Bildung derber Knötchen führen (vgl. S. 246); besonders scharf sind die Fleckchen dann gezeichnet, wenn in den Knötchen sekundär eine Verkalkung auftritt (SALINGER, vgl. S. 246). Das sonstige Bild der Stauungslunge mit der verstärkten Hilusgefäßzeichnung und der Befund am Herzen geben hier klare differentialdiagnostische Anhaltspunkte.

Die beginnende Lungentuberkulose der Erwachsenen und ihre weitere Entwickelung.

Von größter praktischer Wichtigkeit ist der *Nachweis des Beginns der Lungentuberkulose bei Erwachsenen*, der deshalb eine besonders eingehende Besprechung verdient. Von vornherein bemerkt sei, daß neben den hier aufzuführenden Veränderungen sich häufig Restzustände einer im Kindesalter erfolgten, abgeheilten Infektion in Gestalt von Kalkherden in der Hilusgegend, bisweilen auch im Lungengewebe (kindliche Primärherde) finden, die erst später geschildert werden sollen (vgl. S. 365 und Fig. 264 u. 335).

Nach einer nahezu allgemein anerkannten Lehrmeinung schien der Ausgangspunkt der Lungentuberkulose der Erwachsenen von der Spitze her und eine gewöhnlich apikokaudalwärts gerichtete Entwickelung des Leidens festzustehen. Eine gegenteilige gerade auf Grund von Röntgenuntersuchungen von RIEDER und STÜRTZ geäußerte Ansicht, daß die Lungentuberkulose von den Lungenwurzeln beginne und von hier spitzenwärts fortschreite, hat eine fast allseitige Ablehnung erfahren. Von mir sind zuerst in der zweiten Auflage dieses Buches in den infraklavikulären, namentlich lateralen Abschnitten der Lungenfelder isolierte initiale Infiltrationsherde bei freien Spitzen beschrieben worden, die in bestimmten Fällen den Ausgangspunkt einer allgemeinen Lungentuberkulose bildeten. Weitere Erfahrungen ergaben, daß hier ein typisches Verhalten vorliegt. Die daraufhin von mir aufgeworfene Frage, ob die Lungentuberkulose nicht überhaupt, wenigstens in einem nicht unbeträchtlichem Teil der Fälle von solchen unterhalb der Klavikula gelegenen Herden statt von den Spitzen her ihren Ausgang nehme, ist im Schrifttum vielfach und meist zustimmend erörtert worden. In starker Verallgemeinerung gleichartiger und ähnlicher Beobachtungen von Frühinfiltraten hat REDEKER geradezu von einer Irrlehre des gesetzmäßigen Zusammenhangs der Spitzentuberkulose mit der Erwachsenenphthise gesprochen. Vor endgültiger Klärung dieser noch in Fluß befindlichen Fragen ist die genaue Beobachtung zahlreicher eben beginnender Krankheitsfälle und deren weitere Verfolgung durch längere Zeiträume sowie eine freilich bei Frühfällen schwer zu erbringende anatomische Kontrolle derselben erforderlich. Schon jetzt läßt sich aber mit Sicherheit behaupten, daß bei einer beträchtlichen Zahl von Fällen tatsächlich die Lungentuberkulose in solchen Abschnitten, die im Röntgenbilde unterhalb der Klavikula projiziert werden, und nicht in den Spitzen in akuter bzw. subakuter Weise beginnt. Das klinisch und anatomisch bewiesene Vorkommen einer schleichend verlaufenden Spitzentuberkulose, die bisher fast stets als erstes Stadium der Lungentuberkulose der Erwachsenen betrachtet wurde, wird hierdurch nicht bestritten. Es fragt sich aber, inwieweit bzw. wie oft sich aus diesen häufig chronisch und verhältnismäßig gutartig verlaufenden Spitzenveränderungen eine fortschreitende Phthise entwickelt.

Im folgenden sollen zuerst die sicher erwiesene Entwicklung der fortschreitenden Tuberkulose aus den infraklavikulären und anderen Frühinfiltraten, sodann die Spitzentuberkulose und endlich die tuberkulösen Hilusveränderungen besprochen werden.

a) Tuberkulöse Frühherde bzw. Frühinfiltrate.

Anfangs vorwiegend in einem bestimmten Personenkreise von Ärzten und Pflegepersonal, sodann bei Angehörigen der verschiedensten Berufsstände, die

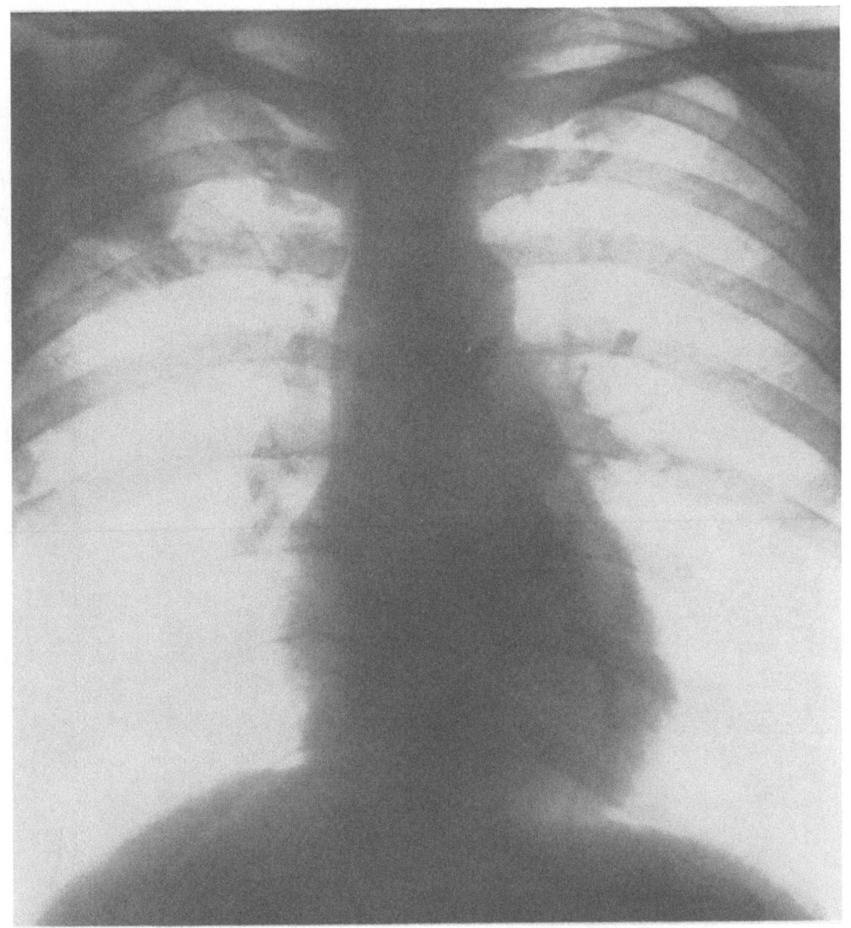

Fig. 320. Infraklavikulärer Herd rechts.
Akut mit Haemoptoe erkrankter Arzt (pathologischer Anatom).
Nach einem halben Jahre Tod unter dem Bilde einer ausgebreiteten Phthise.

meist im Alter von 20—30 Jahren standen und häufig besonders reichlichen Infektionsmöglichkeiten ausgesetzt waren, wurden zuerst 1922 und 1924/25 von ASSMANN, seit 1926 auch von zahlreichen anderen deutschen Autoren, namentlich von REDEKER, ICKERT, LYDTIN, v. ROMBERG u. a. in einem akut oder subakut einsetzenden Initialstadium der Tuberkulose *isolierte Schattenherde besonders in den infraklavikulären, vorwiegend lateralen Abschnitten bei freien Spitzenfeldern* beschrieben. Eine Tiefenbestimmung durch Untersuchung bei frontalem Strahlengange zeigt, daß die Herdschatten in den dorsalen Abschnitten des Oberlappens gelegen sind. Auf das häufige Vorkommen von tuberkulösen Veränderungen, namentlich auch von Frühkavernen in derselben Gegend war bereits früher von RIEDER, SCHUT und GRAU aufmerksam gemacht; diese Prozesse waren aber nicht als Ausgangspunkt des in jenen Fällen schon weiter vorgeschrittenen Leidens bezeichnet worden. Röntgenologische Beschreibungen derartiger Herde liegen ferner von WESSLER und JACHES 1923 vor. Umstritten und wahrscheinlich nicht in allen Fällen einheitlich aufzufassen ist die Genese dieser Bildungen. Teils werden sie für exogene aerogene oder endogene hämatogene postprimäre Bildungen, teils für bronchogene Streuungen von einem oft unsichtbaren Spitzenherd aus (LOESCHCKE) gehalten.

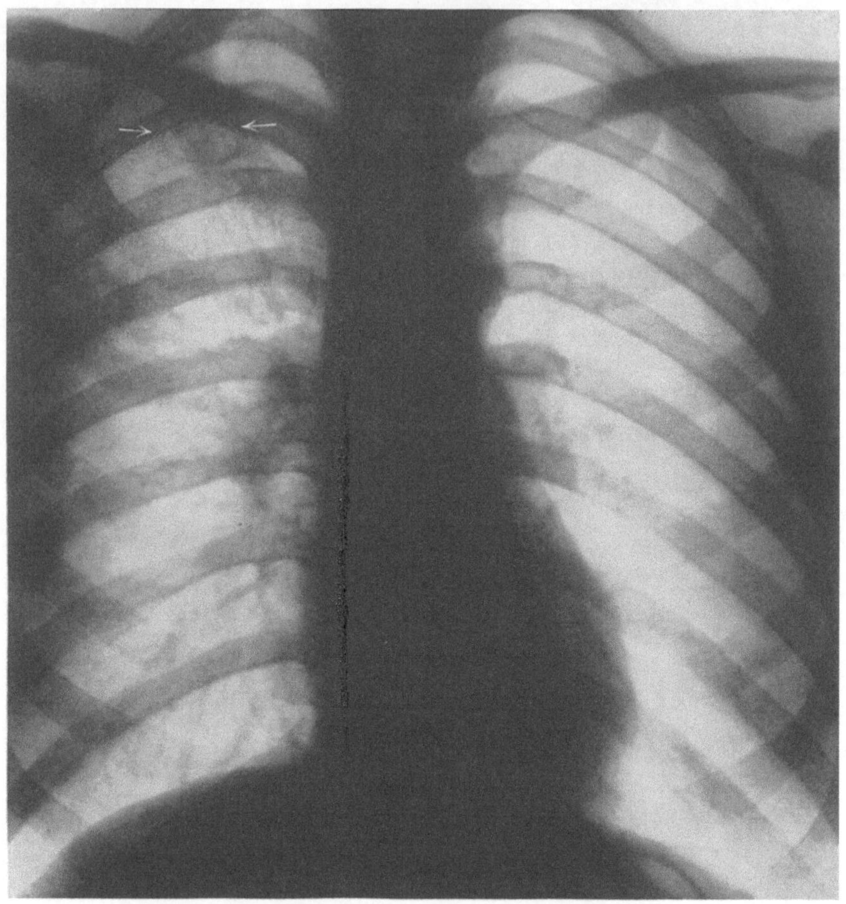

Fig. 321. Infraklavikuläre Kaverne rechts.
Krankenschwester. Gutartiger Verlauf trotz späteren Auftretens einiger Aspirationsmetastasen.

Die Frühherde erscheinen als rundliche, gleichmäßige Verschattungen von verschiedener, etwa von Fünfpfennig- bis Fünfmarkstück-Größe, welche gegen die helle Umgebung meist nicht völlig scharf, aber doch oft auch im Frühstadium deutlich abgegrenzt sind. In anderen Fällen zeigt eine mehr diffuse Trübung eine unscharfe Begrenzung und einen allmählichen Übergang ins helle Lungenfeld; dies wird nach den Beschreibungen von REDEKER, ROMBERG und LYDTIN als Ausdruck einer perifokalen Entzündung angesehen, deren Wesen vor allem durch die anatomischen Untersuchungen von TENDELOO aufgeklärt ist. Für diese Bildungen ist die von SIMON geprägte Bezeichnung *Frühinfiltrat* im deutschen Schrifttum eingebürgert. Die perifokale

Entzündung wird von REDEKER und ROMBERG als wesentlicher Bestandteil des Frühinfiltrats bezeichnet, von ASSMANN, der sie nur in einem Teil der Fälle fand, als ein fakultatives, nicht obligates Attribut der Frühherde betrachtet.

Anatomische Untersuchungen von frischen im Röntgenbilde beobachteten Frühherden und Frühinfiltraten ohne weitere sonstige Veränderung fehlen noch; doch sprechen einige vorliegende anatomische Kontrollen von fortgeschritteneren Fällen und vor allem die rein anatomischen Untersuchungen von frischen postprimären Herden (BIRSCH-HIRSCHFELD, SCHÜRMANN, PAGEL)

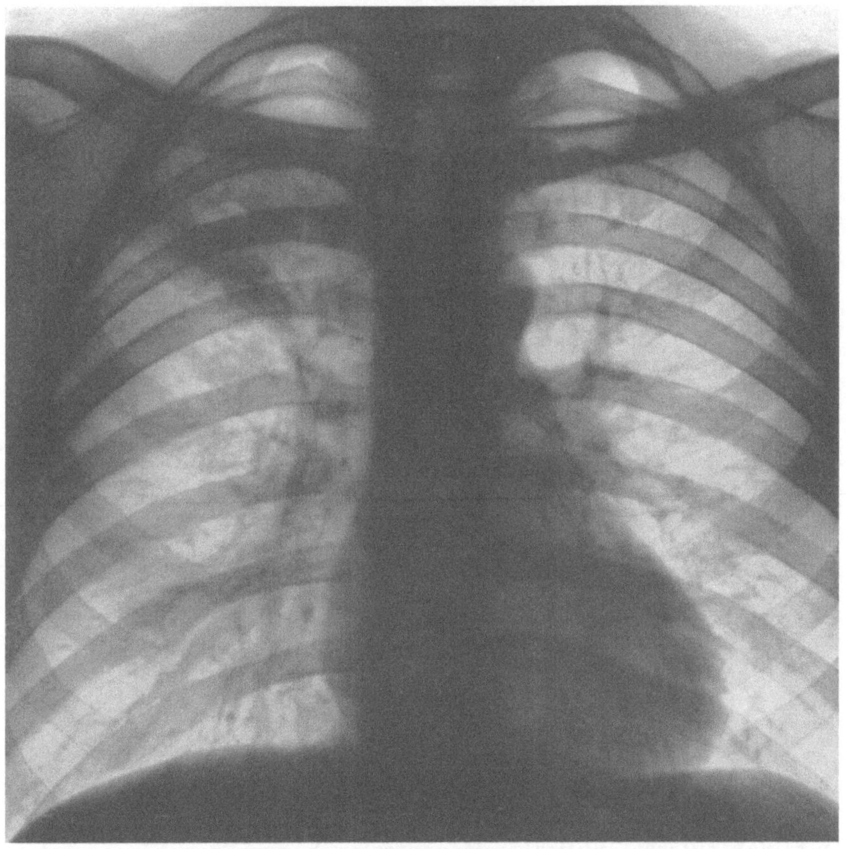

Fig. 322. Infraklavikuläres Infiltrat mit kavernösem Zerfall.

für die von ASSMANN von vornherein vertretene Auffassung, daß das anatomische Substrat der Frühherde in einer tuberkulösen pneumonischen Infiltration, also einem *exsudativen Prozeß*, besteht, der *im Zentrum* oft deutliche *Neigung zur Verkäsung* zeigt. Dies ist aus der häufigen Beobachtung eines zentralen Zerfalls dieser Herde mit Bildung von *Frühkavernen* zu ersehen. Diese erscheinen im Röntgenbilde anfangs meist nur als zentrale Aufhellung von noch nicht deutlicher und nicht regelmäßiger Abgrenzung innerhalb der Verschattung, entwickeln sich aber meist rasch zu scharf ausgeprägten, genau kugelig gebauten *Rundkavernen*. Wenn hierdurch das ganze Infiltrat eingeschmolzen wird, entstehen scharf gezeichnete Ringschatten mit hellem Zentrum innerhalb einer hellen Umgebung. Sie haben im Schrifttum eine recht verschiedene Auffassung erfahren. Auf Grund einiger Sektionsbefunde von freilich schon fortgeschritteneren Fällen sowie auf Grund fortgesetzter klinischer weiterer Beobachtung halte ich diese Ringschatten mit wenigen Ausnahmen für den Ausdruck von Kavernen, und gegenteilige Deutungen z. B. als interlobären Pneumothorax (DAHLSTÄDT und viele andere) für unbegründet und unzutreffend.

In den wenigen Fällen, in denen ähnliche, aber kaum völlig gleichartige Ringschatten eine andere Entstehung haben (Pseudokavernen), liegen beson-

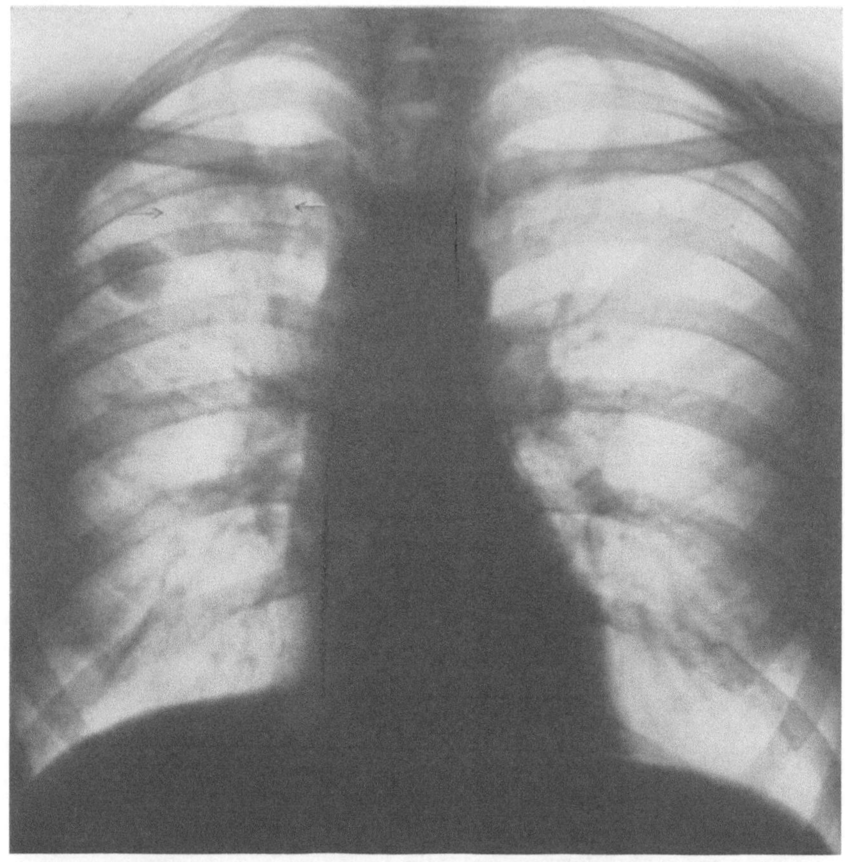

Fig. 323. Infraklavikuläres Infiltrat mit zentraler kavernöser Einschmelzung (Pfeile). Darunter ein rundlicher, käsig-pneumonischer Herd.

dere, von dem geschilderten Bilde doch etwas abweichende Verhältnisse vor. So ist z. B. eine durch einen Pulverniederschlag eines Nahschusses in der Haut entstandene Ringschattenbildung (*Erbsen*) durch eine viel schärfere Zeichnung und ihre bei Drehung leicht erkennbare oberflächliche Lage ausgezeichnet. Andere sehr seltene Ursachen von Ringschatten sind randständige isolierte Emphysemblasen (ARNELL, LAURELL; vgl. S. 282) und örtlich begrenzte organisierte Pleuritiden bzw. Pleuraschwarten (PIES, KUHLMANN vgl. S. 430), deren randständige Lage durch stereoskopische Untersuchungen erwiesen ist. Ein isolierter interlobärer Pneumothorax ist gleichfalls ein sehr seltenes Vorkommnis. In einem von WENCKEBACH und ebenso in einem von mir beobachteten Falle war dessen Randschattenbegrenzung nicht vollkommen rundlich, sondern nur zum Teil abgerundet, zum Teil aber etwas eckig bzw.

mehr mandelförmig gestaltet. Für die spontane isolierte Ringschattenbildung ist ein interlobärer Pneumothorax im allgemeinen kaum in Betracht zu ziehen.

In einigen Fällen sind gleichzeitig auf beiden Seiten in symmetrischer Weise in den infraklavikulären Abschnitten angeordnete gleichartige Herdschatten beobachtet.

Eine weitere Stelle, welche zwar erheblich seltener als die subapikalen Partien, aber auch mit einer gewissen Regelmäßigkeit einen bevorzugten Sitz von Krankheitsherden bildet und gleichfalls den wenig beatmeten dorsalen paravertebralen Lungenteilen angehört, ist die *Spitze des Unterlappens.* Die hier befindlichen Infiltrationen erzeugen im Röntgenbilde bei sagittalem

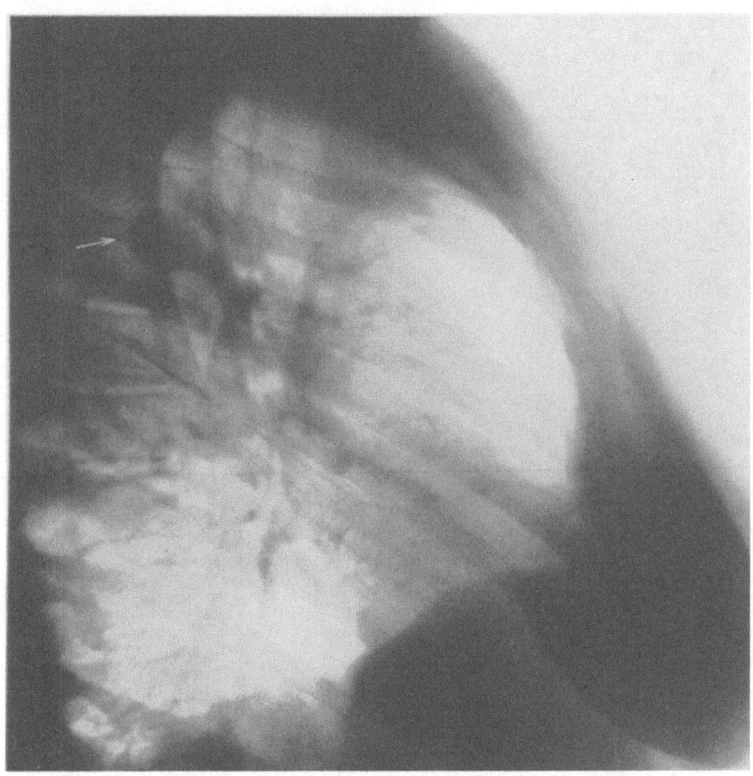

Fig. 324. Bei sagittalem Strahlengang infraklavikulär projizierter Herd im Querbild bei frontalem Strahlengange.

Im Querbild werden die infraklavikulären Herde mit großer Regelmäßigkeit in den vorderen Teil des Wirbelsäulenschattens hineinprojiziert. Diese Lage entspricht den dorsalen Abschnitten des Oberlappens.

Strahlengange Verschattungen, die in dichter Nähe des Hilus liegen und deshalb leicht auf Veränderungen des Hilus selbst bezogen werden können. Durchleuchtungen bei Drehung des Patienten und Aufnahmen bei frontalem Strahlengange zeigen aber, daß die verschatteten Teile weiter dorsal als der Hilus gelegen sind; bei frontalem Strahlengange werden sie meist in den Wirbelsäulenschatten hineinprojiziert (POHL, BARSONY und POLGAR, ASSMANN). Nicht selten sind auch innerhalb dieser Verschattungen rundliche Aufhellungen als Ausdruck von Frühkavernen zu erkennen, die bei alleiniger Betrachtung des im sagittalen Durchmesser aufgenommenen Bildes oft irrtümlich als Hiluskavernen angesprochen werden, im frontalen Durchmesser aber hinter dem Hilus innerhalb des Wirbelsäulenschattens erkennbar sind (vgl. Fig. 328).

Bei einem Fortschreiten des Prozesses in die Umgebung entwickeln sich
von derartigen Frühherden aus nicht selten nach allen Seiten hin stecknadel-
kopf- bis hirsekorngroße Fleckchen, die Knötchen entsprechen, welche durch
kontinuierliche Verstreuung von Tuberkelbazillen auf dem Wege der Saft-
spalten und Lymphgefäße entstanden sind.

Sodann bilden sich in einem Teil der Fälle verstärkte Schattenstränge aus,
die den Herd mit dem Hilusschatten verbinden, und mitunter auch eine mäßige
Verbreiterung der Schatten in der Hilusgegend, namentlich in deren oberem Teil,

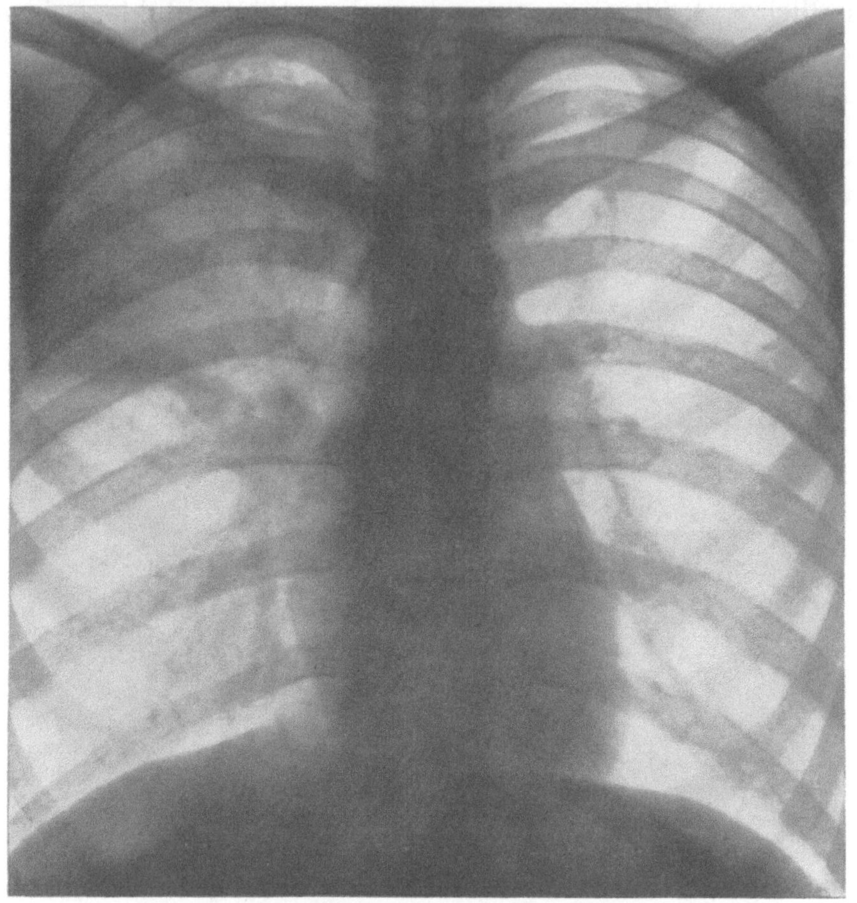

Fig. 325. Frühinfiltrat im rechten Oberlappen.
Vgl. das Querbild in Fig. 326.

welche auf Lymphdrüsenschwellung zu beziehen ist. Doch muß andererseits
hervorgehoben werden, daß grobe Verbreiterungen der Hilusschatten mit bogig
gekerbten Rändern, wie sie bei der Primärtuberkulose des Kindesalters als Ausdruck einer massigen Schwellung und häufig auch einer Verkäsung der bronchopulmonalen Drüsen entstehen, bei der geschilderten Tuberkulose der Erwachsenen gewöhnlich vermißt werden. Es ist dies einer der Gründe, die mir von
vornherein gegen die sonst nahe liegende Deutung der Frühherde als echter
Primärherde zu sprechen schienen und mich dazu veranlaßten, in ihnen nur die
ersten belangreichen neuen Herde nach einer meist schon im Kindesalter erfolgten abgeheilten Infektion zu sehen. In einem Teil der Fälle sind deren Reste
noch in Gestalt einiger Kalkflecken, die sich namentlich in der Hilusregion

finden, zu erkennen. Wahrscheinlich bestehen Beziehungen zwischen den im Röntgenbilde sichtbaren Frühherden und den von Puhl anatomisch gefundenen »Reinfekten« sowie den schon früher von Birch-Hirschfeld beschriebenen initialen käsigen Herden, welche dieser Autor gleichfalls im dorsalen Bereiche teils der apikalen, teils aber auch der subapikalen Oberlappenpartien festgestellt hat.

Eine gemeinsame Beziehung dieser subapikalen und der in der Spitze der Unterlappen gelegenen Herde ist ihre Zugehörigkeit zu den dorsalen paravertebralen Abschnitten, in denen nach den Untersuchungen von Tendeloo die

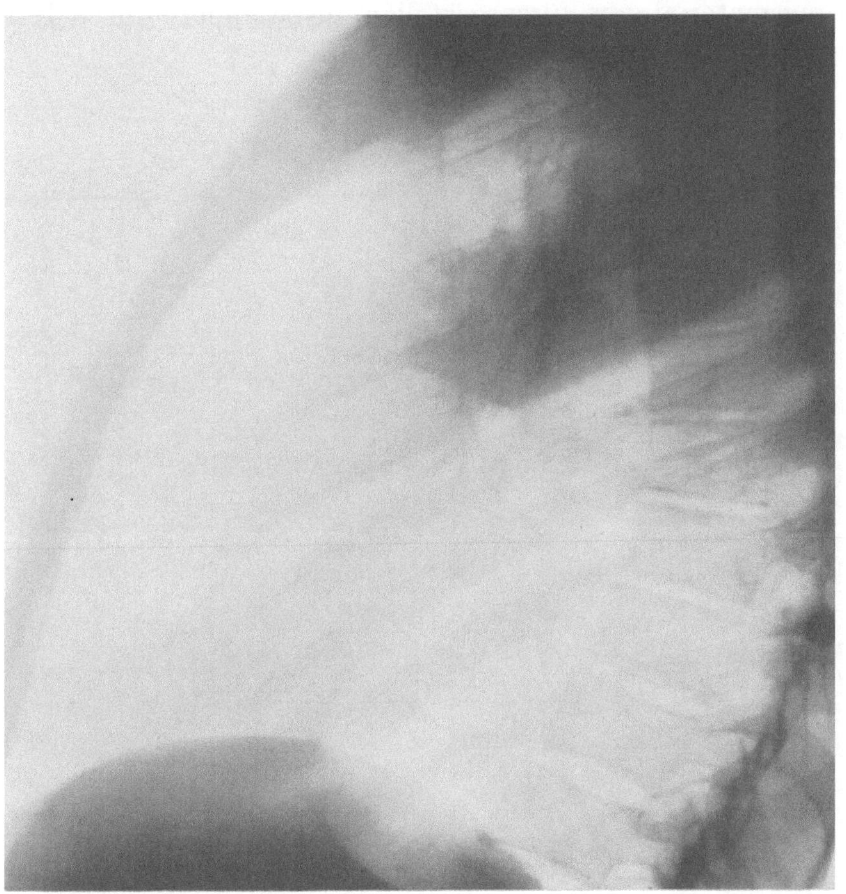

Fig. 326. Frühinfiltrat des rechten Oberlappens im Querbild.
Zusammenhängende, an den Lappengrenzen scharf abgesetzte Infiltration der dorsalen und unteren Abschnitte des Oberlappens.

geringste Energie der Atembewegungen, insbesondere im Exspirium vorhanden und demgemäß die Bewegung des Lymphstromes am schwächsten ist; wahrscheinlich wird hierdurch das Haften von Krankheitskeimen nicht nur bei der Tuberkulose, sondern auch bei anderen bronchopneumonischen Infekten, Aspirationspneumonien, Gangrän usw. begünstigt (vgl. Fig. 295 u. 296). In dieser Beziehung wird auch an das Vorkommen von ähnlich lokalisierten Krankheitsherden bei den Pneumonokoniosen erinnert.

In differentialdiagnostischer Hinsicht ist allein nach dem Röntgenbilde die Ähnlichkeit der rundlichen Herde mit *Tumor*- und *Infarkt*schatten hervorzuheben. Auch bei *Grippe* werden nach eigenen Beobachtungen bei der Grippeepidemie 1933 ganz ähnliche rundliche Schattenherde beobachtet, die am häufigsten in den unteren Lungenpartien, bisweilen aber auch oben an der typischen lateralen infraklavikulär projizierten Stelle auftraten, ferner in seltenen Fällen bei *Aktinomykose* (vgl. S. 383), *Lues* (vgl. S. 387) und *Lymphogranulomatose* (vgl. S. 380). Besonders groß ist die Ähnlichkeit mit metastatischen Tumorknoten bei multiplem Auftreten scharf begrenzter Rundherde, wie sie von JAKSCH V. WARTENHORST, ALBERT, STRAUB, MEYER-BORSTEL beschrieben sind.

Aus solchen tuberkulösen Frühherden kann sich durch Weiterschreiten des Prozesses eine allgemeine Phthise entwickeln, wie namentlich aus einem großen Beobachtungsmaterial von Fürsorgestellen, insbesondere durch REDEKER, er-

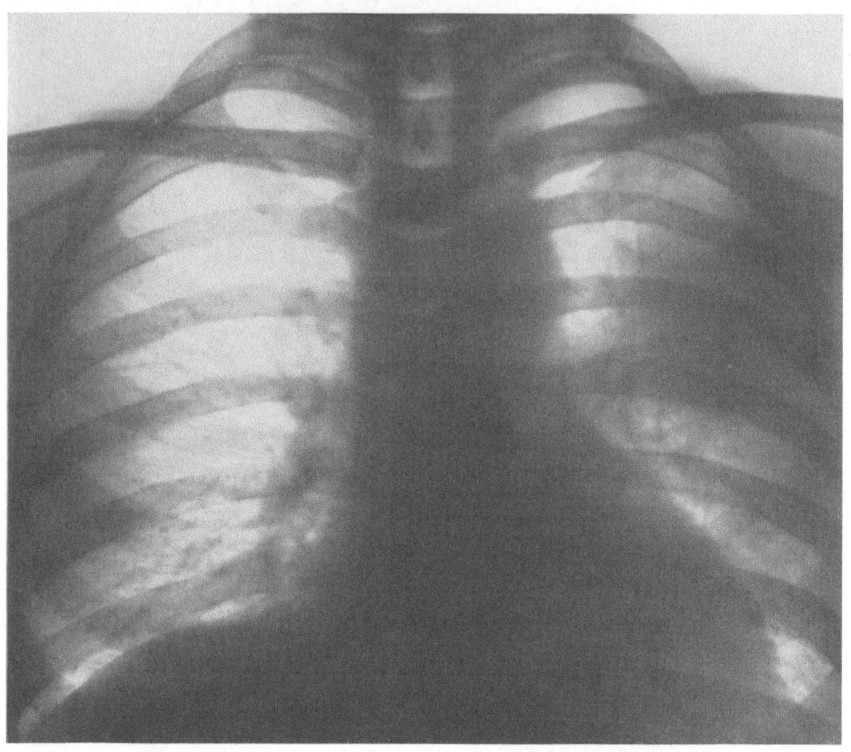

Fig. 327. Infiltrat im linken Oberlappen.
Ungünstiger Verlauf. Nach einigen Monaten exitus.

wiesen ist. Ein Fortschritt kann erfolgen durch kontinuierliche Ausdehnung der Infiltration, die eine ziemlich gleichmäßige Verschattung im Röntgenbilde hervorruft, durch Aufschießen von Knötchen in der Umgebung, die als entsprechende Fleckchen erscheinen, und ganz besonders durch Bildung neuer Herde auch in weiterer Entfernung, die als Aspirationsmetastasen aufzufassen sind. Auf diese Weise können sowohl rundliche Flecken, die den ersten ähnlich sehen, als auch größere Infiltrationen, namentlich in den Randpartien der Lappen, die den Lappenspalten benachbart sind, sich entwickeln (marginale Infiltrationen FLEISCHNER). Nach den Beobachtungen von FLEISCHNER pflegen sie an ganz bestimmten typischen Stellen, so hauptsächlich an der Basis des rechten Oberlappens mit Bevorzugung der axillaren Teile, im dorsalen medialen Abschnitt des Mittellappens, ferner im dorsalen mittleren und basalen Teil (Lingula) der Oberlappen, seltener in den Spitzen der Unterlappen oder an

anderen Stellen aufzutreten. Cole und Mitarbeiter nennen als bevorzugte
Stelle einer von ihnen sogenannten »gekreuzten Infektion« die mittleren
linken Lungenpartien, welche zwischen 2. und 5. Rippe im Röntgenbild projiziert werden, bei einer vom rechten Oberlappen ausgehenden Aspiration.

Mitunter ist es nicht zu entscheiden, ob es sich bei derartigen Infiltraten
um von vornherein an Ort und Stelle entstandene oder um metastatische Bildungen handelt. Dies gilt insbesondere auch für die sogenannten marginalen
Verschattungen, die sich gegen die Lappengrenze scharf, gegen die übrigen

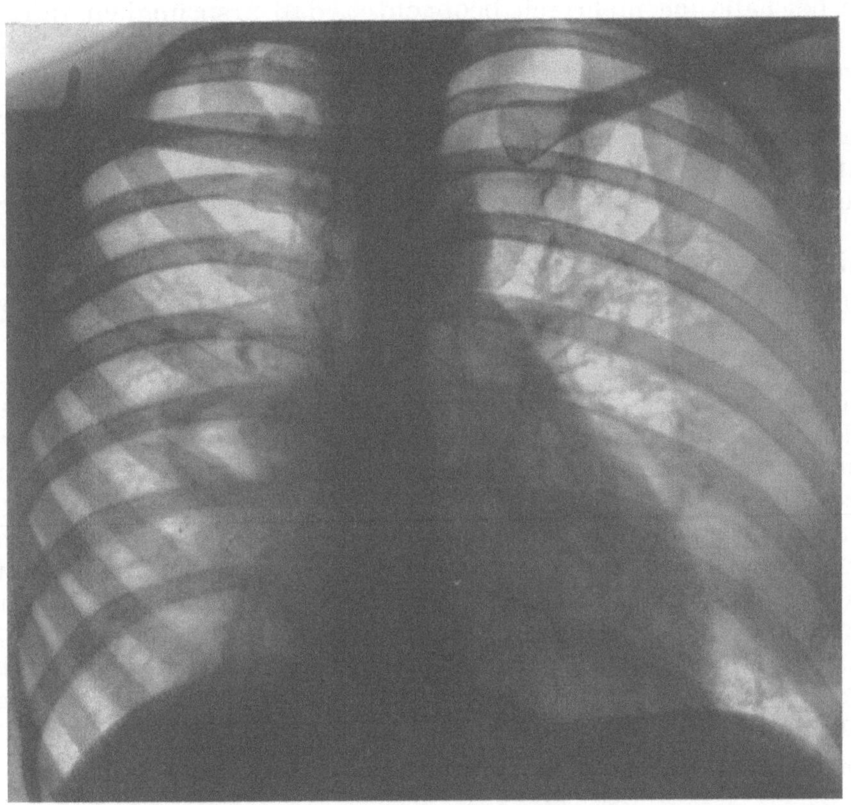

Fig. 328. Kaverne im rechten Mittelfelde nahe dem Hilusschatten projiziert.
(Ein derartiger Sitz entspricht meist der Spitze des Unterlappens.)

lufthaltigen Teile des Lappens aber weniger deutlich abheben; sie werden oft
allein beobachtet, ohne daß an anderer Stelle vorangegangene Herde nachgewiesen sind. Am häufigsten sieht man eine etwa dreieckige, gegen die Ober-
Mittellappenspalte ebenso wie gegen den seitlichen Thoraxrand scharf, medial
und aufwärts innerhalb des Oberlappens dagegen unscharf begrenzte Verschattung, welche ganz dem früher geschilderten Bilde des triangle pneumonique im Beginn mancher Oberlappen-Pneumonien entspricht. Die Untersuchung bei frontalem Strahlengange ergibt, daß diese Verschattungen im
untersten dorsalen Abschnitte des Oberlappens gelegen sind, wo sie sich an den
Grenzen gegenüber dem Unter- und Mittellappen scharf, innerhalb des Oberlappens aber unscharf abheben (vgl. Fig. 326). Diese ausgedehnteren, diffusen,
innerhalb des Lappens unscharf begrenzten Verschattungen werden von Redeker, Lydtin und v. Romberg als perifokale Entzündungen um im

Innern der Verschattung verdeckte Herde aufgefaßt und sind mit den gleichartigen, später näher zu beschreibenden Veränderungen im Kindesalter in Parallele zu setzen.

Der geschilderte ungünstige Verlauf, daß sich aus solchen Frühinfiltraten teils kontinuierlich fortschreitend, besonders aber nach eingetretener kavernöser Einschmelzung auf dem Wege der Aspirationsaussaat eine ausgesprochene Phthise entwickelt, tritt aber keineswegs in allen Fällen ein. Nicht selten erfolgt vielmehr gleich nach Entstehung des Frühinfiltrates ein Stillstand und baldiger Rückgang. Durch Entwicklung von Bindegewebe tritt *Vernarbung* ein. Hierbei habe ich mehrfach beobachtet, daß ursprünglich infraklavikulär gelegene Herde allmählich durch Narbenschrumpfung sich verkleinerten und spitzenwärts in die Höhe rückten, so daß sie von den Schatten der Klavikula oder der ersten Rippe gedeckt wurden, hier aber noch eben erkennbar waren. Nicht selten findet man in der beschriebenen Gegend auch rundliche Herde, die mitunter von feinen Fleckchen in der Umgebung eingerahmt sind, bei anscheinend ganz gesunden Personen als praktisch ganz belanglosen Nebenbefund. Meist sind diese dann durch auffallend scharfe Konturen und eine verhältnismäßig große Schattentiefe ausgezeichnet, was auf eingetretene Abkapselung und Induration hinweist. Manchmal ist auch eine teilweise Verkalkung durch besonders starke Schattenintensität vorwiegend der zentralen Partien zu erkennen.

Endlich kann auch ein weitgehender Rückgang des Prozesses dadurch stattfinden, daß die Frühinfiltrate und zwar auch solche von beträchtlicher Ausdehnung *resorbiert* werden. Röntgenuntersuchungen an fortlaufend beobachteten Fällen, die namentlich von HAUDEK und FLEISCHNER angestellt sind, bestätigen die klinisch von FRIEDRICH MÜLLER schon lange vertretene Ansicht der Resorptionsfähigkeit tuberkulöser Infiltrationen. Man sieht eine Aufhellung der zuerst zusammenhängenden Verschattung, innerhalb deren lichtere Stellen und dazwischen eine dichtere Strangzeichnung und einzelne Flecken sich abheben, bis sodann auch diese immer mehr zurückgehen und eine fortschreitende Annäherung an die normalen Verhältnisse stattfindet.

Von manchen Autoren, so von FRAENKEL u. a., ist angegeben, daß ein rasches Verschwinden derartiger Schattenbildungen gegen die tuberkulöse Natur derselben spräche. Auf Grund eigener Beobachtungen, in denen nach schnell erfolgter Resorption solcher Infiltrate einige Zeit später neu auftretende Schatten und der Bazillennachweis eine Tuberkulose sicherstellten, muß ich aber für die Möglichkeit einer raschen Rückbildung tuberkulöser Frühinfiltrate eintreten. In der Regel erstreckt sich die Resorption bei diesen jedoch auf längere Zeit, von wenigstens mehreren Wochen. Differentialdiagnostisch ist zu berücksichtigen, daß ganz gleiche Infiltrationen auf nicht tuberkulöser broncho-pneumonischer Grundlage z. B. bei Grippe vorkommen (vgl. S. 304); diese sind meist durch eine unscharfe Begrenzung, häufigen Sitz in den Unterlappen und oft schnelle Rückbildung ausgezeichnet. Im Einzelfalle kann eine Unterscheidung aber auch unter Berücksichtigung aller klinischen Anhaltspunkte sehr schwierig, mitunter sogar unmöglich sein. Derartig nicht tuberkulöse Infiltrationen sind von FRAENKEL, LÖFFLER, CURSCHMANN, BOYTRICK beschrieben.

So kann eine *Heilung des tuberkulösen Infekts* teils durch *Induration* teils durch *Resorption* stattfinden. Dieser Ausgang in Heilung kann sich auch auf Kavernen erstrecken, indem sich entweder eine bind gewebige Kapsel bildet und Narbenschrumpfung eintritt, oder indem das Exsudat der Umgebung resorbiert wird und das lufthaltige Lungengewebe sich nach Ausstoßung des käsigen Zentrums um die immer mehr sich verkleinernde und schließlich ganz verschwindende Höhle unter Hinterlassung einer geringfügigen Narbe schließt (STAUB, ASSMANN).

b) Spitzentuberkulose.

Den *tuberkulösen Veränderungen der Spitze* wurde früher allgemein bei Feststellung einer beginnenden Erkrankung der größte Wert beigemessen. In der Tat finden sich hier bei der klinischen Untersuchung oft zuerst und lange Zeit allein wahrnehmbare Abweichungen. Hieraus dürfen aber keine allzu weit gehenden Schlüsse auf den Ursprung der Tuberkulose gezogen werden; denn die Spitzen bieten eben die günstigsten Verhältnisse zur physikalischen Erkennung von Veränderungen dar, während zentral gelegene Herde selbst größeren Umfanges sich lange der Feststellung durch die Perkussion und Auskultation entziehen können. Aber auch anatomisch finden sich gerade an den Spitzen die allerhäufigsten Veränderungen. In der Mehrzahl der Fälle handelt es sich freilich nur um Pleuraschwarten und indurierte oder verkalkte Lungenherde, die im Leben keine praktische Bedeutung erlangt haben; gerade diese prägen sich im Röntgenbilde besonders deutlich aus. Anatomisch gesicherte Feststellungen von frischen, eben beginnenden Spitzentuberkulosen sind selten; sie werden bei der Sektion meist nur zufällig oder bei besonders darauf gerichteter Aufmerksamkeit als Nebenbefund entdeckt (vgl. S. 359). An klinischen, durch fortgesetzte Röntgenuntersuchung belegten Beobachtungen, welche die Entwickelung einer allgemeinen Phthise aus ersten Spitzenherden beweisen, fehlte es bisher fast gänzlich. Einerseits aus diesem Mangel heraus, andererseits besonders auf Grund der positiven Erfahrungen an den vorher beschriebenen Frühinfiltraten ist die bisher fast allgemein anerkannte Lehre von der unumschränkten Vorherrschaft der Spitzentuberkulose für den Beginn der Erkrankung zunächst von Bräuning und Assmann angegriffen und sodann umgekehrt die Spitzenerkrankung als Ausgangspunkt einer allgemeinen Lungenphthise von Redeker fast völlig geleugnet worden. Dennoch erfordert das Verhalten der Spitzen meines Erachtens auch jetzt unsere Aufmerksamkeit. Die weitaus häufigsten Spitzenknötchen sind freilich wohl oft von geringerer Bedeutung als früher angenommen wurde; zu einem Ausschluß, daß aus ihnen sich eine allgemeine Phthise entwickeln kann, berechtigen aber die bisherigen Erfahrungen m. E. keineswegs. Es kommen auch in der Spitze, und zwar nur auf diese beschränkt, wenngleich selten Frühinfiltrate der vorher beschriebenen Art vor, wobei ich selbst später den für die weitere Ausbreitung so wichtigen kavernösen Zerfall beobachtete (vgl. Fig. 329 und 330). Endlich sah ich mehrfach, daß zunächst tiefergelegene Frühinfiltrate nach eingetretener Induration und Narbenschrumpfung allmählich höher und bis in die Spitzengegend hinauf rückten. Um in diesen, durch die Entdeckung der Frühinfiltrate neu angeregten Fragen zu einem klaren Urteil zu gelangen, bedarf es weiterer sorgfältiger Untersuchungen. Diese haben sich gerade auf die Frühfälle, namentlich auch auf akut und subakut einsetzende Krankheitsbilder zu erstrecken, die oft fälschlich als Grippe gedeutet werden. Hierbei soll auch die Spitzengegend, die durch vielfache Knochenüberlagerung durch die obersten Rippen und Schlüsselbeine großenteils überdeckt wird, nicht vernachlässigt, sondern mit besonderer Technik untersucht werden, die S. 218 geschildert worden ist.

Im einzelnen sind folgende Veränderungen der Spitzengegend im Röntgenbilde zu beachten. Hauptsächlich handelt es sich anatomisch um die Bildung von Knötchen, wie sie bereits bei den ausgesprochenen Formen der Tuberkulose geschildert wurden. Ihr Ausdruck im Röntgenbilde sind entsprechend große Fleckchen, die im ersten Stadium nur zart angedeutet sind, unter ungünstigen Verhältnissen bei größerer Entfernung vom Film oder Deckung mit einem Rippenschatten auch ganz dem Nachweis entgehen

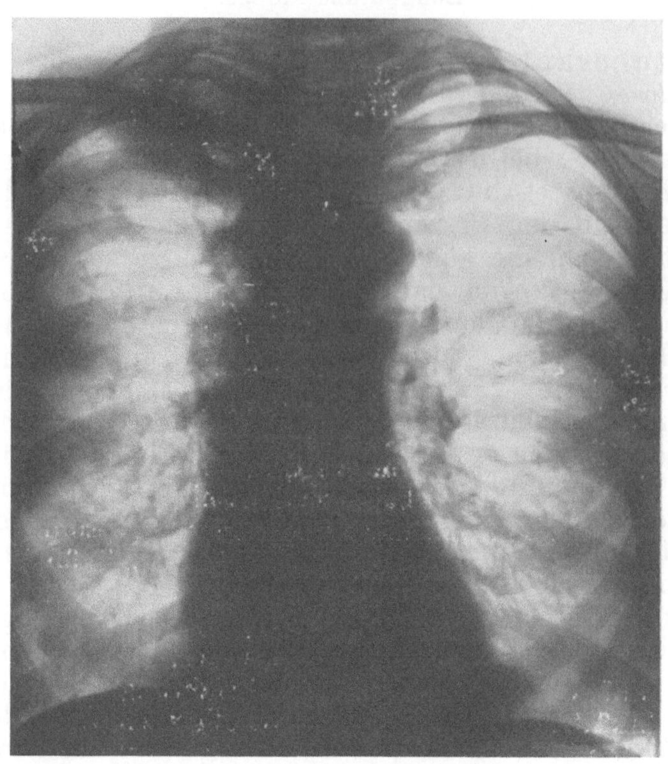

Fig. 329. Diffuse Verschattung (Infiltration) der rechten Spitze.

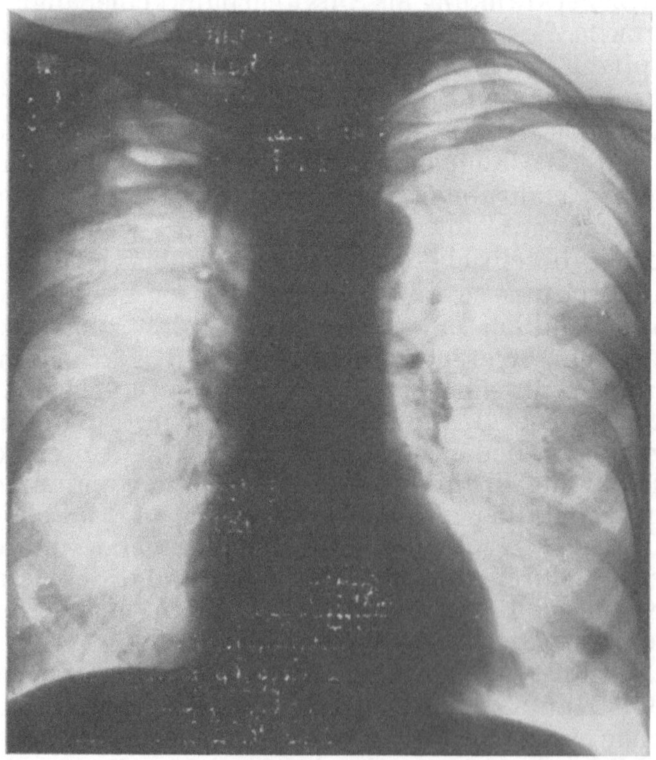

Fig. 330. Derselbe Fall von Fig. 329 10 Wochen später. Bildung einer Spitzenkaverne.
Anstelle der diffusen Trübung des rechten Spitzenfeldes ist ein ovalärer Ringschatten mit hellem
Zentrum infolge kavernösen Zerfalls des Infiltrats eingetreten.

können. Mit zunehmender Größe, insbesondere, wenn eine die Röntgenstrahlen stärker absorbierende, zentrale Verkäsung in den Knötchen eintritt, und vor allem, wenn Indurationsvorgänge sich anschließend entwickeln, bilden sich die Tuberkel mit größerer Deutlichkeit und Sicherheit ab. Dabei ist immer daran zu denken, daß ganz normalerweise durch die gefüllten Gefäße Y-förmig verzweigte Schattenstreifchen und an deren Teilungsstellen auch ganz zarte Fleckchen vom gleichem Durchmesser der Streifchen entstehen, welche orthoröntgenograden Gefäßzweigen entsprechen.

Mit völliger Regelmäßigkeit werden ältere mit Induration einhergehende Spitzenherde dargestellt, die anatomisch ungleich häufiger angetroffen werden und von denen ich eine erhebliche Zahl bei meinen vergleichenden röntgenologischen und anatomischen Untersuchungen überblicke. Die meisten Flecken, die auf den Spitzenplatten so häufig gefunden werden, sind durch indurierte Knötchen verursacht. Wenn die Flecken besonders scharf ausgeprägt sind, finden sich die Knötchen meist verkalkt bzw. verkreidet. Für die größeren, aber lokal beschränkten Trübungen der Spitzenfelder ergab die Autopsie teils Verdichtungsprozesse der Lunge selbst, teils Pleuraschwarten der Spitzenkuppe als anatomische Unterlage.

Außer diesen örtlichen Schattenbildungen wird oft eine *allgemeine Spitzentrübung* beobachtet, der namentlich in früherer Zeit von den meisten Untersuchern, und zwar auch schon allein auf Grund des Durchleuchtungsbefundes ein entscheidender Wert beigemessen wurde. Eine solche einseitige Spitzenverdunkelung kann in der Tat durch tuberkulöse Veränderungen hervorgerufen werden und zwar einmal durch größere tuberkulöse Infiltrationen, welche den unterhalb der Spitze geschilderten entsprechen und wie diese in kavernösen Zerfall übergehen können (vgl. Fig. 329 und 330), viel häufiger aber durch gröbere indurative Verdichtungsprozesse.

Als Ursache einer Spitzenverschattung kommen jedoch auch mehrfache andere Umstände in Betracht, zunächst Veränderungen der Lungenspitzen selbst nicht tuberkulöser Natur, so Verminderung des Luftgehaltes nach Pneumonie oder bei einem gleichseitigen pleuritischen Exsudat, bei Bronchusstenose, infolge Kompression durch Struma, ferner Pleuraschwarten, die nicht immer tuberkulösen Ursprungs sind, usw. Der Grund zu einer Verschattung der Spitzenfelder kann auch außerhalb der Lunge liegen. Die hier zu erwägenden Möglichkeiten sind eingehend von KRAUSE erörtert. Es sind hier besonders eine stärkere Entwickelung der Muskulatur auf der einen Seite, Hochstand einer Schulter, extrathorakale Lymphdrüsen in einer Supraklavikulargrube usw. zu nennen. Größere Helligkeitsdifferenzen werden durch eine Deformation des Thorax geschaffen, indem bei einer skoliotischen Verbiegung die Querschnitte der Lungenspitzen verschieden groß sind und dementsprechend einen verschiedenen Luftgehalt aufweisen. Auf die normalerweise oberhalb der Einbuchtung der Lungenspitze durch die Arteria subclavia besonders auf der linken Seite häufig zu beobachtende leichte diffuse Trübung des 2. Interkostalraumes mit unterer bogenförmiger Begrenzung und die Abzeichnung von Hautkonturen ist bereits bei Schilderung der normalen Verhältnisse hingewiesen (vgl. S. 222 und 240).

Eine wichtige der Durchleuchtung anhaftende Fehlerquelle liegt darin, daß ein weiter Interkostalraum auf dem Röntgenschirm heller erscheint als ein enger; es bestehen physiologisch häufig sehr bedeutende Unterschiede zwischen der Weite insbesondere der Spitzeninterkostalräume auf beiden Seiten. Vor allem aber unterliegt die subjektive Beurteilung des Schirmbildes viel größeren Irrtümern als die ruhige Betrachtung der objektiven Aufnahme.

Man kann sich hiervon dadurch leicht überzeugen, daß man verschiedene
Beobachter das Schirmbild beurteilen läßt oder die Durchleuchtung in demselben Falle nacheinander in dorsoventraler und ventrodorsaler Richtung
vornimmt. Es kommen hierbei häufig grobe Verschiedenheiten in den Ergebnissen vor. Es ist also bei den Schlüssen, die aus einer einseitigen Spitzenverschattung gezogen werden, große Vorsicht geboten, insbesondere wenn der
Befund nur bei der Durchleuchtung erhoben ist. Fehlt ein Vergleich zwischen
beiden Seiten, indem beide Spitzen gleich dunkel erscheinen, so können hieraus
überhaupt keine zuverlässigen Folgerungen abgeleitet werden.

KREUZFUCHS hat beobachtet, daß beim Husten durch stärkere Luftfüllung
normalerweise eine Aufhellung der Spitzenfelder eintritt, dagegen bei patho-

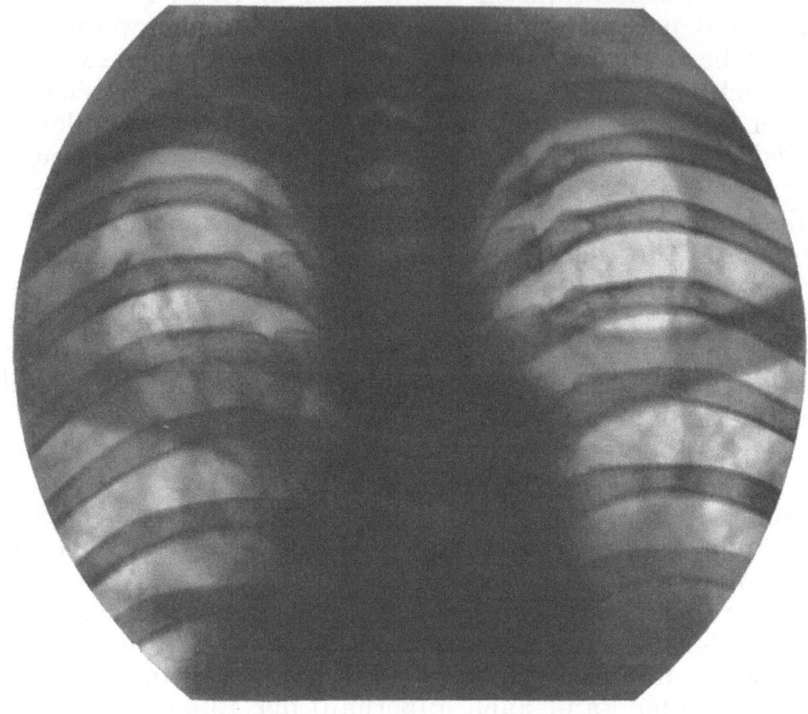

Fig. 331. Rechtsseitige Spitzentuberkulose.
Im rechten Spitzenfeld zahlreiche Flecken, wolkige Schatten und leichte diffuse Trübung.
Im linken hellen Spitzenfeld nur Y-förmig geteilte normale Gefäßstreifen.

logischen Spitzenprozessen ausbleibt oder doch wenigstens hinter dem normalen Maße zurückbleibt. Er leitet aus diesem »Hustenphänomen« diagnostische Schlüsse über das Verhalten der Spitzen ab. Seine Angaben sind von
HOLST bestätigt worden. An sich ist das von KREUZFUCHS verfolgte Prinzip
richtig begründet. Es deckt sich mit der schon von SAHLI bei der äußeren
Inspektion des Thorax geschilderten Beobachtung, daß die infiltrierte, insbesondere die geschrumpfte Lungenspitze sich beim Husten weniger stark
vorwölbt. Für eine allgemeine Verwertung dieses Symptoms erscheinen mir
jedoch die Fehlerquellen der Untersuchung zu groß und die Helligkeitsunterschiede bei wirklich beginnenden, nicht nur bei den alten indurierten, praktisch
wenig belangreichen Prozessen zu gering, um dieser Methode einen erheblichen
diagnostischen Wert zuerkennen zu können.

Das Wesentlichste ist vielmehr meines Erachtens auch bei der Spitzenunter-
suchung die Feststellung von Herdschatten. Sind solche vorhanden, so ist

weiterhin durch die allgemeine ärztliche Untersuchung zu prüfen, ob sie frischer und darum bedeutungsvoller Natur sind oder ob sie lediglich einen praktisch belanglosen Restzustand eines abgelaufenen Prozesses darstellen. Eine besonders deutliche, durch scharfe Begrenzung und große Schattenintensität hervortretende Markierung im Röntgenbilde spricht für Vernarbung, weiche, unscharfe Konturen bei schwacher Schattenintensität trotz sonstiger scharfer Zeichnung des Bildes deuten auf eine frischere Entstehung hin; jedoch sollen aus dem Röntgenbilde allein keine bindenden Schlußfolgerungen in der praktischen Beurteilung gezogen werden.

c) Tuberkulöse Hilusveränderungen.

Eine große Bedeutung wird ferner ziemlich allgemein der Verdichtung der Hilusschatten durch tuberkulöse Drüsen für die Diagnose der beginnenden Tuberkulose auch bei Erwachsenen beigemessen. RIEDER und STÜRTZ haben angegeben, daß im Beginn der Erkrankung häufig verstärkte Hilusschatten und von diesen aufwärts ziehende Streifen zu finden seien, und daraus die Schlußfolgerung gezogen, daß die Tuberkulose in den Drüsen an der Lungenwurzel beginnt und von hier zu den Spitzen aufwärts wandert. Selbst wenn man diese Beobachtung als richtig anerkennt, kann dem Schluß auf das Fortschreiten der Tuberkulose vom Hilus zu den Spitzen keine Beweiskraft zugebilligt werden. Denn es ist klar, daß alle Gebilde, seien es Blut- oder Lymphgefäße oder Bronchien, vom Hilus nach der Peripherie zu allmählich durch Teilung sich verjüngen und daher ihre Schatten im Röntgenbilde an Breite und Intensität vom Hilus nach der Spitze hin abnehmen müssen. Brauchbare Unterlagen für die Erörterung dieser Frage könnte hier nur der Nachweis fortschreitender Veränderungen des Röntgenbildes bei fortlaufenden Untersuchungen derselben Fälle erbringen.

Während zunächst die Angaben von STÜRTZ und RIEDER in der Röntgen- und Tuberkuloseliteratur eine ziemlich allgemeine Aufnahme fanden, habe ich ihnen schon in meiner ersten Veröffentlichung über die Röntgenbefunde bei Tuberkulose starke Zweifel entgegengesetzt, denen sich später STÄHELIN und GRAU anschlossen. Andererseits möchte ich nicht für alle Fälle die hypothetischen Behauptungen von RIEDER und STÜRTZ mit Sicherheit vollständig zurückweisen, wie dies GRÄFF und KÜPFERLE tun. In manchen Fällen, bei denen eine Gruppierung von dichten Strängen und Flecken um den durch Drüsen verstärkten Hilusschatten herum bei freien Spitzen erkennbar ist, kann man wohl in der Tat das Vorhandensein einer sogenannten Hilustuberkulose anerkennen. Solche Fälle bilden aber nach meinen Erfahrungen jedenfalls bei Erwachsenen die Ausnahme gegenüber dem gewöhnlichen isolierten oder vorherrschenden Befallensein der oberen Lungenpartien, und auch hier steht ein sicherer Beweis dafür, daß die Erkrankung tatsächlich von den Hilusdrüsen und nicht von einem in der Nähe des Hilus gelegenen Lungenherde ihren Ausgang genommen hat, aus. Die letztere Entstehung halte ich selbst für weitaus wahrscheinlicher. Manche im Schrifttum als Hilustuberkulose angesprochene Befunde sind tatsächlich so zu erklären, daß weiter peripherwärts entweder vorn oder hinten in medialen Abschnitten der Lunge gelegene Infiltrationsherde bei der Aufnahme im sagittalen Strahlengange in den Hilusschatten hineinprojiziert sind und dadurch zur irrtümlichen Annahme einer Hilusveränderung selbst geführt haben. Besonders häufig ist dies bei den in der Spitze und den anliegenden oberen dorsalen Teilen der Unterlappen gelegenen Infiltrationsherden und Kavernen der Fall, die bei sagittaler Strahlenrichtung auf dem Röntgenbilde in dichter Nähe des Hilus erscheinen und deshalb oft fälschlich

als Hiluserkrankungen angesprochen werden (vgl. S. 351 und Fig. 328). Vor
solchen Trugschlüssen können Durchleuchtungen bei Drehung des Patienten in
verschiedenen Durchmessern und besonders Aufnahmen im frontalen Strahlengange bewahren, welche ein Urteil über die Tiefenlage der Herde gestatten.

Abgesehen von der umstrittenen Frage des Ausgangspunktes der tuberkulösen Erkrankung, die bei der Betrachtung des Entwicklungsganges besonders
in Rücksicht auf die Frühdiagnose zunächst in den Vordergrund gestellt wurde,
ist vor allem die Tatsache zu prüfen, ob und in welcher Weise überhaupt Veränderungen der Hilusgegend bei beginnender Tuberkulose gefunden werden.

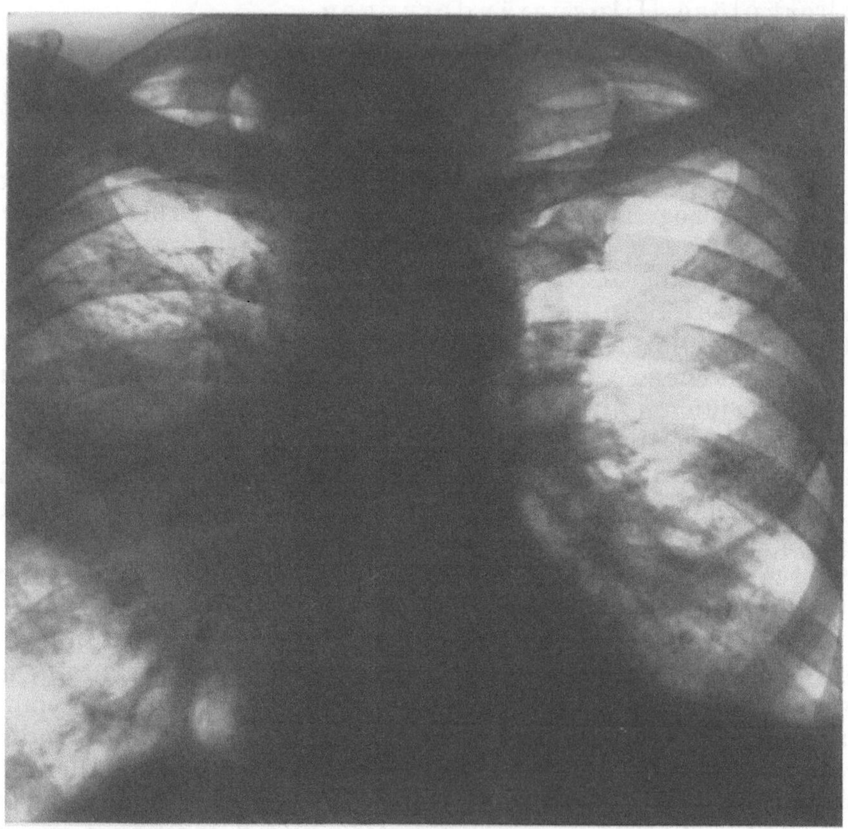

Fig. 332. Tuberkulose der zentralen Lungenpartien in der Umgebung des re. Hilus
(Autopsie).

Autopsiebefund: Breitbasig vom Hilus ins Lungengewebe spitz zulaufender, gegen die Umgebung
durch derbes Bindegewebe abgegrenzter Bezirk, der von dicht beieinander stehenden linsengroßen
Knötchen durchsetzt ist. Außerdem verkalkte Herde in der rechten Spitze und verkalkte Hiluslymphdrüsen beiderseits. Ferner Aussaat derber Knötchen im linken Unterlappen.

Ich selbst habe eine auf erhebliche Drüsenvergrößerungen zu beziehende Verbreiterung der Hilusschatten nur in einer Minderzahl von Fällen bei beginnender
Tuberkulose der Erwachsenen angetroffen. Ziemlich häufig sah ich dagegen
vereinzelte, zum Teil intensive Flecken an den sonst nicht wesentlich veränderten Hilusschatten und in deren Umgebung, die auf Verkalkung oder
fibröse Induration von Lymphdrüsen, also alte meist wohl von einer längst
überwundenen Infektion im Kindesalter herrührende Prozesse zu beziehen
sind. Auch bei der autoptischen Kontrolle von Fällen mit beginnender Lungentuberkulose bei Erwachsenen, zu welcher sich naturgemäß nur selten, aber
unter einem großen Material doch vereinzelt Gelegenheit bietet, werden gewöhn-

lich keine Verkäsungen der Hilusdrüsen gefunden, die als Ausgangspunkt einer von dort kontinuierlich fortschreitenden Erkrankung angesehen werden könnten. Auch hierbei fehlt also die Grundlage für die Behauptung von STÜRTZ und RIEDER, daß sich die Tuberkulose auf dem Lymphwege vom Hilus nach der Spitze verbreitet.

Dagegen fand ich häufig bei Kindern und jugendlichen Personen, vereinzelt auch bei Erwachsenen, ausgedehnte Verbreiterungen und bogig begrenzte, gekerbte Konturen der Hilusschatten, die nach meinen an autoptischen Kontrolluntersuchungen gewonnenen Erfahrungen mit Sicherheit eine erhebliche Vergrößerung der Hiluslymphdrüsen beweisen. Nach dem übrigen klinischen Befunde kann meist kein Zweifel bestehen, daß es sich hier um tuberkulöse, verkäste Lymphdrüsen handelt. Derartige Beispiele sind in Fig. 260, 261 und 265 dargestellt. Sie bilden aber bei der inzipienten Tuberkulose der Erwachsenen nach meinen Erfahrungen nicht die Regel, sondern die Ausnahme. Mit auffallender Häufigkeit fand dagegen HEIMBECK in Oslo bei Krankenschwestern, die mit negativer Tuberkulinreaktion in den Dienst getreten waren, bald nach ihrer Beschäftigung auf Tuberkulosestationen Verschattungen in der Hilusgegend, die teils auf Vergrößerungen der Drüsen, teils auf diffuse zum Teil perifokale Infiltrationen des Lungengewebes zu beziehen sind; wahrscheinlich handelt es sich hierbei um echte Primärinfektionen, die den im Kindesalter geschilderten Veränderungen gleichzusetzen sind und in dem dünn bevölkerten Norwegen verhältnismäßig häufiger vorkommen als in den deutschen Großstädten, deren Bevölkerung in der Regel bereits im Kindesalter die erste Infektion durchmacht.

Was die von den Lungenwurzeln nach allen Seiten hin ausstrahlenden Schattenstränge anbetrifft, welche in den Angaben von RIEDER und STÜRTZ eine so große Rolle spielen und von ihnen auf lymphangitische, vom Hilus nach den Spitzen hin fortschreitende Prozesse bezogen werden, so muß zunächst daran erinnert werden, daß radiär vom Hilus ausgehende Schattenstreifen zu den normalen Bestandteilen des Lungenröntgenbildes gehören und hier größtenteils von den Blutgefäßen, zum geringen Teil daneben auch von den Bronchialwandungen hervorgerufen werden. Es ist stets genau zu prüfen, ob eine deutliche pathologische Verstärkung dieser Streifen vorhanden ist. Diese kommt, wie bei der Stauungslunge geschildert ist, vor allem durch Hyperämie der Blutgefäße zustande; es können aber auch perivaskuläre und peribronchiale strangartige Infiltrationen und Indurationen hierzu Anlaß geben (vgl. S. 279 und S. 280). Bei dem kindlichen Primärkomplex spielen diese in der Tat nach den anatomischen Forschungsergebnissen von RANKE eine Rolle und sind auch im Röntgenbild als Verbreiterung der Schattenstränge wahrzunehmen, die bei Abklingen des Prozesses nach den fortlaufenden Beobachtungen von WELS später wieder zurückgehen können (vgl. S. 372). Bei der beginnenden Tuberkulose der Erwachsenen ist nach meinen Erfahrungen eine derartige Verstärkung der Strangzeichnung weniger häufig und weniger ausgesprochen und beweist jedenfalls nicht ein Fortschreiten des Prozesses vom Zentrum zur Peripherie im Sinne einer primären Hilustuberkulose, sondern ist dort, wo sie überhaupt vorhanden ist, in Übereinstimmung mit den anatomischen Erfahrungen vielmehr in der Regel auf eine zentralwärts gerichtete Entwickelung zu beziehen. Meines Erachtens werden aber überhaupt die Befunde an Hilusschatten und sogenannten peribronchialen Strängen bei der Röntgendiagnose der beginnenden Tuberkulose, wie sie bisher betrieben wurde, weitaus überschätzt und bei ihrer Deutung die normalen Verhältnisse zu wenig berücksichtigt.

Endlich sollen einige indirekte röntgenologische Zeichen erwähnt werden, denen von mancher Seite bei der Diagnose der inzipienten Tuberkulose ein erheblicher Wert beigemessen wird.

Es handelt sich hierbei zunächst um das sogenannte WILLIAMSSche Symptom, das in einer verminderten Exkursionsbreite einer Zwerchfellhälfte besteht. Es wurde zeitweise für ein so wichtiges Frühsymptom der Tuberkulose gehalten, daß DE LA CAMP und MOHR diese Beziehungen auf experimentellem Wege nachzuprüfen suchten und hierfür eine Schädigung des Nervus phrenicus durch tuberkulöse Spitzenprozesse verantwortlich machten. Es erscheint mir aus allgemeiner Überlegung wie auch aus größerer Erfahrung nicht gerechtfertigt, die bei allen möglichen Erkrankungen der Lunge und Pleura und auch des Abdomens z. B. beim subphrenischen Abszeß beobachtete einseitige Behinderung der Zwerchfellbewegung, welche andererseits bei inzipienter Tuberkulose keineswegs besonders häufig angetroffen wird, hierfür als charakteristisch aufzufassen. Auch für die Annahme, daß diesem Symptom, wenn es bei Tuberkulose beobachtet wird, eine Phrenikusschädigung zugrunde liege, kann ich einen zwingenden Grund nicht einsehen. Vielmehr scheint mir die Erklärung näher zu liegen, daß die Behinderung der Zwerchfellbeweglichkeit auf reflektorischem Wege zum Zweck der Ruhigstellung des erkrankten Organs ausgelöst wird oder in manchen Fällen durch pleuritische Adhäsionen, welche so häufig die tuberkulösen Lungenerkrankungen begleiten, in direkter Weise hervorgerufen wird (vgl. S. 490).

Ferner ist bei beginnender Tuberkulose lediglich ein Zurückbleiben des medialen Zwerchfellanteils, besonders rechts, bei ausgiebiger inspiratorischer Senkung des lateralen Abschnittes und guter Entfaltung des phrenikokostalen Winkels von JAMIN beobachtet worden. Die gleiche Störung der Zwerchfellbewegung hat KÄSTLE zusammen mit einer Verbreiterung des Hilusschattens und der davon abwärts ziehenden Schattenstreifen als wichtiges diagnostisches Zeichen von Tuberkulose beschrieben. Abgesehen von den Fällen, in denen die Zwerchfellbewegung durch pleuritische Adhäsionen behindert wird, wird auch bei freiem Pleuraraum ein Zurückbleiben des medialen Zwerchfellabschnittes gerade auf der rechten Seite bei sehr verschiedenartigen, nicht nur bei tuberkulösen Lungenveränderungen und auch bisweilen bei Gesunden, namentlich bei tiefer Inspiration, beobachtet, worauf im Abschnitt über das Zwerchfell näher eingegangen werden wird (vgl. S. 467). Ich kann daher auch dieser Erscheinung eine spezifische Bedeutung für die Diagnose der Tuberkulose nicht zuerkennen.

Ein weiteres Zeichen, welches nach manchen Autoren bei Lungentuberkulose besonders häufig beobachtet wird, ist die Verknöcherung des ersten Rippenknorpels, welche nach den FREUND-HARTSchen Untersuchungen eine Prädisposition für Tuberkulose schaffen soll. Ein näheres Eingehen auf diese Theorie ist hier nicht möglich. Was die röntgenologischen Beobachtungen anbetrifft, so sah ich diese Veränderungen zu häufig auch bei nicht tuberkulösen Prozessen, insbesondere bei Emphysem älterer Leute, aber auch bei gesunden jungen Menschen, als daß ich hierin einen besonderen Hinweis auf das Vorliegen einer tuberkulösen Lungenerkrankung erblicken könnte (vgl. Fig. 214).

Eine paralytische Thoraxform wird bei Tuberkulose bekanntlich besonders häufig angetroffen, ergibt sich aber schon durch die einfache Betrachtung ohne Röntgenuntersuchung. Lehrreich waren mir die Erfahrungen an Kriegstuberkulosen, die im Gegensatz zum sonst üblichen Verhalten auch die gut gebauten Thoraxformen keineswegs verschonten.

3. Tuberkulose im Kindesalter.

Im Kindesalter zeigt die Tuberkulose in mehrfacher Hinsicht, in klinischer, immunbiologischer und zum Teil dadurch bedingt auch in anatomischer und darum ebenfalls in röntgenologischer Beziehung, Abweichungen von dem bisher geschilderten Verhalten bei Erwachsenen und soll deshalb besonders besprochen werden. Doch sei ausdrücklich darauf aufmerksam gemacht, daß gerade die Frühinfiltrate bei jugendlichen Erwachsenen, welche erst jüngst die gebührende Würdigung gefunden haben, vielfach eine viel größere Ähnlichkeit mit der Tuberkulose des Kindesalters aufweisen, als bisher meist angenommen wurde.

Bei der kindlichen Tuberkulose bieten die Erkrankungen der Lymphdrüsen die im Röntgenbilde am meisten in die Augen springenden und daher auch historisch zuerst beachteten Veränderungen (KÖHLER, DE LA CAMP).

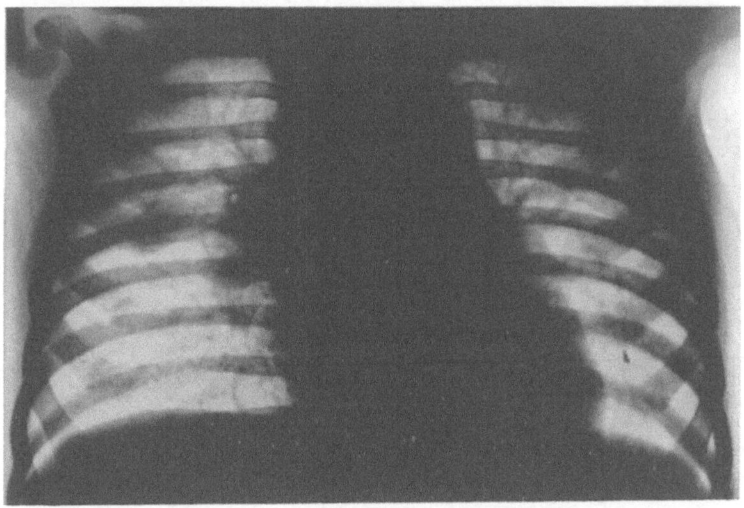

Fig. 333. Primärherd im rechten Lungenfelde und Vergrößerung der rechtsseitigen Hilusdrüsen.
(Aufnahme der Universitäts-Kinderklinik Königsberg, Prof. Stöltzner.)

Dem Entwickelungsgange der Krankheit nach stehen sie jedoch dem zuerst innerhalb des Lungengewebes selbst an der Stelle des ersten Haftens der Tuberkelbazillen sich bildenden *Ghonschen Primärherde* nach. Dieser kann in den verschiedensten Teilen der Lunge gelegen sein; besonders häufig sitzt er in den unteren Abschnitten der Oberlappen, oft auch in den Unterlappen, dagegen nur selten in der Spitze. Der Primärherd stellt eine lokal beschränkte, durchschnittlich etwa hanfkerngroße, exsudative, oft rasch in Verkäsung übergehende Gewebsinfiltration dar und ist im Röntgenbilde oft als umschriebener Fleck innerhalb der hellen Lungenfelder zu erkennen. Er kann kavernös einschmelzen und zum Ausgangspunkt einer schnellen Verbreitung der Lungentuberkulose werden. Um ihn herum kann eine Infiltration des umgebenden Lungengewebes auftreten (sog. Primärinfiltrierung). Meist findet aber nach Überwindung der Erstinfektion eine Verkreidung und Verkalkung des sich scharf gegen die Umgebung abgrenzenden Herdes statt; der Fleck bleibt dann, an Schärfe der Konturen und Schattenintensität zunehmend, sichtbar und zeigt noch im späteren Leben die ehemals erfolgte, überstandene Infektion an. Es kommen auch mehrfache, annähernd gleichzeitig ent-

standene „Primärherde" vor, wie GHON selbst behauptet. Hieraufhin sind
jedoch nicht alle im Röntgenbilde von Erwachsenen sichtbaren Kalkherde
als Ausdruck von Primärherden aufzufassen; diese stellen vielmehr häufig
Restzustände später entstandener tuberkulöser Herde im Lungengewebe oder
in den broncho-pulmonalen Lymphdrüsen dar (vgl. Fig. 342). Die Frage ihres
Ursprungs kann natürlich nicht stets mit Sicherheit aus dem Röntgenbilde
allein abgelesen werden. Doch ist dort, wo ein isolierter Kalkherd innerhalb sonst freier Lungenfelder und außerdem intensive Drüsenschatten an der
gleichseitigen Lungenwurzel vorhanden sind, mit großer Wahrscheinlichkeit
anzunehmen, daß es sich hier in der Tat um den Ausdruck der meist im Kindesalter erfolgten Erstinfektion handelt (vgl. Fig. 334 und 335). Obwohl diese

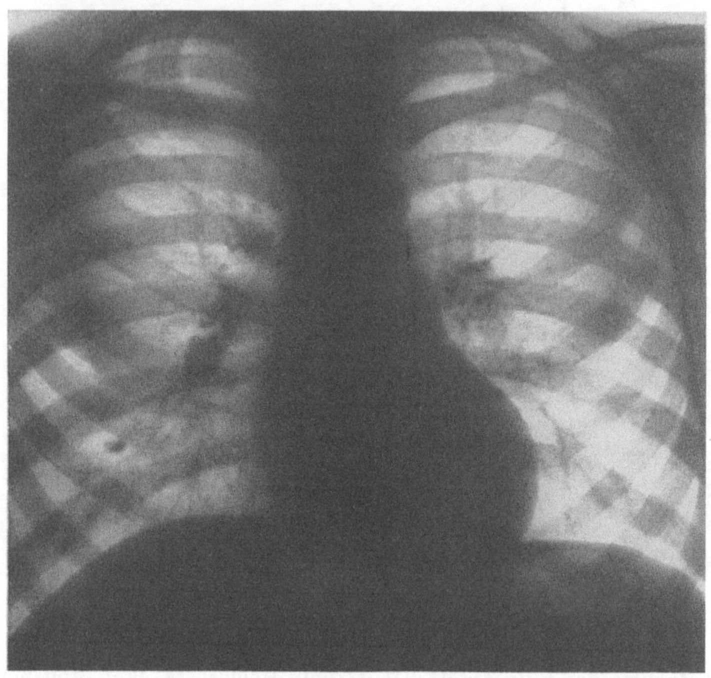

Fig. 334. RANKEscher Primärkomplex (abgeheilt). GHONscher Primärherd im rechten
unteren Lungenfelde, verkäste bzw. verkalkte Hiluslymphdrüsen am re., geringer am
li. Hilus.
Klinisch: Peritonitis tbc. Über der Lunge kein Befund.

bei der Großstadtbevölkerung sehr häufig stattfindet, sind deutliche Primärherde
doch nicht auf sehr vielen Lungenaufnahmen zu finden. Manche mögen sich
hinter den deckenden Schatten des Herzens, der Zwerchfellkuppe usw. verbergen. Wahrscheinlich ist aber der häufige Mangel von röntgenologisch erkennbaren Primärherden trotz gleichzeitigem positivem Ausfall der Tuberkulinreak-
tionen so zu erklären, daß manche primäre Lungenherde in ähnlicher Weise
einer starken Resorption fähig sind, wie dies bei den aus einer erneuten Infektion
entstehenden Frühinfiltraten der Erwachsenen beschrieben ist. Es wäre wert,
diese Frage durch fortlaufende Beobachtungen im Kindesalter zu verfolgen.
PEISER hat die Rückbildung in einem Falle nachgewiesen.

Vom Primäraffekt aus werden sehr bald die regionären *Lymphdrüsen der
zugehörigen Lungenwurzel* befallen; häufig verbreitet sich die Infektion auch
in den Drüsen des Mediastinums und am Hilus der anderen Seite. Die Drüsen

schwellen stark an und erlangen meist eine den Primärherd beträchtlich übertreffende Größe; sie neigen gerade bei der Erstinfektion des Kindesalters zu rascher und ausgedehnter Verkäsung. Im Röntgenbilde rufen sie eine starke Verbreiterung des arteriellen Hilusschattens hervor, von dem sie medialwärts meist nicht zu trennen sind, da sie den Arterien und auch den Bronchien dicht anliegen. Lateralwärts gegenüber dem hellen Lungenfelde setzen sie sich aber deutlich mit gebogenen Konturen ab, die an den Stellen, wo zwei Drüsen aneinander stoßen, eine markante Einkerbung aufweisen. Eine

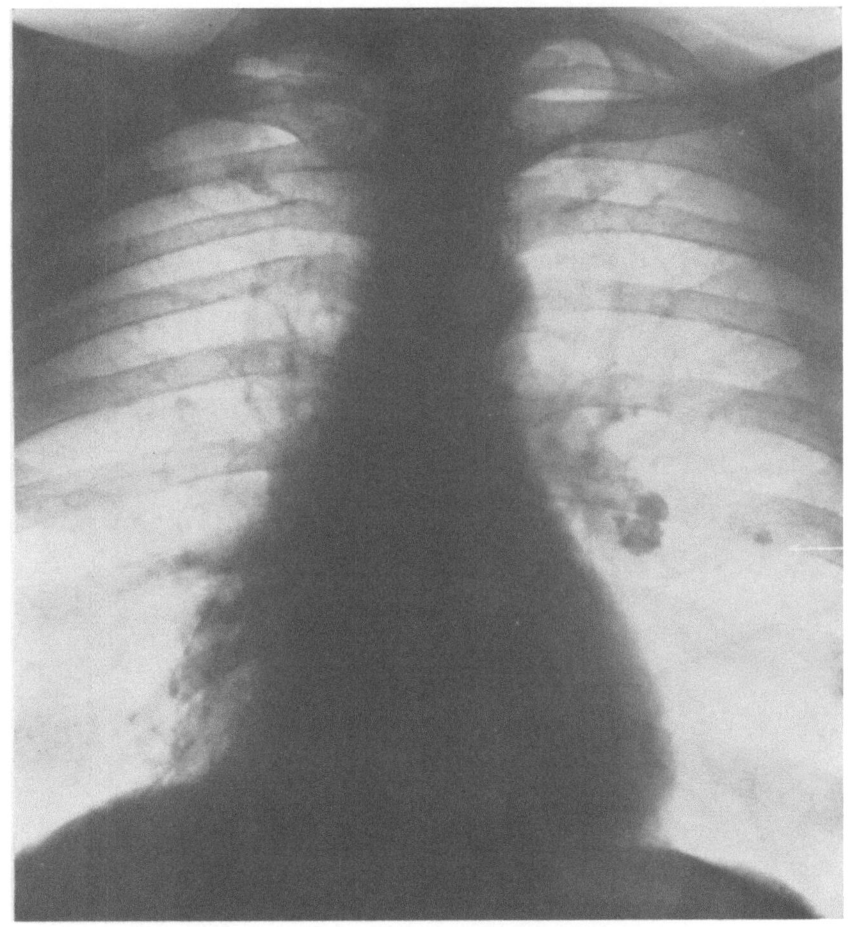

Fig. 335. Abgeheilter Primärkomplex.
Bei Pfeil kleiner Primärherd. Größere Drüsenschatten am linken Hilus.

ausführliche Besprechung dieser Verhältnisse mit den zugehörigen anatomischen Kontrollen ist S. 269ff gegeben. Die charakteristischen scharf gezeichneten Bogenschatten werden am häufigsten am rechten Hilus, seltener am linken angetroffen, bilden aber auch dort bisweilen in typischer Weise einen runden gewölbten Schatten zwischen linkem Herzrand und Aortenknopf, der nicht mit dem linken Herzohr- bzw. Pulmonalisbogen verwechselt werden darf (vgl. Fig. 257, 260, 261, 337). Ferner sind häufig die *paratrachealen Drüsen* als eine besonders rechts bogenförmig den Rand des Mediastinalschattens (Vena cava superior) überragende Ausbuchtung erkennbar (vgl. Fig. 257, 260 u. 262). Sehr viel schwieriger sind die im Winkel zwischen

den beiden Hauptbronchien an der Bifurkation liegenden Drüsen durch die
Röntgenuntersuchung nachzuweisen.   Meist verhindert der dichte Mittelschatten ihre Darstellung.   Kalk- und Käseherde können aber zuweilen mit
Hilfe harter Strahlen auch bei gerader Durchleuchtung innerhalb des allgemeinen Schattens differenziert werden.   Deutlicher treten sie manchmal
im schrägen Durchmesser hervor (vgl. Fig. 255 u. 256).

Eine morphologische Unterscheidung der *Kalkherde* im Röntgenbilde auf
Grund anatomischer Vergleichsuntersuchungen, die im GHONschen Institut

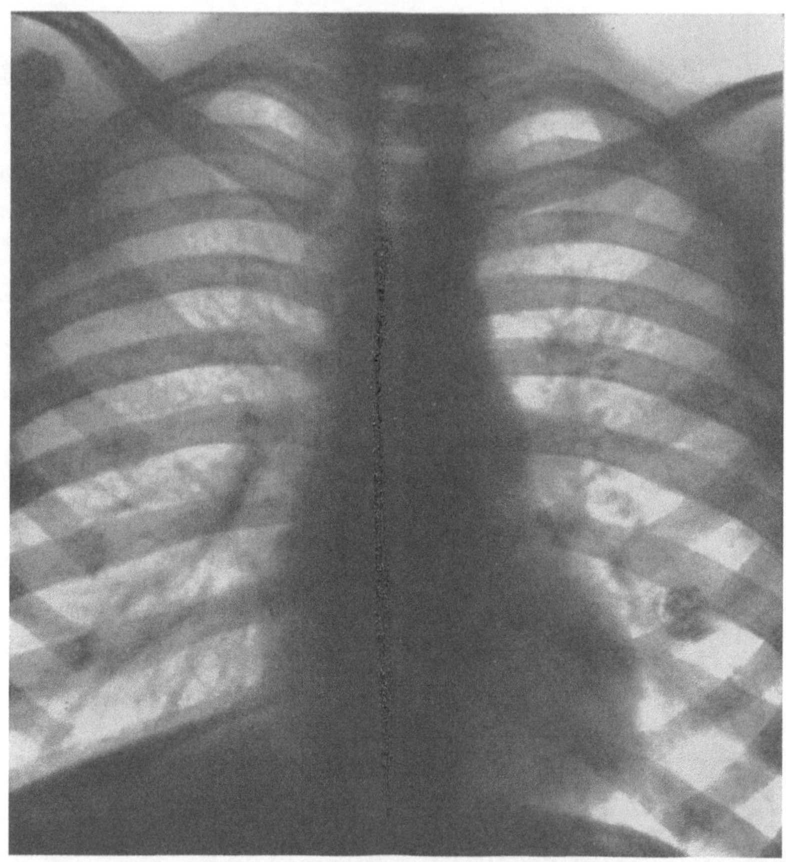

Fig. 336. Isolierter Käseherd im linken unteren Lungenfelde.
16jähriger Jüngling. Lunge physikalisch o. B. Mutter tuberkulös.

vorgenommen wurden, ist von BEUTEL versucht.   Er gibt als häufiges Merkmal
der Primärherde runde, scharf begrenzte Schattenherde, der intrapulmonalen
Lymphknotenherde korallenförmig geschichtete, muschelkalkähnliche Beschaffenheit, der nicht zum Primärherd gehörigen intrapulmonalen Kalkherde
dreieckförmige, polyedrische oder gelappte, scharf begrenzte Gestalt der
Herde und als Zeichen der mediastinalen Lymphknoten schalenförmige, krü-
melige oder maulbeerartig zusammengesetzte Schattenflecke an.   Nicht immer
ist aber durch diese im allgemeinen zutreffenden Merkmale eine sichere Unterscheidung möglich.

In der Umgebung sowohl des Primärherdes als andererseits der Lymphdrüsen am Lungenhilus und zuweilen beide zusammen umfassend werden
nicht selten diffuse Verschattungen beobachtet. Die perihilären Verschattungen

haben nach der Erstbeschreibung von Sluka oft die Form eines Dreiecks, dessen Basis dem Mittelschatten, dessen Spitze der Peripherie zugekehrt ist, und sind nach unten durch eine der Ober-Mittellappengrenze entsprechende scharfe horizontale Linie begrenzt. Ohne Zweifel werden diese Schatten gemäß der von Sluka gegebenen Erklärung durch Verdichtung des Lungengewebes in der Umgebung des Hilus hervorgerufen, und es ist diese Deutung auch gegenüber dem von Eisler erhobenen Einwand, daß es sich dabei um interlobäre Schwarten handele, aufrechtzuerhalten. Wohl aber werden tatsächlich zusammen mit den perihilären Infiltrierungen des Lungengewebes häufig interlobäre Entzündungen beobachtet, deren Kennzeichen sich noch lange nach Ablaufen des akuten Prozesses und Aufhellung der diffusen Verschattung in Gestalt von Schattenstreifen erhalten (vgl. S. 426 und Fig. 398).

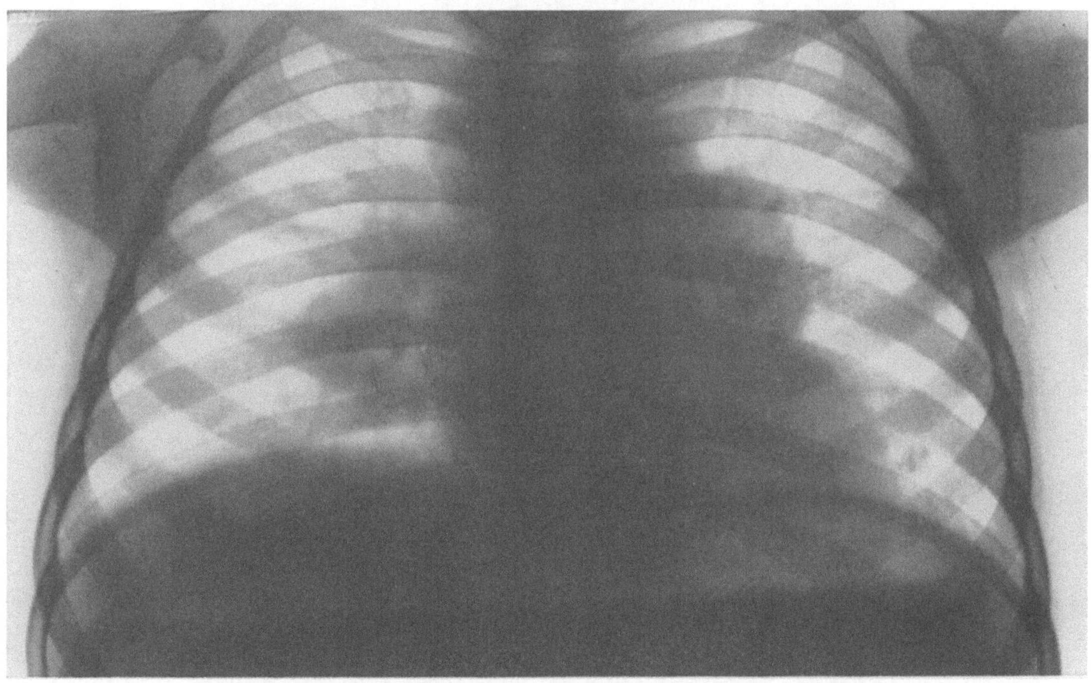

Fig. 337. Paratracheale Drüse rechts. Große Drüsentumoren an beiden Hili.
Klinisch: Außer leichter diffuser Bronchitis kein physikalischer Befund. Hohes intermittierendes Fieber, unterbrochen von fieberfreien Zwischenräumen.

Außer den beschriebenen dreieckigen und ähnlichen bandartigen Schatten kommen auch größere mehr rundliche unscharf begrenzte nebelartige Verschattungen und Trübungen vor, innerhalb deren sich die verkästen Hilusdrüsen und manchmal auch der peripher davon gelegene Primäraffekt abheben können. Beim allmählichen Rückgang bilden sich nach der Beschreibung von Redeker bipolare, hantelförmige Schatten, die einerseits den Primärherd, andererseits den Hilusschatten umgeben und miteinander durch einen dünneren Stiel verbunden sind.

Ferner werden auch in anderen Lungenteilen oft ausgedehnte diffuse Verschattungen beobachtet; am häufigsten sind sie aber in den unteren Partien des rechten Oberlappens. Sie gleichen völlig den bei unspezifischen pneumonischen und broncho-pneumonischen Prozessen beschriebenen Bildern (vgl. S. 290 und Fig. 271).

Die infiltrativen Verschattungen zeigen nach der ersten, seither häufig bestätigten Schilderung von SLUKA manchmal einen auffallenden Wechsel in
ihrer Ausdehnung, sie können auch verschwinden und wieder auftreten, so
nach Tuberkulininjektionen (LANGER). Am häufigsten wird ein allmählicher

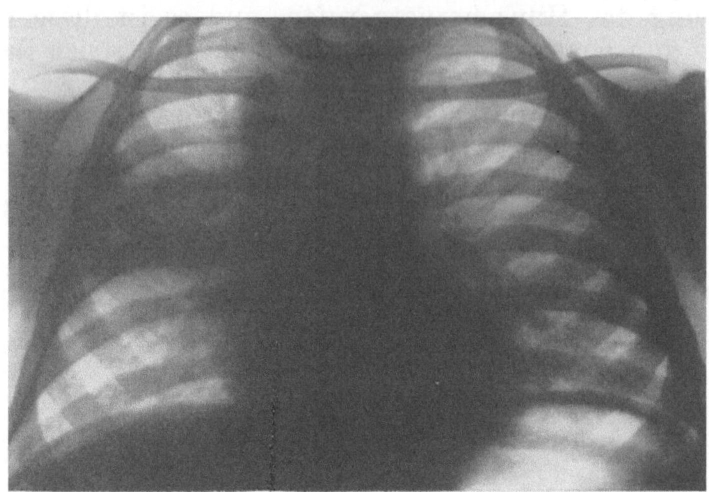

Fig. 338. Infiltrat bei tuberkulös infiziertem Kinde im unteren Abschnitt
des rechten Oberlappens.
(Aufnahme der Univ.-Kinderklinik Leipzig, Prof. BESSAU.)

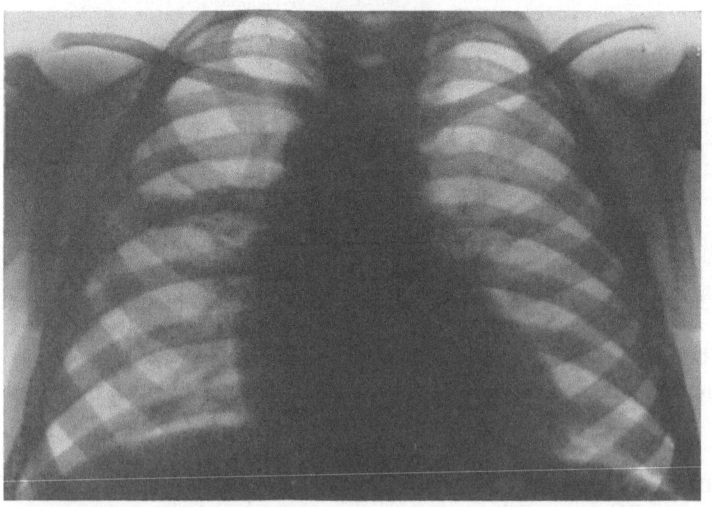

Fig. 339. Derselbe Fall wie Fig. 338 nach 8 Monaten.
Weitgehende Rückbildung der Verschattung, die sich nur noch auf einen schmalen horizontalen
Streifen am unteren Rande des Oberlappens beschränkt.
(Aufnahme der Univ.-Kinderklinik Leipzig, Prof. BESSAU.)

Rückgang nach anfänglich nicht selten beträchtlicher Ausdehnung beobachtet (vgl. Fig. 338 und 339). Es handelt sich hierbei um den Ausdruck
einer »perifokalen« Reaktion des Lungengewebes nach RANKE bzw. einer
kollateralen Entzündung im Sinne von TENDELOO, die wohl in den meisten
Fällen nicht lediglich unspezifischen »epituberkulösen« (ELIASBERG und NEU-
LAND) Ursprungs, sondern durch Toxine hervorgerufen ist, welche von tuber-

kulösen Herden in die Umgebung ausgeschwemmt werden. Die starke Rückbildungsfähigkeit solcher Infiltrate, die auf Resorption des Exsudats zu beziehen ist und gerade im Röntgenbilde deutlich verfolgt werden kann, ist in Übereinstimmung mit den bei den Frühinfiltraten der Erwachsenen erörterten Verhältnissen nicht als Grund gegen ihre tuberkulöse Natur anzusehen. Andererseits kommen aber auch unspezifische pneumonische und broncho-pneumonische Prozesse auch in der Umgebung tuberkulöser Hilusdrüsen vor, wie folgende Beobachtung zeigt:

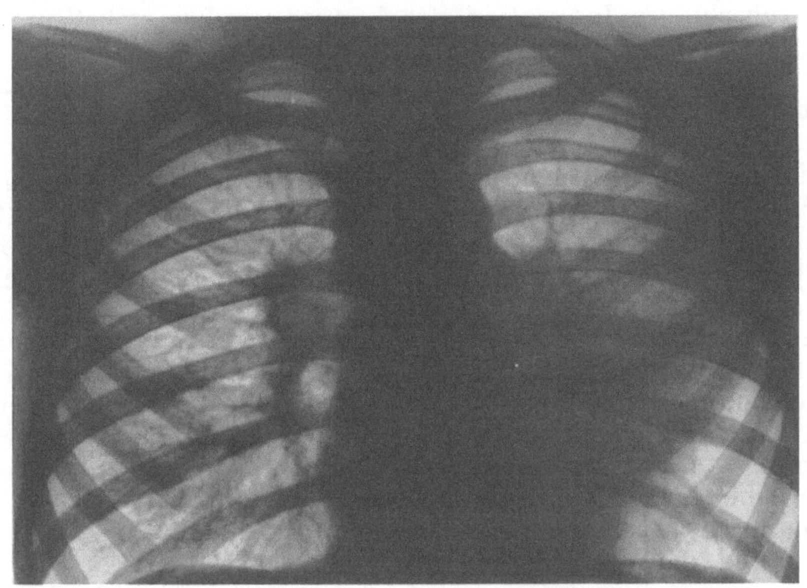

Fig. 340. Infiltrierung im linken mittleren Lungenfelde
bei kindlicher Tuberkulose.

Verbreiterte Hilusschatten.

(Aufnahme aus der Univ.-Kinderklinik Königsberg, Prof. Stöltzner.)

Sechsjähriges Kind. Vor einer Woche mit hohem Fieber erkrankt. Schallabschwächung und Rasseln über der rechten Lunge. Pirquet stark positiv.

Röntgenbefund: Rechte Seite im ganzen trüber als linke. Am rechten Hilus zwei durch große Intensität und scharfe Kontur sich abhebende erbsen- bis pflaumenkerngroße Schattenflecke.

Röntgendiagnose: Infiltration der rechten Lunge, verkäste oder verkalkte Bronchialdrüsen.

Autopsiebefund: Totale nicht tuberkulöse Infiltration der rechten Lunge. Neben einigen einfach geschwollenen Lymphdrüsen zwei verkäste Drüsen am rechten Hilus von Bohnen- und Erbsengröße.

Dieses Beispiel hob ich bereits in einer früheren Arbeit besonders hervor, weil es in lehrreicher Weise neben den Erfolgen zugleich die Grenzen der Röntgendiagnostik zeigt. Es war die Diagnose vorsichtigerweise auf tuberkulöse verkäste Bronchialdrüsen und Infiltration der rechten Lungen unbestimmter Art (Pneumonie? Tbc.?) gestellt worden. Die Autopsie ergab die Richtigkeit der Beschränkung, indem neben den tuberkulösen Bronchialdrüsen eine nichttuberkulöse Pneumonie als Todesursache festgestellt wurde.

Außerdem gibt es in der Umgebung des Hilus auch bleibende tuberkulöse Veränderungen des Lungengewebes in Form von Knötchen, gröberen Käseknoten und ausgedehnteren Infiltrationen sowie auch von indurativen Prozessen. Diese erzeugen im Röntgenbilde Verschattungen, welche von den

Gefäß- und Drüsenschatten am Hilus bisweilen schwer oder auch gar nicht abzugrenzen sind. Meist setzen sie sich allerdings gegen das umgebende Lungengewebe weniger scharf ab als die Schatten bei alleiniger Drüsentuberkulose. Diese Bilder können erhebliche Ähnlichkeit mit Tumoren der Hilusgegend aufweisen, eine differentialdiagnostische Erwägung kommt aber bei dem meist verschiedenen Lebensalter der Patienten bei beiden Erkrankungen nur selten in Frage. Als Beispiel diene Fig. 6 auf Tafel IX, welche vom Hilusschatten ausgehende, nach verschiedenen Richtungen hin ins Lungenfeld vorspringende Auswüchse zeigt. Die Autopsie ergab eine umschriebene tuberkulöse Induration des Lungengewebes selbst um den Hilus herum mit Kalkeinlagerungen.

Ferner sind im kindlichen Alter Verstärkungen der vom Hilus ausstrahlenden Schattenstränge gleichzeitig mit einer erheblichen Vergrößerung der Hilusschatten und ihrer Umgebung von WELS in überzeugender Weise dargestellt, die bei späterer Nachuntersuchung wesentlich zurückgingen. Wenn auch in diesen Fällen keine autoptische Kontrolle vorlag, so ist doch auf entsprechende Befunde aus den anatomischen Untersuchungen von RANKE hinzuweisen, der auch in weiterer Umgebung des Primärherdes zwischen diesem und dem Hilus eine starke Hyperämie der Blutgefäße, perivaskuläre saftreiche Bindegewebsneubildungen sowie Enge und Abplattung der oft stark schleimhaltigen Bronchien feststellte. Mit der Rückbildung der frisch entzündlichen Erscheinungen und dem Ersatz des gequollenen jungen Bindegewebes durch fibröse Elemente schrumpft das Volumen der entzündlich geschwollenen Gewebsbildung zusammen und verliert damit auch im Schattenbilde der Röntgenaufnahmen an Mächtigkeit.

Die genannten Erscheinungen, der Primärherd, die verkästen regionären Hilusdrüsen und die Verbindung zwischen diesen durch peribronchiale und perivaskuläre entzündliche Prozesse, zu denen dann oft noch eine »perifokale Reaktion« des benachbarten Lungengewebes hinzukommt, stellen den RANKEschen »*Primärkomplex*« dar, der im Röntgenbilde in der geschilderten Weise einen sehr charakteristischen Ausdruck findet. In dem anschließenden Sekundärstadium nach RANKE, welches einerseits durch besondere Überempfindlichkeit, andererseits durch das Auftreten hämatogener Streuungen neben der meist vorhandenen Bronchialdrüsentuberkulose ausgezeichnet ist, werden im Röntgenbilde außer den Drüsenschatten verstreute feine Fleckchen als Ausdruck von disseminierten Knötchen beobachtet; nicht selten tritt gerade in diesem Stadium eine ausgesprochene Miliartuberkulose der Lungen auf, deren röntgenologische Kennzeichen S. 340 näher beschrieben sind. Ferner entstehen auf Grund der in diesem Stadium ausgeprägten Überempfindlichkeit besonders häufig Infiltrationen der vorher beschriebenen Art, die sich um Herde jeglicher Art, sowohl um den Primärherd als um die infizierten Bronchialdrüsen als um hämatogene Streuungsherde herum in verschiedener Ausdehnung, oft in sehr erheblichem Umfange, bilden und vielfach ausgesprochene Rückbildungsfähigkeit zeigen.

Bezüglich der weiteren Ausbreitung des tuberkulösen Prozesses in den Lungen im Kindesalter muß auf deren Darstellung in Lehrbüchern der Kinderheilkunde verwiesen werden. Im Vergleich zur Tuberkulose der Erwachsenen ist auf die vorwiegende Lokalisation der kindlichen Tuberkulose in den mittleren und unteren Lungenabschnitten, z. T. auch ähnlich wie beim Erwachsenen in den oberen dorsalen paravertebralen, bei sagittalem Strahlengange unter die Klavikula projizierten Partien hinzuweisen, während die Lungenspitzen selbst abgesehen von hämatogenen Streuungsherden in der Regel freibleiben. Wird die Infektion nicht überwunden, so schreitet die Entwicklung bei den Kindern meist rasch fort, indem der Prozeß zu schneller Verkäsung großer Bezirke, z. T. auch mit Gewebseinschmelzung und Kavernenbildung, seltener als beim Erwachsenen zu indurativer Vernarbung neigt. Dies zeigt sich auch bei fortlaufenden röntgenologischen Untersuchungen. Dagegen kann aus einem einmaligen Zustandsbilde nicht geschlossen werden, ob eine diffuse Verschattung, gleichgültig welchen Umfanges, auf einer verhältnismäßig gutartigen resorptionsfähigen Infiltration, einer sog. perifokalen Entzündung, oder einer schon fortgeschrittenen Verkäsung mit ungünstiger Prognose beruht. Auch hier ist die Beurteilung des Falles von dem Gesamtergebnis der klinischen Untersuchung und vielfach erst einer Beobachtung des Verlaufs abhängig zu machen.

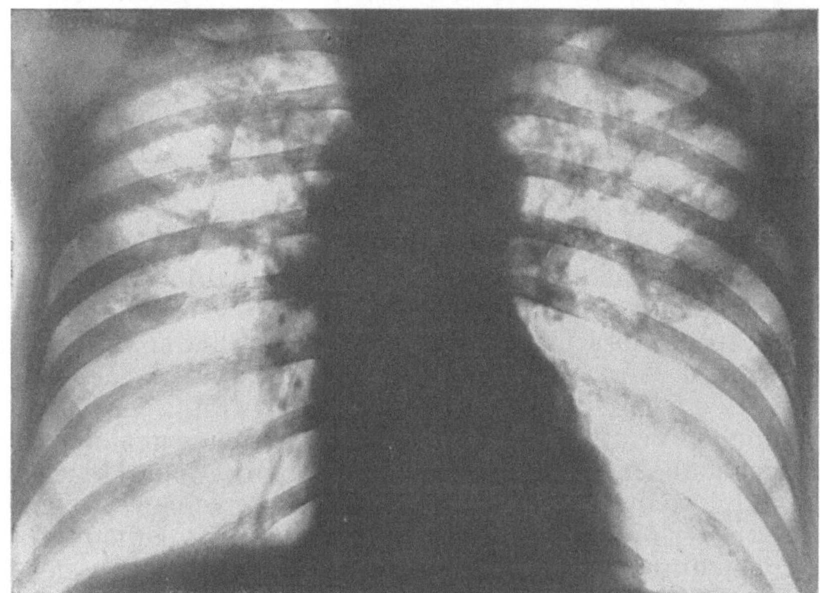

Fig. 341. Fibröse Alterstuberkulose.
Hauptsächlich streifige, weniger fleckförmige fibröse peribronchitische Verdichtungen in beiden Oberlappen. Hilusschatten hochgezogen. Kalkherde am re. Hilus. Autoptische Kontrolle.
Klinisch: Bei den starren Thoraxwandungen waren keine Veränderungen des Perkussionsschalles nachweisbar; nur spärliche Rasselgeräusche in den mittleren Lungenpartien. Die Diagnose der Lungentuberkulose wurde hier nur durch den Röntgenbefund ermöglicht.

4. Alterstuberkulose.

Bei alten Leuten werden nicht ganz selten verschiedenartige, am häufigsten aber chronisch indurative Formen der Lungentuberkulose beobachtet, welche bei der mangelhaften Reaktionsfähigkeit des senilen Organismus und der Behinderung eines deutlichen perkutorischen Befundes durch die Starre der Thoraxwandungen oder ein gleichzeitig vorhandenes Emphysem häufig klinisch unerkannt bleiben. Auf solche Formen hat besonders STÄHELIN aufmerksam gemacht. Hier ist die Röntgenuntersuchung von außerordentlichem Werte, indem sie oft ausgedehnte Veränderungen aufdeckt. Am häufigsten ist eine verstärkte Strangzeichnung mit eingelagerten Flecken, bisweilen auch mit Hochziehung der Hilusschatten durch Schrumpfung, welche die chronisch indurativen Formen auszeichnet (vgl. F. 341). Es werden aber auch andere Bilder beobachtet. So sah ich chronisch verlaufende, käsige Prozesse im Unterlappen, die große Schwierigkeiten bei der Differentialdiagnose besonders gegenüber Tumor boten und erst durch die Autopsie geklärt wurden.

Hier erwies sich auch die Röntgenuntersuchung unzulänglich, da die gleichmäßige Verschattung des unteren Lungenfeldes, welche außerdem auch durch ein Pleuraexsudat hervorgerufen wurde, keine Differenzierung von Einzelheiten zuließ. Auch exsudative Schübe mit Bildung von Infiltrationen, die zum Teil starke Rückbildungsfähigkeit zeigen, kommen vor (Kayser-Petersen). Auch die Miliartuberkulose wird im Greisenalter nicht selten beobachtet Eine eigenartige Form bei der Greisentuberkulose bildet die besonders von Ghon und Schürmann beschriebene endogene lymphoglanduläre Reinfektion; die dabei entstehenden, zum Teil erheblichen Vergrößerungen verkäster Lymphdrüsen am Lungenhilus finden im Röntgenbild deutlichen Ausdruck (vgl Fig. 265). Andere Fälle von Alterstuberkulose zeigen keine Besonderheit gegenüber den früher beschriebenen gewöhnlichen Formen des Röntgenbildes.

Zusammenfassende Bemerkungen über die klinische Bedeutung der Röntgendiagnostik bei der Lungentuberkulose.

Bei der äußerst verschiedenen Erscheinungsweise der Tuberkulose ist es nicht möglich, die im Vorstehenden ausgeführten Einzelheiten in allgemeiner Form zusammenzufassen. Doch soll zum Schluß die Frage der klinischen Bedeutung der Röntgendiagnostik bei der Tuberkulose gemeinsam erörtert werden, über welche auch heutzutage die Ansichten noch recht weit auseinander gehen. So sieht z. B. A. Fraenkel die Röntgenuntersuchung geradezu als ausschlaggebend an, Otfried Müller mißt ihr dagegen nur einen geringen Wert bei. Mein eigener Standpunkt, den ich auf Grund einer dauernden gleichzeitigen Anwendung aller klinischen Untersuchungsmethoden und eines Vergleiches mit überaus zahlreichen genauen anatomischen Kontrolluntersuchungen einnehme, ist folgender: die Röntgenuntersuchung gewährt einen durch keine andere Methode erreichten genauesten Einblick in die anatomischen Verhältnisse, soweit darunter Dichtigkeitsunterschiede verstanden werden, unter Bevorzugung der schirm- bzw. filmnahen Teile. Am meisten überlegen ist das Röntgenverfahren den übrigen Untersuchungsmethoden bei dem sonst schwierigen oder überhaupt nicht zu erbringenden Nachweis tief gelegener Herde und Kavernen, insbesondere bei der so wichtigen Aufdeckung der Frühinfiltrate und ihrer Einschmelzungshöhlen, ferner bei gleichzeitigem Emphysem, bei der Alterstuberkulose, bei der disseminierten (Miliar)tuberkulose, sowie bei der Feststellung verkäster und verkalkter Lymphdrüsen in der Hilusregion und auch von paratrachealen Drüsen, die besonders bei der kindlichen Tuberkulose von Bedeutung sind. Auch sonst gewährt die Röntgenuntersuchung den zuverlässigsten Überblick über die Ausdehnung eines Lungenprozesses. Dabei ist zu berücksichtigen, daß in seltenen, aber sicher beobachteten Fällen frische und wenig umfangreiche Prozesse dem röntgenologischen Nachweise entgehen können. Von großer praktischer Bedeutung ist die weitere *Verfolgung des Krankheitsverlaufs im Röntgenbilde*, welcher oft Fortschritte oder Vernarbung, mitunter aber auch deutliche Rückbildungen durch Resorption erkennen läßt, die selbst bei schärfster Kritik auf Änderungen des anatomischen Befundes und nicht nur auf Änderungen der Aufnahmetechnik bezogen werden müssen; wegen der zahlreichen Fehlerquellen ist freilich bei derartigen Schlüssen große Vorsicht und Zurückhaltung geboten. Auch die nähere Art des anatomischen Prozesses kann vielfach aus dem Röntgenbilde erschlossen und damit ein wertvoller Anhaltspunkt für die klinische Auffassung des Falles gewonnen werden. Einerseits sind die chronisch indurativen Prozesse mit Neigung zur

Schrumpfung, andererseits die broncho-pneumonischen und pneumonischen Verdichtungen mit Neigung zur Verkäsung und zum Zerfall im Röntgenbilde deutlich kenntlich. Bei Herdschatten spricht Schärfe der Konturen für Induration, weiche, unklare Begrenzung dagegen für broncho-pneumonische Infiltration. Ganz im allgemeinen kann gesagt werden, daß die Dichte und Schärfe der Schatten mit dem Alter eines Krankheitsherdes durch die einsetzende Induration bzw. Verkalkung zunimmt. Herdschatten von sehr großer Intensität und scharfer Begrenzung deuten auf Verkalkung und somit einen ruhenden Zustand hin. Aber auch Verkäsungen, die häufig bei aktiven Prozessen vorkommen, geben recht intensive Schatten, und selbst wenn aus deut-

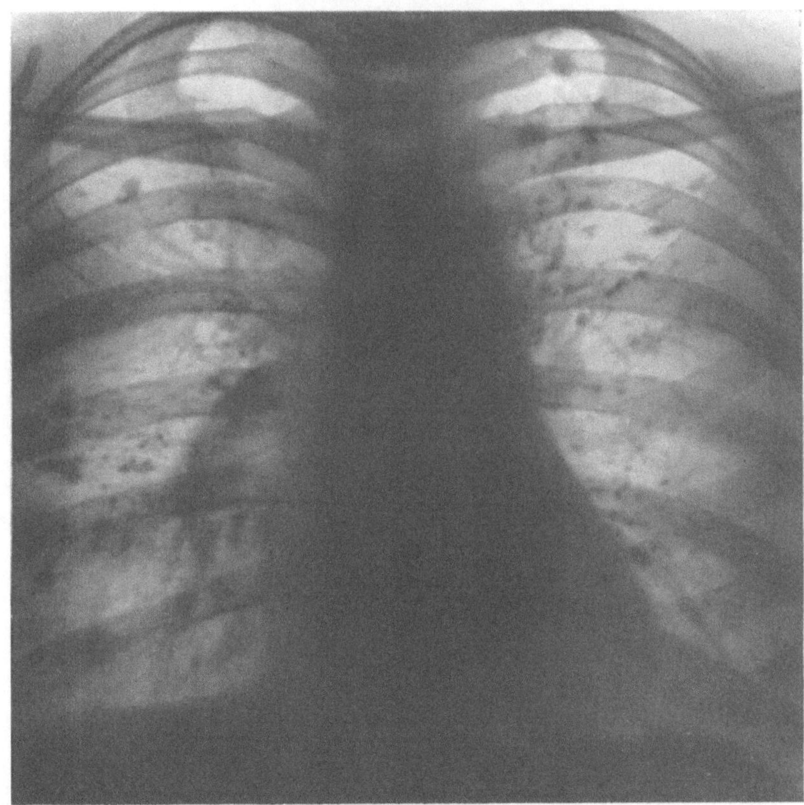

Fig. 342. Abgeheilte Tuberkulose. Alte verkalkte, in beiden Lungenfeldern verstreute Herde.

lich erkennbaren Kalkherden gefolgert werden kann, daß diese selbst keiner frischen Erkrankung angehören, so ist damit doch keineswegs gesagt, daß nicht daneben frische Veränderungen bestehen, die im Röntgenbilde als weichere Schatten dargestellt oder auch nicht sichtbar sein können. Andererseits werden disseminierte kleine Flecken, die gewöhnlich das Bild der meist tödlich verlaufenden akuten oder subakuten miliaren Tuberkulose kennzeichnen, in seltenen Fällen auch bei chronischen und abgeheilten Prozessen beobachtet. Deshalb soll die praktisch wichtigste Frage der Aktivität oder Inaktivität eines Prozesses und damit der Prognose und Behandlung eines Falles nie nach dem Röntgenbild allein entschieden werden. Zur sicheren klinischen Bewertung des Röntgenbefundes, den ich selbst für die Diagnose der Tuberkulose sehr hoch einschätze, gehört also stets die genaueste klinische

Untersuchung mit Einschluß der Würdigung des Allgemeinzustandes, der Anamnese, Temperaturmessung usw. So ganz selbstverständlich diese Forderung auch ist, so halte ich es doch für erforderlich, diesen wichtigsten Punkt aufs eindringlichste zu betonen.

Böcks Sarkoid.

Unter dem Namen des Böckschen Sarkoids oder Miliarlupoids wird zunächst meist nur eine Hauterkrankung verstanden, die mit der Bildung zahl-

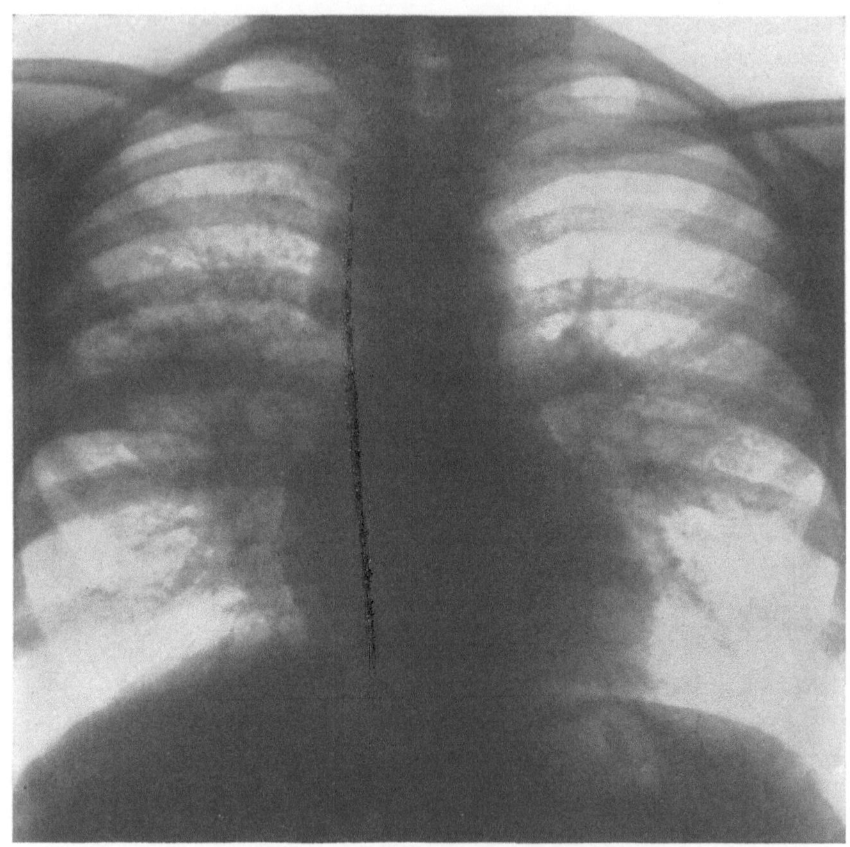

Fig. 343. Torpide Form der Lungentuberkulose (Böcks Sarkoid?).
Zahlreiche Flecken in beiden mittleren Lungenfeldern, diffuse Verschattung im unteren Teil des rechten Oberlappens. Vergrößerte Hiluslymphdrüsen.
Klinisch: Vgl. Text S. 377.

reicher Knötchen von bestimmtem histologischem Bau in Haut- und Unterhautzellgewebe einhergeht. Als charakteristisch werden besonders Anhäufungen von Epitheloidzellen, geringe Mengen von Lymphozyten, fehlende Neigung zur Verkäsung, dagegen starke Bindegewebsabkapselung gegen die Umgebung bezeichnet. Beziehungen zur Tuberkulose werden zwar von den meisten früheren Autoren z. T. auf Grund der häufig fehlenden Reaktion auf Tuberkulin geleugnet, sind aber besonders nach der neueren Arbeit von KYRLE als wahrscheinlich zu betrachten. Für die interne Klinik hat diese Erkrankung dadurch eine Bedeutung gewonnen, daß BITTORF und KUTZNITZKY in mehreren derartigen Fällen eine diffuse Verbreitung gleichartiger Knötchen in ver-

schiedenen inneren Organen fanden. In den Lungen wiesen sie diese durch
die Röntgenuntersuchung nach. Die Lungenfelder waren mit feineren und
gröberen Flecken von verschiedener Größe übersät. BITTORF hebt ausdrücklich die erhebliche Ähnlichkeit mit dem gesamten Krankheitsbilde
und auch mit dem Lungenröntgenbefunde bei der Lymphogranulomatose
hervor.

Ähnliche Fälle wurden auch von mir gesehen. Bei diesen war der erhebliche Rückgang der Lungenveränderungen im Röntgenbilde bemerkenswert,
der während einer längeren Beobachtungszeit festgestellt wurde.

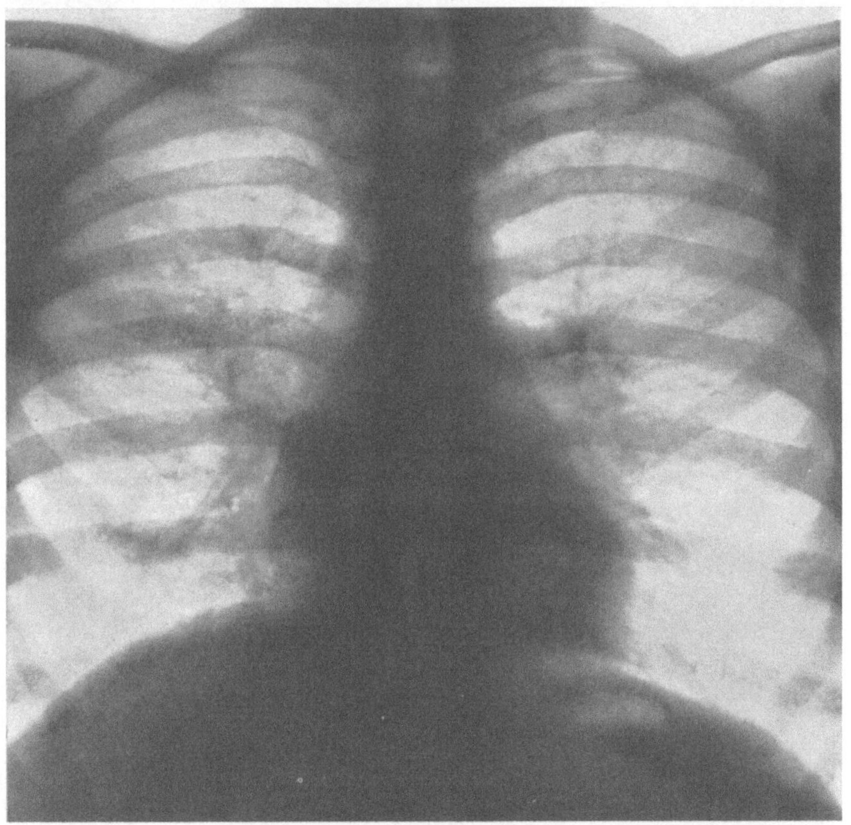

Fig. 344. Derselbe Fall von Fig. 343 nach 2¹/₂ Jahren.
Beträchtlicher Rückgang aller Erscheinungen.
Klinisch: Vgl. Text S. 377.

In dem einen handelte es sich um ein *großpapulöses Miliarlupoid*, bei welchem von derma-
tologischer Seite wahrscheinlich eine Mischung mit echtem Lupus angenommen wurde. An
den inneren Organen war eine beträchtliche Schwellung der Milz und eine geringere Vergrößerung der Leber vorhanden, an den Lungen kein krankhafter Befund zu erheben. Das
Röntgenbild wies jedoch in den Lungen zahlreiche disseminierte Flecken auf, die am dichtesten
in den mittleren Partien verstreut waren, sowie beträchtliche Verbreiterung der Hilusschatten
(vgl. Fig. 343). Nach zwei Jahren hatten die Veränderungen im Röntgenbilde sehr wesentlich an Größe und Umfang abgenommen (vgl. Fig. 344); ebenso war die Milzschwellung stark
zurückgegangen.

Ein anderer Fall zeigte Schwellung zahlreicher oberflächlicher Lymphdrüsen, der Speichel-
und Tränendrüsen (MIKULICZscher Symptomenkomplex), Iridocyclitis, eine beträchtliche
Vergrößerung der Bronchialdrüsen an den Hili und zahlreiche fleckförmige Herde in den
Lungenfeldern des Röntgenbildes (vgl. Fig. 345), aber nur vorübergehende typische disseminierte Hauterscheinungen. Auf 1 mg A. T. trat keine Reaktion ein. Eine exstirpierte

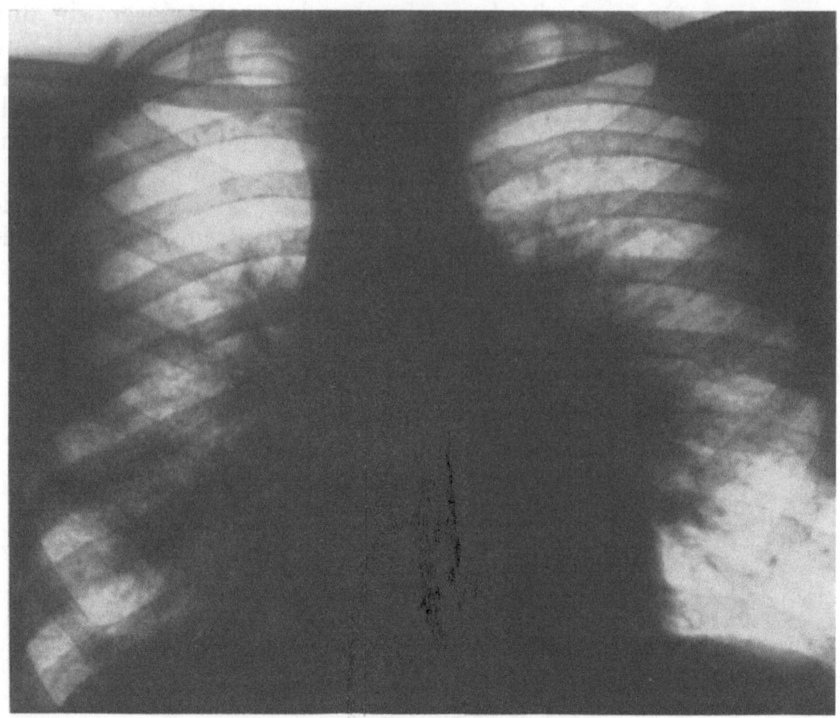

Fig. 345. Miliarlupoid.
Zusammenhängende Verschattungen mit Strängen und Knötchen in der Umgebung beider Hili.
Klinisch: Vgl. Text S. 377.

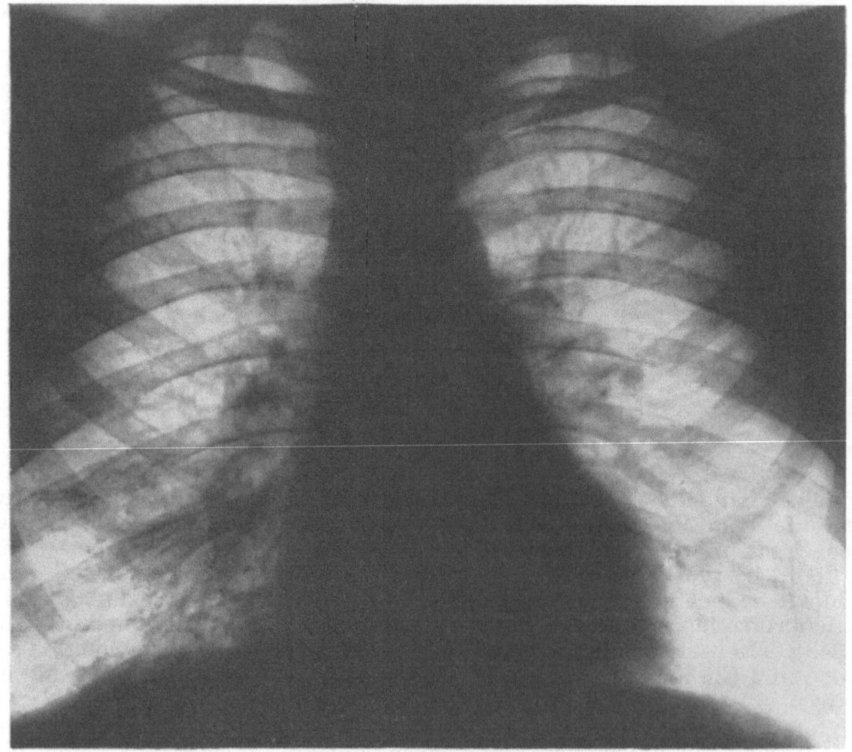

Fig. 346. Miliarlupoid.
Derselbe Fall von Fig. 345 nach 2 Jahren.
Starker Rückgang aller Veränderungen.

Lymphdrüse zeigte die gleichen Veränderungen, wie sie vorher für die Hautherde geschildert wurden und auch sonst in gleichartiger Weise in Lymphdrüsen beschrieben sind. Die Schwellungen der Speichel- und Tränendrüsen sowie die Lymphknoten an den Lungenwurzeln schwanden unter Röntgenbestrahlung fast völlig Eine Nachuntersuchung nach $2^1/_2$ Jahren ergab keinen klinisch nachweisbaren pathologischen Befund. Auch die Lungenherde im Röntgenbilde hatten sich weitgehend zurückgebildet (vgl. Fig. 346).

Ein weiterer Fall mit einer Kombination von Hautveränderungen im Sinne des Miliarlupoids und disseminierten Knötchen in den Lungenfeldern bei ausgesprochen gutartigem torpiden Verlauf der Lungenerkrankung sowie von Knochenherden nach Art der Ostitis tuberculosa multiplex cystica ist aus meiner Leipziger Poliklinik von HANTSCHMANN beschrieben; auch hier war bemerkenswerterweise die Tuberkulinreaktion negativ, die tuberkulöse Natur der Krankheitsherde aber durch den Haut- und Knochenbefund sichergestellt.

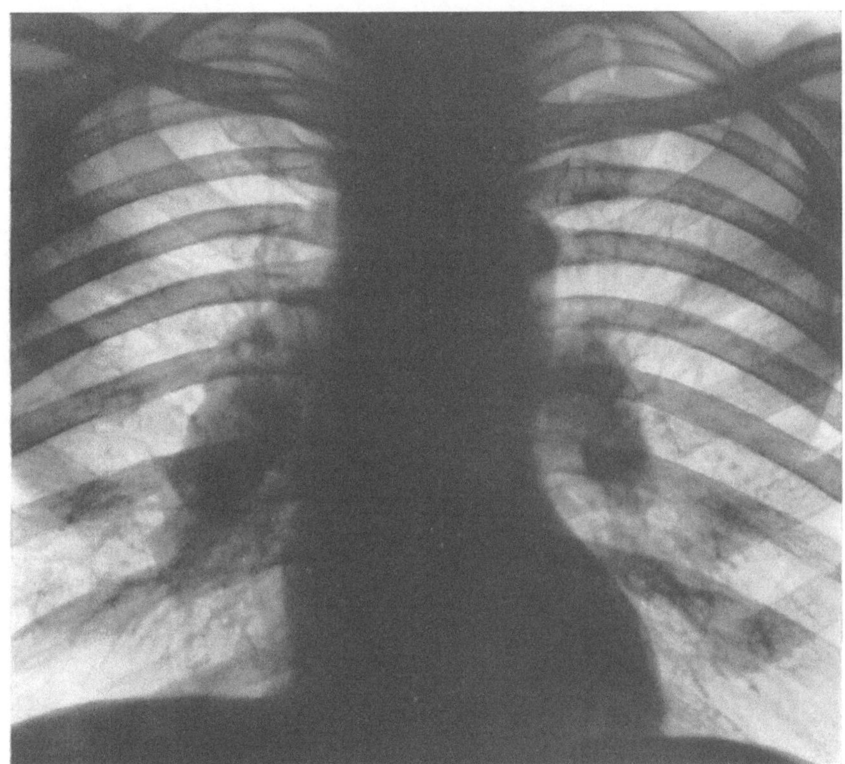

Fig. 347. Lymphogranulomatose der Bronchialdrüsen.

Gleichartige Fälle wurden von KIRKLIN und MORTON mitgeteilt. Ähnliche Beobachtungen bei einer ausgesprochen gutartig verlaufenden disseminierten Lungentuberkulose, die auch als Lungentuberkulid bezeichnet wird, sind ferner von BÖDECKER, MARTENSTEIN u. a. veröffentlicht (vgl. auch den Abschnitt über geheilte und chronische Miliartuberkulose S. 343).

Lymphogranulomatose.

Bei der Lymphogranulomatose (HODGKINscher Krankheit) werden am häufigsten bogig begrenzte Verbreiterungen des Mediastinalschattens und der Hilusschatten beobachtet, die durch granulomatöse Drüsen von oft beträchtlicher Zahl und Größe hervorgerufen werden (vgl. Fig. 347). Diese Befunde sind bereits bei der Besprechung des Mediastinums und der Lymphdrüsen geschildert (vgl. S. 202 und 275). Außerdem kommen aber nicht ganz selten im Lungengewebe selbst lymphogranulomatöse herdförmige Wuche-

rungen von verschiedener Größe sowohl vereinzelt als häufiger in der Mehrzahl und auch in ganz verstreuter Form vor und erzeugen im Röntgenbilde
rundliche, bisweilen durch Zusammenfallen der einzelnen Herde konfluierende
Schatten (BITTORF und KUTZNITZKI, HAENISCH, HELD, WEICKER, eigene Beobachtungen vgl. Fig. 348 und 349). Eine kavernöse Einschmelzung lympho-
granulomatöser Wucherungen, die in den Fällen von LICHTENSTEIN sowie von
SCHÄFER und WURM im Röntgenbild und später autoptisch festgestellt wurde,
stellt eine ungewöhnliche Ausnahme dar. In seltenen Fällen wird eine dichte
Aussaat feiner Flecken, ähnlich dem Bilde einer Miliartuberkulose, beobachtet
(KUHLMANN, HELD).

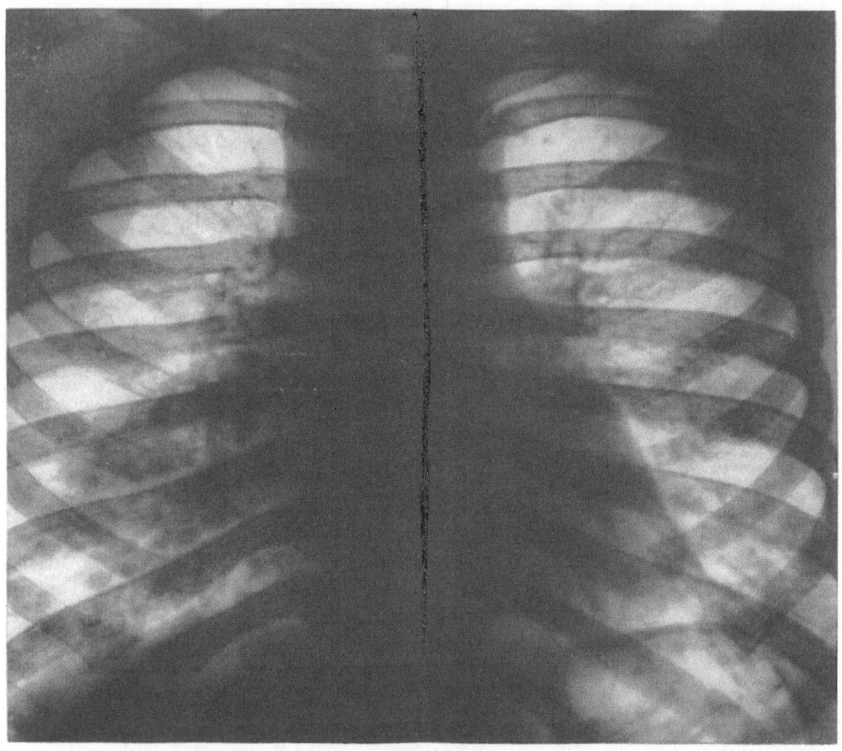

Fig. 348. Lymphogranulomatose der Lunge (Autopsie).

Aktinomykose.

Die *Aktinomykose* setzt in der Lunge sehr verschiedenartige Veränderungen, die nach Form und Art der Verbreitung eine erhebliche Ähnlichkeit mit
der Tuberkulose aufweisen; doch ist im Gegensatz zur Tuberkulose im allgemeinen eine Bevorzugung der unteren Lungenabschnitte hervorzuheben, ohne
daß freilich die oberen Lungenpartien verschont werden. Eine Besonderheit
der aktinomykotischen Prozesse besteht in der Neigung zu kontinuierlichem
Fortschreiten in die Umgebung, zu zundrigem, auch kavernösem Zerfall und
Fistelbildung sowie zu sekundärer Bindegewebsbildung und Schrumpfung.
Häufig wird eine Beteiligung der Pleura, des Mediastinums und auch der
Thoraxwand beobachtet. Ähnlich wie bei der Tuberkulose können auch bei
der Aktinomykose knötchenförmige Prozesse in lokaler und disseminierter
Ausbreitung, ferner broncho-pneumonische und zirrhotische Formen unter-

schieden werden, die einen entsprechenden Ausdruck im Röntgenbilde finden.

Über Röntgenbeobachtungen an Lungenaktinomykose liegen im deutschen Schrifttum nur vereinzelte Berichte vor. In den Fällen von OTTEN und WEBER handelte es sich um grobe Schatten in der Hilusgegend, von denen Zacken und Streifen in die Umgebung ausstrahlten. Das Bild des von WEBER mitgeteilten Falles zeigt außerdem in der rechten Spitze eine größere Zahl zusammenliegender Flecken und weist zusammen mit der Hilusverschattung eine große Ähnlichkeit mit dem knötchenförmigen Typus der Tuberkulose auf.

In einem von EICHBAUM und SIEBERT beschriebenen, autoptisch als Aktinomykose der Lunge erwiesenen Falle waren zunächst auch ganz dem Bilde der Tuberkulose entsprechend Verschattungen der rechten Lungenspitze und

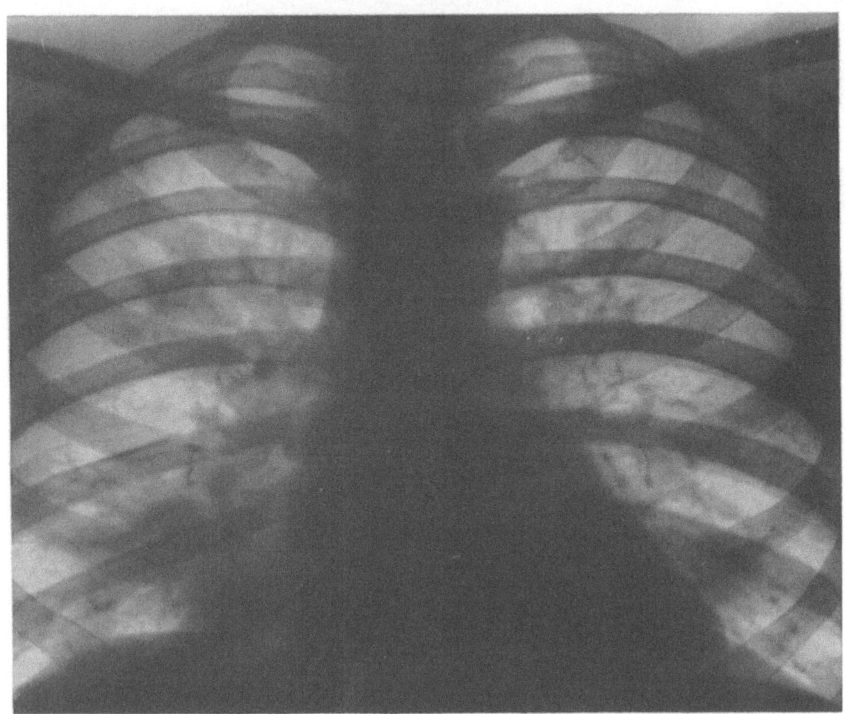

Fig. 349. Lymphogranulomatose der Lunge.

infraklavikuläre kavernenverdächtige Aufhellungen, später nach Rückbildung dieser Veränderungen besenreiserartig vom Hilus ausgehende Schattenstränge ähnlich wie bei einer Lymphangitis carcinomatosa sichtbar. Ähnliche Verschattungen im mittleren Lungenfelde mit kavernöser Einschmelzung, die sich nach Röntgenbestrahlung weitgehend zurückbildeten, wurden von MARKO beobachtet. Eine miliare Aussaat feiner Fleckchen wie bei der Miliartuberkulose fand sich in einem von NATHAN beschriebenen, gleichfalls autoptisch kontrollierten Falle.

Ich selbst beobachtete einen Fall von pneumonischem Typus, in dem eine zusammenhängende diffuse Verschattung eines oberen Lungenfeldes keine Einzelheiten erkennen ließ (vgl. Tafel IX Fig. 3). Die Autopsie ergab eine totale Infiltration eines Oberlappens und eine teilweise Verdichtung der anschließenden oberen Teile des Unterlappens, die von eitrigen Fistelgängen durchsetzt waren. Im Eiter wurden Aktinomycesdrusen nachgewiesen.

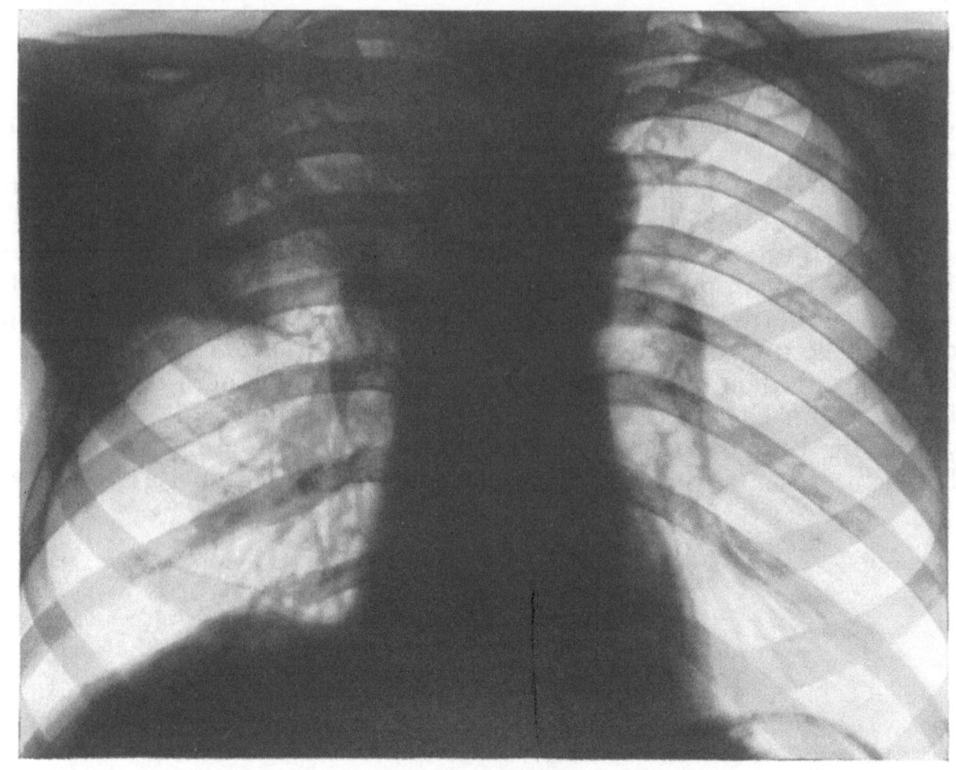

Fig. 350. Aktinomykose der Lungen.
Aus STÄHELIN im Handbuch der Inneren Medizin. Von v. Bergmann und Stähelin. 2. Aufl.

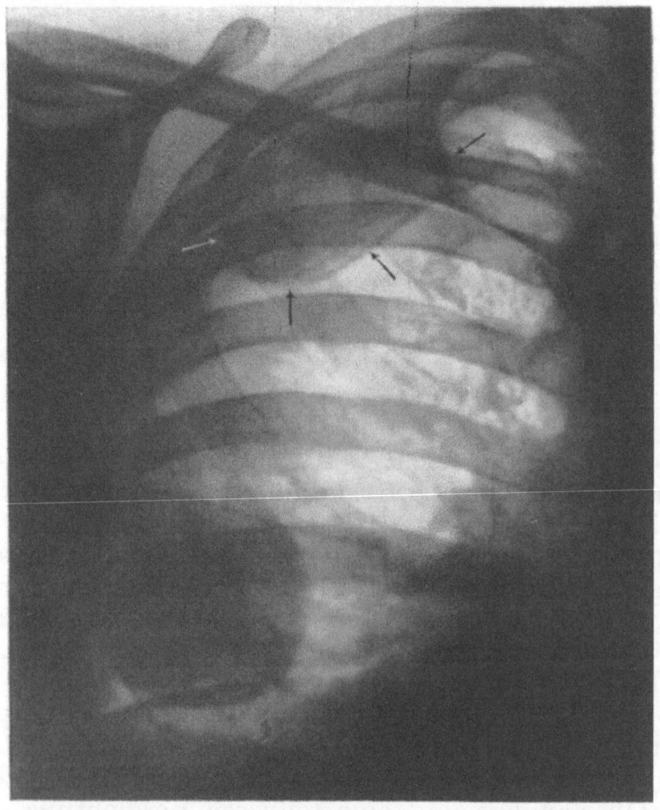

Fig. 351. Lungenaktinomykose.
Nach GAAL. Röntgenpraxis, Bd. V. Später auf Röntgenbestrahlung. Einschmelzung und Rückbildung der Herde nach Exspektoration des Inhaltes.

Eine gleichmäßige Verschattung, die in ihrer rundlichen Gestalt und der Lage zwischen Hilus und Klavikula einem tuberkulösen Frühinfiltrat ähnlich sah, nach dem Befund von Aktinomycesdrusen im Eiter von mehrfachen Abszessen aber auf eine Lungenaktinomykose zu beziehen war, ist von OLDENBURG beschrieben.

Einen ähnlichen, aber durch das Aushusten von Drusen und später durch Autopsie gesicherten Befund bei Aktinomykose erhob LÜDIN in Gestalt eines scharf begrenzten rundlichen Schattens, der eine Ähnlichkeit mit Tumorknoten oder den S. 347 näher beschriebenen isolierten tuberkulösen Herden aufwies. Auch GAAL sah kreisrunde, Tumormetastasen oder tuberkulösen Frühherden ähnliche Schatten, die auf Röntgenbestrahlung nach Entleerung von aktinomycesdrusenhaltigem Eiter schnell verschwanden (vgl. Fig. 351). STAUB fand in mehreren Fällen ausgedehnte tiefe homogene Schatten ohne besonders charakteristische Merkmale. Dagegen hebt er als differentialdiagnostisch wichtig eine zweimal von ihm gesehene Beteiligung der Rippen am Krankheitsprozeß hervor, die in dem einen Falle in einer Knochenzerstörung, im anderen in periostalen Knochenwucherungen bestand.

Eine Übersicht über diese sehr verschiedenen Bilder ergibt somit einen großen Formenreichtum der Lungenaktinomykose ähnlich wie bei der Lungentuberkulose. Eine vollständige Darstellung kann erst nach Sammlung weiterer Erfahrungen gegeben werden.

Streptothrichose.

Röntgenbefunde bei der seltenen Lungenstreptothrichose sind von GLASER und HART und von KAUTZ mitgeteilt worden. Die pathologisch-anatomischen Veränderungen und demgemäß auch die Röntgenbilder gleichen dem Verhalten bei der Aktimomykose. KAUTZ sah zonenartige Verschattung mit zentraler Aufhellung, ähnlich wie bei einer Lungengangrän, die durch zusammenhängende Infiltration mit erheblicher Einschmelzung hervorgerufen war, und in anderen Fällen strangförmige, vom Hilus vorwiegend abwärtsziehende Verschattungen, die stellenweise zylindrische und rundliche Aufhellungen einschlossen und den Bildern von Bronchiektasien ähnlich waren. GLASER und HART fanden eine dunkle Sprenkelung der Lungenfelder, der bei der Autopsie karbunkelartige, broncho-pneumonische, in Eiterung übergehende Herde entsprachen, und rundliche Aufhellungen, die durch Zerfallshöhlen hervorgerufen waren.

Aspergillose.

Auch die von Schimmelpilzen hervorgerufenen Infiltrate, welche eine morsche zunderartige Beschaffenheit zeigen und zu raschem Gewebszerfall neigen, rufen Verschattungen und im Bereich der Erweichungen Aufhellungen im Röntgenbilde hervor, die einer Tuberkulose außerordentlich ähnlich sein können. In einem von BERGMAN und HENSCHEN beschriebenen Falle zeigte das Röntgenbild fleckförmige und zusammenhängende Verschattungen zum Teil mit Aufhellungen; diesen entsprachen bei der Autopsie herdförmige und ausgedehntere Infiltrationen mit kavernösem Zerfall, die durch Aspergillus fumigatus hervorgerufen waren.

Blastomykose.

In einem von GASPAR, FENSTERMACHER und LINGEMAN veröffentlichten Falle von diffuser *Blastomykose* mit zahlreichen Knochenabszessen zeigte das Röntgenbild der Lunge eine Verschattung im rechten Oberlappen mit darin hervortretenden, vom Hilus radiär ausstrahlenden Schattensträngen; diese

Veränderungen bildeten sich später zurück. Die Autopsie ergab fibröse peribronchitische Veränderungen im rechten Oberlappen, außerdem zahlreiche
Eiterherde in den verschiedensten Knochen, aus denen Blastomyzes gezüchtet
wurde (vgl. S. 1137).

Spirochätose.

Als *Spirochätose* der Lungen ist von CASTELLANI und anderen Autoren
eine zunächst in den Tropen beobachtete Erkrankung beschrieben, bei der
Spirochäten die Entstehung broncho-pneumonischer Herde in den Lungen
verursachen, nicht nur als Saprophyten wie bei gangränösen Prozessen anderer Entstehung gefunden werden. MECKLENBURG hat derartige Fälle auch
in Deutschland festgestellt und Röntgenbilder mit konfluierenden unscharf begrenzten Verschattungen in den Lungenfeldern beschrieben. Nach Salvarsan-
behandlung trat rascher Rückgang der klinischen Krankheitserscheinungen
und Aufhellung der Verschattungen im Röntgenbilde ein.

Tularaemie.

Auch bei der *Tularämie* werden broncho-pneumonische Infiltrate, die zum
Teil herdförmige Nekrosen aufweisen und in Abszeßbildung übergehen können,
sowie Schwellungen der peribronchialen Lymphknoten beobachtet. Diesen
anatomischen Befunden entsprechende Röntgenbilder sind u. a. von GUDGER
und BLACKFORD beschrieben.

Rotz und Pest.

Es dürfte kaum einem Zweifel unterliegen, daß die Röntgenuntersuchung
auch bei dem Lungenrotz, der unter verschiedenen Bildern in Form von
Knötchen, broncho-pneumonischen Herden und Abszessen auftreten kann,
wichtige diagnostische Anhaltspunkte zu geben vermag. Bisher liegen meines
Wissens Beobachtungen hierüber nicht vor. Das gleiche gilt von der Lungen-
pest, welche außer gröberen pneumonischen und bronchopneumonischen Infiltrationen auch kleine disseminierte Herdchen verursacht.

Lues.

Die Röntgenbeobachtungen über Lungenlues sind noch recht spärlich
und die vorhandenen bedürfen außerdem einer kritischen Sichtung, da nicht
jede Lungenaffektion bei einem Luetiker als Lungenlues angesehen werden
darf. Trotz Mangels einer genügenden Kasuistik soll versucht werden, die
Haupttypen der in sehr verschiedener Form auftretenden Lungenlues auseinander zu halten. Es sind zu unterscheiden:

A. Als Zeichen der *kongenitalen* Lues kommen bei Neugeborenen und im
frühesten Lebensalter vorwiegend pneumonische Prozesse interstitieller
Natur, selten einzelne umschriebene Gummen vor. Nach dem anatomischen
Verhalten kann eine streifige Zeichnung des Röntgenbildes entsprechend
den interstitiellen Wucherungen oder eine zusammenhängende Verschattung
bei diffuser Infiltration bzw. einzelne Flecken an den Stellen isolierter gummöser
Prozesse erwartet werden. Mitteilungen liegen meines Wissens bisher nicht vor.

B. Beim *Erwachsenen* werden im *tertiären* Stadium der Lues folgende
Veränderungen angetroffen:

1. Am häufigsten werden *interstitielle*, im peribronchialen und interlobulären
Bindegewebe entlang den Lymphgefäßen und -spalten fortschreitende *Prozesse*
beobachtet, welche zu narbiger Schrumpfung neigen. Besonders in der Hilusgegend können diese interstitiellen Infiltrationen einen größeren Umfang
erreichen und hier zu derben Schwielenbildungen Anlaß geben. Infolge

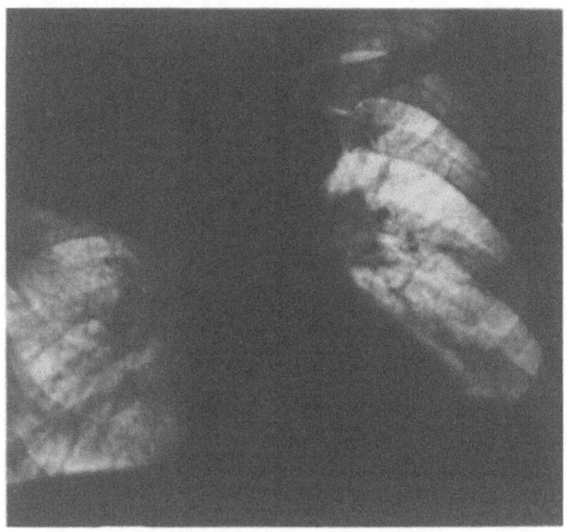

1. Karzinom des re. Oberlappens (Sektion).
Scharfrandige, geradlinige Begrenzung eines
Lappenkrebses. Oberlappen etwas geschrumpft.

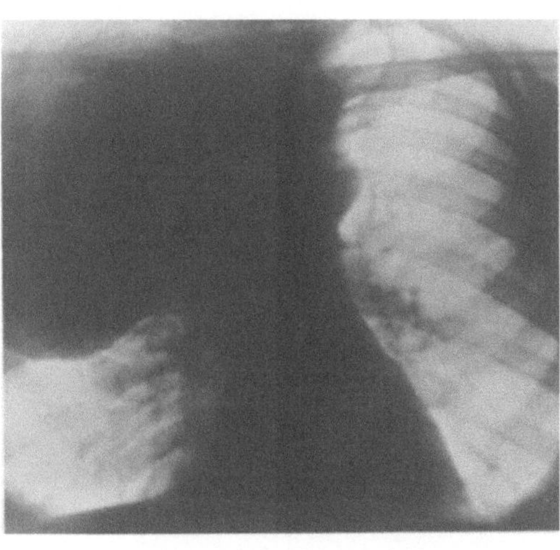

2. Fibrosarkom im re. Oberlappen (Sektion).
Scharfrandige, rundliche Begrenzung
des Tumorschattens.

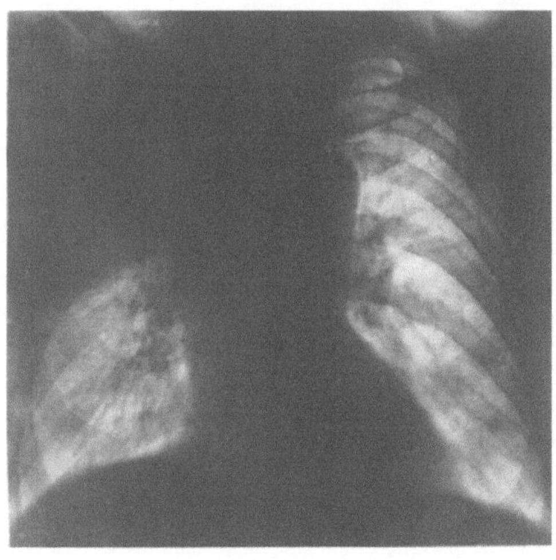

3. Aktinomykose im re. Oberlappen (Sektion).

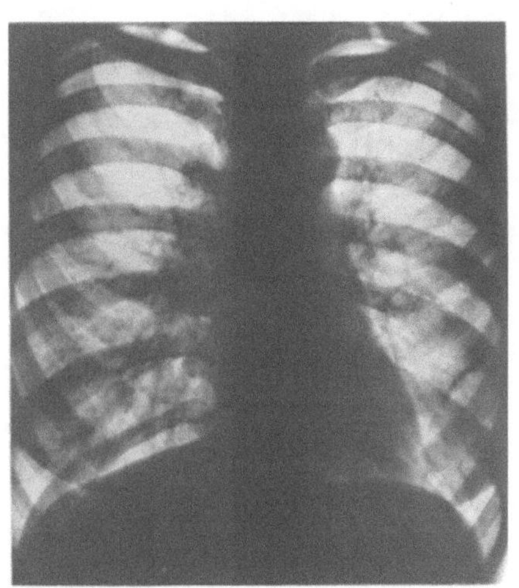

4. Lues. Gummöse Induration am re. Hilus
(Sektion).

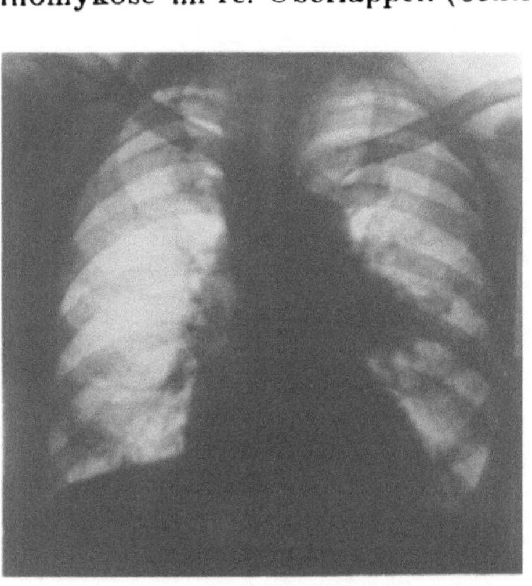

5. Bronchuskarzinom am li. Hilus (Sektion).

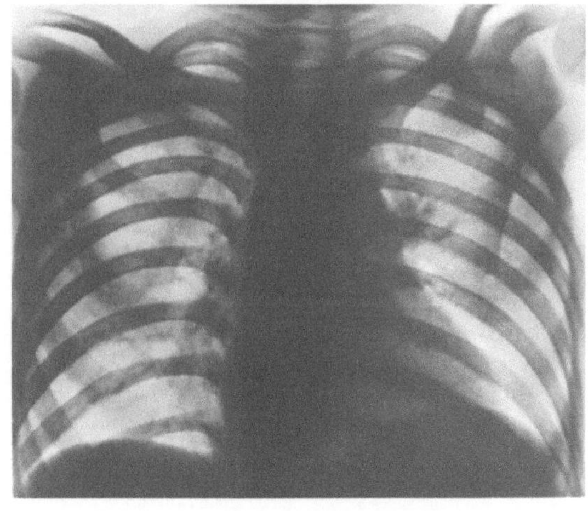

6. Tbc.-Infiltration am li. Hilus (Sektion).
Tbc. Verdichtung der Lunge selbst.
Hilusdrüsen nur wenig vergrößert.

Verlag von F. C. W. Vogel in Berlin.

sekundärer narbiger Schrumpfung entstehen häufig Bronchiektasien. In den von LINDVALL und TILLGREN sowie von DEUTSCH mitgeteilten autoptisch kontrollierten Fällen, die unter sich gute Übereinstimmung aufweisen, zeigte das Röntgenbild eine dichte Verschattung in der Hilusgegend. Diese war

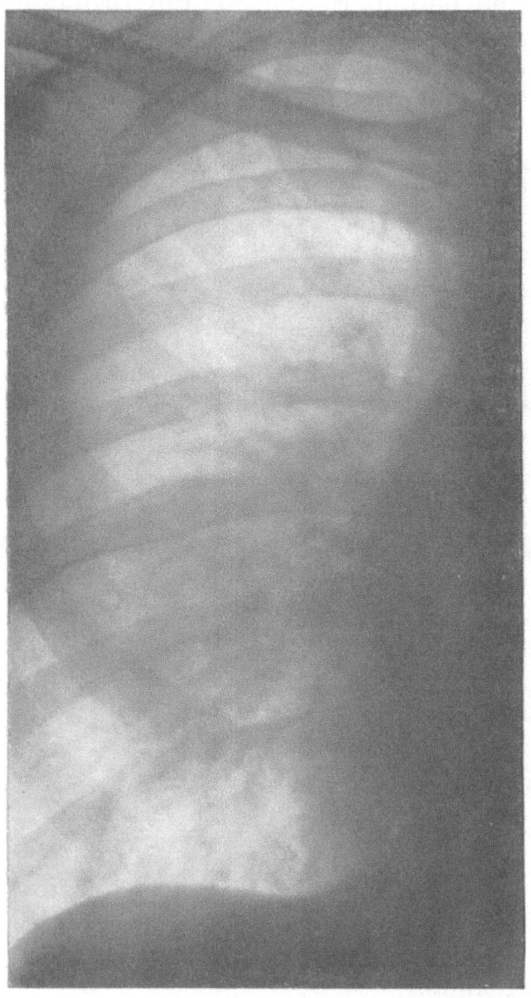

Fig. 352. Lues pulmonum (?)
Diffuse Verschattung am re. Hilus und davon besonders nach unten und seitlich ausgehende derbe Schattenstreifen.
Klinisch: Wassermann +. Aortitis luetica. (Vorbuchtung des Schattens der Aorta aszendens im Röntgenbilde.)
Seit 2 Monaten Nachtschweiße, Husten, Auswurf und unregelmäßiges Fieber. Im re. Interskapularraum Bronchialatmen und Rasseln. Im schleimigeitrigen, bisweilen hämorrhagischen Sputum nie Tuberkelbazillen.

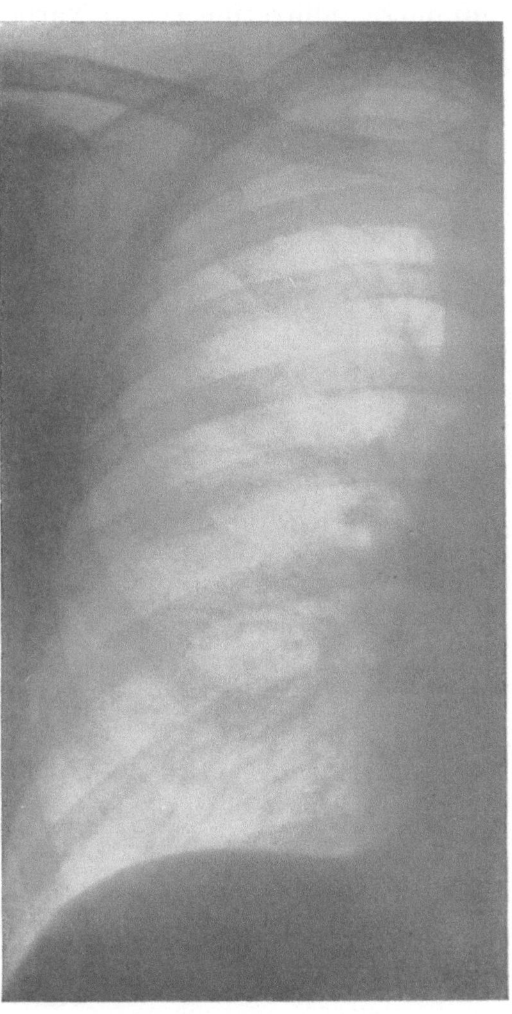

Fig. 353. Lues pulmonum (?) Geheilt.
Derselbe Fall wie in Fig. 352 3 Monate später nach antisyphilitischer Kur.
Sämtliche klinischen Lungenerscheinungen geschwunden. Normale Temperaturen.
Im Röntgenbilde fast normale Verhältnisse, nur leichte Verbreiterung der vom re. Hilus nach unten ausstrahlenden Schattenstreifen.

in dem einen Falle gänseeigroß und sandte in das umgebende Lungenfeld ausstrahlende Ausläufer aus, im anderen bildeten sich im weiteren Verlauf innerhalb der Verschattung Aufhellungen aus. Die Autopsie ergab in beiden Fällen eine gummöse interstitielle in Vernarbung übergehende Wucherung, die sich strahlenförmig vom Hilus aus in die Umgebung fortsetzte, ferner im Falle von DEUTSCH dazwischenliegende Bronchiektasien, die den auf-

gehellten Zwischenräumen entsprachen. Ähnliche Züge weist auch ein selbst
beobachteter Fall auf, der in Fig. 4 auf Tafel IX dargestellt ist. Das
Röntgenbild zeigt einen stark verbreiterten und verdichteten rechten Hilusschatten, von dem aus derbe Streifen nach unten ziehen. Die Autopsie ergab von der Trachea ausgehende und in die Stammbronchien sich fortsetzende
gummöse Infiltrationen und Narben, welche besonders den rechten Bronchus
mäßig stenosierten, und eine dichte gummöse Durchsetzung der Wand des
rechten Hauptbronchus und des umgebenden Lungengewebes in der Hilusgegend, auf welche die Verschattung im Röntgenbilde zu beziehen ist.

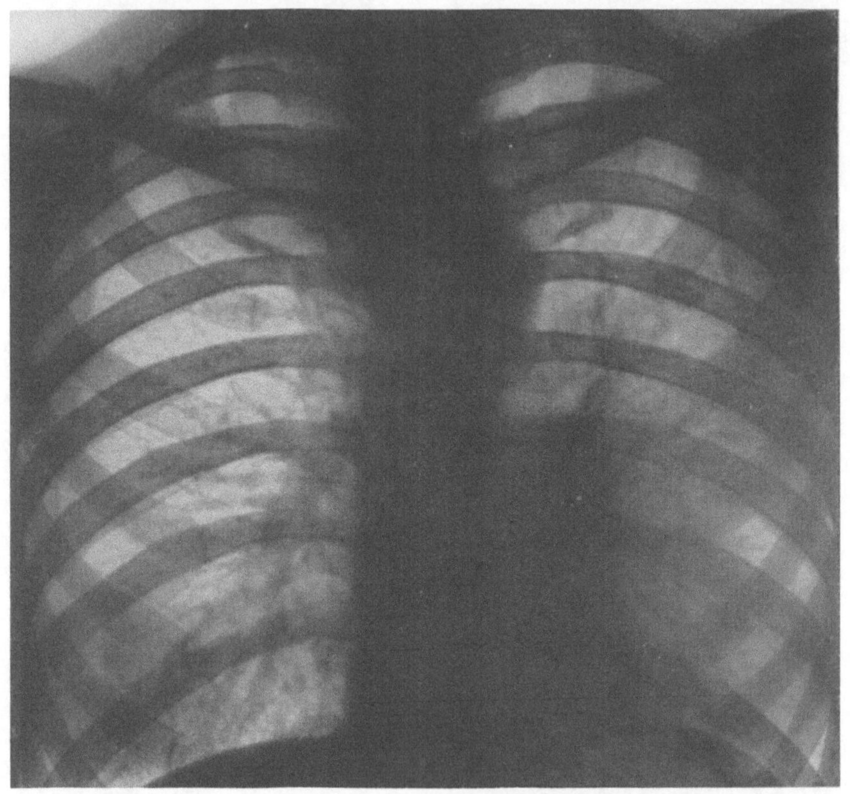

Fig. 354. Lungenlues.
Verschattung infolge gummöser Infiltration im mittleren und unteren linken Lungenfelde.

Auch in einigen von SCHRÖDER mitgeteilten und ebenso in mehreren selbst
nur klinisch beobachteten Fällen, bei denen Befund und Verlauf, insbesondere
der prompte Erfolg einer antiluetischen Therapie, für Lues pulmonum sprachen,
wies das Röntgenbild diffuse Verschattungen der Hilusgegend und zwar fast
stets der rechten Seite sowie von dort hauptsächlich nach unten und seitlich ausstrahlende ziemlich breite Schattenstränge, in einem Falle von SCHÖNFELD eine
spinnenwebartige Zeichnung auf. Die Veränderungen gingen vielfach, in einem
meiner Fälle vollständig, nach einer spezifischen Behandlung zurück (vgl.
Fig. 352 und 353).

Von manchen Autoren (KAYSER, LIEBMANN) sind auch syphilitische Pneumonien beschrieben, die im Röntgenbilde diffuse lobäre Verschattungen hervorrufen. LIEBMANN hebt die Neigung zu Schrumpfung mit Verziehung des
Mediastinums, Verengerung der Zwischenrippenräume und Hochziehung des

Zwerchfells und andererseits unter dem Einfluß einer antiluetischen Therapie allmähliche Aufhellung mit Hinterlassung fibröser Veränderungen hervor. Auch ich sah ähnliche lobäre Infiltrationen bei positivem Ausfall der WASSERMANNschen Reaktion und beobachtete auch einen allmählichen Rückgang bei spezifischer Behandlung. Da ganz ähnliche langsame Rückbildungen aber auch bei nichtluetischen Pneumonien auftreten, halte ich eine Unterscheidung von spezifischen und unspezifischen Prozessen bei Luetikern für äußerst schwierig. So sehe ich unter anderem in dem von KAYSER geschilderten Falle einer Pneumonie bei einem hereditär luetischen Kinde insbesondere auch nach dem klinischen Bilde keinen Grund ein, die Lungeninfiltration als

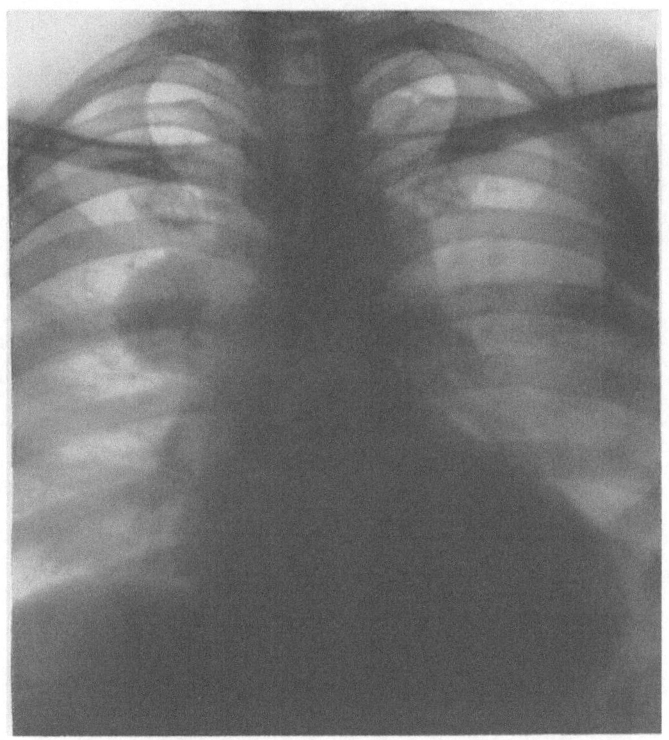

Fig. 355. Lungenlues. Gumma.
Nach DIENST, Röntgenpraxis Bd. IV.
Später völlige Rückbildung nach antiluetischer Behandlung.

luetisch anzusprechen. Ausdrücklich ist hervorzuheben, daß eine ausgeprägte Streifenzeichnung, welche KAYSER als abweichend von dem gewöhnlichen Verhalten und als charakteristisch für Lues hervorhebt, in genau gleicher Weise auch nach der Lösung kruppöser Pneumonien häufig beobachtet wird (vgl. Tafel VI Fig. 5).

2. Weit seltener werden solitäre oder multiple *Gummen* innerhalb des Lungengewebes beobachtet, wie in den von KRAUSE, BELTZ, BALABAN und DIENST mitgeteilten Fällen. Sie rufen scharf begrenzte rundliche Schatten hervor (vgl. Fig. 355). Unter einer spezifischen Kur können sich diese bis auf geringe Reste zurückbilden (BELTZ, DIENST). Selten erfolgt eine kavernöse Einschmelzung unter Bildung bindegewebiger Ränder. Die Gummata sitzen am häufigsten in den unteren Partien des rechten Oberlappens und im Mittellappen.

3. Sehr selten entstehen *disseminierte Knötchen* ähnlich wie bei Pneumonokoniosen und disseminierten tuberkulösen und andersartigen Prozessen, von

denen sie sich gewöhnlich durch eine mehr lokale Ausbreitung in einzelnen Lungenabschnitten unterscheiden, während andere frei bleiben.

Ein derartiges Röntgenbild wurde von GRASHEY in einem Fall von sekundärer Lues gesehen; die Veränderungen verschwanden unter einer antiluetischen Behandlung. Ziemlich gleichmäßig verstreute Flecken, ähnlich dem Bilde einer chronischen Miliartuberkulose, sind ferner von LUNDHOLM und MASCHER in einem später autoptisch kontrollierten Falle von disseminierten luetischen Krankheitsherden in der Lunge beschrieben.

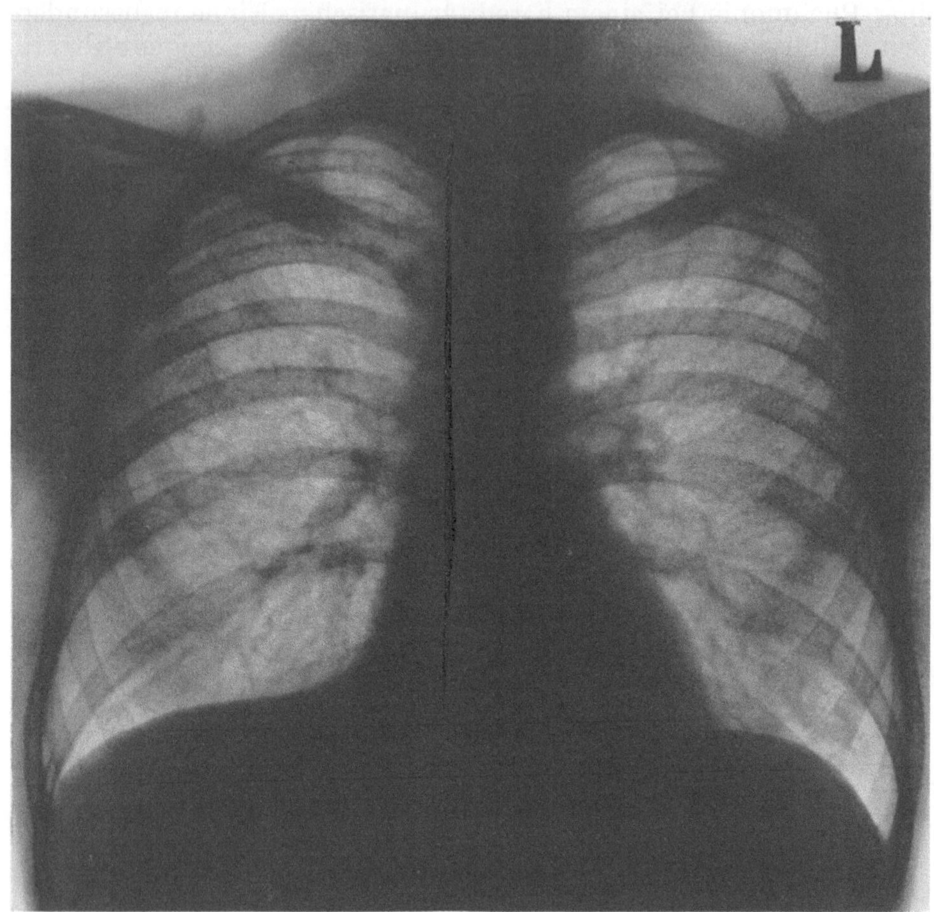

Fig. 356. Lunge bei SCHÜLLER-CHRISTIANscher Krankheit.
Feinfleckige Tüpfelung der Lungenfelder.
Nach KARTAGENER und FISCHER. Z. klin. Med. Bd. 119. 1932.

4. Gummöse Ulzerationen und Wucherungen in der Trachea und den Bronchien können besonders im Vernarbungsstadium zu schweren *Stenosen der Luftwege* führen. In der Leipziger Medizinischen Klinik wurden von mir drei derartige Fälle beobachtet, die schließlich unter schweren suffokatorischen Erscheinungen ad exitum kamen. Das Röntgenbild zeigte ein helles Lungenfeld und Tiefstand des Zwerchfells durch Lungenblähung infolge einer Trachealstenose. In einem Falle bestand außerdem unregelmäßige Verschattung in einem Unterlappen infolge unspezifischer broncho-pneumonischer Prozesse, in dem zweiten schon beschriebenen Fall gummöse Infiltration um den Hilus herum, im dritten Falle eine Kombination mit Tuberkulose unter Bildung tuberkulöser Kavernen in einer Spitze. Sämtliche Fälle wurden durch Autopsie

sichergestellt. Die Übersicht über diese Beobachtungen, bei welchen neben der luetischen Tracheal- bzw. Bronchusstenose einmal luetische, einmal tuberkulöse und einmal unspezifische broncho-pneumonische Veränderungen des Lungengewebes gefunden wurden, zeigt die Notwendigkeit einer großen Zurückhaltung bezüglich der ätiologischen Deutung der Röntgenbefunde.

5. An der *Pleura* kommen verhältnismäßig häufig gummöse Schwarten und strahlige Narben vor, die sich oft im interstitiellen Gewebe des angrenzenden Lungengewebes fortsetzen. Diese Veränderungen dürften zu Verschattungen führen und sich gewöhnlich nicht oder nur dann von anderen Pleuraschwarten unterscheiden lassen, wenn gleichzeitig der Ausdruck eines interstitiellen Lungenprozesses im Röntgenbilde sichtbar ist.

C. Im *Sekundärstadium der Lues* sind von ROTHSCHILD Verstärkungen der Hilusschatten beschrieben worden, die auf luetische Schwellung der Hilusdrüsen bezogen wurden. Ein sicherer Beweis für diese Annahme, die im allgemeinen eine ablehnende Kritik erfahren hat, ist in den Angaben von ROTHSCHILD nicht enthalten. Immerhin erscheint die Möglichkeit gegeben, daß im Sekundärstadium der Lues auch eine Schwellung der bronchopulmonalen Lymphdrüsen auftritt, da in dieser Zeit ja eine allgemeine Überschwemmung des gesamten Lymphgefäßsystems mit Spirochäten stattfindet, worauf schon die palpablen Lymphdrüsenschwellungen an allen der äußeren Untersuchung zugänglichen Stellen hinweisen. Auch wird bisweilen im Sekundärstadium der Lues eine diffuse Bronchitis beobachtet. Weitere Erfahrungen, die durch Aufnahmen in den verschiedenen Stadien der Lues an sicher nicht tuberkulösen Individuen gewonnen werden, sind abzuwarten.

Unter 20 selbst untersuchten Fällen von sekundärer Lues habe ich in der Regel keine Drüsenschatten bemerkt. Nur in zwei Fällen waren erbsen- bis bohnengroße Schatten sichtbar, die sich von Querschnitten orthoröntgenograder Gefäße unterscheiden ließen und andererseits zu wenig dicht waren, als daß sie auf Kalk- oder Kreideherde hätten bezogen werden können. Hier lagen also aller Wahrscheinlichkeit nach Drüsenschwellungen vor. Ob diese luetischer Natur waren, läßt sich natürlich nicht sicher sagen.

Xanthomatose und Amyloidose.

Bei der *Xanthomatose*, einer eigenartigen Stoffwechselanomalie, die zu Lipoidablagerungen in den verschiedensten Organen, insbesondere den Knochen führt (vgl. S. 1163), können auch in der Lunge zahlreiche gleichartige herdförmige Bildungen entstehen und zu einer sekundären Fibrose Anlaß geben. Dadurch kommt eine getüpfelte bzw. wabige Zeichnung (SCHINZ) und in der Folge eine allgemeine Trübung (VLAVIANOS) der Lungenfelder im Röntgenbilde zustande.

Bei einer anderen lokal auf die Lunge beschränkten Stoffwechselstörung finden sich *amyloide Ablagerungen* in verschiedenen Gewebsteilen sowohl in der Lunge selbst als besonders in den Wandungen der Bronchien, der Lungengefäße und in den Lymphkapillaren und können hier teils zu herdförmigen Knoten von Hanfkorn- bis Walnußgröße teils zu röhrenartigen Bildungen führen, die einen entsprechenden Ausdruck im Röntgenbilde finden müssen. Ein Bild mit maschenförmiger Zeichnung, die besonders in den unteren Lungenpartien ausgesprochen war, ist in einem autoptisch durch ÜHLINGER geklärten Falle unter der Bezeichnung als *miliare Amyloidose* von SCHINZ veröffentlicht.

Tumoren.

Die Diagnose der L u n g e n t u m o r e n , die im Beginn gewöhnlich nur geringfügige und unsichere mittels der Perkussion und Auskultation wahrnehmbare Symptome verursachen und deshalb im Frühstadium häufig über-

sehen werden, im späteren Verlauf aber auf Grund sehr ähnlicher physikalischer Befunde leicht mit anderen Erkrankungen verwechselt werden können,
ist durch die Röntgenuntersuchung sehr wesentlich gefördert worden. Dies
ist um so wichtiger, als die Lungentumoren eine durchaus nicht seltene, nur
eben oft nicht richtig erkannte Erkrankung darstellen. Sie haben an vielen,
freilich bemerkenswerter Weise nicht an allen Orten, und so ganz besonders
in Sachsen namentlich im letzten Jahrzehnt eine geradezu auffällige Häufung
erfahren, die nicht nur durch die Verbesserung der klinischen Diagnostik vorgetäuscht, sondern tatsächlich durch die Sektionsstatistiken erwiesen ist.

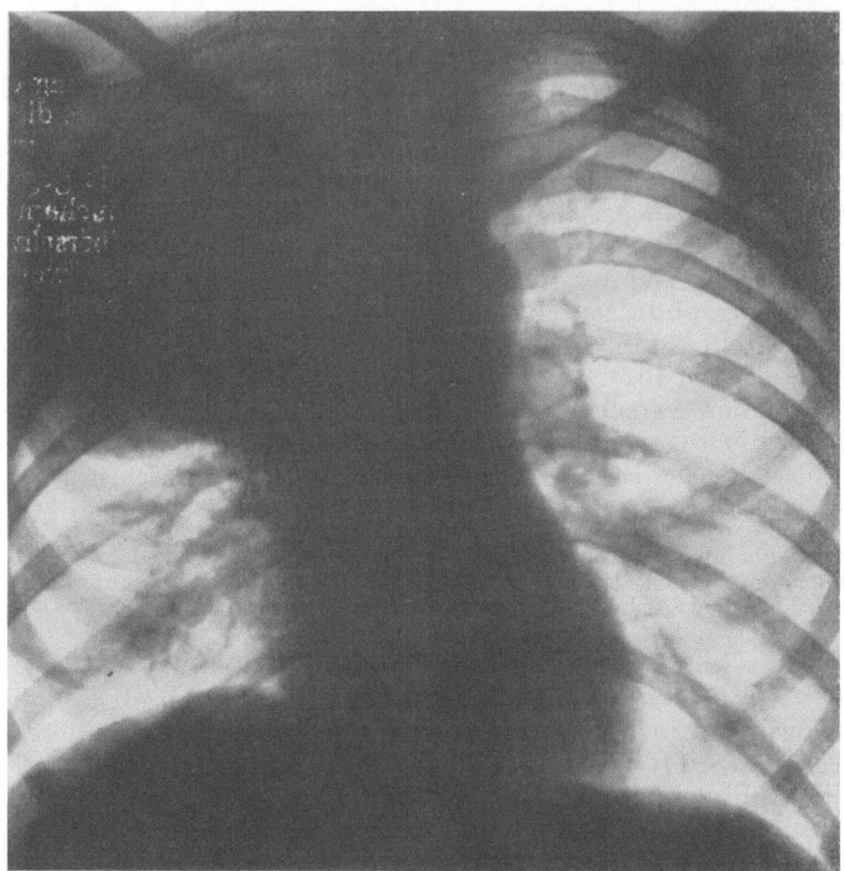

Fig. 357. Rechtes Oberlappenkarzinom.
Autoptische Kontrolle.

Diese ergaben in Leipzig eine Zunahme des prozentualen Anteils der Bronchialkarzinome unter den verschiedenartigen Krebsleiden von durchschnittlich 5%
im Jahre 1900 auf etwa 15 % in den letzten Jahren. An der Leipziger medizinischen Klinik wurden von mir jährlich etwa 20 bis 30, im ganzen im Laufe
der Zeit wohl mehr als 200 Fälle beobachtet, die fast sämtlich geröntgent und
größtenteils autoptisch bestätigt sind. Die Lungengeschwülste und unter ihnen
insbesondere die Bronchialkarzinome spielen unter den »okkulten Tumoren«
eine so wesentliche Rolle, daß bei einem Verdacht auf ein Krebsleiden von
unbekanntem Sitz die Röntgenuntersuchung der Lungen nicht unterlassen
werden soll. Besonders hervorzuheben ist die Neigung zu der bei den meisten
anderen Tumoren sehr seltenen Metastasenbildung im Gehirn; hierdurch wird

mitunter das Bild einer scheinbar isolierten Hirngeschwulst verursacht, ohne daß der primäre Lungentumor klinisch irgendwie in Erscheinung zu treten braucht. Unter den lokalen klinischen Symptomen der Bronchialkarzinome weise ich kurz auf die ominösen wiederholten kleinen Hämoptysen hin, die bei älteren Leuten den Verdacht auf einen Lungentumor erwecken sollen, während ich das so oft angegebene typische himbeergeleeartige Sputum nur in vereinzelten Fällen gesehen habe.

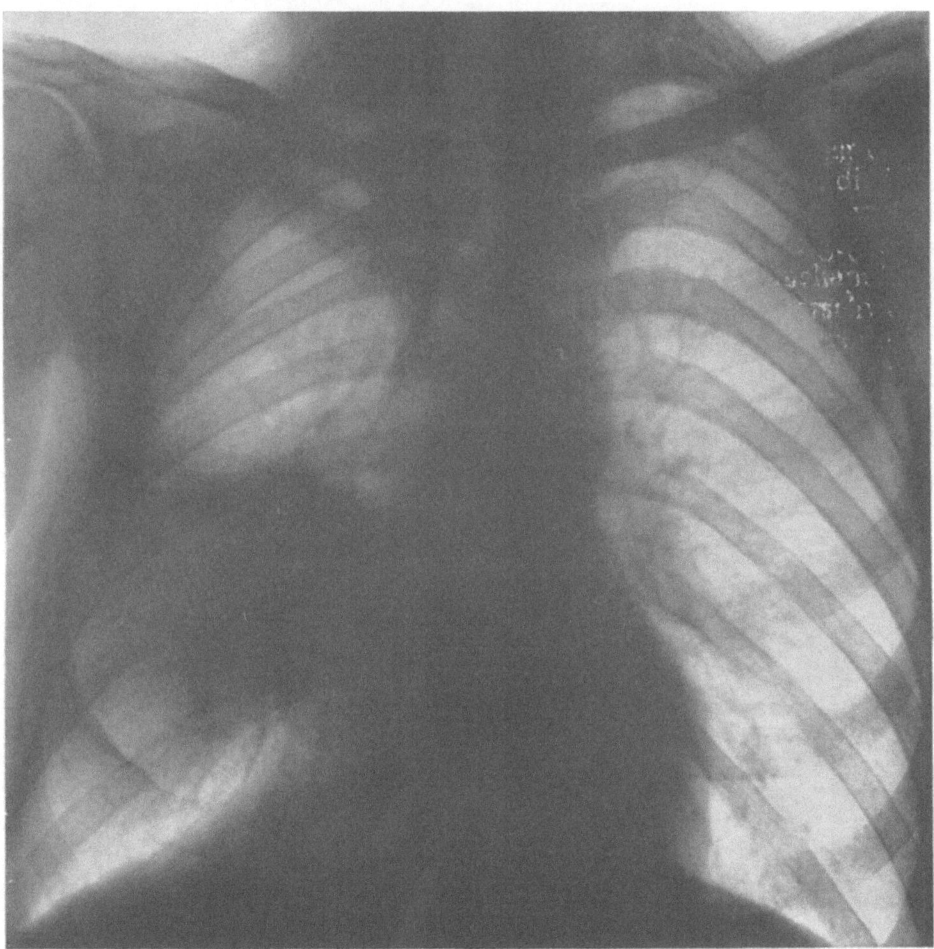

Fig. 358. Bronchialkarzinom mit Stenosierung des rechten Unterlappenbronchus.
Folgen der Bronchusstenose: Verdunkelung des Lungenfeldes, Verziehung des Mediastinums, steiler Rippenabfall, enge Interkostalräume, Zwerchfellhochstand auf der Seite der Stenose.
Autopsie: Bronchialkarzinom des rechten Unterlappens.

Die Röntgendiagnose der Lungentumoren ist besonders durch die grundlegende Arbeit von OTTEN gefördert worden. Die Schattenbildung im Röntgenbilde kommt bei Tumoren nicht nur durch das Tumorgewebe selbst, sondern sehr oft auch durch zahlreiche komplizierende Momente, vor allem durch Infiltrationsprozesse der Umgebung und Atelektase zustande, die durch Kompression eines Bronchiallumens durch Tumormassen entsteht; hierzu gesellt sich oft noch eine Beteiligung der Pleura in Gestalt eines Exsudats oder von Schwarten, die ihrerseits schattengebend wirken. Andererseits kommt es bisweilen zur Einschmelzung des Gewebes durch

Gangrän oder Abszedierung, durch welche der ursprüngliche Charakter des Tumorbildes völlig verändert werden kann. Am häufigsten und stärksten trüben komplizierende Pleuraexsudate das Bild. Diese sind vor der Röntgenuntersuchung abzulassen, was aber nicht immer in genügender Weise gelingt. Alsdann verhilft bisweilen noch die Anlage eines künstlichen Pneumothorax zur Darstellung eines abgegrenzten Tumorschattens (STAHL).

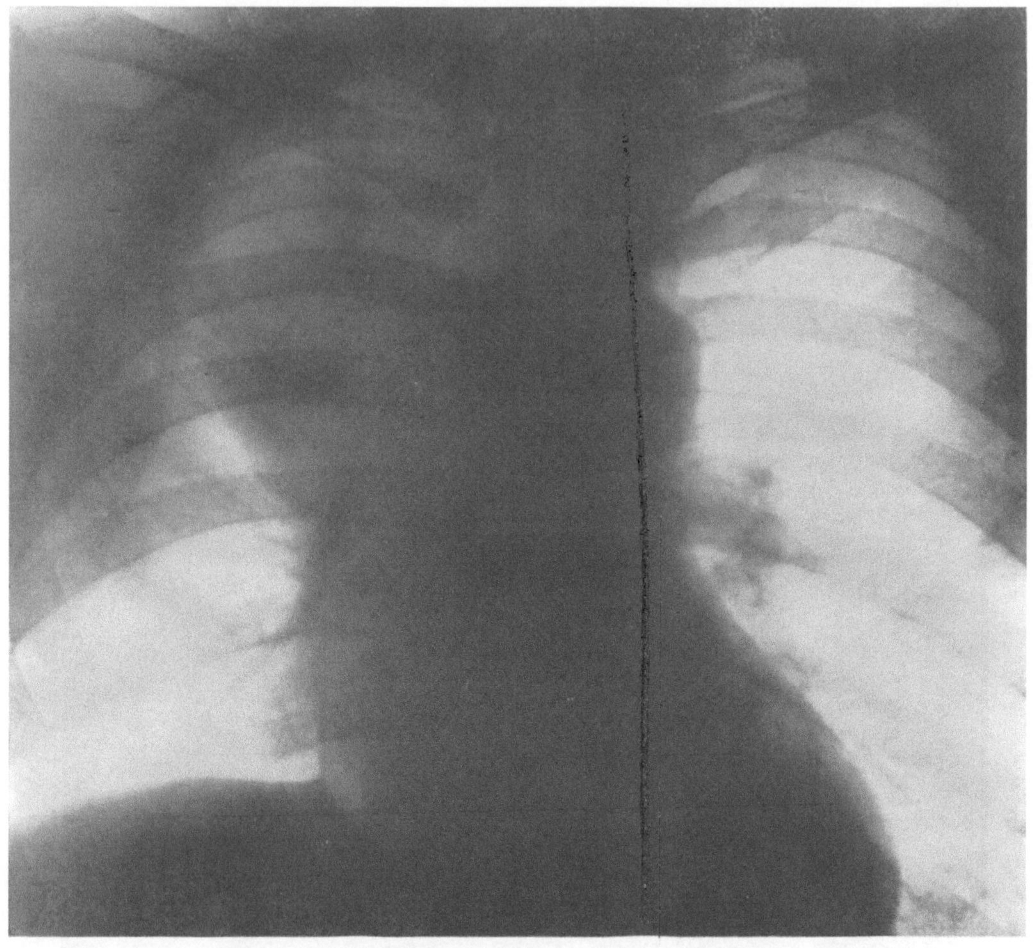

Fig. 359. Atelektase des re. Oberlappens infolge Bronchusverschluß durch Karzinom.
Die scharfbegrenzte dreieckige Verschattung im medialen Abschnitte des re. oberen Lungenfeldes entspricht dem stark geschrumpften re. Oberlappen, dessen zuführender Bronchus durch Krebsmassen verstopft ist (siehe die folgende Figur).
Das re. Zwerchfell steht hoch und führt paradoxe Bewegungen aus (Zwerchfellähmung).
Klinisch: Erscheinungen eines Mediastinaltumors. Stauung in der Vena cava superior (Schwellungen des Gesichtes und der Hände). Rekurrenslähmung. Schluckbeschwerden. Im Röntgenbilde Stauung des Kontrastbreies in Höhe des Jugulums.

Bei den Tumoren müssen vom pathologisch-anatomischen Standpunkte aus primäre und sekundäre, und der histologischen Natur nach vor allem karzinomatöse und sarkomatöse Geschwülste, ferner Neubildungen seltenerer Art unterschieden werden.

Die *primären Karzinome* werden röntgenologisch nach dem Vorgange von OTTEN am besten in zwei Hauptgruppen eingeteilt, von denen die eine die in einem oder mehreren Lappen ausgebreiteten Tumoren umfaßt, die andere die vom Hilus ausgehenden Karzinome betrifft. Diese Unterscheidung ist im allgemeinen zweckmäßig; in einzelnen Fällen läßt sie sich aber nicht ganz klar durchführen.

Die innerhalb der Lappen entwickelten Tumoren rufen im Röntgenbilde massive Verschattungen hervor, die einen ganzen Lappen oder nur Teile eines solchen erfüllen, selten mehrere Lappen zugleich ergreifen. Am häufigsten wird ein Oberlappen befallen. Die Abgrenzung der Verschattung nach unten

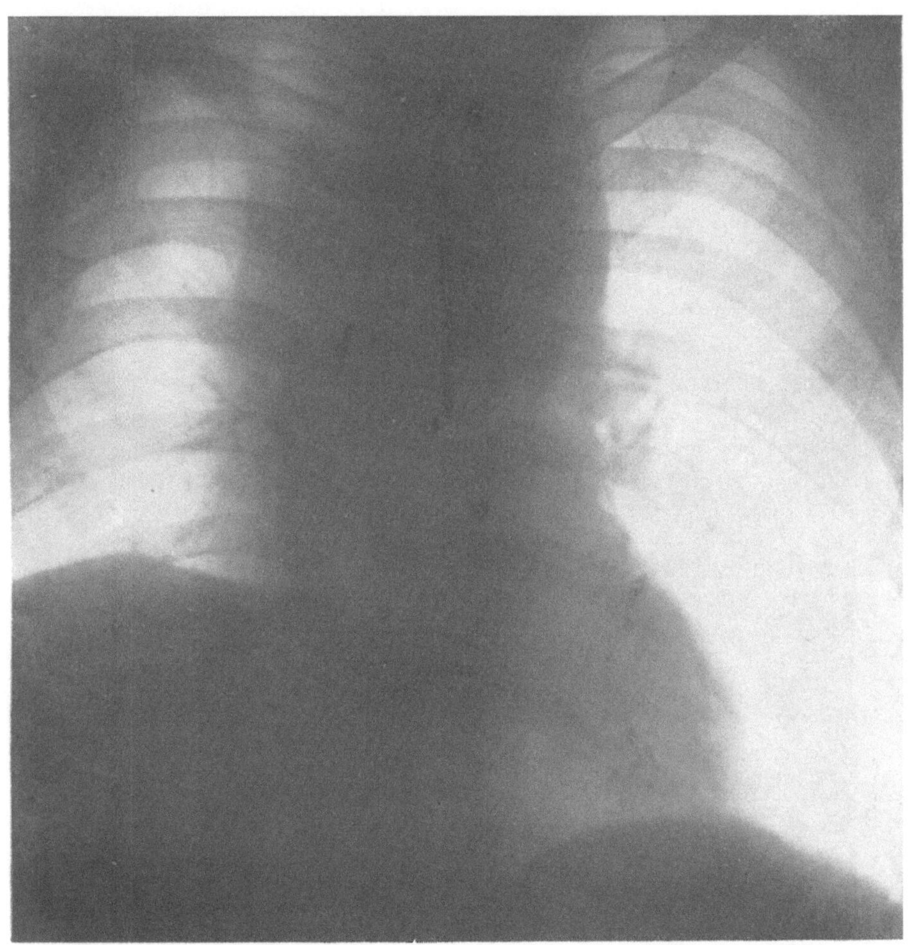

Fig. 360. Derselbe Fall wie in Fig. 359. 3¹/₂ Monate später.

Der re. Oberlappen ist zu einem ganz schmalen, der Wirbelsäule parallel verlaufenden Schattenstreifen zusammengeschrumpft infolge völliger Atelektase. Noch stärkerer Hochstand des re. Zwerchfells als früher. Autopsie: Karzinom des re. Hauptbronchus am Abgang von der Trachea. Tumormassen im vorderen Mediastinum. Das Lumen des re. Oberlappenbronchus ist durch Tumormassen verstopft, der Oberlappen völlig atelektatisch, zusammengefallen. Die re. Thoraxseite wird fast ganz vom Mittel- und Unterlappen eingenommen.

ist bei Tumoren, die einen ganzen Oberlappen ausfüllen, rechts entsprechend der horizontal verlaufenden Obermittellappengrenze meist scharf. Nach oben ist die Verschattung gegenüber der gewöhnlich freibleibenden Spitze meist weniger deutlich abgesetzt. Das Bild in Fig. 357 zeigt große Ähnlichkeit mit dem einer Pneumonie z. B. mit der in Fig. 4 Tafel VI abgebildeten postpneumonischen Karnifikation des rechten Oberlappens. In anderen Fällen werden nur Teile eines Lappens ergriffen; in diesen fällt dann die Schattenkontur nicht mit der Lappengrenze zusammen. Ferner kann die normale Topographie der Lappen durch Schrumpfung oder durch Erzeugung einer

Atelektase bei Verschluß des Lumens des zuführenden Bronchus verändert werden (vgl. Fig. 359/360 und S. 396). Durch sekundären Zerfall entstehen innerhalb der Lappentumoren bisweilen Höhlen, die aber infolge der starken Schattenbildung durch das umgebende dichte Tumorgewebe nur selten als Aufhellungen sichtbar sind. Mitunter werden auch Bilder mit einer Gasblase und unterem horizontalen Flüssigkeitsspiegel angetroffen (vgl. Fig. 369). Sie kommen entweder durch Nekrose des Tumors selbst oder nicht selten auch

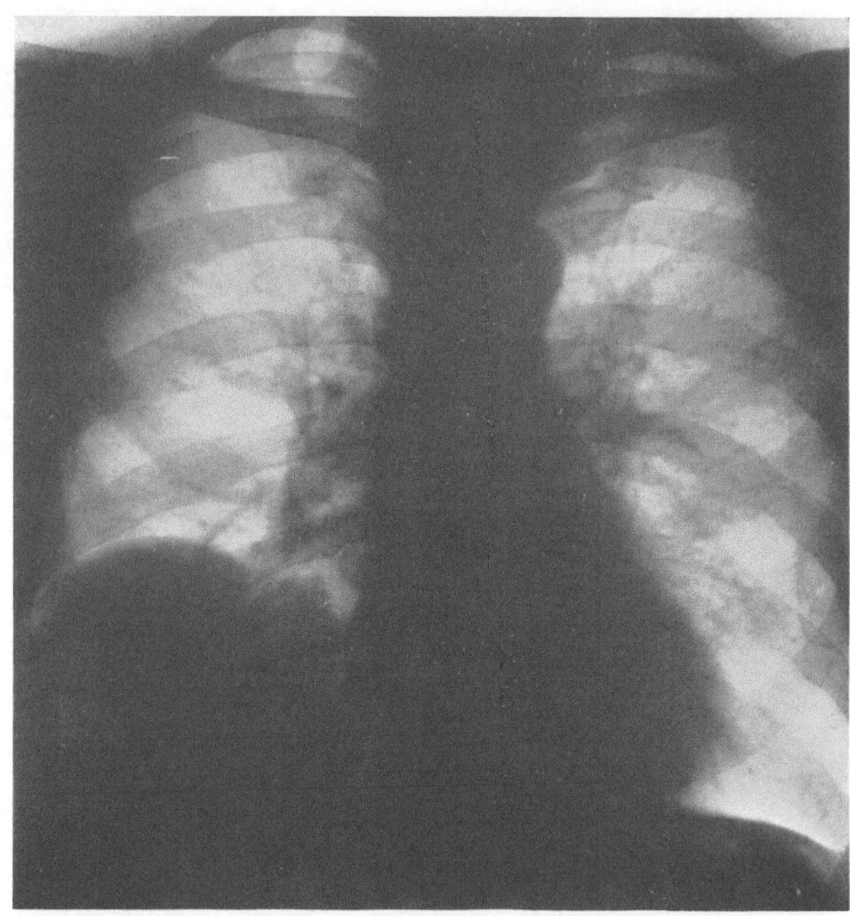

Fig. 361. Scharf rundlich begrenztes Bronchialkarzinom (Autopsie).
In einem früheren Stadium war auch nach unten und seitlich eine völlig scharfe Begrenzung gegenüber dem umgebenden hellen Lungenfelde vorhanden. Der runde Tumorschatten glich vollkommen dem Bilde eines Lungenechinokokkus.

durch Abszedierung in dem hinter einer krebsigen Bronchusstenose gelegenen, pneumonisch infiltrierten Lungengewebe zustande.

Unter den verschiedenartigen Röntgenbildern der innerhalb eines Lappens entwickelten Tumoren sind noch besonders aus differentialdiagnostischen Gründen die ganz scharfrandigen, kreisrunden oder ovalären Schatten hervorzuheben (vgl. Fig. 361). Auch sie können in bemerkenswerten seltenen Fällen durch primäre Bronchialkarzinome hervorgerufen werden, kommen sonst aber häufiger bei metastatischen Tumorknoten und ferner auch bei den seltenen primären Sarkomen vor. Sie sind von Echinokokkusblasen, Abszessen und Infarkten oft nicht zu unterscheiden; auch tuberkulöse, lymphogranulomatöse und aktinomykotische Herde sowie Gummen können kreisrunde Schatten liefern.

Die *Hiluskarzinome* bilden dichte Schatten in der Hilusgegend, die gegen das umgebende Lungenfeld ziemlich deutlich abgegrenzt sind, sich aber doch nicht so scharf gegen dasselbe absetzen, wie dies bei Mediastinaltumoren und anderen Prozessen der Fall ist, von welchen die Lunge zur Seite gedrängt wird. Von den Schatten der Hilusgegend aus ziehen in das Lungenfeld oft strahlenförmige Ausläufer hinein, die durch eine karzinomatöse Infiltration der perivaskulären und peribronchialen Lymphgefäße hervorgerufen werden (vgl. Fig. 362). Die Bilder können besonders mit den sich gleichfalls oft am Hilus lokalisierenden interstitiellen Wucherungsprozessen der Lues (vgl. Fig. 352), ferner auch mit gewissen Formen der Tuberkulose (vgl. Fig. 332 und Tafel IX

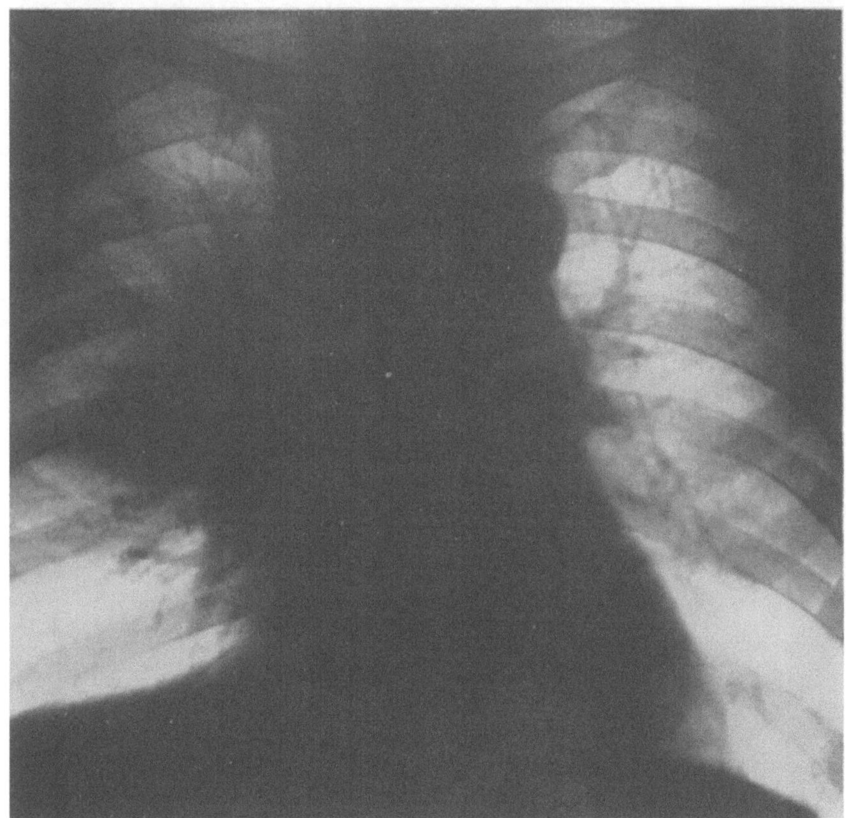

Fig. 362. Rechtes Hiluskarzinom (Autopsie).
Am rechten Hilus diffuse Verschattung und davon ausstrahlende Streifen.
Vgl. das ganz ähnliche Bild einer sog. Hilustuberkulose in Fig. 332.

Fig. 6) und der Aktinomykose sowie auch gewissen seltenen Typen der Pneumonokoniosen erhebliche Ähnlichkeiten aufweisen.

Sowohl bei den Hilustumoren als auch bei den Geschwülsten, die sich auf einen zu einem einzelnen Lappen führenden Bronchus beschränken, kommt es häufig zur Stenosierung des betreffenden Luftröhrenastes. Die Folge der Verengerung eines Hauptbronchus ist im Abschnitt »Bronchusstenose« näher geschildert, auf welchen verwiesen wird. Es seien hier nur die hauptsächlichsten Erscheinungen, Verdunkelung des betreffenden Lungenfeldes, Hochstand und verminderte Beweglichkeit der entsprechenden Zwerchfellhälfte, inspiratorische Mediastinalverschiebung nach der erkrankten Seite hin genannt. In der Folge tritt auch eine Schrumpfung der betreffenden

Thoraxseite, Verengerung der Interkostalräume und steiler Rippenabfall ein
(vgl. Fig. 358). Da die Bronchialkarzinome unter den verschiedenen Ursachen
von Bronchusstenose verhältnismäßig häufig sind, so dürfen die genannten Folgeerscheinungen selbst bei einem unterschiedslos verdunkelten Lungenfelde, in
dem sich innerhalb eines atelektatischen Lungengewebes keine Tumorschatten
abheben, als ein gewisses Verdachtsmoment für das Vorliegen einer Lungen-
geschwulst angesehen werden. Freilich ist außerdem auch an andere Entstehung der Bronchusstenose, z. B. an Kompression durch Aneurysma, Lues
usw., ferner an Atelektase und Schrumpfung der Lungen aus anderer Ursache,

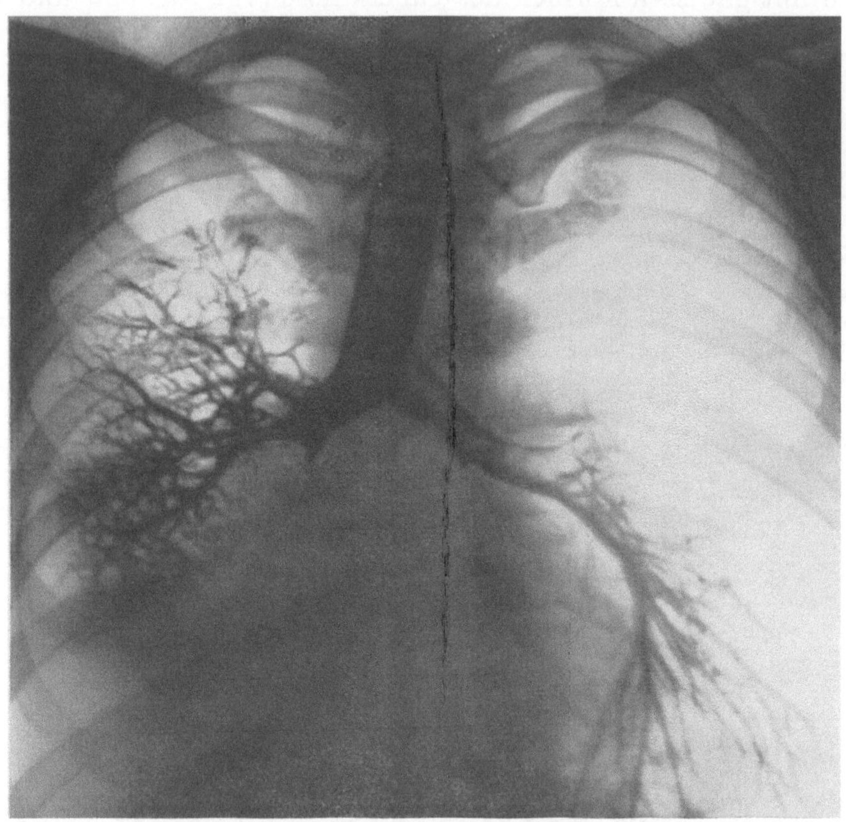

Fig. 363. Bronchialkarzinom mit Verlegung des rechten Unterlappenbronchus (Pfeil).
Füllung mit Lipjodol. Autoptische Kontrolle.

z. B. bei chronischer Pneumonie, zu denken und auch eine ausgedehnte
Schwartenbildung der Pleura in Betracht zu ziehen (vgl. S. 431).

Durch Stenosierung oder Verstopfung des zuführenden Bronchus eines
Lappens wird nur dieser atelektatisch, während die übrige Lunge lufthaltig
bleibt. So zeigte das Röntgenbild in einem Falle von stenosierendem Karzinom eines Oberlappenbronchus eine schmale, mediale, vom Hilus zur Spitze
längs der Wirbelsäule sich erstreckende und nach oben zu sich etwas verbreiternde Verschattung, die auf Atelektase des rechten Oberlappens zu beziehen
war, sonst helles Lungenfeld (vgl. Fig. 359). In einem späteren Stadium war
der Oberlappen so stark zusammengefallen und an die Wirbelsäule heran-
gepreßt, daß das Lungenfeld fast ausschließlich von Unter- und Mittellappen
gebildet wurde und überhaupt nichts mehr von Tumorschatten erkennen ließ

(vgl. Fig. 360). Außerdem fällt hier der außergewöhnliche Hochstand des Zwerchfells auf, welches bei der Atmung paradoxe Bewegungen ausführte. Die Ursache ist wahrscheinlich in einer Zwerchfellähmung infolge Kompression des Nervus phrenicus durch den Tumor zu suchen. Ferner mag die Verkleinerung der Lunge nach Ausschaltung des Oberlappens zur Ausbildung des außerordentlichen Zwerchfellhochstandes mit beigetragen haben. Auch bei sonst fast freien Lungenfeldern hat mich ein auffälliger Hochstand und schlechte Verschieblichkeit einer Zwerchfellhälfte im Verein mit klinischen Symptomen (Auswurf, mehrfache kleine Hämoptysen, Kachexie) schon auf

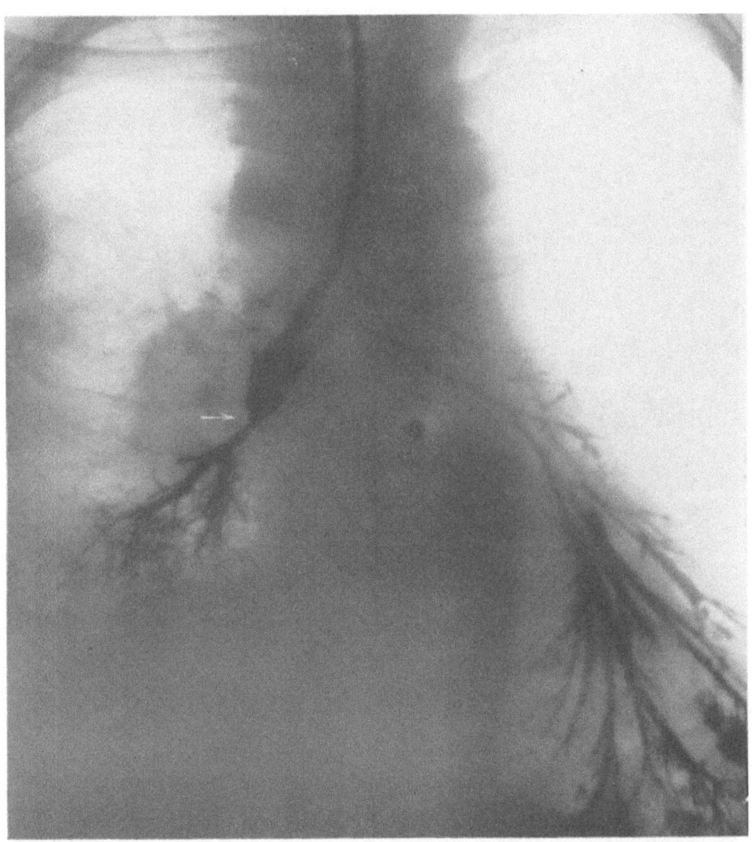

Fig. 364. Bronchuskarzinom mit Stenosierung des rechten Unterlappenbronchus (Pfeil). Füllung mit Lipjodol. Autoptische Kontrolle.

den Gedanken eines Tumors gebracht, der im Unterlappen hinter der hochgelegenen Zwerchfellkuppe versteckt lag, aber dann durch Bronchusfüllung erkannt und später autoptisch erhärtet wurde.

Die im Abschnitt über die Bronchiektasien näher beschriebene Methode der *Bronchusfüllung* mittels schattengebender Substanzen Lipjodol oder Jodipin läßt eine Verengerung sowie einen Verschluß eines Bronchus am deutlichsten erkennen. An dieser Stelle erfährt der *Ausguß des Bronchiallumens* eine leicht erkennbare *Verjüngung* (vgl. Fig. 364) oder einen *plötzlichen Abschluß* mit konisch zugespitztem Ende (vgl. Fig. 363). Seltener bildet ein lokal ins Lumen vorspringender Tumor eine *zahnartige Aussparung* im Füllungsbilde (vgl. Fig. 365).

Als dritte ungleich seltenere Form hat OTTEN die *diffuse Bronchialkarzinose* beschrieben. Sie wird durch eine karzinomatöse Infiltration der Lymphgefäße hervorgerufen, die sowohl von einem Bronchialkarzinom ausgehen, aber auch von einer anderen Geschwulst, häufig von einem Magenkarzinom ihren Ursprung nehmen kann. Im klinischen Bilde dieser Fälle fällt oft eine starke Dyspnoe auf, die besonders von BARD hervorgehoben ist und auch in zwei selbst beobachteten Fällen (vgl. Fig. 367) schon von vornherein den Verdacht auf eine diffuse karzinomatöse Infiltration der Lungen noch vor dem Nachweis des Primärtumors am Magen gelenkt hatte.

Das Röntgenbild der *Lymphangitis carcinomatosa* zeigt eine ausgebreitete verästelte Strangzeichnung, die von den verdichteten Hilusschatten, an deren

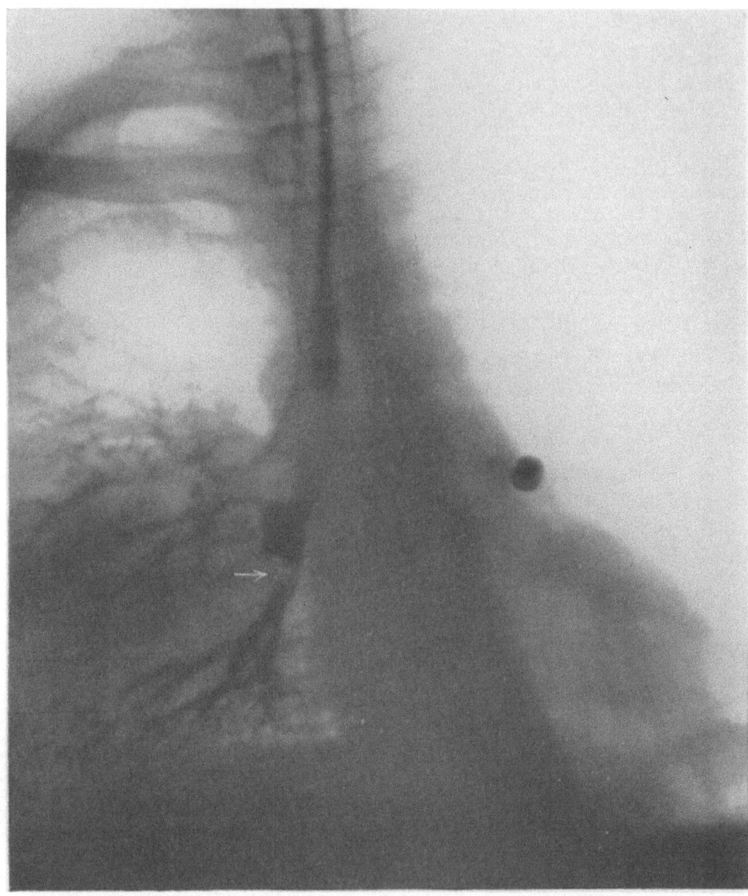

Fig. 365. Bronchuskarzinom des rechten Unterlappenbronchus, im Füllungsbilde einen zahnartigen Defekt verursachend.
(Autoptische Kontrolle.)

Ausbildung meist karzinomatöse Lymphdrüsen beteiligt sind, peripherwärts nach allen Seiten hin ausstrahlt. Dadurch, daß auf der Schnittfläche der Lunge die quer getroffenen infiltrierten Lymphstränge rundliche Flecken bilden und außerdem an vielen Stellen knötchenförmige Verdickungen auftreten, kann das anatomische Querschnittsbild eine gewisse Ähnlichkeit mit einer Miliartuberkulose aufweisen. So wird auch, freilich eigentlich nicht ganz mit Recht, selbst bei den auf dem Lymphwege verbreiteten Formen bisweilen von einer miliaren Karzinose gesprochen. Auch das Röntgenbild erinnert infolge der zahlreichen Flecken, die von den Knötchen hervorgerufen werden, sehr an die getüpfelte Zeichnung bei der Miliartuberkulose, läßt aber doch außerdem bei genauester Betrachtung noch eine feine Netz- und Strangzeichnung erkennen, die von den infiltrierten Lymphgefäßen her- rührt (vgl. Fig. 366 u. 367). Außerdem kommt aber in sehr viel selteneren Fällen eine echte Miliarkarzinose infolge hämatogener Aussaat von Karzinom- zellen ohne Beteiligung der Lymphgefäße vor. Hierbei zeigt das nur getüpfelte Röntgenbild hinsichtlich Größe und Form der Fleckchen keinen Unter- schied von dem der Miliartuberkulose (vgl. Tafel VIII Fig. 6). In der An- ordnung ist aber nach LENK ein gleichmäßiges Befallensein der Lungenfelder ohne besondere Bevorzugung der Spitzen hervorzuheben, während die miliaren Tuberkel in den oberen Lungenpartien besonders stark ausgeprägt zu sein pflegen.

Die *sekundären Karzinome* bilden gewöhnlich rundliche Geschwülste von verschiedener Größe. Sie zeichnen sich im Röntgenbilde als entsprechende

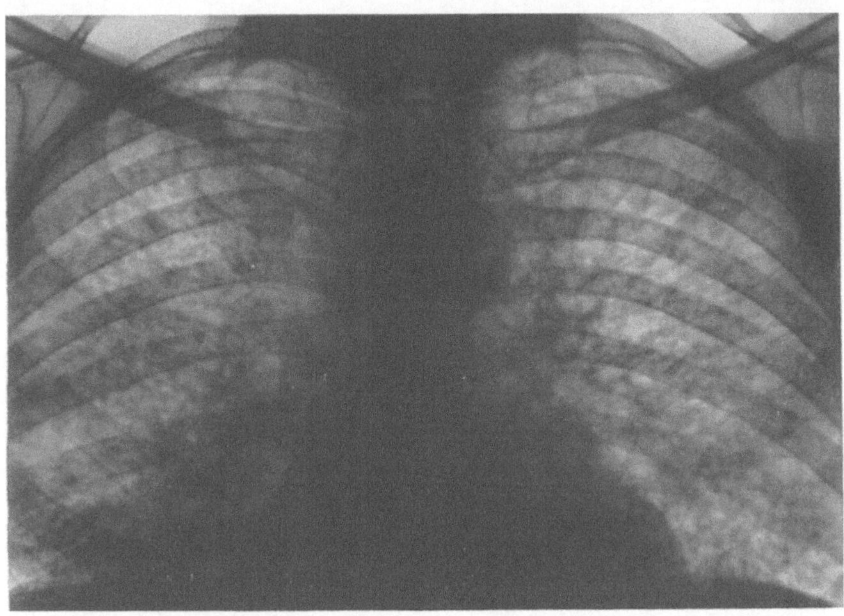

Fig. 366. Lymphangitis carcinomatosa (Autopsie).

Flecken ab, wenn sie in Lungenabschnitten liegen, die vom Film nicht allzuweit entfernt sind. Ihre schattengebende Wirkung ist oft auffallend gering. Sie können unter Umständen, zumal bei größerem Abstand vom Film ganz dem Nachweis entgehen, wie bereits HOLZKNECHT erwähnt und auch mir mehrfache autoptische Kontrollen zeigten. Es ist deshalb in fraglichen Fällen die Herstellung von dorsoventralen und ventrodorsalen Aufnahmen angezeigt. Der röntgenologische Nachweis der Metastasierung kann von ausschlaggebender Bedeutung in der Frage der Operabilität eines primären Tumors sein (vgl. Tafel X Fig. 3).

Primäre Sarkome sind selten. KRAUSE, OTTEN und LÜDIN beschreiben je einen Fall, in dem der Tumorschatten sich äußerst scharf gegen das übrige Lungen- feld absetzte (vgl. Tafel IX Fig. 2). Ebenso waren bei einem von SCHILLING und PERGER beschriebenen Spindelzellensarkom und in mehreren von PILOT mitgeteilten Fällen mesenchymaler Tumoren (*Fibrom, Fibromyom, Fibro- sarkom*) ganz scharf begrenzte rundliche Schatten im Röntgenbilde sichtbar.

Sekundäre Sarkom- und Hypernephromknoten werden wegen des häufigen Einbruchs dieser Geschwülste in die Blutbahn ziemlich oft in den Lungen angetroffen. Sie bilden hier derbe, meist in großer Zahl auftretende Knollen und rufen verstreute rundliche Schattenflecken im Röntgenbilde hervor (vgl. Tafel X Fig. 4 und Fig. 371 u. 372).

Von den Hilusdrüsen ausgehende *Sarkome* und *Lymphosarkome* erzeugen ganz ähnliche Bilder wie die schon besprochenen Karzinome, indem sie dichte Schatten am Hilus und davon ausgehende derbe Streifen entsprechend einer Geschwulstinfiltration der Lymphgefäße bilden und auch zu Bronchusstenose

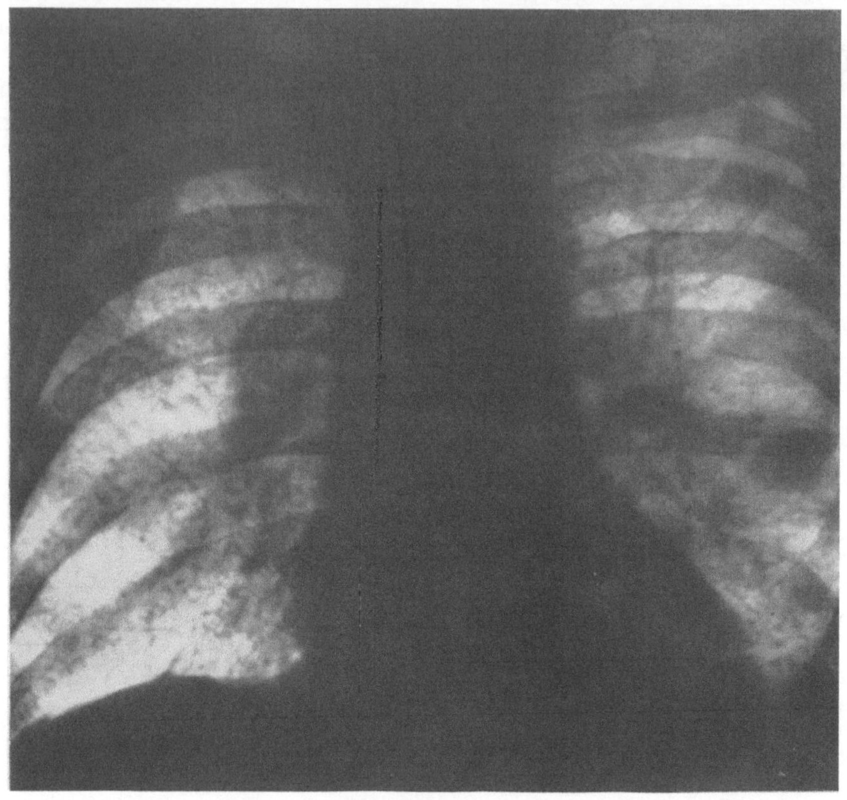

Fig. 367. Lymphangitis carcinomatosa
bei primärem okkultem Magenkarzinom. Autoptische Kontrolle.
Im Röntgenbilde netzförmig geäderte, teilweise auch fleckig verstärkte Schattenzeichnung.
Klinisch: Hochgradige Dyspnoe, Cyanose.
Autopsie: Lungen durchsetzt von periarteriellen bzw. peribronchialen derben karzinomatösen Strängen, die an den Teilungsstellen teilweise knötchenförmige Verdickungen bilden. Auf der Schnittfläche teils netzförmig geäderte Stränge, teils Knötchen (quergetroffene Stränge und lokale Verdickungen).

führen können (vgl. Fig. 370). Sie sind sehr viel seltener als die Bronchialkarzinome, von denen sie sich bisweilen erst durch eine genaue mikroskopische Untersuchung der Tumorzellen trennen lassen. Sehr selten kommt eine diffuse Aussaat *lymphosarkomatöser Geschwulstknötchen* in der Lunge vor, welche ein der Miliartuberkulose und miliaren Karzinose ähnliches getüpfeltes Röntgenbild der Lungen erzeugen; Riebes hat einen solchen, gleichzeitig mit der Ausstreuung entsprechender Knötchen in Haut und Schleimhäuten verbundenen, autoptisch kontrollierten Fall beschrieben, bei welchem ein Primärtumor nicht auffindbar war.

Außerdem kommen noch seltenere Geschwülste in Betracht.

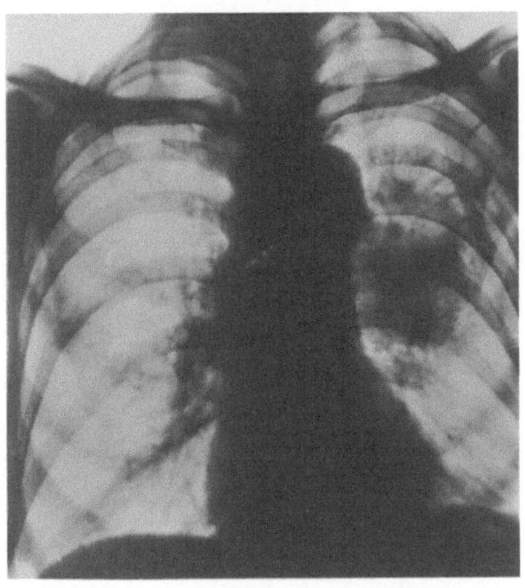

1. Bronchuskarzinom am li. Hilus (Sektion).

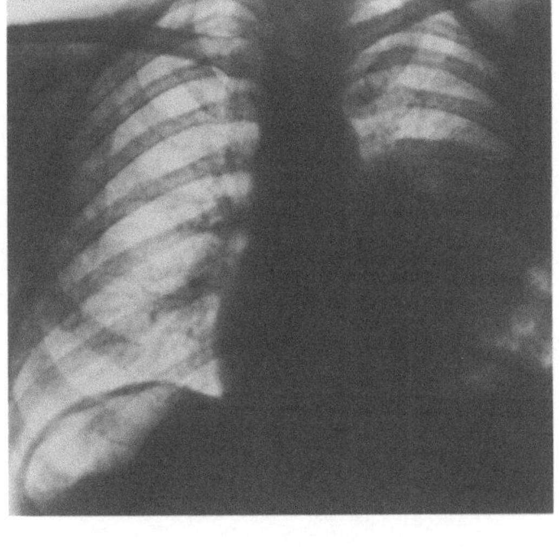

2. Gangrän der li. Lunge (Sektion).

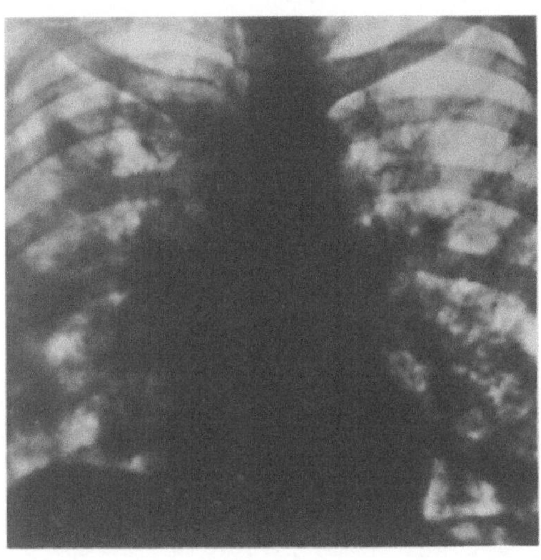

3. Metastatische Karzinomknoten (Sektion).

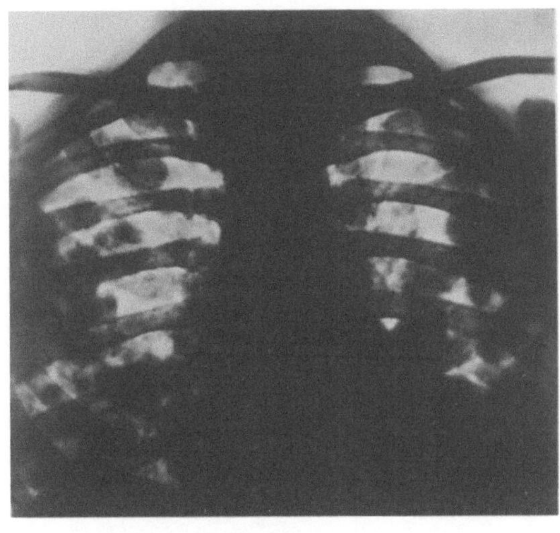

4. Metastatische Sarkomknoten (Sektion).

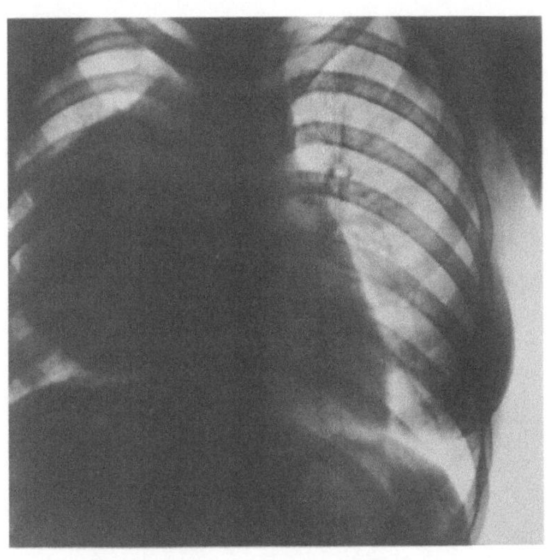

5. Dermoidzyste des Mediastinums (Operation).
Scharfrandige rundliche Begrenzung.

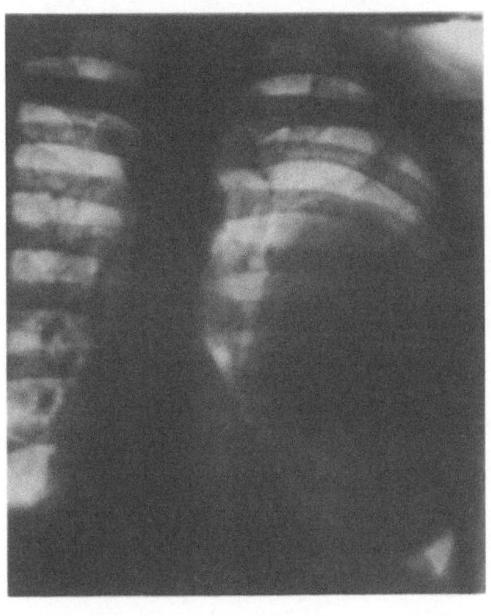

6. Lungen-Echinokokkus (Operation).
Scharfrandige rundliche Begrenzung.

Die *Dermoide* und *Teratome* rufen umschriebene rundliche Verschattungen im Röntgenbilde hervor, die sich scharf gegen das helle Lungenfeld abheben, aber meist vom Mediastinalschatten nicht abtrennen lassen (vgl. S. 199 u. Fig. 5 auf Tafel X). In einem von WEIL beschriebenen Falle eines Dermoidtumors wiesen einige im Zentrum eingelagerte Flecken auf Zahn- oder Knochenbildung im Innern hin.

Noch einige seltene Tumoren anderer Entstehung sind zu erwähnen, welche regelmäßige rundliche, gegen das Lungenfeld scharf abgesetzte Schatten hervorrufen. Im Falle EDLING handelte es sich um eine von versprengten Lungenkeimen ausgegangene gutartige Geschwulst, im Falle EPHRAIM um einen Amyloidtumor der Lunge, in je einer von WEIL und von DEIST mitgeteilten Beobachtung um metastatische Knoten, die von einem Chorionepitheliom des

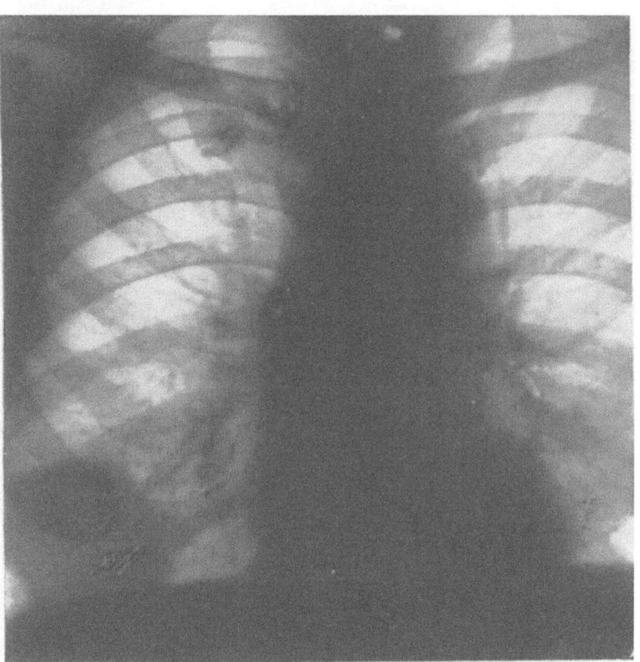

Fig. 368. Kreisrunder solitärer Karzinomknoten
im re. unteren Lungenfelde bei primärem Kardiakarzinom. Autoptische Kontrolle.
(Aus dem Städt. Krankenhause Dortmund, Prof. RINDFLEISCH.)

Uterus ausgegangen waren. Fig. 368 zeigt einen ebensolchen scharfrandigen runden Schatten, der durch eine isolierte Karzinommetastase von einem Kardiakarzinom hervorgerufen war.

Im allgemeinen rundliche Gestaltung, aber leicht wellige Konturen der scharf markierten Grenzlinien und im Innern abwechselnd dunklere fleckige und hellere Partien zeigte eine von einem *Chondrom* herrührende Verschattung, die dadurch den Eindruck eines knolligen Baumes erweckte, in einem von KLAGES beschriebenen, operativ bestätigten Falle.

Ein scharfrandiger ovalärer Schatten, der den größten Teil des oberen hinteren Lungenfeldes einer Seite erfüllte und nur eine schmale Verbindung mit der Wirbelsäule zeigte, ist in einem autoptisch geklärten Falle einer in den Brustraum sich vorwölbenden *Meningokele* durch POHL beschrieben.

Endlich kommen an der Thoraxwand randständige Tumoren vor, die von sympathischen Ganglien oder den Nervensträngen des Vagus und Sympathikus, seltener der Interkostalnerven, ausgehen, sogenannte *Neurinome* bzw. *Ganglioneurome*. Sie erzeugen Verschattungen, die vom Mittelschatten oder der Thoraxwand mit scharfer konvex gebogener Begrenzung ins Lungenfeld vorspringen (LENK, KNUTSSON u. a.).

Den gleichen Ausdruck im Röntgenbilde als scharf begrenzte rundliche Schatten finden subpleural entwickelte mesenchymale Geschwülste, wie *Fibrome, Fibrolipome* usw. (LENK, HESS).

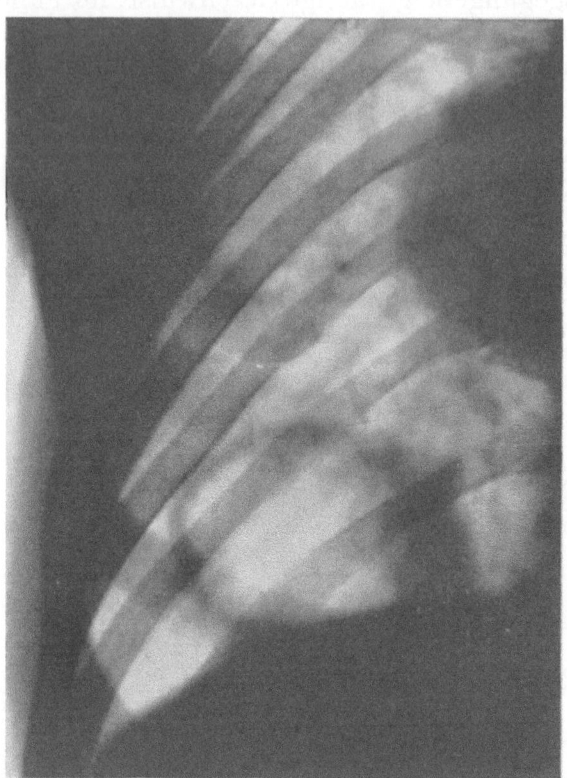

Fig. 369. Hiluskarzinom und kavernös zerfallene Tumormetastase.
(Autopsie.)
Intensiver Schatten am Hilus, unten Ringschatten und horizontaler Flüssigkeitsspiegel.
Aufnahme von Dr. SAUPE-Dresden.

Durch nekrotischen Zerfall rundlicher Tumorknoten und Durchbruch in einen Bronchus entstehen luftgefüllte Hohlräume, die im Röntgenbilde ganz ähnlich wie Lungenabszesse als Ringschatten mit hellem Zentrum und unter Umständen mit einem horizontalen Flüssigkeitsspiegel am Grunde erscheinen (vgl. Fig. 369).

Die *Differentialdiagnose* hat bei der Mannigfaltigkeit der beschriebenen Bilder sehr verschiedenartige Zustände zu berücksichtigen. Es wurde bereits hingewiesen auf die Ähnlichkeit der Lappentumoren mit pneumonischen Infiltrationen, der Hiluskarzinome mit tuberkulösen, luetischen und aktinomykotischen Hilusprozessen, der Miliarkarzinose mit der Miliartuberkulose, Pneumonokoniose usw., gewisser scharf begrenzter seltener primär auftretender Geschwülste und isolierter metastatischer Tumorknoten mit Echinokokkusblasen und Infarkten usw Außerdem kommen aber noch eine Menge anderer Erkrankungen differentialdiagnostisch in Betracht, unter denen je nach der Eigenart des Einzelfalles wechselnde Zustände in den Kreis der Erwägung treten. Ganz allgemein sei auf die verschiedenen vom Mediastinum ausgehenden Prozesse hingewiesen, z. B. mediastinale Lymphdrüsen, Tumoren und

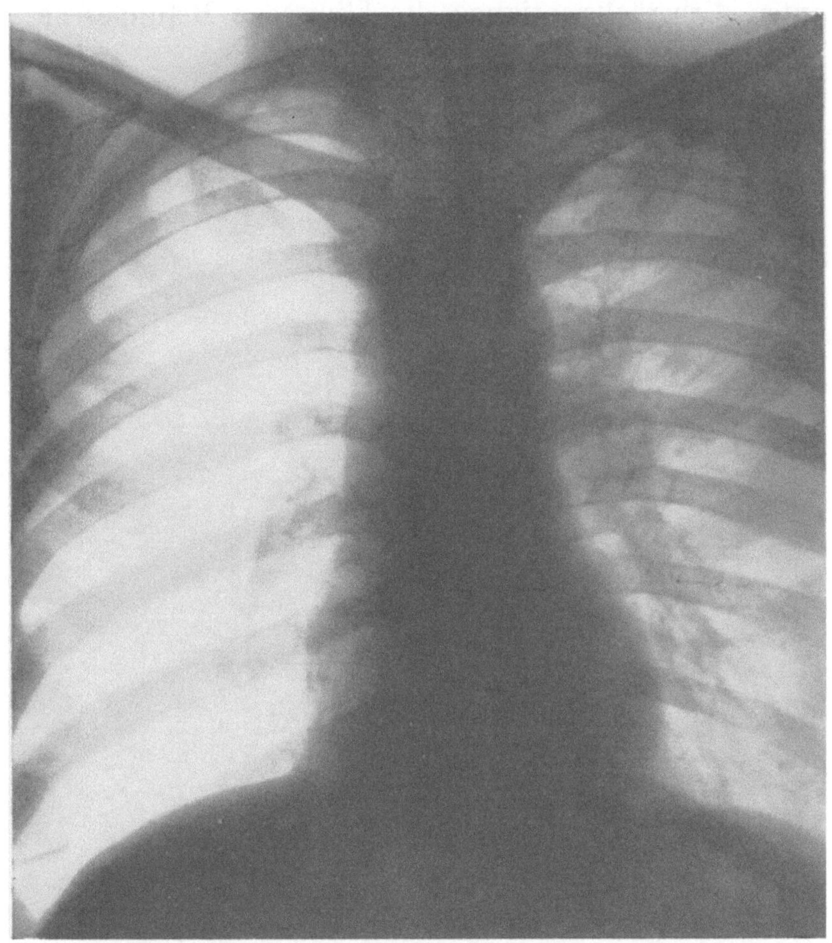

Fig. 370. Beginnendes Sarkom des li. Hilus.

Rundliche Verschattung am li. Hilus. Ganze li. Seite trüber als re. Li. Zwerchfell zeigt im Inspirium Bogenteilung.
Später zunehmende diffuse Verschattung der li. Seite.
Klinisch: Reizhusten, HORNERS Symptomkomplex am li. Auge.
Später zunehmende linksseitige Bronchusstenose und linksseitiges Pleuraexsudat, welches alle lokalen Erscheinungen verdeckt.
Autopsiebefund: li. Stammbronchus ist in derbe Geschwulstmassen eingemauert (mikroskopisch Sarkom, Prof. VERSÉ). Atelektase und Infiltration der li. Lunge, linksseitiges Pleuraexsudat. Metastatische Tumoren im Mediastinum. Hierdurch wird die klinisch festgestellte Sympathikusparese erklärt.

Cysten, Aortenaneurysmen, Strumen, Ösophagusdivertikel und -tumoren, ferner besonders von den Rippen und der Wirbelsäule ausgehende Geschwülste und Abszesse. Meist bildet die scharfe Abgrenzung der Verschattung gegen das Lungenfeld bei diesen Prozessen einen Unterschied gegenüber den gewöhnlich doch etwas weniger scharf begrenzten Lungen- und Bronchialtumoren. Daß dieses Merkmal aber auch bei diesen Ausnahmen erfährt, namentlich bei den Sarkomen und gewissen seltenen Geschwulstformen, wurde bereits erwähnt.

Durch eine häufig sich anschließende pneumonische Infiltration, durch Atelektase infolge Bronchusstenose sowie durch Exsudat und Schwarten der Pleura, die eine alles verdeckende diffuse Verschattung hervorrufen, endlich durch Verjauchung und Abszedierung mit Bildung von Zerfallshöhlen wird die Zahl der unter Umständen in Erwägung zu ziehenden Erkrankungen noch beträchtlich erhöht. Hier können nur auf den Einzelfall zugeschnittene Überlegungen unter Mitberücksichtigung des klinischen Befundes zu einer Ent-

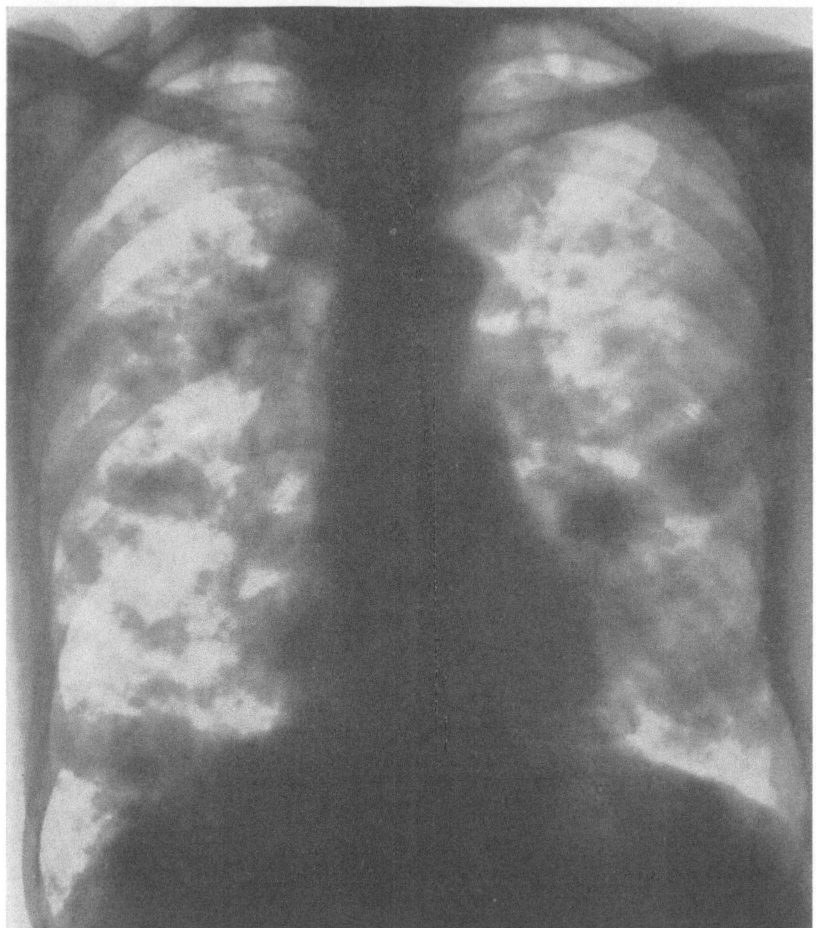

Fig. 371. Multiple metastatische Sarkomknoten in den Lungen.

scheidung führen. Aber auch hierbei bleiben oft noch beträchtliche differentialdiagnostische Schwierigkeiten bestehen, die manchmal erst durch längere Beobachtung des Krankheitsverlaufes geklärt werden können. Insbesondere gilt dies von der Unterscheidung zwischen Tumor und chronischer Pneumonie.

Echinokokkus.

Beim Lungenechinokokkus ist die Röntgenuntersuchung von besonderer Wichtigkeit, weil der Röntgenbefund deutlich ist und außer Tumor nur selten andere Möglichkeiten übrig läßt, die klinische Diagnose aber häufig große Schwierigkeiten bietet. In dem uncharakteristischen Initialstadium verleiten wiederholte Hämoptysen und zuweilen unregelmäßiges Fieber bei geringem oder ganz fehlendem physikalischem Befunde mit großer Regelmäßigkeit zur falschen Annahme einer Tuberkulose. Im späteren Verlauf, bei dem infolge des Wachstums der Blase Dämpfung und Dyspnoe eintreten, wird oft irrtümlich Tumor oder ein Pleuraexsudat angenommen und dann eine Punktion ausgeführt. Diese ist bei Echinokokkus kontraindiziert, da sie mit auffallender Häufigkeit die Perforation der Zyste an einer verdünnten Stelle der Bronchialwand veranlaßt und damit schon mehrfach zu schweren Erstickungs- und anaphylaktischen Intoxikationszuständen sowie anschließenden pneumonischen Infiltrationen mit manchmal tödlichem Ausgange geführt hat.

Über die röntgenologische Darstellung des Lungenechinokokkus liegen bereits eine ganze Anzahl von Mitteilungen und eine zusammenfassende Abhand-

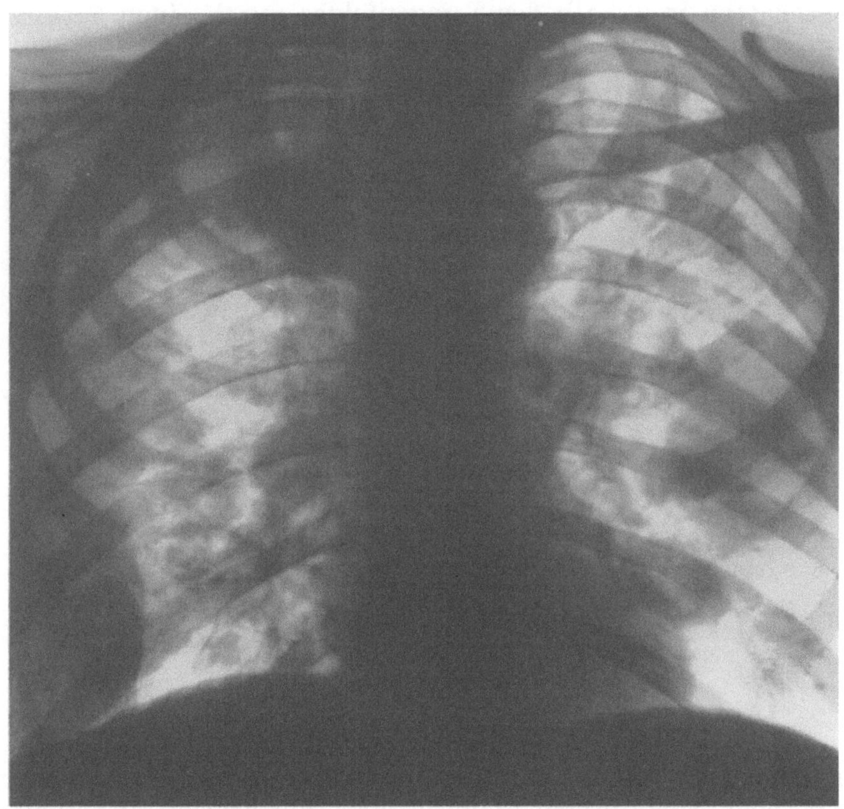

Fig. 372. Hypernephrommetastasen in der Lunge.

lung von BEHRENRODT vor, so daß dies Kapitel hierdurch als ziemlich abgeschlossen gelten kann. Das Röntgenbild der unversehrten Echinokokkusblasen zeigt in der Regel rundliche Schatten von gleichmäßiger Tiefe, die gegen das Lungenfeld mit ganz scharfen Rändern abgesetzt sind (vgl. Tafel X Fig. 6 und Fig. 373).

Die im allgemeinen rundliche Form der Blasen kann namentlich bei kleinem Umfange derselben durch die Atmung gewisse Veränderungen erleiden, insbesondere im Inspirium eine mehr ovaläre Gestalt annehmen (ESKUDERO, NEMENOW). Sind die Echinokokkusblasen nicht allseitig von Lungengewebe umgeben, sondern zum Teil wandständig, so kann auch hierdurch die Form der Blasen verändert, z. B. abgeplattet oder in die Länge gezogen werden.

In einem selbst beobachteten, sowie in einem von GÄHWYLER mitgeteilten Falle hatte die Blase eine solche Größe, daß sie eine Verschattung

fast des ganzen Lungenfeldes mit Ausnahme eines geringen Randsaumes
von hellem Lungengewebe an der Spitze hervorrief, gegen welche sich die
Verschattung mit gebogener haarscharfer Grenze absetzte. Wird der Inhalt durch Platzen der Zyste in einen Bronchus vollständig ausgehustet
und dringt dabei Luft in die Höhle ein, so entstehen Ringschatten
mit hellem Zentrum, die sich meist rasch verkleinern und nach der Heilung
nur ganz geringfügige schleierförmige Trübungen zu hinterlassen pflegen. In
seltenen Fällen bleibt noch Flüssigkeit am Boden der Höhle erhalten, namentlich bei eingetretener Abszedierung; alsdann ist unterhalb der Gasblase ein
horizontaler Schattenspiegel sichtbar, der beim Schütteln Wellenbewegung zeigt
und sich bei Lagewechsel stets horizontal einstellt.

Wenn ein Echinokokkus von der Leber nach der Lunge durchbricht, kann
der Blasenschatten innerhalb des Lungenfeldes durch einen Strang mit einer

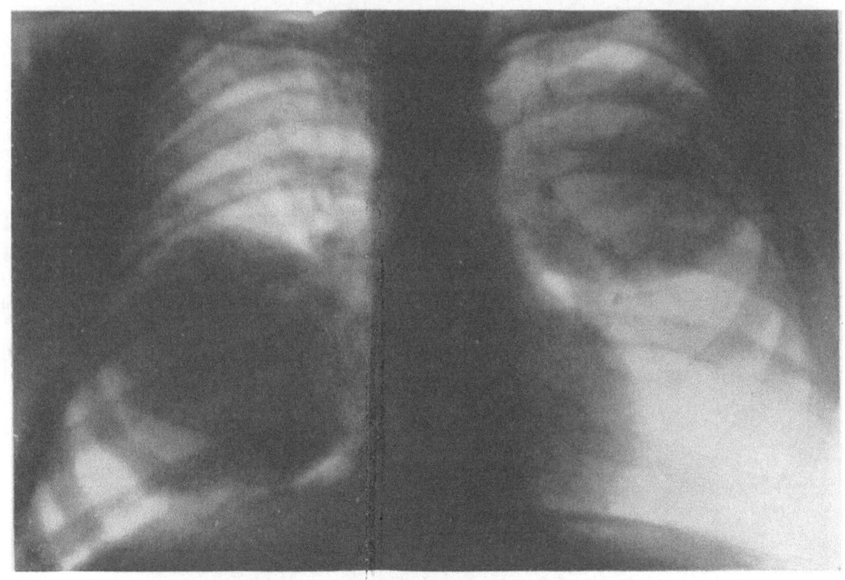

Fig. 373. Beidseitiger Lungenechinokokkus.
Nach BEHRENROTH. Erg. inn. Med. Bd. 10. 1913.

Zacke des Zwerchfellbogens verbunden sein, wie dies LEVY DORN und ZADEK
beschreiben, oder es kann bei gleichzeitiger Perforation in einen Bronchus
entsprechend der Beobachtung von MALIWA das Bild eines subphrenischen
Abszesses mit horizontalem Flüssigkeitsniveau und einer Gasblase unter dem
Zwerchfell entstehen. Die Wand der Echinokokkusblasen kann verkalken und
dann einen intensiven Randschatten aufweisen. Von Komplikationen ist
außer der Perforation und Vereiterung eine pneumonische Infiltration der Umgebung zu nennen, durch welche das charakteristische Röntgenbild der Blase
verhüllt wird.

Differentialdiagnostisch kommen Tumoren, sowohl Sarkome als Karzinome, die im Gegensatz zum gewöhnlichen Verhalten in selteneren Fällen
sich auch ganz scharf gegen die Umgebung abgrenzen können, und andere
im vorigen Kapitel näher beschriebene Geschwülste, ferner Abszesse, luetische
gummöse, tuberkulöse käsige und aktinomykotische Herde, auch interlobäre
Ergüsse und Lungeninfarkte in Betracht. Als Unterschied kann besonders
gegenüber den beiden zuletzt genannten Zuständen vielleicht angeführt werden,

daß diese selten so regelmäßig kreisrund gestaltet sind, wie dies bei Echinokokkusblasen gewöhnlich der Fall ist. Dagegen ist namentlich gegenüber manchen der genannten Tumorformen eine sichere Unterscheidung allein nach dem Röntgenbilde nicht möglich.

Distomum pulmonale.

Köhler sah im Lungenröntgenbild eines in Texas mit Distomum pulmonale infizierten Mannes, in dessen vielfach bluthaltigem Sputum die Eier des Parasiten von Abend nachgewiesen waren, einige weit auseinanderstehende, stecknadelkopfgroße, runde Schatten von der Dichte des Kalks, die er auf die verkalkten Eier von Distomum pulmonale bezog.

3. Brustfell.

Gegenstand der Röntgenuntersuchung des Brustfells sind am häufigsten Ansammlungen von Flüssigkeit und von Luft im Pleuraraum sowie Pleuraschwarten. Auch Pleuratumoren können unter dem Bilde von Flüssigkeitsergüssen oder Schwarten erscheinen. Dagegen findet eine trockene Pleuritis in der Regel keinen deutlichen Ausdruck im Röntgenbilde. Höchstens verursacht sie eine geringe gleichmäßige Trübung des Lungenfeldes und eine Behinderung der Zwerchfellbewegung. Dies ist um so stärker der Fall, je näher dem Zwerchfell der entzündliche Prozeß der Pleura sich abspielt (Hitzenberger), besonders ausgeprägt bei der Pleuritis diaphragmatica (Holländer, vgl. S. 490).

Bei Erkrankungen der Pleura ist stets auf das Vorhandensein von Lungenherden zu achten, welche am häufigsten Ursache der Erkrankungen des Rippenfelles sind. Es kommt aber auch eine sogenannte Durchwanderungspleuritis bei entzündlichen Prozessen des Abdomens vor. So kann ein sympathischer Pleuraerguß wegweisend für die Diagnose eines subphrenischen Abszesses sein. Nicht selten werden bei entzündlichen Erkrankungen des Abdomens verschiedener Genese, so bei entzündlichen Affektionen des Pankreas, bei paranephritischem Abszeß usw. im unteren Lungenfeld dicht oberhalb des Zwerchfells und diesem etwa parallel oder mehr horizontal verlaufende einheitliche oder geteilte Streifen beobachtet, die sich bisweilen lateralwärts in einzelne Zweige auflösen (Haudek, Hulten, Weil, eigene Beobachtungen).

Flüssigkeitsansammlungen im Pleuraraum.

Die freien Flüssigkeitsansammlungen im Pleuraraum nehmen in demselben eine eigenartige Form und Lage ein. Zu der Frage nach der genaueren Gestaltung der Brustfellergüsse und ihrer Ursache hat das Röntgenverfahren neues Beobachtungsmaterial geliefert. Bei sagittaler Durchstrahlungsrichtung steigt der Flüssigkeitsschatten bei kleinen und mittleren Exsudaten mit nach oben leicht konkav gekrümmter, bei etwas größeren Ergüssen mit fast geradlinig schräger Begrenzung lateralwärts an. Die Grenzen der Verschattung gegen das helle Lungenfeld sind bei freien Ergüssen nicht ganz scharf, immerhin aber deutlich zu erkennen.

Wie der Vergleich der Durchleuchtung in dorsoventraler und ventrodorsaler Richtung ergibt, reicht die Verschattung hinten höher hinauf als vorn, und die obere schräg lateralwärts aufsteigende Begrenzungslinie hat an der vorderen Fläche einen steileren Verlauf als an der Hinterfläche. Diese Unterschiede zwischen Vorder- und Hinterfläche bei sagittalem Strahlengange sind

nur dadurch erkennbar, daß der »vergeßliche« Röntgenstrahl (HOLZKNECHT)
die dem Leuchtschirm oder dem Film nahen Gebilde in größerer Deutlichkeit
darstellt als die fernen. Einen hiervon unabhängigen Überblick, der freilich
durch die tiefen Schatten der Wirbelsäule und des Herzens getrübt wird, gewährt die Durchleuchtung bei frontalem Strahlengange. Sie zeigt, daß der
Flüssigkeitsschatten an der dorsalen Fläche breiter ist als an der ventralen
(FLEISCHNER).

Die Ausdehnung des Flüssigkeitsschattens im Röntgenbilde entspricht dem
durch Perkussion ermittelten Ergebnis, daß die Dämpfung an der Hinter-

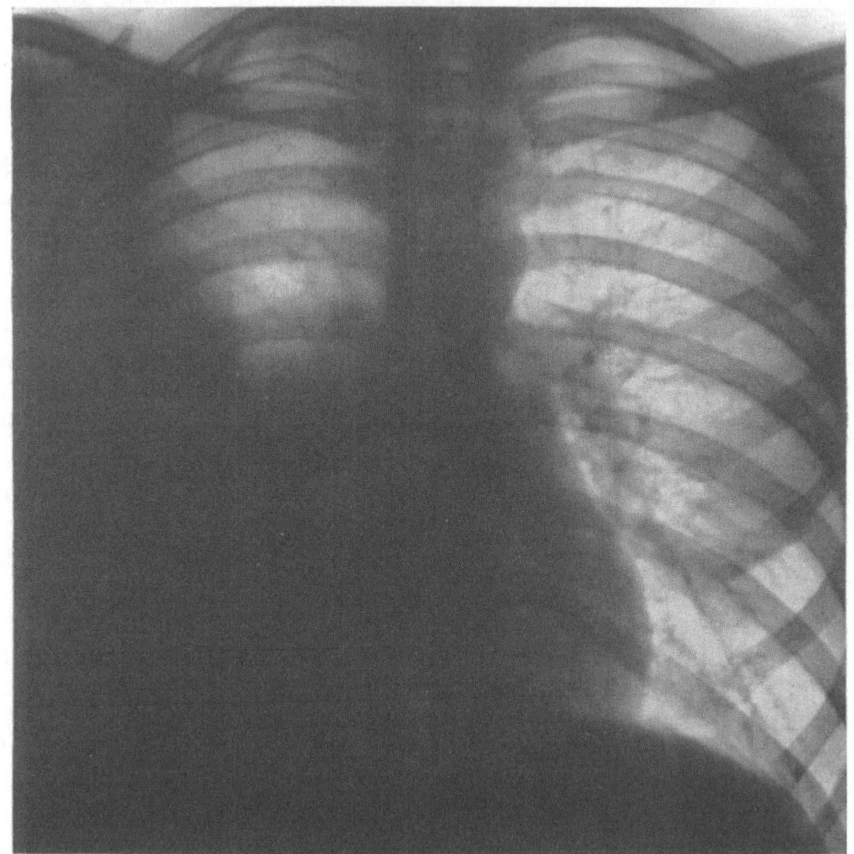

Fig. 374. Rechtsseitiges Pleuraexsudat.

fläche höher hinaufreicht als an der Vorderfläche. Umstrittener und nicht
sicher zu bejahen ist die Frage, ob die an der Hinterwand des Thorax schräg
lateralwärts ansteigende Begrenzungslinie des Schattens im Röntgenbilde mit
der ebenfalls schräg seitwärts ansteigenden Dämpfungsgrenze in Beziehung
gebracht werden kann, welche als DAMOISEAUsche Linie bezeichnet wird und
die laterale Seite des sogenannten GARLANDschen Dreiecks bildet.

Die Ursache der Ausdehnung der Flüssigkeit vornehmlich an der Hinterfläche des Thorax, die ja auch durch Perkussion sicher nachgewiesen
werden kann, ist vielfach erörtert worden. Meist hat man die Schwerkraft
hierfür verantwortlich gemacht, die allein aber nur dann eine Erklärung zu er-
teilen vermögen würde, wenn man annehmen könnte, daß das Exsudat sich
in Rückenlage des Patienten entwickelt hätte. Dies ist jedoch keineswegs

immer der Fall, wie Sahli hervorhebt. Maßgeblich für die Lage und Ausdehnung der Flüssigkeit ist in erster Linie die Retraktionskraft der Lunge, welche sich bei einer Ausfüllung des Pleuraraums hiluswärts zusammenzieht, und sodann die Schwerkraft. Die Retraktionskraft der Lunge bewirkt, daß die Flüssigkeit sich nach vielen Richtungen zwischen den Pleurablättern ausbreitet und die Lunge schalenförmig umgibt, und zwar dort in breiterer Schicht, wo die Entfernung vom Hilus größer ist, also vornehmlich in den hinteren unteren seitlichen Teilen, dagegen nur in geringerem Maße in den hilusnäheren Abschnitten. Die Schwerkraft hat zur Folge, daß sich die Flüssigkeit besonders in den abhängigen Partien ansammelt. Hierbei ist meiner Ansicht nach aber noch ein Umstand zu berück-

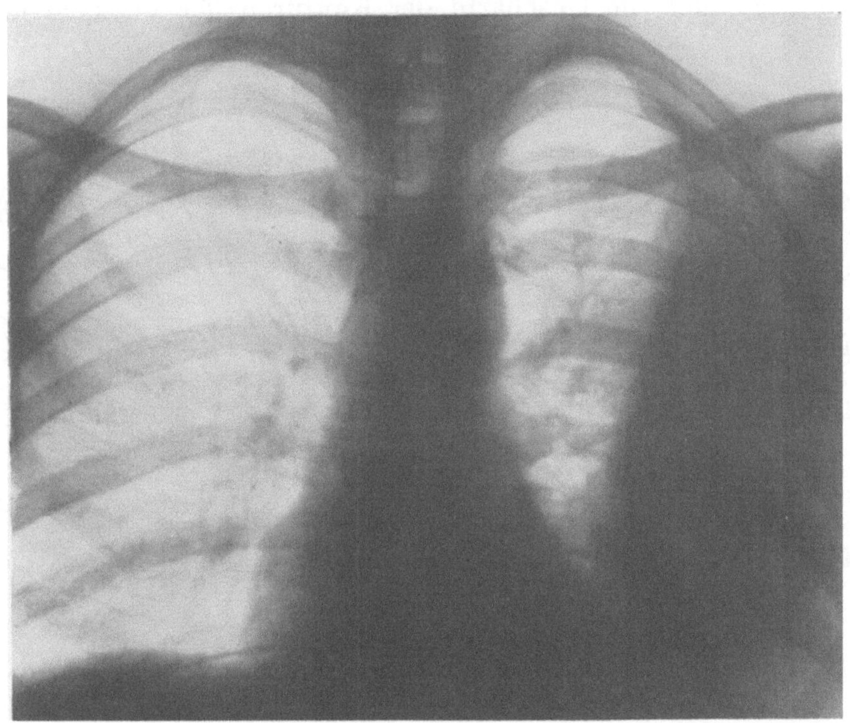

Fig. 375. Linksseitiges abgesacktes Pleuraexsudat.

sichtigen, der sonst meines Wissens nicht hervorgehoben worden ist, nämlich die relative Unabhängigkeit der einzelnen Lappen voneinander bei der Wirkung der Kompression. Wie Autopsiebefunde lehren, ist bei mittelgroßen Exsudaten der Unterlappen fast isoliert oder doch hauptsächlich atelektatisch, während der Luftgehalt von Ober- und Mittellappen viel weniger vermindert erscheint. Es erklärt sich dies einfach daraus, daß durch das von unten ansteigende Exsudat zunächst der Unterlappen komprimiert wird, sich dann nach seinem Aufhängepunkt am Hilus allmählich zusammenzieht und damit der Flüssigkeit Raum schafft, Ober- und Mittellappen aber erst dann der komprimierenden Wirkung in erheblichem Maße ausgesetzt werden, wenn der Platz nicht mehr ausreicht. Demnach muß man annehmen, daß die Ausdehnung der Flüssigkeit dem Raume entspricht, der von dem nicht wesentlich komprimierten Ober- bzw. Mittellappen und dem nach dem Hilus zu zusammengezogenen Unterlappen freigelassen ist.

Da Ober- und Mittellappen zusammen vorn tiefer herunterreichen als hinten, ihre untere Grenze von vorn unten medial spiralig um den Thorax herum nach hinten aufwärts steigt, in den mittleren hinteren Partien aber der komprimierte und hiluswärts zusammengezogene Unterlappen gelegen ist, so wird man zu erwarten haben, daß die Flüssigkeit sich vorwiegend in den unteren, hinteren und seitlichen Teilen des Pleuraraumes ansammelt. Für den lateralen Anstieg der Verschattung ist außerdem der rein optisch wirksame Umstand von bestimmendem Einfluß, daß bei sagittalem Strahlengange der Flüssigkeitsmantel in den lateralen Teilen in wesentlich größerem Querschnitt getroffen wird als in den medialen Abschnitten, bei welchen andererseits der entsprechend größere Querschnitt der lufthaltigen Lungen aufhellend wirkt; der allmähliche Übergang dieser Verhältnisse ineinander erklärt zum Teil auch die Unschärfe der Konturen der Verschattung. Maß-

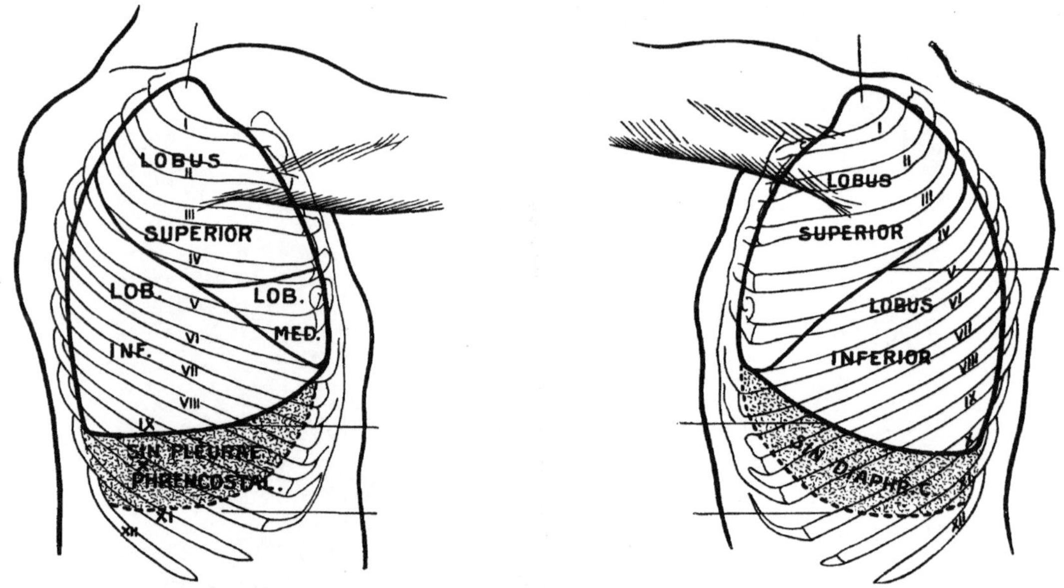

Fig. 376. Lungenlappengrenzen bei seitlicher Ansicht nach CORNING.

gebend für die Beurteilung der Höhe der Flüssigkeitsschicht ist daher nur die Ausdehnung der Verschattung in den vom Tangentialstrahl getroffenen Abschnitten am Thoraxrande. Weiter medialwärts gestattet die Aufhellung durch das gleichzeitig vom Röntgenstrahl durchquerte lufthaltige Lungengewebe keine Schlüsse auf die Höhe des Flüssigkeitsmantels, der nach oben zu immer dünner werdend die Lunge schalenförmig umgibt. Auch hier ist aber die obere Begrenzung der Flüssigkeit durch FLEISCHNER und SANDERA dadurch kenntlich gemacht worden, daß sie eine durch Zugabe von Olivenöl leichter gemachte Jodöllösung in den Pleuraraum unter Vermeidung von Lufteintritt injizierten. Hierbei stellten sie fest, daß die Jodölschicht überall, sowohl vorn als hinten und seitlich die Lunge umgibt, und zwar in jener Höhe, welche durch die äußerste Spitze der Verschattung am Thoraxrand gekennzeichnet ist; medialwärts war die Jodschicht in gleicher Höhe innerhalb der hellen Lungenfelder sichtbar. Unter Voraussetzung der Bestätigung dieser Versuche, welche auch KÜHNE zu den gleichen Ergebnissen führten, kann nicht von einer verschiedenen Höhe der *Flüssigkeitsschicht*, sondern nur von einer verschiedenen Höhe der *Verschattung* gesprochen werden. Wohl aber besteht in verschiedenen

Abschnitten des Pleuraraumes eine *verschiedene Tiefenausdehnung des Flüssigkeitsmantels*. Auf diese ist, abgesehen von den vorwiegenden rein optisch wirksamen Einflüssen, die verschiedene Höhe der Verschattung in verschiedenen Abschnitten zu beziehen und hierdurch insbesondere das höhere Hinaufreichen der Verschattung in den dorsalen gegenüber den ventralen und zum Teil auch in den lateralen gegenüber den medialen Partien zu erklären.

Das beschriebene Verhalten der oberen Begrenzungslinie verleiht dem Exsudatschatten zwar einige Merkmale, doch können Infiltrationen der unteren Abschnitte des Lungengewebes ähnliche Bilder erzeugen. Von differentialdiagnostischem Wert ist eine Herzverdrängung durch größere Exsudate, ferner eine zunächst zwar nur unbedeutende, aber nach meinen Erfahrungen besonders am kindlichen Thorax meist schon frühzeitig sich einstellende Skoliose der Wirbelsäule bei Exsudaten.

Diese Schilderung erstreckt sich besonders auf die mittelgroßen Exsudate. Große Exsudate führen zu einer Kompression aller Lappen; dabei nähert sich die obere Begrenzung der Verschattung unter dem stärker hervortretenden Einfluß der Schwerkraft immer mehr der Horizontalen. Kleinere Ergüsse sammeln sich in der am tiefsten stehenden, von der hinteren Thoraxwand und dem Zwerchfell gebildeten Tasche an und werden im phrenikokostalen Winkel zuerst sichtbar. Sie können am besten während einer tiefen Einatmung bei frontaler Durchleuchtung erkannt werden.

Bei sehr geringer Menge sammelt sich die Flüssigkeit nicht in einem bestimmten Raume, sondern umgibt nur als schmale Schale die Lunge. Diese *»lamelläre Pleuritis«* ist nach RACH und FLEISCHNER als zarter Schattenrandsaum an der Thoraxinnenfläche erkennbar, wobei die von den Umbiegungsstellen der Rippen überdachten flachen Randsegmente des Lungenfeldes durch den gerade von oben nach unten herabziehenden Schattensaum des schmalen Flüssigkeitsmantels ausgefüllt werden. Deutlicher als bei sagittalem Strahlengange ist dies bei leichter Drehung zu erkennen, bei welcher die weiter dorsal gelegenen axillären Partien tangential getroffen werden. In den verschiedenen Atemphasen findet eine leichte Änderung der Breite des Mantelschattens statt, in dem sich dieser im Inspirium infolge Ausdehnung der Flüssigkeit über eine größere Fläche in dem erweiterten Thoraxraum verschmälert, im Exspirium hingegen unter den umgekehrten Verhältnissen verbreitert. Dieser Wechsel dient zur Unterscheidung gegenüber Pleuraschwarten, die ein sonst ganz ähnliches Bild ergeben; manchmal ist dies noch an der Begrenzung des Lungenfeldes durch eine schärfer hervortretende Schattenlinie ausgezeichnet (FLEISCHNER). Diese ist durch stärkere Intensität und ungleichseitiges Verhalten von den schmalen Grenzstreifen zu unterscheiden, die auch unter normalen Verhältnissen bei geeigneter Durchleuchtungsrichtung beobachtet und durch die Muskeln an der inneren Thoraxwand hervorgerufen werden (KNUTSSON). Sehr erleichtert wird die Erkennung einer kleinen Flüssigkeitsansammlung durch den Eintritt selbst geringer Luftmengen, der bei Punktionen nicht selten stattfindet. Alsdann erfolgt sofort die Bildung eines horizontalen Spiegels unterhalb einer hellen Luftblase, die beide deutlicher hervortreten als die geringe Trübung, welche durch einen schmalen Flüssigkeitsmantel hervorgerufen wird.

Durch die Röntgenuntersuchung ist weiterhin die schon früher auf Grund klinischer Feststellungen behauptete, dann aber viel angezweifelte *Verschieblichkeit freier Flüssigkeitsansammlungen* und zwar sowohl der Transudate als der Exsudate im Pleuraraum erwiesen. Es geht dies nach den Untersuchungen von LENK daraus hervor, daß eine von einem Erguß herrührende Verschattung,

die im Stehen die unteren Lungenfelder betrifft, im Liegen sich auf die vorher
hellen oberen Lungenfelder und auch auf die Spitzen erstreckt; bei Becken-
hochlage können die unteren Lungenfelder sogar wieder hell erscheinen. Ebenso
ist ein Wechsel der Verschattung in seitlicher Hinsicht bei verschiedener
Seitenlagerung durch POLGAR nachgewiesen.

Die Verschieblichkeit der Flüssigkeitsergüsse, die in verschiedenen Lagen
zu prüfen ist, kann in mehrfachen sonst schwer lösbaren Fragen von wesentlicher Bedeutung sein. Sie dient zur Entscheidung zwischen freiem und abgesacktem Erguß sowie zwischen freiem Erguß und Schwarte. Ferner können nach
der Angabe von LENK in geeigneten Fällen durch Hochlagerung der unteren
und Senkung der oberen Körperteile die vorher infolge des Flüssigkeitsergusses
undurchsichtigen unteren Lungenpartien entblößt und ebenso durch Lagerung auf die Seite die Hilusgegenden freigemacht und so Veränderungen des
Lungengewebes erkennbar werden, die sonst völlig verdeckt waren.

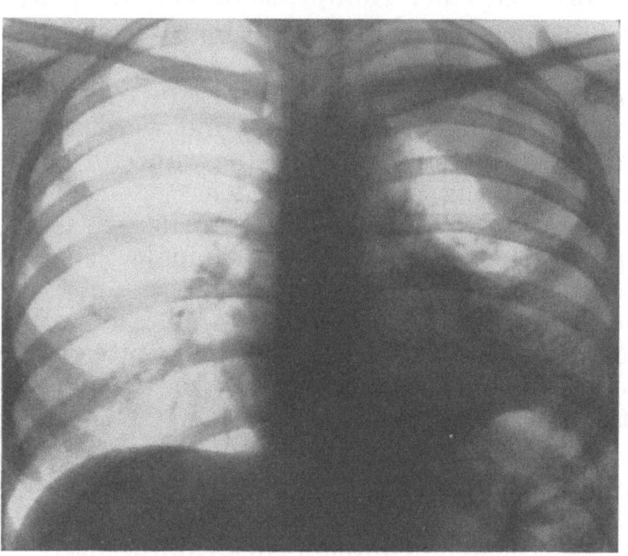

Fig. 377. **Abgesacktes kappenförmiges pleuritisches Exsudat nach Grippepneumonie.**

Abgesehen von dem tiefen Exsudatschatten selbst ist in der Regel auch eine
Helligkeitsverminderung des gesamten gleichseitigen Lungenfeldes vorhanden,
die durch den beschriebenen höher hinaufreichenden, schalenförmigen Flüssigkeitsmantel, außerdem aber auch auf Luftverminderung der Lunge infolge
Entspannung zu beziehen ist. Hauptsächlich macht sich der Einfluß
der Kompression unmittelbar oberhalb des Exsudats geltend, und die hierdurch hervorgerufene Atelektase der unteren Lungenpartien trägt zur Unschärfe der Begrenzung des Exsudatschattens bei; sodann pflegt die Trübung aber auch an den Lungenspitzen besonders hervorzutreten, bei deren
geringem Querschnitte sich schon eine geringfügige Abnahme des Luftgehaltes
deutlicher bemerkbar macht als bei der viel größeren Tiefe der darunterliegenden Lungenabschnitte. Eine leichte diffuse Trübung der gleichseitigen
Lungenspitze kann allein auf den Einfluß des Exsudats bezogen werden
und berechtigt an sich nicht zur Annahme örtlicher Verdichtungsprozesse,
insbesondere tuberkulöser Art. Diese sind zwar dabei häufig, aber keineswegs
in jedem Falle vorhanden; zu ihrer sicheren Diagnose ist der Nachweis von
Herdschatten notwendig.

Eine Unterscheidung zwischen Empyem und serösem Exsudat bzw. Transsudat nach der Schattentiefe, wie sie manchmal angegeben wird, glaubte ich nach dem Röntgenbefunde nie treffen zu können. Auch eine Trennung von Erguß und Pleuraschwarte erschien mir bei alleiniger Durchleuchtung in aufrechter Stellung häufig unmöglich, wenn nicht ausgeprägte Schrumpfungsprozesse am Brustkorb infolge Schwarten oder andererseits Verdrängungs-

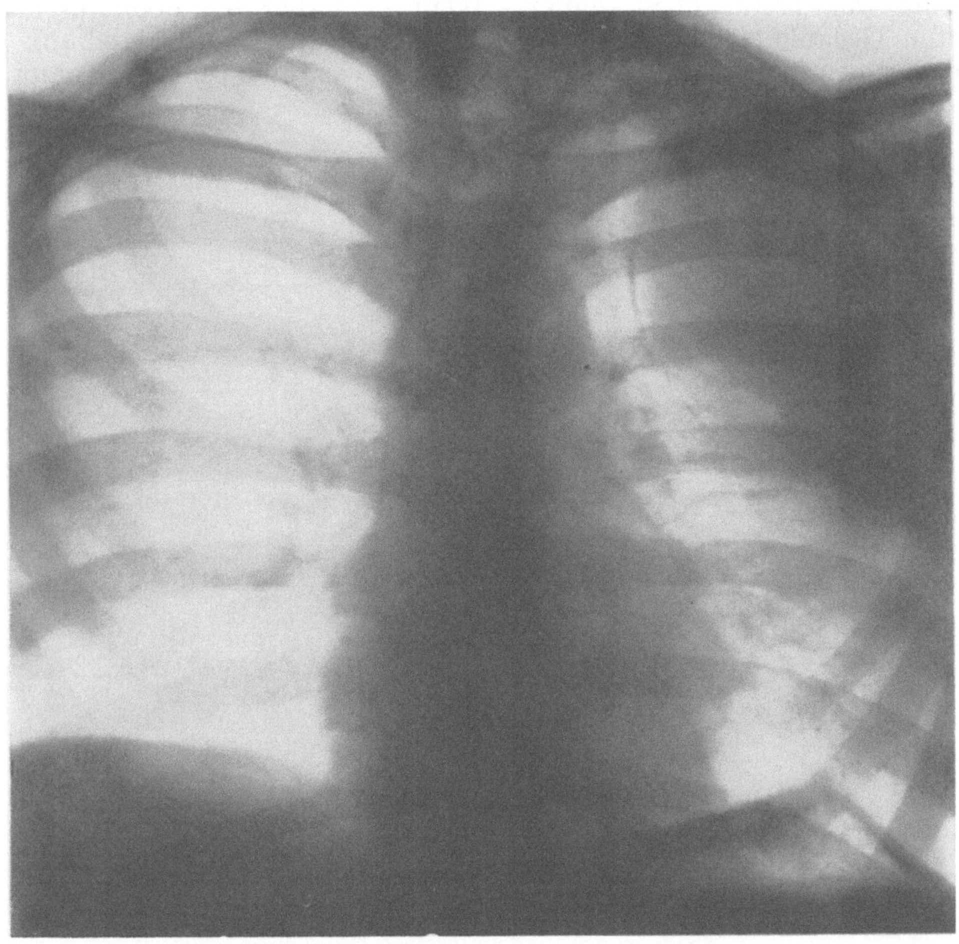

Fig. 378. Abgesacktes pleuritisches Exsudat nach Grippepneumonie.
Außerdem pleuritische Zacke am li. Zwerchfellbogen.

Klinisch: Nach Ablauf der Grippe bisher unerklärte subfebrile Temperaturen. Nur leichtes Zurückbleiben der li. Seite und geringe Abschwächung des Atemgeräusches über der li. Spitze. Erst nach Erhebung des Röntgenbefundes wird eine Abschwächung des Klopfschalles und Atemgeräusches in der Achselhöhle und über dem Schulterblatt festgestellt.

erscheinungen durch einen Flüssigkeitserguß erkennbar waren. Manchmal ist eine sichere Entscheidung nur durch die Punktion herbeizuführen, deren unter Umständen wiederholte Ausführung an den verschiedensten Stellen in unklaren, auf Empyem verdächtigen Fällen nicht dringend genug empfohlen werden kann.

Von dem beschriebenen gesetzmäßigen Verhalten kommen zahlreiche Abweichungen vor, die meist auf den Einfluß von Adhäsionen bezogen werden. Unter den mannigfachen Flüssigkeitsschattenfiguren ist mir ein mit gewisser Regelmäßigkeit wiederkehrender Typus aufgefallen. Nicht selten begegnet man bei sagittaler Durchleuchtungsrichtung auffallend steil lateralwärts ansteigenden, im wesentlichen wandständigen Exsudatschatten. Da ich mehrere Fälle beobachtete, die einander völlig glichen, — es handelte sich in diesen Fällen um seröse Exsudate —, schien mir hierfür die Erklärung durch zufällig entstandene Adhäsionen nicht zu genügen, und ich glaubte hierfür eine besondere gemeinsame Ursache verantwortlich machen zu sollen. Eine Entwicklung in einer von den Patienten dauernd eingehaltenen Seitenlage dürfte diese Erklärung wohl kaum geben können. Wenn man aber dem oben auseinandergesetzten Gedankengange folgt, so könnte man sich die Entstehung dieser Exsudatformen so erklären, daß hier nicht zunächst eine isolierte Kompression

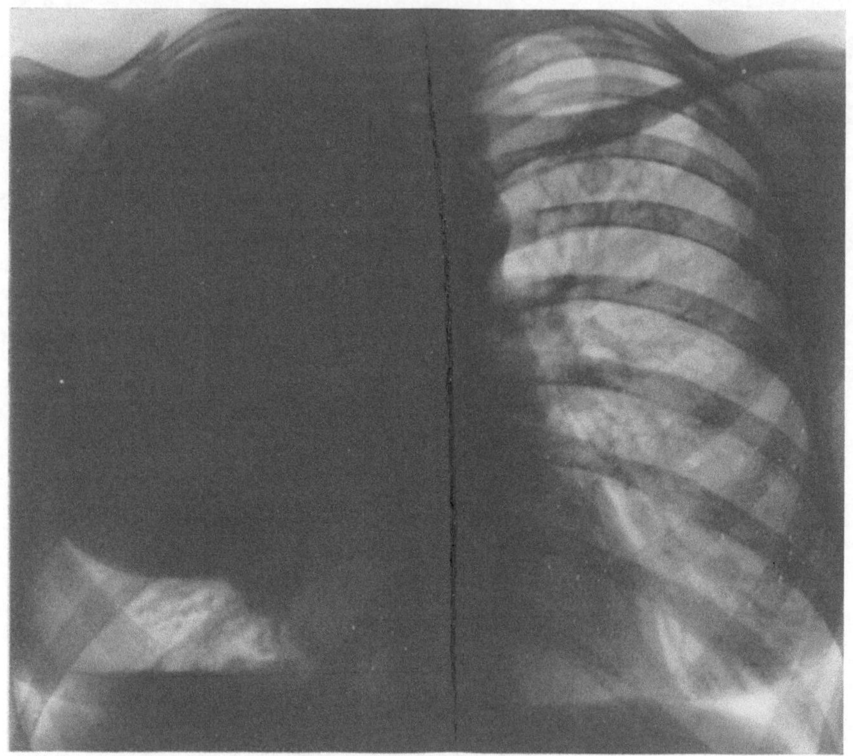

Fig. 379. Oleothorax
im oberen Abschnitt des rechten Pleuraraums.

des Unterlappens, sondern sofort eine Retraktion der ganzen Lunge in toto nach dem Hilus stattgefunden hat, ähnlich wie dies bei dem nicht der Schwerkraft unterliegenden Pneumothorax der Fall ist. Den Ausfall der Unabhängigkeit der einzelnen Lappen voneinander könnte man sich durch schon vorher vorhandene interlobäre Verwachsungen hervorgerufen denken, die man autoptisch außerordentlich häufig antrifft. Hierbei müßte man dann eine gleichmäßigere Retraktion der ganzen Lunge nach dem Hilus zu, allerdings auch hier mit stärkerer Beteiligung der unteren Partien erwarten.

Eine andere charakteristische Gestaltung der Grenzlinie pleuraler Ergüsse, welche von außen nach innen ansteigt und damit dem Verhalten bei abgesackten kosto-mediastinalen Exsudaten und Schwarten ähnelt, ist auch bei freiem Exsudat von JACOBÄUS unter solchen Umständen gefunden, bei denen ein Lungenkollaps infolge Bronchusstenose vorhanden war, und auf die beson deren dadurch geänderten Raum- und Druckverhältnisse in der Pleurahöhle bezogen worden.

Durch Verklebung kann die Form der Exsudatschatten in mannigfacher Weise modifiziert werden. Besonders häufig werden abgekammerte Exsudate im Anschluß an Grippepneumonie beobachtet, wie auch unsere Erfahrungen in Übereinstimmung mit den Berichten von LIEBMANN und SCHINZ zeigen. Fig. 377 und 378 sind derartige Beispiele. Eine bestimmte Norm für Sitz und Gestalt dieser umschriebenen Ergüsse kann bei den von Fall zu Fall wechselnden Verhältnissen nicht aufgestellt werden. Verhältnismäßig häufig werden sie in der Axillargegend beobachtet; da sie hier der Perkussion und Auskultation oft entgehen, ist ihre Erkennung durch das Röntgenbild von umso größerer praktischer Wichtigkeit.

Bei der künstlichen Einfüllung von Öl in den Pleuraraum (*Oleothorax*) entstehen ähnliche Verschattungen der Lungenfelder wie bei einem Pleuraexsudat. Da bei dem zugrunde liegenden Krankheitsprozeß, zu dessen Behandlung der Oleothorax angelegt wird, oft Pleuraverwachsungen vorhanden sind, und das Öl dann in einen abgetrennten Raum eingefüllt wird, auf dessen Wandungen es einen hydrostatischen Druck ausübt, springen die Grenzen eines solchen abgesackten Flüssigkeitsschattens oft mit konvexer Krümmung ins Lungenfeld vor, so daß ähnliche Bilder wie bei Plomben und wandständigen Tumoren entstehen können (vgl. Fig. 379).

Mediastinale Pleuritis.

Eine besondere, röntgenologisch wohl charakterisierte Gruppe bilden diejenigen abgesackten Exsudate, die zwischen Pleura mediastinalis einerseits und Pleura pulmonalis andererseits entwickelt sind. Sie sind namentlich in der französischen Literatur beschrieben und haben dort eine zusammenfassende Schilderung von SAVY erfahren. Im deutschen Schrifttum sind den ersten Berichten von DIETLEN und ASSMANN und den weiteren von REHBERG und GRÖDEL zahlreiche Arbeiten gefolgt, unter denen die eingehenden Darstellungen von HERRNHEISER und FLEISCHNER besonders hervorzuheben sind.

Um Mißverständnissen vorzubeugen, zu denen der etwas unklare Name *»mediastinale Pleuritis«* Anlaß geben kann, sei nochmals ausdrücklich hervorgehoben, daß es sich hierbei um abgesackte Exsudate im Pleuraraum selbst, nicht etwa im Mediastinum handelt. Die Bezeichnung ist ebenso zu verstehen wie die einer Pleuritis diaphragmatica, d. h. die Pleuritis ist dem Mediastinum bzw. dem Diaphragma benachbart. Häufig beschränkt sich der Prozeß nicht nur auf den zwischen Pleura pulmonalis und mediastinalis gelegenen Spalt, sondern ergreift auch bzw. betrifft allein den Sinus, an welchem sich die Pleura vom Mediastinum zur Innenfläche der Thoraxwand umschlägt. HERRNHEISER trennt mit Recht diese »kostomediastinale« Pleuritis von der rein mediastinalen Form ab.

Der mediastinale Pleuraspalt kann durch eine Frontalebene, welche durch die Lungenwurzeln gelegt wird, in einen vorderen und einen hinteren Abschnitt gegliedert werden. Demgemäß beschreibt SAVY drei Formen, die der rechten und linken vorderen, sowie die der hinteren mediastinalen Pleuritis. Zwischen allen kommen Kombinationen vor. Es handelt sich entweder um Empyeme oder seröse Exsudate oder endlich Schwarten.

Das Röntgenbild der vorderen mediastinalen Pleuritis schildert SAVY als Schatten, die dem rechten oder linken Herzrande anliegen und gleichsam eine Verdoppelung des Herzschattens darstellen. Bei größerem Umfange

nimmt der Schatten die Gestalt eines mit der Basis nach unten, mit der
Spitze nach oben gerichteten Dreiecks an, welches dem Herzschatten seitlich
anliegt. Links verursacht ein solches Exsudat eine Verbreiterung des Mediastinalschattens, die nach SAVY dem Bilde eines Aortenaneurysmas ähnlich
sehen kann, von diesem aber durch das Fehlen einer Pulsation zu unterscheiden
sein soll. Die hintere mediastinale Pleuritis ruft eine bandförmige parallel
der Wirbelsäule verlaufende Schattenbildung hervor.

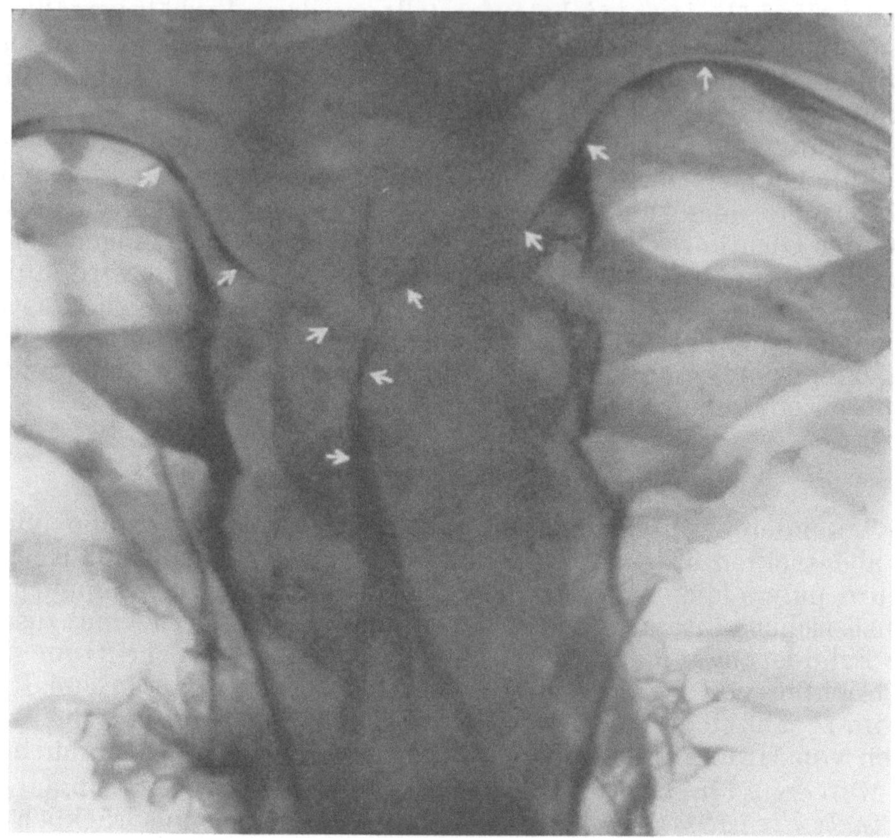

Fig. 380. Darstellung der Pleura mediastinalis durch Kontrastmittelbeschläge nach
Danelius (Fortschr. d. Röntgenstr. Bd. 47).

Die in der Mitte aneinanderstoßerden Pleurastreifen (Pfeile) liegen im hinteren Mediastinum, die
mehr lateralwärts etwa in Höhe der Sternoklavikularlinie verlaufenden Streifen begrenzen das vordere
Mediastinum.

Bei einer nur im vorderen oberen Teil des mediastinalen Abschnittes der
Pleurahöhle lokalisierten Flüssigkeitsansammlung, der sogenannten *Mediastinitis anterior superior*, welche gelegentlich besonders bei kleinen Kindern im
Anschluß an pneumonische Prozesse des Oberlappens beobachtet wird, entsteht nach ENGEL eine Verbreiterung des Mediastinalschattens häufiger rechts
als links, die gegenüber dem Lungenfelde durch eine scharfe vertikale Linie
begrenzt ist und rechts in Höhe der oberen Mittellappengrenze mit scharfem
Winkel medialwärts einbiegt. Hierdurch ist eine Unterscheidung von einer
Thymushyperplasie ermöglicht, die gleichfalls eine Verbreiterung des Mediastinalschattens hervorruft, aber keine so scharfwinklige Abgrenzung nach
unten zu zeigen pflegt.

Zur Entscheidung der Frage, in welcher Tiefe das anatomische Substrat der paramediastinalen Verschattung zu suchen ist, sind stets wenigstens Durchleuchtungen in verschiedenen Stellungen, und zwar bei sagittalem Strahlengang in dorso-ventraler und ventro-dorsaler Richtung, wobei der schirmnahe Teil den deutlichsten Schatten gibt, sowie im frontalen und in schrägen Durchmessern vorzunehmen. Eine genauere Tiefenbestimmung ermöglicht das sogenannte Blenden-Randverfahren nach HOLZKNECHT.

Aus eigener Erfahrung kann ich die Angaben von SAVY im wesentlichen bestätigen. In meinen Fällen handelte es sich meist um mediastinale bzw. kostomediastinale pleuritische Schwarten, die als bedeutungsloser Nebenbefund bei der Röntgenuntersuchung Tuberkulöser beobachtet wurden. Seltener kommen sie als Folgeerscheinung von Pneumonien vor. Sie erscheinen im Röntgenbilde als eine mit einer leicht konkav geschwungenen Grenzlinie gegen

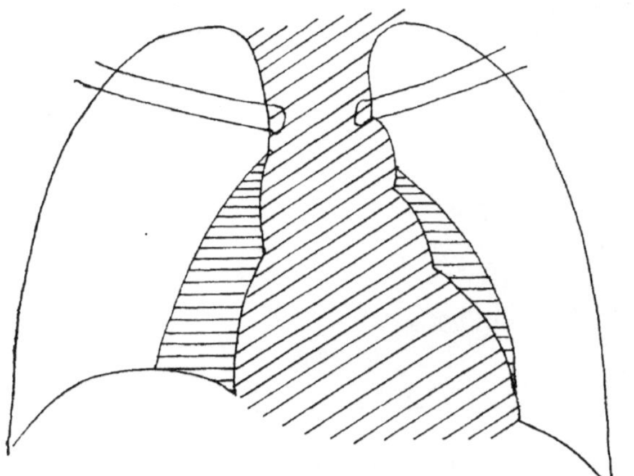

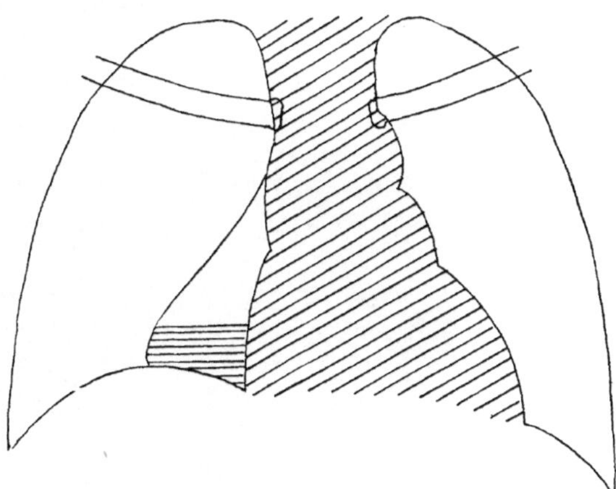

Fig. 381. Beiderseitige vordere Pleuritis mediastinalis (nach SAVY).
Scheinbare Verdoppelung der Herzkonturen.

Fig. 382. Pyopneumothorax mediastinalis anterior dexter (nach DEVIC und SAVY).

das helle Lungenfeld abgesetzte Verschattung, die den Herzzwerchfellwinkel ausfüllt. Die Schattenfigur kann entsprechend der vorigen Schilderung als ein neben dem Herzen gelegenes Dreieck beschrieben werden, dessen Seiten vom Zwerchfell, dem Herzrande und der erwähnten, das Herz mit dem Zwerchfell verbindenden Grenzlinie gebildet werden. Manchmal heben sich die kostomediastinalen pleuritischen Schwarten durch ihre Intensität mit der beschriebenen leicht geschwungenen Begrenzungslinie noch durch den Herzschatten hindurch ab. In anderen gleichartigen Fällen stellte ich durch Verschiebung eines solchen dreieckigen Schattens bei Drehung fest, daß derselbe an der Hinterfläche gelegen war.

Entsprechende Befunde bei vorderen und hinteren kostomediastinalen Schwarten gewöhnlich tuberkulöser Ätiologie, die sich meist als dreieckige Schatten abbildeten, hat HERRNHEISER erhoben und dabei mittelst des HOLZKNECHTschen Blendenrandverfahrens genau ihre Tiefenlage bestimmt. HERRNHEISER betont, daß die rein mediastinalen Schwarten, welche lediglich im Spalt zwischen Pleura pulmonalis und mediastinalis gelegen sind, sich kaum innerhalb des Mediastinalschattens differenzieren lassen und nur in Gestalt feiner zeltförmiger Zackenbildungen längs des Herzrandes hervortreten. Doch sind von FANCONI und WECHSLER sowie von DANELIUS bei Kindern von mediastinalen Schwarten und schmalen Ergüssen herrührende Streifen innerhalb des Mediastinalschattens beschrieben worden, die meist an-

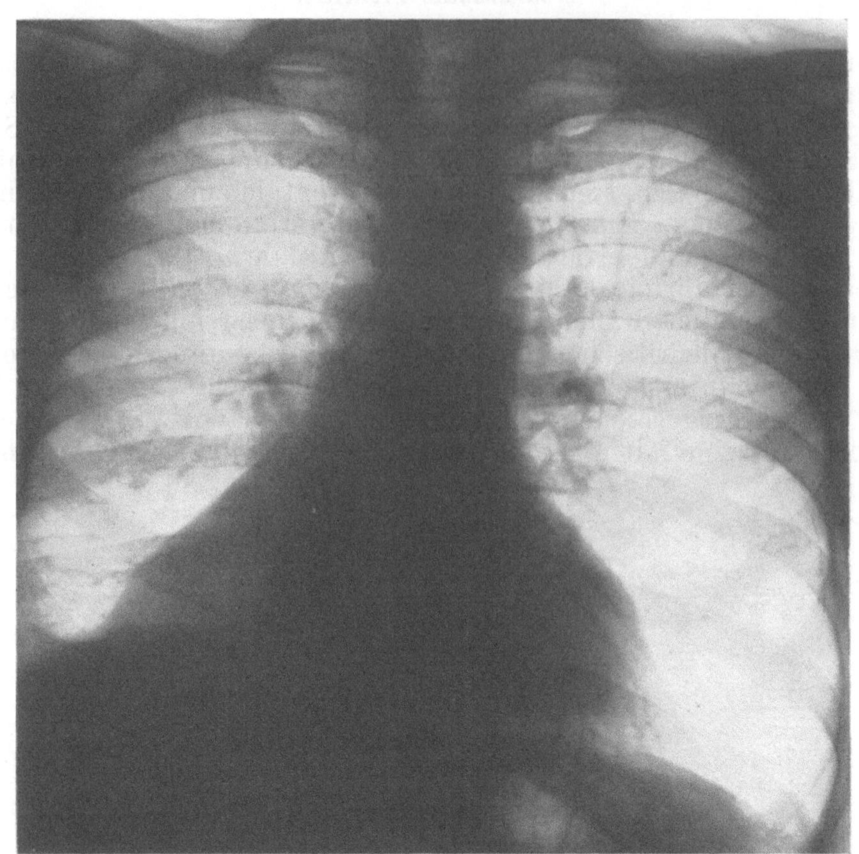

Fig. 383. Rechte kosto-mediastinale Pleuritis.
Dreieckige Verschattung im Vorhofzwerchfellwinkel rechts.

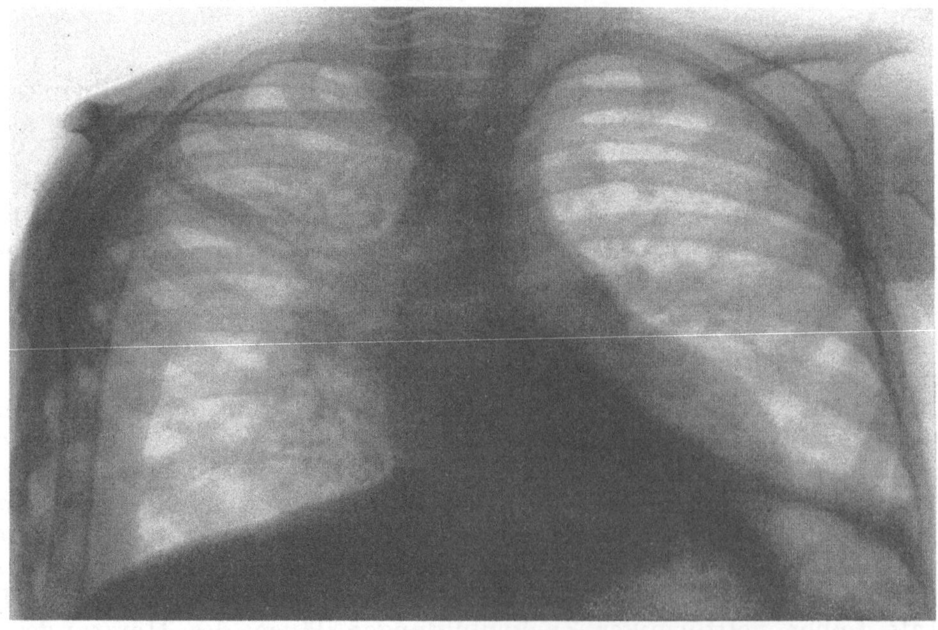

Fig. 384. Linke hintere kosto-mediastinale Pleuritis.
Der dreieckige Schatten hebt sich infolge seiner Intensität innerhalb des Herzschattens ab. Außerdem
rechtsseitige Hilusdrüsenschatten und diffuse Trübung im re. Oberlappen.
Klinisch: Sehr schwächliches Kind. Intermittierendes Fieber. Bronchialdrüsen tbc.

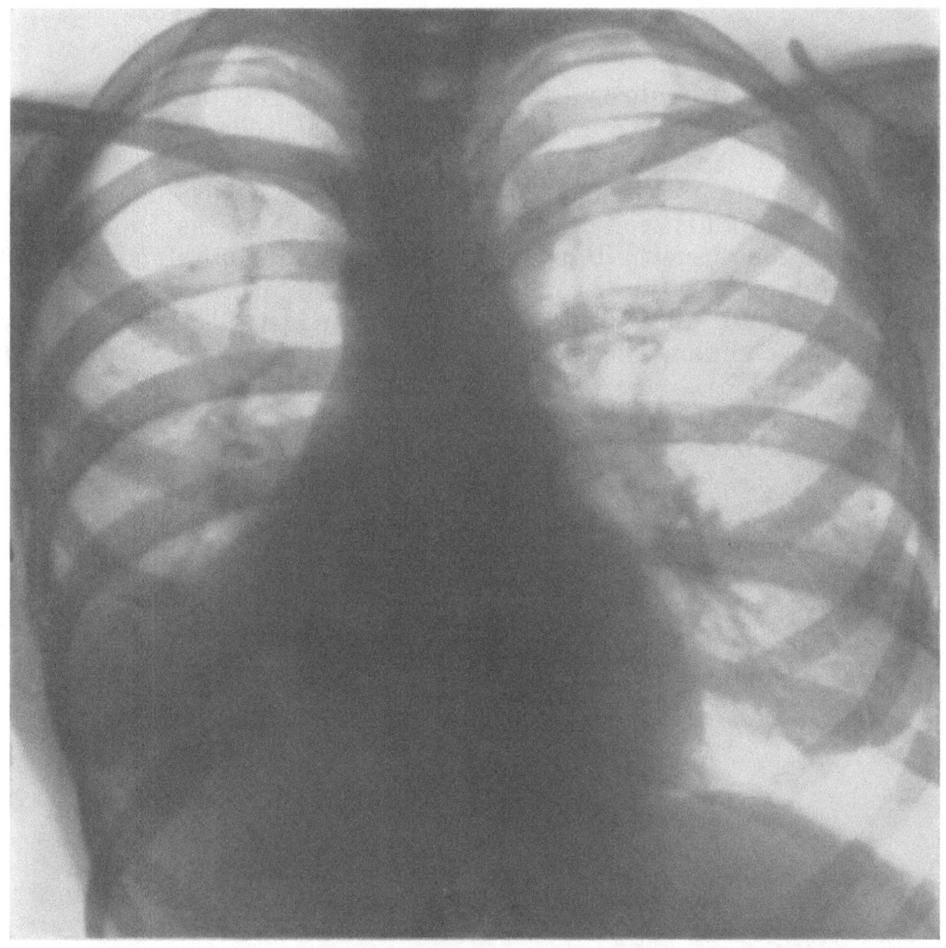

Fig. 385. Rechtsseitige vordere kosto-mediastinale Pleuritis bei Situs inversus
(vgl. die Skizze in Fig. 386).

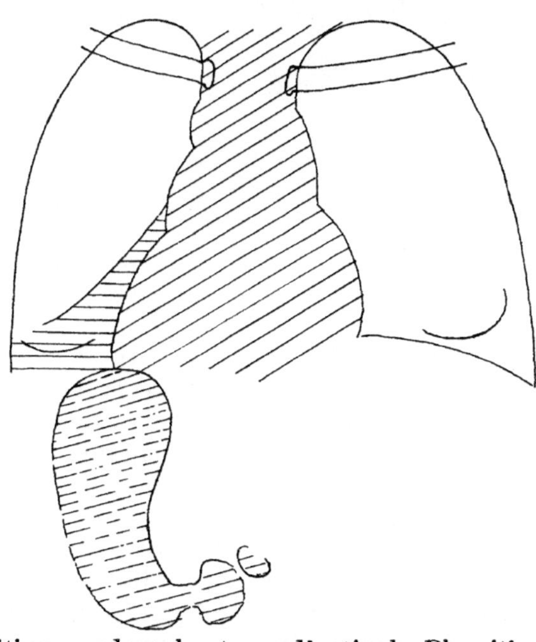

Fig. 386. Rechtsseitige vordere kosto-mediastinale Pleuritis bei Situs inversus.
Plattenpause zu Fig. 385, auf welcher die bei der Reproduktion verloren gegangenen Intensitätsunterschiede der Schatten sichtbar werden. Dem re. Herzrande, welcher vom li. Ventrikel gebildet wird,
ist außen ein schwächerer Schatten angelagert, der sich nach unten seitlich verbreitert. Außerdem ist
zur Erläuterung des Situs inversus der bei einer anderen Untersuchung mit Kontrastbrei gefüllte rechts-
liegende Magen dargestellt.

27*

nähernd parallel der Luftröhre verlaufen und sie zum Teil auch kreuzen können.
Hierbei ist zu berücksichtigen, daß die Umschlagstellen des mediastinalen
Pleurablattes im vorderen Mediastinum die Mittellinie nicht erreichen, dagegen
im hinteren Mediastinum zwischen Ösophagus und Wirbelsäule in den oberen
Partien dicht zusammenstoßen (DANELIUS). Größere, ins Lungenfeld vor-
springende und auch innerhalb des Herzschattens flächenhaft sich abhebende
Schatten, die in der Regel die beschriebene Dreiecksform zeigen, greifen meist
auf die Thoraxwand über und sind dann richtiger als kostomediastinale
Schwarten zu bezeichnen. Sie reichen gewöhnlich bis zum Diaphragma hinab.

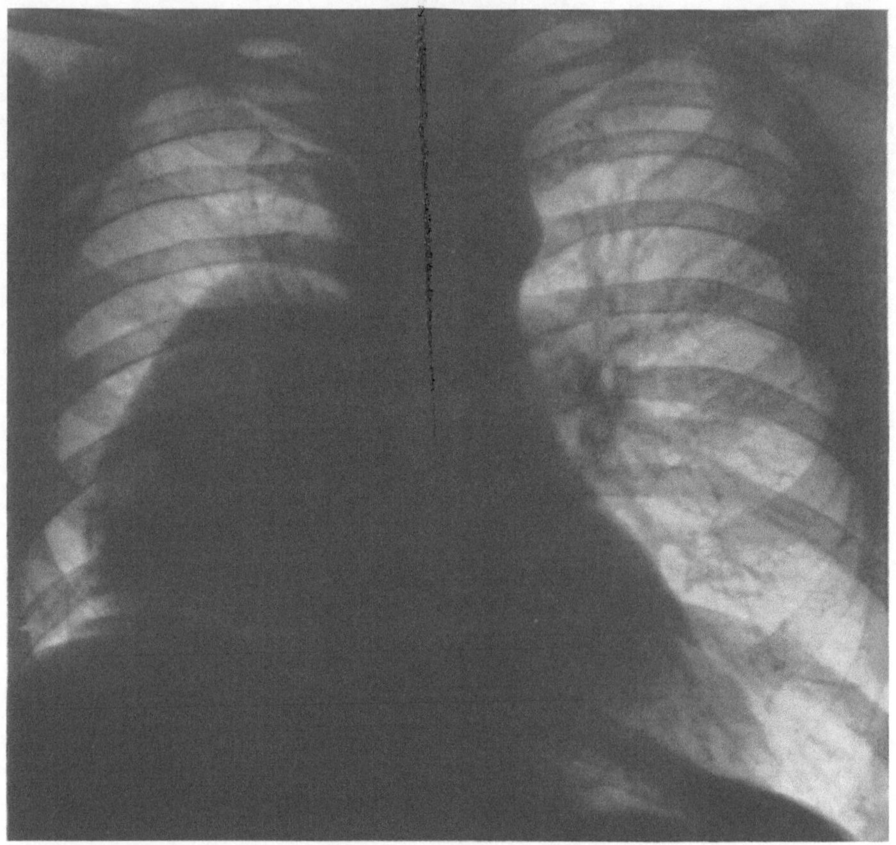

Fig. 387. Abgesacktes Empyem im paravertebralen kosto-mediastinalen Pleuraraum
(Operation) vgl. Fig. 388.

Differentialdiagnostisch kommen rechts im Herz-Zwerchfellwinkel
der Schatten der Vena cava inferior und eine extraperikardiale Fettanhäufung
(fälschlich sogenannter Perikardzipfel) in Betracht; beide Gebilde sind aber von
geringerer Größe als die meisten kostomediastinalen Schwarten. Die hinten
gelegene Vena cava kann von ihnen mit Sicherheit durch die Tiefenbestimmung
abgegrenzt werden. Schwieriger ist dies bei den seltener rechts, häufiger
und stärker links in der Nähe der Herzspitze ausgebildeten *extraperikardialen
Fettanhäufungen*, welche in ähnlicher Tiefenlage wie die entsprechenden
vorderen kostomediastinalen Schwarten gelegen sind. Eine Unterscheidung
ist dann möglich, wenn die linksseitige vordere kostomediastinale Schwarte
erheblichere Ausdehnung hat als der in seiner Größe beschränkte extraperikardiale »Fettbürzel«. In einem Falle sah ich links einen dreieckigen, lateral-

wärts scharf begrenzten paravertebralen Schatten, der sich durch seine Intensität innerhalb des Herzschattens abhob und sich bei Drehung als hinter dem Herzen gelegen erwies, also ganz ähnlich wie eine hintere linksseitige kostomediastinale Pleuritis sich verhielt. Die Autopsie ergab aber, daß nicht diese, sondern eine dichte Infiltration des Lungengewebes vorlag, welche sich lediglich auf einen abnorm gebildeten paravertebral gelegenen dritten linken Lungenlappen beschränkte. Solche *Infiltrationen des Lobus inferior accessorius*, die besonders im kindlichen Alter nicht selten angetroffen werden, sollen

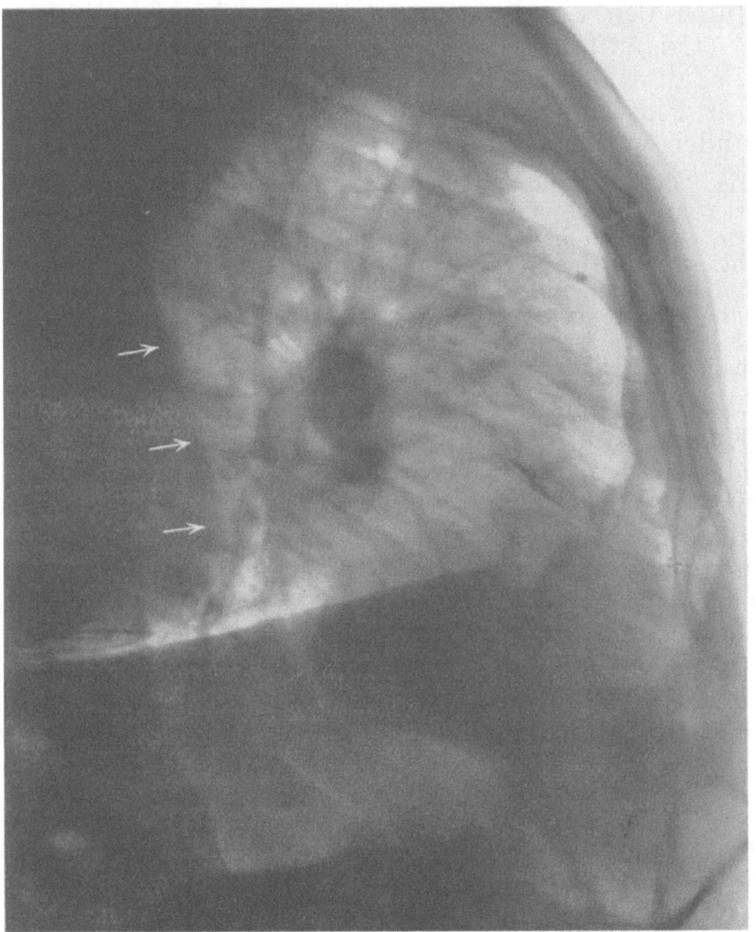

Fig. 388. Queraufnahme des Falles von Fig. 387. Abgesacktes paravertebrales Empyem.

nach FLEISCHNER von kostomediastinalen Schwarten der Hinterfläche durch ihre respiratorische Verschiebung gegenüber der Thoraxwand unterschieden werden können. Die bandförmigen paravertebralen Schatten, welche SAVY als charakteristisch für die Pleuritis mediastinalis posterior beschreibt, können eine gewisse Ähnlichkeit mit einem *paravertebralen Senkungsabszeß* aufweisen. Dieser zeigt aber, abgesehen von anderen klinischen Symptomen und insbesondere den Zeichen eines kariösen Wirbelherdes, welche aber beide fehlen können, gewöhnlich beiderseitige, annähernd symmetrische Entwickelung, ferner meist stärker gebogene oder gewellte Konturen und oberhalb des Zwerchfells eine medialwärts zur Wirbelsäule gerichtete zugespitzte Grenzlinie sowie in der Regel auch eine größere Schattenintensität (vgl. Fig. 198).

Seltener als Schwarten sah ich *mediastinale* bzw. *kostomediastinale Flüssig-keitsansammlungen* und zwar unter diesen bisher nur metapneumonische Empyeme. Diese können auch bei rein mediastinaler Lage, d. h. wenn sie sich auf den Raum zwischen Pleura pulmonalis und mediastinalis nahe der Lungenwurzel beschränken, ohne auf den von den Rippen begrenzten Pleura-sinus überzugreifen, eine gewisse Ausdehnung in frontaler Richtung erlangen. Dies zeigen zwei von BRIEGER mitgeteilte Fälle, in welchen das Exsudat bei der Punktion erst in erheblicher Tiefe gefunden wurde. In der Regel kommt aber eine bei sagittalem Strahlengange kenntliche Ausbreitung nach der Seite vornehmlich den an die Rippen heranreichenden kostomediastinalen Pleuritiden zu (HERRNHEISER). Bei dem mediastinalen Empyem ist die Er-kennung der Lokalisation durch die Röntgenuntersuchung praktisch äußerst wichtig, da unter Umständen erst hierdurch ein Wegweiser für eine erfolgreiche Punktion gefunden werden kann.

In dem in Fig. 385 dargestellten Falle erwies sich die Durchleuchtung zur Entwirrung der sehr komplizierten Verhältnisse von besonderem Wert. Es handelte sich zunächst um einen Situs inversus, wie schon die Lage des Aortenknopfes und der Magenblase auf der rechten Seite zeigt. Rechts ist dem Herzen ein schräg von der Brustwand zum Aortenknopf hinauf-ziehender Schatten angelagert, innerhalb dessen sich die normale Kontur des Herzrandes auf der Originalaufnahme durch etwas größere Intensität differenzieren läßt. Der seitlich dem Herzen anliegende Schatten ist auf eine abgesackte Pleuritis zwischen Pleura pulmonalis, Pleura mediastinalis und Thoraxwand zu beziehen.

Noch schwieriger liegen die Verhältnisse, wenn infolge gleichzeitiger Infil-tration oder Kompression des Lungengewebes eine allgemeine Verschattung des Lungenfeldes alle Einzelheiten verdeckt. Dann versagt auch die Hilfe der Röntgenstrahlen, und es bedarf anderer Feststellungen, unter denen ich be-sonders bei größeren Exsudatmengen die Unterscheidung der massiven Dämp-fung des Exsudats von dem mehr tympanitischen Klange der komprimierten atelektatischen benachbarten Lungenpartien, das vermehrte Resistenzgefühl und eine höchst bedeutsame örtlich beschränkte Druckempfindlichkeit der Thoraxwand über dem Exsudat hervorhebe, und einer nötigenfalls vielfach an verschiedenen Stellen zu wiederholenden Punktion, bis endlich der Eiterherd gefunden wird, auf den das hartnäckige intermittierende Fieber hindeutet.

Interlobäre Pleuritis.

Eine besondere Form der abgesackten Ergüsse, bei denen die Röntgen-untersuchung wegen der Geringfügigkeit des sonstigen physikalischen Befundes von großer Wichtigkeit ist, bilden die *interlobären Exsudate.*

Auch sie sind in der deutschen Literatur erst verhältnismäßig spät durch eine Beschreibung von DIETRICH GERHARDT bekannt geworden. SACCONAGHI, und später CLAIRMONT haben sie eingehend vom klinischen Standpunkte ge-schildert.

Die interlobären Exsudate sind selten. Sie entstehen entweder im ört-lichen Anschluß an eine Pneumonie, an Tuberkulose oder eine lokale Ver-letzung der Lunge oder auch metastatisch von einem irgendwo im Körper befindlichen Infektionsherde aus.

Die oft nur undeutlichen physikalischen Erscheinungen bestehen haupt-sächlich in einer schmalen Dämpfungszone in Höhe des Exsudats und einer bemerkenswerten auffallenden Tympanie in den oben und unten an-liegenden komprimierten Lungenteilen, auskultatorisch in abgeschwächtem Atemgeräusch, selten in Bronchialatmen an der Stelle der Dämpfung. Die nicht eiterigen Exsudate sowohl auf metapneumonischer als auf tuberku-

löser Grundlage bleiben ohne Röntgenuntersuchung meist unerkannt. Sie
bilden sich, auch ohne klinisch nachweisbare Erscheinungen zu hinterlassen,
zurück; die zurückbleibende interlobäre Schwarte ist nur im Röntgenbilde
festzustellen. Der Ausgang der metapneumonischen interlobären Empyeme

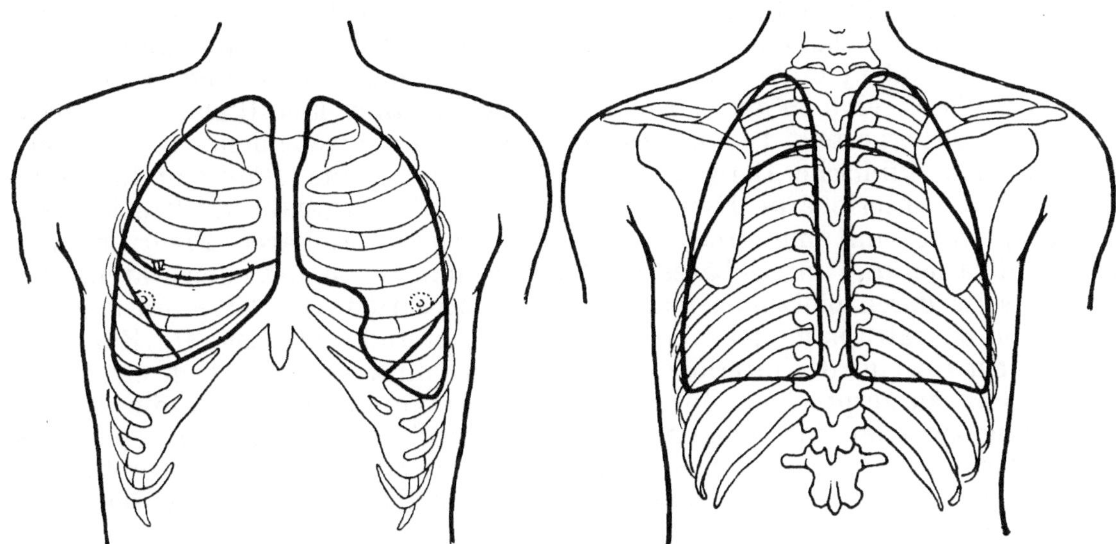

Fig. 389. Lungenlappengrenzen nach CORNING.

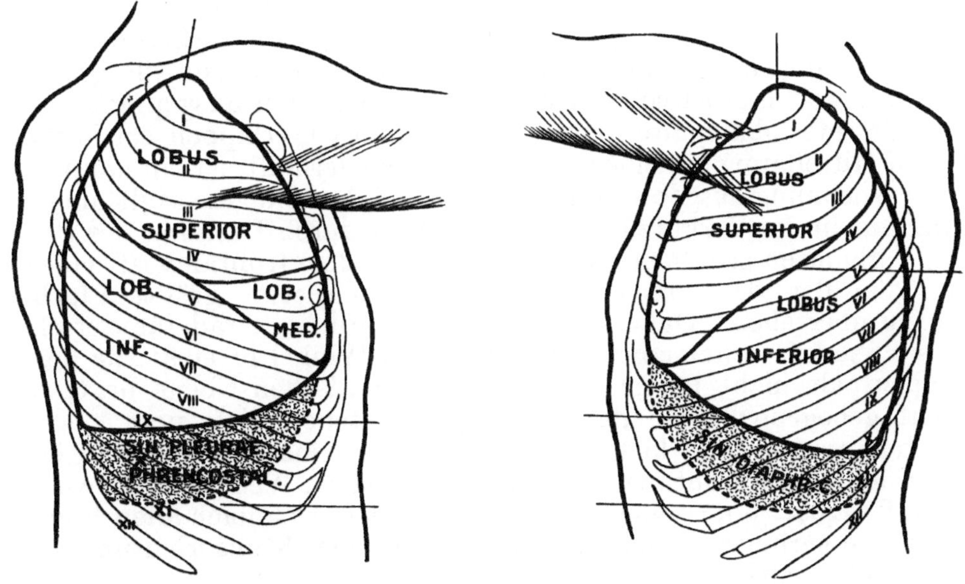

Fig. 390. Lungenlappengrenzen bei seitlicher Ansicht nach CORNING.

ist meist Heilung durch Perforation des Exsudats in einen Bronchus, selten
Tod an allgemeiner Sepsis.

Über das Röntgenbild der interlobären Exsudate liegen außer von den
genannten Autoren Beobachtungen vor von BECLÈRE, OTTEN, ARNSPERGER,
STEYRER, KRAUS, ORTNER, WACHTEL, HELM u. a. und eine zusammenfassende
Schilderung mit besonderer Berücksichtigung der anatomischen Verhältnisse
von DIETLEN, die bezüglich einiger Einzelheiten noch durch KREUZFUCHS und

SCHUMACHER ergänzt worden ist. Die eingehendste und am meisten kritische Darstellung ist von FLEISCHNER gegeben worden.

Da nur in den wenigsten Fällen, die als interlobäre Pleuraexsudate beschrieben sind, diese Annahme durch Sektion oder doch wenigstens durch erfolgreiche Punktion erhärtet ist, im Gegenteil sogar viele Schilderungen zu begründeten Zweifeln an der Diagnose Anlaß geben, ist es schwierig, eine einwandfreie Darstellung der sehr vielgestaltigen Röntgenbefunde dieses seltenen Krankheitsbildes zu geben. Selbst dann, wenn eine interlobäre Pleuritis durch eine später zurückbleibende, deutlich kenntliche interlobäre Schwarte sichergestellt ist, ist es oft schwer zu entscheiden, ob der vorangegangene klinische Befund und das entsprechende Röntgenbild lediglich auf ein interlobäres Exsudat oder auf eine marginale Infiltration des Lungengewebes mit nur trockener begleitender interlobärer Pleuritis oder auf Infiltration und interlobäres Exsudat zusammen zu beziehen waren. Ist andererseits durch plötzliche maulvolle Expektoration von Eiter oder durch Punktion ein intrapulmonaler Eiterherd erwiesen und seine Lage im Röntgenbild in der Gegend der interlobären Spalten erkannt, so kann doch oft, wenn nicht ganz ausgesprochene formale Merkmale vorhanden sind, die Unterscheidung zwischen interlobärem Exsudat und Abszeß schwierig sein. Aus diesen Gründen muß die folgende Beschreibung oft mehr von theoretischen Ableitungen aus den anatomischen Verhältnissen als von sichergestellten praktischen Erfahrungen ausgehen.

Um ein Urteil über die räumliche Anordnung und Ausdehnung des Prozesses zu erhalten, sind Durchleuchtungen in den verschiedensten Richtungen sowohl bei dorsoventralem als ventrodorsalem Strahlengange und außerdem im frontalen sowie in schrägen Durchmessern erforderlich. Insbesondere ist diejenige Ebene aufzusuchen, in welcher der interlobäre Erguß die größte Ausdehnung hat, weil hierbei sein Profilbild am schärfsten ausgeprägt erscheint. Da die große Interlobärspalte zwischen Ober- und Unterlappen sowie zwischen Unter- und Mittellappen in einer schrägen Ebene verläuft, ist ein hauptsächlich in dieser Ausdehnung ausgebreitetes Exsudat bei der üblichen sagittalen Durchleuchtung nur in der Verkürzung sichtbar. Erst durch Drehung des Patienten in einen bestimmten schrägen Durchmesser nahe dem frontalen ist seine größte Tiefe und in der dazu rechtwinkeligen Stellung seine größte Flächenausdehnung zu übersehen. Dabei wird aber der optimale Grad für verschiedene Teile des Exsudats unter einem verschiedenen Winkel erreicht, da der Ober-Unterlappenspalt nicht in einer genau mathematischen Ebene liegt, sondern eine leicht gebogene Fläche darstellt. Dabei stehen Tiefe und Ausdehnung des Schattens stets in umgekehrtem Verhältnisse zueinander und sind bei jeder Änderung der Durchleuchtungsrichtung einem steten Wechsel unterworfen. Je größer ein Exsudat, um so gleichmäßiger breitet es sich nach allen Richtungen hin aus, um so geringer ist der Einfluß der Durchleuchtungsrichtung auf seine Form und Schattentiefe.

Eine wesentliche Eigenschaft der interlobären Exsudatschatten, welche ihnen freilich nicht allein zukommt, liegt darin, daß sie oben und unten von hellem Lungenfelde umgeben werden. Doch kann bei bestimmten Formen die Trennung vom Zwerchfell durch zwischengelagertes helles Lungenfeld fehlen. Gewöhnlich bleibt aber, solange der allgemeine Pleuraraum frei ist, wenigstens ein schmaler Randbezirk im phrenikokostalen Winkel frei. OTTEN legt ferner großen Wert auf die Trennung der interlobären Exsudatschatten vom Hilus durch lufthaltiges Lungengewebe. Als unbedingtes Erfordernis kann ich dies nicht bezeichnen und auch die anatomische Begründung nicht einsehen, da ja die Interlobärspalten entweder unmittelbar oder bis nahe an den Hilus heranreichen. Es kommen hier sowohl normalerweise anatomische Varietäten in Gestalt abnormer oder unvollständiger Lappenteilung vor, als können auch Abkapselungen innerhalb des Interlobärspalts die Ausdehnung des Exsudats einschränken und sein Heranreichen bis an den Hilus oder andererseits bis zur Thoraxwand verhindern. Demgemäß ist es sowohl möglich, daß der Schatten eines interlobären Exsudates bis in den Hilusschatten übergeht als auch, daß er von ihm durch einen hellen Raum getrennt bleibt. Auch von dem Herzschatten kann der Schatten eines interlobären Exsudates je nach der Ausdehnung desselben durch eine helle Zone, welche hellem Lungengewebe oder dem Bronchiallumen entspricht, getrennt sein, oder es können beide Schatten ineinander übergehen.

Die besondere Form der interlobären Exsudatschatten ist außerordentlich verschieden gestaltet. Sie wird hauptsächlich durch die anatomische Lage der Lappengrenzen bestimmt. Hier sind aber durch **angeborene Anlage und** Absackung innerhalb des Interlobärspaltes die verschiedensten Variationen möglich. Es entstehen ganz andere Schattenformen, je nachdem das Exsudat im vorderen oder hinteren, oberen oder unteren, lateralen oder medialen Teil des interlobären Spaltraumes gelegen ist oder diesen ganz erfüllt. Von wesentlichem Einfluß auf die Gestalt der Exsudatschatten ist auch der Umstand, welcher der beiden angrenzenden Lungenlappen dem Druck mehr nachgibt. Ist dies der untere, so hat die untere Grenze einen rundlichen, die obere Grenze einen mehr geraden Verlauf. Es ist aber auch das umgekehrte Verhalten möglich. Kleinere Exsudate ohne erhebliche Kompressionswirkung sind manchmal **ausgesprochen bandartig**, ganz große allseitig rundlich gestaltet.

Verhältnismäßig am konstantesten ist die Gestalt der Exsudate zwischen Ober- und Mittellappen. Auf diese ist der Einfluß der Durchleuchtungsrichtung am geringsten, da die Ober-Mittellappengrenze in einer annähernd horizontalen Ebene gelegen ist. Sie befindet sich in Höhe des vorderen Abschnittes der 4. Rippe. Dementsprechend ist auch der Exsudatschatten ungefähr in Höhe der 4. Rippe gelegen. Es kommen sowohl geradlinig **abgesetzte** bandförmige als bogig begrenzte rundliche Schatten vor.

Bei frontalem Strahlengange stellt sich ein interlobäres Exsudat zwischen Ober- und Mittellappen, je nach der Ausdehnung des Ergusses als verschiedenartig gestalteter, bandartiger oder keilförmiger, entweder geradlinig oder rundlich begrenzter Schatten dar, der nur im vorderen und zugleich auch im unteren Drittel des Lungenfeldes und zwar innerhalb des Herzprofilschattens gelegen ist. Von dem Zwerchfellbogen ist er gewöhnlich durch eine hellere Zone getrennt.

Noch viel wechselnder ist das Bild der interlobären Exsudate in dem sogenannten großen schrägen Spalt zwischen Ober- und Unterlappen bzw. Mittel- und Unterlappen. Ist der Erguß mehr nach vorn und seitlich entwickelt, so verläuft die obere Begrenzungslinie meist schräg lateral aufwärts und der mediale Bezirk des Lungenfeldes oberhalb des Hilus bleibt frei. Es kann aber auch gerade dieser Teil verschattet sein, und zwar ist dies der Fall bei einer Entwicklung des Exsudats vornehmlich nach hinten, oben und medialwärts. Die **seitliche** Begrenzungslinie der Verschattung hat dann einen gebogenen Verlauf. Die untere Begrenzung der Ergüsse im Ober-Unterlappenspalt ist gewöhnlich gewölbt. Charakteristisch ist das Freibleiben des phrenikokostalen Winkels, in dem der noch lufthaltige Unterlappen liegt. **Dagegen** kann ein heller Zwischenraum zwischen Exsudat-

schatten und Zwerchfell fehlen, wenn das Exsudat im Interlobärspalt bis zum
Diaphragma hinabreicht.

Kleine interlobäre Exsudate im unteren Teil der großen schrägen Spalte
zwischen Mittel- und Unterlappen erzeugen nach der Darstellung von FLEISCH-
NER schon bei der gewöhnlichen Durchleuchtung in sagittalem Strahlengange oft
eine leichte diffuse Trübung im medialen Teil des unteren Lungenfeldes; dagegen treten sie viel deutlicher als intensive und schärfer nach oben und unten
begrenzte, dreieckige oder spornartige Schatten bei künstlich erzeugter starker
Lordose in der sogenannten *Kreuzhohlstellung* hervor, bei welcher durch
Schrägstellung des Körpers mit rückwärtsgeneigtem Oberkörper und vor-
gestrecktem Bauch die schräge Spalte in die Nähe der Horizontalebene rückt
(vgl. Fig. 391). Besonders häufig hat FLEISCHNER diese mediastino-inter-

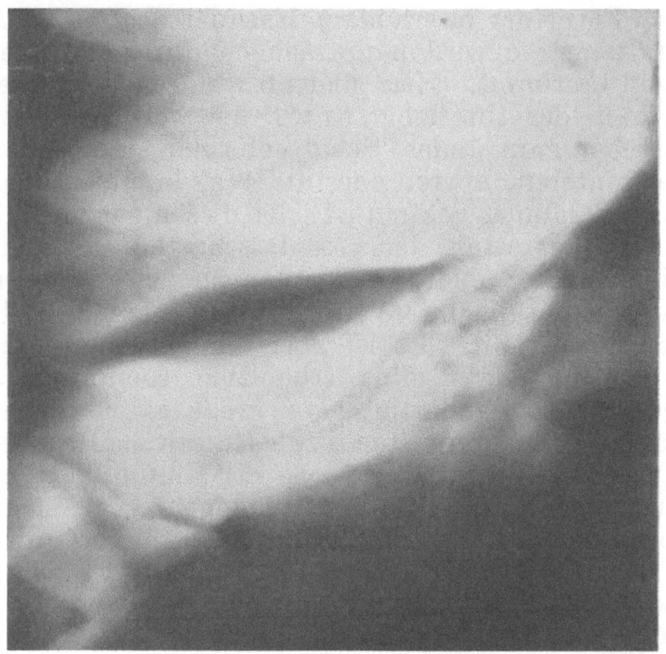

Fig. 391. Interlobäre Pleuritis im großen schrägen Spalt rechts bei Kreuzhohlstellung.
Querbild desselben Falles in Fig. 392.

lobären Pleuritiden und deren Ausgänge in Schwartenbildung bei Kindern mit
tuberkulösen broncho-pulmonalen Lymphdrüsen auf der rechten Seite gefunden;
die Drüsen sind dem Lappenspalt vorwiegend rechts eng benachbart gelegen,
so daß sich die Infektion von hier aus leicht im Interlobärraum ausbreiten
kann. Auch die mittels dieses Kunstgriffs der Kreuzhohlstellung gewonnenen,
scharf gezeichneten dreieckigen, sporn- oder keilförmigen Schattenbilder sind
an sich noch kein Beweis für ihre interlobäre Entstehung; vielmehr können
gleichartige Schatten auch durch marginale Infiltrationen in dem dorsalen Abschnitt des Mittellappens zustande kommen, wie KOPSTEIN an zahlreichen,
teilweise auch autoptisch kontrollierten Fällen nachgewiesen hat. Die unmittel-
bare Nachbarschaft des Interlobärspaltes und der angrenzenden marginalen
Lappenpartien macht die Schwierigkeit der Unterscheidung leicht begreiflich.

Im frontalen Durchmesser dehnt sich ein interlobäres Exsudat zwischen
Ober- und Unterlappen entsprechend dem Verlauf dieses Spaltes in diago-

naler Richtung von oben hinten nach vorn unten aus und erzeugt einen bandartigen oder bikonvex leicht bogig begrenzten spindelförmigen schräg durch das Lungenfeld ziehenden Schatten. Diese Untersuchung ergibt die hierfür am meisten charakteristischen Bilder.

Die Gestalt eines zwischen Oberlappen einerseits und Unter- und Mittellappen andererseits entwickelten Exsudats ist aus nachstehender Abbildung eines von zwei gleichartigen selbst beobachteten Fällen ersichtlich. Fig. 393 zeigt einen in den mittleren Teilen des rechten Lungenfeldes gelegenen Schatten,

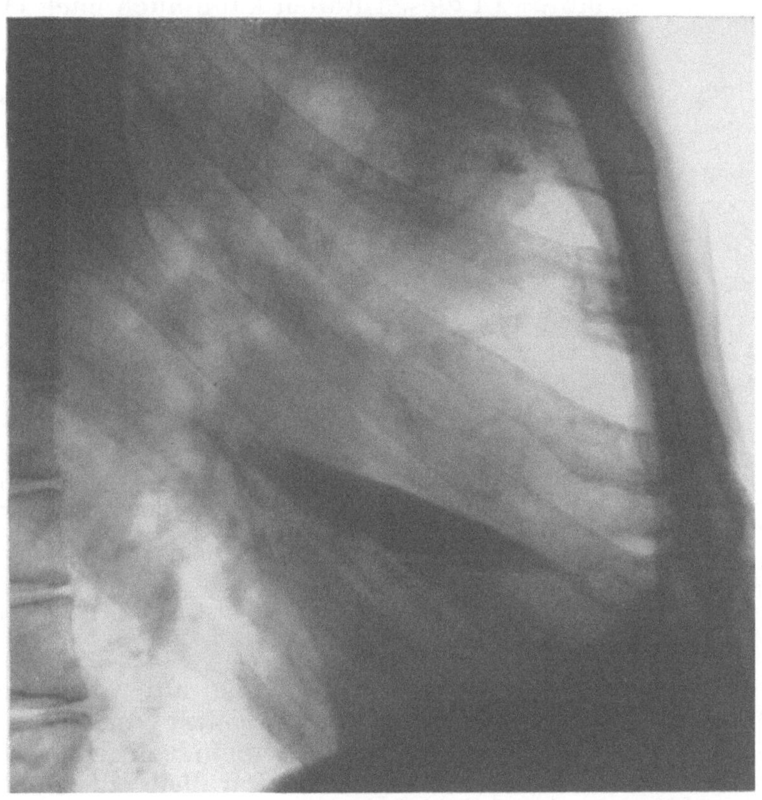

Fig. 392. Interlobäre Pleuritis im großen schrägen Spalt rechts.
Querbild bei frontalem Strahlengange des Falles von Fig. 391.

der vom Herzschatten durch den hellen Streifen des Bronchiallumens deutlich getrennt ist. Nach oben reicht er fast bis zum Ansatz der 4. Rippe an der Wirbelsäule hinauf, wo der obere Pol der Ober-Unterlappengrenze hinten gelegen ist. Von dort erstreckt sich der Schatten bogenförmig lateralwärts nach unten hin bis zum vorderen Abschnitt der 4. Rippe, wo er scharfwinkelig medialwärts umbiegt und in annähernd horizontaler Richtung verläuft. Diese Kontur entspricht genau der Ober-Mittellappengrenze. Nach unten hin ist der Schatten durch das helle Lungenfeld des Mittellappens begrenzt und vom Zwerchfell getrennt. Im weiteren Verlaufe wurde das seröse Exsudat resorbiert; als Folgezustand blieb eine schmale strichförmige Schwarte in der Höhe der 4. Rippe entsprechend der Ober-Mittellappengrenze zurück.

Wenn durch ausgedehnte pneumonische Infiltration des umgebenden Lungengewebes oder auch durch ein komplizierendes Exsudat in der freien Pleurahöhle eine allgemeine Verdunkelung eines Lungenfeldes hervorgerufen wird, insbesondere auch die Abgrenzung gegen das Zwerchfell und die Thoraxwand im phrenikokostalen Winkel durch einen hellen Zwischenraum fehlt, dann bietet auch das im sagittalen Durchmesser aufgenommene Röntgenbild ebenso wenig wie die sonstigen physikalischen Untersuchungsmethoden auf dieser Seite einen diagnostischen Anhalt für das Vorhandensein und die Abgrenzung eines interlobären Exsudats von der Umgebung. Unter Umständen vermag aber die Queraufnahme Klarheit zu schaffen, wenn sie in einzelnen Lappen lufthaltige helle Partien von den durch Infiltration oder Exsudat gebildeten Verschattungen abgrenzen läßt. In diesen Fällen kann auch nach ORTNER noch

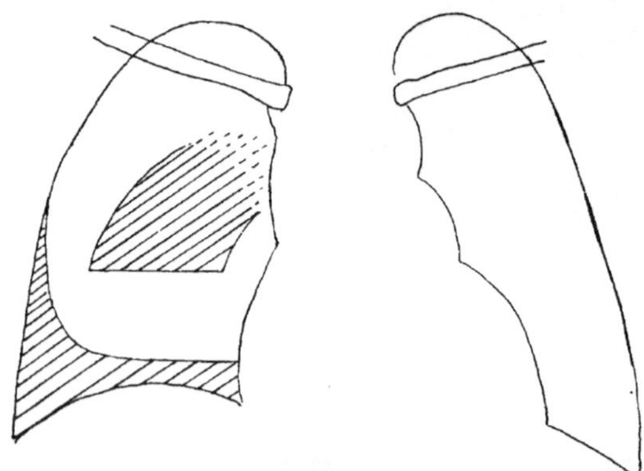

Fig. 393. Interlobäres Exsudat zwischen re. Oberlappen einerseits und Unter- und Mittellappen andererseits.

Außerdem unten und lateral ansteigend Exsudat im freien Pleuraraum (eigene Beobachtung).

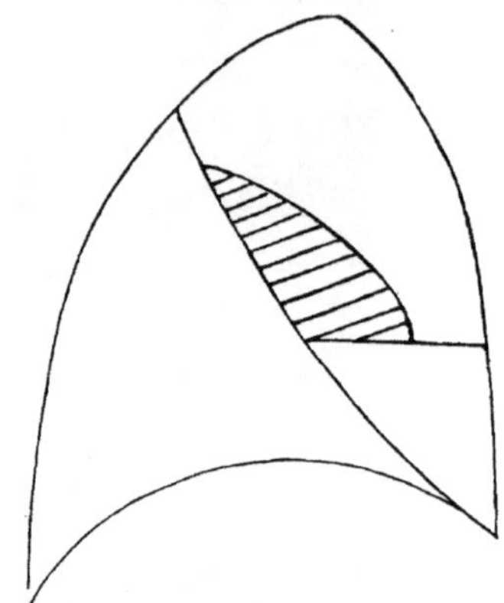

Fig. 394. Schematische Abbildung, welche das Verhalten des interlobären Exsudats von Fig. 393 im Querbild darstellen soll.

(Eine Aufnahme bei frontalem Strahlengange fand hier nicht statt.)

die Perkussion der *gesunden* Seite Aufschluß geben, auf welcher er im Interskapularraum eine paravertebrale Dämpfung in Gestalt eines Kreissektors entsprechend der Höhe des interlobären Exsudats mehrfach festgestellt hat. Er setzt die paravertebrale Dämpfungsfigur in Parallele zu dem bekannten RAUCHFUSSSCHEN Dreieck, das sich ebenfalls auf der gesunden Seite bei einem Exsudat des gegenüberliegenden freien Pleuraraumes findet, aber sich tiefer nach unten erstreckt.

Statt des gleichmäßigen Schattens eines interlobären Exsudats kann eine Trennung zwischen oberer Gasblase und unterer Verschattung mit horizontalem beweglichem Flüssigkeitsspiegel eintreten, wenn nach einem Durchbruch in den Bronchus Luft in die Höhle eingedrungen ist. Solche Fälle von Pyo- bzw. Seropneumothorax interlobaris sind von WACHTEL sowie von BELTZ und KAUFMANN mitgeteilt. Fig. 395 zeigt eine kleine Luftblase im Spaltraum zwischen Ober- und Unterlappen nach Aushusten eines interlobären Exsudats. Die künstliche Einfüllung einer geringen Luftmenge im Anschluß an eine Punktion kann dazu benutzt werden, um ein Urteil über die Ausdehnung eines interlobären Exsudats zu gewinnen, in dem man die leicht kenntliche Luftblase und den darunter stets im Sinne der Wasserwaage sich einstellenden Flüssigkeitsspiegel in veränderten Lagen des Patienten beobachtet. Über den seltenen Fall einer ausschließlichen Luftansammlung in einem Interlobärspalt, einen sogenannten Pneumothorax interlobaris, der nach künstlicher Lufteinblasung entstanden war, berichtet WENCKEBACH.

Die Differentialdiagnose hat hauptsächlich Abszeß, abgesacktes wandständiges Exsudat, pneumonische Infiltration und Tumor zu berücksichtigen. Die Entscheidung kann große Schwierigkeiten bieten. Am meisten kennzeichnend unter den verschiedenen Darstellungsarten der interlobären Exsudate ist eine bandartige oder bikonvexe beiderseits scharf gegen helles Lungenfeld abgesetzte Verschattung. Diese Form ist hauptsächlich gegenüber den gewöhnlich rundlich gestalteten Abszessen zu verwerten. Größere Schwierig-

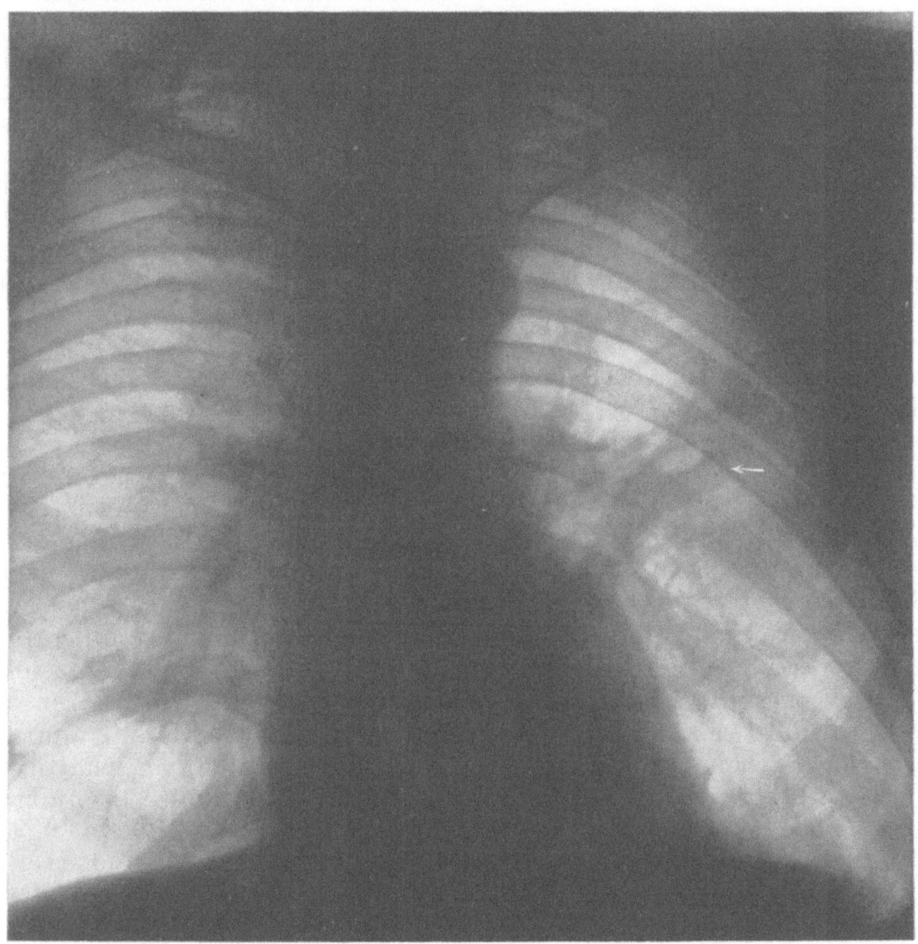

Fig. 395. In Schwartenbildung übergehendes interlobäres Exsudat zwischen li. Ober-
und Unterlappen mit kleiner zentraler Höhle.
Metapneumonische Entstehung. Bei der ersten Durchleuchtung wurde eine diffuse Verschattung in den
mittleren Partien des li. Lungenfeldes festgestellt, mehrere Tage später nach plötzlichem Eintritt maul-
voller eitriger Expektoration eine Aufhellung innerhalb der Verschattung mit rundlicher Begrenzung.
Bei weiterer fortlaufender Untersuchung verkleinerte sich die Aufhellung und die Verschattung, welche
eine schmälere vom Hilus schräg aufwärts ziehende Form annahm. Später weitere Verschmälerung der
interlobären Pleuraschwarte und der kleinen zentralen Höhle.

keiten bietet die Unterscheidung von solchen randständigen Infiltrationen, welche nur die einer Lappengrenze benachbarten Teile eines Lungenlappens erfüllen und sich sowohl bei kruppöser Pneumonie und Tumor als besonders in beginnenden Stadien der Tuberkulose finden. Hierbei entstehen sehr ähnliche Bilder, so auch bei frontalem Strahlengange schräg das Lungenfeld durchziehende Schattenbänder (vgl. Fig. 326); bei der Autopsie fand ich hierbei deutlich gegen das gesunde Gewebe abgesetzte, in dichter Nachbarschaft der Lungenspalten gelegene pneumonische Infiltrationen in einem Teile des Oberlappens. Meist ist freilich bei diesen sogenannten marginalen Infiltrationen (FLEISCHNER) die Begrenzung der Verschattung innerhalb des Lappens weniger scharf als gegenüber dem Lappenspalt, während sie bei interlobären Exsudaten beiderseits scharfrandig ist. Bei einem Exsudat zwischen Ober- und Mittellappen kann die Entscheidung gegenüber einer Verdichtung des Mittellappens pneumonischer oder käsig-tuberkulöser Art schwierig sein. Noch schwieriger und manchmal unlösbar wird die Differentialdiagnose, wenn lappenrandständige Infiltrate sich mit interlobären Exsudaten kombinieren, was bei Pneumonien mitunter vorkommt. So wertvoll die Röntgenuntersuchung für die Erkennung des Sitzes, der Gestalt und Ausdehnung der Lungenherde namentlich bei einer sonst schwer zu beurteilenden zentralen Lage derselben auch ist, so erfordert die Feststellung ihrer Natur doch stets die genaueste Berücksichtigung des klinischen Befundes und vielfach auch die Beobachtung des Krankheitsverlaufes. Dies gilt in ganz besonderer Weise auch für die Diagnose und Differentialdiagnose der interlobären Exsudate.

Die viel häufigeren interlobären Pleuraschwarten, welche sich auch aus einer trockenen Pleuritis entwickeln können, werden Seite 432 besprochen.

Pleuraschwarte.

Die Pleuraschwarten erscheinen im Röntgenbilde als Verschattungen, die in den einzelnen Fällen sehr wechselnde Formen zeigen, so daß sich keine allgemein gültigen Regeln darüber aufstellen lassen.

Am häufigsten werden ausgedehnte Schwartenschatten in den unteren Lungenfeldern angetroffen. Örtlich begrenzte kappenartige Schwarten finden sich oft über den Lungenspitzen; sie können eine Verstärkung des normalen Begleitschattens der 2. Rippe hervorrufen und markieren dann deutlich die obere Begrenzung der Lungenspitze (vgl. S. 238 und Fig. 230).

Eine besondere Schattenintensität und scharfe Abgrenzung, mitunter auch eine differenzierte streifige, gesprenkelte oder narbige Schattenzeichnung, zeigen Verkalkungen und auch Verknöcherungen, welche sich in alten Pleuraschwarten, sowohl tuberkulöser Entstehung als auch besonders traumatischen Ursprungs nach Organisation eines Hämatothorax bilden; verhältnismäßig häufig werden sie in den mittleren und unteren lateralen Abschnitten der Lungenfelder beobachtet (vgl. Fig. 396).

In seltenen Fällen können aus örtlich umschriebenen fibrinösen Belegen sich entwickelnde bindegewebige Schwarten abgegrenzte rundliche oder streifenförmige Schatten verursachen. Solche rundliche Verschattungen können eine große Ähnlichkeit mit intrapulmonalen Herdschatten, die von Infiltrationen oder Tumorknoten gebildet werden, aufweisen und sind von ihnen mit Sicherheit nur durch das stereoskopische Verfahren zu unterscheiden (COWA). Aus einer solchen umschriebenen Pleuritis können auch Ringschatten entstehen (PIES, KUHLMANN). Infolge einer Durchwanderungspleuritis, die durch entzündliche Prozesse im Abdomen hervorgerufen ist, kommen dicht oberhalb des Zwerchfells horizontal verlaufende spangenartige Schattenstreifen zustande, die mitunter einen wichtigen Hinweis auf die subdiaphragmale Erkrankung geben (vgl. S. 407).

Die Unterscheidung der Schwarten von Verdichtungen des Lungengewebes und Exsudaten kann sehr große und bisweilen unlösbare Schwierigkeiten bereiten. Wichtig ist die verschiedene Darstellung in den verschiedenen Durchleuchtungsrichtungen, welche ein näheres Urteil über die Lage und Ausdehnung in der Tiefe gestattet. Gegenüber freien Exsudaten ist die Unveränderlichkeit eines Schwartenschattens bei Lagewechsel hervorzuheben, während der

Exsudatschatten nach den Untersuchungen von LENK bei Übergang von der aufrechten Stellung in die Horizontallage oder in die Schräglage mit Senkung der kranialen Partien sowie bei Lagerung auf die Seite (POLGAR) wandert und die jeweils tiefst gelegenen Stellen einnimmt.

Mit ausgebreiteter Schwartenbildung ist meist eine charakteristische Deformierung des Thorax verbunden. Entsprechend dem bereits bei der äußeren Betrachtung hervortretenden Bilde der einseitigen Schrumpfung erscheint die erkrankte Seite schmaler als die andere, die Wirbelsäule ist nach

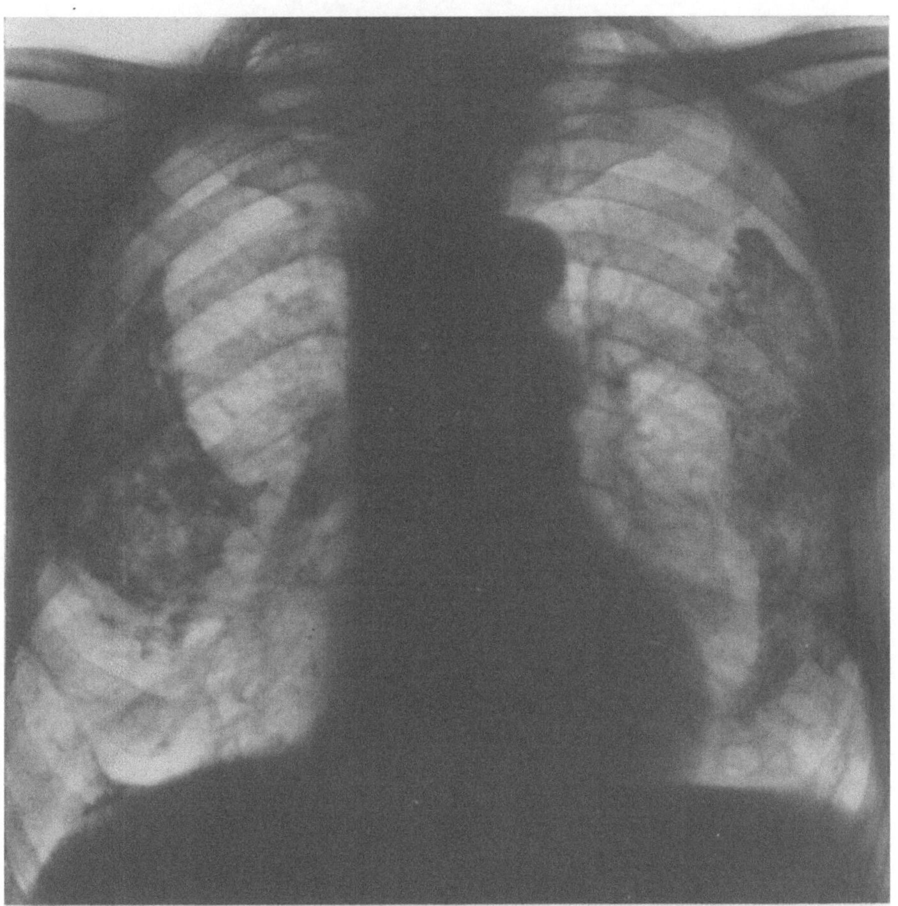

Fig. 396. Verkalkte Pleuraschwarte beiderseits.

der gesunden Seite konvex ausgebogen, der Verlauf der Rippen auf der geschrumpften Seite steil abfallend, die Interkostalräume sind eng. Das Zwerchfell steht meist hoch und ist bei der Atmung wenig verschieblich. Herz und Mediastinum sind gewöhnlich nach der geschrumpften Seite hin verzogen.

Lokale Adhäsionen zwischen der Pleura pulmonalis und Pleura diaphragmatica und mediastinalis sind als Zackenbildungen oder sogenannte zeltförmige spitze Vorsprünge an den Konturen des Zwerchfells und des Herzschattens kenntlich (vgl. Fig. 378 und 397). Sie heben sich oft in sehr klarer Weise gegenüber dem hellen Lungenfelde ab. HENSZELMANN macht darauf aufmerksam, daß die diaphragmalen Adhäsionen bisweilen durch Phrenikusreizung viel deutlicher dargestellt werden können. An bestimmten Stellen an der Einmündung von Interlobärspalten in die Facies diaphragmatica auftretende Zacken sind auf

den Ansatz von Interlobärschwarten zu beziehen, so rechts im lateralen
Abschnitt des Zwerchfells am Untermittellappenspalt und weiter medialwärts nahe dem rechten Herzrande entsprechend dem Spalt eines nicht
selten vorkommenden Lobus inferior accessorius (LAURELL, GRABERGER
vgl. S. 288). Entsprechende Zacken finden sich auch an den Herzrändern
an den Einmündungsstellen des Obermittellappenspalts rechts und des Ober-
unterlappenspalts links (vgl. S. 123). Von den ins Lungenfeld einspringenden
Zacken zu unterscheiden sind die nach unten gerichteten Einkerbungen

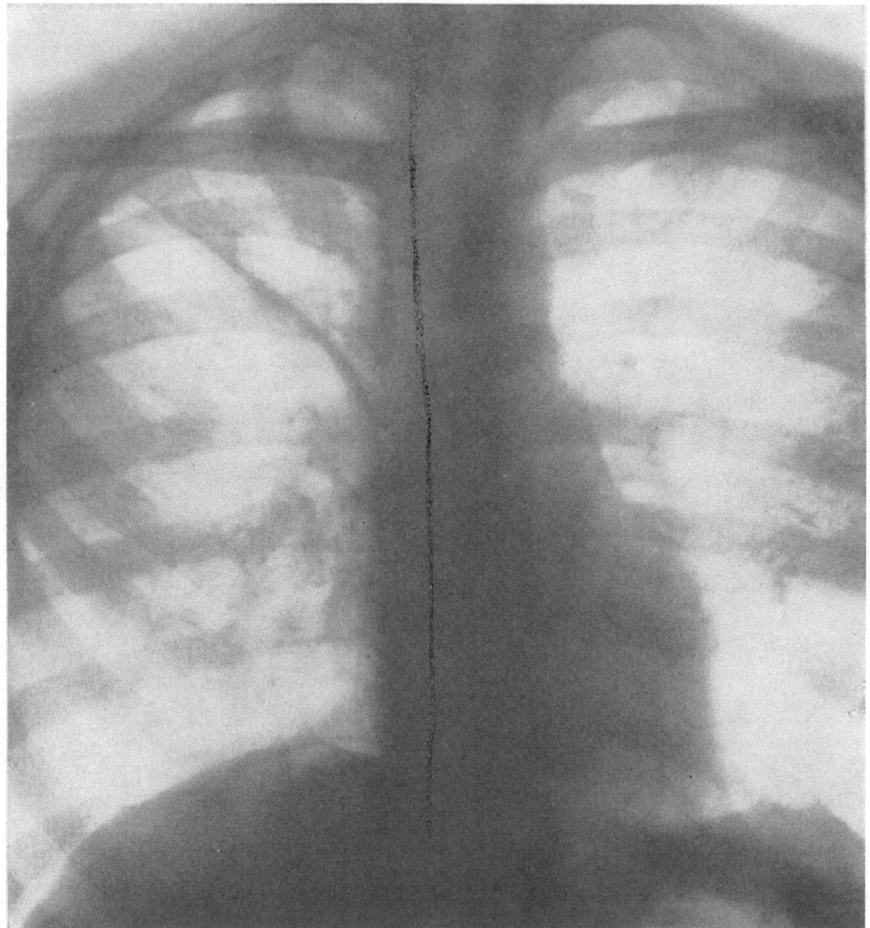

Fig. 397. **Interlobärschwarte zwischen re. Ober- und Unterlappen**
bei indurativer rechtsseitiger Oberlappentuberkulose.
Außerdem ￼pleuritische Zacken am li. Herzrande (als Folge einer mediastino-interlobären Pleuritis) und
am Zwerchfell beiderseits.

zwischen einzelnen Zwerchfellbögen, die ohne jede Adhäsionsbildung zustandekommen (vgl. S. 467 und Fig. 408).

Interlobäre Schwarten markieren sich im Röntgenbilde als Schatten, die
je nach der Durchstrahlungsrichtung ein wechselndes Verhalten zeigen, da es
sich um schmale, flächenhaft in einer Ebene ausgebreitete Gebilde handelt.
Die allgemeine Verlaufsrichtung entspricht der bei der Schilderung der interlobären Flüssigkeitsergüsse gegebenen Beschreibung. Nur sind die Schwarten
viel schmäler, im wesentlichen nur in zwei Dimensionen entwickelt.

Die Ober-Unterlappenschwarte erzeugt bei sagittalem Strahlengange einen
vom Hilus schräg lateral aufwärts gerichteten Streifen, dessen Breite und

Schattentiefe in umgekehrten Verhältnissen zueinander bei Drehung des Patienten sich verändern (vgl. Fig. 397). EISLER vergleicht das Bild treffend mit einer Wetterfahne, die dem Beschauer je nach der Drehung bald die schmale, bald die breite Seite zukehrt. Da der Ober-Unterlappenspalt nicht in einer Ebene in genau mathematischem Sinne, sondern in einer nach verschiedenen Richtungen hin gewölbten Fläche verläuft, verursachen kontrastgebende Massen, die in den Spalt eingeführt werden, in Modellversuchen und an anatomischen Präparaten auch bei möglichst scharfer Einstellung des Profils keine ganz strichförmigen, sondern geflügelte, propellerartige Schatten (DIETLEN). Trotzdem erscheinen die interlobären Schwartenschatten meist ziemlich scharf strichförmig, wobei die Schattenlinien freilich geteilt oder aufgefasert sein können,

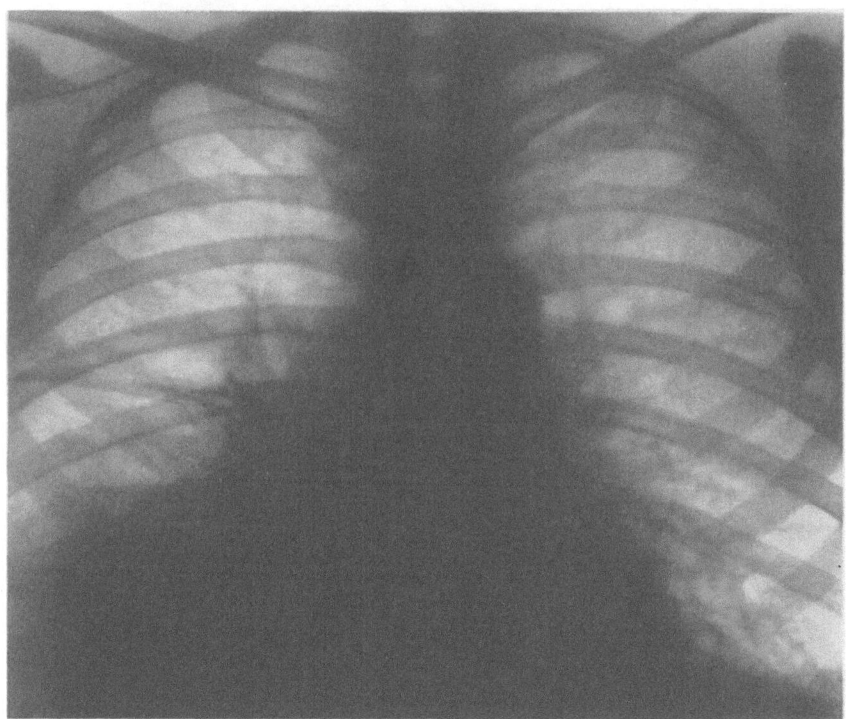

Fig. 398. **Interlobärschwarte zwischen Ober- und Mittellappen.**
Scharfer horizontaler Schattenstrich in Höhe der 4. re. Rippe.
Außerdem gröbere Schwarte re. unten.

weil vielfach nicht der ganze Spalt in gleicher Weise verschwartet ist und außerdem die filmnahen Teile sich deutlicher abbilden als die entfernteren. Demgemäß tritt die Ober-Unterlappenschwarte bei frontalem Strahlengange als ein schräg von hinten oben nach vorn unten herabziehender Schattenstreifen hervor (vgl. Fig. 399). Von diesem zweigt sich der Schatten der Ober-Mittellappenschwarte auf einer der rechten Brustwand anliegenden Aufnahme in Höhe der 4. Rippe als horizontaler nach vorn verlaufender Streifen ab.

Bei sagittalem Strahlengange und gewöhnlicher Röhrenstellung, die etwa der Höhe dieses Septums entspricht, erscheint die Schwarte zwischen Ober- und Mittellappen als ein zarter gerader Strich, der in annähernd horizontaler Richtung das Lungenfeld in Höhe der 4. Rippe durchzieht (vgl. Fig. 398). Nur ist es nicht leicht zu entscheiden und meist auch nicht von großer praktischer Bedeutung, ob die hier sehr häufig sichtbare Haarlinie im Einzelfall lediglich auf die normale Lappentrennung durch den Interlobärspalt oder auf Verwachsungen bzw. Schwarten in diesem zu beziehen ist (vgl. S. 236).

Von dem gewöhnlichen Verlauf abweichende Interlobärstreifen werden bei abnormer Lappenbildung beobachtet. Hier ist außer dem Lobus venae azygos am Oberlappen die Abteilung eines *Lobus posterior* und *Lobus inferior accessorius* im Unterlappen zu nennen (vgl. S. 236). Die Interlobärstreifen, welche den Lobus accessorius inferior vom übrigen Unterlappen trennen, sind von

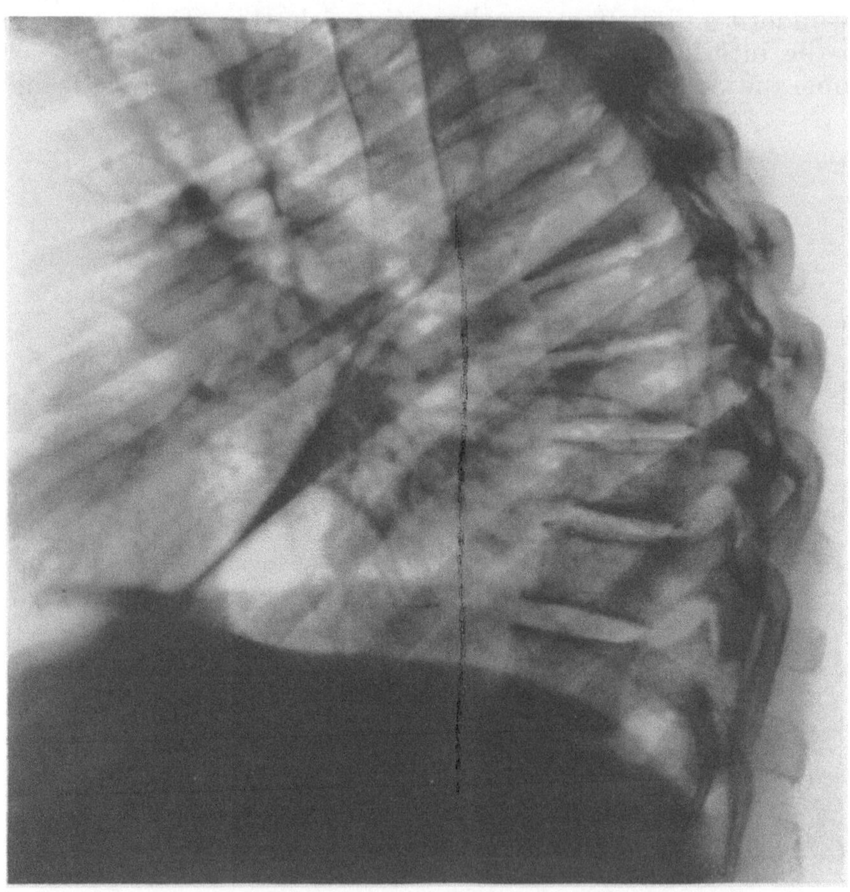

Fig. 399. Interlobärschwarte zwischen li. Unter- und Oberlappen.
Aufnahme bei frontalem Strahlengange.

GRABERGER und VELDE als Schattenstreifen beschrieben, die im unteren medialen Teil des Lungenfeldes vom Zwerchfell medial und hiluswärts hinaufziehen.

Die Darstellung der *mediastinalen* Schwarten wurde bereits bei der Schilderung der mediastinalen Flüssigkeitsergüsse beschrieben (vgl. S. 417).

Pneumothorax.

Wesentlich verschieden von der Form, welche eine Flüssigkeit von größerer Menge im Thorax einnimmt, ist die einer Luftansammlung in einer Pleurahöhle. Maßgeblich für diesen Unterschied ist das leichtere Gewicht der Luft. Dagegen besteht kein so großer Gegensatz gegenüber der Ausbreitung eines kleinen mantelförmigen Ergusses. Wie man besonders gut bei Anlegung eines künstlichen Pneumothorax in den ersten Stadien bei freier Pleurahöhle sehen kann, umgibt die Luft wie eine zarte Schale allseitig die Lunge. Bei stärkerer Luftansammlung zieht sich die Lunge nach dem Hilus zurück und büßt ihren Luftgehalt ein. Meist bildet der Stumpf einen zusammenhängenden ovalären Schatten, zuweilen ist aber auch eine Trennung in einzelne Lappen kenntlich, die flügelförmig vom Hilus abstehen. Bei Rückgang des Pneumothorax entfaltet sich die Lunge meist schnell wieder, wenn keine Komplikationen vorliegen.

Ein Pneumothorax kann dadurch zustande kommen, daß Luft von außen nach einer Verletzung der Brustwand und der kostalen Pleura oder von innen nach einem Riß der Lunge und ihres pleuralen Überzuges in die Pleurahöhle einströmt.

Ein *Spontanpneumothorax* kann durch Einriß von tuberkulösen Kavernenwandungen oder durch Platzen von Emphysemblasen besonders beim bullösen Emphysem (SIEMS) oder durch Läsion des Lungengewebes durch Tumoren oder andere zerstörende Prozesse, nicht selten aber auch ohne eine nachweisbare örtliche krankhafte Ursache namentlich bei körperlichen Anstrengungen zustande kommen; erst durch die Röntgenuntersuchung ist die verhältnismäßige Häufigkeit eines derartigen Ereignisses, das keineswegs immer mit besonders schweren Erscheinungen wie Atemnot usw. einherzugehen braucht, bekannt geworden.

Beobachtungen über das seltene Ereignis eines spontan entstandenen doppelseitigen Pneumothorax liegen von MASSINI und FASCHINGBAUER vor. Der erste Fall führte nach mehrtägiger Krankheit zum Tode, der zweite wurde nach teilweiser Resorption der Luft und teilweiser künstlicher Entleerung durch Aspiration geheilt. Das Röntgenbild zeigte auf beiden Seiten einen mantelförmigen Luftraum um die nach dem Hilus zu zurückgezogenen Lungen.

Zu therapeutischen Zwecken wird ein doppelseitiger Pneumothorax, und zwar meist so, daß eine Seite nach der anderen gefüllt wird, jetzt nicht selten angewandt, nachdem man erkannt hat, daß eine Atembehinderung bei Verwendung nur mäßiger Luftmengen dadurch nur in überraschend geringem Grade hervorgerufen wird.

Der *künstliche Pneumothorax* kann außer zur Therapie auch zu diagnostischen Zwecken unter bestimmten Indikationen verwandt werden (STAHL). Bei Verschattungen des Lungenfeldes, die sonst keine nähere Differenzierung gestatten, namentlich infolge von Flüssigkeitsansammlungen, werden durch Eintritt von Luft in die Pleurahöhle Helligkeitsunterschiede geschaffen; hierbei können sich unter Umständen die Schatten von Tumoren, isolierten stärkeren Lungenverdichtungen, Adhäsionssträngen der Pleura usw. abheben. Auch kann der Ort und die Ausdehnung der eingetretenen Luftmengen zur Unterscheidung zwischen freiem und abgesacktem Exsudat, zu seiner näheren Lokalisation sowie zur Differentialdiagnose zwischen supra- und subphrenischem Exsudat dienen (STAHL, LIEBMANN und SCHINZ).

Durch Adhäsionen wird die Form und Ausdehnung des Luftraumes verändert (*abgesackter Pneumothorax*). Es können auch innerhalb des Luftraumes von der Lunge zur Thoraxwand und zum Zwerchfell hinüberziehende einzelne Adhäsionsstränge als schmale Schattenstreifen sichtbar werden (vgl. Fig. 401). ARNSPERGER führt zur Unterscheidung vom tuberkulösen und traumatischen Pneumothorax den Umstand an, daß beim ersten meist eine Ausfüllung der Spitze durch das dort adhärente Lungengewebe vorhanden ist, bei letzterem dagegen eine gleichmäßige allseitige Zusammenziehung des Lungen-

stumpfes nach dem Hilus hin stattfindet.   Natürlich kommen nach beiden
Richtungen hin Ausnahmen von diesem Verhalten vor.

Eine besondere Form eines abgesackten Pneumothorax kommt dann zustande, wenn der Luftraum sich nur zwischen Pleura pulmonalis und mediastinalis ausbreitet.   Man kann diesen Zustand ebenso als »Pneumothorax
mediastinalis« bezeichnen, wie Flüssigkeitsergüsse in demselben Raum als

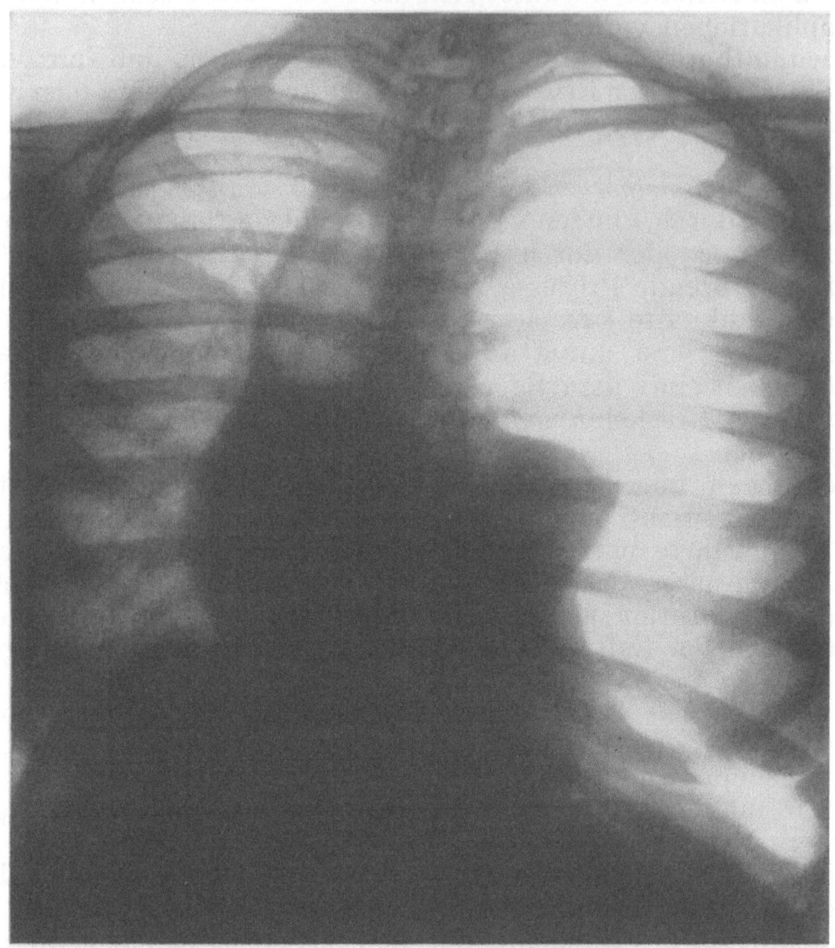

Fig. 400. Linksseitiger Pneumothorax unter hohem Druck.
Das Mediastinum ist ganz nach re. hinübergedrängt. Es bildet einen bogenförmigen Schattenstreifen
zwischen dem re. Lungenfelde und der hellen Ausbuchtung des linksseitigen Pneumothorax, welcher
über die Wirbelsäule nach re. vorspringt.
Die atelektatische li. Lunge bildet einen kleinen Stumpf am Hilus.

mediastinale Pleuritis benannt werden.   Unter dieser Benennung hat v. Bergmann ein Bild veröffentlicht, in dem ein helles lufthaltiges Dreieck zwischen
Zwerchfell, Mittellinie und der unterhalb des Hilus zur Seite gedrängten Lunge
eingesprengt ist.   Die Ausdehnung des Luftraumes entspricht ganz den Verhältnissen, die bei den mediastinalen Pleuraergüssen geschildert wurden.   Auch
die von v. Bergmann hervorgehobene Aufhellung der einen Hälfte des Wirbelsäulenschattens bis genau zur Mittellinie stimmt ganz mit der Gestalt des
Komplementärraumes der Pleurahöhle überein.   Deshalb nehme ich an, daß
es sich um eine abgesackte Luftansammlung in dem anatomisch präformierten Pleuraraume, welcher dem Mediastinum benachbart ist, handelt,

nicht um Luft im Mediastinum selbst. Eine entsprechende Luftansammlung, die medial von der Lunge innerhalb des Herzschattens sichtbar war,
sah ich auf der linken Seite als Teilerscheinung eines durch zahlreiche Adhäsionen mehrfach abgeteilten allgemeinen Pneumothorax. Häufiger wird
das von FLEISCHNER geschilderte Bild eines Pneumothorax mediastinalis
in Form eines hellen streifenförmigen Bandes beobachtet, welches medial
vom Mittelschatten (Wirbelsäule, Gefäße, Herz), lateral von der Lunge begrenzt wird. Es tritt entweder als isolierte abgesackte Luftansammlung oder
häufiger als Teil eines ausgedehnten Pneumothorax auf, bei welchem Ad-

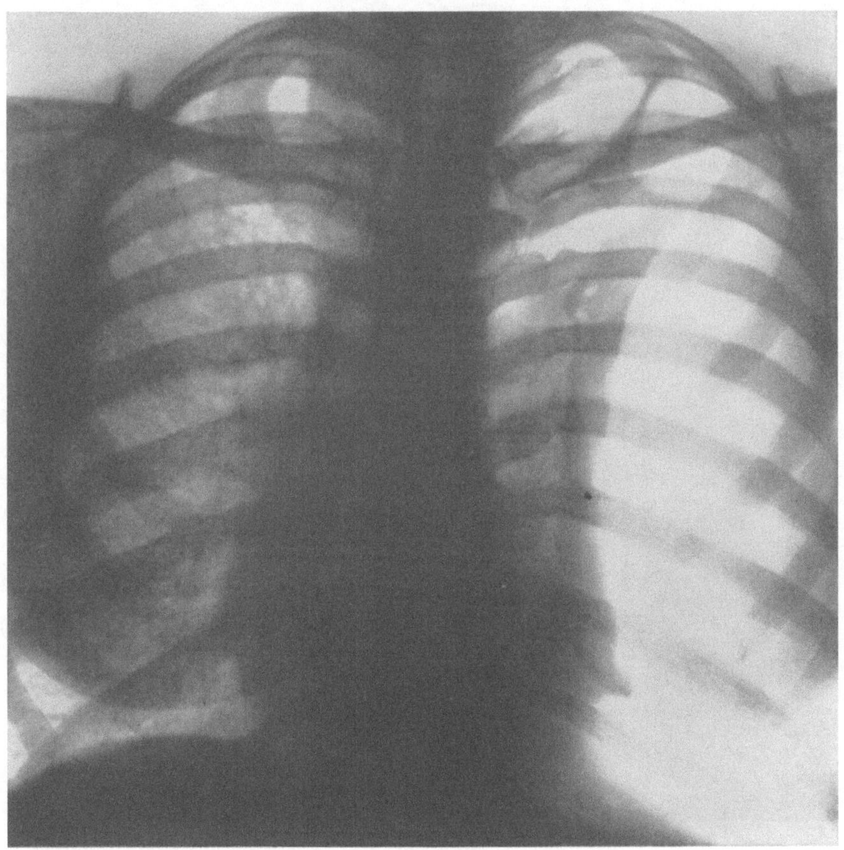

Fig. 401. Linksseitiger Pneumothorax.
Die nur teilweise zusammengefallene Lunge ist an der linken oberen Thoraxwand mit 2 Strängen
adhärent.

häsionsstränge einen vollständigen Kollaps der Lunge verhindern. Das seltene
Vorkommen von Luft in einem abgekapselten Interlobärspalt (Pneumothorax interlobaris) wurde bereits S. 428 erwähnt.

Beachtung verdient auch eine Veränderung des entgegengesetzten Lungenfeldes, die ich nach Anlegung eines künstlichen Pneumothorax oft beobachtet habe. Wie Vergleichsaufnahmen lehren, die vor und kurz nach Herstellung eines ausgedehnten Pneumothorax angefertigt waren, tritt auf der
zweiten Aufnahme die normale Lungenzeichnung auf der gesunden Seite
in viel stärkerem Maße hervor als vorher. Dies ist darauf zurückzuführen,
daß nach Einengung der Blutbahn in dem vom Pneumothorax komprimierten Lungenstumpf die Blutgefäße der gesunden Seite eine größere Blut-

menge aufnehmen müssen als vorher und infolgedessen erweitert werden. An
dem von der Arteria pulmonalis gebildeten Hilusschatten stellte ich mehrfach
eine meßbare Verbreiterung fest. Ich erwähne diesen Umstand besonders
deshalb, um dem leicht möglichen Irrtum zu begegnen, daß aus der vermehrten
streifigen und fleckigen Schattenzeichnung auf eine Verbreitung des tuberkulösen Prozesses in der gesunden Lunge geschlossen wird.

Ist außer der Luft Flüssigkeit in der Pleurahöhle vorhanden, so bildet diese
einen horizontalen Spiegel, der sich bei Lagewechsel des Patienten stets im

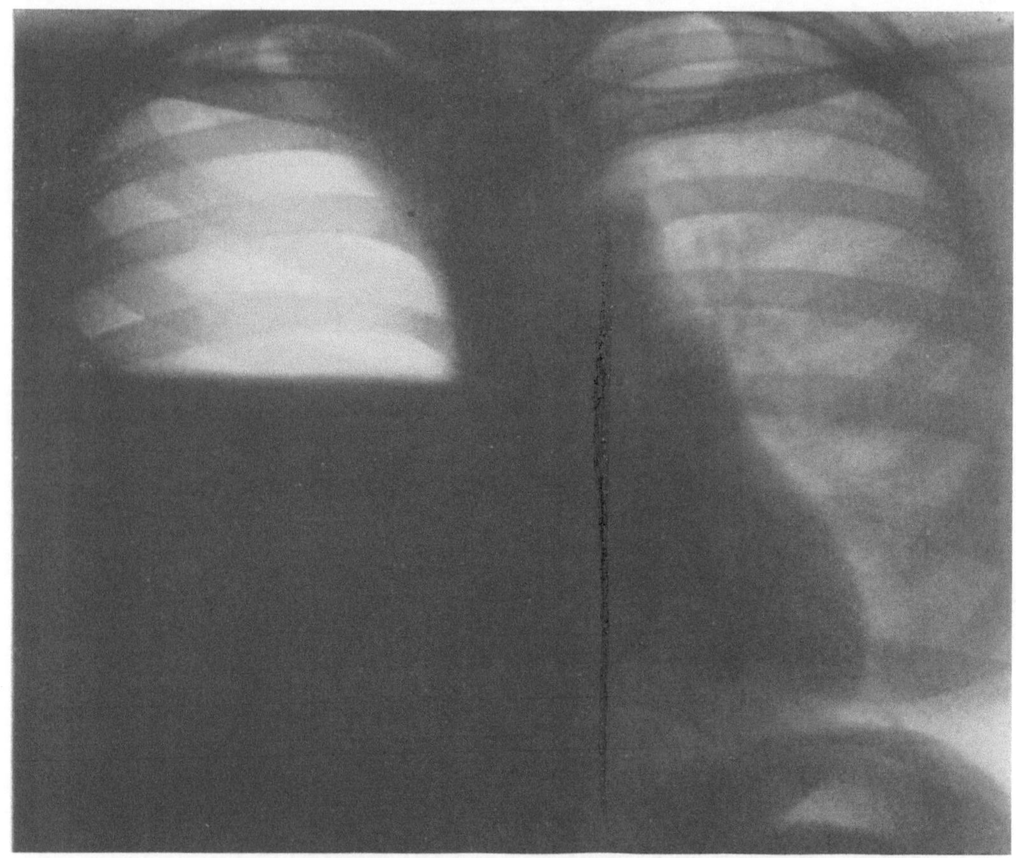

Fig. 402. Pyopneumothorax dexter.
Lungenstumpf an der Spitze adhärent.

Sinne der Wasserwaage einstellt und bei Schütteln Wellenbewegung zeigt. Gewöhnlich ruft die Pulsation des Herzens eine dauernde Bewegung des Flüssigkeitsspiegels hervor. Außer in der freien Pleurahöhle werden Ansammlungen
von Luft und Flüssigkeit auch oft in abgesackten Räumen beobachtet. In
mehrkammerigen Höhlen können im Röntgenbilde mehrere horizontale übereinander gelegene Schattenspiegel erscheinen (vgl. Fig. 403).

Ist im Pneumothorax ein erheblicher Überdruck vorhanden, so können
die Begrenzungen des Pleuraraumes ausgebuchtet werden. Wie schon die
bloße Betrachtung und die Perkussion lehren, werden die Interkostalräume
erweitert, das Zwerchfell tritt tiefer, das Herz und die großen Gefäße sowie
die Trachea werden nach der anderen Seite verlagert. Die Röntgendurchleuchtung läßt alle diese Verhältnisse sehr klar erkennen und in manchen Fällen

außerdem die von Brauer sogenannten »schwachen Stellen« des Mediastinums
übersehen, welche dem Druck mehr als die übrigen Wandungen nachgeben.
Es handelt sich hierbei namentlich um eine Stelle des vorderen Mediastinums,
in Höhe der 1. bis 3. Rippe, welche von den beiden mediastinalen Pleurablättern und dazwischenliegendem lockerem Bindegewebe sowie unter Umständen von Thymusresten gebildet wird. Wenn diese Scheidewand durch
Überdruck des Pneumothorax nach der anderen Seite vorgedrängt wird,

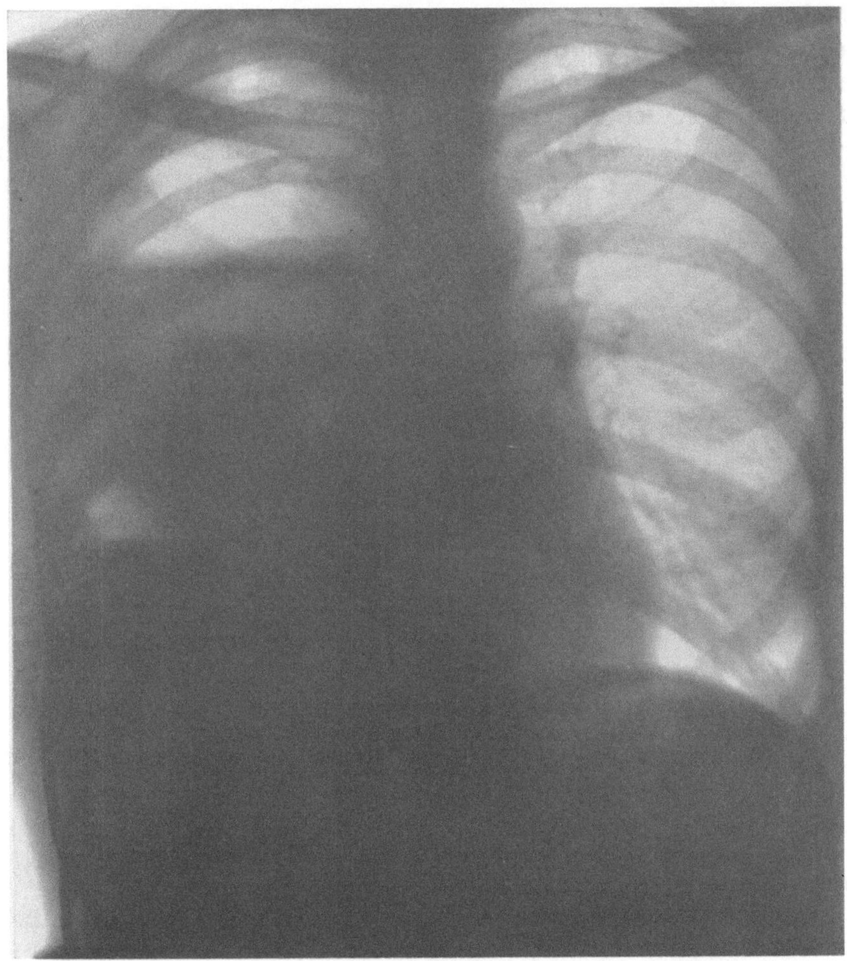

Fig. 403. Vielkammeriger rechtsseitiger Pneumothorax.
Mehrfache horizontale Flüssigkeitsspiegel übereinander.

so bildet sie sich als schmaler gebogener nach der gesunden Seite konvex
vorgebuchteter Schattenstreifen ab, der sich auf der einen Seite gegen das
Lungenfeld der normalen Lunge, auf der anderen gegen die durch eine Aussackung des Pneumothorax hervorgerufene Aufhellung des Mittelfeldes scharf
abhebt (vgl. Fig. 400). Infolge abnormer Nachgiebigkeit dieser Stelle kann
eine hernienartige Vorstülpung des Pneumothorax nach der anderen Seite hin
entstehen, wie Brauer beobachtete. In einem Falle ließ sich von der Seite des
Pneumothorax her bei Lagewechsel Flüssigkeit in die hernienartige Aus-
stülpung hinüberfüllen und bildete auch hier einen horizontalen Schattenspiegel (vgl. Fig. 404). Eine zweite schwache Stelle befindet sich im hinteren

unteren Mediastinum zwischen Herz und Wirbelsäule. Diese kann ebenfalls zusammen mit dem Herzen durch einen Pneumothorax eine Verdrängung erfahren. Bei schräger Durchleuchtung ist dann eine Verbreiterung des hellen Mittelfeldes an dieser Stelle erkennbar.

Beim Pneumothorax wird oft eine Einschränkung der normalsinnigen respiratorischen Zwerchfellbewegung, bisweilen aber auch eine sogenannte paradoxe Bewegung, nämlich ein Hinaufrücken im Inspirium, eine Senkung im Exspirium beobachtet. Über die Entstehung derselben sind die verschiedensten Meinungen geäußert worden. Die zuerst von KIENBÖCK gegebenen Erklärungsversuche, daß beim Seropneumothorax das durch die Schwere des Exsudats nach unten ausgebuchtete Zwerchfell sich im Inspirium anspanne und dadurch ein Steigen des Exsudatspiegels bewirke, ferner die zweite Theorie, daß der durch Herabrücken der gesunden Zwerchfellhälfte gesteigerte intraabdominelle Druck ein Hinaufrücken der gelähmten Zwerchfellhälfte der

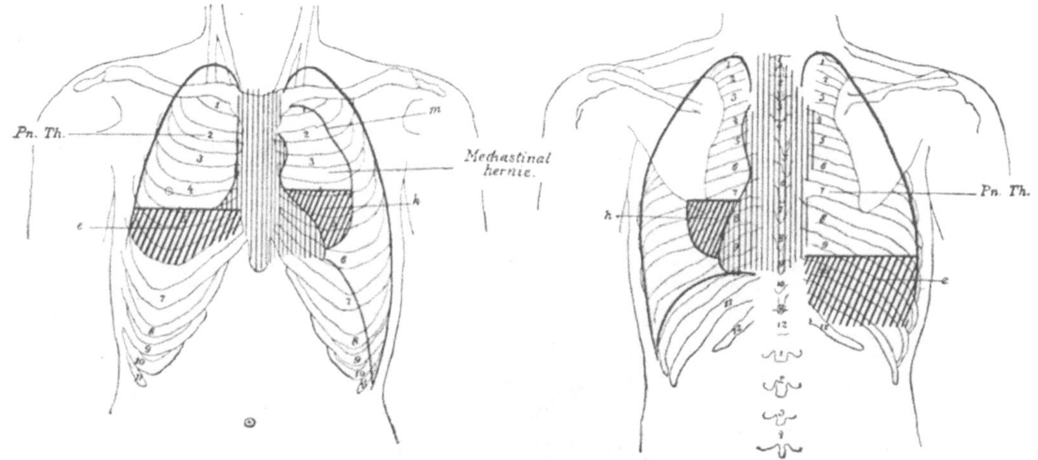

Fig. 404. Sog. mediastinale Hernie nach BRAUER und SPENGLER.
(Beiträge zur Klinik der Tuberkulose Bd. 19.)
Aussackung eines rechtsseitigen Pneumothorax nach links. Horizontaler Flüssigkeitserguß re. und in der linksseitigen Aussackung.
Pn. Th. = Pneumothorax, *e* = Exsudat, *m* = Mediastinalblatt, *h* = Hernie.

kranken Seite hervorrufe, sind wenigstens für die Allgemeinheit der Fälle sicher unzutreffend. Denn einmal wird eine paradoxe Bewegung auch ohne Exsudat beobachtet, wobei das Zwerchfell nicht nach unten ausgebuchtet ist, andererseits besteht die paradoxe Bewegung am laparotomierten Tier auch bei weit geöffnetem Abdomen fort, wenn die Wirkung des intraabdominellen Druckes völlig ausgeschaltet ist. Ferner ist bewiesen, daß eine Zwerchfelllähmung für gewöhnlich nicht vorhanden ist (vgl. S. 441). In der Ablehnung der genannten Theorien ebenso wie in der Annahme der Erklärung der Erscheinung durch Ansaugung vom inspiratorisch erweiterten Thorax her schließe ich mich BITTORF und WELLMANN völlig an.

Wird im Inspirium der Thoraxraum vergrößert, so findet eine Saugwirkung statt, durch die unter normalen Verhältnissen die Luftfüllung der Lunge zustande kommt. Ist die Entfaltung der Lunge aber auf einer Seite durch irgendwelche Verhältnisse behindert, wie dies z. B. durch Kollaps der Lunge infolge Pneumothorax der Fall ist, so unterliegen der Saugwirkung die gesamten Begrenzungen dieser Thoraxhälfte, nämlich Thoraxwandungen, Mediastinum und Zwerchfell. Die Interkostalräume zeigen inspiratorische Einziehungen. Am Mediastinum ist bei der Röntgendurchleuchtung meist eine inspiratorische Verschiebung nach der Seite des Pneumothorax hin festzustellen, wie ich mit BITTORF und WELLMANN gegenüber ARNSPERGER betonen muß. Am Zwerchfell zeigt sich der Einfluß der inspiratorischen Ansaugung durch ein Hinaufrücken bei der Einatmung, die sogenannte paradoxe Bewegung. Eine entgegenwirkende Kontraktion des Zwerchfells, welche sonst zu einer Senkung desselben führt, kommt beim Pneumothorax deshalb nicht oder nur unvollkommen zustande, weil hierbei das Zwerchfell entspannt ist. Die Entspannung ist bei Sektionen daran deutlich erkennbar, daß das Zwerchfell in Fällen von Pneumothorax auch bei geschlossenem Brustkorb in das eröffnete Abdomen wie ein schlaffes Segel herabhängt, während es sonst durch den negativen endothorakalen Druck in seiner kuppelförmigen Wölbung erhalten wird. Dagegen erscheint es nicht notwendig, mit DENEKE und anderen eine Lähmung der Zwerchfellhälfte auf der Seite des Pneumothorax anzunehmen. Dagegen spricht zunächst die mehrfach gemachte Beobachtung, daß nach Resorption eines Pneumothorax die vorher paradoxe Bewegung bald in eine normale überging, ferner folgende Gründe: BITTORF wies an Tieren, denen er einen Pneumothorax beigebracht hatte, nach, daß bei Kommunikation des Pneumothorax mit der Außenluft durch eine *kleine* Fistel paradoxe Bewegung stattfand, bei Verbreiterung der Fistel dagegen normale Bewegung eintrat und daß jede Änderung der Fistelbreite konstant einen Wechsel der Zwerchfellbewegung verursachte. In gleichem Sinne spricht folgender Versuch: Bei Tieren, denen ich einen einseitigen Pneumothorax angelegt und durch die Thoraxwand ein breites Drain unter sorgfältigem Verschluß der Wundränder eingeführt hatte, trat bei Abklemmung des Drains paradoxe, bei Öffnung normale Bewegung auf. Es können diese Tatsachen nur so erklärt werden, daß bei Schluß bzw. Enge der Verbindung von Pneumothorax und Außenluft eine inspiratorische Ansaugung des Zwerchfells stattfindet, während bei Öffnung bzw. Verbreiterung der Verbindung die Außenluft ungehindert in die Pleurahöhle einstreichen und damit die inspiratorische Druckerniedrigung ausgleichen kann. In positivem Sinne bewies WELLMANN die Kontraktion des Zwerchfells auch während der paradoxen Bewegung dadurch, daß er bei Kaninchen mit einseitigem Pneumothorax den Bauch breit eröffnete und nun die Kontraktion direkt sah und sie auch durch Ausschlag des Saitengalvanometers bei Anlegung der Elektroden an die Zwerchfellmuskelbündel feststellte.

So werden auf die vorstehende Weise die verschiedenen Bewegungen beim Pneumothorax im wesentlichen in derselben Weise erklärt, wie dies bereits bei der Bronchusstenose ausgeführt wurde. Ein Unterschied zwischen den Bewegungen bei beiden Zuständen besteht nur insofern, als bei der Bronchusstenose die Mediastinalverschiebung überwiegt und eine paradoxe Zwerchfellbewegung nur ausnahmsweise beobachtet wird, beim Pneumothorax dagegen die letztere oft deutlich, die erste weniger ausgesprochen ist. Die Erklärung für dies graduell unterschiedliche Verhalten sehe ich in dem verschiedenen Zustande des Zwerchfells, das bei Pneumothorax infolge des verminderten bzw. aufgehobenen negativen Druckes entspannt ist, bei Bronchusstenose dagegen infolge des erhöhten negativen Druckes stärker nach oben emporgesogen wird. Infolgedessen ist die der inspiratorischen Ansaugung nach oben entgegengesetzt gerichtete Kontraktion des Zwerchfells bei der Bronchusstenose erhalten, beim Pneumothorax beschränkt oder aufgehoben. Dabei wird bei der Bronchusstenose die inspiratorische Druckerniedrigung im Pleuraraum in erster Linie durch eine Verschiebung des Mediastinums, beim Pneumothorax in höherem Maße als dort auch durch ein Hinaufrücken des Zwerchfells ausgeglichen. Abgesehen von diesem Unterschiede bestehen aber bezüglich der Behinderung der inspiratorischen Entfaltung der Lunge und der dadurch hervorgerufenen inspiratorischen Ansaugung der gesamten Wandungen des Pleuraraumes übereinstimmende Verhältnisse.

Plomben im Pleuraraum.

Durch *Plomben*, welche zum Zweck der Kollapstherapie im Pleuraraum gesetzt werden, entstehen intensive, mit einem ganz scharfen, meist abgerundeten Rand abgesetzte Verschattungen, die mit dem Ausdruck von Pleuratumoren im Röntgenbilde Ähnlichkeit aufweisen können (vgl. Fig. 405).

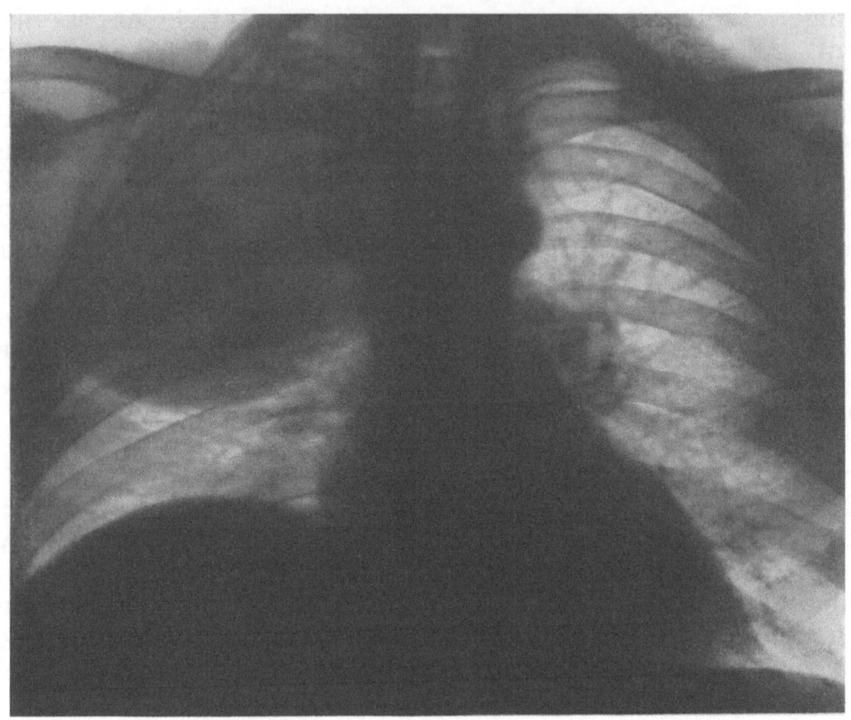

Fig. 405. Plombe im oberen rechten Thoraxraum.

Fibrinkörper im Pleuraraum.

Sowohl im Anschluß an einen künstlich erzeugten Pneumothorax, bei dem es zu Blutungen oder Ergüssen kommt, als auch bei exsudativer Pleuritis ohne Pneumothorax können sich *Fibrinkugeln* bilden und nach eingetretener Organisation und Abschleifung zu derben rundlichen Körpern formen. Sie sind im Röntgenbild bei günstiger Lagerung am deutlichsten innerhalb des hellen Luftraums im Pneumothorax sichtbar (FLEISCHNER, MANDL, DÜLL, POINDECKER, STÖFFEL, POLLAK, GRUNDNER), können aber bei eingetretener Verkalkung auch innerhalb eines Exsudatschattens (HAMMER) als dichte runde Schatten erkannt werden.

Pleuratumoren.

Die sehr seltenen *primären Pleuratumoren (Endotheliome und Sarkome)* verlaufen häufig unter dem Bilde einer Pleuraschwarte oder eines pleuralen Ergusses und lassen sich im Röntgenbilde von andersartigen Pleuraschwarten oder Ergüssen nicht ohne weiteres unterscheiden. Bei Anlage eines diagnosti-

schen Pneumothorax kann unter Umständen die besondere Dicke einer
Tumorschwarte daran erkannt werden, daß hierdurch an der Innenfläche der
Thoraxwand ein derber Schattenstreifen entsteht (Brauer). Deutlicher heben
sich expansiv wachsende Pleuratumoren (meist Sarkome) als breitbasig der
Thoraxwand bzw. dem Zwerchfell aufsitzende, nach dem Lungenfeld zu konvex vorgewölbte Verschattungen ab (Lenk, Cohn, Lichtenstein). Diese sind
unter Umständen von dem ganz ähnlichen Röntgenbilde abgesackter wandständiger Ergüsse schwer zu unterscheiden (Lenk). Gegenüber Lungentumoren

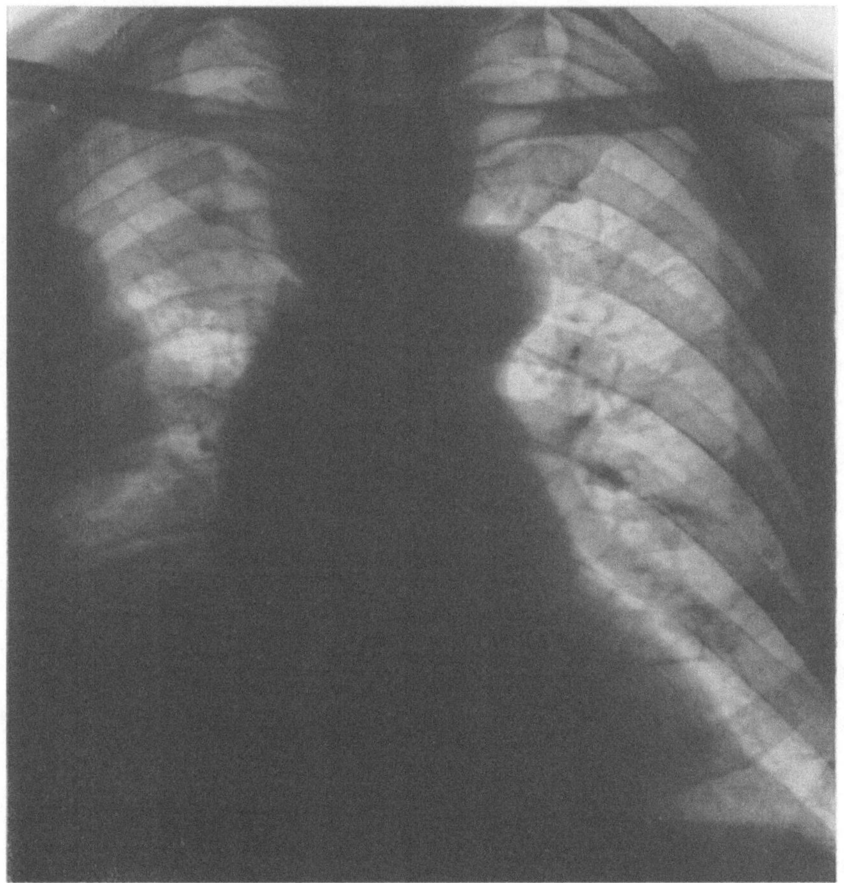

Fig. 406. Pleuraendotheliom, von der rechten Pleura costalis ausgehend.
Rechtsseitiges Pleuraexsudat. (Sektion).

ist besonders die bei Pleuratumoren meist vorhandene Zugehörigkeit zur Thoraxwand hervorzuheben, welche am deutlichsten beim diagnostischen Pneumothorax zutage tritt. Wenn Pleuratumoren vom mediastinalen Pleurablatt ausgehen, können sie mit dem Mittelschatten zusammenhängende Verschattungen
hervorrufen. So stellten sie sich in einem von Lichtenstein beschriebenen
Falle als buckelige Vorsprünge am linken Rande des Herzschattens dar.

Metastatische Tumoren der Pleura rufen ebenfalls meist der Thoraxwand
aufsitzende, ins Lungenfeld vorspringende Verschattungen hervor; sie sind oft
in der Mehrzahl vorhanden.

Auch extrapleurale raumbeschränkende Bildungen, wie kalte Abszesse,
Neurofibrome, Dermoidzysten (Steinmeyer) bewirken randständige ins
Lungenfeld vorgewölbte Verschattungen (Lenk).

Lungenoperationen.

Für die Vornahme von *Lungenoperationen* ist die Kenntnis des Röntgenbefundes an den Lungen von der größten Bedeutung. Namentlich bei Fremdkörpern und auch bei Lungenabszessen und abgesackten wandständigen sowie interlobären und mediastinalen Empyemen ist eine Röntgenuntersuchung zur Feststellung des Sitzes des Krankheitsherdes und insbesondere auch seiner Tiefenlokalisation unerläßlich. Sie kann entweder in gröberer Weise durch Durchleuchtung in verschiedenen Durchmessern oder mittels

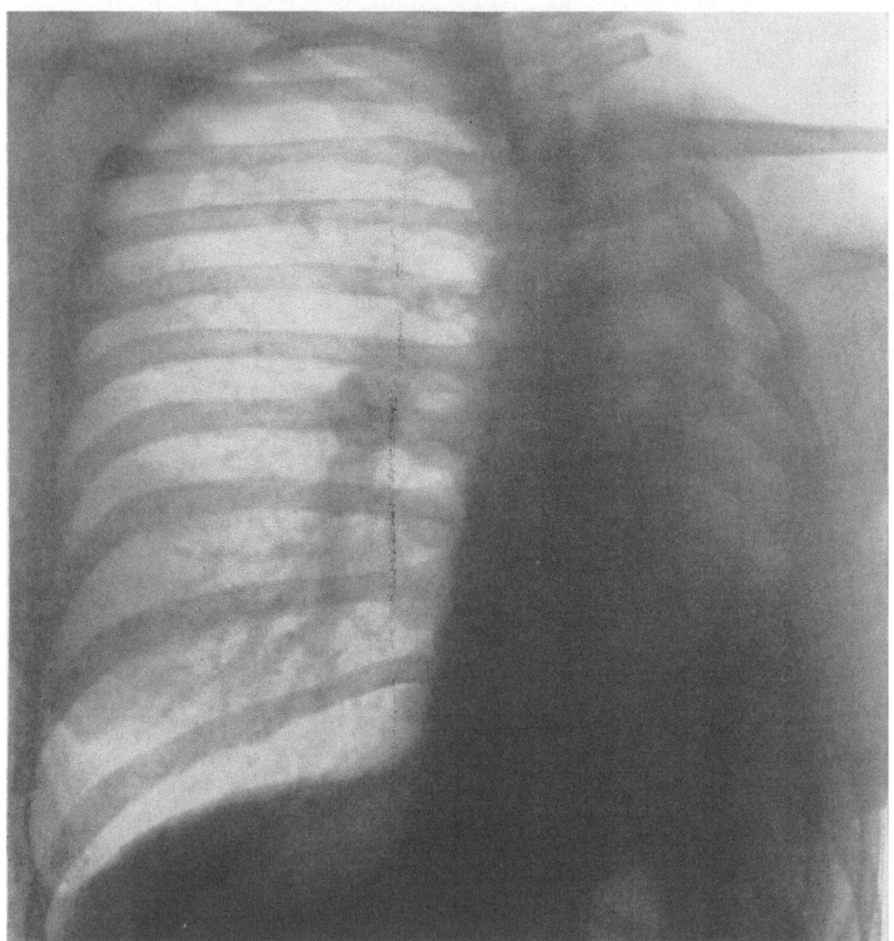

Fig. 407. Thorakoplastik mit teilweiser Rippenresektion.

Im hellen rechten Lungenfelde tritt die Gefäßzeichnung, insbesondere der vertikal verlaufende, abwärts sich verjüngende arterielle Hilusschatten sehr deutlich hervor. Außerdem sind im unteren Teil diesen annähernd senkrecht kreuzende, medialwärts zu einem größeren Stamm sich vereinigende Schattenstreifen der Lungenvenen sichtbar (vgl. Text S. 445).

des stereoskopischen Verfahrens und genauerer Meßmethoden (HOLZKNECHT-sches Blendenrandverfahren u. a.) bewirkt werden. Bei der Ausführung von Punktionen, die auf Grund eines Röntgenbefundes gemacht werden sollen, empfiehlt es sich dringend, die Punktion unmittelbar im Anschluß an eine Durchleuchtung des in verschiedenen Stellungen gedrehten Patienten vorzunehmen, bei welcher man die Projektion des Schattens auf die nächst gelegene Hautstelle mittelst eines metallenen Gegenstandes (z. B. eines Perkussionshammers) markiert; allein nach einer Röntgenphotographie gelingt dagegen die Ortsbestimmung in lange nicht so zuverlässiger Weise, und es bleibt manche Punktion lediglich aus diesem Grunde erfolglos.

Vor der Operation von Bronchiektasien ist eine genaue Röntgenuntersuchung ebenfalls in den verschiedensten Stellungen notwendig, um über die Zahl der Krankheitsherde unterrichtet zu sein. Dabei ist daran zu denken, daß bei alleiniger Verwendung des sagittalen Strahlenganges nur bei mittlerem Röhrenstande über wichtige Lungenteile, in denen die Bronchiektasien häufig sitzen, z. B. über die unteren und hinteren Abschnitte der Unterlappen und über den medialen und unteren Teil des Mittellappens kein Urteil gewonnen werden kann, da diese Teile durch die tiefen Schatten der Zwerchfellkuppe und des Herzens verdeckt werden. Auch in diesen Partien können aber die Bronchien und davon ausgehende Hohlräume durch die Einführung schattengebender Massen (Lipjodol, Jodipin) kenntlich gemacht werden (vgl. S. 260), für welche gerade die Frage der Operabilität von Bronchiektasien die wesentlichste Indikation bietet.

Nach der Operation ist jeder Befund durch das Röntgenbild zu kontrollieren.

Die weitestgehende Verbreitung findet die Röntgenuntersuchung bei der Anlegung des *künstlichen Pneumothorax* zur genauen Feststellung der Art und Ausdehnung des krankhaften Befundes und hauptsächlich zur Beantwortung der Fragen, ob auch die andere Seite erkrankt ist, ob auf der Seite, auf welcher der Pneumothorax vorgenommen werden soll, gröbere Verwachsungen durch eine Behinderung der Zwerchfellbewegung oder Zackenbildung an der Kontur des Zwerchfells nachweisbar sind oder nicht — ein negativer Befund in dieser Hinsicht schließt freilich auch eine vollkommene Obliteration des Pleuraraums keineswegs aus (vgl. S. 480 u. 490) — sowie zur Kontrolle, wie weit die Anlegung eines Pneumothorax geglückt ist. Von besonderer Bedeutung ist die Röntgenuntersuchung auch zur Feststellung und genauen Lagebestimmung von Adhäsionen des Lungenstumpfes mit den Wandungen der Pleurahöhle, die unter Umständen operativ gelöst werden können. Im Laufe einer Pneumothoraxbehandlung ist der Befund stets durch wiederholte Röntgenuntersuchungen zu kontrollieren.

In gleicher Weise ist die Feststellung des Röntgenbefundes vor und nach Vornahme einer *Thorakoplastik* notwendig. Die nähere Schilderung der Einzelheiten dieses Gegenstandes ist Aufgabe der Chirurgie und unterbleibt daher an dieser Stelle. Doch ist das Bild einer gelungenen Thorakoplastik der linken Seite in Fig. 407 dargestellt und hauptsächlich aus dem Grunde hier aufgenommen, um daran einen Nebenbefund, nämlich die Darstellung der Blutgefäße in der normalen rechten Lunge zu zeigen. Hier ist eine beträchtliche Erweiterung der Arteria pulmonalis dadurch entstanden, daß die gesunde Lunge einen Teil der Blutzirkulation der anderen Seite nach deren wesentlichster Ausschaltung übernehmen muß; außerdem ist in der gesunden Lunge der Verlauf verschiedener Venen deutlich zu verfolgen, welche den abwärts ziehenden Ast der Arteria pulmonalis ungefähr unter einem rechten Winkel kreuzen. Auch die Vereinigung der Venen zu einem größeren Stamm ist hier ausnahmsweise zwischen dem Schatten der Pulmonalarterie und der Wirbelsäule deshalb sichtbar, weil das sonst diesen Teil deckende Herz in die geschrumpfte Thoraxseite hinein verlagert ist.

Schrifttum.

Atmungsorgane.

ARNSPERGER: Die Röntgenuntersuchung der Brustorgane und ihre Ergebnisse für Physiologie und Pathologie. F. C. W. Vogel 1909.

ASSMANN: Erfahrungen über die Röntgenuntersuchungen der Lungen unter besonderer Berücksichtigung anatomischer Kontrollen. Jena: Fischer 1913.

COHN, M.: Die Lungentuberkulose im Röntgenbild. 2. Aufl. Leipzig: J. A. Barth 1923.

— Die nichttuberkulösen Lungenerkrankungen im Röntgenbilde. Würzburger Abhandlungen aus den Grenzgebieten der Medizin. Leipzig: Kabitzsch 1924.

DUKEN: Die Besonderheiten der röntgenologischen Thoraxdiagnostik im Kindesalter. Jena: Fischer 1924.

GRÄFF u. KÜPFERLE: Die Lungenphthise. Ergebnisse vergleichender röntgenologischer und anatomischer Untersuchungen. Berlin: Julius Springer 1923.

HOLZKNECHT: Die röntgenologische Diagnostik der Erkrankungen der Brusteingeweide. Hamburg: L. Gräfe u. Sillem 1901.

WESSLER, H. u. L. JACHES: Clinical Roentgenology of Diseases of the Chest, Troy, N. Y., The Southworth Company, 1923.

1. Luftröhre.

KRAUSE: Die Röntgenuntersuchung der Trachea. In F. M. GROEDEL, Grundriß und Atlas der Röntgendiagnostik. 3. Aufl. München: Lehmann 1921.

MUKAI u. KARP: Form und Lage der Trachea vor und nach der Strumaoperation. Fortschr. Röntgenstr. **32.**

SGALITZER u. STÖHR: Zur Röntgenuntersuchung der Luftröhre unter besonderer Berücksichtigung der Tracheomalacie. Fortschr. Röntgenstr. **32.**

WEINGÄRTNER: Das Röntgenverfahren in der Laryngologie. Berlin: Meusser 1914.

— Physiologische und topographische Studien am Tracheobronchialbaum des lebenden Menschen. Berlin: L. Schuhmacher 1919.

BECK: Beitrag zur Diagnostik und Therapie der Struma. Fortschr. Röntgenstr. **4.**

BLAUEL: Über die Untersuchung der Trachea im Röntgenbilde, besonders bei Struma. 34. Chirurgenkongreß.

CURSCHMANN: Die Verlagerung der Luftröhre und des Kehlkopfes als Folge gewisser Veränderungen der Brustorgane. Münch. med. Wschr. **1905,** Nr 48.

FRÄNKEL: Über die Verknöcherung des menschlichen Kehlkopfes. Fortschr. Röntgenstr. **12.**

— Anatomisch-röntgenologische Untersuchungen über die Lufrtöhre. Ebenda **22.**

MOLTRECHT: Die multiplen Enchondrosen der Trachea. Ebenda **6.**

PFEIFER: Die Darstellung der Trachea im Röntgenbilde, besonders bei Struma. Bruns' Beitr. **45.**

— Über die Röntgenuntersuchung der Trachea bei Tumoren und Exsudat im Thorax. Münch. med. Wschr. **1906,** Nr 8.

RÜDIGER: Organverlagerung bei Phthise. 6. Röntgenkongreß.

SPRINGER: Sichtbarmachung von Trachea und Bronchialbaum im Röntgenbilde. Prag. med. Wschr. **1906,** Nr 12.

WEINGÄRTNER: Physiologische und topographische Studien am Tracheobronchialbaum des Menschen. Arch. f. Laryng. **32.**

WICHERN u. LÖNING: Über Verlagerung des Kehlkopfes und der Luftröhre bei verschiedenen Erkrankungen der Brustorgane. Münch. med. Wschr. **1906,** Nr 42.

2. Das normale Thoraxbild.

APPELRATH: Eine neue Technik der Lungenspitzenaufnahmen. Fortschr. Röntgenstr. **34.**

ARNSPERGER: Über die sogenannte Hiluszeichnung der Lungen. 7. Röntgenkongreß.

ASSMANN: Über die Hiluszeichnung der Lungen. 7. Röntgenkongreß. Diskussionsbemerkung.

— Das anatomische Substrat der normalen Lungenschatten im Röntgenbilde. Fortschr. Röntgenstr. **17.**

— Über Veränderungen der Hilusschatten bei Herzkrankheiten. Münch. med. Wschr. **1920,** Nr 7 u. Dtsch. Arch. klin. Med. **132.**

BARSONY, TH. u. E. KOPPENSTEIN: Röntgenuntersuchung des Lungenspitzenfeldes in frontaler und axialer Strahlenrichtung. Beitr. Klin. Tbk. **74.**

— Lobus apicodorsalis (eine bisher unbekannte Lokalisation des Azygoslappens). Fortschr. Röntgenstr. **41,** 459.

BARSONY, TH.: Röntgenuntersuchung der Lungen in vornüber gebeugter Stellung (Verbeugungsstellung). Röntgenpraxis **1930**, 409.

— u. E. KOPPENSTEIN: Röntgenuntersuchung des Lungenspitzenfeldes in frontaler Strahlenrichtung. Röntgenpraxis **1930**, 275.

— Röntgenuntersuchung des Lungenspitzenfeldes mit axialer Strahlenrichtung. Ebenda **1930**, 326.

BRONKHORST: Die Röntgentechnik der Lungenaufnahme. Acta radiol. (Stockh.) **10**, 254.

CHAOUL: Untersuchungen über die Frage der Lungenzeichnung im Röntgenbild. Dtsch. Z. Chir. **154**.

COHN: Zur Anatomie, Pathologie und Röntgenologie der Lungentuberkulose. Berl. klin. Wschr. **1909**, Nr 28.

— Die anatomischen Substrate der Lungenröntgenogramme usw. Ebenda **1911**, Nr 1.

— Bemerkungen zur Arbeit KÜPFERLES »Das anatomische Substrat der sogenannten Hiluszeichnung im Röntgenbilde«. Fortschr. Röntgenstr. **17**.

CONTE u. COSTA: Angiopneumographie. Fortschr. Röntgenstr. **47**.

DAAN, ALBERT: Der Lobus venae azygos im Röntgenbilde. Acta radiol. (Stockh.) **14**, 4, 375. (1933).

DANELIUS, G.: Experimentelles über den Verlauf der oberen Lungengrenze im Röntgenbilde. Rortschr. Röntgenstr. **40**, 249.

v. DEHN u. WEINSCHENK: Einige physikalische Erwägungen zur Lungenröntgenologie. Fortschr. Röntgenstr. **32**.

DE LA CAMP: Das anatomische Substrat der sogenannten Hiluszeichnung im Röntgenbilde. Physik.-med. Monatshefte **1904**, Nr 7.

DEMANT: Die Frontalaufnahme in der Diagnose und Prognose der Thoraxerkrankungen im frühen Kindesalter. Fortschr. Röntgenstr. **48**, H. 1, 30 (1933).

ENGELHARD, A. u. H. SIELMANN: Wie macht man Lungenröntgenbilder vergleichbar? Fortschr. Röntgenstr. **45**, 23 (1932).

FLEISCHNER: Rippenanomalien als Quelle diagnostischer Irrtümer und falscher therapeutischer Indikationsstellung. Med. Klin. **1930**, Nr 37.

FÖRSTER: Ein Beitrag zur Frage der Lungenzeichnung im Röntgenbild. Fortschr. Röntgenstr. **27**.

FRAENKEL: Über die Grenzen der Röntgendiagnostik für die Beurteilung der Krankheitsanfänge bei Lungentuberkulose Erwachsener. Fortschr. Röntgenstr. **46** Kongr. H. 109 u. 113 (1932).

FRÄNKEL u. LOREY: Das anatomische Substrat der sogenannten Hiluszeichnung im Röntgenbilde. Ebenda **14**.

GROEDEL, F. M.: Das normale Thoraxbild. In GROEDELS Atlas und Grundriß der Röntgendiagnostik. München: Lehmann 1914.

HASSELWANDER u. BRÜGEL: Anatomische Beiträge zur Frage nach der Lungenstruktur im Röntgenbilde. Fortschr. Röntgenstr. **17**.

HJELM, R. u. O. HULTEN: Röntgenologische Studien über den Lobus der Vena Azygos. Acta radiol. (Stockh.) **9**, 126.

IACCHIA, P.: Studienbeitrag zum Lobus inferior accesorius. Fortschr. Röntgenstr. **47**, H. 5.

ILLIG, W.: Der Lobus venae azygos im Röntgenbilde. Ebenda **39**, 428.

JARRE: Röntgenologic studies of physiologic motor phenomena. Radiology **15**, 3 (1930).

KÖHLER: Lexikon der Grenzen des Normalen 1910.

KREUZFUCHS: Über den physiologischen Antagonismus der Atmung der Spitzen und der basalen Anteile der Lungen (Antagonistische Partialatmung). Wien. klin. Wschr. **1919**, Nr 24.

KUHLMANN, F.: Über die Lungenzeichnung und ihre Entstehungsursachen bei Kopfstandaufnahmen. Dtsch. Arch. klin. Med. **174**, H. 3, 300 (1932).

KÜPFERLE: Demonstration, betreffend das anatomische Substrat der Hiluszeichnung im Röntgenbilde. 7. Röntgenkongreß.

— Das anatomische Substrat der sogenannten Hiluszeichnung im Röntgenbilde. Fortschr. Röntgenstr. **17**.

— Zu den Bemerkungen MAX COHNS über meine Arbeit, betr. das anatomische Substrat der Lungenzeichnung. Ebenda **18**.

KWIET, B.: Die Änderung der Schattentiefe des Lungen-Röntgenbildes bei der Atmung. Ebenda **45**, 9 (1932).

LEVY-DORN u. CORNET: Das Röntgenbild des normalen Thorax usw. Berl. klin. Wschr. **1908**, Nr. 21

LICHT: Zur Röntgendiagnose des Lobus venae azygos. Dtsch. med. Wschr. **1929**, Nr 10.

LEESER: F.: Der Lobus venae azygos im Röntgenbilde (mit einem pathalogisch-anatomisch kontrolliertem Fall). Röntgenpraxis **1929**, 267.

MELLER, OSKAR u. B. MENKES: Experimentelle Untersuchungen über die Röntgendarstellbarkeit des Lungenbindegewebes. Fortschr. Röntgenstr. **44**, 197.

MÜHLMANN: Füllung der Bronchien mit Bariumsulfat-Suppe durch Aspiration Ebenda **26**.

OTTONELLO, P.: Bemerkungen zur normalen Röntgenanatomie des Thorax. Ebenda **45**, H. 6, 677 (1932).

REINBERG: Röntgenstudien über die normale und pathologische Physiologie des Tracheobronchialbaumes. Ebenda **33**.

SCHÄFER: Ein Beitrag zur Entstehung der Lungenzeichnung. Ebenda **27**.

SCHELLENBERG: Die normale und pathologische Lungenzeichnung im Röntgenbilde. Z. Tbk. **11**.

SCHWARZ: Röntgenoskopische Beobachtungen von Eigenpulsation der Hilusschatten und ihre Verzweigung. Wien. klin. Wschr. **1910**, Nr 24.

STEWART: The bronchi and pulmonary blood-vessels. London: Baillère, Tindal u. Cox.

SÜSS: Zur Röntgenologie des Lobus venae azygos. Med. Klin. **1928**, Nr 46.

VELDE, G.: Der Lobus venae azygos. Fortschr. Röntgenstr. **42**, 82.

VOLLMAR, F.: Über den Lobus azygos der rechten Lunge und seine klinische Bedeutung Ebenda **41**, 731.

WEBER u. OWEN: Das anatomische Substrat der Lungenzeichnung im Röntgenbilde. Ebenda 17.

3. Pathologie der Bronchien und Lungen.

ABRAMOWITSCH, WARSCHAWSKY u. SCHEININ: Die Röntgendiagnostik der Pneumokoniose. Fortschr. Röntgenstr. **35**.

— Über die sogenannte Hernia mediastinalis. Ebenda **36**.

ACHELIS: Röntgendiagnose der miliaren Lungentuberkulose. Münch. med. Wschr. **1910**, Nr 36.

ALBERS-SCHÖNBERG: Zur Röntgendiagnose der Lungenspitzendiagnose. Fortschr. Röntgenstr. **5**.

— Beitrag zur Kasuistik des Lungenechinokokkus. Ebenda **16**.

ALBRECHT, EUGEN: Zur klinischen Einteilung der Tuberkuloseprozesse in den Lungen. Frankf. Z. Path. **1** (1907).

— H. U.: Ringschatten im Lungenröntgenbild. Fortschr. Röntgenstr. **38**, 367.

ALEXANDER, HANNS: Grenzen und Fehlerquellen der Röntgendiagnostik der Lungentuberkulose. Beitr. Klin. Tbk. **81**, 76 (1932).

— Zusammenfassende Studie »über Tuberkulose der Lunge«. 6. Röntgenkongreß.

— Über Hilustuberkulose bei Erwachsenen. Beitr. Klin. Tbk. **62**.

— H.: Zur Differentialdiagnose von Sarkom des Mediastinums und Lungentuberkulose. Röntgenpraxis **1932**, H. 10, 428.

ALTSCHUL u. SPITZ: Zur Röntgendiagnose und Klinik der primären Tuberkulose. 14. Röntgenkongreß 1923.

AMELUNG u. VON HECKER: Hämatogene disseminierte Lungentuberkulose. Klin. Wschr. **1925**, Nr 5.

ASCHOFF: Über die natürlichen Heilungsvorgänge bei der Lungenphthise. 33. Kongreß f. inn. Med. 1921.

— Zur Nomenklatur der Lungenphthise. Z. Tbk. **27**.

ASSMANN: Beiträge zur Röntgendiagnostik der latenten bzw. inzipienten Lungentuberkulose. Fortschr. Röntgenstr. **18**.

— Zum radiologischen Nachweis der Miliartuberkulose. 7. Röntgenkongreß. Diskussionsbemerkung.

— Über eine typische Form isolierter tuberkulöser Lungenherde im klinischen Beginn der Erkrankung. Beitr. Klin. Tbk. **60**.

— Über die infraklaviculären Lungeninfiltrationen im Beginn der Tuberkulose jugendlicher Erwachsener und ihr Schicksal. Dtsch. med. Wschr. **1927**, Nr 13 u. Klin. Wschr. **1927**, Nr 45.

— Die akute und chronische Miliartuberkulose der Lungen. Z. Tbk. **47**.

— Zur Frage der Einteilung der Lungentuberkulose im Röntgenbild. Ebenda **48**.

— Über Veränderungen der Hilusschatten im Röntgenbilde bei Herzkrankheiten. Münch. med. Wschr. **1920**, Nr 7 u. Dtsch. Arch. klin. Med. **132**.

— Die Bronchiektasien im Röntgenbilde. Fortschr. Röntgenstr. **26**.

— Herz und Lunge im Röntgenbilde bei Mitralfehlern. Innerer Kongreß 1920.

— Die Bedeutung der Röntgenuntersuchung von Lunge und Mediastinum für die innere Medizin. Innerer Kongreß 1927 u. Fortschr. Röntgenstr. **36**.

— Die Bedeutung der Frühdiagnostik im Kampfe gegen die Lungentuberkulose. Z. ärztl. Fortbild. **1922**, Nr 8.

— Zur Frage der Heilbarkeit der Miliartuberkulose. Fortschr. Röntgenstr. **35**.

AUERHAMMER u. KOLLMANN: Ein Fall von seltener Lungenmißbildung. Med. Welt **1** (1927).

BAATZ: Beitrag zur röntgenologischen Darstellung der Bronchien durch Kontrastmittel. Münch. med. Wschr. **1929**, Nr 39.

BACMEISTER: Die Frage der Nomenklatur und Einteilung der Lungentuberkulose. Beitr. Klin. Tbk. **46**.

BADE: Über den Wert der Röntgenuntersuchung bei der Lungentuberkulose. Fortschr. Röntgenstr. **5**.

BALABAN, J.: Zur Frage über die späte kongenitale Syphilis der Lunge im Röntgenbild. Röntgenpraxis **1930**, 709.
BALLIN: Der tuberkulöse Primärkomplex im Röntgenbilde. Beitr. Klin. Tbk. **51**.
BARSONY, THEODOR u. ERNST KOPPENSTEIN: Beiträge zu den Schattenbildungen im oberen Lungenfeld. Fortschr. Röntgenstr. **44**, 320.
— — Eine typische Erscheinungsform der rechten Unterlappenspitzenprozesse. (Das durchquerte Infiltrat.) Ebenda **39**, 330.
— — Mittellappeninfiltrat oder abgesacktes Interlobärexsudat? Ebenda **39**, 641.
— — Streifenförmige Schatten im Bereiche der rechten Lungenspitze. Ebenda **39**, 1110.
— — Interstitielle Lungenlues. Fortschr. Röntgenstr. **42**, 478.
— — Die Lageveränderungen der Lungenspalten und der Lungenhili bei Schrumpfungsprozessen. Ebenda **43**, 417.
— und F. POLGAR: Über eine typische Erscheinungsform des rechten Unterlappeninfiltrates (apiko-mediale Lokalisation). Ebenda **39**, 114.
— u. E. KOPPENSTEIN: Zerfallshöhle vortäuschendes Röntgenbild im Bereiche der Lungenspitzen. Klin. Wschr. **1930**, Nr 37.
BAUKE: Doppelseitiger, hämorrhagischer Lungeninfarkt im Röntgenbild. Röntgenpraxis **1933**, H. 9, 682.
BAUMGARTNER, O.: Das Lymphogranulom der Lunge. Röntgenpraxis **1932**, 119.
BECHER: Beiträge zum Verlauf der Kindertuberkulose im Röntgenbild. BRAUERS Beitr. **45**.
BECK: Stereoskop. Radiographie als diagnostisches Hilfsmittel bei Lungentuberkulose. **15**.
BECKER, R.: Das Frühinfiltrat (ASSMANNscher Herd) im Röntgenbild. Röntgenpraxis **1929**, 571.
BECLÈRE: Les rayons de Röntgen et la diagnostic de la tuberculose. Paris: Baillère 1899.
— Les rayons de Röntgen er la diagnostic des affections thoraciques. Paris: Baillère fils.
BEHRENRODT: Lungenechinokokkus. 8. Röntgenkongreß. Dtsch. Arch. klin. Med. **107**; Dtsch. med. Wschr. **1913**, Nr 46 u. Erg. inn. Med. **11**.
BELTZ: Ein Fall von Lungengumma. 10. Röntgenkongreß.
BENJAMIN u. GÖTT: Zur Deutung der Thoraxradiogramme beim Säugling. Dtsch. Arch. klin. Med. **107**.
BERGERHOFF, W.: Ausheilungsformen exsudativer Lungenprozesse im Röntgenbild. Röntgenpraxis **1930**, 123.
— Interstitielle Lungenlues. Fortschr. Röntgenstr. **42**, 478.
BEUTEL: Zur bronchographischen Diagnostik der Bronchuspolypen. Fortschr. Röntgenstr. **48**, H. 2, 198 (1933).
BEUTEL u. POR: Klinische und röntgenologische Erscheinungen bei der Perforation anthrakotisch indurierter Lymphknoten in den Bronchus. Beitr. Klin. Tbk. **81**, 659 (1932).
BIRK u. HAGER: Die Klinik der perifokalen (epituberkulösen) Infiltrierung bei Kindern. Münch. med. Wschr. **1928**, Nr 47.
BITTNER: Beitrag zur Röntgendiagnose der Pneumonie. Prag. med. Wschr. **1910**, Nr 29.
BITTORF: Über ungleichzeitiges Aufleuchten der Lungenspitzen im Röntgenbilde. Fortschr. Röntgenstr. **14**.
— Über akute infektiöse Bronchialdrüsenschwellungen nach Pharyngitis. Münch. med. Wschr. **1922**, Nr 32.
BLACKFORD: Pulmonary lesions in human tularemia. Ann. int. Med. **5** (1932).
BLECHER: Lungengangrän bei Bronchialsteinen. Mitt. Grenzgeb. Med. u. Chir. **28**.
BLES: Ein Fall von Lungenechinokokkus. **24**.
BLUM, R.: Zur Differentialdiagnose von Lungentumor und Rupturaneurysma. Röntgenpraxis **1929**, 508.
BLUM: Zur Differentialdiagnose miliarer Lungenprozesse und sekundärer Lungentumoren. Münch. med. Wschr. **1924**, Nr 17.
— Beitrag zur Differentialdiagnose chronisch infiltrativer Lungenerkrankungen im Röntgenbild. Fortschr. Röntgenstr. **34**.
BOBRETZKAJA, N. u. B. PORCHOWNIK: Zur Frage über die Lungenlymphogranulomatose. Röntgenpraxis 3, 1034 (1931).
BOCK: Beitrag zur Bronchiektasenkrankheit: Ein Fall von Emphysema pulmonum bronchiolectaticum. Med. Klin. **1933**, Nr 50.
BODMER u. KALLOS: Ein Fall von CORRIGANscher Lungenzirrhose mit seltener Ätiologie. Dtsch. med. Wschr. **1933**, Nr 22, 847.
BÖDECKER: Über eine gutartige Form der disseminierten Lungentuberkulose. Med. Klin. **1932**, Nr 27, 929.
BÖHME, Über Pneumonokoniosen. Fortschr. Röntgenstr. **46** (1932).
BÖHME: Zur Kenntnis des Röntgenbildes der Lungenanthrakose. Ebenda **29**.
— Die Pneumonokoniose der Bergarbeiter im Ruhrbezirk. Ebenda **33**.
BÖHM u. KÜHNE: Über den Lungeninfarkt im Röntgenbild. Ebenda **34**.

Bönniger: Angeborener Defekt der rechten Lunge. Med. Klin. **1928**, Nr 7.
— Ein weiterer Fall von angeborenem Defekt der rechten Lunge, kompliziert durch rechts-
seitigen Pneumothorax. Med. Klin. **1931**, Nr 42.
Boytinck, Carl: Über flüchtige, entzündliche Lungeninfiltrationen nichttuberkulösen
Ursprungs. Beitr. Klin. Tbk. **80**, H. 1, 67 (1932).
Brauer u. Geckler: Ein Beitrag zur Differentialdiagnose der extrem großen Kavernen u.
Pneumothorax. Beitr. Klin. Tbk. **14**.
Brock: Über die Beziehungen zwischen Steinhauerlunge und Lungensteinen. Med. Klin.
1924, Nr 42.
Bronkhorst: Neue Deutungen der Kavernenheilung. Beitr. Klin. Tbk. **72**.
Brünelt: Zur Röntgendiagnostik der kindlichen Hilus- und Bronchialdrüsentuberkulose.
Beitr. Klin. Tbk. **59**.
Burckhardt: Röntgendiagnose der Lungentuberkulose. Fortschr. Röntgenstr. **13**.
Büttner-Wobst: Die Fränkel-Albrechtsche Einteilung der Lungentuberkulose im Röntgen-
bilde. Ebenda **24**.
de la Camp: Die klinische Diagnose der Vergrößerung intrathorakaler Lymphdrüsen. Med.
Klin. **1906**, Nr 1.
— Was lehrt uns die radioskopische Untersuchung über die Lösungsvorgänge bei der kruppösen
Pneumonie? Fortschr. Röntgenstr. **8**.
— Zur Differentialdiagnose von Pneumothorax und großen Kavernen. Ebenda **7**.
— Die prognostische Bedeutung der Kavernen bei der Lungenphthise. Beitr. Klin. Tbk. **50**.
Cardigo u. Bachmann: Über einige klinisch und röntgenologisch häufige Typen der Lungen-
tuberkulose der Erwachsenen. Beitr. Klin. Tbk. **69**.
de Carvalho, L. and Egas Moniz: The visibility of the pulmonary vessels. (Angiopneumo-
graphy). Acta radiol. (Stockh.) **14**, Nr 81, 5 (1933).
Cerdeiras: Die Bronchialdrüsen im Röntgenbilde. Fortschr. Röntgenstr. **25**.
Chilaiditi: Zur Diagnostik angeborener Lungenmißbildungen. Ebenda **15**.
Chmelnitzky, B. M., Karliner, M. J. u. K. A. Puschkar: Über die Diagnostik, den Ver-
lauf und die Therapie der »Frühinfiltrate«. Z. Tbk. **69**, H. 3, 180 (1933).
Claus: Über primäres Lungenkarzinom mit besonderer Berücksichtigung schrumpfender
Prozesse. Beitr. Klin. Tbk. **50**.
Cohn: Zur Anatomie, Pathologie und Röntgenologie der Lungentuberkulose. Berl. klin.
Wschr. **1909**, Nr 28.
— Die Lungentuberkulose im Röntgenbilde. Tuberkulosebibliothek. Beiheft zur Z. Tbk.
Nr 2. J. A. Barth 1921.
Cohn, M.: Die nichttuberkulösen Erkrankungen im Röntgenbilde. Würzb. Abh. Leipzig:
Kabitzsch 1924.
Cole Collaborators: The site of predilection of Cross infection from the right to the left
lung. Radiology **15**, 6 (1930).
v. Conta: Periarteriitis nodosa der Lungengefäße und Lungenröntgenbild. Fortschr. Röntgen-
str. **47**, H. 5, 506.
Cornet: Über die Goldscheidersche Lungenperkussion. Z. klin. Med. **70**.
Curschmann: Allergie und Entwicklung der Lungentuberkulose. Beitr. Klin. Tbk. **69**.
Czepa: Zur Differentialdiagnose von Lungentumor und Aneurysma. Fortschr. Röntgenstr. **29**.
Dahlhaus: Was leisten die Röntgenstrahlen für die Diagnose der Lungentuberkulose? Fort-
schr. Röntgenstr. **15**, 377.
Dahlstedt: Beiträge zur Kenntnis des lokalisierten Pneumothorax bei Lungentuberkulose.
Beitr. Klin. Tbk. **52**.
Dale, Torleif: Der Wert der Röntgenuntersuchung in der Lungendiagnostik. Acta radiol.
(Stockh.) Suppl. **16**, (1932).
Danelius, G.: Röntgenologie der oberen medialen Lungenabschnitte. Fortschr. Röntgenstr.
44, 626.
Daniljak u. Stuse: Echinococcus der Lunge. Arch. klin. Chir. **161**.
David: Gesichtspunkte bei der neuzeitlichen Röntgendiagnostik der Lunge. Med. Klin.
1928, Nr 15.
v. Dehn: Zur Kasuistik der Lungeninduration. Fortschr. Röntgenstr. **15**.
— Eitrige Thoraxprozesse im Röntgenbilde. Beitr. klin. Chir. **1914**.
— Über röntgenologische Lungenbefunde im Vergleich mit Ergebnissen der Sektion. Med.
Klin. **1910**, Nr 22.
— Ein Fall von Lungentumor mit ungewöhnlichem Röntgenbefund. Fortschr. Röntgenstr. **34**.
— Zur Frage der tuberkulösen Lungenaffektionen im Röntgenbilde und ihrer anatomischen
Grundlage. Ebenda **16**.
Deist: Zur Differentialdiagnose Lungentumor und Pneumonie. Klin. Wschr. **1923**, Nr 12.
— Zur Differentialdiagnose des metastatischen Chorionepithelioms mit inneren Erkrankungen.
Ebenda **1923**, Nr 40.

DETHMERS: Zur Kasuistik kongenitaler Cystenbildung in der Lunge. Acta radiol. (Stockh.) 12, 135.

DEUTSCH: Ein Beitrag zur Kenntnis der Lungensyphilis. Fortschr. Röntgenstr. 24.

DIEHL u. KUHLMANN: Die Knochenbildungen in der Lunge mit besonderer Berücksichtigung der tuberösen Form. Fortschr. Röntgenstr. 48, H. 2 (1933).

DIENST: Generalisierte Lymphdrüsentuberkulose mit generalisierter Verkäsung und Verkalkung der Lymphknoten. Fortschr. Röntgenstr. 36.

DIENST, C.: Zur Lungensyphilis der Erwachsenen. Röntgenpraxis 1932, 4. Jg., S. 703.

DIETLEN: Zur Differential-Diagnose chronisch-interstitieller Lungenprozesse. Beitr. Klin. Tbk. 66.

— Die Bedeutung der Röntgenuntersuchung von Lunge und Mediastinum für die innere Medizin. Innerer Kongreß 1927.

— Zum radiologischen Nachweis der Miliartuberkulose. 7. Röntgenkongreß.

DÖBLIN u. BIERNATH: Zwei Fälle von einseitiger Lungenatrophie. Berl. klin. Wschr. 1911, Nr 27.

DOUB: Pulmonary changes from inhalation of noxious gases. Radiology 21, Nr 2 (1933).

DUKEN: Beitrag zur klinischen und röntgenologischen Diagnostik der Bronchopneumonie im Kindesalter. Münch. med. Wschr. 1920, Nr 3.

— Über Fehlerquellen bei der Röntgenuntersuchung der Lungen und des Zwerchfells. Münch. med. Wschr. 1921, Nr 113.

DUKEN, J.: Die röntgenologische Thoraxuntersuchung bei der Tuberkulose des Kindes. Fortschr. Röntgenstr. 38, 1039.

DUKEN, I.: Zur Frage der Lungenmißbildung und ihrer klinischen und röntgenologischen Diagnostik im Kindesalter. Arch. Kinderheilk. 84.

DUKEN, I. u. R. v. D. STEINEN: Das Krankheitsbild der Bronchiektasie im Kindesalter. Erg. inn. Med. 34, 457.

DÜNNER, LEESER, BLUME: Die Lungensyphilis des Erwachsenen. Tuberkulose-Bibliothek. Nr 41. Leipzig 1931.

DYES, O.: Intrathorakale, extrapleurale Granulationstumoren. Fortschr. Röntgenstr. 42, 45.

EDLING: Zur Kenntnis des Röntgenbildes bei Anthracosis pulmonum. Fortschr. Röntgenstr. 25.

— Ein seltener Fall eines gutartigen Lungentumors. Ebenda 25.

EICHBAUM, FRANZ: Geschwulstartige Aktinomykose der Lunge und des vorderen Mediastinums. Fortschr. Röntgenstr. 43, 346.

EIMER, K. u. E. KESTERMANN: Die Bedeutung des Röntgenbildes für die Prognose der Grippe-Bronchopneumonie. Z. klin. Med. 118, 323.

— — Über besondere Verlaufs- und Erscheinungsformen metastatischer Lungentumoren. Fortschr. Röntgenstr. 45, H. 4 (1932).

EISLER: Zur Röntgendiagnose der Lungentumoren. Wien. Arch. klin. Med. 11 (1925).

ELOESSER, L.: Congenital Cystic Disease of the Lung. Radiology 1931, Nr 5.

ENGEL: Beiträge zur Röntgendiagnostik der Bronchialdrüsenvergrößerung. Med. Klin. 1913, Nr. 9.

— Der Bronchialbaum des Kindes. Arch. Kinderheilk. 60 u. 61.

— Die anatomisch-röntgenologischen Grundlagen für die Diagnostik der Bronchialdrüsentuberkulose beim Kinde. Erg. inn. Med. 11.

— Zur Pathologie und Röntgenologie der Bronchialdrüsentuberkulose. Med. Klin. 1929, Nr 27.

ENTIN: Über Pneumonokoniosen. Fortschr. Röntgenstr. 23.

EPHRAIM: Beiträge zur endoskopischen Diagnostik und Therapie endothoracischer Tumoren. Berl. klin. Wschr. 1913, Nr 15.

ERBSEN: Kavernen und kavernenähnliche Ringschatten im Röntgenbilde. Beitr. Klin. Tbk. 65.

ERDSTEIN u. KIENBÖCK: Zur Differentialdiagnose zwischen myeloischer Leukämie und karzinomatöser Metastasenbildung. Med. Klin. 1930, Nr 50.

ERDELYI, J.: Differenzierende Röntgenbilder zur Diagnose des Lungenkrebses. Fortschr. Röntgenstr. 39, 619.

ERDELYI: Zur Differentialdiagnose der im Felde der Lungenspitzen sichtbaren zirkumskripten Schatten auf Grund des »Schluckverfahren«. Klin. Wschr. 1923, Nr 33.

v. FALKENHAUSEN: Das Röntgenbild der akuten und chronischen Bronchitis. Fortschr. Röntgenstr. 29.

FARINAS: Serien-Bronchographien zur Frühdiagnose des Bronchialkarzinoms. Fortschr. Röntgenstr. 48, H. 3, 330 (1933).

FERNBACH: Die epituberkulöse Infiltration. Beitr. Klin. Tbk. 69.

FERRANNINI, ALFREDO: Weiterer klinischer und röntgenologischer Beitrag zur Untersuchung der Lungensklereose der Schwefelgrubenarbeiter. Beitr. Klin. Tbk. 83, H. 5, 619.

FETZER, H.: Der Lungenechinokokkus im Röntgenbild und seine Differentialdiagnose. Röntgenpraxis 1930, 417.

FISCHER: Ein Fall von gummöser Lungensyphilis. Dtsch. med. Wschr. 1929, Nr 41.

FLEISCHER: Leistungen und Grenzen des Röntgenverfahrens bei der Diagnose der Lungentuberkulose. Zbl. Grenzgeb. Med. u. Chir. **19**.

FLEISCHNER: Zur Differentialdiagnose der Lungentuberkulose im Röntgenbild. 14. Röntgenkongreß 1923.

— Beitrag zur Klinik der exsudativen Form der Lungentuberkulose. Beitr. Klin. Tbk. **61**.

— Die bevorzugten Metastasenstellen der bronchogenen Phthise. Wien. klin. Wschr. **1926**, Nr 46.

— Der Lobus inferior accessorius der Lunge und seine Bedeutung für die Röntgendiagnostik. Fortschr. Röntgenstr. **47**, H. 6, 623 (1933).

— Lungenspitzenbefunde im Röntgenbild. Fortschr. Röntgenstr. **35**,

— Der sichtbare Bronchialbaum, ein differentialdiagnostisches Symptom im Röntgenbild der Pneumonie. Ebenda **36**.

FORSCHBACH: Lungenbefunde bei Lymphogranulomatose. Breslauer Röntgenvereinigung. 30. XI. 1920. Ref. Fortschr. Röntgenstr. **28**, 87.

FÖRSTER: Ein Beitrag zur Frage der Lungenzeichnung im Röntgenbild. Fortschr. Röntgenstr. **27**.

FRANKE: Über die Lymphgefäße der Lunge usw. Dtsch. Z. Chir. **119**.

FRÄNKEL: Über die Einteilung der chronischen Lungentuberkulose. Verhandl. d. deutsch. Kongresses f. innere Medizin 1910.

— Über die Grenzen der Röntgendiadnostik für die Beurteilung der Krankheitsanfänge bei Lungentuberkulose Erwachsener. Beitr. Klin. Tbk. **81**, 692 (1932).

FRÄNKEL u. GRÄFF: Ein Schema zur prognostischen Einteilung der bronchiogenen Lungentuberkulose auf pathologisch-anatomischer Grundlage. Münch. med. Wschr. **1921**, Nr 15.

FRAUENDORFER, O.: Ein Fall von gutartiger Miliartuberkulose der Lungen. Röntgenpraxis **1932**, H. 8, 4. Jg.

FRIK: Über eine neue wesentliche Verbesserung der Durchleuchtungstechnik der Lungenspitzen. Klin. Wschr. **1922**, Nr 39.

GAAL: Zur Diagnose und Therapie der Aktinomykose. Röntgenpraxis **1933**, H. 9, 650.

GABRIEL: Ergebnisse aus der Röntgendiagnostik der Lungentuberkulose. Med. Klin. **1928**, 580.

GÄBERT: Zur Technik der Röntgendurchleuchtung und Aufnahme der Lungenspitzen. Klin. Wschr. **1924**, Nr 47.

GAEHWYLER: Ein Fall von reiner Lungenlues mit eigenartigem Röntgenbilde. Beitr. Klin. Tbk. **57**.

— Über einen Fall von unilokulärem Lungenechinokokkus. Schweiz. med. Wschr. **1924**, Nr 25.

GANDER, G.: Ein Beitrag zur Frage der verästelten Lungenverknöcherungen. Fortschr. Röntgenstr. **44**, 448.

GANTENBERG, R.: Beitrag zur Differentialdiagnose einiger Lungentumoren. Röntgenpraxis **1930**, 241.

GASSUL: Zur Technik der verbesserten Lungenspitzendarstellung im Röntgenbilde. Dtsch. med. Wschr. **1925**, Nr 16.

GERBIS u. UCKO: Über Asbestosis der Lungen. Dtsch. med. Wschr. **1932**, Nr 8, 285.

GERHARTZ: Die klinische Abgrenzung der Tuberkuloseformen. Beitr. Klin. Tbk. **51**.

— Abgrenzung der Tbk.-Formen nach Röntgenuntersuchung. Beitr. Klin. Tbk. **34**.

— Die Fortschritte in der Diagnostik und Therapie der Tuberkulose. Med. Klin. **1912**, Nr 37.

— FRIEDLÄNDER-Pneumonie. Med. Klin. **1933**, Nr 5, 147.

— Intrapulmonale Drüsenerkrankungen. Med. Klin. **1930**, Nr 29.

GERHARTZ u. STRIEDEL: Über Lungensteine und Kieselsäurebehandlung. Beitr. Klin. Tbk. **10**.

GERLACH: Staublunge und Lungentuberkulose. Dtsch. med. Wschr. **1932**, Nr 8, 283.

GLASER u. HART: Über Lungenstreptothrichose. Z. klin. Med. **49**.

GLOOR: Beitrag zur Differentialdiagnose der Miliartuberkulose und der miliaren Karzinosis der Lunge. Schweiz. med. Wschr. **1929**.

GOLDSCHEIDER: Über die physikalische Frühdiagnose der Lungentuberkulose. Z. klin. Med. **1909**.

GÖTTE: Über atypische Pneumonien und deren Ausgang in chronische Pneumonie. Dtsch. Arch. klin. Med. **155**.

GOTTSCHALK: Die Röntgenbehandlung des Asthma bronchiale und der chronischen Bronchitis. 5. Röntgenkongreß.

GRAEFF u. KÜPFERLE: Die Bedeutung des Röntgenverfahrens für die Diagnostik der Lymphdrüsen auf Grund vergleichender röntgenologischer und anatomischer Untersuchungen. Beitr. Klin. Tbk. **44**.

GRASHEY: Lungenlues. Röntgenkongreß 1925.

GRAU: Zur Differentialdiagnose zwischen Lungentumor und Tuberkulose. Dtsch. Arch. klin. Med. **98**.

GRAU: Die Lokalisation der beginnenden Lungentuberkulose im Röntgenbilde. Med. Klin. **1910**, Nr 20.
— Die Ergebnisse der Röntgenuntersuchung bei Lungentuberkulösen. Beitr. Klin. Tbk. **42**.
GROEDEL: Der röntgenologische Nachweis der Rippenknorpelverknöcherung. Münch. med. Wschr. **1908**, Nr 13.
— Die anatomische Qualitätsdiagnose der Lunge aus dem Röntgenbild. Acta radiol. (Stockh.) **6**.
— Lungensyphilis oder kardiale Stauung? Münch. med. Wschr. **1919**, Nr 12.
GROSSEKETTLER, FR.: Beitrag zum tuberkulösen Sekundärinfiltrat. Röntgenpraxis **1933**, H. 1, 18.
GRUNMACH u. BICKEL: Über einen seltenen Fall von Steinhusten. Berl. klin. Wschr. **1908**.
GRUNWALD u. MEYER: Klinische Beobachtungen bei der Papageienkrankheit. Dtsch. med. Wschr. **1930**, Nr 5.
GUDGER: Tularaemic pneumonia. J. amer. med. Assoc. **101** (1933).
GUICHARD: Zur Differentialdiagnose des Lungenechinokokkus. Dtsch. med. Wschr. **1913**, Nr 40.
HAAHTI, H. G.: Beobachtungen über einen Fall mit ausgedehnten intrapulmonalen lufthaltigen Hohlräumen. Acta radiol. (Stockh.) **13**, 6, Nr 76, 620 (1932).
HÄNISCH: Die Bedeutung der Untersuchungstechnik für die Röntgendiagnose der Erkrankungen der Lunge und des Mediastinums. Innerer Kongreß 1927.
HANTSCHMANN: Über torpide Formen disseminierter Tuberkulose. Beitr. Klin. Tbk. **73**.
HARMS: Die Entwicklungsstadien der Lungentuberkulose. Beitr. Klin. Tbk. **51**.
— Die Selbstheilung der Lungentuberkulose. Ebenda **56**.
HASLINGER u. HITZENBERGER: Das Mediastinalwandern bei künstlicher Bronchostenose. Wien. klin. Wschr. **1926**, Nr 37.
HAUDEK: Neue Gesichtspunkte zur Beurteilung der Entwicklungsstadien und der Prognose der Lungentuberkulose. Wien. klin. Wschr. **1924**, Nr 43.
— Zum radiologischen Nachweis der Miliartuberkulose. 7. Röntgenkongreß.
— Über die Ergebnisse der fortlaufenden Röntgenbeobachtung bei der Lungentuberkulose. Acta radiol. (Stockh.) **6**.
HECHT: Über erworbene Dextrokardie bei chronischer Lungentuberkulose. Beitr. Klin. Tbk. **53**.
v. HECKER, H. u. F. KELLNER: Zur Diagnostik der Lungenzystizerkose beim Lebenden. Fortschr. Röntgenstr. **39**, 624.
HEIMANN-HATRY: Zur Klinik der chronischen Miliartuberkulose. Med. Klin. **1928**, Nr 51.
HEIN: Über chronisch verlaufende hämatogene disseminierte tuberkulöse Aussaaten. Beitr. Klin. Tbk. **74**.
HEINEKE: Beiträge zur Röntgenographie der Lungentuberkulose. Ebenda **41**.
HEISSLER u. SCHALL: Ein Fall hochgradiger Bronchialdrüsentuberkulose. Ebenda **15**.
HELBIG: Ein Fall von Steinhusten. Münch. med. Wschr. **1916**, Nr 42.
HELD, A.: Die HODGKINsche Krankheit der Lungen. Fortschr. Röntgenstr. **41**, 191.
— die chronische Miliartuberkulose der Lungen und ihre Beziehung zu RANKES Lehre. Fortschr. Röntgenstr. **43**, 703.
HELD: Die Infiltrierung in den Beziehungen zwischen Grippe und Lungentuberkulose. Beitr. Klin. Tbk. **38** (1933).
— Über die hämatogen entstandenen tuberkulösen Infiltrate. BRAUERS Beitr. Klin. Tbk. **84**, H. 1. u. 2.
HEMSEN: Beitrag zur Kontrastspeise im Bronchialbaum. Fortschr. Röntgenstr. **29**.
HENIUS: Diagnostik der Bronchialbaumfüllung mit Jodipin. Klin. Wschr. **1926**, Nr 36.
HERMAN, K.: Über Lungensyhpilis. Röntgenpraxis **1930**, 916.
HERRNHEISER: Die (projektivische) Topographie verkalkter Lymphknoten im sogenannten Hilusschatten. Med. Klin. **1933**, Nr 44, 1466.
— Frühdiagnostik der Lungentuberkulose vom röntgenologischen Standpunkt aus. Beitr. Klin. Tbk. **81** (1932).
— Primäres Lungensarkom und metastatisches Mediastinalsarkom. Med. Klin. **1932**, 1128.
— Frühdiagnostik der Lungentuberkulose vom röntgenologischen Standpunkt aus. Fortschr. Röntgenstr. **46** (1932).
— Primäres Lungensarkom und metastatisches Mediastinalsarkom. Med. Klin. **1932**, Nr 34, 1166.
HERZOG: Bedeutung der Röntgenuntersuchung bei kardialer Lungenstauung. Fortschr. Röntgenstr. **44**, 442.
HESS: Subpleural fibrolipoma. Radiology **6** (1926).
HESSE: Beiträge zur Anatomie, Statistik und klinischen Diagnose der Tuberkulose. Beitr. Klin. Tbk. **58**.
— Beitrag zur Differentialdiagnose der Thoraxtumoren. Fortschr. Röntgenstr. **18**.
— Über zentrale Pneumonie und ihre Bedeutung für die zentrale Entstehung der Pneumonie. Münch. med. Wschr. **1918**, Nr 41.

HOFBAUER u. HOLZKNECHT: Zur Frage nach dem Stand und der Bewegung des Mediastinums bei einseitiger Lungeninfiltration. Mitt. a. d. Labor. f. radiol. Diagnostik u. Therapie. **1907**, H. 2. Jena: Fischer.

HOKE: Die Eisenlunge. Med. Klin. **1925**, Nr 21.

HOLITSCH: Röntgenbefunde bei Tuberkulose. Wien. klin. Wschr. **1918**, Nr 1.

HOLST: Zur Röntgendurchleuchtung der Lungenspitzen. 8. Röntgenkongreß u. Münch. med. Wschr. **1912**, Nr 30.

HOLST, L.: Die Pneumonokoniose der Porzellanarbeiter. Röntgenpraxis **1932**, H. 10, 409, 4. Jahrg.

HOLST, L., KAPLUNOVA, D. u. M. SANTOTZKIJ: Die Pneumonokoniose der Porzellanarbeiter im Röntgenbilde. Fortschr. Röntgenstr. **37**, 358.

HOLZKNECHT: Ein neues radiologisches Verfahren bei Bronchialstenose und Methodisches. Wien. klin. Rundsch. **1899**, Nr 45.

HOMANN: Lungenkrebs und Lungensarkom. Klin. Wschr. **1929**, Nr 37.

HÖSSLIN: Lungenkavernen. Dtsch. Arch. klin. Med. **112**.

HÜBSCHMANN: Bemerkungen zur Einteilung der anatomischen Prozesse bei der chronischen Lungentuberkulose. Beitr. Klin. Tbk. **55**.

HÜNERMANN u. SIEVERS: Zur klinischen und röntgenologischen Diagnose angeborener cystischer Lungenmißbildungen im Säuglingsalter. Z. Kinderheilk. **50**.

HÜRTER: Verdichtungen im Lungengewebe, vorgetäuscht durch Niederschläge nach Jodipininjektion. Z. Röntgenk. **13**.

IACCHIA, P.: Kongenitale linke Zystenlunge mit Aplasie des Unterlappens. Röntgenpraxis **1932**, H. 20, 873.

ICKERT: Staublunge und Tuberkulose bei den Bergleuten des Mansfelder Kupferschiefer-Bergbaues. Dtsch. med. Wschr. **1924**, Nr 25.

— Über isolierte Kalkherde bei Erwachsenen. Beitr. Klin. Tbk. **63**.

— Staublunge und Staublungentuberkulose. Beiheft zu Beitr. Klin. Tbk. **1928**.

JACOBAEUS: On bronchography in cases of purulent lung affections. Acta radiol. (Stockh.) **6**.

— Der Lungenkollaps bei Lungenkrankheiten. Med. Klin. **1932**, Nr 20, 673.

JACOBAEUS, H. C. a. N. WESTERMARK: A Further Study of Massive Collapse of the Lung. Acta radiol. (Stockh.) Nr 11, 547.

JACOBI: Über vergleichende physikalische Röntgenuntersuchungen bei Lungentuberkulose. Beiheft zur med. Klin. **1910**, Nr 2.

JACOBSON: Klinisch experimentelle Beiträge zur inneren Medizin. (Festschrift f. Lazarus.) Berlin: Hirschwald 1899.

— Zur Diagnostik der Bronchusstenose. Dtsch. med. Wschr. **1913**, Nr 6.

JÄDERHOLM, BRUNO: Ein Fall von bullösem Emphysem. Acta radiol. (Stockh.) **13**, Nr 71, 51 (1932).

JAENSCH: Über die Röntgenbilder der Pneumonokoniosen, insbesondere ihre grobknotige Form. Fortschr. Röntgenstr. **28**.

JAGODA: Blutaspirationspneumonie im Röntgenbild. Beitr. Klin. Tbk. **69**.

v. JAKSCH: Einige geheilte Fälle von bazillärer Lungenphthise mit Röntgenaufnahmen. Fortschr. Röntgenstr. **10**.

v. JAKSCH u. ROTKY: Die Pneumonie im Röntgenbilde. Erg.-Bd. zu den Fortschr. Röntgenstr. Hamburg: Lucas Gräfe u. Sillem 1908.

JAKSCH v. WARTENHORST: Über Röntgendiagnostik und Röntgentherapie der Lungentuberkulose. Med. Klin. **1924**, Nr 41.

— Pseudozystizerkosis vorgetäuscht durch Lungentuberkulose. Fortschr. Röntgenstr. **39**, 1116.

JEHN: Die Bedeutung des Röntgenverfahrens für die Diagnostik der Thoraxchirurgie. 14. Röntgenkongreß 1923.

JÜRGENS: Klinische Untersuchungen über Pneumonie. Z. klin. Med. **63**.

KAEDING: Die Differentialdiagnose der Miliartuberkulose mit besonderer Berücksichtigung der Röntgenuntersuchung. Med. Klin. **1928**, Nr 2.

— Der röntgenologische Kalkstatus des Brustkorbes und sein Zusammenhang mit tuberkulösen Erkrankungen der Lunge. Beitr. Klin. Tbk. **58**.

KÄDING:, KURT: Klinische Besonderheiten bei röntgenologisch tumorartigen Verschattungen der Lunge. Fortschr. Röntgenstr. **44**, 279.

KAESTLE, K.: Über die Pneumonokoniose der Sandstein-, Kieselkreise-, Granit-, Muschelkalk- und Zementarbeiter. Fortschr. Röntgenstr. **38**, 1016.

— Über Pneumonokoniosen. Ebenda **46** (1932).

KÄSTLE: Röntgenologischer Beitrag zur Kenntnis der Tuberkulose in den Lungen. Münch. med. Wschr. **1921**, Nr 50.

KAISER: Röntgenologische Studien über die Beziehung zwischen Rippenknorpel-Verkalkung und Tuberkulose. Ebenda **32**.

KARTAGENER: Bronchiektasien bei Situs viscerum inversus. Beitr. Klin. Tbk. **83**.

Kaufmann: Über Hodgkinsche Erkrankungen und ihre Beziehung zur Tuberkulose. Beitr. Klin. Tbk. **23.**

Katzmann, Kusniezowa u. Salkind: Lungensyphilis bei Erwachsenen. Z. Tbk. **68,** H. 3, 161 (1933).

Kautz: Lungenstreptothrichose im Röntgenbild. Fortschr. Röntgenstr. **30.**

Kayser: Röntgenologischer Beitrag zur Klinik der Lungensyphilis. Fortschr. Röntgenstr. **32.**

Kayser-Petersen, Julius: Die Alterstuberkulose vom klinischen Standpunkt. Erg. Tuberkuloseforsch. **4** (1932).

Keiner: Zur Röntgendiagnostik der kindlichen Bronchialdrüsentuberkulose. 84. Versammlung deutsch. Naturforscher u. Ärzte 1912. Ref. Med. Klin. **1912,** 1684.

Keijser: Röntgenuntersuchung der Lunge nach Injektion von Lipjodol in die Bronchien. Acta radiol. (Stockh.) **4.**

Kellner: Beitrag zur Frage der multiplen Rundschatten im Röntgenbilde der Lungen. Röntgenpraxis **1933,** 5. Jg., H. 11, 806.

— Pneumonische und bronchopneumonische Restzustände und ihre differentialdiagnostische Bedeutung. Beitr. Klin. Tbk. **76.**

Kellner, Frank: Grundsätzliches zur Frage der flüchtigen Lungeninfiltrate. Brauers Beitr. Klin. Tbk. **84,** H. 1 u. 2.

Kenner, A.: Blutende Lungenzyste. Z. Tbk. **65,** H. 5—6, 389 (1932).

v. Kern u. Johan: Über die Möglichkeit der Heilung der Miliartuberkulose. Beitr. Klin. Tbk. **56.**

Kienböck: Röntgenbilder eines Falles mit pulsierenden Hilusdrüsen. Gesellsch. f. innere Med. u. Kinderheilk. 1. V. 1911, ref. Münch. med. Wschr. **1911,** 1216.

— Zur Frage der intrapulmonalen Lungenmetastasen. Med. Klin. **1926,** Nr 37.

Kiessling: Über Lungenbrand usw. Mitt. aus den Hamburger Sraatskrankenanstalten **6.**

Kirklin u. Morton: Röntgenologic changes in sarkoid and related lesions. Radiology **16,** 3 (1931).

Klages: Über Chondrome der Lunge. Beitr. klin. Chir. **151.**

Klare: Die röntgenologische Diagnose und Differentialdiagnose der kindlichen intrathorakalen Tuberkulose. Leipzig: Kabitzsch 1925.

Klehmet: Zur Diagnose der Pneumonokoniose. Beitr. Klin. Tbk. **46.**

Klieneberger: Demonstration einer Röntgenaufnahme von Miliartuberkulose. 3. Röntgenkongreß.

Klingenstein: Zur Klinik der tuberkulösen infraklavikulären Infiltrate der Lunge. Klin. Wschr. **1926,** Nr 49.

Knoll u. Baumann: Klinik und Röntgenbild bei der Lungentuberkulose. Beitr. Klin. Tbk. **44.**

Folke Knutsson: On Intrathoracic Neurinomata. Acta radiol. (Stockh.) Nr. 12, 388

Köhler: Frühdiagnostik der kindlichen Lungentuberkulose. 1. Röntgenkongreß.

— Zur Röntgendiagnostik der kindlichen Lungentuberkulose. Hamburg 1906.

— Zur Röntgendiagnostik der Schmarotzer des Menschen (Cysticercus cellulosae, Distomum pulmonale). 10. Röntgenkongreß.

Kohlmann: Die postoperative Bronchopneumonie und ihre Beziehungen zum Lungeninfarkt. Verh. der deutschen Röntgeng. **15** (1924).

— Zur Frage des Lungeninfarkts im Röntgenbilde. Fortschr. Röntgenstr. **30.**

— Zur Klinik und Röntgendiagnose des Lungeninfarktes. Ebenda **32.**

Kopstein: Zur Frage der perihilären Verdichtungsprozesse. Med. Klin. **1929,** Nr 22.

— Zur röntgenologischen Symptomatologie von Mittellappenerkrankungen. Fortschr. Röntgenstr. **48,** H. 2, 145 (1933).

v. Kovats: Die Röntgendiagnose der Bronchiektasien mittels »Lipjodol Lafay«. Dtsch. med. Wschr. **1925,** Nr 16.

Krampf: Solitäre Lungenzysten und Wabenlungen. Dtsch. Z. Chir. **220.**

Krause: Über den Wert der Röntgenuntersuchungen für die Frühdiagnose der Tuberkulose der Lungen. 4. Röntgenkongreß.

— Röntgendurchleuchtung zur Diagnose und Prognose bei Lungenkrankheit. IV. Versammlung der Tuberkulose-Ärzte 1907.

Krause u. Friedrich: Beiträge zur Röntgendiagnostik von Lungenkrankheiten. Z. Röntgenkunde **10.**

Krause u. Loben: Pneumonokoniose und ihre Abgrenzung gegen Tuberkulose. Beitr. Klin. Tbk. **67.**

Krause u. Ziegler: Röntgenatlas der Lungentuberkulose. Würzburg: Kabitzsch 1910.

Kremser: Irrtumsmöglichkeiten der Röntgendiagnose der Lungen- und Pleuraerkrankung. Beitr. Klin. Tbk. **76.**

Kretschmer: Die Röntgendiagnose der kindlichen Bronchialdrüsentuberkulose. Fortschr. Röntgenstr. **28.**

KREUZFUCHS: Die radiologische Untersuchung der Lungenspitzen. Das Hustenphänomen. Münch. med. Wschr. **1912**, Nr 2.
— Zur radiologischen Differentialdiagnose der Lungenspitzenaffektionen. Ebenda **1911**, Nr 37.
— Ersatz des Hustenlassens durch das Zählenlassen bei der Röntgenuntersuchung der Lungenspitzen. Dtsch. med. Wschr. **1920**, Nr 41.
KRIEGEL: Röntgenbild der Pneumonie. Z. klin. Med. **116**.
KÜHL: Beobachtungen über ätiologisch schwer zu deutende einseitige Lungenschrumpfung. BRAUERS Beitr. Klin. Tbk. **63**.
KÜCHEMANN: Zur Kenntnis und Symptomatologie der Lungenanthrakose. Fortschr. Röntgenstr. **32**.
KUSCH u. BAUMANN: Klinik und Röntgenbild bei der Lungentuberkulose. Brauers Beitr. Klin. Tbk. **44**.
KUHLMANN: Über ein besonderes Krankheitsbild der Lymphogranulomatose. Med. Klin. **1929**, Nr 18.
KÜPFERLE: Die anatomischen Verlaufsformen der Lungenphthise und deren Beziehungen zum Röntgenbild. 32. Kongreß f. inn. Med. 1920.
— Die Beurteilung des Röntgenbildes und dessen Bedeutung für die Prognose und Therapie der Lungenphthise. 33. Kongreß f. inn. Med. 1921.
— Die anatomische Analyse des Röntgenbildes bei der Lungenphthise. 14. Röntgenkongreß 1923.
KUTZNITZKY: Diskussionsbemerkung zum Vortrag von FORSCHBACH über Lungenbefunde bei Lymphogranulomatose. Fortschr. Röntgenstr. **28**, 87.
KUTZNITZKY u. BITTORF. Böcksches Sarkoid mit Beteiligung innerer Organe. Münch. med. Wschr. **1915**, Nr 40.
KWALIASCHWILI: Über die Echinokokkuserkrankung der Lunge und Pleura. Wien. Arch. inn. Med. **24** (1933).
KYRITZ: Lungenspitzen- und Bronchialdrüsentuberkulose im Röntgenbilde. Beitr. Klin. Tbk. **10**.
LACHMANN, ERNST: Atypische Tuberkulose, Lungenmetastasen vortäuschend. Fortschr. Röntgenstr. **43**, 407.
LANDAU: Die intratracheale Verwendung von Jodipin zur Kontrastdarstellung in der Röntgendiagnostik der Atmungsorgane. Klin. Wschr. **1925**, Nr 39.
— Lungeninduration infolge Röntgenbestrahlung des Brustkorbs bei Mammakarzinom. Z. Tbk. **65**, 212 (1932).
— Neurogene Schluckstörung mit Einlaufen von Kontrastmitteln in die Luftwege im Röntgenbild. Fortschr. Röntgenstr. **31**.
LANDAU, W.: Das Röntgenbild der Staublunge der Steingutarbeiter. Fortschr. Röntgenstr. **43**, 188.
LANGER: Tuberkuloseerkrankungen in den ersten Lebensmonaten. Beitr. Klin. Tbk. **64**.
LAURELL, HUGO: Ein Beitrag zur Deutung der sogenannten Ringschatten in den Lungen. Acta radiol. (Stockh.) Nr 10, 72.
LEESER: Das zentrale Lungenkarzinom als Rundschatten im Röntgenbild. Dtsch. med. Wschr. **1932**, Nr 28, 1089.
LEESER: Die sogenannte Alterslunge im Röntgenbilde. Dtsch. med. Wschr. **20**, 771 (1932).
LENK: Zur Röntgendiagnose der Bronchuskarzinome. Fortschr. Röntgenstr. **34**.
— Aneurysmavortäuschender Fall von Lungenechinokokkus röntgenologisch diagnostiziert. Wien. klin. Wschr. **1922**, Nr 15.
— Die Differentialdiagnose zwischen Tumor und Tuberkulose der Lungen. Klin. Wschr. **1926**, Nr 5.
— Weiterer Beitrag zur Röntgendiagnose der Bronchuskarzinome. Fortschr. Röntgenstr. **36**.
— Die Röntgendiagnostik der intrathorakalen Tumoren und ihre Differentialdiagnose. Im Handb. d. Röntgenkunde von HOLZKNECHT. Wien: Julius Springer 1929.
— Miliare Differentialdiagnose zwischen Tuberkulose und Tumoren. Klin. Wschr. **1928**, Nr 30.
— Das charakteristische Röntgenbild der offenen Wabenlunge. Fortschr. Röntgenstr. **48**, H. 4, 418 (1933).
LENK, R.: Grundlagen und Ergebnisse der Röntgendiagnostik des primären Lungenkarzinoms. Röntgenpraxis **1929**, 536.
LENK u. HASLINGER: Röntgenuntersuchungen an normalen und kranken Bronchien durch Füllung mit Lipjodol. Klin. Wschr. **1925**, Nr 32.
LENK, HASLINGER u. PRESSER: Diagnose von Erkrankungen der großen Bronchien, namentlich Bronchostenosen mittels Kontrastfüllung. Fortschr. Röntgenstr. **34**.
LENHARTZ u. KIESSLING: Über den Nutzen des Röntgenogramms für die operative Behandlung des Lungenbrandes. 1. Röntgenkongreß.
LEVY-DORN: Wert der Röntgenstrahlen für die Diagnose der Lungentuberkulose. Berl. klin. Wschr. **1911**, Nr 14.

Levy-Dorn u. Kornet: Das Röntgenbild des normalen Thorax mit Rücksicht auf die Diagnose der Phthisis incipiens. Ebenda 1918, Nr 21.
Levy-Dorn u. Zadek: Zur Untersuchung mit Röntgenstrahlen bei Lungenechinokokkus. Ebenda 1899, Nr 20.
Lichtenstein, H.: Zur Differentialdiagnose von Lungentumor und Aortenaneurysma. Röntgenpraxis 1932, 4. Jahrg., H. 8.
— Zur Differentialdiagnose des Bronchialkarzinoms. Röntgenpraxis 1930, 322.
— Kavernenbildung in der Lunge bei atypischer pulmonaler und ossaler Lymphgranulomatose. Z. Tbk. 64, H. 6, 429 (1932).
Lichtwitz: Schädigungen durch Lipjodol als Kontrastmittel bei Lungentuberkulose. Wien. klin. Wschr. 1926, Nr 5.
Liebermeister: Zur Beurteilung von Heilungsvorgängen bei Lungentuberkulose im Röntgenbild. Dtsch. med. Wschr. 1921, Nr 38.
Liebmann u. Schinz: Röntgenbild der Influenzapneumonie. Münch. med. Wschr. 1919, Nr 23.
— Über das Röntgenbild der Influenzapneumonie. Z. klin. Med. 90.
Lindvall u. Tillgren: Beiträge zur Kenntnis der Lungen- und Tracheobronchialsyphilis. Beitr. Klin. Tbk. 24.
Löffler, W.: Zur Differentialdiagnose der Lungeninfiltrierungen. I. Frühinfiltrate. Beitr. Klin. Tbk. 79, 338 (1932).
— Zur Differentialdiagnose der Lungeninfiltrierungen. II. Über flüchtige Succedan-Infiltrate (mit Eosinophilie). Ebenda 79, 368 (1932).
— Zur Differentialdiagnose der Lungeninfiltrierungen. III. Über Differentialdiagnose der Sekundärinfiltrierungen. Ebenda 79, H. 5, 566 (1932).
Lorenz: Lymphogene Lungenkarzinome. Fortschr. Röntgenstr. 28.
Lorey: Zum radiologischen Nachweis der Miliartuberkulose. Disk.-Bemerk. 7. Röntgenkongreß.
— Zur Technik der Bronchographie. Dtsch. med. Wschr. 1929, Nr 13.
— Das Röntgenverfahren bei der Lungentuberkulose. Handb. d. Tuberkulose Bd. I. 1914.
— Die akute Miliartuberkulose im Röntgenbilde. Erg. Strahlenforschg. 1 (1925).
— Über die Kontrastfüllung der Bronchien. Innerer Kongreß 1927.
Lossen: Beitrag zu den erworbenen spätsyphilitischen Lungenerscheinungen vor allem im Röntgenbilde erwachsener Phthisischer. Beitr. Klin. Tbk. 66.
Lotze: Mitteilungen über ein Verfahren zur Bestimmung der Dichtigkeit des Lungengewebes mittels Röntgenstrahlen. Fortschr. Röntgenstr. 11.
Lucas, E. u. H. Pollack: Beitrag zur Diagnostik der Lymphangitis carcinomatosa in der Lunge. Fortschr. Röntgenstr. 41, 865.
Lüdin: Der solitäre, umschriebene, rundliche Schatten im Lungenröntgenogramm. Fortschr. Röntgenstr. 34.
Lundholm, L. u. W. Mascher: Zur Diagnose der Lungensyphilis. Beitr. Klin. Tbk. 79, H. 5, 647 (1932).
Lydtin: Klinische Untersuchungen über die Art der Entwicklung der Lungentuberkulose. Z. Tbk. 49.
Maliva: Ein seltener Sektionsbefund bei einem in die Lunge durchgebrochenen Lungenechinokokkus. Münch. med. Wschr. 1915, Nr 50.
Marchand: Klinische, anatomische und ätiologische Krankheitsbegriffe und Krankheitsnamen. Münch. med. Wschr. 1920, Nr 24.
— Zur pathologischen Anatomie und Nomenklatur der Lungentuberkulose. Ebenda 1922, Nr 1 u. 2.
Marko, D.: Beiträge zur Röntgendiagnostik und -therapie der Lungenaktinomykose. Fortschr. Röntgenstr. 39, 639.
Matsuoka: Ein Beitrag zur Röntgendiagnostik der kindlichen Lungendrüsentuberkulose bei Malum Pottii. Dtsch. Z. Chir. 94.
Matthes: Die Diagnose der Miliartuberkulose. Med. Klin. 1912, Nr 44.
May u. Petri: Beitrag zur Frage der Pneumokoniose. Beitr. Klin. Tbk. 58.
Mecklenburg, M.: Über Spirochaetosis pulmonum. Beitr. Klin. Tbk. 79, H. 5, 638 (1932).
Meier: Diagnose der pathologisch-anatomischen Form der Lungentuberkulose im Röntgenbilde. Fortschr. Röntgenstr. 34.
Melchart, F.: Beitrag zur Differentialdiagnose der Lungentumoren. Röntgenpraxis 1930, 484.
Meyer-Borstel: Zur Lokalisation des tuberkulösen Frühinfiltrates und der Frühkaverne. Fortschr. Röntgenstr. 46 (1932).
— Multiple tuberkulöse Rundherde in der Lunge. Röntgenpraxis 1933, 5. Jahrg., H. 5, 321.
Meyer-Borstel, H.: Ungewöhnlicher Befund von disseminierten multiplen Verkalkungsherden bei ausgeheilter Tuberkulose. Röntgenpraxis 1929, 881.
Michalowsky, Ernst-Heinrich: Über die Staublungenkrankheit (Silikose). Med. Klin. Nr 7, 220.

MICHELSON: Zur Frage des Böckschen Sarkoids, einer besonderen Form atypischer Tuberkulose. Dtsch. med. Wschr. **1931**, Nr 14.

MIDDELDORPF, KONRAD: Massiver Lungekollaps. Dtsch. Z. Chir. **240**, H. 3 u. 4 (1933).

MISCHKOWSKY, RUDOLF: Beitrag zur Morphologie und Entstehungsweise des Frühinfiltrates. Z. Tbk. **67**, H. 1—2, 17 (1933).

MELLER, OSKAR: Beitrag zur Kenntnis der Lymphgefäße der Lunge — eine anatomisch-röntgenologische Studie. Fortschr. Röntgenstr. **43**, 66.

MELLER, OSKAR u. B. MENKES: Experimentelle Untersuchungen über die Röntgendarstellbarkeit des Lungenbindegewebes. Ebenda **44**, 197.

P. FLEMMING MOLLER: Congenital Thoracic Cysts and Lung Deformities in the Roentgen picture. Acta radiol. (Stockh.) Nr 9, 460.

MÖLLER, E.: Zur Differentialdiagnose von Lymphogranulomatose und Tuberkulose. Röntgenpraxis **1932**, 4. Jahrg., H. 10, 432.

MOLLOW: Beitrag zur Röntgendiagnostik des Lungen- und Leberechinokokkus. Fortschr. Röntgenstr. **15**.

MORWAY: Die sequestrierende Pneumonie im Röntgenbilde. Med. Klin. **1931**, Nr 6.

MÜLLER, FRIEDRICH: Tuberkulose und Konstitution. Münch. med. Wschr. **1922**, Nr 11.

v. MÜLLER u. KLINCKMANN: Über den tuberkulösen Primärkomplex in der Lunge mit besonderer Berücksichtigung des Röntgenbildes. Beitr. Klin. Tbk. **55**.

MUMME: Zur Diagnostik der Zystenlunge. Dtsch med. Wschr. **1932**, Nr 3, 86.

MURALT: Über Miliartuberkulose. Korresp.bl. Schweiz. Ärzte **1916**.

NAEGELI, TH.: Zur Differentialdiagnose einiger Lungen- und Mediastinalerkrankungen unter besonderer Berücksichtigung des Röntgenbildes. Röntgenpraxis **1930**, 223.

NATHAN: Über den Ausbreitungsweg der primären intestinalen Aktinomykose. Klin. Wschr. **1930**, Nr 33.

NEUHAUS: Beitrag zur Röntgendiagnostik der kindlichen Bronchialdrüsentuberkulose. Fortschr. Röntgenstr. **28**.

NETOUSEK: Die Diagnose der Miliartuberkulose. Ebenda **25**.

NICOL: Die pathologisch-anatomischen Grundlagen der Lungentuberkulose und ihre Bedeutung für die klinische Einteilung der Verlaufsform. Beitr. Klin. Tbk. **52**.

NOLTE: Röntgenologische Lungenbefunde bei extrapulmonaler Tuberkulose. Z. Tbk. **68**, H. 5, 305 (1933).

NONNENBRUCH: Über eine besondere Form von gutartiger chronischer Miliartuberkulose. Dtsch. med. Wschr. **1931**, Nr 22.

NÜSSEL: Rezidivierende perihiläre sekundäre Großinfiltrierung bei einem 11jährigen Mädchen. Beitr. Klin. Tbk. **70**.

— Die intrathorakale Tuberkuloseform im Röntgenbild des Schulalters und ihre Bedeutung bei akuten frischen Phlyktänebildungen. Ebenda **81**, 685 (1932).

OBERNDORFER: Miliare Karnifikationen der Lungen. Fortschr. Röntgenstr. **37**, 235.

ODELBERG, JOHNSON: Drei Fälle von Bronchialdrüsentuberkulose mit Kompressionssymptom. Acta radiol. (Stockh.) **7**.

v. OHLEN: Zur Frühdiagnose der Hilusdrüsentuberkulose. BRAUERS Beitr. Klin. Tbk. **45**.

OLDENBURG: Beitrag zur Klinik der primären Lungenaktinomykose. Beitr. Klin. Tbk. **74**.

OTT: Ad., Experimenteller Beitrag zur Röntgendiagnose der miliaren Lungentuberkulose. Fortschr. Röntgenstr. **41**, 404.

OTTEN: Die Bedeutung der Röntgenuntersuchung für die Diagnose umschriebener Eiterungen der Lungen. Ebenda **14**.

— Zur Röntgendiagnostik der primären Lungenkarzinome. Ebenda **1909**.

— Die Röntgendiagnose der Lungengeschwülste. Ebenda **15**.

— Zur Diagnose der Lungengeschwülste. Ebenda **30**.

PAPE, R.: Lungentrübung bei Purpura. Fortschr. Röntgenstr. **47**, H. 5 (1933).

PARTEARROYO, MINANA u. BLANCO: Stereoradiographie mit erweiterter Distanz in der Differentialdiagnostik der kleinen runden Schatten innerhalb des Thorax. Beitr. Klin. Tbk. **81**.

PATSCHKOWSKI: Über Pneumonokoniose der Bergarbeiter des Rheinisch-Westfälischen Steinkohlenreviers. Beitr. Klin. Tbk. **57**.

PEISER: Über Rückbildung eines tuberkulösen Primärkomplexes. Fortschr. Röntgenstr. **36**.

PFAFF: Der Ablauf der kindlichen Lungentuberkulose im Röntgenbild unter besonderer Berücksichtigung der perifokalen Entzündung. Beitr. Klin. Tbk. **71**.

PESCHEL, G.: Über Röntgenbefunde bei atypischen Grippepneumonien. Röntgenpraxis **1930**, 315.

PFEIFFER: Zur Diagnose der Bronchiektasie im Röntgenogramm. Beitr. klin. Chir. **48**.

PFEIFER: Das JAKOBSON-HOLZKNECHTsche Phänomen einseitiger Bronchusstenose durch Fibrom und seine künstliche Erzeugung. Dtsch. med. Wschr. **1920**, Nr 47.

PFÖRRINGER u. BUNZ: Die röntgenologische Diagnostik der Lungentuberkulose. Münch. med. Wschr. **1907**, Nr. 2
PHILIPPI: Das klinische Gesamtbild der endothorakalen Drüsen- und Hilustuberkulose. Beitr. Klin. Tbk. **21**.
PILGER, W.: Kasuistischer Beitrag über abgeheilte miliare Tuberkulose der Lunge. Röntgenpraxis **1932**, 4. Jahrg., H. 8.
PILOT: Masenchymatous tumors of lung and pleura. Radiology **14**, 4 (1930).
PINCHERLE: Röntgenbefunde und Röntgentherapie der Pertussis. Fortschr. Röntgenstr. **33**.
PODKAMINSKY, N. A.: Röntgendiagnostik des Lungenemphysems. Fortschr. Röntgenstr. **40**, 1020.
— Über Siderosis pulmonum. Röntgenpraxis **1931**, 1071.
POHL: Über die Frühformen der hämatogenen Lungentuberkulose. Fortschr. Röntgenstr. **46** (1932).
POKORNY-WEIL: Zur Kenntnis der grobknotigen Form der Pneumonokoniose. Ebenda **31**.
POLGAR: Latenter Durchbruch eines Senkungsabszesses in die Bronchien. Ebenda **33**.
— Über Arthritis deformans im Bereiche der Lungenspitzen. Ebenda **32**.
POPOVIC, L.: Studien aus der Bronchographie. Fortschr. Röntgenstr. **40**, 821.
POTTE: N. W.: Über die röntgenologischen Bilder der Lobulärpneumonien. Ebenda **42**, 69.
PRAUSNITZ u. STEPP: Beitrag zur Kenntnis der Psittakosis. Dtsch. med. Wschr. **1932**, Nr 34, 1316.
PRESUHN: Akute Miliartuberkulose. 4. Röntgenkongreß.
PREUSCHOFF: Chronische kardiale Stauungslunge bei hochgradiger Anthrakosis im Röntgenbilde. Dtsch. Arch. klin. Med. **172**.
PROSOROFF: Über sogenannte »Epituberkulose Infiltration« des Lungengewebes. Beitr. Klin. Tbk. **72**.
RACH: Beiträge zur Röntgendiagnostik der Lungentuberkulose im Kindesalter. Z. Kinderheilk. **8**.
— Zur Diagnostik der Bronchialdrüsen-Tbc. im Kindesalter. Beitr. Klin. Tbk. **32**.
— Radiologisch erkennbare anatomische Typen der kindlichen Lungentuberkulose. Münch. med. Wschr. **1914**, Nr 12.
— Röntgendiagnostik der kindlichen Lungenerkrankungen. Erg. inn. Med. **32**.
RAHNENFÜHRER: Beitrag zur Klinik der umschriebenen Lungeneiterungen (Abszeß und Gangrän). Fortschr. Röntgenstr. **28**.
RANKE: Primäraffekt, sekundäre und tertiäre Stadien der Lungentuberkulose. Dtsch. Arch. klin. Med. **119**.
REDEKER: Über die exsudativen Lungeninfiltrierungen der primären und sekundären Tuberkulose. Beitr. Klin. Tbk. **59**.
— Über die infraklavikulären Lungeninfiltrationen, ihre Entstehungsformen und ihre Stellung zur Pubertätsphthise und zum Phthiseogenese-Problem. Beitr. Klin. Tbk. **63**.
— Über die Frühinfiltrate und die Irrlehre vom gesetzmäßigen Zusammenhang der sogenannten Spitzentuberkulose und der Erwachsenenphthise. Dtsch. med. Wschr. **1927**, Nr 3.
REGNIER, E.: Zur Röntgendiagnose zerfallender Bronchuskarzinome. Fortschr. Röntgenstr. **37**, 50.
REICHE: Über einen Fall von Schlinglähmung im Röntgenbilde. Ebenda **25**.
REIMANN: Zur FRIKSchen Sichtbarmachung der Lungenspitzen. Ebenda **31**.
REINBERG: Röntgenstudien über die normale und pathologische Physiologie des Tracheobronchialbaumes. Ebenda **33**.
— Zur Röntgendiagnostik der Lungencysticerkose. Ebenda **33**.
RIEDER: Der Wert der Thoraxdurchleuchtung bei der Pneumonie, namentlich bei zentraler Lokalisation. Münch. med. Wschr. **1906**, Nr 41.
— Der Wert der Röntgenuntersuchung für die Frühdiagnose der Lungentuberkulose. 4. Röntgenkongreß.
— Ein Beitrag zur klinischen Diagnose der Lungenabszesse. Münch. med. Wschr. **1906**, Nr 17.
— Kavernen bei Anfangstuberkulose. 6. Röntgenkongreß.
— Kavernen bei beginnender und bei vorgeschrittener Tuberkulose. Fortschr. Röntgenstr. **16**.
— Zur Röntgendiagnostik der Anfangstuberkulose der Lungen. Beitr. Klin. Tbk. **12**.
— Zur Diagnose der chronischen Lungentuberkulose durch das radiologische Verfahren. Fortschr. Röntgenstr. **7**.
— Die Sekundärerkrankungen der chronischen Lungentuberkulose usw. Ebenda **16**.
— Ein historischer Rückblick auf den röntgenologischen Nachweis von Destruktionskavernen bei Anfangstuberkulose der Lunge. Ebenda **46**, H. 6, 621 (1932).
ROMBERG: Die Einteilung der Form der Lungentuberkulose. Münch. med. Wschr. **1914**, Nr 34.
— Über die Entwicklung der Lungentuberkulose. Klin. Wschr. **1927**, Nr 24.

Romberg: Über den örtlichen Befund und die Allgemeinreaktion usw. bei den verschiedenen Arten der chronischen Lungentuberkulose. Z. Tbk. **34**.

Rostoski, Saupe u. Schmorl: Die Bergkrankheit der Erzbergleute in Schneeberg (»Schneeberger Lungenkrebs«). Z. Krebsforsch. **23**.

Rothschild: Über Lungenveränderungen im 2. Stadium der Lues. Münch. med. Wschr. **1918**, Nr 43 u. **1919**, Nr 7.

Rüdiger: Die Organverletzungen bei Phthise. Beitr. Klin. Tbk. **17** u. 6. Röntgenkongreß.

Rüppel: Über Hilusdrüsentuberkulose bei Erwachsenen. Med. Klin. **1921**, Nr 29.

Salinger: Die Knochenbildungen in der Lunge mit besonderer Berücksichtigung der tuberösen Form. Fortschr. Röntgenstr. **46**, H. 3 (1932).

Salomonsen: Zur Radiographie der Lungentuberkulose. Fortschr. Röntgenstr. **4**.

Salzmann: Zur Kasuistik des primären Lungenechinokokkus. Fortschr. Röntgenstr. **36**.

Sante: Massive collaps of the lung. Radiology 8 (1927).

Sante, L. R.: Massive Collapse of the Lung. Acta radiol. (Stockh.) Nr 9, 434.

Saul, W.: Bronchitisformen im Röntgenbild. Fortschr. Röntgenstr. **42**, 223.

Saupe: Lungenbefunde bei Lymphogranulomatose. Klin. Wschr. **1930**, Nr 32.

Saupe, E.: Multiple Ringschatten im Lungenröntgenbild bei metastatischen Karzinomknoten. Röntgenpraxis **1929**, 861.

Saupe: Röntgenologische Untersuchungen über die sogenannte Bergkrankheit der Erzbergleute in Schneeberg. 14. Röntgenkongreß 1923.

Schaefer, A. u. H. Wurm: Lymphogranulom der Lungen mit Kavernenbildung. Fortschr. Röntgenstr. **47**, H. 3, 254 (1933).

Schellenberg: Beitrag zur perifokalen (epituberkulösen) Infiltrierung bei Erwachesenen. Beitr. Klin. Tbk. **74**.

Schellenberg: Der Wert der Röntgenuntersuchung für die Frühdiagnose der Lungentuberkulose. 4. Röntgenkongreß.

— Die normale und pathologische Lungenzeichnung im Röntgenbilde bei sagittaler Durchleuchtungsrichtung. Z. Tbk. **11**.

— Über vergleichende röntgenologische und physikalische Untersuchungsbefunde bei Lungentuberkulose. Ebenda **10**.

Schellenberg u. Scherer: Was leistet die Röntgendurchleuchtung des Brustkorbes als Diagnostikum bei tuberkulösen Lungenerkrankungen? Beitr. Klin. Tbk. **3**.

Schittenhelm u. Reuter: Frühinfekt und Lungenspitzenaffektion. Münch. med. Wschr. **1928**, Nr 47.

Schilling: Darstellung des Bronchialbaumes durch intratracheale Lipjodol- bzw. Jodipinfüllung. Fortschr. Röntgenstr. **36**.

Schilling, C.: Beitrag zur Differentialdiagnose gleichartiger oder ähnlicher Lungenverschattungen. Röntgenpraxis **1929**, 588.

Schilling:, K.: Die Lungensyphilis der Erwachsenen. Fortschr. Röntgenstr. **37**, 342.

Schilling, C. u. H. Perger: Neurofibrom der Lunge bei Recklinghausenscher Erkrankung. Röntgenpraxis **1929**, 802.

Schlayer: Über den Wert des Röntgenverfahrens für die Frühdiagnose der Lungentuberkulose. Dtsch. med. Wschr. **1908**, Nr 20.

Schlayer u. Otten: Miliartuberkulose. 4. Röntgenkongreß.

Schmitt: Schwere Lungentuberkulose vortäuschende Niederschläge nach subkutaner Jodipininjektion im Rücken. Beitr. Klin. Tbk. **23**.

Schmidt: Über typische Kavernisierungsformen im Verlauf der Lungentuberkulose Erwachsener. Fortschr. Röntgenstr. **46** (1932.)

Schmoll: Über die chemische Zusammensetzung von tuberkulösem Käse. Dtsch. Arch. klin. Med. **81**.

Schönfeld: Über Röntgenbefunde bei Lungensyphilis. Münch. med. Wschr. **1918**, Nr 50.

Schröder: Beitrag zur Kenntnis der pulmonalen Stase, besonders der Röntgendiagnose der Lungenstauung. Dtsch. med. Wschr. **1931**, Nr 22.

Schröder: Über Lungensyphilis. Ebenda **1919**, Nr 49.

Schut: Die Lungentuberkulose im Röntgenbilde. Beitr. Klin. Tbk. **24**.

Schulte, G.: Pneumokoniosen der Ruhrbergleute und Lungenkarzinom. Fortschr. Röntgenstr. **41**, 444.

Schwab: Ein Fall von maligner Myommetastase in der Lunge. Fortschr. Röntgenstr. **33**.

Silberstein u. Singer: Über tumorartiges Aussehen der Tuberkulose im Röntgenbilde. Wien. med. Wschr. **1925**.

Siebert: Differentialdiagnostische Schwierigkeiten bei der Aktinomykose der Lungen. Dtsch. med. Wschr. **1931**, Nr 22.

Siebert, Werner, W.: Wolkennamen zur Beschreibung der pathologischen Lungenverschattungen. Fortschr. Röntgenstr. **41**, 756.

SIEMS, H.: Das Röntgenbild des tuberkulösen Frühinfiltrates. Fortschr. Röntgenstr. **37**, 238.
SINGER, S.: Zur röntgenologischen Differentialdiagnose intrathorakaler Erkrankungen. Fortschr. Röntgenstr. **40**, 787.
SIMMONDS: Über verästelte Knochenneubildungen der Lunge. Fortschr. Röntgenstr. **25**.
SIMON: Röntgenologischer Nachweis des primären Lungenherdes bei der Bronchialdrüsentuberkulose. Beitr. Klin. Tbk. **26**.
SLUKA: Über Röntgenbefunde bei tuberkulösen Kindern mit exspiratorischem Keuchen. Wien. klin. Wschr. **1910**, Nr 5.
— Die Hilustuberkulose des Kindes im Röntgenbilde. Ebenda **1912**, Nr 7.
— Ein weiterer Beitrag zur Hilustuberkulose des Kindes im Röntgenbilde. Ebenda **1913**, Nr 7.
SONNENFELD: Die klinische und röntgenologische Differentialdiagnose der bösartigen Lungengeschwülste. Med. Klin. **1928**, Nr 16 u. 17.
SPARKS: Pulmonary asbestosis. Radiology **17**, 6 (1931).
SPIRO, P. u. R. BECKER: Zur Pathogenese des Frühinfiltrats. Röntgenpraxis **1930**, 258.
SPITZ u. ALTSCHUL: Der Primärkomplex, sein Nachweis und seine Bedeutung im Schwindsuchtsproblem. Beitr. Klin. Tbk. **57**.
STAHL: Über den diagnostischen Pneumothorax. Fortschr. Röntgenstr. **29**.
STARCKE, PAUL: Zur Diagnose und Behandlung der intrathorakalen Dermoidzysten. Beitr. Klin. Tbk. **80**, 278 (1932).
STAUB: Charakteristisches und Kritisches aus dem Gebiete der exsudativen Lungentuberkulose. Z. Tbk. **46**.
— Lungentuberkulose im Röntgenbilde. Korresp.bl. Schweiz. Ärzte **1913**, Nr 41.
STAUB-ÖTIKER: Die Pneumokoniose der Metallschleifer. Dtsch. Arch. klin. Med. **119**.
— Die Bedeutung der Röntgenstrahlen für die Diagnose der Lungentuberkulose. Schweiz. med. Wschr. **1921**, Nr 42.
STEINMEYER: Angeborene intrapulmonale Lungenzyste (Beitrag zur Frage der Ringschatten). Beitr. Klin. Tbk. **76**.
STEINMEYER, OTTO: Weiterer Beitrag zur Frage der Ringschatten. Beitr. Klin. Tbk. **81**, H. 1 u. 2, 93 (1932).
STÖRK: Beiträge zur Pathologie des Herzens. Z. klin. Med. **69**.
STRAUB u. OTTEN: Einseitige vom Hilus ausgehende Lungentuberkulose. Beitr. Klin. Tbk. **24**.
STRAUB, H.: Die tuberkulösen Rundherde der Lungen. Z. klin. Med. **121**, 515 (1932).
STRAUSS: Die röntgenologische Feststellbarkeit der Staublunge. Fortschr. Röntgenstr. **30**.
STRIECK, FR.: Ein seltener Fall von Lungentumor. Fortschr. Röntgenstr. **38**, 856.
STÜRTZ: Die lymphangitische Entstehung des Lungenspitzenkatarrhs von den Hilusdrüsen aus. 4. Versammlung der Tuberkulose-Ärzte. Berlin 1907.
— Beziehung zwischen Lungenspitzentuberkulose und Lungenhilusschatten. Diskussionsbemerkung. 3. Röntgenkongreß.
— Herdpneumonien bei Tuberkulösen. 4. Röntgenkongreß.
SYLLA, A.: Über die Lungenzeichnung im Röntgenbild mit besonderer Berücksichtigung entzündlicher Erkrankungen. Fortschr. Röntgenstr. **47**, H. 2, 159.
— Hämosiderose der Lungen bei chronischer Pneumonie mit Karnifikation und Einschmelzung. Dtsch. Arch. klin. Med. **137**.
TESCHENDORF, H. J.: Über besondere Erscheinungsformen der Grippepneumonie. Fortschr. Röntgenstr. **48**, H. 5, 541 (1933).
TESCHENDORF, WERNER: Perforation eines Ösophaguskarzinoms in den Bronchialbaum. Dtsch. med. Wschr. **1920**, Nr 66.
TREUTS: Über Verfeinerung der Kavernendiagnose mit Hilfe des diagnostischen Pneumothorax. Beitr. Klin. Tbk. **70**.
TROMMER: Zur Kontrastdarstellung des Bronchuskarzinoms. Fortschr. Röntgenstr. **36**.
TURBAN: Physikalische Diagnostik und Röntgendiagnostik der Lungen. Münch. med. Wschr. **1910**, Nr 6.
TURBAN u. STAUB: Kavernen-Diagnose und Kavernen-Heilung. Z. Tbk. **41**.
ULLRICH: Zur röntgenologischen Differentialdiagnose tuberkulöser und nicht tuberkulöser Erkrankungen der Brustorgane im Kindesalter. Fortschr. Röntgenstr. **36**.
ULRICI: Die Kaverne im Röntgenbild, ihre phthisiogenetische Bedeutung, Diagnostik und Therapie. Fortschr. Röntgenstr. **36**.
ULRICI, H.: Die hämatogene Tuberkulose. Beutr. Klin. Tbk. **81**, H. 1 u. 2, 183 (1932).
— Die Heilung der Kaverne. Med. Klin. **1930**, Nr 23.
— Klinische Einteilung der Lungentuberkulose nach den anatomischen Grundprozessen. Beitr. Klin. Tbk. **51**.
ULRICI: Zur Frage der Hilustuberkulose. Beitr. Klin. Tbk. **46**.
UNVERZAGT: Der organische Lungeninfarkt im Röntgenbilde. Fortschr. Röntgenstr. **36**.
UNSHELM, E.: Zystische Gebilde im Brustraum des Kindes. Fortschr. Röntgenstr. **46**, H. 1, 1 (1932).

VELDE: Ein eigentümlicher Schattenstreifen in der rechten Lungenspitze. Ebenda **36**.

VIERHOFF: Über radiologische Befunde bei Lungenspitzentuberkulose. Dtsch. med. Wschr. **1907**, Nr 15.

VIETHEN: Klinische und röntgenologische Untersuchungen masernkranker Kinder. Klin. Wschr. **1930**, Nr 45.

VOGL: Miliartuberkulose im Röntgenbilde. Prag. med. Wschr. **1912**, Nr 40.

VOGT: Die Röntgendiagnostik der Bronchopneumonie der ersten Lebenszeit. Fortschr. Röngenstr. **28**.

WACHTEL: Lobäre und intralobäre Lungenprozesse. Ebenda **36**.

WADSACK: Ein solitärer Echinokokkus der linken Lunge durch Aushusten spontan geheilt. Berl. klin. Wschr. **1906**.

WALD: Ungewöhnliche spontane Kavernenheilung. Beitr. Klin. Tbk. **76**.

WALLGREEN: Der basale Dreieckschatten und seine diagnostische Bedeutung. Ebenda **69**.

WAHL:, R.: Zur Klinik und Röntgenologie der Lungenhernie. Fortschr. Röntgenstr. **40**, 665.

WALTHER: Über die empyematische Skoliose. Z. orthop. Chir. **26** (1901).

WARBURG: Die Veränderungen der Lunge im Röntgenbilde bei Lungenerkrankungen, insbesondere der Lungentuberkulose. Med. Klin. **1907**, Nr 17.

WEBER: Zwei kasuistische Beiträge (Lungenechinokokkus und Aktinomykose der Lungen). Fortschr. Röntgenstr. **17**.

WEICKER, BR.: Multiples kleinknotiges Lymphogranulom der Lunge. Ebenda **48**, 485 (1933).

WEIL: Drei Fälle von Lungentumoren mit ungewöhnlichem röntgenologischen Befunde. Ebenda **19**.

— Die Miliarkarzinose im Röntgenbilde. Ebenda **25**.

— Die Siderosis der Lunge im Röntgenbilde. Ebenda **25**.

WEINBERG: Zur Kenntnis des Lungenechinokokkus. Ebenda **24**.

WEINBERGER: Zur Diagnostik und Therapie intrathorakaler Zystensäcke (Spontanheilung eines intrathorakalen Zystensackes, vermutlich Echinokokkus nach Probepunktion) mit radioskopischen Befunden. Wien. Arch. klin. Med. **6**.

WEINGÄRTNER: Wismut im Bronchialbaum bei Ösophaguskarzinom ohne Perforation nach den Luftwegen. Fortschr. Röntgenstr. **22**.

WEISS, TH. u. E. BIERMANN: Ein intratrachealer Tumor, der röntgenologisch diagnostiziert und auf endobronchialem Weg entfernt werden konnte. Röntgenpraxis **1932**, 4. Jahrg, H. 7.

WELS: Über die Stellung des Röntgenverfahrens in der klinischen Diagnostik und Prognostik der Lungentuberkulose. Z. klin. Med. **96**.

WESTERMARK: Ein Tuberkulose vortäuschender Fall von FRIEDLÄNDERS Pneumonie mit lange sich hinziehendem Verlauf. Acta radiol. (Stockh.) 7.

WESTERMARK, N.: Vergleichende röntgenologische und pathologisch-anatomische Studien von den Bronchien bei Lungentuberkulose unter besonderer Berücksichtigung des Vorkommens von massivem Lungenkollaps. Med. Klin. **1932**, Nr 20, 675.

WESTENRIJK, N.: Studien über Vorkommen von Knötchen im Röntgenbild der Lungen und ihre klinische Bedeutung. Beitr. Klin. Tbk. **79**, H. 5, 555 (1932).

WERNER, M.: Zur Röntgendiagnose der Lymphogranulomatose und Tuberkulose. Röntgenpraxis **3**, 1114 (1931).

WILLI, H.: Röntgenbefunde bei Masernpneumonien. Fortschr. Röntgenstr. **45** (1932).

WILHELM: Ein Fall von Lungenechinokokkus. Fortschr. Röntgenstr. **24**.

WILKENS: Ein Fall von multiplen Pulmonalarterienaneurysmen. Beitr. Klin. Tbk. **38**.

WIEPIG: Der Wert der räumlichen Vorstellung für die Röntgendiagnose der Lungenerkrankungen. Ebenda **63**.

— Beiträge zum Kapitel der Lungenzeichnung im Röntgenbild. Fortschr. Röntgenstr. **35**.

WIESE: Röntgenbefunde nichttuberkulöser intrapulmonaler Höhlenbildungen. Beitr. Klin. Tbk. **67**.

WIMBERGER: Differentialdiagnose tuberkulöser und nicht tuberkulöser Lungenerkrankungen im Kindesalter. Wien. klin. Wschr. **1928**, Nr 9.

WISKOTT: Systematik frühkindlicher Lungenentzündungen. Klin. Wschr. **1933**, Nr 36, 1393.

WOLF, HILDE: Röntgendiagnostik der Erkrankungen der Atmungsorgane bei Grippe. Fortschr. Röntgenstr. **27**.

WOLF: Der Ableitungsbronchus tuberkulöser Kavernen im Röntgenbild. Beitr. Klin. Tbk. **66**.

— Kavernenheilung im Röntgenbilde. Klin. Wschr. **1928**, Nr 19.

WOLF-EISNER: Über Röntgenschnellaufnahmen des Thorax. Dtsch. med. Wschr. **1912**, Nr 31.

WOLFF: Röntgenuntersuchung und klinische Frühdiagnose der Lungentuberkulose. Fortschr. Röntgenstr. **13**.

— Zur Röntgendiagnostik der Miliartuberkulose. Diskussionsbemerk. 7. Röntgenkongreß.

WUCHERPFENNIG: Der Sitz des phthisischen Primärkomplexes und seine Beziehung zur tertiären Phthise. Beitr. Klin. Tbk. **61**.

Wurm: Über die Grenzen der Röntgendiagnostik für die Beurteilung der Krankheitsanfänge bei Lungentuberkulose Erwachsener. Ebenda **81**, 707 (1932).
— Über die Grenze der Röntgenologie für die Beurteilung beginnender Lungenphthise vom pathologisch-anatomischen Standpunkt aus. Fortschr. Röntgenstr. **46** (1932).
Zabel: Bronchialdrüsendiagnostik. Münch. med. Wschr. **1912**, Nr. 49.
Zarfel: Über Heilbarkeit der akuten allgemeinen Miliartuberkulose im Säuglingsalter. Beitr. Klin. Tbk. **76**.
Zdansky, E.: Über das Röntgenbild der kardialen Lungenstauung. Fortschr. Röntgenstr. **42**, 746.
— Lungen-Röntgenbefunde bei Asthma bronchiale. Ebenda **43**, 576.
— Über das Röntgenbild des Lungenödems, gleichzeitig ein Beitrag zur Frage der Pathogenese des Lungenödems. Röntgenpraxis **1933**, H. 4, 248.
Zehbe: Lungen- und Pleuraechinokokkus. Fortschr. Röntgenstr. **24**.
Ziegler: Beitrag zur Röntgendiagnostik der Bronchusstenose. Dtsch. med. Wschr. **1913**, Nr 46.
Zondek: Zur Beurteilung von Heilerfolgen bei Lungentuberkulose. Ebenda **1920**, Nr 46.

4. Pleura.

Arnold: Eine verkalkte Pleuraschwarte. Fortschr. Röntgenstr. **34**.
Bach: Über das Vorkommen des spontanen Pneumothorax bei Emphysem. Beitr. Klin. Tbk. **18**.
Baumgartner, O.: Beitrag zur Diagnostik interlobärer Ergüsse. Röntgenpraxis **1932**, H. 2, 70.
Behrendt: Verkalkungen von Pleuraschwarten. Beitr. Klin. Tbk. **76**.
Baumeister, R.: Über Pleuraverkalkungen. Z. Tbk. **65**, 139 (1932).
Beltz u. Kaufmann: Interlobärexsudat und spontaner Interlobärpneumothorax. Fortschr. Röntgenstr. **33**.
v. Bergmann: Die Erkrankungen des Mediastinums. Handb. d. inn. Med. von Mohr-Stähelin. Berlin: Julius Springer 1914.
Brauer: Die Röntgendiagnose der Pleuraerkrankungen. In F. M. Grödel, Atlas und Grundriß der Röntgendiagnostik. München: Lehmann 1914.
Brdiczka, G. u. G. Wolf: Der normale und pathologische Interlobärspalt (Pleuraspalt) im Röntgenbilde. Röntgenpraxis **1930**, 1014.
Brieger: Die Pleuritis mediastinalis posterior und die mediastinale Schwarte. Fortschr. Röntgenstr. **32**.
Brieger u. Schröter: Zur Kenntnis der Pleuritis mediastinalis, insbesondere der Pleuritis mediastinalis diaphragmatica. Beitr. Klin. Tbk. **61**.
Clairmont: Die interlobäre Pleuritis. Arch. klin. Chir. **111**.
Crecelius: Ist die normale Interlobärpleura röntgenologisch darstellbar? Dtsch. med. Wschr. **1927**, 753.
Danelius: Zur Frage des »pleuritischen Mediastinalstreifens«. Fortschr. Röntgenstr. **47**, H. 3, 271 (1933).
Denecke: Zwei Fälle von geschlossenem Pneumothorax durch Aspiration unter Röntgenkontrolle geheilt. Fortschr. Röntgenstr. **13**.
Deutsch: Die Diagnose von Erkrankungen des Interlobärspalts auf Grund des charakteristischen Brustschmerzes. Med. Klin. **1925**, Nr 43.
Dietlen: Über interlobäre Pleuritis. Erg. inn. Med. **12**.
Düll: Vorkommen von Blut-Fibrinkugeln im Pleuraraum. Beitr. Klin. Tbk. **60**.
Epstein: Mediastinale Pleuritis und ihre Beziehungen zur Bronchiektasie. Med. Klin. **1928**, Nr 32.
Faschingbauer: Doppelseitiger mantelförmiger Pneumothorax bei bullösem Lungenemphysem. Wien. klin. Wschr. **1919**, Nr 31—32.
Fetzer, H.: Fibrinkörper im Pneumothoraxraum. Röntgenpraxis **1929**, 314.
Fleischner: Das Röntgenbild der interlobären Pleuritis und seine Differentialdiagnose. Erg. med. Strahlenforsch. 2 (1926).
— Die Röntgendiagnostik interlobärer und marginaler lobärer Prozesse. Innerer Kongreß 1927.
— Die lamelläre Pleuritis. Fortschr. Röntgenstr. **36**.
— Die mediastino-interlobäre Pleuritis — ein häufiges Vorkommen bei der Mediastinaldrüsentuberkulose. Acta radiol. (Stockh.) **3**.
— Mediastino-interlobäre Pleuritis. Klin. Wschr. **1925**, Nr 18.
— Zur röntgenologischen Symptomatologie und zur Pathologie des Pneumothorax. Anhang: Drei Fälle von Überblähung des Mediastinums. Fortschr. Röntgenstr. **28**.
— Der spontane mediastinale Pneumothorax. Beitr. Klin. Tbk. **55**.
— Lobäre und interlobäre Lungenprozesse. Fortschr. Röntgenstr. **30**.
— Kosto-mediastinale Pleuritis und Infiltration des Lobus inferior accessorius der Lunge. Ebenda **46** (1932).
Fleischner u. Sanden: Über Lokalisation freier Pleuraexsudate. Wien. klin. Wschr. **1926**, 642.

FLEMMING-MÖLLER: Das Röntgenbild von interlobären Exsudaten und Pleuraverdickungen usw. Acta radiol. (Stockh.) **2**.

FODOR u. WEISS: Beiträge zur Symptomatologie der Pleuritis mediastinalis tuberculosa. Beitr. Klin. Tbk. **60**.

FRÄNKEL: Über abgekammerte insbesondere interlobäre Pleuraexsudate. Ther. Gegenw. August 1910.

GEHRHART: Über interlobäre Pleuritis. Berl. klin. Wschr. **1893**, Nr 33 u. Münch. med. Wschr. **1907**, 911.

GRABERGER, GÖSTA: Beitrag zur Kenntnis der basalen paramediastinalen Dreieckschatten. Acta radiol. (Stockh.) Nr 12, 240.

GROEDEL: Abgekapselte Pleuritiden im Röntgenbild. Fortschr. Röntgenstr. **28**.

GRUNDNER, G.: Zur Kasuistik der freien Fibrinkugeln (Blut-Fibrinkugeln) im Pleuraraum. Röntgenpraxis **1932**, 36.

GRÜNBAUM: Zur Diagnose der exsudativen tuberkulösen Pleuritis. Fortschr. Röntgenstr. **26**.

HAMMER: Ein eigenartiger Befund von Kalkablagerungen in der Pleura. Ebenda **36**.

HAUDEK, M.: Durchwanderungspleuritis bei abdominalen Krankheitsprozessen. Ebenda **45**, 1 (1932).

HELM: Zur Röntgendiagnostik der interlobären Prozesse. Ebenda **25**.

HENSZELMANN: Die Reizung des Nervus phrenicus durch den faradischen Strom und die röntgenologische Verwertbarkeit dieses Verfahrens. Wien. klin. Wschr. **1914**, Nr 30.

HERRNHEISER: Kostomediastinale Schwarten. Fortschr. Röntgenstr. **31**.

— Zur Frage der kostomediastinalen bzw. mediastinalen Schwarten und Ergüsse. Ebenda **36**.

HOTZ: Zur Kenntnis der interlobären Schwarten im Röntgenbild der kindlichen Lungen. Fortschr. Röntgenstr. **27**.

KALCHER: Ein ungewöhnlicher Fall von Pyopneumothorax. Ebenda **32**.

KELLNER, FRANK: Zirkumskripte pleuritische Restzustände und ihre differentialdiagnostische Bedeutung. Beitr. Klin. Tbk. **80**, 297 (1932).

KIENBÖCK: Mit Röntgenstrahlen beobachtete Bewegungsphänomene an einem Pyopneumothorax. Wien. klin. Wschr. **1918**, Nr 22.

— Bericht über Röntgenbefunde bei Pyopneumothorax. Ebenda **1898**, Nr 51.

KLEHMET: Die Diagnose des Pneumothorax. Beitr. Klin. Tbk. **46**.

KLIENEBERGER: Empyem und Pyopneumothorax. 5. Röntgenkongreß.

KOCH u. WIECH: Anatomische Analyse des Röntgenbildschattens des Herzens und der Interlobärspalten der Lungen. Jena: Fischer 1930.

KÖHLER: Zur röntgenoskopischen Diagnostik der Pleuritis adhäsiva. Fortschr. Röntgenstr. **7**.

— Ein ungewöhnlicher Fall von spontanem Pneumothorax. Klinik **1923**, Nr 46.

FOLKE KNUTSSON: Zur Kenntnis der normalen Röntgenologie der Pleura parietalis. Acta radiol. (Stockh.) **13**, 6, Nr 76, 638 (1932).

— Zur Diagnostik kleiner Gasblasen bei pleuritischen Ergüssen. Beitr. Klin. Tbk. **21**.

KRAUS: Die Röntgenuntersuchung der Pleuraerkrankungen. In RIEDER-ROSENTHAL, Lehrbuch der Röntgendiagnose. Leipzig: J. A. Barth 1913.

— Vielkammrige Pleuraexsudate im Röntgenbilde. Wien. klin. Wschr. **1918**, Nr 18.

KREUZFUCHS u. SCHUMACHER: Die topographischen Verhältnisse der interlobären Spalten der Lunge. Acta radiol. (Stockh.) **1**, 3.

KUHLMANN: Pleuraringe im Röntgenbild. Münch. med. Wschr. **1933**, Nr 51.

LEHMANN u. STAPLER: Pleuritis exsudativa im Röntgenogramm. Fortschr. Röntgenstr. **9**.

LENTHE: Verkalkung der Pleura im Röntgenbilde. Med. Klin. **1928**, Nr 28.

LICHTENSTEIN: Zur Klinik und Pathologie der primären Pleuratumoren. Dtsch. Z. Chir **233**.

LIEBMANN u. SCHINZ: Über eigenartige pleurale Komplikationen der Influenza. Mitt. Grenzgeb. Med. u. Chir. **32**.

LENK: Röntgenuntersuchung zur Frage der Verschieblichkeit von entzündlichen Ergüssen in der Pleura. Wien. klin. Wschr. **1924**, Nr 47.

— Verschiebung von Pleuraexsudaten durch Lagewechsel und ihre diagnostische Bedeutung Fortschr. Röntgenstr. **33**.

LOBEN: Pleuritische Residuen in ihrer Bedeutung für das Zustandekommen von Herzstörungen. Beitr. Klin. Tbk. **67**.

LÜTHOLD: Zur Kenntnis der Pleuritis mediastinalis im Kindesalter. Ebenda **66**.

VAN DER MANDELE: Über einen Fall von Pleuritis mediastinalis und über die Doppelkontur des Herzschattens im Röntgenbild. Fortschr. Röntgenstr. **34**.

MÄNDL: Über seltene Formen der Exsudatbildung beim künstlichen Pneumothorax. Beitr. Klin. Tbk. **61**.

MARKO, D.: Zur Diagnostik der pleuralen Adhäsionen. Fortschr. Röntgenstr. **41**, 451.

MASSINI u. SCHÖNBERG: Doppelseitiger Pneumothorax infolge von substantiellem Lungenemphysem. Berl. klin. Wschr. **1916**, 1076.

MATTHES: Zur Lehre von der paravertebralen Dämpfung der Pleuritis. Med. Klin. **1908**.

MICHELS: Die Differentialdiagnose zwischen extrem großen Kavernen und Pneumothorax und ihre Bedeutung für die Therapie. Beitr. Klin. Tbk. **50**.

NAUMANN: Über einen Fall von verkalkter Pleuraschwarte. Münch. med. Wschr. **1930**, Nr 7.

NITSCH: Die schwachen Stellen des Mediastinums. Beitr. Klin. Tbk. **18**.

ORSZAGH: Pleuritis mediastinalis syphilitica. Klin. Wschr. **1929**, Nr 41.

ORTNER: Zur Klinik des interlobären Empyems. Med. Klin. **1916**, Nr 31.

PELTASON, F. u. NEUMANN: Die Röntgendarstellung der unteren Pleuragrenze. Fortschr. Röntgenstr. **47**, H. 5.

PHILOSOPHOW: Zur Erkennung paramediastinaler (mediastinaler) Pleuritiden. Dtsch. Arch. klin. Med. **167**, 229.

PIES: Zur Kenntnis der röntgenologischen Erkrankungsform der Pleuritiden. Beitr. Klin. Tbk. **73**.

POHL: Über pleurale und pulmonale Verkalkungen. Röntgenpraxis **1933**, H. 9, 641.

POINDECKER: Fibrinkugel im Pleuraraum Beitr. Klin. Tbk. **61**.

POKROWSKY, S. A.: Ein Fall von Pleuritis mediastinalis posterior dextra. Fortschr. Röntgenstr. **37**, 220.

POLAK: Pleuritis mediastinalis. Acta radiol. (Stockh.). **2**.

POLGAR: Beiträge zur Verschiebungsprobe der pleuralen Ergüsse. Fortschr. Röntgenstr. **35**.

POMELZOFF: Freie Fibrinkörper im Pleuraraum. Beitr. Klin. Tbk. **69**.

REHBERG: Über mediastinale Pleuritis. Med. Klin. **1920**, Nr 40.

SACCONAGHI: Die interlobäre exsudative Pleuritis. Würzburg. Abh. **1912**, H. 16.

SAUPE: Pleuritis mediastinalis superior oder Thymushyperplasie?. Fortschr. Röntgenstr. **48**, H. 3, 314 (1933).

SAVY: Les pleurésies mediastines. Progrès méd. 2. 6. 1910.

SCHALL, L. u. F. HOFFMANN: Zur Anatomie der Interlobärspalten. Fortschr. Röntgenstr. **42**, 714.

— Die Haarlinie im Röntgenbild der Lunge. Röntgenpraxis **1930**, 977.

SCHIFFER: Beitrag zum Röntgenbilde der universellen Pleuritis. Fortschr. Röntgenstr. **32**.

SEUFFERHELD: Ein Fall von Pleuritis interlobaris serosa. Münch. med. Wschr. **1907**, Nr 26.

SIEHLMANN: Spontanpneumothorax nach sportlicher Betätigung. Fortschr. Röntgenstr. **33**.

SINGER: Zur klinischen und röntgenologischen Differentialdiagnose des interlobären Empyems. Ebenda **28**.

SNURE: Mediastinal pleuresie. Radiology **18**, 5 (1932).

STÖFFEL: Fibrinkörper im Pneumothoraxraum. Ebenda **34**.

TORELLI: Beitrag zur Kenntnis kleiner abgesackter supradiaphragmatischer Flüssigkeitsansammlungen beim Pneumothorax. Fortschr. Röntgenstr. **48**, H. 2 (1933).

ULRICH, K.: Über Verkalkungen von Pleuraschwarten. Röntgenpraxis **1930**, 212.

UNVERICHT: Über paradoxe Zwerchfellbewegung. Berl. klin. Wschr. **1921**, Nr 28.

USPENSKY: Röntgenbild der verschiedenen Formen der Pleuritiden. Fortschr. Röntgenstr. **36**.

VELDE: Die normale und pathologische Pleura im Röntgenbild. Dtsch. med. Wschr. **1932**, Nr 32, 1249.

WACHTEL: Pyponeumothorax interlobaris im Röntgenbilde. Fortschr. Röntgenstr. **26**.

WECHSLER, ZACHARIAS: Die »pleuritischen« Mediastinalstreifen im Kindesalter in ihrer klinischen Bedeutung. Fortschr. Röntgenstr. **44**, 81.

WEIHE: Die interlobäre Pleuritis im Kindesalter. Z. Kinderheilk. **13**.

WELLMANN: Die paradoxe Zwerchfellbewegung bei künstlichem Pneumothorax. Dtsch. Arch. klin. Med. **103**.

— Experimentelle Untersuchungen über die Aktionsströme bei geschlossenem Pneumothorax. Ebenda **107**.

VON DER WETH: Die Diagnose von Pleuraverwachsungen mittels des röntgenkymographischen Verfahrens. Dtsch. med. Wschr. **1933**, Nr 22, 839.

WOLF, E.: Die reitenden Pleura-Exsudate. Röntgenpraxis **1930**, 806.

WOLTER u. KREWER: Die bandförmige Vertikallagerung der Pleuraexsudate als Resultat einer umfangreichen Pneumopleuritis. Beitr. Klin. Tbk. **69**.

ZADEK: Grenzen der röntgenologischen Diagnostik von Pleuraergüssen. Med. Klin. **1920**, Nr 3.

IV. ZWERCHFELL.

Normales Zwerchfell.

Das Zwerchfell bildet eine kuppelförmige Scheidewand, welche die Bauchhöhle vom Brustraum trennt. Bei der Röntgendurchleuchtung wird seine Lage durch die Grenze zwischen dunklem Abdominalschatten und hellem Lungenfelde bestimmt. An den Stellen, an denen auch unterhalb des Zwerchfells lufthaltige Räume vorhanden sind, nämlich im Magen und an der Flexura lienalis coli, zeichnet sich das Zwerchfell als schmaler spangenförmiger Schatten ab. Die Grenze des Zwerchfellschattens wird stets von den Tangenten gebildet, die von der Lichtquelle zu den verschiedenen Teilen der Zwerchfellkuppel gezogen werden. Dabei werden je nach der Röhrenstellung andere Punkte des Zwerchfells von den Tangenten berührt und zwar werden bei dorsoventralem Strahlengang und hochstehender Röhre weiter vorne (ventralwärts) gelegene Punkte des Zwerchfells randbildend, bei tiefstehender Röhre dagegen weiter hinten (dorsalwärts) gelegene Abschnitte. Bei ventrodorsalem Strahlengang sind die Verhältnisse umgekehrt. Durch verschieden hohen Röhrenstand und auch durch verschiedene Stellung des Patienten mit vornübergeneigtem oder rückwärtsgeneigtem Oberkörper kann man sich also auch bei sagittalem Strahlengange ein Urteil über solche Teile des Zwerchfells verschaffen, die bei Einstellung der Röhre in gleicher Höhe der Untersuchung nicht zugänglich sind. Es kann dies praktisch von Wert sein zur Feststellung von lokalen Vorbuchtungen, z. B. bei einem Abszeß der Leberoberfläche, wie dies ein selbst beobachteter Fall zeigte, oder bei einem an der Oberfläche gelegenen Echinokokkus. Gewöhnlich wird jedoch bei der Untersuchung eine Einstellung der Röhre in gleicher Höhe mit der Zwerchfellkuppel vorausgesetzt und ist auch zu fordern, um eine Verzerrung des Bildes durch die verschiedenen Projektionen zu vermeiden.

Das Schattenbild der Kuppel bildet gewöhnlich einen ziemlich gleichmäßig gerundeten Bogen, dessen Ansätze unter einem spitzen Winkel von der Thoraxwand abgehen und zunächst steil aufwärts gerichtet sind. Durch das dem Zwerchfell aufliegende Herz wird eine leichte Delle in den Bogen eingedrückt, was natürlich nur bei großer Magenluftblase erkennbar ist, da sonst Herz- und Zwerchfellschatten ineinander übergehen. Die rechte Bogenhälfte steht etwas höher als die linke infolge der größeren Masse der rechts unter dem Zwerchfell befindlichen Leber.

Auch die tiefer als die Zwerchfellkuppel gelegenen hinteren und vorderen Zwerchfellungengrenzen, die gewöhnlich innerhalb des dichten Abdominalschattens nicht sichtbar sind, können unter Umständen, insbesondere bei schmalen Personen und bei Verwendung harter Strahlen als durchscheinende Aufhellungen differenziert werden (vgl. S. 219), so auch in den spitzwinkligen neben der Wirbelsäule gelegenen, seitlich von den hinteren Zwerchfellpfeilern begrenzten paravertebralen Sinus (BRUNETTI, LENARDUZZI, OTTONELLO, BARSONY und KOPPENSTEIN).

Unter besonderen Verhältnissen, auf die später näher eingegangen werden soll, können Abweichungen verschiedener Art von der gleichmäßigen Rundung des Zwerchfellbogens eintreten. Namentlich rechts ist bisweilen eine Unterteilung in zwei Bögen zu bemerken, deren Treffpunkt etwa in der Mitte der zwischen Thoraxwand und Herzschatten sichtbaren Zwerchfellkontur liegt. Die Bögen stoßen unter einem nach oben offenen stumpfen Winkel zusammen. Auf Aufnahmen, die mit harten Strahlen hergestellt sind, sind nicht selten Fortsetzungen der Bogenlinien noch nach ihrer Kreuzung ein Stück weit innerhalb des Abdominalschattens zu verfolgen (vgl. Fig. 408). Diese Erscheinung wird im Inspirium namentlich bei solchen Zuständen beobachtet, welche eine Entfaltung der Lunge und damit einen schnellen Ausgleich des durch die inspiratorische Thoraxerweiterung verstärkten negativen Druckes behindern,

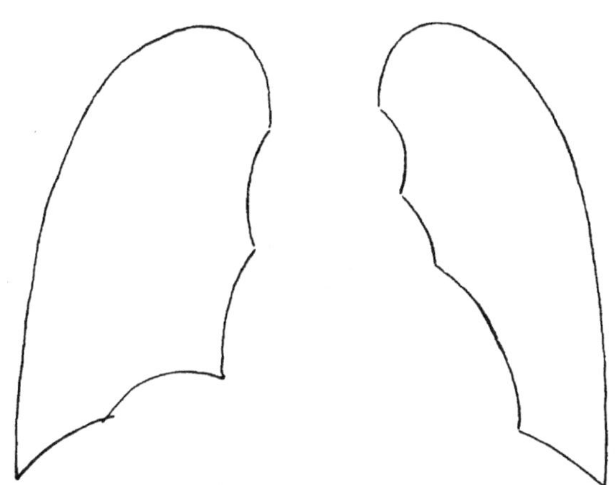

Fig. 408. **Bogenteilung des Zwerchfells im Inspirium.**
Keine Pleuraadhäsion!
Teilweise Überschneidung der Bögen.

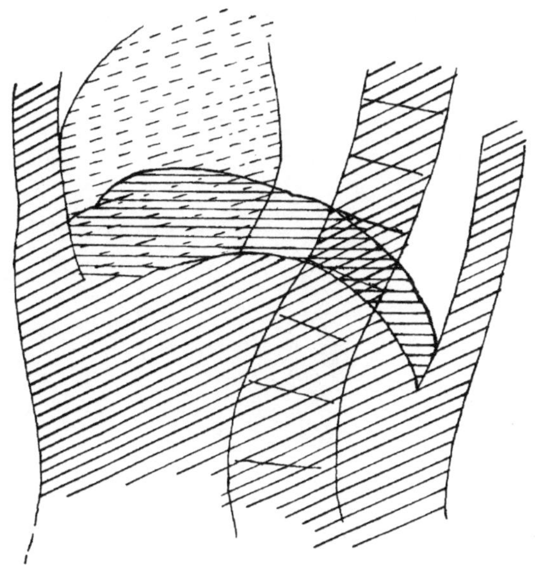

Fig. 409. **Zwerchfell bei frontalem Strahlengange.**

Der Profilschatten des rechten Zwerchfells zeigt im vorderen Abschnitt eine flache bogenförmige Vorwölbung nach oben, die sich vorn einen Querfinger hinter dem Sternum, hinten etwas hinter der Kreuzung mit dem hinteren Herzrande von dem übrigen Zwerchfellbogen abhebt.

An dem tiefer gelegenen linken Zwerchfellbogen ist die Vorwölbung weniger deutlich ausgesprochen.

so insbesondere bei Tracheal- und Bronchusstenose, ferner bei Infiltrationsprozessen des Lungengewebes (vgl. Tafel VI Fig. 4 und 6 und Fig. 414). aber bisweilen auch unter normalen Verhältnissen, namentlich bei besonders tiefer und schneller Inspiration. Außer dieser wesentlichsten Bogenteilung können durch Kontraktion verschiedener voneinander abgesetzter Muskelgruppen noch andere Abweichungen von der einheitlichen Rundung des Zwerchfellbogens entstehen, der dann wellig gekerbte Konturen zeigt. Sie dürfen nicht als Zeichen von örtlichen diaphragmalen Pleuraadhäsionen angesehen werden, wie dies erfahrungsgemäß häufig geschieht. Diese bilden sich als Zacken ab, welche nach oben gegen das Lungenfeld gerichtet sind; die beschriebenen Einkerbungen des Zwerchfells springen dagegen nach unten gegen den Abdominalschatten hin ein.

Neben der sagittalen Durchleuchtung können auch andere Strahlenrichtungen zur Untersuchung herangezogen werden. In verschiedenen schrägen Durchmessern sind die von der Wirbelsäule aufsteigenden Partien des Zwerchfells am besten zu erkennen.

Bei *frontaler* Durchleuchtung ist das Profilbild des Zwerchfells als untere Begrenzung des hellen Retrokardialraums sowie gewöhnlich noch durch den Herz- und Wirbelsäulenschatten hindurch sichtbar. In dieser früher selten angewandten Stellung wird erst deutlich, wie tief der Zwerchfellbogen hinten in steilem Verlauf hinabreicht und ein wie großer Teil der Unterlappen der Lungen bei der gewöhnlichen Untersuchung im sagittalen Strahlengange unsichtbar bleibt. Unterhalb des rechten Zwerchfellbogens, schon innerhalb des Abdominalschattens, hebt sich bei harter Strahlung noch die Kontur der tieferstehenden linken Zwerchfellhälfte durch größere Schattenintensität als scharfe, dem oberen Bogen annähernd parallel laufende Linie ab (vgl. Fig. 409).

Auch am Profilbild des Zwerchfells im frontalen Strahlengange ist oft bei tiefer Inspiration und in verstärktem Maße bei Behinderung des Luftzutritts eine

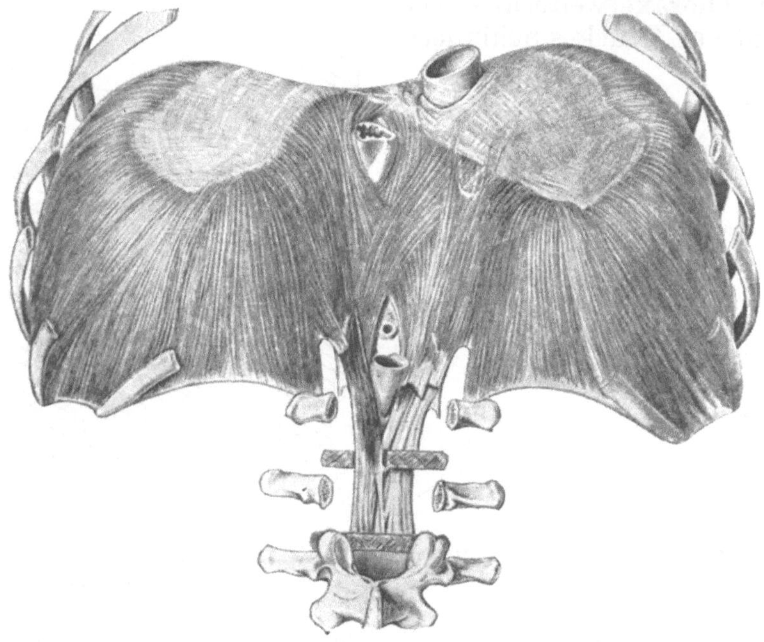

Fig. 410. Ansicht des Zwerchfells von hinten (EISLER).
Aus dem Handbuch für Anatomie von BARDELEBEN.

Abweichung von dem gleichmäßigen bogenförmigen Verlauf zu erkennen, indem dem großen allgemeinen Bogen in der Gegend der höchsten Kuppe noch ein kleinerer Bogen aufgesetzt ist. Dieser beginnt vorn in einer Entfernung von etwa einem Querfinger vom Sternum; hinten setzt er sich etwas hinter dem Schnittpunkt mit dem Schatten der Cava inferior bzw. des hinteren Herzrandes in stumpfem Winkel von dem großen Bogen ab. An dem vorderen deutlich ausgeprägten Knick ist bisweilen eine Überschneidung der Bogenlinien noch innerhalb des Abdominal- bzw. des Herzschattens ein kleines Stück weit zu verfolgen.

Die Erklärung dieser sowohl bei sagittalem als bei frontalem Strahlengange sichtbaren *Bogenteilung*, mit der sich mein Mitarbeiter THOMAS näher beschäftigt hat, hat physiologische und anatomische Umstände zu berücksichtigen.

Als wichtigstes *physiologisches* Moment habe ich die vermehrte Ansaugung von oben hervorgehoben, die bisweilen schon unter normalen Verhältnissen bei tiefer Inspiration, besonders aber bei Erniedrigung des endothorakalen Druckes durch Behinderung der Luftzufuhr im Inspirium bei Tracheal- und

Bronchusstenose eintritt (vgl. Fig. 414). Ferner ist ein verstärkter Zug nach oben bei solchen krankhaften Zuständen der Lunge selbst vorhanden, durch welche ihre respiratorische Ausdehnungsfähigkeit gehemmt wird, also bei ausgedehnten Infiltrationen (Pneumonie, Gangrän, Tumor usw.) und bei Schrumpfungsprozessen des Lungengewebes, wenn die Dehnbarkeit der elastischen Elemente beeinträchtigt ist. Andererseits vermag vielleicht auch eine Erhöhung des (abdominellen) Druckes von unten z. B. bei starkem Aszites (vgl. S. 471) das Auftreten der Bogenteilung zu begünstigen.

Die *anatomische* Ursache der Bogenteilung liegt darin, daß einzelne Muskelpartien stärker, andere schwächer entwickelt und einzelne Muskelbündel zu besonders starken Kontraktionen durch ihre anatomische Beschaffenheit befähigt sind. Kräftig entwickelt sind die Muskelzüge, die im hinteren Zwerchfellabschnitt sowohl von der Wirbelsäule und den benachbarten Rippenteilen als auch von der lateralen Thoraxwand an den Lobus posterior des

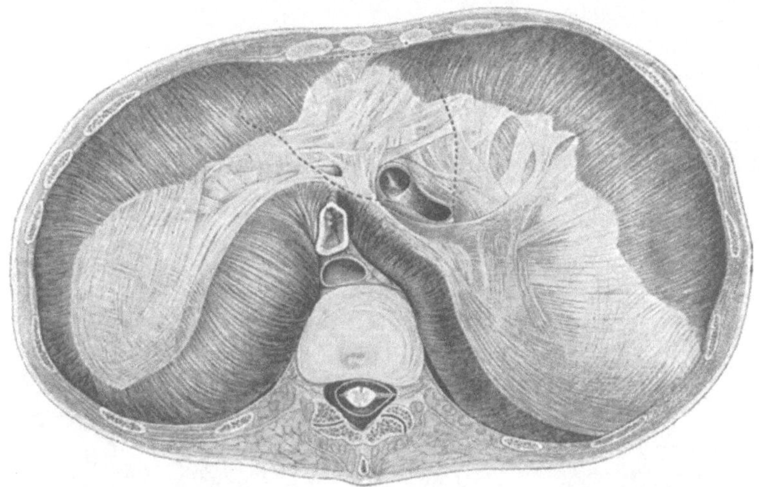

Fig. 411. Ansicht des Zwerchfells von oben (EISLER).
Aus dem Handbuch der Anatomie von BARDELEBEN.
Rechts von der Mitte sieht man den Durchtritt der Vena cava inferior und Vena hepatica dextra.
Der Ansatz des Herzbeutels ist durch gestrichelte Linien bezeichnet.

Centrum tendineum herantreten. Durch eine Kontraktion dieser Muskelpartien wird der hintere Zwerchfellabschnitt im Inspirium erheblich gesenkt, seine starken Exkursionen sind am deutlichsten bei frontaler Strahlenrichtung im Profilbilde zu verfolgen. Wesentlich schwächer und verhältnismäßig kurz sind dagegen die Muskelzüge im vorderen medialen Abschnitt, die von der vorderen Thoraxwand zum Centrum tendineum hinziehen; außerdem findet sich an der Grenze zwischen den Muskelfasern der 7. und 8. Rippenpartie häufig eine deutlich ausgebildete, schmale muskelfreie Lücke. Eine Kontraktion dieser muskelschwachen Teile bewirkt nur eine verhältnismäßig geringe Senkung des Zwerchfellgewölbes an dieser Stelle; außerdem wird eine beträchtliche Bewegung des medialen Zwerchfellabschnittes auf der rechten Seite auch durch den Durchtritt der Vena cava behindert, die mit dem Diaphragma fest verbunden ist und durch Zusammenhang mit dem an den oberen großen Gefäßen aufgehängten Herzen keiner größeren Ortsveränderung fähig ist. Etwa an der Grenze zwischen diesen beiden in ihrer physiologischen Wirkung in gewissem Sinne zu trennenden Abschnitten treten die längsten Muskelfasern von der 8. und 9. Rippe von der seitlichen Thorax-

wand her an das Centrum tendineum heran. Die weiter medial und vorn gelegenen Muskelfasern sind wesentlich, die weiter lateral und hinten gelegenen
Fasern etwas kürzer. An den längsten Muskelfasern bewirkt eine Kontraktion
die stärkste Verkürzung. Mit diesen längsten Muskelfasern der vorderen
lateralen Partie wirken von der Wirbelsäule her die überaus starken Muskelzüge des Crus mediale der Pars lumbalis zusammen. Hierdurch wird bei
einer besonders kräftigen Muskelanspannung die Bildung einer flachen, von
vorn seitlich nach oben medialwärts gerichteten Furche an der gerundeten
Zwerchfelloberfläche hervorgerufen, die somit schräg zu den bei der gewöhnlichen sagittalen Durchleuchtungsrichtung das Zwerchfell tangierenden
Strahlen verläuft. Auf diese Weise entsteht eine Teilung zwischen einer

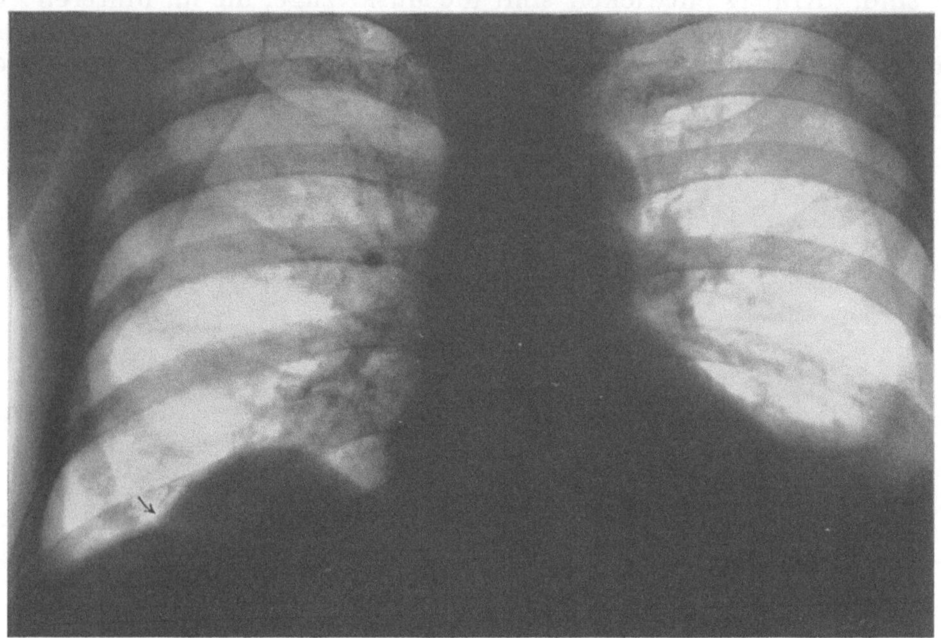

Fig. 412. Ausgesprochene Bogenteilung der rechten Zwerchfellhälfte
besonders im Inspirium, weniger aber auch im Exspirium sichtbar.
Bezüglich der Erklärung und des Autopsiebefundes vgl. Text S. 471.
Die Verschattung links unten ist durch einen Flüssigkeitserguß im li. Pleuraraum erzeugt.

flacheren Wölbung der hinteren und lateralen Partien und einer besonderen
Ausbuchtung nach oben der vorderen medialen Zwerchfellabschnitte; zwischen
beiden ist im Schattenbilde bei sagittalem Strahlengange ein Knick mit teilweiser Überkreuzung der Linien sichtbar. In verstärktem Maße tritt die Bogenteilung dann hervor, wenn der Untersuchte bei dorso-ventralem Strahlengange und hochstehender Röhre sich nach hinten neigt. Alsdann treffen
die tangierenden Strahlen einen weiter ventralwärts gelegenen Teil des Zwerchfellgewölbes, der am stärksten nach oben vorgebuchtet ist. Dagegen verschwindet die Bogenteilung bei Vornüberneigen des Untersuchten und tiefem
Röhrenstande, da nunmehr die weiter dorsalwärts hinter der beschriebenen
Furche gelegenen einheitlich gewölbten flachen Zwerchfellpartien von den
Strahlen tangiert werden.

Am anatomischen Präparat des Diaphragmas ist es naturgemäß nur möglich, die ursächlich wichtigen Einzelheiten in der Anordnung und Struktur der Muskel- und Sehnenfasern festzustellen, nicht aber ein körperliches Bild von dem Zustand zu erhalten, in dem sich das Zwerchfell bei einer inspiratorischen Kontraktion normalerweise oder unter Behinderung des Lufteint-

tritts in die Lungen befindet. Dagegen dürfte vielleicht die genaue Betrachtung eines S. 898/899 näher beschriebenen und in Fig. 871 bis 873 abgebildeten Falles geeignet sein, hierüber eine Anschauung zu vermitteln. Hierbei handelt es sich um einen Leberechinokokkus, der im subphrenischen Raum zwischen Leberoberfläche und Zwerchfell gelegen ist. Der sonst regelmäßig kugelig gestaltete, verkalkte Echinokokkussack und mit ihm das darüber hinweggehende Zwerchfell zeigte am anatomischen Präparat bemerkenswerterweise eine besondere rundliche Vorwölbung nach oben, vorn und medialwärts, die im Röntgenbilde eine der beschriebenen Bogenteilung des Zwerchfells genau entsprechende Konturzeichnung verursachte. Auch die vorher geschilderte Überkreuzung der Bogenlinien am Knick war im Bilde der Echinokokkuswand deutlich ausgeprägt. Die Ursache dieser Vorwölbung glaube ich nicht in einer primären lokalen Ausdehnung des Echinokokkus sehen zu sollen, zumal sich beim Durchschnitt des Präparates kein Hinweis hierfür etwa in Gestalt einer besonderen Entwickelung von Tochterblasen oder dergleichen fand. Es ist mir vielmehr wahrscheinlich, daß die Echinokokkuszyste ganz ebenso wie sonst die Leberoberfläche durch die primär in jedem Inspirium auftretende Bogenteilung des Zwerchfells plastisch umgestaltet wurde und sich auch in ihrem Wachstum diesen Einwirkungen angepaßt hat, so daß die Form

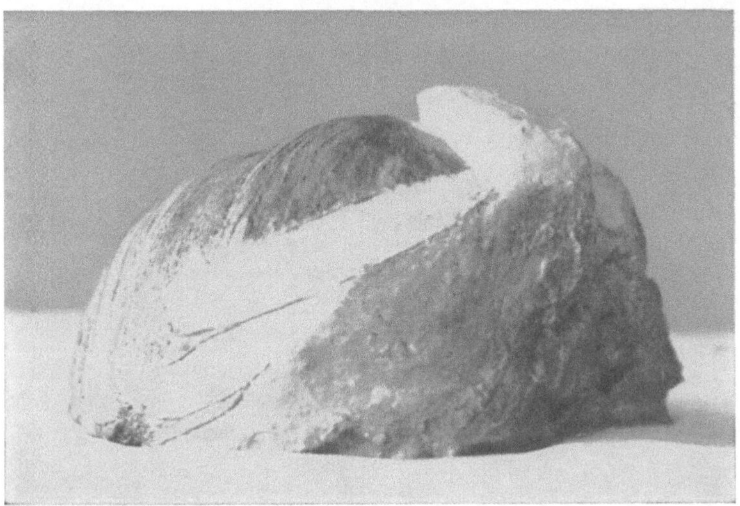

Fig. 413. Tonmodell der rechten Zwerchfellwölbung (im Inspirium), hergestellt von Dr. THOMAS auf Grund anatomischer und röntgenologischer Untersuchungen (kein Abguß).
Beachte die schräg verlaufende Furche, welche einen höheren vorderen, medialen und einen tieferen hinteren, lateralen Abschnitt der Zwerchfellwölbung abgrenzt.

des verkalkten Echinokokkus gewissermaßen einen dauernden Abguß der sonst nur im Inspirium auftretenden Gestaltsveränderung des Zwerchfells darstellt. Im Hinblick hierauf erscheint es wichtig, daß am anatomischen Präparat die höchste Kuppe der runden oberen Vorwölbung weit ventral und medial gelegen und von dem übrigen kugeligen Echinokokkussack durch eine nach vorn lateralwärts ziehende Furche abgesetzt war. Die Kuppe der Vorwölbung war von *atrophischer* Zwerchfellmuskulatur überzogen, der Lobus lateralis des Centrum tendineum lag weiter dorsalwärts hinter der höchsten Kuppe. Dies entspricht ganz den Schlüssen, die vorher aus der anatomischen Zwerchfellstruktur und dem Röntgenprofilbilde des Zwerchfells gezogen waren, und scheint mir eine weitere Stütze für diese Anschauung zu bieten.

Noch in einem zweiten Falle, der eine besonders deutliche Bogenteilung und zwar nicht nur im Inspirium, sondern in schwächerem Maße auch im Exspirium darbot, und in Fig. 412 abgebildet ist, hatte ich Gelegenheit zur autoptischen Kontrolle. Es handelte sich um eine Herzinsuffizienz mit hochgradigem Aszites; die Bogenteilung des Zwerchfells wurde nur als Nebenbefund bei der Durchleuchtung erhoben. Die Autopsie ergab an der Oberfläche der Leber im vorderen Abschnitt auf der Kuppe des rechten Lappens medial von einer tief einspringenden Zwerchfellfurche zwischen dieser und einer seichteren weiteren Furche einen deutlichen Buckel und am Zwerchfell lediglich im Ausmaße dieses Buckels eine sehr deutliche Atrophie der Muskelfasern und ein breites Klaffen der geschilderten Muskellücke; die übrige Zwerchfellmuskulatur und die Pleura zeigten normales Verhalten.

Aus diesen Feststellungen und weiteren von THOMAS vorgenommenen Messungen geht hervor, daß der Knick und die Bogenteilung von einem stark kontrahierten einschneidenden Muskelbündel und die mediale Kuppel von dem schwachen vorderen medialen Zwerchfellabschnitt und zwar von der Muskulatur, dagegen nicht, wie ich früher vermutete, vom Centrum tendineum gebildet wird; das Centrum tendineum beteiligt sich nur in einem kleinen medialen Bereiche dicht neben dem Herzen an der Konturbildung bei sagittaler Durchleuchtung; zum größten Teil ist es weiter dorsalwärts hinter der höchsten Erhebung der Kuppe gelegen und daher durch diese verdeckt.

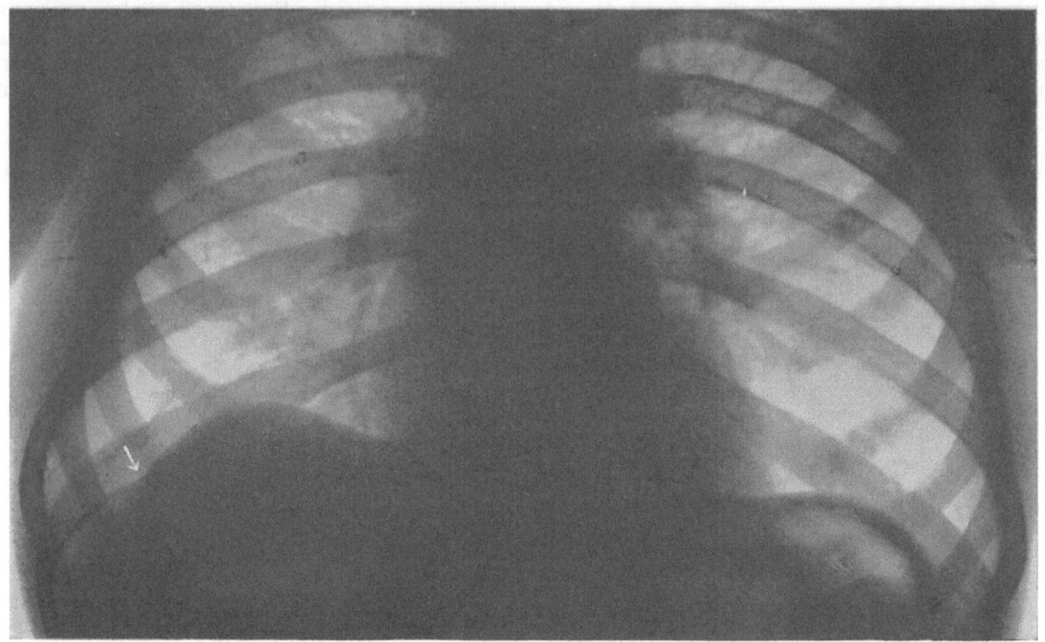

Fig. 414. Stark ausgesprochene Bogenteilung des rechten Zwerchfells bei Trachealstenose Aufnahme im Inspirium.

Bei Pfeil Einkerbung zwischen den Bögen. Die Bogenteilung tritt nur bei der Einatmung auf. Der mediale Bogen bleibt bei der Atmung zurück, der laterale senkt sich.
Bei sagittaler Durchleuchtung des stark nach vorn geneigten Patienten, wobei die Tangentialstrahlen weiter dorsalwärts gelegene Zwerchfellpartien treffen und deren Kontur zur Darstellung bringen, verschwindet die Knickbildung, und es ist eine einheitliche Rundung des Zwerchfellbogens sichtbar, der viel tiefere Exkursionen ausführt als die bei aufrechter Stellung randbildende, weiter ventralwärts gelegene Zwerchfellkuppe. Bei Hintenüberneigen des Körpers, wobei noch weiter ventrale Zwerchfellpartien randbildend werden, tritt die Bogenteilung und die mediale Vorwölbung dagegen in verstärktem Maße hervor. Der mediale Buckel wird also ausschließlich von den *ventralen* Zwerchfellpartien gebildet.

Die beschriebene Bogenteilung hat namentlich dann, wenn sie in ausgeprägtem Maße hervortritt, und zumal wenn sie sogar während des Exspiriums sichtbar ist, zu irrtümlicher Annahme pathologischer Veränderungen sowohl am Zwerchfell, z. B. zur Diagnose einer Hernia diaphragmatica, als auch von diaphragmalen Pleuraverwachsungen Anlaß gegeben. Diese brauchen hierbei aber keineswegs vorhanden zu sein, wenngleich sie manchmal, z. B. bei den erwähnten Schrumpfungsprozessen der Lunge, angetroffen werden und ihrerseits die Ausbildung der Bogenteilung insofern begünstigen können, als sie die Ausdehnungsfähigkeit der Lunge behindern. In anderen Fällen erwiesen sich dagegen die Pleuren bei der Autopsie als völlig frei von Veränderungen.

Wichtig erscheint mir der in den oben angeführten Fällen von mir autoptisch erhobene Befund, daß lediglich die beschriebenen medialen vorderen Zwerchfellpartien eine deutlich hervortretende Atrophie der Muskelbündel zeigten, deren Bezirk einem ausgeprägten Buckel der Leberoberfläche entsprach. Meines Erachtens ist diese Erschlaffung nur als pathologische Übertreibung der schon im normalen Zustande bestehenden relativen Schwäche des vorderen medialen Muskelbündels aufzufassen, die auf die beschriebene Weise zu einer

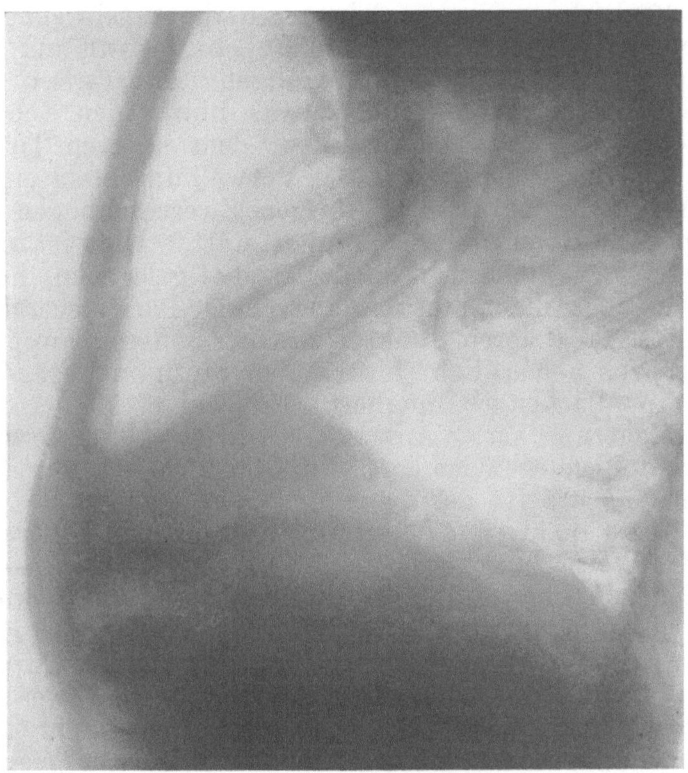

Fig. 415. Derselbe Fall von Trachealstenose wie in Figur 414 bei frontalem Strahlengange. Aufnahme im Inspirium.

Am oberen rechten Zwerchfellbogen hebt sich ein stark nach oben vorspringender Buckel in der Ausdehnung der schon normalerweise in Fig. 409 dargestellten Vorwölbung von dem übrigen Zwerchfellbogen ab.

stärkeren Ausbildung der in geringerem Maße auch sonst vorhandenen Differenzierung der verschiedenen Muskelabschnitte des Zwerchfells führt, und es erscheint überflüssig, hierbei von einer partiellen Relaxatio oder Divertikelbildung zu sprechen; eine Hernie hat in den von mir gesehenen Fällen jedenfalls nicht bestanden.

Außer der geschilderten größten Einkerbung tritt bisweilen noch ein kleinerer abdominalwärts gerichteter Knick in einem weiter lateralwärts gelegenen Zwerchfellabschnitt auf, mitunter auch mehrere feinere Einknickungen. Diese werden durch Kontraktionen der einzelnen Muskelbündel hervorgerufen, die sich an anderen Rippen ansetzen. Man muß sich hierbei vor Augen halten, daß die Konturen des Zwerchfellbogens, der sich bei sagittaler Durchleuchtung gegen das Lungenfeld abhebt, von Zwerchfellteilen aus ganz verschiedenen Frontalebenen stammen. Die höchste Kuppe wird, wie vorher ausgeführt wurde, von weit ventral gelegenen Teilen gebildet. Die lateralen Abschnitte des Zwerchfellbogens, die zusammen mit der Thoraxwand den phrenikokostalen Winkel bilden, rühren von Zwerchfellabschnitten her, die in schnell zunehmender Weise nach hinten zurückweichen. Es ist dies im Bau des Thorax begründet, der in den seitlichen Partien weiter nach hinten als nach vorn ausladet.

Bei der Ausbildung der bei *frontalem* Strahlengange sichtbaren Vorwölbung am rechten Zwerchfellbogen sind dieselben vorher geschilderten Kräfte wirksam. Die Einkerbung, mit welcher sich die beschriebene Vorwölbung hinten von dem übrigen Zwerchfellbogen abhebt, beruht auf dem kräftigen Zuge der vorher genannten, besonders langen und starken Muskelbündel. Die Einkerbung fällt im Frontalbilde etwas hinter den Schnittpunkt mit dem Schatten der Vena cava inferior bzw. dem unteren Teil des hinteren Herzrandes. Auch ventral hebt sich die Vorwölbung etwa einen Querfinger hinter dem Sternum gegenüber dem übrigen Zwerchfellbogen ab. Teilweise findet dabei eine Überkreuzung der Linien statt. Dies ist darauf zurückzuführen, daß sich hier die Konturen der medial gelegenen, hoch am Brustkorb ansetzenden, aber nicht stark ansteigenden Pars sternalis und die der weiter lateralwärts von tieferen Punkten zu einer höheren Kuppe ansteigenden Muskelfasern kreuzen. Ein dicht hinter dem Sternum liegender, nach oben zur Brustwand hinaufziehender annähernd dreieckiger kleiner Schatten rührt von einer Fetteinlagerung her, die zwischen Brustwand, äußerem Perikardialblatt und Zwerchfell gelegen ist (vgl. Fig. 415).

Auch auf der *linken* Seite des Zwerchfells werden bisweilen, aber seltener als rechts, eine oder mehrere Einkerbungen beobachtet, deren Entstehung in entsprechender Weise zu erklären ist. Links sind die Einkerbungen aber meist weniger tief als rechts und treten in deutlicher Weise hauptsächlich erst bei starker Magenblähung hervor. Links behindert die Last des Herzens, welche am Zwerchfell eine anatomisch bekannte Eindellung hervorruft, die Ausbildung einer stärkeren Vorwölbung der medialen und ventralen Zwerchfellteile nach oben. Außerdem macht sich hier der vorher auf der rechten Seite geschilderte Einfluß der Vena cava inferior nicht in so unmittelbarer Weise geltend.

Dem Zwerchfellgewölbe fügt sich bei jeder Gestaltsänderung die Leber plastisch ein, und es ist anzunehmen, daß die primäre Umformung des Zwerchfells bei der Einatmung von Einfluß auf die Bildung bestimmter, dem Anatomen bekannter Leberfurchen ist. Andererseits hat auch der Druck der Leber, namentlich in bestimmten Körperstellungen, so in Rückenlage, eine gewisse Bedeutung für die Gestaltung des Zwerchfells.

Wahrscheinlich wird die körperliche Vorstellung und der Überblick über diese Verhältnisse durch stereoskopische Aufnahmen wesentlich gefördert werden können. Von anschaulicher Klarheit ist auch das Bild der Zwerchfellkuppel beim Pneumoperitoneum. In dem hellen lufthaltigen Raume, der hierbei unterhalb des Zwerchfells entsteht, sind die einzelnen Schattenbögen und ihre weitgehenden Überkreuzungen auf beiden Seiten mit großer Deutlichkeit zu verfolgen.

Zwerchfellstand. Unter *Zwerchfellstand* versteht man die Lage der höchsten Kuppe des Zwerchfells. Er wird am genauesten durch orthodiagraphische Messung auf einer außerhalb des Körpers gelegenen Fläche bei fixiertem Körper festgestellt. Ein zuverlässiges Maß gewährt auch die Beziehung auf einen bestimmten Wirbelkörper, der durch eine Bleimarke besonders kenntlich gemacht ist (LEVY-DORN), da die Wirbelsäule beim ruhig gehaltenen Körper nur unerheblichen Lageänderungen ausgesetzt ist. Dagegen ist die

Höhenbestimmung nach den Rippen des Brustkorbes mit dem Fehler behaftet, daß dieser bei der Atmung gehoben und gesenkt wird.

Der Zwerchfellstand ist bei demselben Menschen keine unveränderliche Größe, sondern von einer Reihe von Faktoren abhängig, die zu ziemlich erheblichen Verschiebungen führen können. Es sind dies: 1. die Ausdehnung der unteren Thoraxapertur, 2. der über dem Zwerchfell wirkende Zug bzw. Druck, 3. der unter dem Zwerchfell herrschende Abdominaldruck, 4. der Tonus des Zwerchfells selbst.

1. Die Ausdehnung der unteren Thoraxapertur hat insofern einen Einfluß auf den Zwerchfellstand, als bei Erweiterung derselben die Ansatzpunkte des Zwerchfells voneinander entfernt werden, was zu einer Abflachung des Bogens führt. Dies tritt im Inspirium beim kostalen Atemtypus ein. Vielleicht ist hierauf das von HOFBAUER und HOLZKNECHT festgestellte Tiefertreten der Zwerchfellkuppe bei Erhebung der Arme zu beziehen. Umgekehrt bringt eine Verschmälerung der Apertur die Ansatzstellen des Zwerchfells einander näher und ermöglicht damit ein Höhertreten der Kuppe.

2. Oberhalb des Zwerchfells herrscht der intrathorakale Druck. Derselbe wird gewöhnlich als DONDERsscher »negativer« Druck bezeichnet. Man muß sich jedoch gegenwärtig halten, daß er tatsächlich keine negative, sondern eine positive Größe ist, nämlich der auf der Innenfläche der Lunge lastende Atmosphärendruck minus der Retraktionskraft der Lungen. Wenn man vom »negativen« Druck spricht, vernachlässigt man den Atmosphärendruck, der ja ebenso auf der Außenfläche des Thorax und den übrigen Organen lastet, und berücksichtigt nur die Abweichung von diesem Druck. Diese ist in der Tat negativ, indem die Retraktionskraft der Lungen auf die Umgebung nicht einen Druck, sondern einen Zug ausübt. Die Retraktionskraft der Lungen, die in diesem Sinne als »negativer« Druck aufgefaßt wird, ist es, welche die Kuppelform des in den Thorax hineingewölbten Zwerchfells ständig aufrecht erhält. Wird die Retraktionskraft aufgehoben, indem der Thorax eröffnet wird und die Lunge kollabiert, so sinkt das Zwerchfell als schlaffer Sack herab, der nur noch am Herzbeutel einen gewissen Halt hat. Die Retraktionskraft der Lunge wird erhöht in jedem Inspirium und vermindert in jedem Exspirium. Sie ist allgemein gegenüber der Norm herabgesetzt beim Altersemphysem durch Abnutzung der elastischen Kräfte. Für den intrathorakalen Druck ist aber nicht nur die Retraktionskraft der Lunge maßgeblich, sondern es kann auch der auf der Innenfläche der Lunge lastende intraalveoläre Druck, der bisher der Einfachheit halber dem Atmosphärendruck gleichgesetzt wurde, Veränderungen erleiden. Der intraalveoläre Druck sinkt ein wenig im Inspirium besonders bei schneller und tiefer Einatmung, da die Luft nicht sofort den inspiratorisch vergrößerten Raum infolge einer gewissen Enge der Luftwege ausfüllen kann. Stärker als diese praktisch fast zu vernachlässigende Verringerung ist die Verminderung des intraalveolären Druckes bei Einatmungsbewegung mit geschlossener Glottis (MÜLLERscher Versuch) sowie im Inspirium bei Trachealstenose und einseitig bei Bronchusstenose. Verstärkt ist dagegen der intraalveoläre Druck im Exspirium beim Asthma bronchiale, bei welchem ein Krampf der Bronchialmuskeln den Luftaustritt aus den Alveolen hindert. Jede Verringerung des intraalveolären Druckes (z. B. bei Bronchusstenose) führt zu einer Erhöhung des Zwerchfellstandes, jede Verstärkung dieses Druckes (Asthma) und ebenso eine Verringerung der Retraktionskraft der Lungen (Altersemphysem) ruft eine Vertiefung des Zwerchfellstandes hervor. Hierbei konnte der völlig ausgeglichene intrapleurale Raum außer acht gelassen werden, da der intraalveoläre

Luftdruck (vermindert um die Retraktionskraft der Lunge) die Pleura pulmonalis unmittelbar an die vom äußeren Pleurablatt überzogenen Thoraxwandungen anpreßt. Ist dagegen tatsächlich ein Pleuraraum vorhanden und mit Luft oder Flüssigkeit gefüllt, so ist der hier herrschende Druck von Einfluß auf den Zwerchfellstand. Beim Pneumothorax kann dieser Druck sowohl geringer als höher sein als der Atmosphärendruck. Er erleidet im Inspirium durch Vergrößerung des Thorax und die dadurch bewirkte Verteilung der gleichen Luftmenge auf einen größeren Raum eine Verringerung, sofern die kollabierte Lunge sich nicht mehr ausdehnt. Infolgedessen werden die Wandungen der Brusthöhle und darunter auch das Zwerchfell inspiratorisch angesogen. Ein Spannungspneumothorax und große Pleuraexsudate übertreffen dagegen den Atmosphärendruck und drücken das Zwerchfell herab. Bei hochgradiger intrapleuraler Drucksteigerung kann das Zwerchfell sogar nach unten ausgebuchtet werden. Die Darstellung dieser eigentlich selbstverständlichen Verhältnisse schien mir erforderlich, da über diese physikalischen Vorgänge noch manche unklare Auffassungen bestehen, ihre Kenntnis aber Vorbedingung für das Verständnis der Lage und Bewegung des Zwerchfells ist.

Außer den bisher genannten Kräften kommt für die Kuppel des Zwerchfells noch das Gewicht des auf ihr ruhenden Herzens, vermindert um den Zug der großen Gefäße am Herzen, in Betracht. Hierdurch wird gewöhnlich eine Eindellung der Zwerchfellkuppel hervorgerufen. Wird das an den großen Gefäßen aufgehängte Herz bei besonders tiefem Zwerchfellstande von seiner Unterlage abgezogen, so daß es frei im Thorax hängt (Pendelherz), so kommt das Gewicht des Herzens für das Zwerchfell in Wegfall, dagegen wirkt noch der Zug des mit dem Zwerchfell verwachsenen und oben an den großen Gefäßen angehefteten Herzbeutels. Er wird im Inspirium straff angespannt und zieht die zur Mitte steil aufwärts verlaufenden Zwerchfellschenkel empor, wobei die phrenikokostalen Winkel breit eröffnet werden.

3. Der unterhalb des Zwerchfells herrschende Abdominaldruck ist ebenfalls eine wechselnde, von vielen Umständen abhängige Größe. Er wird besonders durch die Spannung der Bauchmuskeln beeinflußt. Anspannung derselben bei der Bauchpresse drückt das Zwerchfell empor; bei Nachlassen der Spannung sinkt es herab. Ferner ist die Schwere der Bauchorgane, namentlich der unter dem rechten Zwerchfell liegenden Leber von Einfluß auf den Zwerchfellstand. Er ändert sich bei Lagewechsel, indem bei aufrechter Stellung die Leber einen Zug nach abwärts, bei Horizontallage einen mäßigen Druck, bei rechter Seitenlage und namentlich beim Kniehang mit herabhängendem Oberkörper einen verstärkten Druck auf das Zwerchfell ausübt.

4. Der Tonus des Zwerchfells selbst beeinflußt den Zwerchfellstand in erheblicher Weise. Bei ruhiger Atmung ist der Höhenunterschied der Zwerchfellkuppen im In- und Exspirium zwar nicht sehr bedeutend. Stärkere Kontraktionen der Zwerchfellmuskulatur bei tiefer Einatmung und noch viel mehr beim Krampf, z. B. auf eine elektrische Phrenikusreizung hin (JAMIN), bewirken aber eine erhebliche Verkürzung und Abflachung des Bogens und damit Zwerchfelltiefstand. Ein auch außerhalb der Eigenbewegung des Zwerchfells stets vorhandener Tonus wirkt den Kräften, die für eine passive Lageänderung des Zwerchfells von Bedeutung sind, in gewissem Grade entgegen. In gelähmtem Zustande folgt das Zwerchfell dagegen widerstandslos diesen Kräften.

Alle diese Faktoren wirken auf den Zwerchfellstand ein und müssen beim Versuch, die am Zwerchfell beobachteten Erscheinungen zu erklären, berück-

sichtigt werden. Es soll nunmehr das Verhalten des Zwerchfells bei Lagewechsel, bei der normalen und veränderten Atmung und unter verschiedenen
krankhaften Verhältnissen geschildert werden.

Zwerchfellstand bei verschiedenen Körperlagen.

In aufrechter Stellung bildet das Zwerchfell den beschriebenen Rund-
bogen. Die rechte Hälfte steht bei mittlerer Atmungsphase in Höhe des
Ansatzes der 9. Rippe an der Wirbelsäule, die linke in Höhe des 10. Rippen-
ansatzes. Bei Rückenlage rückt der Zwerchfellbogen in die Höhe. Der
Grund hierfür ist eine Verstärkung des Druckes der Baucheingeweide.
Im Sitzen steht der Zwerchfellschatten etwas tiefer als beim Stehen,
weil die im Stehen vorhandene Anspannung der Bauchmuskulatur im
Sitzen einer Erschlaffung Platz macht und damit der Abdominaldruck

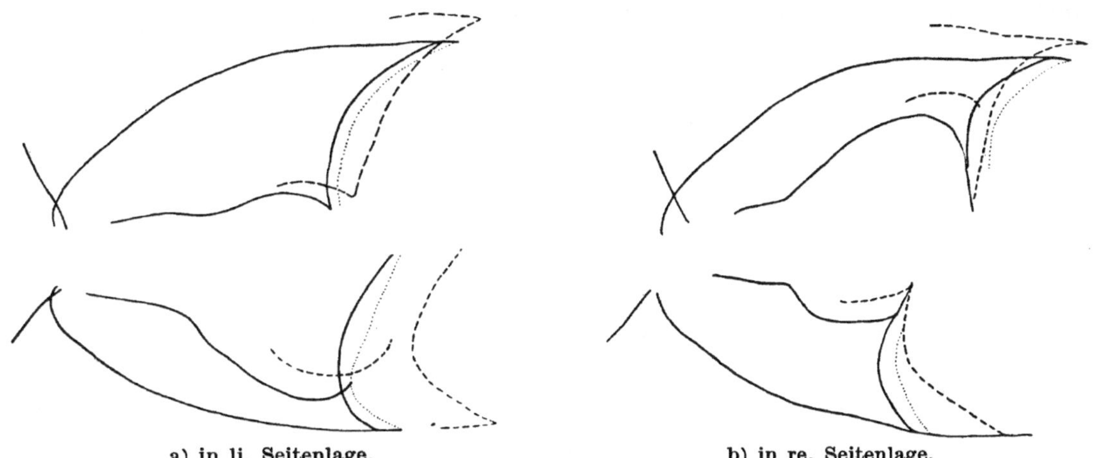

a) in li. Seitenlage.   b) in re. Seitenlage.

Fig. 416. Zwerchfellstand und Herzlage bei re. und li. Seitenlage
und verschiedenen Atemphasen, nach JAMIN (aus dem Grundriß von F. M. GROEDEL).
———— bei ruhiger Ausatmung.
·········· bei ruhiger Einatmung.
- - - - - - bei tiefer Einatmung.

sinkt. Bei Seitenlage wird der Abdominaldruck auf der »unteren« Seite,
auf welcher der Mensch liegt, erhöht, auf der »oberen« erniedrigt.
Dementsprechend ist die »untere« Zwerchfellhälfte weit in den Thorax vorgewölbt, also kranialwärts verschoben, die »obere« Hälfte ist dagegen flacher
und kaudalwärts verlagert. Es sei hierbei gleich die Beobachtung von
HOFBAUER und HOLZKNECHT erwähnt, daß die Atemexkursionen auf der
stark gewölbten »unteren« Seite vergrößert, die der abgeflachten »oberen«
Hälfte verringert sind. Der Grund hierfür liegt darin, daß die Zwerchfellbewegungen um so ausgiebiger werden, je stärker der Bogen gespannt ist,
während die gleiche Kontraktionskraft einen abgeflachten Bogen nur um
ein weniges noch weiter abflachen kann.

Zwerchfell bei Atmung.

Die Atmung ist ein komplizierter Vorgang, bei dem verschiedene Kräfte
wirksam sind. Je nach dem Vorherrschen der einen oder anderen Kraft
unterscheidet man einen diaphragmalen und einen kostalen Atmungstypus.
Selten ist jedoch einer von beiden in reiner Weise vorhanden. Gewöhnlich
sind beide miteinander kombiniert.

Bei dem *diaphragmalen* Atmungstypus wird der Zwerchfellbogen durch eigene Kontraktion verkürzt und steigt daher herunter. Hierdurch wird der intrathorakale Raum vergrößert, die Lunge rückt in den frei gewordenen Raum ein, ihre Wandungen werden gedehnt, es wächst damit ihre Retraktionskraft, die, solange das Zwerchfell angespannt ist, als potentielle Energie aufgespeichert wird. Läßt dagegen die Kontraktion des Zwerchfells nach Beendigung des Inspiriums nach, so wird die Retraktionskraft der Lungen frei und zieht beim Zusammenfallen der Lunge das erschlaffte Zwerchfell mit sich empor. So weckt bei den verschiedenen Atmungsphasen immer die eine Kraft die andere, im Inspirium das Zwerchfell die Retraktionskraft der Lunge, im Exspirium spannt die Retraktionskraft der Lunge den Zwerchfellbogen an. Bei ruhiger Atmung beträgt die inspiratorische Senkung der Zwerchfellkuppel 1—2 cm; ihre rundbogenartige Gestalt erleidet keine wesentliche Veränderung. Die phrenikokostalen Winkel rücken etwas tiefer, bleiben aber noch spitz. Bei tiefer diaphragmaler Atmung wird dagegen der

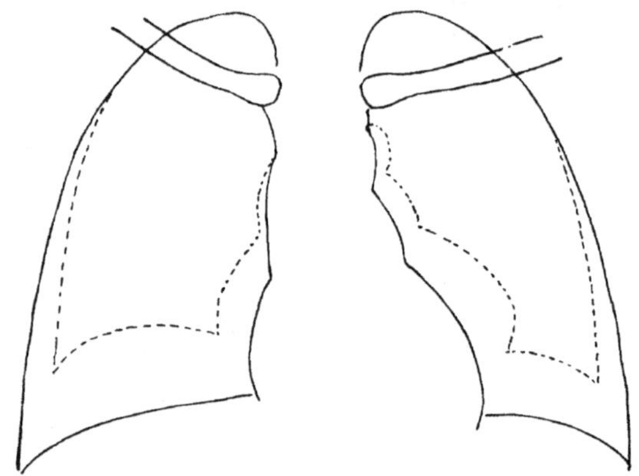

Fig. 417. Herzlage und Zwerchfellstand in tiefem In- und Exspirium
bei gewöhnlichem gemischtem Atemtypus.
———— in tiefem Inspirium.
·········· in tiefem Exspirium.

Zwerchfellbogen deutlich abgeflacht, die Kuppel senkt sich um 2—4 cm (JAMIN), die phrenikokostalen Winkel werden breit eröffnet. Bei verstärkter Ausatmung wird durch Kontraktion der Bauch- und Lendenmuskeln der intraabdominelle Druck gesteigert und infolgedessen das Zwerchfell höher emporgedrängt.

Bei dem *kostalen* Atmungstypus wird der Thorax ebenfalls inspiratorisch vergrößert, aber nicht wie beim diaphragmalen Typus durch Tiefertreten seiner Basis, sondern durch Erweiterung der seitlichen Wandungen. Auch hierdurch wird die Lunge inspiratorisch ausgedehnt und damit ihre Retraktionskraft erhöht. Die inspiratorische Thoraxerweiterung wirkt nicht nur auf die Lunge, sondern auch auf das Zwerchfell im Sinne einer Ansaugung ein; jedoch wird bei freien Luftwegen der vergrößerte Thoraxraum so schnell durch die in die Lunge einströmende Luft ausgeglichen, daß es hierdurch nicht zu einer Erhöhung des absoluten Zwerchfellstandes kommt, zumal der dauernd vorhandene Zwerchfelltonus einer Ansaugung entgegenwirkt. Wohl rückt bei tiefer thorakaler Einatmung das Zwerchfell nach anfänglichem Tiefertreten empor (DE LA CAMP) und kann sogar bei tiefster Inspiration einen höheren Stand erreichen als im Exspirium. Dies kommt aber nur durch die inspiratorische Hebung des Rippenbogens zustande, an welchem die vorderen Partien des Zwerchfells angeheftet sind. Die dorsalen Abschnitte

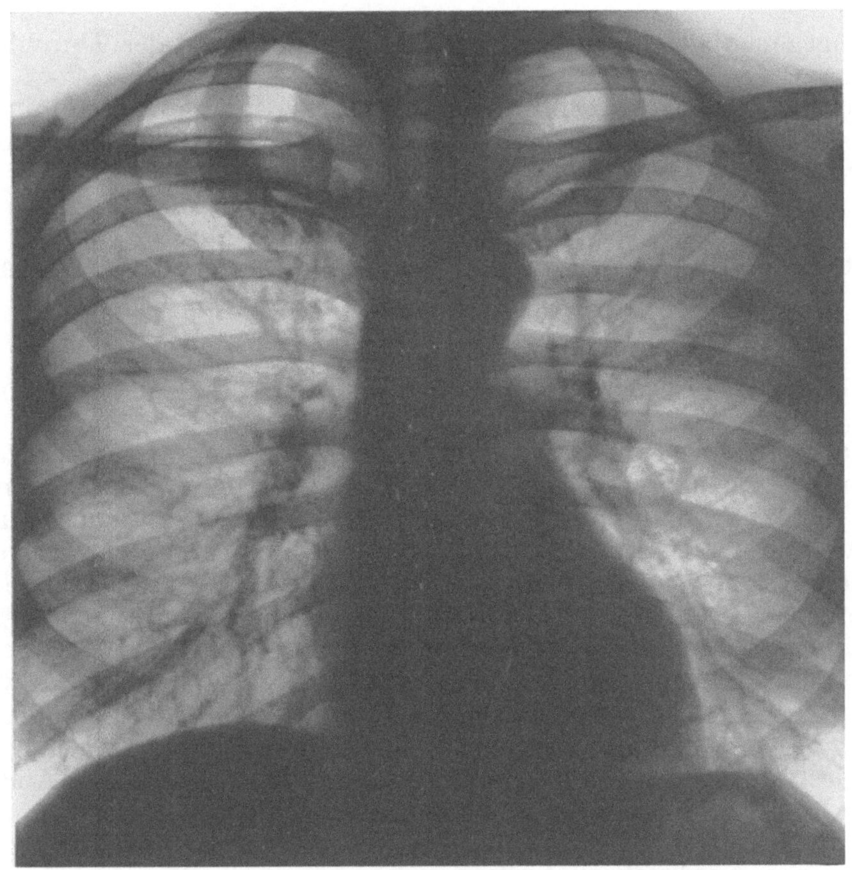

Fig. 418. Zwerchfellstand bei tiefer Einatmung.

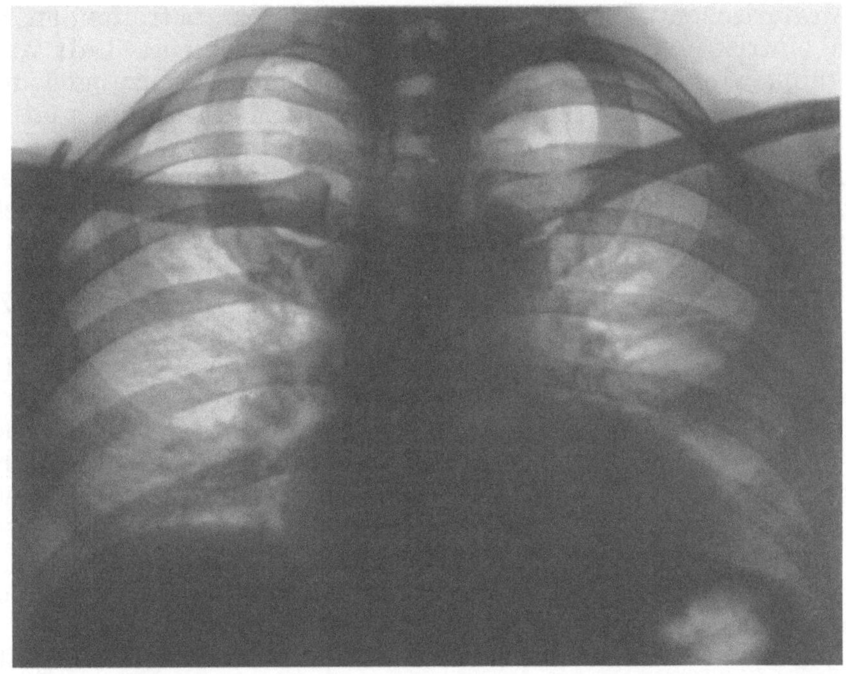

Fig. 419. Zwerchfellstand bei tiefer Ausatmung in demselben Fall von Fig. 418.
Die Trübung und breite Gefäßzeichnung in den unteren Lungenfeldern ist auf Verringerung der Luftfüllung und Verringerung des Raumes, auf welchen sich das Lungengerüst verteilt, zurückzuführen (vgl. S. 237).

werden dagegen abgeflacht und gesenkt, wie bei frontaler Durchleuchtung ersichtlich ist.

Bei der gewöhnlichen Atmung ist der kostale mit dem abdominalen Typ vereinigt. Bei der europäischen Frau soll mehr der kostale, beim Manne mehr der abdominale Faktor überwiegen.

Stand und Bewegung des Zwerchfells unter krankhaften Verhältnissen.

Änderungen des Zwerchfellstandes.

Zwerchfellhochstand. Unter krankhaften Verhältnissen kommt es zu einem *Zwerchfellhochstand* unter folgenden Bedingungen:

1. Infolge gesteigerten Zuges nach oben. Schrumpfungsprozesse der Lungen auf tuberkulöser, pneumonischer oder anderer Basis können das Volumen der Lungen und ihre Ausdehnungsfähigkeit verkleinern und hierdurch eine Emporsaugung des darunter liegenden Zwerchfells bewirken. Es ist hierbei keine notwendige Voraussetzung, daß diaphragmale Pleuraverwachsungen bestehen. Wohl aber sind bei Schrumpfungsprozessen der Lunge häufig Pleuraadhäsionen und Schwarten vorhanden. Diese können bei der Atmung, abgesehen von einer hierfür nicht unbedingt beweisenden Verminderung der Exkursionsbreite des Zwerchfells und einer mangelhaften Entfaltung des phrenikokostalen Winkels, durch Zackenbildung oder unregelmäßige Gestaltung des Zwerchfellbogens erkannt werden. Andererseits wiederum braucht eine völlige gleichmäßige Obliteration des Pleuraraumes ohne Bildung lokaler Stränge und Schwartenzüge bei der Röntgenuntersuchung keinen Ausdruck zu finden.

Zwerchfellhochstand infolge mangelhafter Entfaltung der Lunge kommt ferner bei Bronchusstenose zustande. Infolge der Luftverdünnung, die bei der inspiratorischen Thoraxvergrößerung in den betreffenden Lungenabschnitten eintritt und nicht sofort durch nachströmende Luft ausgeglichen werden kann, wird eine Ansaugung auf sämtliche Begrenzungen der Thoraxhälfte, sowohl auf die äußere Brustwand als auf Mediastinum und Zwerchfell, ausgeübt. Dadurch wird die inspiratorische Abwärtsbewegung des Zwerchfells gehemmt, und es ist sogar denkbar, daß in besonderen Fällen eine paradoxe inspiratorische Zwerchfellhebung hervorgerufen wird; gewöhnlich kommt diese aber wegen der aktiven Kontraktion des Zwerchfells nicht zustande. Bei dauernder Verminderung des Luftgehaltes der Lunge infolge Bronchusstenose tritt auch in der Ruhelage, nicht nur im Inspirium Zwerchfellhochstand auf. Auch bei Tracheal- und Larynxstenose ist Zwerchfellhochstand und zwar dementsprechend auf beiden Seiten beschrieben worden. Dieser kann aber nur dann zustande kommen, wenn die Stenose nur im Inspirium vorhanden ist. Sonst vermag der geringere exspiratorische Druck die Verengerung noch weniger zu überwinden als der zumal bei Lufthunger hochgradig gesteigerte inspiratorische Zug, und die Folge ist im Gegenteil eine Lungenblähung und Zwerchfelltiefstand, wie dies z. B. bei einer Kompression der Trachea durch Strumen gewöhnlich beobachtet wird.

2. Zwerchfellhochstand tritt ferner bei Steigerung des intraabdominellen Druckes z. B. bei Aszites, Meteorismus, Abdominaltumoren auf. Bei langsamem Wachstum von letzteren und insbesondere regelmäßig durch den graviden Uterus wird gleichzeitig eine Erweiterung der unteren Thoraxapertur hervorgerufen. Dadurch werden die Ansatzpunkte des Zwerchfells voneinander

entfernt, und es wird hierdurch die Hochdrängung der Kuppel etwas vermindert, dagegen eine stärkere Anspannung derselben hervorgerufen.

Zu einseitigem Zwerchfellhochstand geben rechts Lebervergrößerungen (vgl. Fig. 420 u. 421) und -tumoren sowie subphrenische Abszesse, links Milztumoren und Gasfüllung des Magens (idiopathische Magenblase HOFFMANN) sowie auf jeder Seite, gewöhnlich aber deutlicher links, Nieren- und Nebennierentumoren, Hydronephrosen, paranephritische Abszesse usw. Anlaß.

Es ist auch auf den Verlauf der Zwerchfellkontur bei dem bisher viel zu wenig angewandten frontalen Strahlengange zu achten. Hierdurch kann in

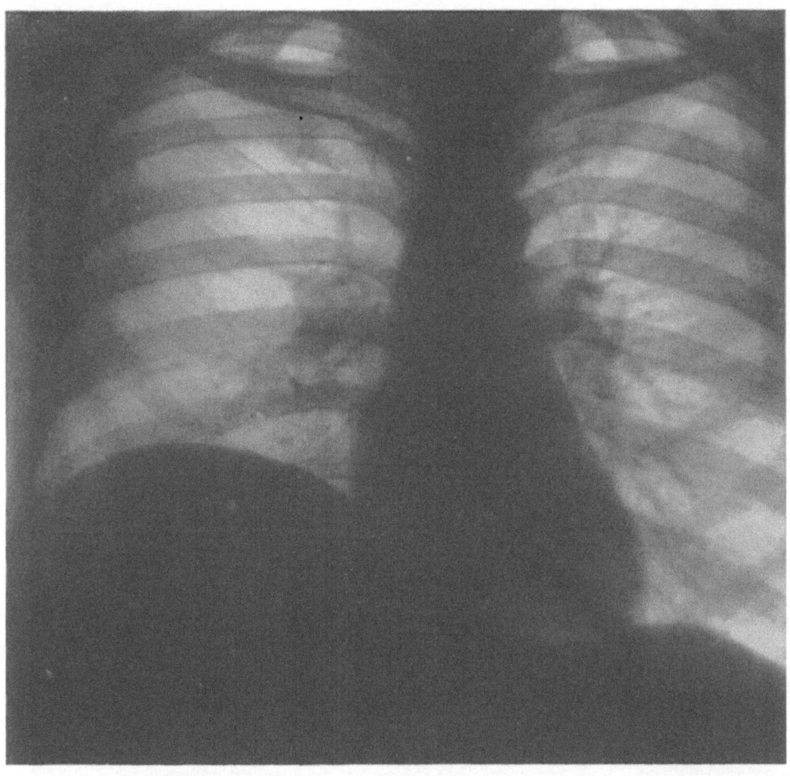

Fig. 420. Zwerchfellhochstand rechts bei Leberechinokokkus.
Bei der Durchleuchtung ist der re. Zwerchfellbogen unbeweglich, der li. bewegt sich gut.
Klinisch: Seit 10 Jahren zunehmendes Druckgefühl in der re. Oberbauchgegend. Positive Komplementbindungsreaktion gegenüber Echinokokkusflüssigkeit. 2% Eosinophile.
Wegen dauernder leichter Temperatursteigerungen Verdacht auf entzündliche Erscheinungen. Deshalb wird die Anlegung eines Pneumoperitoneums unterlassen.
Operation: Mannskopfgroßer Echinokokkus in den re. hinteren Teilen der Leber. Frisch entzündliche fibrinöse Auflagerungen auf der Leberoberfläche.

manchen Fällen eine besonders starke Vorwölbung der dorsalen Abschnitte erkannt werden, die bei sagittalem Strahlengange hinter der Zwerchfellkuppe verborgen sind. Besonders wichtig ist dieser Nachweis bei paranephritischen Abszessen, wie mehrere eigene Beobachtungen lehrten (vgl. Fig. 422 bis 426). Teilweise werden die dorsalen Partien auch bei sagittalem Strahlengange in vornübergeneigter Stellung des Patienten bei tiefem Röhrenstande sichtbar, und es kann hierbei eine Erhöhung des Zwerchfellstandes der dorsalen Abschnitte in Erscheinung treten, der sich bei der horizontalen Strahlenrichtung dem Nachweis entzieht (vgl. Fig. 424 u. 425).

Zur Diagnose krankhafter raumbeengender subphrenischer Prozesse berechtigt nur ein beträchtlicher einseitiger Zwerchfellhochstand. Dabei ist zu

berücksichtigen, daß bei gerader Durchleuchtung im allgemeinen auch normalerweise die rechte Zwerchfellhälfte höher steht als die linke und schon
lediglich infolge von Meteorismus, der die Leber empordrängt, um 1 bis 2
Querfinger gehoben werden kann.

3. Auf den Zwerchfellhochstand infolge vermindertem Zwerchfelltonus bei
Relaxatio diaphragmatica, Zwerchfellähmung und Pleuritis diaphragmatica
wird später eingegangen werden.

Zwerchfellhochstand kann die Zirkulation behindern, indem er den Thoraxraum verkleinert und insbesondere die inspiratorische Vergrößerung der ausschlaggebenden unteren Thoraxapertur beeinträchtigt.

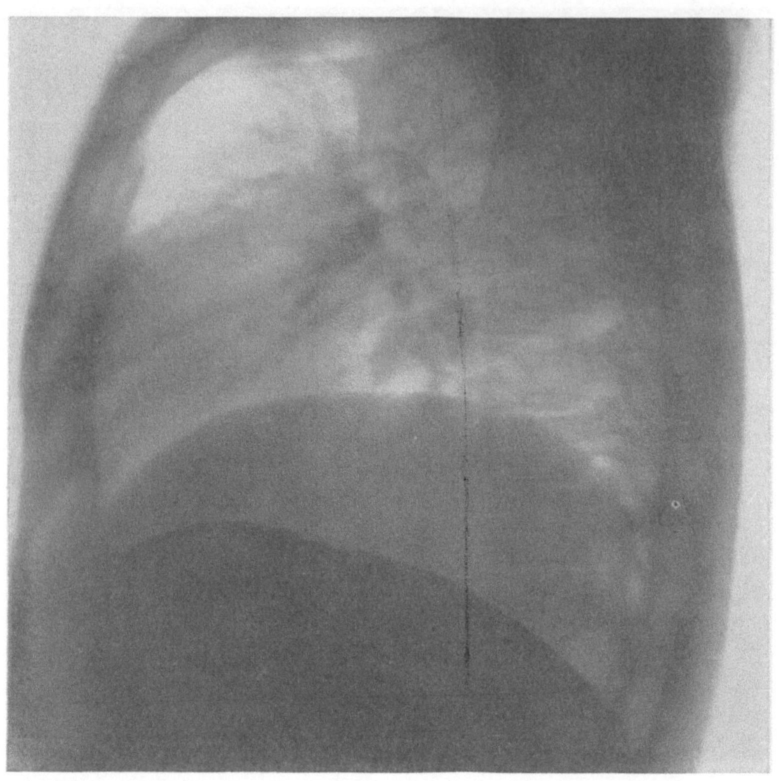

Fig. 421. Hochstand des re. Zwerchfells bei frontalem Strahlengange in demselben
Falle wie in Fig. 420 (Leberechinokokkus).

Zwerchfelltiefstand. 1. Zwerchfelltiefstand tritt ein infolge verminderten
Lungenzuges bei Nachlaß der Retraktionskraft der Lunge beim Altersemphysem. Die Abflachung des Zwerchfellbogens und die breite Eröffnung
der phrenikokostalen Winkel sind neben der Aufhellung der Lungenfelder und
der Horizontalstellung der Rippen wichtige röntgenologische Kennzeichen
des Emphysems. Ebenso führt ein Volumen pulmonum auctum, das beim
Asthma bronchiale aus anderer Ursache zustande kommt, zum Zwerchfelltiefstand. Ähnlich wie dies vorher bei der Trachealstenose beschrieben wurde,
überwindet der kräftige, durch Luftmangel noch besonders verstärkte inspiratorische Zug die zahlreichen durch Kontraktion der Bronchialmuskeln hervorgerufenen Stenosen in den zuführenden kleinen Luftwegen. Dagegen bieten
diese der schwächeren und keiner Steigerung fähigen, im Exspirium wirksamen
Retraktionskraft der Lungen und den übrigen exspiratorischen Kräften

einen nur teilweise oder kaum zu überwindenden Widerstand. So kommt es beim asthmatischen Anfall nach wenigen Atemzügen zur akuten Lungenblähung und damit zur Abflachung und Tiefstand des Zwerchfells. Bei schwächeren Anfällen ist noch eine mäßige Exkursionsbreite desselben vorhanden, bei höheren Graden ist oft namentlich einseitig fast völliger Stillstand des Zwerchfells beobachtet und mehrfach irrtümlich als Zwerchfellkrampf gedeutet worden. Eine nähere Beschreibung der beim Asthma bronchiale beobachteten Zwerchfellphänomene ist S. 266 gegeben worden.

Eine ähnliche Erklärung trifft auch für die akute Lungenblähung mit konsekutivem Zwerchfelltiefstand bei hochgradiger Beschleunigung der At-

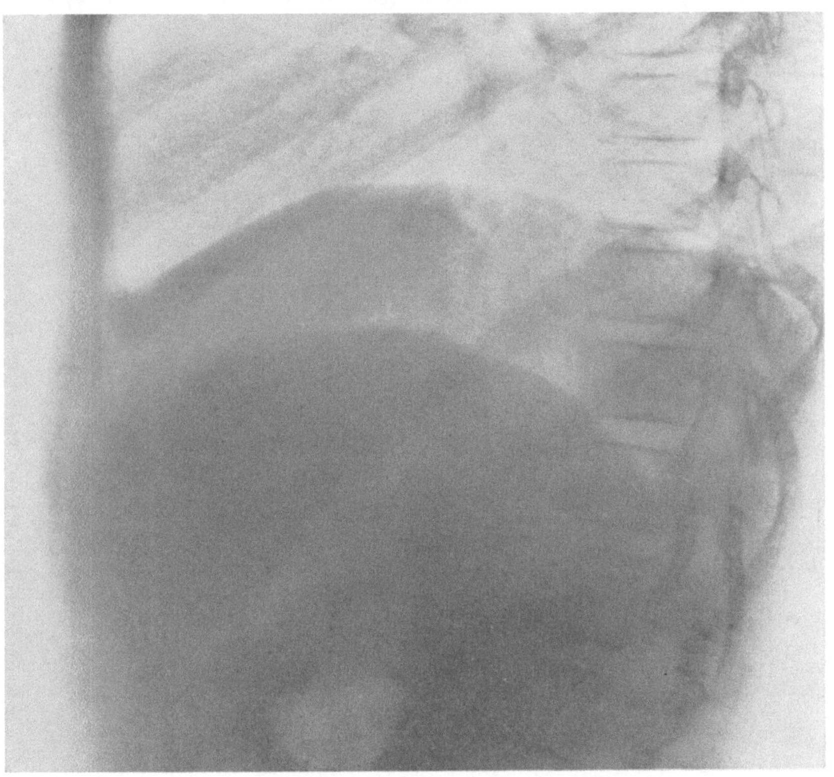

Fig. 422. Hochdrängung des rechten Zwerchfells durch paranephritischen Abszeß (Operation).
Bei sagittaler Durchleuchtung steht das re. Zwerchfell fast 2 Querfinger höher als das li. und bewegt sich besonders im lateralen Teil schlechter als das li.
Bei frontaler Durchleuchtung steht der re. Zwerchfellbogen viel höher als der li. und bewegt sich besonders im dorsalen Abschnitt nur ganz wenig bei der Atmung, der li. dagegen gut.

mung ohne pathologische Stenosierung der Luftwege zu. Wie dies HOFBAUER in klarer und zutreffender Weise auseinandergesetzt hat, kann die schwächere im Exspirium wirksame Retraktionskraft der Lunge nicht so viel Luft auspressen, als durch die stärkeren inspiratorischen Kräfte eingesogen wird, wenn das Exspirium vor seiner Vollendung durch ein neues Inspirium unterbrochen wird. Durch eine derartige Tachypnoe kommt es zur akuten Lungenblähung und Behinderung des Gasaustausches, womit vielleicht die Zirkulationsstörung durch vorzeitige Unterbrechung der Diastole im tachykardischen Anfall verglichen werden kann. Ein tachypnoischer Anfall, der zu einer akuten Lungenblähung und einem beträchtlichen Tiefstand beider Zwerchfellkuppen führte, wurde von JAMIN in einem Falle von hysterischen

Respirationskrämpfen mit einer stundenlang anhaltenden Atmungsfrequenz von 160 Atemzügen in der Minute beobachtet.

Ein Zwerchfelltiefstand kommt weiter bei Erhöhung des Druckes im Pleuraraum in manchen Fällen von Pneumothorax, beim Oleothorax und bei großen Pleuraexsudaten, die außerdem durch ihre Schwere wirken, zustande.

2. Zwerchfelltiefstand wird ferner hervorgerufen durch verminderten Abdominaldruck bei Enteroptose und entsprechenden Zuständen. Dem Zwerchfell fehlt alsdann die passive Spannung, die es normalerweise durch den Abdominaldruck erleidet. Es kann zwar auch bei Fortfall oder Verringerung dieses Druckes nicht schlaff herabsinken, da es durch die Retraktionskraft der Lungen nach oben angesogen wird. Außerdem spielt aber auch,

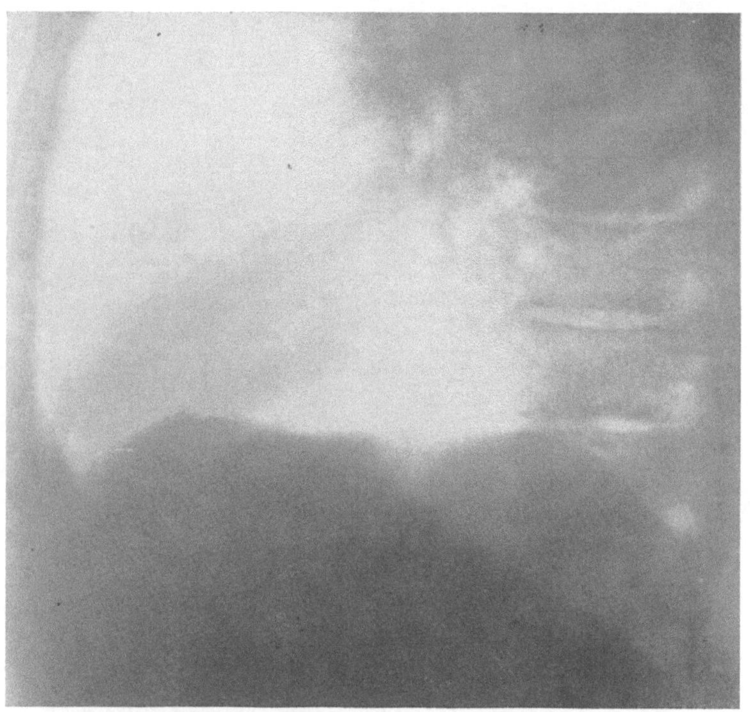

Fig. 423. Vorwölbung des linken dorsalen Zwerchfellbogens durch li. paranephritischen Abszeß (Operation).
Weiter vorn Kreuzung beider Zwerchfellbögen, vgl. Skizze Fig. 426.

wie namentlich von WENCKEBACH hervorgehoben wurde, der Abdominaldruck und besonders auf der rechten Seite die unter dem Zwerchfell gelegene runde Leber eine Rolle für das Zustandekommen der Zwerchfellkuppe. Es kann dies dadurch erwiesen werden, daß bei Enteroptose an Stelle des abgeflachten Zwerchfellbogens mit breit eröffneten phrenikokostalen Winkeln sofort die normale Kuppelwölbung hervorgerufen werden kann, wenn man den Patienten in Horizontallage bringt und damit die Leber einen Druck durch ihre Schwere auf das Zwerchfell ausübt, oder indem man bei stehendem Patienten mit dem GLENARDschen Handgriff auf das Epigastrium drückt. Die gleiche Wirkung bringt eine GLENARDsche Leibbinde zustande. WENCKEBACH hat die Bedeutung des Zwerchfelltiefstandes bei Gastroptose, mit der häufig ein Pendelherz verbunden ist, für die Zirkulation hervorgehoben. Indem durch Verstreichen der Zwerchfellkuppel die Ansätze des Zwerchfells einander genähert sind, kann eine Kontraktion seiner Muskulatur keine genügende Wirksamkeit entfalten. Es findet wohl eine Anspannung des Zwerchfells statt, die auch darin einen sichtbaren Effekt ausübt, daß die untere Thoraxapertur verengt und insbesondere der Abstand von Sternum und Wirbelsäule verringert wird. Da aber im Exspirium keine genügende Krümmung des Zwerchfellbogens vorhanden ist, kommt es weder zu einer nennenswerten inspiratorischen Erweiterung des Thoraxraumes nach unten noch zu einer Druckwirkung auf die Leber. Damit entfallen diejenigen Kräfte, die im Inspirium

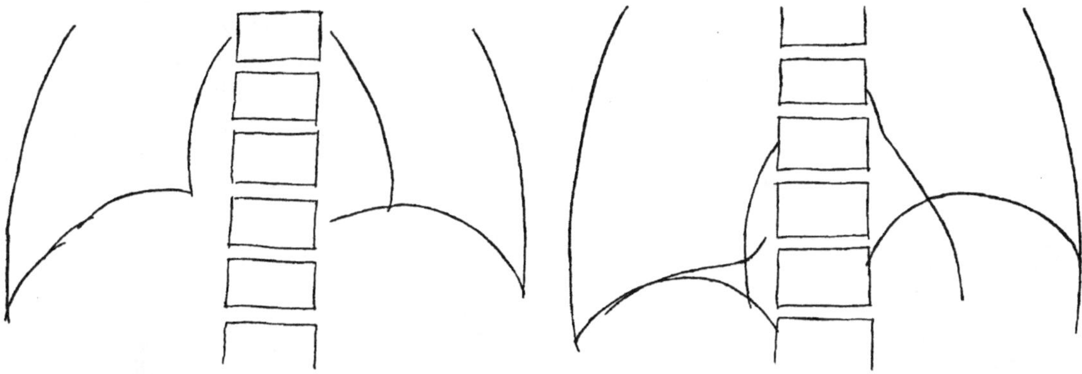

Fig. 424. Zwerchfellstand bei linksseitigem paranephritischem Abszeß.
Sagittalbild bei aufrechter Stellung. Röhre in Höhe des Zwerchfells.

Zwerchfellbögen stehen beiderseits gleichhoch, der li. bewegt sich bei der Atmung nur wenig.

Fig. 425. Derselbe Fall wie in Fig. 424, Sagittalbild bei vorn übergeneigtem Oberkörper und tiefem Röhrenstande.

Der li. Zwerchfellbogen steht jetzt viel höher als der re.

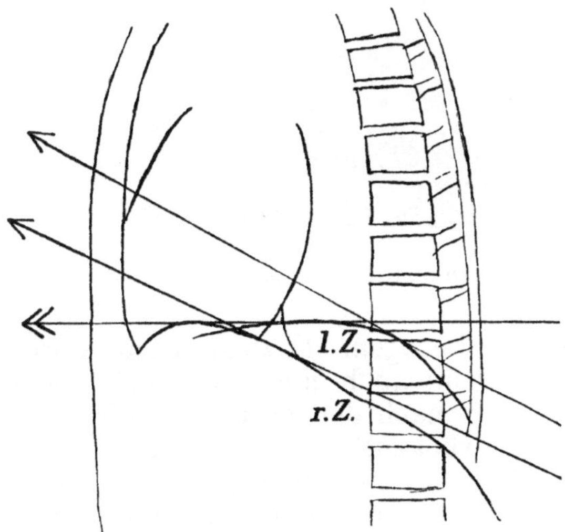

Fig. 426. Derselbe Fall wie in Fig. 423 und in 424 u. 425. Bild bei frontalem Strahlengange.

Der dorsale Abschnitt des li. Zwerchfellbogens (l. Z.) ist stark nach oben vorgebuchtet. Vorn kreuzt er den re. Bogen (r. Z.).

Am re. Zwerchfellbogen ist der aus der Tiefe von hinten unten nach vorn oben aufsteigende Verlauf und die früher beschriebene leichte Einkerbung zwischen zwei Wölbungen sichtbar. Auf diese ist die doppelte Linienführung der re. Zwerchfellhälfte in Fig. 425 zurückzuführen.

Die Horizontale mit doppelter Pfeilspitze, welche die beiden Zwerchfellbögen in gleicher Höhe schneidet, zeigt den Strahlengang in Fig. 424, die schräg von hinten unten nach vorn oben ziehenden etwas divergenten Linien zeigen den Strahlengang in Fig. 425 an.

für die Zirkulation von wesentlicher Bedeutung sind, nämlich Ansaugung des Blutes durch Erhöhung des negativen Druckes im Thorax und Auspressung des blutgefüllten Schwammes der Leber.

3. Der Zwerchfelltiefstand infolge eines erhöhten Zwerchfelltonus beim Zwerchfellkrampf wird besonders besprochen werden (vgl. S. 488).

Änderungen des Zwerchfelltonus.

Zwerchfellähmung. Zwerchfellähmungen infolge Phrenikusparalyse, die bei Plexuszerreißung sowie bei Poliomyelitis, Blei-, Alkohol- und postdiphtherischer Neuritis, ferner bei Kompression durch Mediastinaltumoren beobachtet werden, zeigen nach Duchenne und C. Gerhardt folgende klinische Merkmale: inspiratorisches Einsinken der Oberbauchgegend, leichte Eindrückbarkeit des Leibes durch Druck der aufgelegten Hand, inspiratorische Aufwärts- statt Abwärtsbewegung des unteren Leberrandes, beträchtliche Verschiebbarkeit des unteren Lungenrandes durch Druck der auf den Leib aufgelegten Hand. Zu diesen nicht ohne weiteres eindeutigen Zeichen treten folgende bei der Röntgenuntersuchung erkennbare Merkmale, die teilweise von entscheidender Bedeutung sind.

Die gelähmte Zwerchfellhälfte steht auffällig hoch. Sie zeigt bei der Atmung entweder eine nur geringfügige normalsinnige oder gar keine Verschieblichkeit oder führt paradoxe Bewegungen aus. Durch Druck aufs Abdomen kann das Zwerchfell stark aufwärts gedrängt werden. Oberhalb des gelähmten Zwerchfells beobachteten Holzknecht und Hofbauer eine Verdunkelung des Lungenfeldes, welche sie auf ein Zusammenfallen der nicht mehr durch

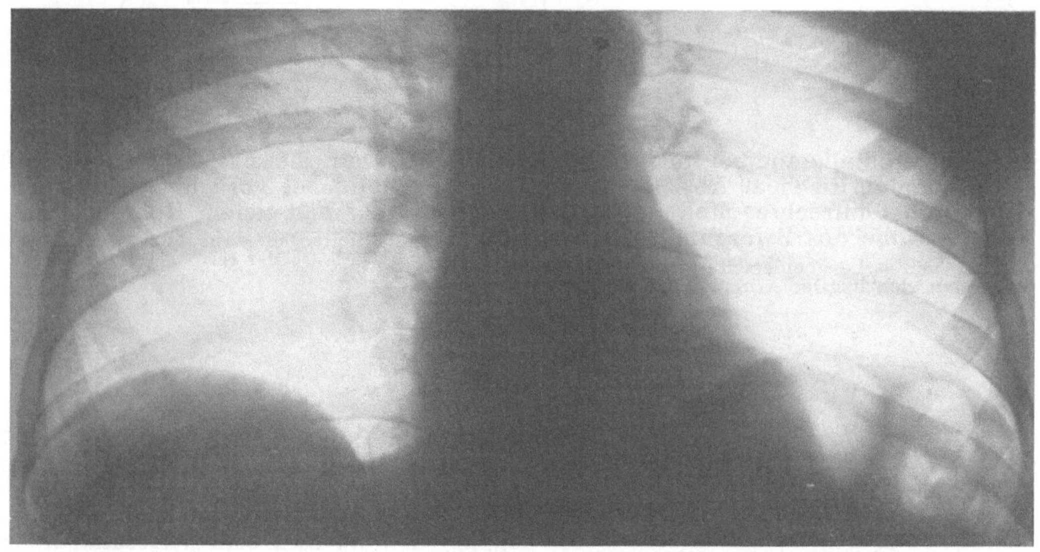

Fig. 427. Zwerchfellerschlaffung beiderseits bei neurotischer Muskeldystrophie von peronealem Typus.

die Zwerchfellkontraktion gedehnten Lunge bezogen. (Lange konnte dies nicht bestätigen.) Ferner stellten sie eine, wenn auch nicht sehr erhebliche inspiratorische Verschiebung des Mediastinums nach der gesunden Seite fest. Diese ist wohl wenigstens teilweise darauf zurückzuführen, daß die inspiratorische Erniedrigung des endothorakalen Druckes in dem durch die kostale Atmung erweiterten Thoraxraume schneller auf der gelähmten Seite durch das von unten einrückende Zwerchfell und die von oben einströmende Luft ausgeglichen wird als auf der gesunden Seite, bei welcher das Zwerchfell immer tiefer heruntertritt und daher die Füllung der inspiratorisch vergrößerten Thoraxhälfte mit Luft eine gewisse Zeit erfordert. Bevor dieser Ausgleich durch die nachströmende Luft beendet ist, wird auf die Wandungen eine Saugkraft ausgeübt; das kontrahierte Zwerchfell und die äußere Thoraxwand können dem nicht folgen, wohl aber die Mediastinalorgane, welche nicht wie sonst in gleicher Weise auch nach der anderen Seite gezogen werden; somit treten sie in die gesunde Seite hinüber. Diese Verschiebung des Herz- und Mediastinalschattens nach der gesunden Seite ebenso wie Hochstand und paradoxe Verschieblichkeit der kranken Zwerchfellhälfte wurden auch in dem von

LÖFFLER beschriebenen Falle einer einseitigen Zwerchfellähmung bei Polyneuritis alcoholica und in mehreren Beobachtungen von LEENDERTZ festgestellt.
LEENDERTZ sieht den Hauptgrund der inspiratorischen Verlagerung von Herz
und Mediastinum bei Zwerchfellähmung nicht in dem vorher geschilderten verschiedenen Ausgleich des negativen Druckes in beiden Thoraxhälften, sondern
darin, daß die gesunden Zwerchfellfasern das Centrum tendineum und das
mit ihnen durch den Herzbeutel zusammenhängende Herz und Mediastinum
nach der gesunden Seite hinüber und gleichzeitig nach unten hinabziehen.

Wohl das wichtigste Merkmal der Zwerchfellähmung ist von WELLMANN
angegeben. Er fand in einem Falle von traumatischer Phrenikuslähmung,
daß bei einer tiefen Inspirationsbewegung bei geschlossenem Mund und Nase

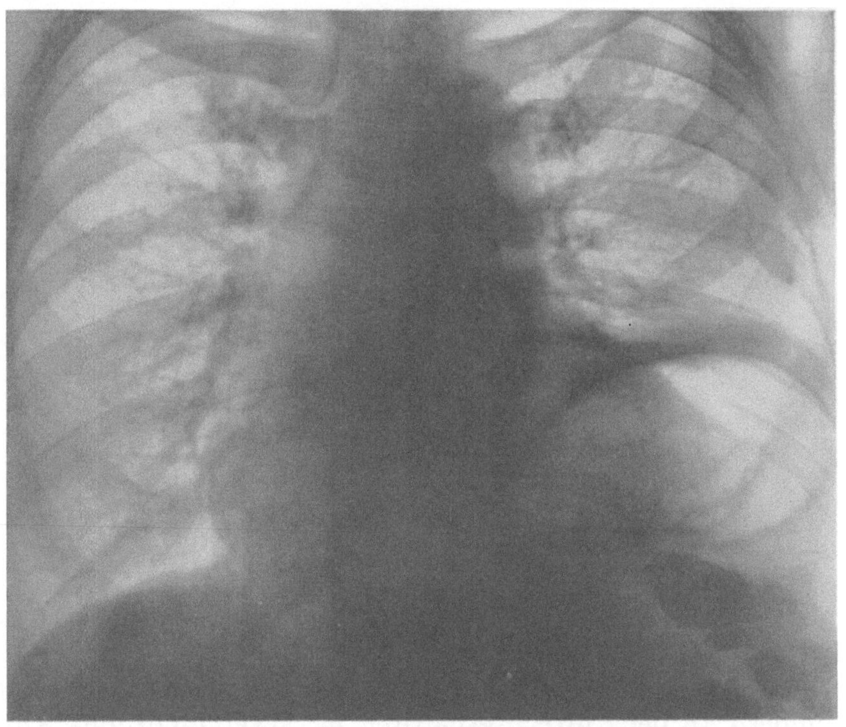

Fig. 428. Zwerchfellähmung links.

(MÜLLERscher Versuch) die gelähmte Zwerchfellhälfte nach oben emporrückte,
dagegen die gesunde herabstieg. Es ist dies dadurch zu erklären, daß die
inspiratorische Druckerniedrigung durch die widerstandslos der Ansaugung
folgende gelähmte Zwerchfellhälfte ausgeglichen wird und somit die gesunde
Zwerchfellhälfte in der normalen inspiratorischen Abwärtsbewegung nicht
gehindert wird. Diese wertvolle Beobachtung wurde durch LEENDERTZ bestätigt.

Bei beiderseitiger Zwerchfellähmung sind diese gerade auf dem entgegengesetzten Verhalten beider Hälften beruhenden Erscheinungen ebenso wie
eine respiratorische Verschiebung des Mediastinalschattens natürlich nicht zu
erwarten. Über einen derartigen Fall von doppelseitiger Durchschneidung
der Nervi phrenici am Halse, die aus therapeutischen Gründen bei einem
schweren Tetanus mit allgemeiner Muskelstarre zwecks Ermöglichung der
künstlichen Atmung erfolgreich vorgenommen wurde, berichtet JEHN. Eine
nach der Genesung beobachtete mäßige normalsinnige Zwerchfellverschieblichkeit wird von ihm auf Verdrängung durch die inspiratorisch geblähte

Lunge zurückgeführt. Diese Erklärung ist aus physikalischen Gründen unhaltbar, da es keine aktiven inspiratorischen Kräfte in der Lunge gibt. Dagegen ist es denkbar, daß eine bei der thorakalen Atmung eintretende inspiratorische Erweiterung der unteren Thoraxapertur die Ansatzpunkte des Zwerchfells voneinander entfernt und somit ein leichtes Tiefertreten der Kuppel bewirkt. Diese von mir bereits in früheren Auflagen in Betracht gezogene Entstehung wurde durch Kuré, Hiramatsu, Takagi, Nakajama und Matsui tatsächlich am Tierexperiment festgestellt. Eine weitere Erklärungsmöglichkeit, daß die Innervation des Zwerchfells außer durch die im Halsstamm des Phrenikus vereinigten Fasern noch durch andere Bahnen besorgt wird, welche im Nervus subclavius oder in anderen Nervensträngen verlaufen (sogenannter »Nebenphrenikus«) und sich erst kranial vom Lungenhilus mit dem Hauptstamm vereinigen, dürfte hier wohl kaum in Betracht kommen. Doch sei daran erinnert, daß nach den Berichten der genannten Autoren außer im Phrenikus noch eine weitere Innervation des Zwerchfells durch sympathische

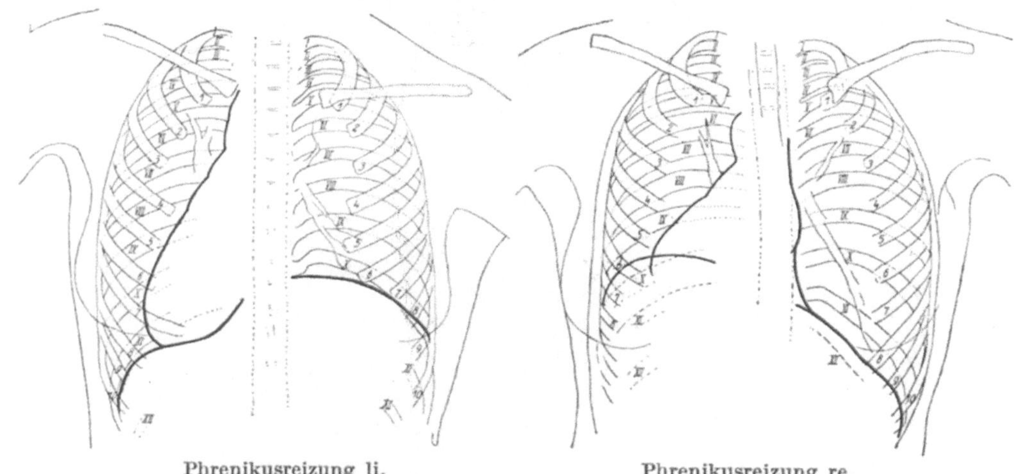

Fig. 429. Zwerchfellstand bei elektrischer Phrenikusreizung
nach Jamin (aus dem Grundriß von F. M. Groedel).

Nerven vorhanden ist, welche freilich nicht die willkürliche Atembewegung bewirkt, sondern an der Aufrechterhaltung des Zwerchfelltonus Anteil hat.

Verminderung des Zwerchfelltonus, nicht Lähmung des Zwerchfells, wird bei Pleuritis diaphragmatica beobachtet (Hollaender, vgl. S. 490).

Zwerchfellkrampf. Klonische Zwerchfellkrämpfe und auch ein seltener Fall von tonischem Zwerchfellkrampf auf hysterischer Grundlage sind von Eppinger im Röntgenbilde beobachtet worden. Er beschreibt diesen folgendermaßen: der Zwerchfellschatten rückte dabei fast plötzlich in Inspirationsstellung und senkte sich dann allmählich immer tiefer und tiefer bis zu jener Horizontalstellung, die man nach beiderseitiger Phrenikusreizung zu sehen gewohnt ist. In dieser blieb das Zwerchfell während der Dauer des Anfalls stehen und rückte darauf erst unter äußerst schnellen Respirationsbewegungen allmählich nach oben. In ähnlicher Weise sah Kienböck beim hysterischen Anfall mit Angina pectoris ähnlichen Beschwerden das Zwerchfell ruckweise tiefer treten und dann während anhaltender Inspiration in bedeutender Tieflage stillstehen. Gleichzeitig trat eine auffallende Verkleinerung des Herzens ein, die offenbar unter Bedingungen, welche dem Valsalvaschen Versuch entsprechen, durch Behinderung der diastolischen Blutfüllung der Vorhöfe und Leerpumpen der Ventrikel entstanden war.

Durch elektrische Phrenikusreizung, deren Wirkung JAMIN besonders eingehend vor dem Röntgenschirm verfolgt hat, wird hochgradiger Tiefstand der betreffenden Zwerchfellhälfte und maximale Öffnung des Komplementärraumes erzielt. Infolge der Verstärkung des abdominalen Druckes durch das plötzliche Tiefertreten der gereizten Zwerchfellhälfte wird auf der anderen Seite der Zwerchfellbogen in die Höhe gedrängt und es entsteht so ein Wagebalkensymptom.

HENSZELMANN hat die faradische Phrenikusreizung dazu benutzt, um die sonst unter der Zwerchfellkuppe verborgenen unteren Lungenteile und die Gegend des phrenikokostalen Winkels im weiteren Umfange sichtbar, sowie Pleuraadhäsionen deutlicher kenntlich zu machen.

Änderungen der Zwerchfellbewegung.

Zunächst ist darauf hinzuweisen, daß vielfach eine auffällig geringe Zwerchfellbewegung beobachtet wird, ohne daß irgendein Grund zur Annahme irgendwelcher pathologischer Veränderungen an Zwerchfell oder Brust- und Bauchorganen vorhanden ist. Es handelt sich dabei meist nur um eine gewisse Ungeschicklichkeit bei der Atmung, bei der z. B. der Thorax besonders stark gehoben und manchmal gleichzeitig auch durch inspiratorische Anspannung der Bauchmuskeln das Zwerchfell emporgedrängt wird, so daß es hierdurch am Tiefertreten behindert wird. Auf die nicht selten schon normalerweise, namentlich bei tiefem Inspirium, beobachtete Bogenteilung, die besonders oft rechts angetroffen wird, wurde schon S. 467 aufmerksam gemacht. Sie tritt in verstärktem Maße auf, wenn die Entfaltung der Lunge behindert ist und deshalb das Zwerchfell im Inspirium stärker angesogen wird, z. B. bei Tracheal- und Bronchusstenose, größeren Infiltrationsprozessen der Lunge usw. (vgl. Tafel VI Fig. 4 chronische Pneumonie, Tafel VI Fig. 6 Lungengangrän). Dabei bleibt der buckelförmig nach oben vorspringende mediale Abschnitt bei der inspiratorischen Abwärtsbewegung des Zwerchfells zurück, während der laterale Teil sich in gewöhnlichem Maße senkt. In anderen Fällen ist bei den gleichen Prozessen die Zwerchfellbeweglichkeit im allgemeinen herabgesetzt.

Eine Verminderung der Zwerchfellbeweglichkeit und zwar eine verringerte inspiratorische Senkung des Zwerchfells ist als Zeichen einer beginnenden Lungentuberkulose von WILLIAMS beschrieben worden. Dieses sog. WILLIAMSsche Phänomen hat im Schrifttum eine ausgedehnte Besprechung und sowohl verschiedene Erklärungen als auch eine sehr verschiedene Wertschätzung erfahren. Die Experimente von DE LA CAMP und MOHR, die beim Hunde durch Paraffininjektion oder Anheftung des Nervus phrenicus an der Pleurakuppe eine Schädigung dieses Nerven hervorriefen und ein daraufhin beobachtetes Zurückbleiben der respiratorischen Zwerchfellbewegung dieser Seite auf eine Phrenikusparese bezogen, beweisen nicht, daß eine Läsion des Nervus phrenicus dem WILLIAMSschen Phänomen gewöhnlich zugrunde liegt. Auch ist zu beachten, daß der Phrenikus beim Menschen nicht über die Pleurakuppe, sondern weiter medial verläuft. Immerhin kann er auch hier einer Schädigung, freilich wohl weniger durch krankhafte Prozesse der Lunge selbst als durch Kompression von Pleuraschwarten oder mediastinalen Drüsen, ausgesetzt sein. Eine auf diese Weise zustande gekommene Degeneration des Nervus phrenicus ist in mehreren Fällen von Relaxatio diaphragmatica anatomisch festgestellt worden. Ob die gleiche Ursache aber auch dem bei inzipienter Tuberkulose angeblich häufigen WILLIAMSschen Phänomen zugrunde liegt, ist hiermit nicht erwiesen. EPPINGER hat derartige Veränderungen in daraufhin gerichteten anatomischen Untersuchungen bei einer größeren

Reihe leichter und schwerer Tuberkulosefälle vermißt. HOLZKNECHT und HOF-
BAUER erklären die Verminderung der Exkursionsbreite des Zwerchfells bei den
genannten Erkrankungen dadurch, daß die »Infiltration schon durch den Ausfall der elastischen Kräfte des infiltrierten Lungengewebes, aber auch durch Relaxation der übrigen Lunge die gesamte Retraktionskraft dieser Lunge herab-
setze, so daß diese das Zwerchfell im Exspirium weniger weit emporheben«.
Sie nehmen also eine exspiratorische Behinderung der Zwerchfellbewegung auf
der erkrankten Seite an. Diese ist aber von WILLIAMS und anderen Autoren
nicht beschrieben worden, sondern eine verringerte inspiratorische Senkung. Eine
derartige Behinderung der inspiratorischen Bewegung kann bei solchen Krankheitsprozessen, welche einen größeren Teil der Lunge von der Atmung aus-
schalten, besonders bei Pneumonie, Pleuraergüssen, Tumoren usw. darauf
zurückgeführt werden, daß das übrigbleibende, gesunde Lungenparenchym
sich nicht so weit auszudehnen vermag, um den durch die inspiratorische Erweiterung der Thoraxhälfte geschaffenen vergrößerten Raum auszufüllen.
Beide Erklärungen versagen aber für Fälle von inzipienter Tuberkulose, bei
welchen es sich um gar keine ausgedehnteren Lungenveränderungen handelt.
Namentlich in solchen Fällen scheint mir die vielleicht teilweise auch für die
vorher genannten ausgedehnteren Krankheitsprozesse zutreffende Annahme nahe
zu liegen, daß die Behinderung der Zwerchfellbewegung auf reflektorischem
Wege zustande kommt und der Reflex durch eine Schmerzempfindung zum
Zweck der Ruhigstellung des erkrankten Organs, ebenso wie bei dem subphrenischen Abszeß, im Gallensteinanfall oder bei einer freien Peritonitis, aus-
gelöst wird. In manchen Fällen mögen auch die gerade bei tuberkulösen
Lungenerkrankungen so häufigen Pleuraadhäsionen auf die Verringerung der
Zwerchfellexkursionen von Einfluß sein. Einen wesentlichen diagnostischen
Wert als Frühsymptom der Tuberkulose kann ich dem WILLIAMSschen Zeichen
sowohl wegen seines inkonstanten Vorkommens hierbei als besonders wegen der
so häufigen Beobachtung bei andersartigen Erkrankungen nicht zuerkennen.
   Bei *Pleuritis diaphragmatica* ist von KRAUS eine starke Behinderung,
fast Aufhebung der Zwerchfellbewegung und zugleich Hochstand des Zwerchfells auf der kranken Seite, bei linksseitiger Erkrankung ferner die Ausbildung einer besonders großen Magenblase beschrieben. HITZENBERGER fand
bei Fällen, welche die von KRAUS, ORTNER und STENITZER angegebenen klinischen Symptome der Pleuritis diaphragmatica (Schmerzen der unteren
Thoraxpartien, in der Herzgegend, beim Schlucken und bei tiefer Atmung,
Druckschmerz des Nervus phrenicus am Halse, mitunter Singultus, quälender
Husten, Erbrechen) darboten, ausnahmsweise Zwerchfellhochstand auf der betreffenden Seite, meist dagegen entweder keine pathologischen Veränderungen
oder lediglich Einschränkung oder Aufhebung der respiratorischen Verschieblichkeit. HOLLAENDER beobachtete bei *Pleuritis diaphragmatica* auf der erkrankten Seite Zwerchfellhochstand und eingeschränkte normalsinnige, nicht
paradoxe Bewegung. Der Zwerchfellbogen zeigte stets eine völlig glatte Rundung, nie eine Einkerbung und Unterteilung in einzelne Abschnitte. Hieraus
und aus dem Höhertreten des Zwerchfells bei Anstellung des MÜLLERschen
und des von HITZENBERGER angegebenen Schnupfversuches schließt HOL-
LAENDER auf eine Tonusverminderung des Zwerchfells, die durch entzündliche Erkrankung der Muskulatur oder der nervösen Elemente hervorgerufen
ist. Nach Abheilung der Pleuritis diaphragmatica verschwanden die genannten am Zwerchfell beobachteten Symptome sehr schnell.
   Durch *Pleuraadhäsionen* und *-schwarten* wird die Zwerchfellbewegung häufig,
aber keineswegs immer beeinträchtigt. Die Behinderung kann allgemein oder

auf einzelne Abschnitte beschränkt sein und entweder die medialen oder die lateralen Partien gesondert oder in stärkerem Grade betreffen. Die Zwerchfellkonturen bewahren dabei in manchen Fällen ihre gleichmäßige Rundung. Häufig treten aber auch lokale Knickbildungen, die mit der Spitze gegen das Lungenfeld zu gerichtet sind, und ebenso beschaffene »zeltförmige« dreieckige Vorsprünge auf, welche dem Ansatz von Adhäsionssträngen entsprechen. Durch Verwachsungen zwischen Zwerchfell und Brustwand wird oft die Eröffnung des phrenikokostalen Winkels verhindert. Hierbei ist besonders die Bewegung der lateralen Zwerchfellabschnitte geschädigt, die oft in gerade gestrecktem Verlauf zur Brustwand hinziehen.

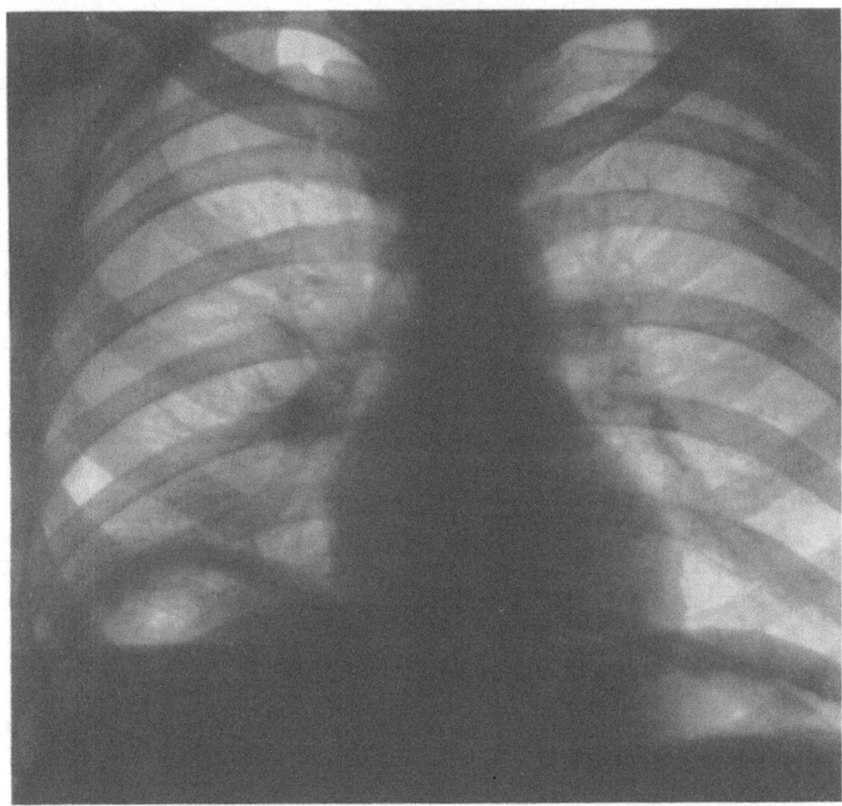

Fig. 430. Subphrenischer Abszess rechts.
Links Magenblase.

Eine verringerte Zwerchfellbewegung wird weiterhin auch bei abdominalen Affektionen gefunden. Beim *subphrenischen Abszeß* ist von verschiedenen Seiten und auch in eigenen Beobachtungen ein völliger Stillstand der betreffenden Zwerchfellhälfte festgestellt worden. HITZENBERGER und ZDANSKY haben sowohl bei subphrenischen Abszessen als auch bei anderen subdiaphragmalen oder diaphragmalen Prozessen teils Hochstand, teils Einschränkung oder Aufhebung der normalen oder paradoxe respiratorische Verschiebung des Zwerchfells auf der kranken Seite beobachtet und in anatomisch kontrollierten Fällen erhebliche histologische Veränderungen der Muskulatur (Degeneration der Muskelfasern, entzündliche Infiltrate, Einlagerung von Miliartuberkeln usw.) nachgewiesen. Außerdem kann aber auch bei tiefer gelegenen lokal entzündlichen abdominalen Erkrankungen, die nicht direkt mit dem Zwerchfell in Verbindung stehen, eine Ruhigstellung des Zwerchfells auf reflektorischem Wege zustande kommen. So ist in mehreren Fällen von Cholelithiasis im Anfall rechtsseitiger Zwerchfellstillstand von SMIDT und WESTPHAL beobachtet worden; dabei erwies sich die Leberoberfläche und auch das Zwerchfell bei einer später vorgenommenen Operation frei von Entzündungserscheinungen. FÖRSTER sah dagegen keine Behinderung der Zwerchfellbewegung bei Cholelithiasis. Bei paranephritischem Abszeß tritt oft eine völlige Ruhigstellung des Zwerchfells auf (FÖRSTER, eigene Beobachtungen); einige Male sah ich nur eine Behinderung der Zwerchfellbewegung, welche hauptsächlich den bei frontalem Strahlengange gut übersehbaren lumbalen Teil betraf.

Bei einer *diffusen* eitrigen Peritonitis ist Zwerchfellstillstand angesichts des Fehlens jeder respiratorischen Bewegung der Bauchdecken und der rein thorakalen Atmung anzunehmen. Da man Patienten in solchem Zustande einer Röntgenuntersuchung im allgemeinen nicht aussetzt, liegen hierüber keine ausgedehnteren röntgenologischen Beobachtungen vor. Doch hat KIRCHHEIM sowohl bei fortgeschrittener als bei beginnender freier Peritonitis, die meist von einer Appendizitis ausging, eine Behinderung der Zwerchfellbewegung bis zu Zwerchfellstillstand durch die Röntgendurchleuchtung nachgewiesen. Orthodiagraphisch stellte er bei beginnender Peritonitis trotz vorhandener Bauchdeckenspannung *keinen* Zwerchfellhochstand fest. Daraus schließt er, daß auch am Zwerchfell ebenso wie an den Bauchmuskeln reflektorisch ein aktiver Kontraktionszustand zum Zwecke der Ruhigstellung ausgelöst wird. Erst im Lähmungsstadium der diffusen Peritonitis trat ein Zwerchfellhochstand ein.

Paradoxe Zwerchfellbewegung. Als *paradoxe Bewegung* wird eine inspiratorische Hebung des Zwerchfells bezeichnet. Nicht zu verwechseln ist hiermit ein solches inspiratorisches Höhertreten lediglich der vorderen oberen Zwerchfellkonturen, welche bei tiefer thorakaler Atmung durch die starke inspiratorische Hebung des Brustkorbes zustande kommt und keine wirkliche Erhöhung der Zwerchfellkuppe gegenüber dem Brustkorb darstellt (sogenannte pseudoparadoxe Bewegung von HOFBAUER und HOLZKNECHT). Daß hierbei tatsächlich besonders die hinteren Zwerchfellabschnitte tiefer treten, ist bei Durchleuchtung im frontalen Durchmesser ersichtlich (vgl. S. 468). Am deutlichsten kommt die echte paradoxe Bewegung zum Ausdruck, wenn nur eine Zwerchfellhälfte sich aufwärts bewegt, während die andere tiefer tritt. Es entsteht so ein Wagebalkensymptom. Die verschiedenen Zustände, unter denen eine paradoxe Zwerchfellbewegung erfolgt, sind zwar schon an einzelnen Stellen verstreut geschildert, sollen aber hier nochmals unter einheitlichen Gesichtspunkten kurz zusammengefaßt werden.

Für das Zustandekommen der paradoxen Bewegung sind zwei Umstände von Bedeutung: 1. eine vermehrte inspiratorische Ansaugung des Zwerchfells nach oben und 2. eine vermehrte Nachgiebigkeit des Zwerchfells.

Die erste Bedingung, ein verstärkter aufwärts gerichteter Zug, ist dann vorhanden, wenn die Lungen sich nicht entfalten und den durch die Wirkung der Thoraxmuskeln inspiratorisch erweiterten Brustkorb nicht ausfüllen können. Diese Verhältnisse sind normalerweise beim MÜLLERschen Versuch (tiefe Inspirationsbewegung bei Verschluß von Mund und Nase) gegeben. Eine bei Durchleuchtung in sagittalem Strahlengange sichtbare leichte Aufwärtsbewegung beider Zwerchfellhälften ist jedoch nach HITZENBERGER nur auf die ventralen Teile beschränkt und auf gleichzeitige starke Hebung des Brustkorbes zurückzuführen, da ein Tiefertreten der dorsalen Partien in frontalem Strahlengange erkannt wird. Eine Erschwerung, wenn auch nicht völlige Behinderung des Lufteintritts liegt bei Tracheal- und Bronchusstenose vor. Dadurch wird die Abwärtsbewegung des Zwerchfells vermindert, und zwar weniger bei der Trachealstenose, bei welcher der Reiz des Sauerstoffmangels eine verstärkte Zwerchfellkontraktion auslöst, als bei einseitiger Bronchusstenose, bei der die gesunde Hälfte den Ausfall der kranken großenteils übernimmt. Hierbei kann auch eine paradoxe inspiratorische Aufwärtsbewegung der Zwerchfellhälfte auf der Seite der Stenose erfolgen, meist ist aber nur die normale. Abwärtsbewegung beschränkt (vgl. S. 264).

In stärkerem Grade tritt die inspiratorische Aufwärtsbewegung beim MÜLLERschen Versuche dann ein, wenn gleichzeitig auch das zweite Moment, eine vermehrte Nachgiebigkeit des Zwerchfells, vorhanden ist, und vor allem dann, wenn diese vermehrte Nachgiebigkeit sich auf eine Zwerchfellhälfte beschränkt. Bei einseitiger Zwerchfell*lähmung* folgt die gelähmte Hälfte beim MÜLLERschen Versuch widerstandslos dem Zug nach oben weit hinauf und gleicht dadurch die inspiratorische Druckerniedrigung im Thorax aus; dagegen vermag unter diesen Umständen die gesunde, sich kontrahierende Zwerchfellhälfte tiefer zu treten. Hierbei wird das ausgesprochenste Wagebalkensymptom beobachtet (WELLMANN). An Stelle des MÜLLERschen Versuches empfiehlt HITZENBERGER zur Funktionsprüfung des Zwerchfell den Patienten »schnupfen«, d. h. eine ganz kurze Inspiration durch die Nase bei geschlossenem Munde machen zu lassen. Die hierbei normalerweise auftretende schnelle, ruckartige Abwärtsbewegung des Zwerchfells wird bei nervöser oder muskulärer Schädigung nur einer Zwerchfellhälfte durch eine paradoxe Bewegung, d. h. Höhertreten der kranken bei Abwärtsbewegung der gesunden Hälfte ersetzt. Infolge des schnellen Eintritts der durch das »Schnupfen« bewirkten Druckänderung soll die Probe weitaus empfindlicher sein als der MÜLLERsche Versuch. Auch ohne daß die erste Bedingung einer Behinderung der Entfaltung der Lunge gegeben ist, also bei freien Luftwegen, wird auch bei einseitiger Zwerchfellähmung und ebenso bei Zwerchfellerschlaffung (Relaxatio diaphragmatica) zuweilen eine leichte paradoxe Aufwärtsbewegung, meist aber nur eine Beschränkung der normalen inspiratorischen Abwärtsbewegung gesehen.

Beide Voraussetzungen, sowohl eine inspiratorische Behinderung des Lufteintritts wie eine Erschlaffung, dagegen nicht eine Lähmung (!) des Zwerchfells, sind ferner in solchen Fällen von Pneumothorax erfüllt, bei denen sich der Lungenstumpf mangelhaft oder gar nicht inspiratorisch ausdehnt. Dementsprechend findet beim Pneumothorax, sowohl beim trockenen Pneumothorax wie bei gleichzeitigem Erguß, häufig eine paradoxe Zwerchfellbewegung statt. Bezüglich anderer Erklärungsversuche des Phänomens, welche vielleicht in einzelnen Fällen unter besonderen Umständen, nicht aber wie die eben gegebene Darstellung auf alle Fälle von paradoxer Bewegung bei Pneumothorax zutreffen, sei auf die Ausführungen beim Pneumothorax verwiesen (vgl. S. 440).

Die geschilderten, bei der Durchleuchtung beobachteten Zwerchfellbewegungen können im Kymogramm festgehalten und in ihren einzelnen Phasen näher analysiert werden (DAHM).

Hernia und Relaxatio diaphragmatica.

Sehr ähnliche klinische und auch röntgenologische Symptomenbilder werden einerseits durch Zwerchfellhernien, andererseits durch abnormen Hochstand einer degenerierten und hochgradig verdünnten Zwerchfellhälfte hervorgerufen, welchen man als Eventratio oder besser Relaxatio diaphragmatica bezeichnet. Als Ursache dieser Zwerchfellerschlaffung ist mehrfach anatomisch eine Phrenikusschädigung durch Pleuraschwarten festgetellt; in anderen Fällen wurden dagegen am Phrenikus keine Veränderungen und nur eine fettige oder fibröse Entartung der Zwerchfellmuskulatur gefunden und eine angeborene Entstehung angenommen. Kuré, Hiramatsu, Takagi, Nakajama und Matsui erzeugten experimentell bei Tieren einen der Relaxatio gleichen Zustand durch Herausreißen des linken Phrenikus und zwar am konstantesten dann, wenn gleichzeitig auch das Ganglion coeliacum exstirpiert wurde, von welchem tonische Impulse über die Sympathikusbahnen zum Zwerchfell gehen. Dementsprechend fand Kroh, daß künstliche Unterbrechung der Leitung des Nervus phrenicus allein nur zur Lähmung, aber nicht zu völliger Erschlaffung des Zwerchfells führt.

Der Unterschied zwischen einer Hernia und einer Relaxatio diaphragmatica liegt darin, daß bei einer Hernie die den Bruchinhalt bildenden Baucheingeweide durch eine Zwerchfellücke in den oberhalb des Zwerchfells gelegenen Brustraum hindurchtreten — dabei können sie von einem Bruchsack überzogen sein oder nicht (Hernia vera, -spuria) —; bei einer Relaxatio diaphragmatica werden dagegen die gleichfalls nach oben verlagerten Bauchorgane von dem erschlafften Zwerchfell überwölbt und gegen den Brustkorb abgegrenzt. In beiden Fällen tritt die Verlagerung viel häufiger links als rechts auf und betrifft in erster Linie den Magen, oft auch den Dickdarm, seltener bei Hernien andere Bauchorgane.

Das Vorliegen einer *Hernie* ist dann ohne weiteres zu erkennen, wenn einzelne weit in den Thoraxraum hineinragende Abdominalorgane sich deutlich an der Bruchpforte von dem sich seitlich anschließenden, an normaler Stelle sichtbaren Zwerchfellbogen abheben oder wenn eine besonders starke Verschieblichkeit der oberen Begrenzung dieser Bauchorgane bei Lagewechsel vorhanden ist (Hitzenberger). In sehr vielen anderen Fällen stößt dagegen die Unterscheidung von Hernie und Relaxatio auf erhebliche Schwierigkeiten.

Da Magen und Dickdarm bei beiden Zuständen gewöhnlich stark mit Luft gefüllt sind, entstehen charakteristische Röntgenbilder mit großen hellen Räumen, die weit ins Lungenfeld hineinragen und von diesem durch eine schmale Schattenlinie abgetrennt sind. Diese Grenzlinie wird bei der Hernie von der Wand des Magens bzw. Darms gebildet, bei der Relaxatio dagegen durch den Zwerchfellbogen zusammen mit der angelagerten Magen- oder Darmwand. In beiden Fällen können ähnliche oder ganz übereinstimmende Bilder zustande kommen, namentlich dann, wenn der luftgeblähte Magen von der Wirbelsäule bis zur Thoraxwand hinüberreicht.

Eine Entscheidung, ob die Grenzlinie von der Magenwand allein oder von Zwerchfell plus Magenwand gebildet wird, ist auf Grund einer einzigen Röntgenaufnahme oft unmöglich. Dies lehren die autoptisch festgestellten Fehldiagnosen verschiedener im Schrifttum niedergelegten Fälle von Relaxatio diaphragmatica, die im Leben als Hernie angesprochen waren, z. B. der Fall Hirsch-Hildebrand-Hess-Eggeling und der Fall Wiedemann-Körte-Glaser, sowie auch von Hernien, bei denen eine Relaxatio angenommen war, z. B. der Fall Lotze-Risel.

In dem Bestreben, die Differentialdiagnose zu fördern, wurde zunächst der Hauptwert auf *funktionelle* Momente gelegt. So wurde die abweichende Bewegung der Grenzlinie bei der Atmung und ferner bei der Phrenikusreizung von Herz und Kienböck als Unterscheidungsmerkmal angesehen, und zwar sollte eine paradoxe respiratorische Verschieblichkeit für Hernie, ein normales Verhalten für Relaxatio sprechen. Tatsächlich ist auch bei Hernien mehrfach eine paradoxe Verschiebung von Bauchorganen beobachtet worden. Sie ist darauf zurückzuführen, daß der Bruchinhalt der Ansaugung durch den inspiratorisch verstärkten negativen Druck des Brustraumes folgt und weiter durch die Bruchpforte hindurchtritt. Dies Verhalten ist aber nicht frei von Ausnahmen, da die Bauchorgane mit dem Zwerchfell an der

Bruchpforte verwachsen sein können, wobei sie dann mit dem Zwerchfell zusammen inspiratorisch tiefer treten, wie z. B. in den Fällen Lotze-Risel und Glässner-Freud und Horner. Andererseits erscheint es sehr wohl denkbar, daß ein hochgradig erschlafftes Zwerchfell bei Relaxatio diaphragmatica, zumal wenn der Nervus phrenicus gelähmt ist, wie dies in einigen Fällen festgestellt wurde, ebenfalls paradoxe Bewegungen ausführt. Tatsächlich wurde dieser zunächst von mir aus theoretischer Überlegung gegenüber der Behauptung von Hertz und Kienböck erhobene Einwand durch eine Beobachtung von Leendertz bestätigt, welcher bei einer Relaxatio diaphragmatica eine paradoxe respiratorische Bewegung der geschädigten Zwerchfellhälfte sah. Dies Verhalten ist allerdings nicht die Regel. Es wurde vielmehr in

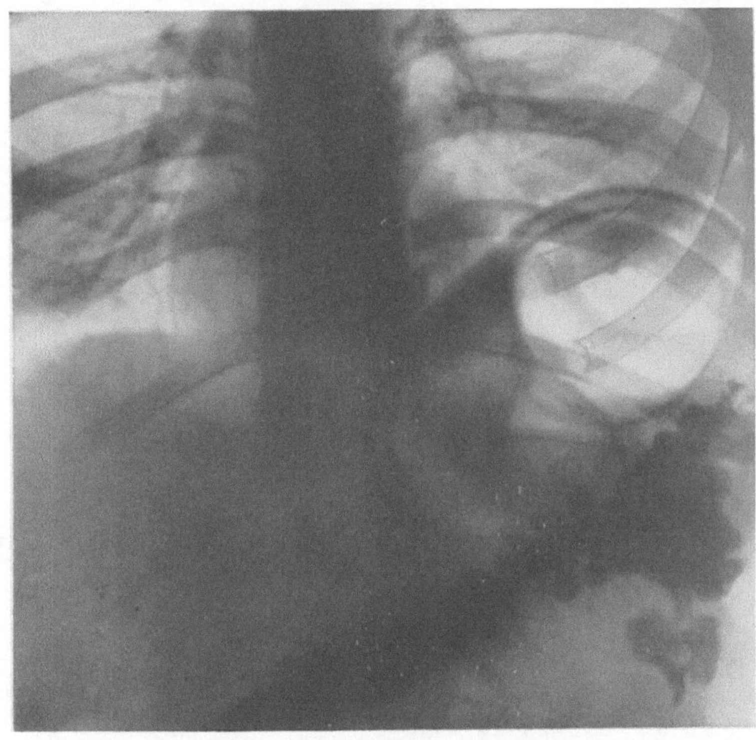

Fig. 431. Relaxatio diaphragmatica.
Doppelte Bogenlinie (vgl. Text).

der Mehrzahl der Fälle von Relaxatio diaphragmatica eine normalsinnige, aber verminderte Verschieblichkeit der erschlafften Zwerchfellhälfte festgestellt, so daß man hier noch eine wenigstens teilweise erhaltene Nervenleitung und Kontraktilität der Muskulatur annehmen muß. In einem Falle von Relaxatio sah ich im Stehen normalsinnige, im Liegen paradoxe Bewegung. — Auch eine Phrenikusreizung kann aus den gleichen Gründen zu keiner sicheren Entscheidung führen. Es ist zwar anzunehmen, daß bei einer Relaxatio diaphragmatica der Zwerchfellbogen auf Reizung des noch funktionstüchtigen Nervus phrenicus hin tiefer tritt, dagegen die Magenwand bei Hernie nicht. Es kann aber auch bei Hernien der mit dem Zwerchfell verwachsene Magen bzw. Darm durch die Kontraktion des Diaphragma herabgezogen werden und andererseits der Phrenikus bei Relaxatio gelähmt sein und daher den Reiz nicht zum Zwerchfell fortleiten. So bewirkte die linksseitige Phrenikusreizung in einem von SCHAAP mitgeteilten Falle von linksseitiger Relaxatio kein Tiefertreten des Bogens auf der linken Seite, sondern nur auf der gesunden rechten Seite, während die linke Bogenlinie im Gegenteil in die Höhe ging.

Ein wesentlich größerer differentialdiagnostischer Wert kommt den *morphologischen* Zeichen zu. Das wichtigste Unterscheidungsmerkmal besteht darin, daß bei einer Hernie die Konturen der vorgefallenen Teile untereinander oder mit dem Zwerchfell bei dieser oder jener Durchleuchtungsrichtung einen deutlichen *Winkel* bilden, während bei einer Relaxatio das Zwerchfell über den Abdominalorganen stets als einheitlicher Bogen ausgespannt ist.

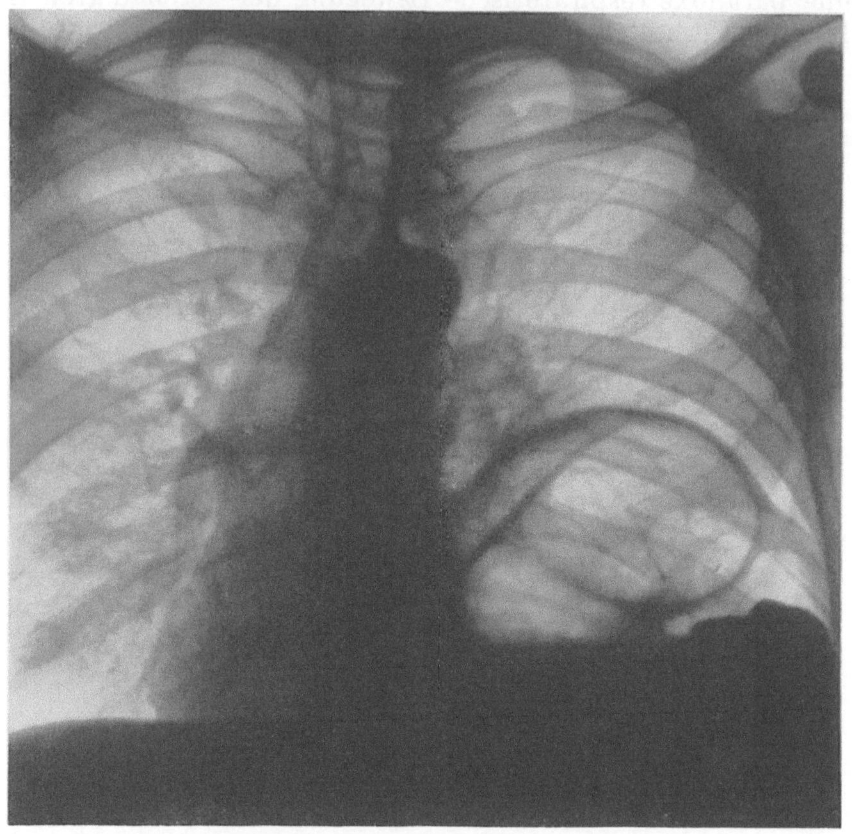

Fig. 432. Hernia diaphragmatica.

In manchen Fällen, z. B. wenn die Magen- und Darmteile schon bei sagittalem Strahlengange nebeneinander sichtbar sind und sich ungleichmäßig winkelig voneinander absetzen, ist demnach die Diagnose auf Hernie ohne weiteres einfach. Ist dagegen eine regelmäßige Bogenlinie über einer großen Magenblase sichtbar, welche die ganze Breite zwischen Wirbelsäule und Thoraxwand einnimmt, so kann dies Bild sowohl durch den Magen allein bei einer Hernie, als auch durch Magenwand und Zwerchfell zusammen bei einer Relaxatio hervorgerufen sein. Alsdann ist bei den verschiedenen Durchleuchtungsrichtungen und besonders auch bei frontalem Strahlengange zu untersuchen, ob stets eine einheitliche Rundung der Konturen bestehen bleibt oder ob sich unter bestimmten Bedingungen doch einzelne Organe winkelig voneinander abtrennen lassen. Ferner ist das Verhalten bei Lagewechsel und bei verschiedenem Luftgehalt des Magens und Darmes zu beobachten

(BELTZ). Durch Absaugen oder Einpumpen von Luft mittels des Magen-
schlauches gelingt es meist bei einer Hernie verschiedene Bilder hervorzurufen,
indem der Magen bald an die Thoraxwand heran, bald davon abrückt. Im
ersteren Falle ist eine regelmäßige Bogenspange oberhalb der großen
Magenblase sichtbar; nach Entleerung der Luft aus dem Magen nimmt
die Grenzlinie dagegen unregelmäßige Gestalt an, da nunmehr in dem
zwischen Magen und Thoraxwand entstehenden Zwischenraum andere vor-
gefallene Abdominalorgane oder aber ein Zwerchfellabschnitt hervortreten.

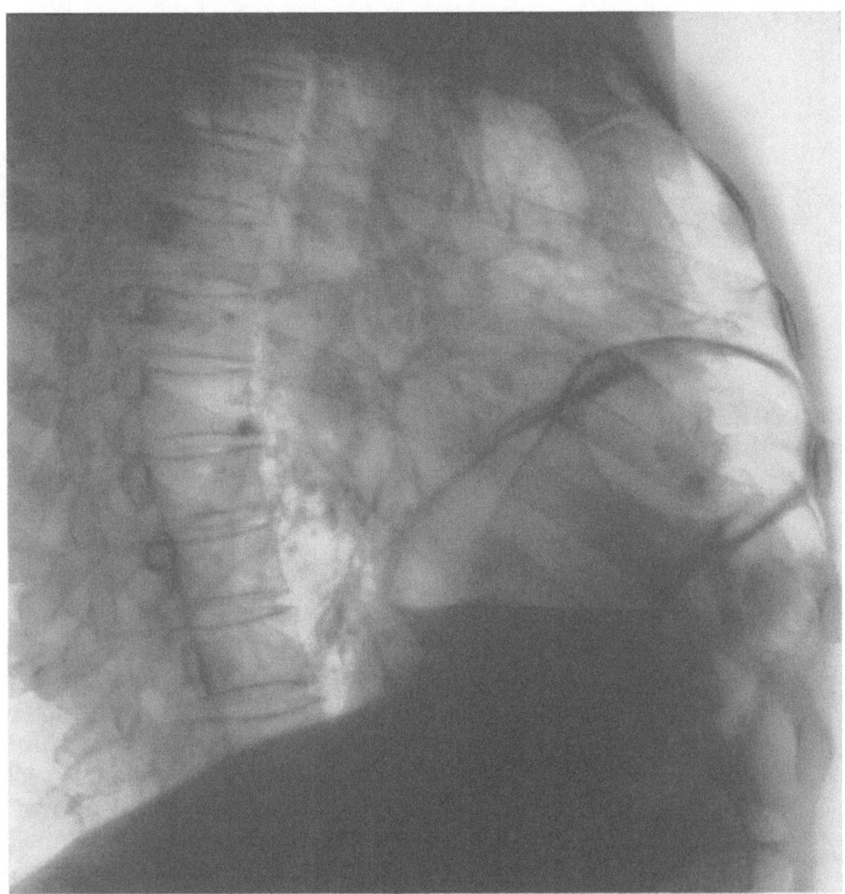

Fig. 433. Hernia diaphragmatica.
Derselbe Fall wie in Fig. 432 im queren Durchmesser.

Demgegenüber bleibt bei einer Relaxatio diaphragmatica die Bogenlinie unter
allen Umständen in regelmäßiger Wölbung bestehen, sowohl wenn der darunterliegende Magen und Darm stark mit Luft gebläht als wenn er zusammengefallen ist. Dieses wichtige Unterscheidungsmerkmal darf als Regel gelten,
von welcher aber auch Abweichungen vorkommen. Denn es ist einschränkend
zu bemerken, daß einerseits bei Hernien trotz der angegebenen Versuche nicht
immer eine Absaugung der Luft aus dem Magen und damit eine Beseitigung
der einheitlichen Bogenlinie gelingt und andererseits auch bei Relaxatio in
seltenen Fällen eine winklige Linienführung beobachtet wird. Diese kann der
schon unter normalen Verhältnissen im Inspirium auftretenden und S. 467
näher geschilderten Bogenteilung entsprechen oder bei einem sehr schlaffen

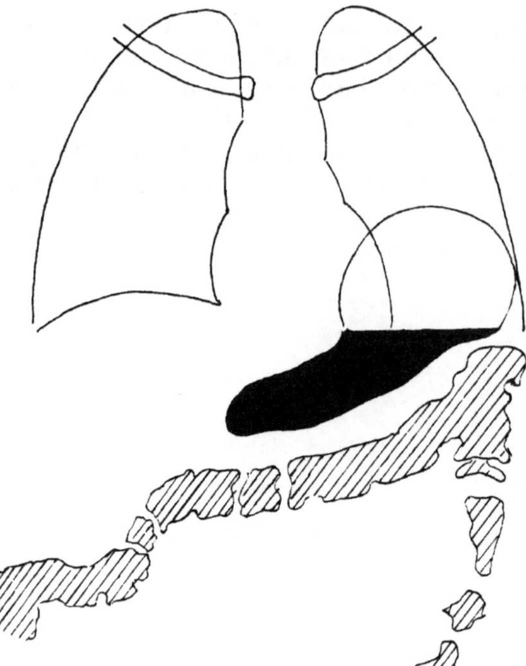

Fig. 434. Relaxatio diaphragmatica.
(Pause nach Aufnahme.)

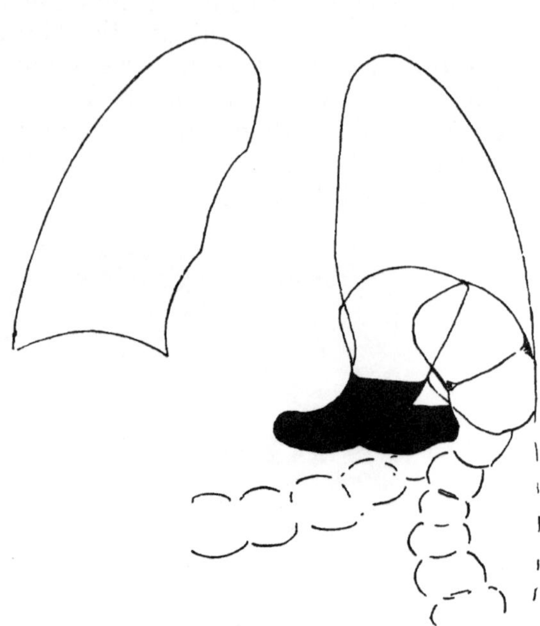

Fig. 435. Relaxatio diaphragmatica.
Derselbe Fall wie in Fig. 434 bei gasgeblähtem
Kolon. Die obere Bogenlinie bleibt unverändert.
Der Magen zeigt Kaskadenform infolge seitlicher
Einbuchtung durch das geblähte Kolon.
(Pause nach Aufnahme.)

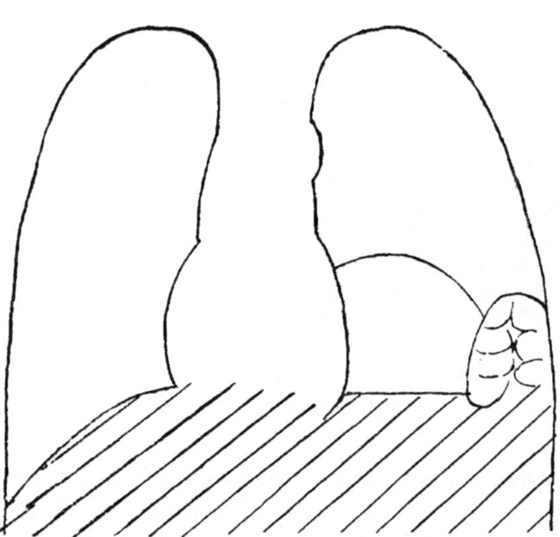

Fig. 436. Hernia diaphragmatica
(schematisch).
Im Gegensatz zur Relaxatio diaphragmatica ist
bei Gasblähung des Kolons die Bogenlinie der
Magenwand gegenüber einer zweiten das Kolon
begrenzenden Linie abgesetzt.

Zwerchfell durch eine besonders starke
Luftblähung eines Hohlorgans, des
Magens oder des Kolons, entstehen.

Außer der Bogenteilung wird bisweilen auch eine *doppelte Konturierung
der Bogenlinie* beobachtet (vgl. Fig. 431).
Sie ist von ARNSPERGER und anderen
Autoren beschrieben und von GLÄSSNER
in einem charakteristischen Bilde in
Gestalt zweier gekreuzter Bogenlinien
auf der Aufnahme festgehalten worden.
Diese doppelte Konturierung beruht
auf Stufenbildung in der Wand, welcher
die Gasblase des Magens von der Lunge
trennt. Die Vorstellung, daß die obere
der parallelen Linien durch das Zwerchfell, die untere durch die Magenwand
hervorgerufen werde, erscheint aus
physikalischen Gründen unmöglich, da
zwischen beiden kein unausgefüllter
Raum entstehen kann. Die doppelte
Konturierung ist dann auf Stufen in
dem Zwerchfell und der diesem dicht anliegenden Magenwand zusammen
zu beziehen, wenn sich eine deutliche Abhängigkeit von der Atmung er-

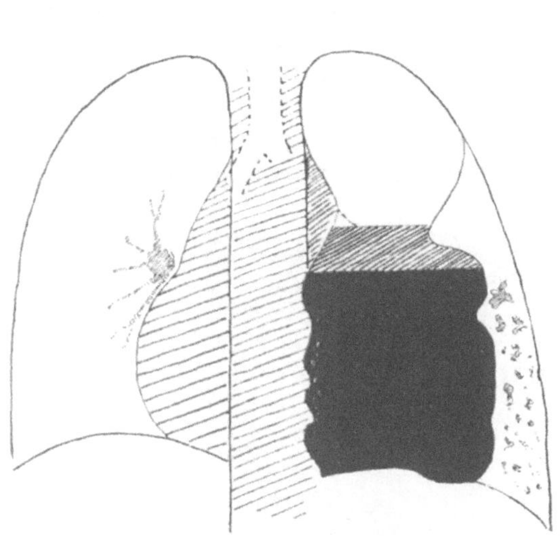

Fig. 437. Große Hernia diaphragmatica.
Der li. Thoraxraum ist vollständig von Magen,
Dünn- und Dickdarm erfüllt. Die li. Lunge ist ganz
zusammengeschrumpft.

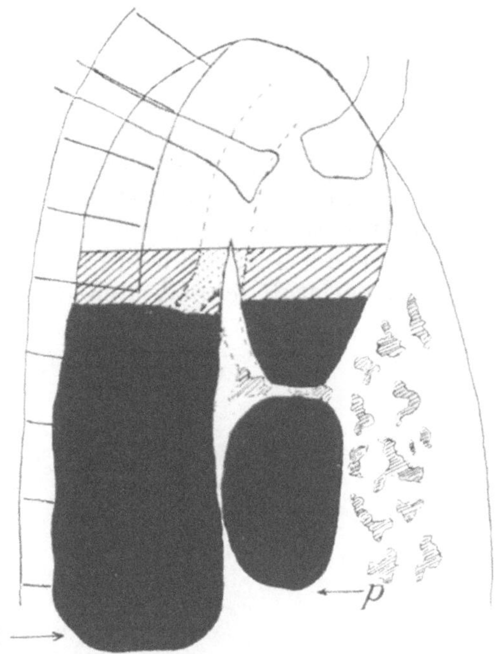

Fig. 438. Hernia diaphragmatica..
Derselbe Fall von Fig. 437 in Schrägstellung.
c = Kardia. Bei p Pylorus.
Die Einschnürung im absteigenden Magenteil ist
von wechselnder Stärke, tritt aber stets an der
gleichen Stelle auf. Es handelt sich wahrscheinlich
um eine spastische Einschnürung des Magens,
welche durch darüber hinwegziehende Dünndarm-
schlingen ausgelöst wird. In den lateralen unteren
Abschnitten Dünndarmfüllung.

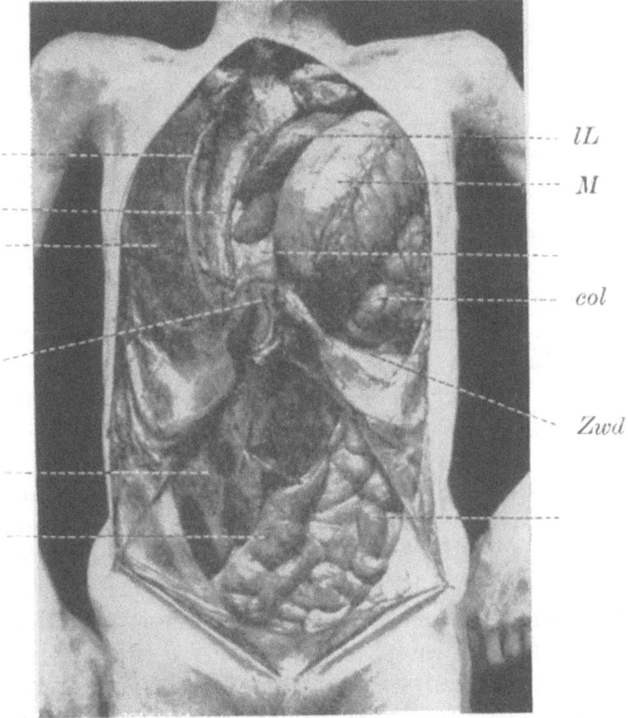

Fig. 439. Situs einer Zwerchfellhernie nach RISEL.
lL = linke Lunge, M = Magen, col = Kolon, Zwd = Rand des Zwerchfelldefekts.

kennen läßt, indem sie beim Inspirium auftritt, im Exspirium schwindet. Eine hierbei bisweilen zu beobachtende Überkreuzung der Linien entspricht der schon unter normalen Verhältnissen geschilderten Überschneidung der Bögen (vgl. Fig. 408); nur ist die Teilung hier wesentlich stärker ausgeprägt und die doppelte Konturierung innerhalb des großen Luftraumes der Magenblase viel weiter und deutlicher zu verfolgen als unter normalen Verhältnissen. Eine doppelte oder sogar mehrfache Konturierung kann aber auch aus anderer Ursache und dann in anderer Weise dadurch zustande kommen, daß peristaltische Wellen des Magens, welcher nach oben verlagert und gleich-

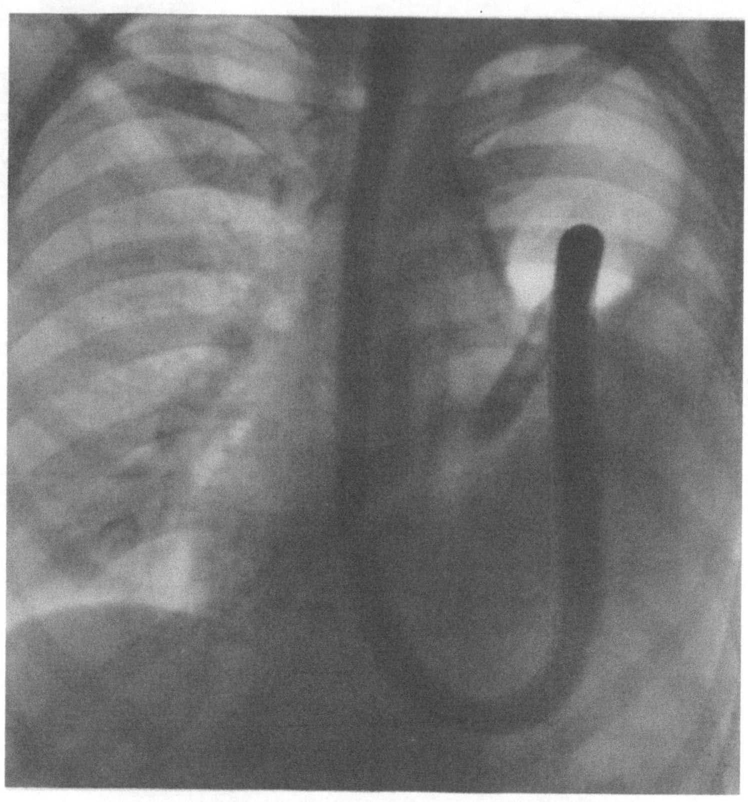

Fig. 440. Große Hernia diaphragmatica.
Die Sonde weist in den großen Hohlraum des Magens, der links oben im Thoraxraum gelegen ist.

zeitig gedreht ist, an der gegen das Lungenfeld gerichteten großen Curvatur entlanglaufen und dadurch fortschreitende Eindellungen erzeugen. Die hierdurch entstehenden doppelten oder mehrfachen Bogenlinien sind einander parallel oder auch zum Teil sich kreuzend angeordnet, sie ziehen sich konzentrisch zusammen und zeigen rhythmischen Wechsel, der von der Atmung unabhängig ist. HITZENBERGER beobachtete diese Erscheinungen bei einer Relaxatio diaphragmatica und nimmt an, daß sich hierbei die Bewegungen des Magens dem dicht anliegenden schlaffen Zwerchfell mitteilten. Er weist darauf hin, daß das gleiche Bild auch bei einer Hernie am Magen allein zustande kommen könne. Eine doppelte Konturierung allein ist demnach nicht als sicheres Unterscheidungsmerkmal und nur dann als Beweis einer Relaxatio diaphragmatica zu betrachten, wenn eine deutliche Abhängigkeit von der Atmung und eine der respiratorischen Zwerchfellteilung entsprechende Form der Bogenlinie nachzuweisen ist. Auch ist dies Zeichen nur in positivem Sinne für Relaxatio diaphragmatica zu verwerten, sein Fehlen spricht nicht dagegen. In einem selbst beobachteten Falle von Relaxatio waren beide Arten der Bogenlinien, nämlich so, wohl eine nur im Inspirium auftretende Bogenteilung mit teilweiser Überkreuzung als auch von der Respiration unabhängige Schattenspangen sichtbar, die sich in rhythmischem Wechsel von dem oberen Bogen loslösten und langsam abwärts verliefen; diese waren durch peristaltische Wellen des Magens hervorgerufen.

Die sinnfälligste Unterscheidung gestattet die von Götze hierfür empfohlene Lufteinblasung ins Abdomen, indem das Gas bei einem Zwerchfelldefekt in den Thoraxraum hindurchtritt, bei einer Relaxatio diaphragmatica dagegen nicht. Auch hierbei ist aber wieder eine Einschränkung dahin nötig, daß das

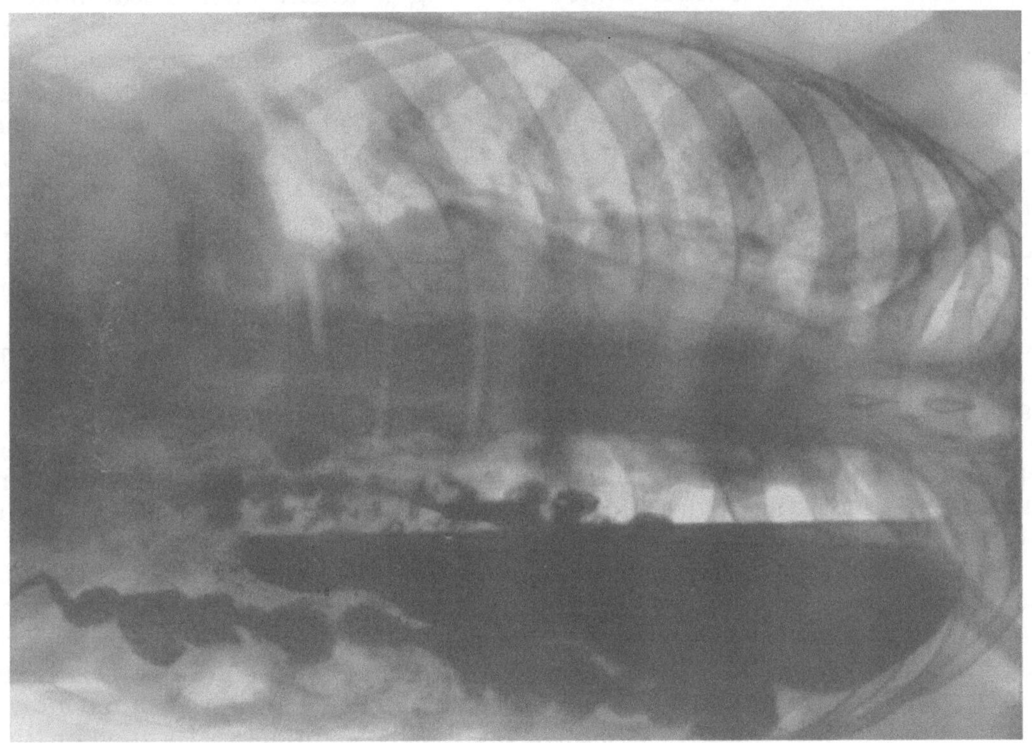

Fig. 441. Große Hernia diaphragmatica.
Derselbe Fall wie in Fig. 440 in li. Seitenlage. Der Magen reicht bis in die Thoraxkuppe hinauf, ebenso der Dickdarm, dessen auf- und absteigender Schenkel sichtbar ist.

Verfahren bei einer allseitig am Bruchsack verwachsenen Hernie natürlich versagen muß, da alsdann die Luft nicht in den Brustkorb eindringen kann. Ferner bedarf die Anlegung des Pneumoperitoneums stets einer Indikation und ist m. E. nur dann erlaubt, wenn eine sichere Entscheidung auf anderem Wege nicht möglich ist und davon therapeutische Maßnahmen, insbesondere eine Operation, abhängig gemacht werden.

Zu erwähnen ist noch ein indirektes Verfahren von Hildebrand und Hess, das in dem von Hirsch falsch gedeuteten Falle zur richtigen Erkenntnis mit beigetragen hat, nämlich die Messung des Gasdruckes im Magen. Dieser zeigt bei einem vollständig in die Brusthöhle verlagerten Organ bei einer Hernie eine inspiratorische Drucksenkung und einen exspiratorischen Anstieg. Dagegen weist der Druck in der Bauchhöhle, z. B. bei einer Relaxatio diaphragmatica, sowohl im Inspirium als im Exspirium eine doppelte Schwankung, nämlich in beiden Phasen zunächst eine Ab- und dann eine Zunahme auf.

Durch Beachtung der genannten Merkmale, und zwar gewöhnlich auch ohne Lufteinblasung ins Abdomen, kann meist bei sorgfältiger und wiederholter Untersuchung eine Entscheidung zwischen Hernia und Relaxatio diaphragmatica getroffen werden.

Sowohl bei Hernia als bei Relaxatio diaphragmatica wird oft eine Verschiebung des Herzens und Mediastinums nach der gesunden Seite beobachtet, deren Grad je nach der Atmungsphase und dem Füllungszustande der verlagerten Abdominalorgane, besonders des Magens, erheblich wechseln kann.

Aufgabe der Röntgenuntersuchung ist es weiterhin, den Inhalt und die Lage der in den Thorax vorgewölbten bzw. eingedrungenen Bauchorgane zu bestimmen. Gewöhnlich bildet der Magen allein oder zusammen mit Teilen des Dickdarms den Bruchinhalt. Wenn der Magen in ganzer Ausdehnung hindurchgetreten ist, nimmt er die Form einer vorgewölbten U-förmigen Schlinge an, deren Lagerung in fast allen Beobachtungen gleichlautend geschildert wird. Die große Kurvatur sieht nach oben, die kleine nach unten, der von der Kardia aufwärts verlaufende Teil der Fornix und oberen Korpusabschnitte liegt hinten neben der Wirbelsäule, der präpylorische Abschnitt vorne. Kardia und Pylorus stehen bei völliger Dislokation des Magens annähernd in gleicher Höhe. Ist nur ein Teil des Magens durch die Lücke hindurchgetreten, so bildet sich nicht selten eine Kaskadenform aus. Diese ist auch als differentialdiagnostisches Zeichen verwertet worden, welches für Hernie und gegen Relaxatio sprechen sollte, aber mit Unrecht; denn es kommen auch bei der Relaxatio ausgesprochene Kaskadenformen des Magens vor (vgl. Fig. 435 und 534/35). Nicht selten werden sowohl bei Hernie als auch bei Relaxatio Magengeschwüre beobachtet, zu deren Entstehung wohl Störungen der Gefäßversorgung infolge Abknickung der Gefäße bei den genannten Form- und Lageveränderungen des Magens verantwortlich zu machen sind (KIENBÖCK, HITZENBERGER u. a.).

Die als *rechtsseitige Relaxatio* beschriebenen Fälle von rechtem Zwerchfellhochstand haben sich meist bei genauer Nachprüfung entweder als Hernie (Fall GLÄSSNER geklärt von HORNER und FREUD) oder als Folge eines vorher unerkannten Abdominaltumors (STEINITZ) oder einer Phrenicusschädigung herausgestellt. Nicht sicher auf andere Ursache zurückzuführen, aber mangels einer Kontrolle durch die Sektion auch nicht völlig beweiskräftig bleiben außer dem nicht röntgenologisch untersuchten Falle von EPPINGER die Fälle von NICOLAYSEN, USPENSKY, WESSLER und JACHES und BAYNE-JONES bestehen; im letzteren wurde bei der Operation ein dünnes Zwerchfell gefunden. *Rechtsseitige Hernien* sind häufiger sowohl auf angeborener als auf erworbener Grundlage beobachtet. Unter anderem kann hierbei die Leber als einziges Organ mit einem vorspringenden abgeschnürten Teil in die Brusthöhle eintreten (REICH). Alleiniger Inhalt einer Schlinge des Colon transversum in einer rechtsseitigen Hernie ist in je einem operativ kontrollierten Falle von BRECKOFF und CURRI beschrieben.

Die angeborenen bzw. auf angeborener Grundlage im späteren Leben, nicht selten sogar erst im Senium infolge der dann eintretenden Atrophie der Gewebe entstandenen *Hernien* finden sich an bestimmten anatomisch präformierten schwachen Stellen, wo zwischen den Muskelbündeln Lücken vorhanden sind, so zwischen der Pars sternalis und costalis an der LARREYschen Spalte (z. B. Fall SIELMANN), häufiger zwischen Pars costalis und lumbalis am Trigonum costo-lumbale (Foramen BOCHDALEKI), ferner an den Durchtrittsstellen von Oesophagus, Aorta, Vena cava und Sympathicus.

Von auffallender Häufigkeit sind nach den Berichten von AKERLUND, HEALY und MORRISON, die durch BERG, SCHATZKI und KNOTHE bestätigt und erweitert sind, die sogenannten *Brüche am Hiatus oesophageus*, von denen die kleineren bei den gewöhnlichen Untersuchungen in aufrechter Stellung früher meist wohl unerkannt geblieben sind. Bei größeren neben bzw. hinter dem Ösophagus austretenden Brüchen (*Hernia para-oesophagea* [*dextra*], *Thoracic stomach* BAILEY), welche anatomisch durch eine kongenitale Verkürzung des Ösophagus charakterisiert sind, wie sie von DIETLEN und KNIERIM, WEINBERGER, FREUD und HORNER, KOLTA, AKERLUND, SCHILLING, HOLLÄNDER, ENGELS, BEUTEL, LE WALD, STROOMANN und SCHIERGE u. a. beschrieben sind, fällt dagegen meist eine von einer rundlichen Schattenspange überbrückte helle Luftblase neben bzw. hinter dem Herzen auf, die von der

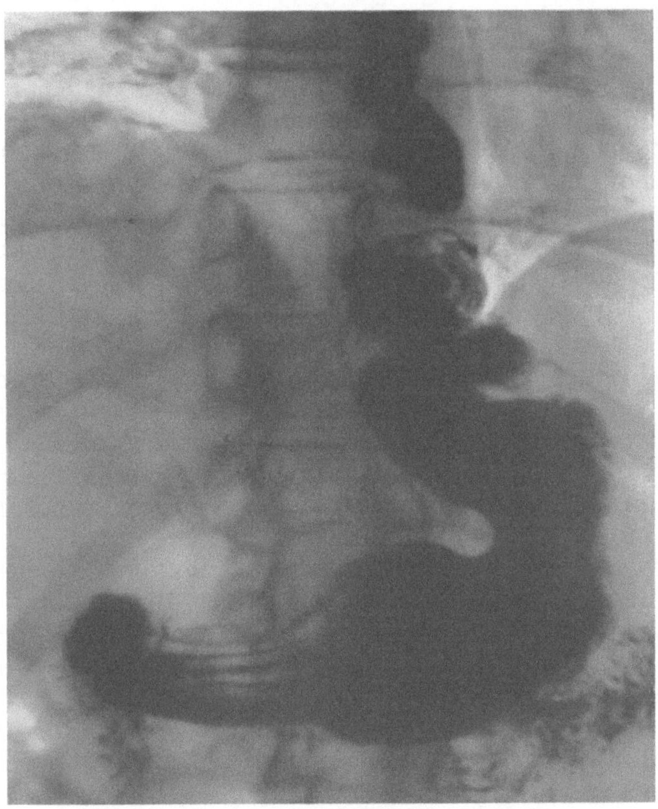

Fig. 442. Hernia hiatus oesophagei.

Luftfüllung des in den Thoraxraum eingetretenen Magenteils gebildet wird. Bei gleichzeitiger Flüssigkeitsansammlung in diesem Magenabschnitt ist unter der Luftblase eine unten rundlich begrenzte Verschattung mit horizontalem Spiegel sichtbar. In einigen Fällen von *Thoracic stomach* ist Geschwürbildung, kenntlich an einer Nische im Röntgenbilde, von BARSONY und KOPPENSTEIN, REICH und BEUTEL beschrieben worden. Kleine Hiatusbrüche, die manchmal nur bei Erhöhung des Abdominaldruckes heraustreten und überdies bei sagittalem Strahlengang vom Herzschatten gedeckt werden, werden nach AKERLUND am besten in Rücken-, rechter Seiten- oder Bauchlage mit Beckenhochlagerung, mitunter auch erst nach manueller Kompression der Regio epigastrica nachgewiesen und stellen sich nach Füllung des Magens mit Kontrastbrei als blasen-, ei- oder schleifenförmige Anhänge des Magenschattens oberhalb des Zwerchfells dar. Von praktischer Bedeutung können diese Befunde

in den freilich wohl seltenen Fällen sein, in denen schmerzhafte und andere
lästige Beschwerden auftreten, die v. Bergmann als »epiphrenales Syndrom«
beschrieben hat; meist fehlen aber subjektive Krankheitserscheinungen. Vom
theoretischen Standpunkte bedarf es noch näherer Klärung, ob es sich dabei
wirklich um Brüche oder nur um ein Höhertreten des obersten Magenabschnit-
tes handelt, welches teils durch Zug des Ösophagus, teils durch Erhöhung des
Abdominaldrucks und Lockerung der Befestigung des Ösophagus am Zwerchfell, so insbesondere im Greisenalter, begünstigt wird; v. Bergmann hat hierfür die Bezeichnung Traktionsluxation geprägt. Sauerbruch, Chaoul und
Adam sowie Anders lehnen die Auffassung eines Bruches ab. Während die
ersteren in den beobachteten Vorgängen nur eine besondere Phase des normalen Schluckaktes sehen, nimmt Anders auf Grund anatomischer Untersuchungen eine schon von Berg aus radiologischen Beobachtungen erschlos-
sene *Jnsuffizienz des Hiatus oesophagi* an, welche insbesondere im Senium
durch Erschlaffung der Gewebe zustande kommt; hierdurch wird eine Verlagerung des ursprünglich unterhalb des Zwerchfells gelegenen, glockenartig
erweiterten Antrum cardiacum in den intrathorakalen Raum bewirkt, so daß
es bei Breifüllung im Röntgenbilde epiphrenal sichtbar wird.

Ist bei einer Hernie auch das Kolon in großer Ausdehnung vorgefallen,
so habe ich vorgeschlagen, auf die Lage des Coecums zu achten, da diese einen
Hinweis auf die Unterscheidung zwischen erworbener und angeborener Hernie
geben kann. Bei akquirierter Hernie bleibt das fixierte Coecum in der
Regel an seiner Stelle, bei angeborener findet man es dagegen oft hoch hinauf
in den Thorax verlagert, weil hierbei häufig ein Mesenterium commune vorhanden ist, welches eine große Beweglichkeit gestattet.

Außer dem Magen und Kolon können bei Hernien auch verschiedene
andere Bauchorgane in den Thorax verlagert werden, so besonders Milz, Pankreas, Leber, Duodenum und Dünndarm.

Da im übrigen die einzelnen Fälle, besonders die traumatisch entstandenen Hernien, je nach Beschaffenheit der Bruchpforte und des Bruch-
inhaltes viele Besonderheiten aufweisen, kann keine gemeinsame Schilderung
aller hierbei in Betracht kommenden Umstände gegeben und muß auf das
kasuistische Schrifttum verwiesen werden.

Ein Beispiel mit außergewöhnlich hochgradiger Verlagerung zahlreicher
Bauchorgane, nämlich des ganzen Magens und großer Teile von Dickdarm und
Dünndarm, bietet der in Fig. 437/438 und 440/441 dargestellte Fall einer trau-
matisch entstandenen Hernie. Ein anderer Fall eines Zwerchfellbruches von
geringerer Ausdehnung ist in Fig. 432 und 433 abgebildet. Dagegen stellen
Fig. 431 und 434/435 eine Relaxatio diaphragmatica dar, bei der die Bogen-
linie sich bei verschiedener Gasfüllung des Magens und Darms in keiner
Weise änderte.

Schrifttum.

Zwerchfell.

Eppinger: Allgemeine u. spezielle Pathologie des Zwerchfells. Wien u. Leipzig: Hölder 1911.
Hitzenberger: Das Zwerchfell in gesundem und krankem Zustand. Wien: Julius Springer
    1927.
Weil: Das Röntgenbild als Spiegel pathologischer Prozesse. Erg. inn. Med. **28**.

Akerlund, Ake: Die anatomische Grundlage des Röntgenbildes der sogenannten »erworbenen
    Hiatusbrüche«. Acta radiol. (Stockh.) **14**, 6, Nr 82 (30. 12. 1933).
— Zur Frage der »reponiblen Hiatushernien«. Dtsch. med. Wschr. **1932**, Nr 44, 1713.

Akerlund, Ohnell u. Key: Hernia diaphragmatica hiatus oesophagei. Acta radiol. (Stockh.) 6.
Altschul: Temporäre Relaxation des Zwerchfells (Diaphragma molle). Med. Klin. 1926, Nr 2.
— Temporäre Relaxation des Zwerchfells (Diaphragma molle). Acta radiol. (Stockh.) 6.
Anders, H. E. u. E. Bahrmann: Über die sogenannten Hiatushernien des Zwerchfells im höheren Alter und ihre Genese. Z. klin. Med. 122, 736 (1932).
Andersen: Über rechtsseitigen Zwerchfellhochstand. Fortschr. Röntgenstr. 34.
Arnsperger: Über Eventratio diaphragmatica. Dtsch. Arch. klin. Med. 93.
— Pneumothorax im Röntgenbilde. Mitt. Grenzgeb. 8.
Assmann: Hernia und Eventratio diaphragmatica. Fortschr. Röntgenstr. 26.
— Über den diagnostischen Wert eines einseitigen Zwerchfellhochstandes zur Erkennung raumbeschränkender Prozesse im Abdomen. Münch. med. Wschr. 1922, 572.
Barsony, Th.: Über die Hiatus-Hernien. Fortschr. Röntgenstr. 38, 629.
— u. F. Polgar: Beiträge zur Röntgensymptomatologie der Hiatusbrüche. Ebenda 37, 174.
Barsony u. Koppenstein: Die drei Zwerchfellbögen im Röntgenbilde. Die prä- und die paravertebralen Bögen. Röntgenpraxis 1933, H. 9, 682.
Bayne-Jones: Arch. int. Med. 17, 221 (1916).
Becker: Röntgenuntersuchungen bei Hernia und Eventratio diaphragmatica. Fortschr. Röntgenstr. 17.
Beltz: Differentialdiagnose zwischen Hernia und Eventratio diaphragmatica. Münch. med. Wschr. 1910, 1006.
— Über Eventratio diaphragmatica. Med. Klin. 1907, Nr 15.
Bergmann: Über Relaxatio diaphragmatica. Erg. inn. Med. 12.
v. Bergmann: Das »epiphrenale Syndrom«, seine Beziehung zur Angina pectoris und zum Kardiospasmus. Dtsch. med. Wschr. 1932, Nr 16, 605.
— Erwiderung zu: Anatomisch-klinischer und röntgenologischer Beitrag zur »Hiatushernie« von Sauerbruch, Chaoul u. Adam: Dtsch. med. Wschr. 1932, Nr 36, 1397.
Benda: Zwerchfellhernia. Dtsch. med. Wschr. 1902, Vb, 31.
Beutler: Zur Differentialdiagnose der traumatischen rechtsseitigen Zwerchfellhernie und des traumatischen subphrenischen Leberhämatoms. Mitt. Grenzgeb. 32.
Bittorf: Paradoxe Zwerchfellbewegung. Münch. med. Wschr. 1910, 1218.
Breckoff: Zur Kasuistik der rechtsseitigen Zwerchfellhernien. Röntgenpraxis 1933, 5. Jahrg., H. 4, 257.
Burkhardt: Beiträge zur Pathologie der Zwerchfelldynamik. Münch. med. Wschr. 1924, Nr 5.
Byloff: Zur Frage der Bestimmung des Zwerchfellstandes und der Zwerchfellfunktion. Wien. klin. Wschr. 1913, 1265.
de la Camp: Beiträge zur Physiologie und Pathologie der Zwerchfellatmung usw. Z. klin. Med. 49.
— u. Mohr: Versuch einer experimentellen Begründung des Williamsschen Symptoms bei Lungenspitzentuberkulose. Z. exper. Ther. u. Path. 1, 373.
Chaoul u. Adam: Die Hiatushernie im Röntgenbild und ihre Abgrenzung gegenüber funktionellen Zuständen des unteren Abschnittes des Ösophagus. Fortschr. Röntgenstr. 46 (1932).
Curri: Ein Fall von nicht eingeklemmter operativer Hernia diaphragmatica parasternalis dextra vera. Beitr. klin. Chir. 149.
Dahm, M.: Rippen- und Zwerchfellbewegung im Röntgenbild. Fortschr. Röntgenstr. 47, H. 3, 276 u. 426 (1933).
Dietlen u. Knierim: Hernia diaphragmatica dextra. Berl. klin. Wschr. 1910, Nr 25.
Dillon: Ein Beitrag zur Klinik der Diaphragmaerkrankungen. Fortschr. Röntgenstr. 34.
Döring: Über Eventratio diaphragmatica. Dtsch. Arch. klin. Med. 72.
v. Domarus-Salomon: Beitrag zur Kenntnis der Zwerchfellhernie nach Schußverletzung. Fortschr. Röntgenstr. 23.
Duken: Über Fehlerquellen bei der Röntgenuntersuchung der Lunge und des Zwerchfells des Kindes. Münch. med. Wschr. 1921, Nr 13.
Dünner: Ursache der paradoxen Zwerchfellbewegung. Klin. Wschr. 1929, Nr 48.
Eggeling: Der anatomische Befund in einem bekannten Falle von Eventratio diaphragmatica. Münch. med. Wschr. 1912, 2168.
Eichler, P.: Hernia diaphragmatica spuria permagna. Röntgenpraxis 1930, 712.
Engels, H.: Antrum cardiacum als Hiatusbruch? Fortschr. Röntgenstr. 38, 500.
Eppinger: Zur Röntgendiagnostik und pathologischen Anatomie einer Hernia diaphragmatica paraoesophagea. Z. Hlk. 1904, H. 11.
— u. Hofbauer: Zwerchfellatmung und Zirkulation. Z. klin. Med. 1911.
Eversbusch, G. u. G. A. Weltz: Über Zwerchfelladhäsionen und Zwerchfellfalten. Fortschr. Röntgenstr. 46, H. 3, 282 (1932).
v. Falkenhausen: Zur Kasuistik der Hernia hiatus oesophagei. Fortschr. Röntgenstr. 35.

FARHAD, A.: Über die Röntgenologie des Zwerchfells. Röntgenpraxis **1929**, 580.

FÖRSTER: Über röntgenoskopisch feststellbare Zwerchfellbewegungsstörungen bei Bauchfelltuberkulose und Paranephritis. Münch. med. Wschr. **1920**, Nr 2.

FRÄNKEL: Über die fälschlich gestellte Diagnose einer Hernia diaphragmatica. Dtsch. med. Wschr. **1902**, Vb, 343.

FREUD: Ein Fall von Hernia diaphragmatica dextra (paraoesophagea vera congenitalis?). Med. Klin. **1916**, Nr 8, 208.

— u. HORNER: Zur Differentialdiagnose zwischen Hernia diaphragmatica und Relaxatio diaphragmatica und zur rechtsseitigen Eventratio diaphragmatica. Fortschr. Röntgenstr.**29**.

— u. SCHWAER: Zwerchfellhernie und Pyopneumothorax nach Lungenschuß. Münch. med. Wschr. **1916**, Nr 43.

FRIEDBERG: Beitrag zur Untersuchung des Zwerchfells mittels des Flächenkymogramms. Fortschr. Röntgenstr. **48**, H. 6, 630.

FRIGUER: Über das Symptom der paradoxen Zwerchfellbewegung. Ebenda **36**.

FRISCHHAUER: Ein Fall von ERBscher Plexus-Lähmung mit seltenem Symptomenkomplex nebst Bemerkungen zur Symptomatologie der Phrenikus-Lähmung. Wien. klin. Wschr. **1905**, Nr 22.

GERHARDT, C.: Stand des Diaphragmas. Tübingen 1860.

GLASER: Über Eventratio diaphragmatica. Dtsch. Arch. klin. Med. **78**.

GLÄSSNER: Über Eventratio diaphragmatica. Fortschr. Röntgenstr. **24**.

LA GRACE u. SYMENS: Über spontane Relaxatio diaphragmatica und ihre Beziehungen zur Lungentuberkulose. Beitr. Klin. Tbk. **76**.

GRANZOFF: Tod unter der Geburt durch traumatische Zwerchfellhernie. Fortschr. Röntgenstr. **35**.

HASSE: Die Form des menschlichen Körpers und die Formveränderungen bei der Atmung. Jena: Fischer 1888 u. 1890.

— Über die Bewegungen des Zwerchfells und über den Einfluß derselben auf die Unterleibsorgane. Arch. Anat. **1886**.

— Über die Bauchatmung. Ebenda **1903**.

HAUDEK: Ein radiologisch diagnostizierter Fall von traumatischer Zwerchfellhernie. Wien. klin. Wschr. **1912**, 1705.

HAYER: Seltene Formen von Zwerchfellhernien und ihre röntgenologische Erfassung. Fortschr. Röntgenstr. **48**, H. 2, 165 (1933).

HEALY: Americ. Journ. of radiology **12** (1925).

HENSELMANN: Die Reizung des Nervus phrenicus durch den faradischen Strom und die röntgenologische Verwertbarkeit dieses Verfahrens. Wien. klin. Wschr. **1917**, Nr 30.

HERZ: Zur Diagnose der Eventratio diaphragmatica. Ebenda **1907**, Nr 47.

— Zur Diagnostik der Zwerchfellshernie. Münch. med. Wschr. **1905**, Nr 40.

HERZOG, A.: Die partielle Lähmung des Zwerchfells. Fortschr. Röntgenstr. **38**, 518.

HESS: Doppelseitige Zwerchfellslähmung. Münch. med. Wschr. **1906**, Nr 30.

HILDEBRAND u. HESS: Zur Differentialdiagnose zwischen Hernia und Eventratio diaphragmatica. Ebenda **1905**, 574.

HIRSCH: Zur klinischen Diagnose der Zwerchfellhernie. Ebenda **1900**, Nr 29.

— Zur Technik der Probepunktionen bei rechtsseitigen subphrenischen Abszessen. Mitt. Grenzgeb. Med. u. Chir. **35**.

HITZENBERGER: Der Doppelbogen des Zwerchfells bei Relaxatio diaphragmatica. Wien. klin. Wschr. **1922**, Nr 13.

— Die pulsatorischen Bewegungen des rechten Zwerchfells. Wien. Arch. klin. Med. **9**.

— Ein Beitrag zur Funktionsprüfung des Zwerchfells. Ebenda **9**.

— Röntgenbild des Zwerchfells bei Pleuritis. Klin. Wschr. **1930**, Nr 37.

HOFBAUER: Mechanik der Respirationsstörungen. Die paradoxe Zwerchfellaktion. Zbl. inn. Med. **1905**, Nr 26.

— u. HOLZKNECHT: Zur Physiologie und Pathologie der Atmung. Mitt. a. d. Labor. f. rad. Diag. H. 2. Jena: Fischer 1907.

HOFFMANN: Hernia diaphragmatica und Ulcus ventriculi. Münch. med. Wschr. **1920**, Nr 34.

HOFFMANN, F. A.: Über rudimentäre Eventration. Münch. med. Wschr. **1905**, Nr 17 u. **1907**, Nr 3.

HOLLAENDER, L.: Rechtsseitige Hernia diaphragmatica paroesophagea. »Thoracic Stomach.« Fortschr. Röntgenstr. **37**, 843.

HOLLÄNDER: Pleurits diaphragmatica. Klin. Wschr. **1929**, Nr 47.

HOLZKNECHT: Einseitige Phrenikuslähmung. Gesellsch. f. inn. Med. in Wien. 17. April 1902.

— Die röntgenologische Diagnostik der Erkrankungen der Brusteingeweide. Hamburg: L. Gräfe u. Sillem 1901.

HUBER: Zur Röntgendiagnose der Magen-Zwerchfellhernien. Dtsch. med. Wschr. **1925**, Nr 18.

JAMIN: Über Stand und Bewegung des Zwerchfells. 23. Kongr. f. inn. Med. 1906.
— Über den Einfluß der Phrenikusreizung beim Menschen nach Röntgenuntersuchungen. Fest. f. J. ROSENTHAL. Leipzig: Thieme 1906.
JEHN: Die Behandlung schwerster Atmungskrämpfe beim Tetanus durch doppelseitige Phrenikotomie. Münch. med. Wschr. 1914, Nr 40.
KIENBÖCK: Auf dem Röntgenschirm beobachtete Bewegungen an einem Pneumothorax. Wien. klin. Wschr. 1898, Nr 22.
— Ein Fall von Zwerchfellhernie. Z. klin. Med. 62.
— Über Magengeschwüre bei Hernia und Eventratio diaphragmatica. Fortschr. Röntgenstr. 21.
— Angina pectoris hysterica. Radioskopischer Tetanus cordis. Wien. klin. Wschr. 1904, Nr 18 u. 21.
KIRCHHEIM: Über das Verhalten der Leberdämpfung bei abdominalen Erkrankungen. Dtsch. Arch. klin. Med. 97.
KNOTHE: Die »Hiatushernien« vom Standpunkt des Röntgenologen. Dtsch. med. Wschr. 1932, Nr 16, 609.
KOHLMANN: Zur Klinik und Röntgendiagnose des subphrenischen Abszesses. Fortschr. Röntgenstr. 32.
KOLTA: Ein Fall von rechtsseitiger Hernia diaphragmatica. Ebenda 33.
KÖNIGER: Zur Differentialdiagnose der Zwerchfellhernie und des einseitigen Zwerchfellhochstandes. Münch. med. Wschr. 1909, Nr 6.
KÖSTER: Situs inversus mit Relaxatio diaphragmatica. Dtsch. med. Wschr. 1929, Nr 18.
KRÖMECKE: Zur Ätiologie und Klinik der Eventratio diaphragmatica. Fortschr. Röntgenstr. 35.
KURÉ, HIRAMATSU, TAGAKI, NAKAJAMA u. MATSUI: Experimentelle Untersuchungen über die Entstehung der Relaxatio diaphragmatica. Z. exper. Med. 26.
LANGE: Über pathologische und therapeutische Zwerchfellähmungen. Dtsch. Z. Chir. 169.
LEENDERTZ: Beitrag zur Klinik der Zwerchfellähmung. Mitt. Grenzgeb. Med. u. Chir. 32.
LEICHTENSTERN: Zur Diagnose der Hernia diaphragmatica. Berl. klin. Wschr. 1874, Nr 40ff.
LEVY-DORN: Zwerchfell. Dtsch. med. Wschr. 1901, Nr 49.
— Röntgenuntersuchung der normalen Atmung. 4. Röntgenkongreß.
— Ein asthmatischer Anfall im Röntgenbilde. Berl. klin. Wschr. 1896, Nr 47.
— Zur zweckmäßigen Untersuchung der Brust mit Röntgenstrahlen. Dtsch. med. Wschr. 1900, Nr 35—37.
LOTZE: Über Eventratio diaphragmatica. Ebenda 1906, Nr 40.
LYON: Zur röntgenologischen Diagnose eitriger Prozesse unterhalb des Zwerchfells (subphrenischer, paranephritischer Leberabszeß). Berl. klin. Wschr. 1920, Nr 47.
MATTHES: Rechtsseitige Zwerchfellähmung. Münch. med. Wschr. 1913, 215.
MORRIS: A case of thoracic stomach. Röntgenology 13, 3 (1929).
MORRISON: J. amer. med. Assoc. Jan. 17. 1925.
MOSCHKOW, N.: Ein Fall von Zwerchfelldefekt. Röntgenpraxis 1930, 1002.
NÄGELI u. CRAMER: Röntgenstereoaufnahmen zur Darstellung von intrapleuralen, intraabdominellen und diaphragmatischen Veränderungen. Fortschr. Röntgenstr. 29.
NEUHÖFER: Über die Bedeutung pathologischer und künstlicher Phrenikusschädigungen für die Einstellung und Funktion des Zwerchfells. Grenzgeb. Med. u. Chir. 35.
NEUMANN: Zur Frage der Relaxatio diaphragmatica. Dtsch. med. Wschr. 1919, Nr 33 u. 34.
NICOLAYSEN: Über rechtsseitigen idiopathischen Zwerchfellhochstand. Fortschr. Röntgenstr. 33.
OHM: Beitrag zur Klinik der Zwerchfellähmung. Z. klin. Med. Nr 59.
ÖSTREICH u. DE LA CAMP: Anatomische und physikalische Untersuchungsmethoden. Berlin: S. Karger 1905.
OTTEN u. SCHEFOLD: Differentialdiagnose zwischen Eventratio und Hernia diaphragmatica. Dtsch. Arch. klin. Med. 99.
PETERS: Ein Beitrag zur Röntgendiagnose der Zwerchfellhernie. Fortschr. Röntgenstr. 24.
REICH: Zur Kasuistik der Zwerchfellhernien. Ebenda 30.
— Über einseitigen Zwerchfellhochstand. Ebenda 30.
— Zur Kasuistik der Hernia diaphragmatica dextra hepatis. Ebenda 34.
REISER: Abnormitäten des rechten Zwerchfells. Med. Klin. 1926, Nr 42.
RISEL: Zwerchfellhernien. Münch. med. Wschr. 1907, 637.
SAUERBRUCH: Die Beeinflussung von Lungenerkrankungen durch künstliche Lähmung des Zwerchfells (Phrenikotomie). Münch. med. Wschr. 1913, Nr 625.
— CHAOUL u. ADAM: Anatomisch-klinischer und röntgenologischer Beitrag zur »Hiatushernie«. Dtsch. med. Wschr. 1932, Nr 36, 1391.
— — — Nachtrag zu unserer Arbeit: Anatomisch-klinischer und röntgenologischer Beitrag zur Hiatushernie. Ebenda 1932, Nr 44, 1714.

Saupe, E.: Beitrag zur Deutung der Zwerchfellzacken. Röntgenpraxis **1932**, 4. Jg., H. 10, 440.

Schaap: Eventratio en Hernia diaphragmatica. Nederl. Tijdschr. Geneesk. **2** (1922).

Scheidemantel: Zur Röntgendiagnostik der Eventratio diaphragmatica. Münch. med. Wschr. **1912**, Nr 40.

Schiff: Röntgenologische Beobachtungen über die Zwerchfellbeweglichkeit im Kindesalter. Dtsch. med. Wschr. **1920**, Nr 32.

Schilling: Über Blutungen bei paraäsophagealen Hernien. Dtsch. med. Wschr. **1933** Nr 7, 247.

Schilling, K.: Zur Kasuistik der Hernia paraoesophagea. Fortschr. Röntgenstr. **37**, 165.

Schlecht u. Wels: Zur Röntgendiagnose der Hernia diaphragmatica. Fortschr. Röntgenstr. **27**.

— Zur Röntgendiagnose der Relaxatio diaphragmatica. Ebenda **27**.

Schönfeld: Röntgenologische Differentialdiagnose zwischen Hernia und Relaxatio diaphragmatica. Klin. Wschr. **1926**, Nr 36.

Sielmann: Ein Fall von Hernia diaphragmatica dextra parasternalis (vera). Fortschr. Röntgenstr. **32**.

Steinitz: Über den idiopathischen Zwerchfellhochstand. Ebenda **29**.

— Über rechtsseitigen idiopathischen Zwerchfellhochstand. Ebenda **32**.

Storm van Leeuwen, W. u. G. A. Weltz: Über die Zwerchfellfalten im Röntgenbild. Ebenda **46**, 167 (1932).

Stroomann u. Schierke: Hernia paraoesophagea. Dtsch. med. Wschr. **1929**, Nr 20.

Struppler: Über den physikalischen Befund bei Zwerchfellhernie. Dtsch. Arch. klin. Med. **70**.

Stürtz: Experimenteller Beitrag zur Zwerchfellbewegung nach einseitiger Phrenikustrennung. Dtsch. med. Wschr. **1912**, 897.

Tendeloo: Studien über die Ursachen der Lungenkrankheiten. Wiesbaden 1902.

Thomas: Anatomisch-physiologische Grundlagen der Bogenunterteilung des Zwerchfells im Röntgenbilde. Dtsch. med. Wschr. **1921**.

— Die Gliederung des Zwerchfells im Röntgenbilde. Fortschr. Röntgenstr. **31**. Kongreßheft 1923.

— Bedeutung des Zwerchfellhochstandes für die Diagnostik intraabdominaler Tumoren. Ebenda **31**. Kongreßheft 1923.

Unvericht: Über paradoxe Zwerchfellbewegungen. Berl. klin. Wschr. **1921**, Nr 28.

Uspensky, A.: Die Röntgendiagnostik der Erkrankung der rechten Zwerchfellkuppe. Fortschr. Röntgenstr. **38**, 845.

Le Wald: Thoracic stomach differentiation from eventratio and hernia of the diaphragm. Radiology **3** (1924).

Wellmann: Die paradoxe Zwerchfellbewegung bei künstlichem Pneumothorax und Zwerchfellähmung. Dtsch. Arch. klin. Med. **103**.

— Experimentelle Untersuchungen über die Aktionsströme bei geschlossenem Pneumothorax. Ebenda **107**.

Wels: Untersuchungen zur Diagnose und zum Entstehungsmechanismus des idiopathischen Zwerchfellhochstandes. Fortschr. Röntgenstr. **28**.

Weltz: Zwerchfellfalten, ein Röntgensymptom bei Emphysem, Asthma und chronischer Bronchitis. Münch. med. Wschr. **1932**, Nr 6, 216.

Wenckebach: Über pathologische Beziehungen zwischen Atmung und Kreislauf beim Menschen. Volkmanns Sammlung klinischer Vorträge 1907, 465—466.

Wessler u. Jaches: Clinical roentgenology of discases of the chest. **1923**, 504.

Westphal: Muskelfunktion, Nervensystem und Pathologie der Gallenwege. Z. klin. Med. **96**.

Widemann: Zur Kasuistik der Zwerchfellhernien bei Lebenden. Berl. klin. Wschr. **1901**, Nr 11.

Wieling: Über Hernia diaphragmatica. Dtsch. Z. Chir. **1906**, Nr 82.

Williams: The Röntgen-Rays in thoracic diseases. Amer. J. med. Sci. **1897**, Nr 114, 663.

— The Röntgen-Rays in Medicine and Surgery. New York: Macmillan 1902.

Wischhoff, Wilhelm: Untersuchungen über Häufigkeit, Art und Genese der Funktionsstörungen des Zwerchfells bei Pneumonien. Z. kiln. Med. **125**, H. 1/2, 104 (1933).

Wischnewski: Über den Zwerchfellstand beim gesunden Menschen in der vertikalen Lage des Körpers in Abhängigkeit von Eigenheiten des Körperbaus. Dtsch. Arch. klin. Med. **166**.

Wolf: Über Hiatusbrüche. Klin. Wschr. **1928**, Nr 42.

v. Wyss: Über den negativen Druck im Thorax. Dtsch. Arch. klin. Med. **109**.

Zdansky u. Ellinger: Zur Frage der Häufigkeit der Hiatushernien und ihrer Beziehung zur Angina pectoris. Med. Klin. **1933**, Nr 2.

Ziegler: Röntgenbefunde bei Zwerchfellverletzungen und -erkrankungen. Dtsch. med. Wschr. **1920**, Nr 40.

Zwicker, A.: Ein Fall von Hernia diaphragmatica dextra hepatis nebst Beispielen zur Differentialdiagnose. Fortschr. Röntgenstr. **40**, 51.